Holistic Integrative Oncology

# 整合肿瘤学

## 基础卷

### 诊断分册

总　主　编　樊代明

副总主编　郝希山　詹启敏　于金明　王红阳
　　　　　　赫　捷　张岂凡　季加孚　李　强
　　　　　　郭小毛　徐瑞华　朴浩哲　吴永忠
　　　　　　王　瑛

分 册 主 编　王红阳　邢金良　王　哲

分册副主编　（按姓氏笔画排序）
　　　　　　王书奎　应建明　张宏艳　赵　洪
　　　　　　柏　愚　童　彤　樊　卫

世界图书出版公司

西安　北京　上海　广州

图书在版编目（CIP）数据

整合肿瘤学 . 基础卷：全三册 / 樊代明总主编 . —西安：世界图书出版西安有限公司，2021.6
　　ISBN 978-7-5192-8393-3

　　Ⅰ . ①整… 　Ⅱ . ①樊… 　Ⅲ . ①肿瘤学 　Ⅳ . ① R73

中国版本图书馆 CIP 数据核字（2021）第 054443 号

#### 内 容 简 介

　　"整合肿瘤学"丛书由中国抗癌协会组织各专业分会专家编写，是整合医学在肿瘤学领域应用的大型原创专著，包括基础卷三分册和临床卷三分册。

　　本册为基础卷的诊断分册。全书包括肿瘤诊断学基础、肿瘤的症状学诊断和肿瘤的辅助检查诊断三大部分，系统阐述了肿瘤的诊断策略、临床诊断、早期诊断，肿瘤的全身症状、呼吸系统症状、消化系统症状、泌尿生殖系统症状、神经系统症状、血液系统症状、异位激素综合征、内分泌代谢紊乱症状等，以及肿瘤的影像学检查、核素检查、腔镜检查、实验室检查、病理学检查等。

　　本书可供肿瘤相关临床科室、辅助诊疗科室的医护人员借鉴，也可供相关医药卫生研究人员、管理人员及基层社区卫生人员阅读参考。

| | |
|---|---|
| 书　　名 | 整合肿瘤学·基础卷<br>ZHENGHE ZHONGLIUXUE JICHUJUAN |
| 总 主 编 | 樊代明 |
| 分册主编 | 王红阳　邢金良　王　哲 |
| 责任编辑 | 马可为　杨　菲　张　丹 |
| 装帧设计 | 新纪元文化传播 |
| 出版发行 | 世界图书出版西安有限公司 |
| 地　　址 | 西安市锦业路 1 号都市之门 C 座 |
| 邮　　编 | 710065 |
| 电　　话 | 029-87214941　029-87233647（市场营销部）<br>029-87234767（总编室） |
| 网　　址 | http://www.wpcxa.com |
| 邮　　箱 | xast@wpcxa.com |
| 经　　销 | 新华书店 |
| 印　　刷 | 西安雁展印务有限公司 |
| 开　　本 | 889mm×1194mm　　1/16 |
| 印　　张 | 126 |
| 字　　数 | 3050 千字 |
| 版　　次 | 2021 年 6 月第 1 版 |
| 印　　次 | 2021 年 6 月第 1 次印刷 |
| 国际书号 | ISBN 978-7-5192-8393-3 |
| 定　　价 | 1268.00 元（全三册） |

医学投稿　xastyx@163.com　‖　029-87279745　029-87279675

☆如有印装错误，请寄回本公司更换☆

# 《整合肿瘤学》主编名单

总 主 编　樊代明

副总主编　郝希山　詹启敏　于金明　王红阳　赫　捷

　　　　　张岂凡　季加孚　李　强　郭小毛　徐瑞华

　　　　　朴浩哲　吴永忠　王　瑛

## 基础卷

基础分册主编

　　　　　詹启敏　应国光　曹广文

诊断分册主编

　　　　　王红阳　邢金良　王　哲

治疗分册主编

　　　　　于金明　石汉平　姜文奇

## 临床卷

头胸部肿瘤分册主编

　　　　　李　强　刘　巍　刘　红

腹部盆腔肿瘤分册主编

　　　　　季加孚　聂勇战　陈小兵

血液骨科及其他肿瘤分册主编

　　　　　徐瑞华　石远凯　崔久嵬

# 《整合肿瘤学·基础卷》编辑工作小组

组　长　薛春民

副组长　马可为　李文杰　任卫军

组　员　（按姓氏笔画排序）

马元怡　马可为　王少宁　李　娟　杨　莉

杨　菲　张　丹　岳姝婷　胡玉平

# 《诊断分册》编委会名单

主　编　王红阳　邢金良　王　哲
副主编　（按姓氏笔画排序）
　　　　王书奎　应建明　张宏艳　赵　洪　柏　愚　童　彤　樊　卫

编　委　（按姓氏笔画排序）
　　　　于丽娟　海南省肿瘤医院
　　　　于金明　山东省肿瘤医院
　　　　王　飞　解放军总医院第五医学中心肿瘤学部
　　　　王书奎　南京医科大学附属南京医院
　　　　王红阳　国家肝癌科学中心
　　　　王　实　中国科学院大学附属肿瘤医院
　　　　王　哲　空军军医大学西京医院
　　　　王　瑛　天津医科大学肿瘤医院
　　　　王新华　新疆医科大学附属肿瘤医院
　　　　孔胜男　空军军医大学西京医院
　　　　叶　菁　空军军医大学
　　　　付　巍　桂林医学院附属医院
　　　　冯彦林　佛山市第一人民医院
　　　　邢金良　空军军医大学
　　　　朴浩哲　辽宁省肿瘤医院
　　　　吕嘉晨　哈尔滨医科大学附属肿瘤医院
　　　　朱燕娟　广州中医药大学第二附属医院
　　　　刘　昊　安徽医科大学第一附属医院
　　　　刘　波　山东省肿瘤医院
　　　　刘彦芳　解放军总医院第七医学中心
　　　　刘　勇　徐州市中心医院／南京医科大学徐州临床医学院
　　　　阮荣蔚　中国科学院大学附属肿瘤医院
　　　　杜瀛瀛　安徽医科大学第一附属医院
　　　　杨国仁　山东省肿瘤医院

杨建伟　郑州大学附属肿瘤医院

杨爱民　西安交通大学第一附属医院

杨　敏　中国医学科学院肿瘤医院

李林法　中国科学院大学附属肿瘤医院

李　倩　解放军总医院第五医学中心肿瘤学部

李　强　天津医科大学肿瘤医院

李　媛　复旦大学附属肿瘤医院

肖国有　广西医科大学附属肿瘤医院

吴永忠　重庆大学附属肿瘤医院

邱大胜　湖北省肿瘤医院

邱　田　中国医学科学院肿瘤医院

何帮顺　南京医科大学附属南京医院

应建明　中国医学科学院肿瘤医院

闵　婕　空军军医大学唐都医院

沈　睿　上海中医药大学附属上海市中医医院

张岂凡　哈尔滨医科大学附属肿瘤医院

张　旭　中山大学肿瘤防治中心

张汝森　广州医科大学附属肿瘤医院

张红梅　空军军医大学西京医院

张宏艳　解放军总医院第五医学中心肿瘤学部

张建伟　解放军总医院第五医学中心肿瘤学部

张　峰　空军军医大学唐都医院

陈晓良　重庆大学附属肿瘤医院

林承赫　吉林大学第一医院

李加孚　北京大学肿瘤医院

岳殿超　中山大学附属第一医院

郑　容　中国医学科学院肿瘤医院

单宏波　中山大学肿瘤防治中心

赵　洪　复旦大学附属华东医院

赵　翌　大连医科大学附属第一医院

赵新明　河北医科大学第四医院

郝希山　天津医科大学肿瘤医院

胡　骏　湖南省肿瘤医院

柏健鹰　陆军军医大学第二附属医院

柏　愚　上海长海医院

贺　舜　中国医学科学院肿瘤医院

莫　逸　湖南省肿瘤医院

晋　鑫　徐州市中心医院／南京医科大学徐州临床医学院

贾　佳　解放军总医院第五医学中心肿瘤学部

徐文贵　天津医科大学肿瘤医院

徐瑞华　中山大学肿瘤防治中心

高永举　河南省人民医院

高伟健　解放军总医学研究生院

高　识　吉林大学中日联谊医院

郭小毛　复旦大学附属肿瘤医院

崔亚利　哈尔滨医科大学附属肿瘤医院

章英剑　复旦大学附属肿瘤医院

梁　峰　解放军总医院第一医学中心普外学部

彭卫军　复旦大学附属肿瘤医院

蒋　麟　解放军总医院第一医学中心普外学部

程祝忠　四川省肿瘤医院

童　彤　复旦大学附属肿瘤医院

谢新立　郑州大学第一附属医院

詹启敏　北京大学

赫　捷　中国医学科学院肿瘤医院

樊　卫　中山大学肿瘤防治中心

樊代明　空军军医大学西京消化病医院

薛丽燕　中国医学科学院肿瘤医院

# 前　言

肿瘤的诊断对于肿瘤治疗和预后判断的意义毋庸置疑。肿瘤的诊断是一个复杂的过程，从临床表现到体格检查，从实验室检查到影像学检查，从活检到病理检查，这一系列过程看似独立，且通常由不同独立科室的人员完成。但对一个患者个体来说，他（她）本身是一个整体，只有将不同来源的检查信息整合到一起来认识，才有可能使患者得到正确的诊断；此外，还应考虑患者的年龄、职业、生活的地域，并应纳入民族、家族、遗传等信息。基于整合得到正确的诊断才能进行下一步正确的治疗，这就是整合医学的真谛。

整合医学的理念是由中国抗癌协会理事长樊代明院士，针对医学专业过于细化、学科过于细划，"分多合少"进而导致一系列严重的医学问题，于2012年提出的。其核心是要让医生从单纯的"看疾病"转变为"看病人"，把患者视为一个整体，在诊断和治疗中把生物因素、心理因素、社会因素和环境因素整合起来开展工作。

诊断分册为"整合肿瘤学"大型丛书的一个重要分册，该分册正是秉持整合医学的理念，从多维、整合的角度编写，涵盖了肿瘤诊断学基础、肿瘤的症状学诊断和辅助检查诊断三大部分内容。以肿瘤的整体诊断策略开篇，继而对肿瘤的各系统症状学诊断及肿瘤的影像学诊断、核素诊断、腔镜诊断、实验室诊断、病理学诊断等深入阐述，从而为读者构建了一幅全景的、整合的肿瘤诊断学蓝图，无论是年轻的还是资深的肿瘤科医生，本书所传递出的整体观、整合观都将对其临床实践大有裨益。

人体复杂精妙，就如同我们生活的世界一样，从地域到地球、从地球到太阳系、从太阳系到银河系、从银河系到整个宇宙，这个多维度的世界充满了不解之谜。人类从人群到个体、从整体到系统、从系统到器官、从器官到细胞、从细胞到DNA等遗传物质，认识人体的过程当然要从整体观和多维度出发。对于肿瘤来说，也要以系统的多维度去对待，甚至可以说是牵一发而动全身，小小的DNA序列变化结果就会造成全身的变化。

在我们的诊疗行为中，整合性思维比比皆是。以淋巴瘤为例，我们常能遇到一类特殊类型的淋巴瘤"血管免疫母细胞性T细胞淋巴瘤"，多发生于中老年人，表现为全身多发淋巴结肿大、发热、皮疹，可出现肝脾大。我们可以通过查问病史、体格检查，进行B超、核素检查等发现上述表现，患者最终的诊断依赖病理检查。如果进行淋巴结活检，可以发现肿瘤性的T淋巴细胞破坏淋巴结结构，这些肿瘤细胞表达的特殊标志CD4、PD-1、CD10、ICOS等提示这是一种来自生发中心辅助性T细胞（Tfh）的肿瘤，而Tfh在正常人免疫反应中协助B细胞淋巴滤泡的形成，作用非常重要，Tfh通过与滤泡树突细胞作用，将处理后的抗原递呈到B淋巴细胞，激活B细胞形成滤泡结构。这些细胞之间的相互作用在发生T细胞淋巴瘤后被放大，肿瘤性T细胞与滤泡树突细胞和B细胞的相互作用发生紊乱，释放了大量炎性因子，引起发热、皮疹等症状；同时也促进了滤泡树突细胞和B细胞的增生，因此我们在淋巴结病理中常常看到的是紊乱增生的滤泡树突细胞网和大量的浆细胞增生。如果我们探索这种淋巴瘤的遗传变化，可以发现大部分病例出现了

*TET*2、*IDH*2 和 *RHOAG*17*V* 等基因突变，这些基因的变异如果发生在动物模型中，导致的结果则是淋巴滤泡的形成异常和 B 淋巴细胞发育障碍，甚至联合 *TET*2 和 *RHOAG*17*V* 双突变可以模拟出血管免疫母细胞性 T 细胞淋巴瘤的模型；*TET*2、*IDH*2 这些与表观遗传调控相关基因突变的情况，也为这类肿瘤使用组蛋白乙酰化酶抑制剂治疗提供了重要的依据和成功的基础。

这为我们提供了一个很好的多维度疾病诊治的范例，从肿瘤细胞的基因突变，到细胞之间的相互作用变化，最终导致肿瘤的全身症状。如果我们把这些因素都割裂开，就无法认识疾病的全貌，也就无从做出整合性的诊断，更谈不上整合性治疗。

"整合肿瘤学"大型丛书由中国抗癌协会策划，是我国肿瘤学领域一部具有重大意义的创新之作。她汇聚了我国众多肿瘤学同道的智慧与心血，可谓整合医学理念在肿瘤学领域实践成果的集中展现。诊断分册的内容科学、丰富、翔实，可作为广大肿瘤科医生和相关研究人员的工具书和案头参考。

肿瘤作为严重影响人类健康的重大疾病，我们对它的认识和研究还有很长的路要走。我们坚信，战胜肿瘤，赢在整合！

王 哲　邢金良

2020 年 12 月

# 目　录

## 总　论

## 第 1 部分　肿瘤的症状学诊断

# 总　论

# 第 1 章
# 肿瘤诊断学基础

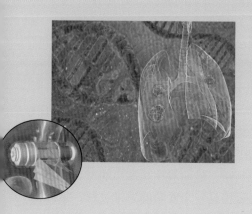

# 第1节　肿瘤的诊断策略

恶性肿瘤可发生于全身各个系统,不同来源、不同部位、不同类型的肿瘤临床表现多种多样,要做到及时、正确的诊断有时并非易事。诊断是指患者的症状、体征、实验室检查符合某个疾病的诊断依据,从而对所患疾病做出的判断。"诊"是指查看、验证,即为断定疾病和病症而查看身体内部和外部情况。"断"为判定、判断,即根据查看的结果所做的结论。疾病诊断体现的是对疾病特点认识的思维过程。肿瘤诊断是通过肿瘤在患者的外在表现判断肿瘤的内在属性和特点的过程。

诊断工作是临床医疗的重要组成部分,诊断水平直接关系到治疗效果和患者预后,对肿瘤的早期诊断和及时正确诊断显得尤为重要。肿瘤的诊断既包括诊断学的一般内容,又有其特殊性;既要通过实验室检查和影像学、内镜检查确定有无肿瘤,还要经病理学诊断明确是良性还是恶性,更要通过全面检查明确肿瘤的范围和严重程度(肿瘤分期、病理分级),区分病理类型,甚至还要确定肿瘤内在的分子分型和分子病理特点。通常来说,肿瘤的诊断至少应包括临床诊断、实验室诊断、影像诊断(定位诊断)、病理诊断(定性诊断)及分期诊断,因此,整合医学思维在肿瘤诊断中具有重要意义。

近年来,随着肿瘤分子生物学和遗传学研究的不断进步,肿瘤精准医疗的不断推进,高灵敏度和高特异性的分子诊断技术,如荧光定量 PCR、荧光原位杂交、高通量测序(next generation sequencing, NGS)、免疫原位杂交技术等已经广泛应用于临床,结合循证医学数据结果,指南和诊疗规范已经确定部分癌肿(包括乳腺癌、非小细胞肺癌、肝癌、胰腺癌、结直肠癌、甲状腺癌等)需进行分子类型或基因分型诊断,以指导临床整合治疗和预后判断。胃癌、肾癌等其他肿瘤也已开启类似研究,分子诊断已经成为肿瘤诊断的必要组成部分。同时,越来越多的肿瘤分子遗传学证据已经被发现,遗传性癌症可见于乳腺癌、卵巢癌、结直肠癌、胰腺癌、前列腺癌、脑瘤等恶性肿瘤,遗传性癌症风险评估已逐渐纳入肿瘤整合诊治过程中。肿瘤诊断最终要服务于肿瘤治疗,精准医疗的进步不仅为肿瘤发生发展的内在分子机制找到了物质基础,同时,耐药是肿瘤治疗无法回避的重要问题,无论是在肿瘤早期辅助治疗还是在晚期肿瘤的长期治疗过程中,均可发生耐药,寻找耐药通路及耐药靶点已成为肿瘤诊断和治疗的重要组成部分。在肿瘤诊断过程中,包括临床分析、实验室检测、影像学、内镜检查、病理学及分子检测等在内都是肿瘤诊断策略需要全面考虑的内容。

诊断是临床医生将所获得的临床资料进行分析整合、推理判断,进而对疾病做出的符合逻辑的结论。诊断的过程是一个复杂的思维过程,掌握正确的思维原则，遵循辩证思维的诊断步骤，避开误诊、漏诊的思维误区，是提高临床诊断水平的保证；肿瘤诊断也不例外，既要避免以偏概全，也要避免一概而论，需建立一种整合医学的临床思维模式。

整合医学（Holistic Integrative Medicine，HIM）是指将医学各领域最先进的知识理论和临床各专科最有效的实践经验加以有机整合，并根据社会、环境、心理的现实进行修正、调整，使之成为更加符合、更加适合人体健康和疾病诊疗的新的医学体系。相应地，整合医学临床思维是指运用医学、自然科学、人文社会学和行为学知识，以患者为中心，通过充分的沟通和交流，进行病史采集、体格检查和必要的实验室检验、影像学检查及病理检查，结合其他可利用的最佳证据和信息，结合患者的家庭和人文背景，根据患者的症状等多方面信息进行批判性的分析、整合、类比、判断和鉴别诊断，形成诊断、治疗、康复和预防的个体化整合诊治方案，并予以执行和修正的思维过程。

在此过程中，深入细致调查研究、全面客观收集材料是第一步；接着全面分析、整合判断，进而做出诊断。大多数情况下，病理结果是肿瘤诊断的金标准，但有些特殊的疑难情况，如只有细胞学诊断、却无法获取组织学标本，或者即便有转移灶的组织病理诊断，但难以确定原发病灶，此时则需要采用各种逻辑分析方法，包括顺向或逆向思维，肯定之否定、否定之否定、差异法等做出最可能的判断，甚至是通过药物治疗后反推和验证以做出最可能的诊断。临床诊断涉及多种疾病可能的疑难情况时，强调优先考虑常见病、多发病，优先考虑"一元论"，即面对纷繁复杂的临床表现，首先应尽量用一个疾病去概括和解释，因为在临床实际中，同时存在多种肿瘤或多个关联性不大的肿瘤的概率相对较低。当然也会有例外，例如，原发肿瘤治疗中或治疗结束后多年，其他脏器或部位出现的单发病灶，不能简单地判定为新的原发疾病或转移病变，而是尽可能得到确切的病理诊断，甚至通过分子病理验证结论，不强求以"一元论"解释。因此，在疑难肿瘤诊断过程中更需坚持实践原则，要具体认识疾病的个性，要整体联系和动态地认识疾病。整合现有医学知识和临床经验，整合社会、环境、心理等因素，将数据证据还原成事实，并避免专科化、专业化和医学知识碎片化带来的问题。

（张宏艳　高伟健）

# 第 2 节　肿瘤的临床诊断

肿瘤的早期正确诊断是及时治疗的基础。肿瘤的临床诊断与其他疾病一样，主要依靠病史、临床表现和相关辅助检查。肿瘤性质的确定需要依靠组织病理学检查。病理结果和临床分期与患者相关因素（如年龄、身体状况等）共同决定疾病的预后。肿瘤的临床诊断是一个需要多学科整合分析的过程。肿瘤科医生不但要有扎实的肿瘤学知识和临床经验，还需要熟悉各种辅助检查方法及其应用意义。在临床工作中，亦需要注意与各辅助科室（如影像、核医学、检验和病理等）

医生沟通合作，确保诊断的准确和完整。

## 一、病　史

疾病的诊断均需从病史采集开始，肿瘤的诊断亦是如此。首要步骤就是通过询问就诊者的主观感受症状来采集病史资料。病史对诊断可起到定向作用，能为诊断提供线索。病史采集应当注意年龄、职业、生活习惯、婚育史、家族史和既往史。不同肿瘤的好发年龄各异，胚胎性肿瘤或白血病易见于儿童，上皮来源的肿瘤多发于中年人群。一些肿瘤的发生与职业和环境因素有关，如长期接触苯的人群白血病发病率明显高于一般人群。特殊环境下特殊类型的感染可能在影像上表现为疑似肿瘤的肺占位。生活习惯与肿瘤的发生关系密切，如吸烟与肺癌、咀嚼槟榔与口咽癌的发生密切相关等。女性患者的婚育史亦十分重要，如分娩次数与哺乳对乳腺癌和宫颈癌的发病具有影响。有些肿瘤具有家族遗传性，如遗传性乳腺癌和卵巢癌综合征、Lynch 综合征、Li-Fraumeni 综合征、Cowden 综合征及 Peutz-Jeghers 综合征是最常见的遗传性肿瘤综合征。有些肿瘤有明显的相关疾病史，如肝癌与乙型肝炎、肝硬化，宫颈癌与宫颈上皮内瘤变等。炎 - 癌转化理论研究进展迅速，在胃癌、肝癌、结肠癌、胰腺癌等多种恶性肿瘤中均得到证实，应注意关注上述病史。总之，诊断前的病史采集应全面、准确和客观，特别是对于原发灶不明的肿瘤和疑难病例。

## 二、临床表现

症状是反映疾病表现、严重程度及进展转归的重要标志。肿瘤异质性不仅表现在肿瘤治疗过程中，初始发病时的症状也多种多样，不同肿瘤可以表现为同一症状，同一肿瘤可以表现为不同症状，而且同一肿瘤出现症状的先后次序也不一样。肿瘤的临床症状既有一定的规律性，也常常具有一定的特殊性，因此，需要通过分析主要或首发症状，结合伴发症状及特异性检查手段，进行诊断与鉴别诊断。

肿瘤在生长最初的几个月或几年时间里可以不被察觉。当肿瘤长得足够大时，可以压迫和侵袭其他组织而产生症状，如疼痛、出血和梗阻等。美国癌症协会列出的常见癌症症状清单如下。

1）体重无故减轻　体重无故下降 5kg 或 5kg 以上可能是癌症的征兆，常见于胰腺癌、胃癌、食管癌和肺癌等。

2）发热　发热一般由感染或其他炎症导致，而不明原因的发热可能是危险的信号。癌症扩散至身体其他器官时，通常会导致发热。淋巴瘤、白血病等血液系统肿瘤常出现发热症状。

3）疲乏　癌因性疲乏是一种极端的疲劳感，且休息后不会好转。这可能是肿瘤进展的一个重要

指征，但在某些癌症的早期也可能出现，如白血病。

4）疼痛　疼痛可能是某些癌症的早期症状，如骨癌或睾丸癌。

5）皮肤变化　如皮肤颜色变深（色素沉着），皮肤和眼睛发黄（黄疸），皮肤发红（红斑），瘙痒，毛发过度生长，疣或痣的颜色、大小或形状发生变化，皮肤、黏膜伤口不愈合等。

6）排便习惯和膀胱功能的改变　长期便秘、腹泻或大便形状改变可能是结肠癌的征兆。排尿时的疼痛、血尿或膀胱功能的改变（如排尿次数比平时增多或减少）可能与膀胱癌或前列腺癌有关。

7）口腔或舌头上有白色斑点　吸烟者患口腔黏膜白斑的风险很高，如果不治疗，白斑可能会变成口腔癌。

8）异常出血　咯血可能是肺癌的征兆。便血（看起来像非常黑或黑色的大便）可能是结肠癌或直肠癌的征兆。宫颈癌或子宫内膜癌可导致异常阴道出血。血尿可能是膀胱癌或肾癌的征兆。乳头带血性分泌物可能是乳腺癌的征兆。

9）乳房或身体其他部位出现肿块或皮肤增厚身体局部出现肿块或皮肤增厚可能是癌症的早期或晚期征兆，特别是发现肿块短期内逐渐增大。需要注意的是，一些乳腺癌仅表现为皮肤发红或增厚，而不是出现肿块。

10）消化不良或吞咽困难　消化不良或吞咽问题持续存在可能是食管癌、胃癌或咽癌的征兆。

11）久咳不止或声音嘶哑　咳嗽不停可能是肺癌的征兆。声音嘶哑可能是喉癌的征兆。

虽然这些症状也可以由其他疾病或原因导致，但在患者就诊时临床医生需要注意与肿瘤相鉴别。完成病史采集后，下一步通过体格检查获取体征资料。在体格检查过程中，既要做到重点部位的细致检查，也要保证整体全面。除一般常规检查外，应特别留意患者是否为消耗性病容，注意面容、皮肤、全身浅表淋巴结和深浅部肿块，以及肛门和阴道等部位的检查，如检查发现肿瘤，需特别关注肿瘤大小、形状、软硬度、表面温度、血管分布、有无包膜及活动度、与周围组织脏器的关系等。

## 三、辅助检查

肿瘤的诊断需要临床医生先通过患者的病史

和临床表现得出一个初步印象，然后根据病情需要进行各种必要的实验室、影像学和内镜检查等。通过对各种检查结果整合分析，最终才能得出正确的诊断。

## （一）实验室检查

血、尿及粪便常规检查的异常并非肿瘤的特异性指标，但可作为诊断参考。如恶性肿瘤患者常伴有贫血，白血病患者血常规可见三系细胞异常，胃肠道肿瘤患者大便隐血可呈阳性，泌尿系统肿瘤患者可出现血尿。

肿瘤标志物可用于普查和临床对某一种肿瘤的检查，但肿瘤标志物只能作为辅助性检查，不能单纯依靠肿瘤标志物做出是或不是肿瘤的诊断。相对较为特异的肿瘤标志物包括甲胎蛋白（AFP）、癌胚抗原（CEA）、前列腺特异性抗原（PSA）。AFP 是一种原发性肝癌特异性较强的标志物，AFP>40μg/L 即为阳性，应进一步检查；AFP>400μg/L 持续 4 周，如能排除妊娠、活动性肝病及生殖腺胚胎源性肿瘤，可考虑原发性肝癌。在临床表现怀疑为结肠癌患者的术前辅诊中，CEA 阳性率为 50%~60%；术前阳性，手术根治彻底者，术后 CEA 可转为阴性，因此，CEA 可作为结肠癌术后随访指标。PSA 对前列腺癌具有高度的特异性，阳性率可达 82%~97%，但在前列腺增生及前列腺炎患者中也可升高。

肿瘤相关基因的检测可对肿瘤的遗传特性、预后判断及治疗药物的选择提供帮助。如家族性腺瘤性息肉病中 APC 基因突变率高达 80%~90%，非小细胞肺癌具有 EGFR 突变患者可以接受酪氨酸激酶抑制剂（TKI）靶向药物治疗等。以上仅列举部分实验室检查，其他各种血清学检查在相关章节详述。

## （二）影像学检查

可以显示肿瘤的成像技术包括 X 线检查（如胃肠道造影、乳腺钼靶 X 线等）、计算机断层扫描（CT）、磁共振成像（MRI）、超声和放射性同位素扫描。CT 可以生成胸部、腹部或身体任何部位的三维图像。MRI 对检查盆腔肿瘤、脑肿瘤和脊髓肿瘤尤为有用。超声检查简便易行、价格便宜、无辐射损伤，可用于普查或检测肿块的有无、形态与大小及与邻近脏器的关系等；此外，还有介入超声。正电子发射断层扫描（PET）可确定肿瘤的恶性程度和预测肿瘤患者的预后；对多个均质和异质病灶，PET 成像可确定恰当的活检部位，鉴别肿瘤坏死与复发。全身骨显像即单光子发射计算机断层扫描（SPECT）骨显像对骨肿瘤特别是骨转移性肿瘤的诊断具有独特价值。上述影像学检查可对全身各部位肿瘤大小、侵及范围做出判断，帮助临床医生进行疾病诊断。

近年来，分子影像学（Molecular Imaging）融合技术快速发展，分子影像学弥补了传统影像学仅能显示人体形态学、观察人体解剖结构的变化，但并不能解释疾病起因的不足。分子影像学将医学影像技术和分子生物学、化学、物理学、医学及计算机科学相整合，从而使影像学从大体形态学向微观形态学、生物代谢、基因成像等方面发展进步。与肿瘤诊断关系最为密切的是 PET/CT 分子影像，传统的 PET/CT 检查通过常规的功能代谢显像，判断组织细胞的功能和代谢。而分子影像 PET/CT，则通过检测大分子、蛋白质和核酸，研究不同解剖部位的基因表达及蛋白质功能。酶类、受体类、基因类显像最为常用，通过肿瘤组织中的受体分布与强度进行诊断、分期和疗效观察，通过肿瘤核苷酸代谢判断肿瘤细胞增殖情况和疗效等，目前生长抑素受体 PET/CT、PSMA PET/CT 已应用于临床（详见相关章节），新一代分子影像学成像设备能将探测对象的解剖图像、功能图像和代谢图像进行统一采集和融合，为临床医学和基础医学提供了更为实用和有效的诊断、研究手段。

## （三）内镜检查

应用内镜可以直接观察空腔器官、腹腔、纵隔等的肿瘤或其他病理改变，并可取细胞或组织行病理检查，以明确诊断、确定手术的可能性及肿瘤分期。胃镜、结直肠镜等的应用为肿瘤早期发现和治疗做出了空前贡献。

电子内镜为了实现高清成像，逐渐发展为高清电子内镜，并分别与超声技术、共聚焦显微镜技术整合，发展出了超声内镜和共聚焦内镜。超声内镜不仅能判断肿瘤浸润的深度，用于内镜下穿刺也具有优势，可对外压性肿瘤进行活检。激光共聚焦内镜是激光共聚焦显微镜与内镜的整合，实现体内组织的实时高分辨率诊断，以达到对肿瘤早期、及时、准确诊断的目的（详见相关章节）。

实验室、影像学和内镜等辅助检查，为肿瘤的整合诊断提供了客观的科学依据。使临床医生可以从定性（疾病的性质）、定位（肿瘤的原发部位和转移灶）、定量（肿瘤的大小、浸润程度和范围）等方面对肿瘤进行整合诊断，为后期肿瘤的整合治疗及疗效评估等提供帮助。

## 四、临床分期

国际抗癌联盟（UICC）为使肿瘤分期标准化，制定了统一的 TNM 分期（表 1-2-1）。分期以临床表现和组织学检查为主，包括肿瘤侵及器官的解剖结构和远处转移范围，原发病灶的侵及深度、大小等。目前，大多数实体瘤采用的是依据 UICC 的 TNM 分期和美国癌症联合会（AJCC）的分期组合而制定的分期法。

T 代表原发肿瘤，并附以数字说明肿瘤大小、穿透深度和侵及邻近结构程度；N 代表淋巴结转移，并附以数字说明有无、多少和部位；M 代表远处转移，常指远处内脏转移，如肝、肺等器官转移及淋巴结转移。临床分期可标以 cTNM，病理分期则为 pTNM。

由于有些肿瘤的治疗和预后与病理分级或浸润深浅密切相关，因此也有采用其他一些分期方

表 1-2-1　UICC 的 TNM 分期

| **T 分期** | |
| --- | --- |
| T0 | 未证实有原发癌 |
| Tis | 原位癌 |
| T1~T4 | 肿瘤浸润范围的递增 |
| Tx | 肿瘤大小未评估 |
| **N 分期** | |
| N0 | 无区域淋巴结转移 |
| N1~N3 | 淋巴结转移程度的递增 |
| **M 分期** | |
| M0 | 无远处转移 |
| M1 | 有远处转移 |

法。例如软组织肿瘤采用 GTNM 分期法，G 为肿瘤分级程度（G1 为高分化，G2 为中分化，G3 为低分化，G4 为未分化）。而妇科肿瘤目前习惯采用国际妇科协会（FIGO）制定的相应分期标准。具体肿瘤分期标准详见相关章节。

## 五、分子遗传学诊断

一个多世纪以来，人们已经认识到肿瘤具有遗传学基础。一般情况下，肿瘤的发生是体细胞突变的结果；但在某些情况下，肿瘤的发生也具有遗传倾向。细胞分裂和死亡的过程受到大量基因的严格控制。过去几十年的研究表明，控制细胞增殖和死亡的基因突变在肿瘤发生中具有因果作用。细胞遗传学和分子遗传学工具对于肿瘤的诊断、预后，以及制订治疗计划非常重要。表 1-2-2 列举了临床实践中用于指导肿瘤诊断、治疗和预后的分子生物标志物。

传统的肿瘤细胞遗传学分析包括染色体 G 显带（G-banded chromosome）识别和荧光原位杂交（FISH）分析。这两种方法都可以用来检测克隆染色体的数量和结构异常。染色体微阵列技术被越来越多地用于癌症诊断，以检测具有诊断、预后判定和（或）治疗意义的克隆拷贝数变异和复制中性杂合性缺失，但其分辨率通常低于染色体 G 显带识别和 FISH 分析。

桑格（Sanger）测序技术通常用于检测临床上有意义的肿瘤基因中的体细胞序列变异。二代测序技术（next generation sequencing，NGS），包括全外显子测序和全基因组测序，已用于检测各种肿瘤的体细胞突变。多项研究证明了二代测序在个体化整合治疗和肿瘤临床整合管理中的重要性。除了基因组 DNA 测序外，二代测序技术也已经用于转录组测序（RNA 测序）和表观基因组学研究。人类肿瘤研究得益于这些高通量技术，不仅发现了基因的点突变和基因融合，其中一些发现还已用于靶向药物的开发。例如转移性结直肠癌中的 KRAS 突变，晚期非小细胞肺癌中的 EGFR 突变，转移性恶性黑色素瘤中的 BRAF 突变。这些基因突变的存在与否和靶向治疗的有效率直接相关。因此，它们的检测成为上述肿瘤诊断的关键步骤。

表 1-2-2 临床实践中用于指导肿瘤诊断、治疗和预后的分子生物标志物举例

| 目 的 | 生物标志物 | 临床意义 |
|---|---|---|
| **疾病诊断** | | |
| 急性白血病 | PML-RARA | WHO 2016 年白血病分类 |
| | BCR-ABL1 | |
| | CBFB-MYH11 | |
| | ETV6-RUNX1 | |
| | RUNX1-RUNX1T1 | |
| | MLL3-KMT2A | |
| | TCF3-PBX1 | |
| | RBM15-MKL1 | |
| | DEK-NUP214 | |
| | GATA2, MECOM | |
| | NPM1 | |
| | CEBPA | |
| 骨髓增生性疾病 | JAK2 | 突变确认克隆性骨髓增生性疾病的诊断 |
| 肉瘤 | SS18-SSX1/SSX2 | 滑膜肉瘤 |
| | PAX3/PAX7-FOXO1A | 腺泡状横纹肌肉瘤 |
| | EWSR1-FLI1 | 尤文肉瘤 |
| | EWSR1-ERG | 尤文肉瘤 |
| | EWSR1-NR4A3 | 骨外黏液样软骨肉瘤 |
| | TAF15-NR4A3 | 骨外黏液样软骨肉瘤 |
| | EWSR1-ATF1 | 透明细胞肉瘤（和血管瘤样纤维组织细胞瘤） |
| | EWSR1-CREB1 | 透明细胞肉瘤（和血管瘤样纤维组织细胞瘤） |
| | FUS-CREB3L2 | 腺泡状软组织肉瘤（和肾细胞癌） |
| | JAZF1-SUZ12 | 黏液样脂肪肉瘤 |
| | ETV6-NTRK3 | 低级别纤维黏液样肉瘤 |
| | | 低级别子宫内膜间质肉瘤 |
| | | 低级别纤维肉瘤（和乳腺分泌性癌） |
| **治疗预测** | | |
| 非小细胞肺癌 | EGFR | 突变可预测对 EGFR-TKI（表皮生长因子受体 – 酪氨酸激酶抑制剂）的反应 |
| | ALK | 重排可预测对 ALK（间变性淋巴瘤激酶）抑制剂的反应 |
| 胃肠间质瘤 | KIT 和 PDGFRA | 突变可预测对 c-kit/PDGFRA（血小板衍生生长因子受体α）抑制剂的反应 |
| 转移性结直肠癌 | KRAS | 突变预示对抗 EGFR（表皮生长因子受体）抗体无反应 |
| 黑色素瘤 | BRAF | 突变可预测对特定 BRAF 抑制剂的反应 |
| 乳腺癌 | HER2 | 扩增可预测对抗 HER2 抗体的反应 |

表 1-2-2（续表）

| 目　的 | 生物标志物 | 临床意义 |
|---|---|---|
| **疾病预后** | | |
| 慢性淋巴细胞白血病 | P53 | 突变提示预后不良 |
| | IGHV | 缺乏突变提示预后不良 |
| 急性髓系白血病 | FLT3-ITD | 突变提示预后不良 |
| 转移性结直肠癌 | BRAF | 突变提示预后不良 |
| 乳腺癌 | OncotypeDx | 风险分层（21 个基因表达特征） |
| | MammaPrint | 风险分层（70 个基因表达特征） |
| | IHC4 | 风险分层（4-蛋白免疫组化表达） |
| **疾病监测** | | |
| 慢性粒细胞白血病 | BCR-ABL1 | 微小残留病检测 |
| 急性早幼粒细胞白血病 | PML-RARA | 微小残留病检测 |
| 急性淋巴细胞白血病 | IGHV-TCR 重排 | 微小残留病检测 |

分子遗传学检测在某些家族遗传性肿瘤的诊断和早期预警方面十分有用，例如 BRCA1/2 基因与家族遗传性乳腺癌和遗传性卵巢癌密切相关，携带胚系 BRCA1/2 基因突变的妇女发生乳腺癌的风险是正常人群的 10 倍，发生卵巢癌风险提高 10~30 倍，一生累计患乳腺癌风险高达 60%~80%，累计患卵巢癌的风险为 40%，发病年龄较散发性乳腺癌和卵巢癌更为年轻。BRCA1/2 基因突变还会显著增加前列腺癌、胰腺癌、男性乳腺癌、黑色素瘤等的发病风险。遗传性非息肉病性结直肠癌又称为 Lynch 综合征，其遗传学基础为 DNA 错配修复基因种系突变，MLH1、MSH2、MSH6 和 PMS2 是最常见发生突变的 4 个错配修复基因。约 70% 的 Lynch 综合征患者是由 MSH2 和 MLH1 突变所致，其余 30% 多由 MSH6 和 PMS2 突变所致。Lynch 综合征患者有多种组织癌变倾向，如胃、卵巢、胆道、尿道、小肠、大脑和胰腺等，最常见癌变器官为结肠和子宫内膜。50%~80% 的 Lynch 综合征患者会发生大肠癌，40%~60% 的 Lynch 综合征患者会发生子宫内膜癌。以上这些基因突变是评估相关遗传性肿瘤发病风险的重要生物标志物，也是影响患者个体化整合治疗方案选择的生物标志物。携带 BRCA1/2 基因突变的乳腺癌或卵巢癌患者对铂类化疗药物相对敏感，在接受铂类药物治疗后获益更显著。而对于 Lynch 综合征结肠癌患者，结肠局段切除

后，保留段结肠发生癌变的概率很高。多数专家认为，对术前已经确诊的 Lynch 综合征患者，若癌灶位于结肠，应根据癌变部位行淋巴结清扫并全结肠切除，尤其对于发病年龄早的患者更应如此。病理检查和研究发现，Lynch 综合征结肠癌或子宫内膜癌的肿瘤组织内有大量淋巴细胞浸润，对免疫检查点抑制剂敏感。因此，肿瘤分子遗传学检测具有极为重要的临床意义。

## 六、肿瘤的伴随诊断

众所周知，肿瘤的发生源于一系列基因异常变化的积累，进而导致信号通路异常、细胞分裂周期错误，相关过程中涉及多个关键的细胞因子和受体蛋白，这些细胞因子和受体蛋白是导致肿瘤发生发展的关键要素，因此也是治疗肿瘤的可能靶点；且基因变异存在个体特异性，并可能随病程进展而改变，呈现不稳定性。随着肿瘤基因组学、蛋白质组学、转化医学研究的深入，精准医疗应运而生，即利用分子遗传学、生物信息技术，结合患者的生活环境和临床数据，实现精准的疾病分类和诊断，制订具有个性化的整合治疗方案。因此临床需要在诊疗全程就患者个体情况与可选药物或疗法匹配度进行诊断，亦即伴随诊断（companion diagnostics，CDx），具体是指通过体外检验设备，检测人体内的特定蛋白或变异基因，提供患者针对某种药物或疗法的反应信息，

从而协助临床医生确定最佳的用药和治疗方式，提示治疗的脱靶效应和耐药机制，预测与药物相关的毒副作用，提高相对应药物在使用过程中的安全性和有效性，从而实现精准医疗。

伴随诊断之路始于 1998 年美国食品药品监督管理局（FDA）批准的抗癌药物赫赛汀（Herceptin）和相应的 *HER*2 检测，赫赛汀是一种靶向 HER-2 的人源化单抗，在约 20% 浸润性乳腺癌中有 HER-2 扩增，而同时上市的伴随诊断试剂能够帮助医生鉴别出这 20% 的患者人群并定向用赫赛汀做治疗。

美国是伴随诊断技术与产品发展最领先的国家，占据全球 30% 以上的伴随诊断市场，截至 2020 年 8 月 12 日，FDA 已批准了 43 个伴随诊断产品，其中肿瘤或肿瘤相关伴随诊断产品多达

41 个，排名前三的肿瘤为乳腺癌、非小细胞肺癌和结直肠癌（表 1-2-3）。技术上包括免疫组化（IHC）、聚合酶链反应（PCR）、荧光原位杂交（FISH）、二代测序技术（NGS）等。2020 年 8 月 7 日，FDA 批准了 Guardant Health 公司开发的液体活检产品 Guardant 360 CDx 用于所有实体瘤类型的整合基因组分析，这是 FDA 批准的首个将 NGS 和液体活检技术整合在一起指导整合治疗决策的诊断产品。

基因检测在许多类型肿瘤的诊断和分型中十分有用。过去传统病理学无法区分的肿瘤亚型现在可以通过基因表达谱来识别。例如，淋巴瘤和白血病的分子特征现在是诊断的一个重要组成部分，世界卫生组织（WHO）的新版血液系统恶性肿瘤分类中已经包括了几种分子异常。同样，

表 1-2-3　肿瘤的伴随诊断

| 产品 | PMA/510(k)/HDE | 试剂制造商 | 伴随诊断药物 |
|---|---|---|---|
| BRACAnalysis CDx | P140020/S016<br>P140020/S019<br>P140020/S020 | Myriad Genetic<br>Laboratories, Inc. | 乳腺癌<br>·利普卓（奥拉帕利）-NDA 208558<br>·Talzenna(他拉唑帕利)-NDA 211651<br>卵巢癌<br>·利普卓（奥拉帕利）-NDA 208558<br>·Rubraca（芦卡帕利）-NDA 209115<br>胰腺癌<br>·利普卓（奥拉帕利）-NDA 208558<br>转移性去势抵抗前列腺癌 (mCRPC)<br>·利普卓（奥拉帕利）-NDA 208558 |
| *therascreen* EGFR RGQ PCR Kit | P120022/S018 | Qiagen Manchester,<br>Ltd. | 非小细胞肺癌<br>·易瑞沙（吉非替尼）-NDA 206995<br>·吉泰瑞（阿法替尼）-NDA 201292<br>·多泽润（达克替尼）-NDA 211288 |
| cobas EGFR Mutation Test v2 | P120019/S019 | Roche Molecular<br>Systems, Inc. | 非小细胞肺癌（组织和血浆）<br>·特罗凯（厄洛替尼）-NDA 021743<br>·泰瑞沙（奥希替尼）-NDA 208065<br>·易瑞沙（吉非替尼）-NDA 206995 |
| PD-L1 IHC 22C3 pharmDx | P150013<br>P150013/S006<br>P150013/S009<br>P150013/S011<br>P150013/S014<br>P150013/S016 | Dako North America,<br>Inc. | 非小细胞肺癌，胃和胃食管结合部腺癌，宫颈癌，尿路上皮癌，头颈部鳞状细胞癌，食管鳞状细胞癌<br>·可瑞达（帕博利珠单抗）-BLA 125514 |
| Abbott RealTi*m*e IDH1 | P170041 | Abbott Molecular,<br>Inc. | 急性髓细胞白血病<br>·Tibsovo(依维替尼)-NDA 211192 |
| MRDx BCR-ABL Test | K173492 | MolecularMD<br>Corporation | 慢性髓细胞白血病<br>·达希纳（尼洛替尼）-NDA 022068/S026 |

表 1-2-3（续表）

| 产品 | PMA/510(k)/HDE | 试剂制造商 | 伴随诊断药物 |
| --- | --- | --- | --- |
| FoundationOne CDx | P170019<br>P170019/S004<br>P170019/S006<br>P170019/S008<br>P170019/S011<br>P170019/S013<br>P170019/S015<br>P170019/S016 | Foundation Medicine, Inc. | 非小细胞肺癌<br>·吉泰瑞（阿法替尼）-NDA 201292<br>·易瑞沙（吉非替尼）-NDA 206995<br>·特罗凯（厄洛替尼）-NDA 021743<br>·泰瑞沙（奥希替尼）-NDA 208065<br>·安圣莎（阿来替尼）-NDA 208434<br>·赛可瑞（克唑替尼）-NDA 202570<br>·赞可达（色瑞替尼）-NDA 205755<br>·Tafinlar(达拉非尼)-NDA202806 与迈吉宁（曲美替尼）-NDA 204114 联合使用<br>·Tabrecta(卡马替尼)-NDA 213591<br>黑色素瘤<br>·Tafinlar(达拉非尼)-NDA 202806<br>·佐博伏（维莫非尼）-NDA 202429<br>·迈吉宁（曲美替尼）-NDA204114 或 Cotellic(考比替尼)-NDA206192 联合佐博伏（维莫非尼）-NDA 202429<br>乳腺癌<br>·赫赛汀（曲妥珠单抗）- BLA 103792<br>·帕捷特（帕妥珠单抗）-BLA 125409<br>·赫赛莱（恩美曲妥珠单抗）-BLA 125427<br>·Piqray(阿培利司)-NDA 212526<br>结直肠癌<br>·爱必妥（西妥昔单抗）-BLA 125084<br>·Vectibix(帕尼单抗)-BLA 125147<br>卵巢癌<br>·Rubraca(芦卡帕利)-NDA 209115<br>·利普卓（奥拉帕利）-NDA 208558<br>胆管癌<br>·培马西雷（培美替尼）-NDA 213736<br>转移性去势抵抗前列腺癌 (mCRPC)<br>·利普卓（奥拉帕利）-NDA 208558<br>实体瘤（每兆碱基 TMB ≥ 10 个突变）<br>·可瑞达（帕博利珠单抗）-BLA 125514 |
| VENTANA ALK (D5F3) CDx Assay | P140025/S006 | Ventana Medical Systems, Inc. | 非小细胞肺癌<br>·赞可达（色瑞替尼）-NDA 205755<br>·赛可瑞（克唑替尼）-NDA 202570<br>·安圣莎（阿来替尼）-NDA 208434 |
| Abbott RealTime IDH2 | P170005 | Abbott Molecular, Inc. | 急性髓细胞白血病<br>·Idhifa(恩西地平)-NDA 209606 |
| Praxis Extended RAS Panel | P160038 | Illumina, Inc. | 结直肠癌<br>·Vectibix(帕尼单抗)- NDA 125147 |
| Oncomine Dx Target Test | P160045 | Life Technologies Corporation | 非小细胞肺癌<br>·Tafinlar(达拉非尼)-NDA 202806<br>·迈吉宁（曲美替尼）-NDA 204114<br>·赛可瑞（克唑替尼）-NDA 202570<br>·易瑞沙（吉非替尼）-NDA 206995 |
| LeukoStrat CDx FLT3 Mutation Assay | P160040 | Invivoscribe Technologies, Inc. | 急性髓细胞白血病<br>·雷德帕斯（米哚妥林）-NDA 207997<br>·Xospata(吉瑞替尼)-NDA 211349 |

表 1-2-3（续表）

| 产品 | PMA/510(k)/HDE | 试剂制造商 | 伴随诊断药物 |
|------|----------------|-----------|-------------|
| FoundationFocus CDxBRCA Assay | P160018 | Foundation Medicine, Inc. | 卵巢癌<br>·Rubraca( 芦卡帕利 )–NDA 209115 |
| Vysis CLL FISH Probe Kit | P150041 | Abbott Molecular, Inc. | B 细胞慢性髓细胞白血病<br>·Venclexta( 维奈托克 )–NDA 208573 |
| cobas KRAS Mutation Test | P140023 | Roche Molecular Systems, Inc. | 结直肠癌<br>·爱必妥 ( 西妥昔单抗 )–BLA 125084<br>·Vectibix( 帕尼单抗 )– BLA 125147 |
| *therascreen* KRAS RGQ PCR Kit | P110030<br>P110027 | Qiagen Manchester, Ltd. | 结直肠癌<br>·爱必妥 ( 西妥昔单抗 )–BLA 125084<br>·Vectibix( 帕尼单抗 )–BLA 125147 |
| Dako EGFR pharmDx Kit | P030044/S002 | Dako North America, Inc. | 结直肠癌<br>·爱必妥 ( 西妥昔单抗 )–BLA 125084<br>·Vectibix( 帕尼单抗 )–BLA 125147 |
| Dako c-KIT pharmDx | P040011 | Dako North America, Inc. | 胃肠道间质瘤<br>·格列卫 ( 甲磺酸伊马替尼 )– NDA 021335<br>·格列卫 ( 甲磺酸伊马替尼 )–NDA 021588 |
| INFORM HER–2/neu | P940004 | Ventana Medical Systems, Inc. | 乳腺癌<br>·赫赛汀 ( 曲妥珠单抗 )– BLA 103792 |
| PathVysion HER–2 DNA Probe Kit | P980024 | Abbott Molecular Inc. | 乳腺癌<br>·赫赛汀 ( 曲妥珠单抗 )– BLA 103792 |
| PATHWAY anti-Her2/neu (4B5) Rabbit Monoclonal Primary Antibody | P990081/<br>S001–S028<br>P990081/S039 | Ventana Medical Systems, Inc. | 乳腺癌<br>·赫赛汀 ( 曲妥珠单抗 )– BLA 103792<br>·赫赛莱 ( 恩美曲妥珠单抗 )–BLA 125427 |
| InSite Her–2/neu KIT | P040030 | Biogenex Laboratories, Inc. | 乳腺癌<br>·赫赛汀 ( 曲妥珠单抗 )– BLA 103792 |
| SPOT-LIGHT HER2 CISH Kit | P050040/<br>S001–S003 | Life Technologies Corporation | 乳腺癌<br>·赫赛汀 ( 曲妥珠单抗 )– BLA 103792 |
| Bond Oracle HER2 IHC System | P090015 | Leica Biosystems | 乳腺癌<br>·赫赛汀 ( 曲妥珠单抗 )– BLA 103792 |
| HER2 CISH pharmDx Kit | P100024 | Dako Denmark A/S | 乳腺癌<br>·赫赛汀 ( 曲妥珠单抗 )– BLA 103792 |
| INFORM HER2 Dual ISH DNA Probe Cocktail | P100027<br>P100027/S030 | Ventana Medical Systems, Inc. | 乳腺癌<br>·赫赛汀 ( 曲妥珠单抗 )– BLA 103792<br>·赫赛莱 ( 恩美曲妥珠单抗 )– BLA 125427 |
| HercepTest | P980018/S018 | Dako Denmark A/S | 乳腺癌<br>·赫赛汀 ( 曲妥珠单抗 )– BLA 103792<br>·帕捷特 ( 帕妥珠单抗 )–BLA 125409<br>·赫赛莱 ( 恩美曲妥珠单抗 )–BLA 125427<br>胃癌及胃食管癌<br>·赫赛汀 ( 曲妥珠单抗 )– BLA 103792 |

表 1-2-3（续表）

| 产品 | PMA/510(k)/HDE | 试剂制造商 | 伴随诊断药物 |
|------|----------------|-----------|--------------|
| HER2 FISH pharmDx Kit | P040005<br>P040005/S005<br>P040005/S006<br>P040005/S009 | Dako Denmark A/S | 乳腺癌<br>·赫赛汀（曲妥珠单抗）- BLA 103792<br>·帕捷特（帕妥珠单抗）-BLA 125409<br>·赫赛莱（恩美曲妥珠单抗）-BLA 125427<br>胃癌及胃食管癌<br>·赫赛汀（曲妥珠单抗）-BLA 103792 |
| THXID BRAF Kit | P120014 | bioMérieux Inc. | 黑色素瘤<br>·Braftovi（康奈非尼）-NDA 210496 联合 Mektovi（贝美替尼）-NDA 210498<br>·迈吉宁（曲美替尼）- NDA 204114<br>·Tafinlar（达拉非尼）- NDA 202806 |
| Vysis ALK Break Apart FISH Probe Kit | P110012<br>P110012/S020 | Abbott Molecular Inc. | 非小细胞肺癌<br>·赛可瑞（克唑替尼）- NDA 202570<br>·Alunbrig（布加替尼）- NDA 208772 |
| cobas 4800 BRAF V600 Mutation Test | P110020/S016 | Roche Molecular Systems, Inc. | 黑色素瘤<br>·佐博伏（维莫非尼）- NDA 202429<br>·Cotellic(考比替尼）-NDA 206192 联合佐博伏（维莫非尼）-NDA 202429 |
| VENTANA PD-L1 (SP142) Assay | P160002/S006<br>P160002/S009<br>P160002/S012 | Ventana Medical Systems, Inc. | 尿路上皮癌，三阴性乳腺癌，非小细胞肺癌<br>·泰圣奇（阿替利珠单抗）-BLA 761034 |
| therascreen FGFR RGQ RT-PCR Kit | P180043 | QIAGEN Manchester Ltd. | 尿路上皮癌<br>·Balversa（厄达替尼）- NDA 212018 |
| therascreen PIK3CA RGQ PCR Kit | P19001<br>P19004 | QIAGEN GmbH | 乳腺癌（组织和血浆）<br>·Piqray（阿培利司）- NDA 212526 |
| Myriad myChoice® CDx | P190014<br>P190014/S003 | Myriad Genetic Laboratories, Inc. | 卵巢癌<br>·则乐（尼拉帕利）-NDA 208447<br>·利普卓（奥拉帕利）-NDA 208558 |
| therascreen BRAF V600E RGQ PCR Kit | P1900026 | QIAGEN GmbH | 结直肠癌<br>·Braftovi(康奈非尼）-NDA 210496 联合爱必妥（西妥昔单抗）-BLA125084 |
| PD-L1 IHC 28-8 pharmDx | P150025/S013 | Dako North America, Inc. | 非小细胞肺癌<br>·欧狄沃（纳武利尤单抗）-BLA 125554 联合 Yervoy(伊匹单抗）-BLA 125377 |
| cobas EZH2 Mutation Test | P200014 | Roche Molecular Systems, Inc. | 滤泡型淋巴瘤<br>·Tazverik(他泽司他）- NDA 213400 |
| VENTANA HER2 Dual ISH DNA ProbeCocktail | P190031 | Ventana Medical Systems, Inc. | 乳腺癌<br>·赫赛汀（曲妥珠单抗）- BLA 103792 |
| Guardant360® CDx | P200010 | Guardant Health, Inc. | 非小细胞肺癌（血浆）<br>·泰瑞沙（奥希替尼）-NDA 208065 |

PMA：上市前申请；510（k）：也叫 PMN，即上市前通告；HDE：人道主义设备豁免程序。以上均为美国食品药品监督管理局（FDA）的申请途径。NDA：新药上市申请；BLA：生物制品上市许可申请；TMB：肿瘤突变负荷

软组织肉瘤的分子分型正在成为鉴别诊断的重要工具。如滑膜肉瘤的 SS18-SSX 融合，尤文肉瘤的 EWSR1 融合和腺泡状横纹肌肉瘤的 PAX3/7-FKHR 融合。

分子诊断的另一个重要方面是分析某些恶性肿瘤的预后。例如慢性淋巴细胞白血病（P53 突变、IGHV 突变和 CLLU1 表达）和乳腺癌（雌激素受体、孕激素受体，以及 EGFR2/HER2 和 Ki67 表达的复发风险分层）。此外，通过检测 BCR-ABL1 表达对慢性髓细胞白血病残留疾病进行分子监测，通过评估免疫球蛋白和 T 细胞受体基因重排对儿童急性淋巴细胞白血病进行分子监测。

分子诊断的高灵敏度可能会检测到一些"亚临床"突变，也就是存在于肿瘤的小亚克隆中的突变，这种突变可能会对某些治疗产生负面影响。例如，在部分初期对 EGFR 靶向药物有反应的非小细胞肺癌患者中，存在低水平的 EGFR p.T790M 突变，即所谓的"管家基因突变"（gatekeeper mutations）。该突变可以造成这些患者对酪氨酸激酶抑制剂（如吉非替尼、厄洛替尼）耐药性的产生，最终导致患者无进展生存期缩短。因此，相关肿瘤的分子遗传学检测对靶向治疗的耐药诊断具有重要意义。

全外显子测序正变得越来越经济实惠，并在临床研究中越来越常用（如识别耐药机制）。而在临床实践中，已经开始使用二代测序技术对肿瘤组织中已知的生物标志物进行检测。此外，还可以对循环中的肿瘤细胞或无细胞 DNA 进行测序，以获得对多个原发和转移性克隆的深入认识，而且有利于重复分析。当然，这也可以通过代谢组学或分子成像来实现。

（张宏艳　高伟健）

# 第 3 节　肿瘤的早期诊断

肿瘤是全球第二大死因，是人类主要的健康危害之一。2018 年全球约有 960 万人因肿瘤死亡，占死亡人数的 1/6。全球肿瘤负担持续增加，给个人、家庭和社会带来了巨大的压力。许多低收入和中等收入国家的医疗卫生系统应对这一负担的准备不足，导致大量肿瘤患者无法获得及时的诊断和治疗，继而导致患者生存期缩短、治疗费用增加。与此相对，在医疗卫生系统强大的国家，多种类型肿瘤患者的存活率正在逐渐提高，这主要归功于早期发现、早期诊断和早期治疗。肿瘤的早期诊断可通过在尽可能早的阶段提供治疗来改善其预后，因此在所有情况下都是一项重要的公共卫生策略。

肿瘤是一种慢性疾病，它的发展会经历不同的阶段，可能需要几年至十几年的时间。当前肿瘤临床治疗的主要缺陷之一，即在疾病初期通常不会有明显的症状或体征促使患者能够及早就医。

许多肿瘤病例是在疾病晚期才得到诊断，治愈的希望很渺茫。肿瘤的早期诊断旨在降低在晚期才能确诊的患者的比例。世界卫生组织（WHO）在《癌症早期诊断指南》中提出改善癌症早期诊断的 3 个步骤：①提高公众对癌症各种症状的了解，鼓励一旦发现相关症状及时就医；②加大在强化卫生服务、提供卫生服务装备和培训卫生工作者方面的投资力度，以便能够准确及时地做出诊断；③确保癌症患者能够获得安全有效的治疗，包括减轻疼痛，同时不使患者在个人生活或经济上陷入困境。WHO 鼓励优先考虑开展最基本、高效和低成本的肿瘤诊断和治疗。

在目前的临床实践中，"早期"是相对于"晚期"临床表现的一个不确切的时间点。因此，及早发现可能至少有 3 种不同的含义：

· 检测癌前病变，在肿瘤的临床表现变得明显之前进行干预。

·诊断小的、局部的、无转移的肿瘤，此时疾病可以根治。

·早期发现复发肿瘤。

其中，发现癌前病变当然是最理想的早期诊断方法。只要采取适当的治疗措施，就可以达到二级预防的目的。以宫颈涂片对宫颈癌进行大规模筛查为例：据估计，如果 20~64 岁的妇女每年接受筛查，宫颈癌的发病率可能会减少约 93%。然而，遗憾的是，对于其他类型的肿瘤，检测癌前病变的方法尚未获得如此显著的效果。在许多国家，对某些部位局部肿瘤（如乳腺癌）的早期诊断也包括在筛查计划中。研究显示，每 1~3 年进行一次体检和乳房 X 线检查可以大幅降低 50~70 岁女性的乳腺癌死亡率。但在 50 岁以下的女性中，几乎没有证据表明有益，这使 50 岁以下乳腺癌筛查的成本效益受到质疑。乳腺癌的实例显示，在所有改善肿瘤早期诊断的工作中，还需要考虑到医疗干预可能产生的不良影响、成本效益比，以及人们对建议的接受度。

当可以进行后续积极治疗时，早期发现肿瘤复发尤为关键。定期复查和随访有助于复发肿瘤的及早发现。

最后，应重视识别和跟踪高危人群。如流行病学调查发现，在食管癌高发地区，患有食管上皮重度增生的患者，以后发生食管癌的概率比无增生的人群高，患有食管上皮重度增生的人群就称为食管癌高危人群。此外，那些通过放疗和（或）化疗治愈了一种肿瘤、但发生第二种肿瘤的风险明显增加的患者，是二级预防的另一个重要方面。

有效的早期诊断可帮助医生在患者发病的早期阶段检出肿瘤，使治疗更有效、更简单、费用更低。肿瘤的早期诊断可以大大降低患者和社会的经济负担，同时，患者及时获得有效治疗后可以继续工作，给家庭和社会带来效益。对于常见肿瘤的筛查，多个国家均建立了适合本国国情的筛查方案，并且每年根据最新研究结果，对癌症筛查指南进行更新。常见的肿瘤筛查包括肺癌、乳腺癌、肝癌、宫颈癌、结直肠癌和胃癌等。

尽管目前存在一些早期诊断肿瘤的方法，但总体成效仍然十分有限，需要对这一重要预防医学领域的问题进行更多的研究和仔细的流行病学评估。

（张宏艳　高伟健）

## 参考文献

[1] Bray F, Ferlay J, Soerjomataram I, et al. Global cancer statistics 2018: GLOBOCAN estimates of incidence and mortality worldwide for 36 cancers in 185 countries. CA Cancer J Clin, 2018, 68(6): 394–424.

[2] Schiffman JD, Fisher PG, Gibbs P. Early detection of cancer: past, present, and future. Am Soc Clin Oncol Educ Book, 2015: 57–65.

[3] Bruce RK, Fady MM. Overview of genetic diagnosis in cancer. Current Protocols in Human Genetics, 2017, 93(1). DOI: 10.1002/cphg.36.

[4] Gonzalez de Castro D, Clarke PA, Al-Lazikani B, et al. Personalized cancer medicine: molecular diagnostics, predictive biomarkers, and drug resistance. Clin Pharmacol Ther, 2013, 93(3): 252–259.

[5] 本刊编辑部 . 癌症早期诊断可拯救生命和降低医疗费用 . 中国肿瘤临床与康复 , 2017, 24(3): 380.

[6] 华积德 . 肿瘤的临床诊断 . 现代肿瘤医学 ,1997(1):47–50.

[7] 蒋国梁，朱雄增 . 临床肿瘤学概论 .2 版 . 上海 : 复旦大学出版社 , 2013.

[8] 潘宏铭，徐农，耿宝琴 . 肿瘤内科诊疗策略 . 上海 : 上海科学技术出版社 , 2002.

[9] Peter Bannasch. Cancer diagnosis: early detection. Berlin Heidelberg: Springer-Verlag, 1992.

[10] https://www.who.int/cancer/prevention/diagnosis-screening/en/.

[11] https://www.cancer.org/cancer/cancer-basics/signs-and-symptoms-of-cancer.html#:~:text=A%20cancer%20may%20also%20cause%20symptoms%20like%20fever%2C,the%20way%20the%20body%20makes%20energy%20from%20food.

[12] 严汉民 . 分子影像学的现状与展望 . 医疗卫生装备 ,2019, 12:31–35.

[13] 张雯雯，周正东，管绍林，等 . 电子内窥镜的研究现状及发展趋势 . 中国医疗设备 , 2017(1):93–98.

[14] https://www.fda.gov/medical-devices/vitro-diagnostics/list-cleared-or-approved-companion-diagnostic-devices-vitro-and-imaging-tools.

# 第1部分

# 肿瘤的症状学诊断

# 第 2 章
# 全身症状

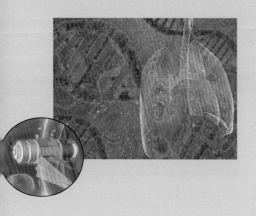

# 第1节 发 热

## 一、概 述

机体在致热原（pyrogen）的作用下或者各种原因导致体温调节中枢功能紊乱使体温高于正常范围，称为发热（fever）。可见于全身性或局部性感染及多种非感染性疾病如肿瘤、结缔组织病等。

正常人体温受体温调节中枢控制，呈动态平衡状态，因测量方法不同略显差异，且受昼夜节律、年龄、性别等因素的影响。根据温度的高低可分为以下 4 种：低热，37.5~38℃；中热，38.1~39℃；高热，39.1~41.0℃；超高热，>41℃。

肿瘤性发热又称癌性发热，是指癌症患者在排除感染、抗生素治疗无效的情况下出现的与癌症相关的非感染性发热，或者是在肿瘤发展过程中因治疗引起的发热，是中晚期肿瘤患者的常见症状，可贯穿于整个病程。

## 二、病因与发病机制

### （一）病 因

#### 1. 感染性因素

感染是癌症患者发热的主要原因之一。患者由于疾病本身或者营养不良、高龄等造成机体免疫力降低，从而防御功能降低；肿瘤患者在放、化疗过程中造血功能会受到影响，尤其是使中性粒细胞减少，并抑制巨噬细胞的功能，使免疫功能紊乱，促成感染的发生。

#### 2. 非感染性因素

1）**肿瘤性发热** 肿瘤本身引起的发热，肝癌、肾癌等实体肿瘤及白血病等易发生肿瘤性发热。对发热患者详细评估，包括病史及相关化验检查，排除其他原因引起的发热后，才可考虑诊断为肿瘤性发热。

2）**药物热** 有些药物在使用过程中会引起发热，还可伴有全身不适、寒战、淋巴结肿痛等。最常见引起发热的肿瘤治疗药物有博来霉素、平阳霉素、吉西他滨等化疗药物，以及白介素-2（IL-2）、干扰素、唑来膦酸等非化疗药物。

3）**输液与输血反应** 于输液输血过程中或输入后 2h 内发生寒战、高热，有自限性。

4）**中枢神经系统受累** 尤其是丘脑前部受到侵犯可引起发热甚至是高热，可伴有颅内高压的症状。

5）**肾上腺危象** 癌症特别是造血系统的恶性肿瘤患者合并严重感染或广泛出血时可引起肾上腺皮质出血，发生急性肾上腺功能减退。当患者出现发热、厌食、恶心、呕吐、低血压或休克时应考虑肾上腺危象的可能性。

6）**放疗后发热** 食管癌、肺癌、纵隔肿瘤患者进行放疗，辐射剂量的积累可能会造成放射性肺损伤，继而引发放射性肺炎，引起发热。

## （二）发病机制

肿瘤性发热的病理生理机制仍不清楚，可能包括以下方面。

（1）恶性肿瘤生长迅速，组织相对缺血、缺氧而坏死，释放内生性致热原。

（2）肿瘤治疗过程中癌症细胞被大量破坏，释放肿瘤坏死因子（TNF），TNF可能通过前列腺素E2（PGE2）而致热，且TNF可诱导IL-2、IL-6的产生，这些均为内源性致热原。

（3）肿瘤细胞本身产生内源性致热原，如白细胞浸润引起炎症反应。

（4）肿瘤细胞释放抗原性物质引起免疫反应。

（5）肿瘤细胞分泌的一些活性物质可引起发热。

（6）在恶性肿瘤放、化疗或者应用IL-2、集落刺激因子、肿瘤疫苗等时引起发热。

（7）肿瘤（颅脑）浸润或压迫体温调节中枢，导致功能失常。

（8）免疫力低下，在治疗过程中发生骨髓抑制，白细胞降低及肿瘤局部压迫、梗阻使肿瘤患者容易合并感染而发热，如支气管肺癌导致肺炎和肺不张。

还有一部分机制不明的发热，需进一步研究。

## 三、临床表现

与感染、风湿热或其他疾病引起的发热相比，肿瘤热没有明确的临床特点。

（1）病程长短不一，有的可达数月，可呈间歇性。

（2）常为不规则热或弛张热，少数也可为稽留热，体温常波动在37.5~38.5℃。

（3）全身症状可不明显，患者可无明显不适。

（4）抗感染治疗无效，对解热镇痛药反应好。

（5）外周血白细胞计数及中性粒细胞百分比大多正常。

## 四、诊断与鉴别诊断

### （一）诊　断

诊断时注意仔细询问病史，观察发热特点、热程和伴随症状，结合全面的查体、实验室检查、影像学检查，必要时可给予诊断性治疗。由于无明确的临床特点可以将肿瘤热和其他原因引起的发热进行区别，因此肿瘤性发热是一种排除性诊断，只有排除了其他可确认的发热病因后才可考虑该诊断。

肿瘤热的诊断标准为：①临床及病理学检查确诊为恶性肿瘤，体温至少出现一次 >37.5℃，持续时间超过2周；②实验室检查、影像学检查缺乏感染依据，排除过敏、药物热等；③不存在变态反应的机制，例如药物过敏、输液反应、放疗或化疗反应；④抗生素应用7d，但发热、血象无变化者；⑤通过萘普生治疗，体温可恢复正常者。

推荐的诊断步骤见图2-1-1。

### （二）鉴别诊断

发热首先要排除感染性原因，感染性发热以细菌引起者占多数，肿瘤患者常见细菌感染有肺部感染、泌尿系感染、腹腔感染及各种化脓性感染（如脓毒症、胆道感染、感染性心内

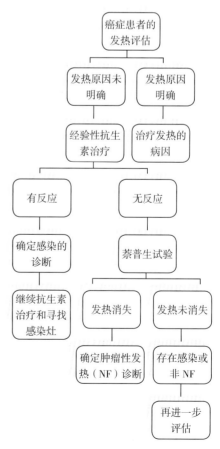

图 2-1-1　发热的诊断步骤

膜炎、肾盂肾炎、脾脓肿、盆腔脓肿、腹腔脓肿）和结核杆菌感染等。在传染病流行季节，需排除病毒性感染，如甲型、乙型流感，冠状病毒相关肺炎等。

非感染及非肿瘤性发热的诊断常无困难，当缺乏上述致病因素并经相应细菌学及广泛临床检查未发现感染病因时，必须考虑癌性发热的可能性。癌症发热常见于以下恶性肿瘤。

1）**淋巴瘤**　恶性淋巴瘤易引起发热，有报道发生率为31%~50%，发热可为首发症状，且常伴有体重减轻。有些恶性淋巴瘤肿大的淋巴结位于腹腔、腹膜后、纵隔，发生周期性发热，但无浅表淋巴结肿大，需与其他原因的周期性发热相鉴别。

2）**原发性肝癌**　约30%的原发性肝癌患者有程度不一的长期发热，尤其是弥漫型肝癌常以发热为主要症状，多在37.5~38℃，有的高达39℃以上，常被误诊为感染性疾病或肝脓肿。与肝脓肿的鉴别要点：①原发性肝癌多有肝病史，部分发生黄疸、肝大、质硬、失去正常形态，晚期有血性腹水，B超检查见肝脏有分布不均匀的光点、光团，周围有散在细小光点，血清甲胎蛋白（AFP）测定多大于400μg/L，肝穿刺活组织检查可查到癌细胞；②肝脓肿患者常有阿米巴感染史，发热常伴寒战，少有黄疸，局部可有饱满压痛，脓肿穿破出现急腹症，血沉加快、白细胞增加，超声检查肝脏出现液平段，AFP检查阴性，肝脏穿刺可抽出脓液，涂片可查到细菌或阿米巴滋养体。

3）**急性白血病**　发病急，突然有疲倦、乏力、出血、发热、骨痛等症状，骨髓检查可确诊。

4）**恶性组织细胞病**　多数病例有长期发热，临床表现多样化，热型不一，可呈稽留热、弛张热或回归热。早期可有白细胞减少，晚期多出现全血细胞减少，血中可找到异常组织细胞，骨髓涂片、淋巴结穿刺或活检多能发现异常组织细胞。需与反应性组织细胞增多症鉴别。

5）**肾癌**　肾癌常有发热（15%~20%），根据临床症状，辅以B超、静脉肾盂造影或逆行肾盂造影等鉴别诊断。

（刘　波）

# 第 2 节　癌因性疲乏

## 一、概　述

根据美国国立综合癌症网络（NCCN）的定义，癌因性疲乏（cancer-related fatigue，CRF）是一种主观感受到的与癌症本身或癌症治疗相关的疲倦感或乏力感，不仅包括躯体上的乏力感，还包括情感和认知上的倦怠感，令人痛苦且持续存在，与近期的活动不成比例，并且常常影响到正常功能。调查显示，在合并转移的IV期肿瘤患者中，癌因性疲乏发生率超过75%，约80%的放、化疗患者伴有癌因性疲乏，即使是已经治愈的患者中，仍有29%的癌症幸存者伴有癌因性疲乏。因此，癌因性疲乏是一种存在于大多数癌症患者中的重要问题，严重影响患者的生活质量。随着医学模式的转变，癌因性疲乏越来越受到医务工作者的关注，2000年NCCN正式发布了第1版癌因性疲乏诊疗指南，随后逐年更新，目前已更新至2021年第1版。

## 二、病因与发病机制

### （一）病　因

导致癌因性疲乏的病因复杂，可概括为生理因素、心理因素、治疗因素和社会因素四方面。事实上，疲乏的发生往往是多种因素综合作用的结果，多方面病因互相影响，又与癌因性疲乏互为因果：例如患者因为疲乏而活动减少，这又进一步加重了疲乏；又比如患者因疲乏无法参加正常社会活动，导致其产生焦虑抑郁情绪，进一步加重疲乏，进入恶性循环。

1）生理因素　肿瘤复发进展会导致近期疲乏症状加重。肿瘤患者往往合并贫血、白细胞下降、营养不良、水电解质紊乱（低钠血症、低钾血症、高钙血症等）、内分泌紊乱（甲状腺功能减退、肾上腺功能减退等）、疼痛、感染或发热、脏器功能不全（严重的心、肺、肝、肾功能不全）、睡眠障碍（失眠、睡眠过多、睡眠呼吸暂停综合征等）、长期卧床或活动减少等，这些均可导致疲乏。

2）心理因素　新诊断的肿瘤、新发现的肿瘤复发进展导致焦虑、抑郁、悲伤、愤怒等负面情绪，均可导致疲乏。

3）治疗因素　手术、化疗、放疗、靶向药物、免疫治疗等常常合并疲乏不良反应，其他合并用药（如镇痛药、抗抑郁药、催眠药物等）的不良反应及药物相互作用亦可导致疲乏。

4）社会因素　社会的支持、家人的关怀、经济收入等与疲乏主观感觉亦密切相关。

## （二）发病机制

关于癌因性疲乏的发病机制，目前学术界提出了一系列假说，包括中枢机制和外周机制，但均缺乏有力的证据，因此其发病机制尚未完全明确。

### 1. 中枢机制

1）细胞因子调节异常　越来越多的证据表明，持续的炎症在癌因性疲乏中起关键作用。合并癌因性疲乏的患者中，其 C- 反应蛋白（CRP）、白介素 $1\beta$（IL-$1\beta$）、IL-1 受体拮抗剂（IL-1ra）、IL-6、干扰素类（IFNs）、新蝶呤、肿瘤坏死因子 $-\alpha$（TNF-$\alpha$）、可溶性 TNF 受体 2（sTNF-RII）等促炎性细胞因子异常升高，这可能是肿瘤细胞分泌、组织损伤或放、化疗导致的。这些细胞因子通过血液途径和迷走神经传入途径，将外周的感染或炎症信息传递到大脑，影响炎症介质的释放，从而引起"生病"的感觉，带来疲劳、抑郁、嗜睡、食欲不振等行为改变，同时也与下述的下丘脑 - 垂体 - 肾上腺轴功能失调、5- 羟色

胺代谢异常、线粒体功能异常等机制相互作用，共同导致癌因性疲乏。

2）下丘脑 - 垂体 - 肾上腺轴功能失调　下丘脑 - 垂体 - 肾上腺（HPA）轴始于下丘脑促肾上腺皮质激素释放激素（CRH），调节垂体的促肾上腺皮质激素（ACTH）释放，从而影响肾上腺皮质醇的分泌。皮质醇是体内重要的应激激素，调节免疫系统功能，主要是抑制促炎性细胞因子分泌，抑制炎症反应，同时还调节心血管系统和机体代谢。HPA 轴通常根据身体或心理压力来调节皮质醇的释放：在生理或心理应激条件下，CRH 分泌增加；而慢性炎症则抑制 CRH 合成和分泌。这种调节作用有助于在有效的炎症反应前提下，保护机体免受过多的免疫反应影响，减少炎症引起的组织损伤。而癌症（或抗肿瘤治疗）可直接或间接影响 HPA 轴，减少皮质醇合成和分泌，引起低皮质醇血症，这又与促炎性细胞因子升高、5- 羟色胺代谢异常、昼夜节律紊乱等其他机制及疲乏感互为因果，共同导致癌因性疲乏。

3）昼夜节律失调　昼夜节律是一天内生理、心理和行为的周期性变化，包括唤醒与睡眠、体温、血压、激素、免疫等的节律，受光照、应激或疾病等环境因素的影响，且随着年龄而变化。其中研究最多的是皮质醇节律的紊乱，生理状态下，皮质醇水平表现出类似于休息 - 活动周期的昼夜模式，在早晨达到峰值，全天缓慢下降，夜间维持较低水平。越来越多的研究显示，癌因性疲乏患者白天皮质醇水平下降，波峰趋于平坦，而夜晚皮质醇水平则显著升高，且疲乏程度越严重，皮质醇昼夜节律波形越趋于平坦。此外，癌因性疲乏患者常常伴有睡眠障碍，亦支持该假说。昼夜节律紊乱还可能会破坏或增加一些细胞因子的产生（如 IL-6、TNF-$\alpha$、TGF-$\alpha$ 等），从而与细胞因子机制一起导致癌因性疲乏。

4）血清素调节异常　血清素（serotonin）又名 5- 羟色胺（5-HT），大脑中的 5-HT 是重要的抑制性神经递质，与嗜睡、昏睡和食欲下降有关，外周 5-HT 则调节血管和平滑肌的收缩。大脑 5-HT 与癌因性疲乏的关系目前还不明确，5-HT 过高或过低都与癌因性疲乏相关：这可能是由于下丘

脑室旁核中的 5-HT 受体激活可刺激 CRH 分泌，5-HT 过低必然导致 5-HT 受体激活不足，影响 CRH 分泌，进而降低皮质醇水平；而长期过高的 5-HT 则导致下丘脑室旁核中的 5-HT 受体消耗，进而抑制 HPA 轴。此外，有研究发现，促炎性细胞因子通过激活 5-HT 降解酶——吲哚胺-2，3-双加氧酶（IDO），促进 5-HT 降解，降低 5-HT 水平。然而，由于这些研究均是基于动物实验，且目前还没有很好的方法直接测量大脑神经传递活动，因此，5-HT 与癌因性疲乏的关系目前仍不明确，很多研究结果尚存在矛盾之处。

**5）迷走神经传入激活** 迷走神经包含 80%~90% 的传入纤维，将内脏的自主运动和感觉信息传递到脑干。癌症或其治疗可引起周围神经递质释放，包括 IL-1β 等促炎性细胞因子、前列腺素、血清素等，激活迷走神经传入至与疲劳相关的下丘脑区域，引起疲劳感觉，降低躯体活动能力，调节躯体的肌张力，产生癌因性疲乏。

**2. 外周机制**

**1）骨骼肌三磷酸腺苷生成异常** 三磷酸腺苷（ATP）是骨骼肌收缩的主要能量来源，其生成主要依赖于线粒体的氧化磷酸化作用。癌症患者往往合并贫血和营养不良，影响 ATP 生成；肿瘤特殊的代谢特点导致 ATP 生成从高效的有氧呼吸模式转为低效的糖酵解模式，ATP 生成减少；癌症或抗肿瘤治疗导致促炎性细胞因子增加，造成骨骼肌线粒体损害，影响 ATP 生成。ATP 不能及时补充将降低肌肉运动能力，导致主观疲劳。

**2）骨骼肌收缩功能异常** 癌症患者往往合并营养不良，蛋白质分解代谢增加导致肌球蛋白、肌动蛋白不足，肌肉收缩功能下降；癌症或其治疗产生的细胞因子、乳酸和活性氧等代谢产物可增加细胞内钙水平，损害肌浆网，干扰钙从肌浆网中释放，从而降低肌动蛋白和肌球蛋白对钙和 ATP 的敏感性，导致肌肉收缩功能下降，从而产生主观疲乏感。

# 三、临床表现

癌因性疲乏很少孤立存在，往往与疼痛、精神压力、睡眠障碍及食欲减退等症状同时存在，共同组成肿瘤症状群集，其常见的伴随症状包括困倦、睡眠不安、健忘、烦躁、疼痛、出汗、口干、食欲下降等。患者对疲劳的描述是多种多样的，可表现在躯体、情感和认知 3 个维度：躯体上可表现为全身乏力、虚弱、疲倦、四肢沉重、行动迟缓、不能耐受轻度活动等，情感上可表现为缺乏激情、情绪低落、精力下降等，认知上可表现为注意力不集中、思维不清晰等。这些症状持续存在，不能通过休息或睡眠缓解，干扰患者的日常生活和工作，严重影响患者的生活质量。

# 四、诊断与鉴别诊断

## （一）诊 断

由于癌因性疲乏是一种主观感觉，因此，其诊断主要依据患者的主诉。根据 NCCN 指南建议（2021 年第 1 版），癌因性疲乏的管理包括 4 个阶段：筛查、初始评估、干预和干预后再评估。其中，筛查和评估构成了癌因性疲乏诊断的主要组成部分。

**1. 疲乏程度筛查**

建议对所有就诊患者都进行疲乏程度筛查，可采用数字评分量表法评估。12 岁以上患者可采用 11 点计分法，根据疲乏严重程度计为 0~10 分，0 分表示"没有疲乏"，10 分表示"所能想象到的最严重的疲乏"，1~3 分为轻度，4~6 分为中度，7~10 分为重度。7~12 岁的儿童可简化为 5 点计分法，1 分表示"不累"，5 分表示"最严重的累"。5~6 岁的儿童则直接采用"累"或"不累"来描述。没有疲乏或轻度疲乏的患者，只需要接受健康教育或一般处理即可，关注的重点在于疲乏的随访；而中度或重度的患者，则需要整体评估。

**2. 疲乏的整体评估**

无论是初始评估还是干预后再评估，都需要对患者进行整体评估，包括对肿瘤疾病的评估、对疲乏症状的详细评估，以及与疲乏相关因素的评估。

**1）对肿瘤疾病的评估** 需要详细了解肿瘤的分期、肿瘤负荷、原发灶及转移灶的部位、目前的治疗方式及药物不良反应、治疗效果，尤其是需要评估有无疾病复发或进展的情况。

**2）对疲乏症状的评估** 需要评估疲乏发生时

的情形、疲乏的临床表现和程度、疲乏持续时间，以及是否随时间而变化、疲乏加重或缓解的因素、疲乏是否对心理产生影响、疲乏是否对日常生活和功能产生影响等。

3）对疲乏相关因素的评估　如上所述，癌因性疲乏与生理、心理、治疗和社会多种因素密切相关。尤其需要重点评估是否存在与疲乏密切相关、能够通过治疗缓解的因素，包括疼痛、情感障碍（抑郁、焦虑）、贫血、白细胞下降、睡眠障碍、营养不良、水电解质紊乱、感染、活动减少、其他伴发疾病或并发症（内分泌失调、脏器功能不全等）。

4）常用测评量表　随着对癌因性疲乏越来越关注，癌因性疲乏的基础和临床研究也越来越多，这就需要科学、全面的评估工具。NCCN 指南列举了 14 种常用的癌因性疲乏测评量表，包括单维度和多维度量表，评估方法包括数字评分法和视觉类比评分法。常用的单维度测评量表包括简明疲乏量表（Brief Fatigue Inventory，BFI）、安德森症状评估量表（MD Anderson Symptom Inventory，MDASI）、欧洲癌症研究与治疗组织生活质量问卷（European Organization for Research and Treatment of Cancer Quality of Life Questionnaire，EORTC QLQ-C30）、疲乏视觉模拟量表（Visual Analogue Fatigue Scale）等；常用的多维度测评量表包括 Piper 疲乏自评量表（Piper Fatigue Score-12）、癌症治疗功能评估疲乏量表（Functional Assessment of Cancer Therapy Fatigue，FACT-F）、多维疲乏量表（Multi-Dimensional Fatigue Inventory-20，MFI-20），

多维疲乏症状量表（Multi-Dimensional Fatigue Symptom Inventory，MFSI）等。这些量表各有优缺点，在实际应用时需要根据具体的临床诊疗或研究目的，选择适合的评价量表。

## （二）鉴别诊断

1）一般性疲劳　在医务工作者对癌因性疲乏认识不足的过去，癌因性疲乏常常被误认为是一般性的疲劳。一般性疲劳是机体正常的保护性反应，是可以预见的，持续时间短暂，而且休息后很快恢复，不会影响患者的心理情绪和生活质量。而癌因性疲乏往往不可预见，持续时间长，休息或睡眠后不能完全恢复，引起不悦甚至痛苦的情绪，严重影响患者的日常生活和工作。

2）其他伴发疾病引起的疲劳　可以引起疲劳症状的疾病很多，如肝炎、肝硬化、肾功能不全、甲状腺功能减退症、心功能不全、肺功能不全、一些代谢紊乱、药物不良反应等，需注意加以鉴别。

3）肿瘤复发或进展　当肿瘤快速进展时，往往伴随疼痛、乏力、食欲减退、消瘦等症状。因此，当癌因性疲乏突然加重时，需注意鉴别有无肿瘤复发或进展。此时，抗肿瘤治疗可以一定程度缓解癌因性疲乏。

4）能够通过治疗缓解的癌因性疲乏相关因素　导致癌因性疲乏的病因复杂，其中一些加重癌因性疲乏的病因，可以通过治疗改善，从而缓解疲乏症状，这需要我们鉴别出这些因素，进而指导下一步治疗。

（朱燕娟）

# 第3节 疼 痛

## 一、概 述

疼痛是肿瘤最常见的相关症状之一，国际疼痛研究协会（International Association for the Study of Pain，IASP）将疼痛定义为：疼痛是一种与组织损伤或潜在组织损伤相关的不愉快的主观感觉和情感体验。癌性疼痛（以下简称"癌痛"）是指癌症或癌症相关因素所引起的疼痛。系统性回顾显示，癌痛的发生率在接受抗癌治疗的患者中为59%，而在患有转移性癌、癌症晚期或疾病终末期患者中高达64%。癌痛大多为慢性疼痛，如果得不到缓解，患者会感到极度不适，并可能引起焦虑、抑郁、乏力、失眠、食欲减退等症状，严重影响患者的日常活动、生活自理能力、社会交往能力和整体生活质量。因此，在癌症治疗过程中，镇痛具有重要作用。对于癌痛患者应当进行常规筛查、规范评估和有效镇痛，强调全方位和全程管理，还应当做好患者及其家属的宣教工作。2011年，在国家卫生部（现国家卫生健康委员会）的组织和指导下，我国启动了"癌痛规范化治疗示范病房"项目，并陆续发布了《癌症疼痛诊疗规范》2011版和2018版。通过癌痛规范化治疗示范病房的创建及癌痛诊疗规范的践行，有效提升了医疗服务水平，极大地改善了癌症患者的生活质量。缓解癌痛是医务工作者的职责，是患者的权利，也是社会公共健康政策的具体体现，需要全社会共同努力。

## 二、病因与发病机制

### （一）病 因

导致癌痛的原因多样，大致可分为肿瘤相关性疼痛、抗肿瘤治疗相关性疼痛和非肿瘤因素相关性疼痛。

#### 1.肿瘤相关性疼痛

许多与肿瘤相关的疼痛是由肿瘤自身直接造成的，肿瘤可能扩展到周围的组织或直接压迫到不同器官上的伤害性感受器，如神经浸润、骨转移、癌肿压迫等。肿瘤侵及空腔脏器可能引起肠梗阻，造成内脏痛。肿瘤在局部侵袭和侵蚀时，可以直接产生组织破坏，如皮肤受侵犯。

#### 2.抗肿瘤治疗相关性疼痛

肿瘤患者因外科手术或介入等治疗而经历急性疼痛，也会出现慢性术后疼痛综合征，包括乳房切除术后疼痛综合征、开胸术后疼痛综合征、幻肢痛等。化疗也会导致短暂的急性疼痛（如静脉输注性疼痛、腹腔灌注导致的腹痛）或疼痛后遗症（如黏膜炎、关节痛及头痛）。此外，化疗药物包括长春新碱、顺铂及紫杉醇等，可以伴发末梢神经炎。放射治疗可能损伤软组织或神经元结构，导致口腔黏膜炎、直肠炎、小肠炎、骨坏死、末梢神经病变等，以上均可引起疼痛。

#### 3.非肿瘤因素性疼痛

由于患者的其他合并症、并发症及社会心理因素等非肿瘤因素所致的疼痛。

### （二）发病机制

癌痛的病理生理机制主要包括伤害感受性和神经病理性两方面机制。临床上还有同时伴有两种或两种以上病理生理类型的疼痛，即混合性疼痛。

#### 1.伤害感受性机制

伤害感受性疼痛指因有害刺激作用于躯体或脏器组织，使该结构受损而导致的疼痛。伤害感受性疼痛与实际发生的组织损伤或潜在的损伤相关，是机体对损伤所表现出的生理性痛觉神经信息传导与应答的过程。伤害感受性疼痛包括躯体痛和内脏痛：躯体痛常表现为钝痛、锐痛或者压迫性疼痛，定位准确；内脏痛常表现为弥漫性疼痛和绞痛，定位不够准确。

## 2. 神经病理性机制

神经病理性疼痛是由外周神经或中枢神经受损，痛觉传递神经纤维或疼痛中枢产生异常神经冲动所致。神经病理性疼痛可以表现为刺痛、烧灼样痛、放电样痛、枪击样痛、麻木痛、麻刺痛、幻觉痛及中枢性坠胀痛，常合并自发性疼痛、触诱发痛、痛觉过敏和痛觉超敏。采用国际疼痛研究协会（IASP）提出的修订定义和分级系统，确定可能伴有神经病理性疼痛或确定的神经病理性疼痛，包括 4 项标准：①疼痛部位与神经解剖学分布一致；②有相关病史或病变提示；③在病变的支配范围内的阴性或阳性体征；④通过诊断性检查确诊病变。当标准①、②及③，或标准①、②及④存在时，考虑可能为神经病理性疼痛，而确诊的依据是所有 4 项全部存在。

## 3. 混合性疼痛

临床上常见的难治性癌痛兼有伤害感受性疼痛和神经病理性疼痛的特点，属于混合性疼痛。这种混合性疼痛是一种多原因、多系统共同参与的过程，其表现类型也呈多样化，造成难治性癌痛的发病机制复杂多变。肿瘤或治疗导致疼痛的主要机制包括：①直接损伤感觉神经；②肿瘤及周围炎性细胞释放炎性因子(如肿瘤坏死因子-α等）；③侵犯破坏血管造成缺血、侵犯空腔脏器造成梗阻或侵犯实质脏器造成包膜张力过高。肿瘤的持续性生长造成急性疼痛持续存在，极易形成外周或（和）中枢敏化。

# 三、临床表现

躯体痛常表现为钝痛、锐痛或压迫性疼痛，通常表现在局部，定位准确；而内脏痛通常疼痛模糊难以定位，常伴有牵涉痛，可放射到躯体的表面。空腔脏器主要表现为隐痛或绞痛，肿瘤侵及器官的被膜时，主要表现为酸痛、锐痛及跳痛，定位不够准确。神经病理性疼痛的临床表现复杂多样，具有独特的性质和特点，包括自觉症状和诱发症状。主要表现为病程长，多数超过 3 个月。其疼痛的特点如下。①自发痛：在没有任何外伤、损伤性刺激情况下，局部或区域可出现疼痛；②痛觉超敏：疼痛部位可因轻微触碰，如接触衣服或床单，或温度的微小变化而诱发疼痛，为非伤害性刺激引起的疼痛；③痛觉过敏：指对正常致痛刺激的痛反应增强；④疼痛性质：患者的疼痛性质不全相同，以牵扯样痛、电击样痛、针刺样痛、撕裂样痛、烧灼样痛、重压性痛、膨胀样痛及麻木样痛较多见；⑤感觉异常：可有感觉异常、感觉迟钝、瘙痒感或其他一些不适的感觉。

# 四、诊断与鉴别诊断

## （一）诊　断

由于疼痛是一种主观感觉，因此，其诊断主要依据患者的主诉，疼痛筛查和评估构成了其诊断的主要组成部分。临床上应对所有癌症患者进行疼痛筛查，在此基础上进行详尽的癌痛评估。

### 1. 疼痛筛查

癌症患者疼痛的发生率较高，美国国立综合癌症网络（NCCN）发布的成人癌痛指南 2019 版中强调了疼痛筛查的重要性，明确提出医护人员在每次接诊患者时都要对其进行疼痛筛查。疼痛筛查的目的是找出疼痛患者和预期可能发生疼痛的患者，对筛查出的疼痛患者应进行全面评估，并提供规范的疼痛治疗方案，做到早期发现、早期干预。

### 2. 癌痛评估

癌痛评估是合理、有效进行镇痛治疗的前提，应当遵循"常规、量化、全面、动态"的原则。

1）**常规评估原则**　癌痛常规评估是指医护人员主动询问癌症患者有无疼痛，常规性评估疼痛病情，并及时进行相应的病历记录，一般情况下应在患者入院后 8h 内完成。对于有疼痛症状的癌症患者，应当将疼痛评估列入护理常规监测和记录的内容。进行疼痛常规评估时应注意鉴别疼痛爆发性发作的原因，例如需要特殊处理的病理性骨折、脑转移、并发感染及肠梗阻等急症所致的疼痛。

2）**量化评估原则**　癌痛量化评估是指采用疼痛程度评估量表等量化标准来评估患者疼痛的主观感受程度，需要患者的密切配合。量化评估疼痛时，应重点评估近 24h 内患者最严重和最轻的疼痛程度，以及平常情况的疼痛程度。量化评估应在患者入院后 8h 内完成。癌痛的量化评估通常使用数字分级法（NRS）、面部表情疼痛评估量表法及主诉疼痛程度分级法（VRS）3 种方法。

数字分级法是使用"疼痛程度数字评估量表"（图 2-3-1）对患者疼痛程度进行评估。将疼痛程度用 0~10 的数字依次表示，0 表示无疼痛，10 表示能够想象的最剧烈疼痛。患者自己选择一个最能代表自身疼痛程度的数字，或由医护人员协助患者理解后选择相应的数字描述疼痛。按照疼痛对应的数字，将疼痛程度分为：轻度疼痛（1~3），中度疼痛（4~6），重度疼痛（7~10）。

面部表情疼痛评估量表法由医护人员根据患者疼痛时的面部表情状态，对照"面部表情疼痛评估量表"（图 2-3-2）进行疼痛评估，适用于自己表达困难的患者，如儿童、老年人、存在语言文化差异或其他交流障碍的患者。

主诉疼痛程度分级法主要是根据患者对疼痛的主诉，将疼痛程度分为轻度、中度、重度 3 类。①轻度疼痛：有疼痛，但可忍受，生活正常，睡眠未受到干扰；②中度疼痛：疼痛明显，不能忍受，要求服用镇痛药物，睡眠受到干扰；③重度疼痛：疼痛剧烈，不能忍受，需用镇痛药物，睡眠受到严重干扰，可伴有自主神经功能紊乱或被动体位。

3）全面评估原则 癌痛全面评估是指对癌症患者的疼痛及相关病情进行全面评估，包括疼痛病因和类型（躯体性、内脏性或神经病理性），疼痛发作情况（疼痛部位、性质、程度、加重或减轻的因素），镇痛治疗情况，重要器官功能情况，心理精神情况，家庭及社会支持情况及既往史（如精神病史、药物滥用史）等。患者入院后 8h 内进行首次评估，并在 24h 内进行全面评估，在治疗过程中应实施及时、动态评估。癌痛全面评估通常使用"简明疼痛评估量表（BPI）"（图 2-3-3），评估疼痛及其对患者情绪、睡眠、活动

能力、食欲、日常生活、行走能力，以及与他人交往等生活质量的影响。应当重视和鼓励患者表达对镇痛治疗的需求和顾虑，并根据患者病情和意愿，制订患者功能和生活质量的最优化目标，进行个体化的疼痛治疗。

4）动态评估原则 癌痛动态评估是指持续性、动态地监测、评估癌痛患者的疼痛症状及变化情况，包括疼痛病因、部位、性质、程度变化情况，爆发性疼痛发作情况，疼痛减轻和加重因素，镇痛治疗的效果及不良反应等。动态评估对于药物镇痛治疗中的剂量决定尤为重要。在镇痛治疗期间，应及时记录用药种类、剂量决定、疼痛程度及病情变化。

### 3. 癌性爆发痛

癌性爆发痛（breakthrough cancer pain，BTcP）是指在背景痛控制相对稳定、镇痛药物充分应用的前提下，自发或在某些可预知或不可预知因素的诱发下突然出现的短暂疼痛加重。国内癌性爆发痛专家共识中提出的诊断标准如下：①在过去的 1 周患者是否存在持续性疼痛（背景痛）；②在过去的 1 周患者的背景痛是否充分控制（数字化疼痛评分≤3 分）；③患者是否存在短暂疼痛加重的现象（数字化疼痛评分≥4 分）。若上述问题的答案均为"是"，则可确诊。即上述 3 个条件需全部符合后，患者才可确诊存在癌性爆发痛。

### 4. 难治性癌痛

由肿瘤本身或肿瘤治疗相关因素导致的中、重度疼痛，经规范化药物治疗 1~2 周后疼痛缓解，但仍不满意或出现不可耐受的药物不良反应，这被称为难治性癌痛。难治性癌痛的诊断需同时满足以下两个标准：①中、重度持续性癌痛（数字化疼痛评分≥4），伴或不伴爆发痛≥3 次 /d。②遵循《NCCN 临床实践指南：成人癌痛》《癌症疼痛诊疗规范》等相关癌痛治疗指南，阿片类

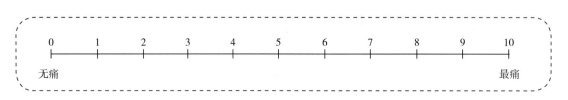

图 2-3-1 疼痛程度数字评估量表

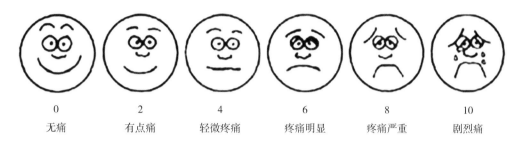

| 0 | 2 | 4 | 6 | 8 | 10 |
|---|---|---|---|---|---|
| 无痛 | 有点痛 | 轻微疼痛 | 疼痛明显 | 疼痛严重 | 剧烈痛 |

图 2-3-2　面部表情疼痛评估量表

1. 大多数人一生中都有过疼痛经历（如轻微头痛、扭伤后痛、牙痛）。除这些常见的疼痛外，现在您是否还感到有别的类型的疼痛？
　（1）是　　　　（2）否
2. 请您在下图中标出您的疼痛部位，并在疼痛最剧烈的部位以"X"标出。

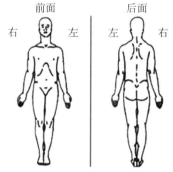

前面　　　　后面

右　　左　｜　左　　右

3. 请选择下面的一个数字，以表示过去 24 小时内您疼痛最剧烈的程度。
　（无痛）0 1 2 3 4 5 6 7 8 9 10（能够想象的最剧烈疼痛）
4. 请选择下面的一个数字，以表示过去 24 小时内您疼痛最轻微的程度。
　（无痛）0 1 2 3 4 5 6 7 8 9 10（能够想象的最剧烈疼痛）
5. 请选择下面的一个数字，以表示过去 24 小时内您疼痛的平均程度。
　（无痛）0 1 2 3 4 5 6 7 8 9 10（能够想象的最剧烈疼痛）
6. 请选择下面的一个数字，以表示您目前的疼痛程度。
　（无痛）0 1 2 3 4 5 6 7 8 9 10（能够想象的最剧烈疼痛）
7. 您希望接受何种药物或治疗控制您的疼痛？
_____
8. 在过去的 24 小时内，由于药物或治疗的作用，您的疼痛缓解了多少？请选择下面的一个百分数，以表示疼痛缓解的程度。
　（无缓解）0 10% 20% 30% 40% 50% 60% 70% 80% 90% 100%（完全缓解）
9. 请选择下面的一个数字，以表示过去 24 小时内疼痛对您的影响。
　（1）对日常生活的影响
　（不影响）0 1 2 3 4 5 6 7 8 9 10（完全影响）
　（2）对情绪的影响
　（不影响）0 1 2 3 4 5 6 7 8 9 10（完全影响）
　（3）对行走能力的影响
　（不影响）0 1 2 3 4 5 6 7 8 9 10（完全影响）
　（4）对日常工作的影响（包括外出工作和家务劳动）
　（不影响）0 1 2 3 4 5 6 7 8 9 10（完全影响）
　（5）对与他人关系的影响
　（不影响）0 1 2 3 4 5 6 7 8 9 10（完全影响）
　（6）对睡眠的影响
　（不影响）0 1 2 3 4 5 6 7 8 9 10（完全影响）
　（7）对生活兴趣的影响
　（不影响）0 1 2 3 4 5 6 7 8 9 10（完全影响）

图 2-3-3　简明疼痛评估量表（BPI）

镇痛药单独和（或）联合辅助药物治疗 1 周仍为重度疼痛（数字化疼痛评分 ≥ 7），或治疗 2 周仍为中度疼痛（数字化疼痛评分 ≥ 4），或出现不可耐受的药物不良反应导致治疗不能持续。

### （二）鉴别诊断

主要与慢性非癌性疼痛相鉴别，需要根据病史采集了解疼痛的特点、部位、性质，体格检查（阳性或阴性体征），以及实验室及影像学检查来确定。慢性非癌性疼痛一般具有较长时间的慢性疼痛病史，主要包括以下情况。

1）**肌肉及软组织慢性疼痛**　这类疼痛有肌筋膜炎、腱鞘炎、肩周炎和慢性腰肌劳损等。

2）**骨关节疼痛**　常见的有膝关节炎、强直性脊柱炎、骶髂关节炎、风湿性关节炎、类风湿性关节炎、痛风性关节炎、颈椎间盘突出症和腰椎间盘突出症等。

3）**创伤后慢性疼痛**　严重创伤和术后疼痛如得不到及时有效的治疗，可迁延为慢性疼痛。

（刘　波）

# 第 4 节　营养不良和恶病质

## 一、概　述

营养不良（malnutrition）是指因能量、蛋白质及其他营养素缺乏或过量而导致的一种营养状态，对机体功能乃至临床结局具有不良影响，包括营养不足和营养过剩两种状态。肿瘤患者的营养不良一般是指营养不足，通常指蛋白质－能量缺乏型营养不良（protein-energy malnutrition，PEM），即能量或蛋白质摄入不足或吸收障碍造成的特异性的营养缺乏症状。恶病质（cachexia）是营养不良的严重状态，是一种临床消耗的综合征，表现为显著的、进行性的体重减轻，脂肪和骨骼肌消耗及体内代谢异常，伴有厌食、机体炎症、贫血、低蛋白血症等，对营养治疗不敏感或仅部分敏感。调查显示，恶性肿瘤患者中营养不良的发生率高达 40%~80%，我国 67% 的肿瘤住院患者合并中、重度营养不良，其直接导致的死亡率高达 20%，成为恶性肿瘤患者的主要死因之一。

营养不良导致患者抗肿瘤治疗耐受性下降，并发症和感染率增加，严重影响机体行为状态和生活质量，伴有营养不良的患者其治疗思路应该与无营养不良的患者不同。因此，关注癌症患者的营养状态已成为恶性肿瘤多学科整合治疗策略制订的重要组成部分，受到越来越多医务工作者的关注。目前，世界各地的营养学会已发布恶性肿瘤患者的营养干预指南，包括美国肠外肠内营养学会（American Society for Parenteral and Enteral Nutrition，ASPEN）肿瘤营养治疗指南、欧洲临床营养和代谢学会（European Society for Clinical Nutritional and Metabolism，缩写仍沿用 ESPEN；原欧洲肠外肠内营养学会）肿瘤营养治疗指南等。2012 年，中国临床肿瘤学会（Chinese Society for Clinical Oncology，CSCO）肿瘤营养治疗专家委员会发布了符合我国肿瘤营养治疗情况的专家共识。然而，目前肿瘤营养学还是一门新兴的交叉学科，其诊断和治疗规范仍然缺乏高级别循证医学证据支持，需要肿瘤学家和营养学家共同努力，不断推动其研究和发展。

## 二、病因与发病机制

### （一）病　因

导致肿瘤患者营养不良的病因，可概括为肿瘤因素、治疗因素、医源性因素和社会心理因素 4 个方面。

### 1. 肿瘤因素

肿瘤患者的营养状况与肿瘤部位、负荷和分期等密切相关。消化系统恶性肿瘤患者中营养不良发生率显著高于非消化系统肿瘤，上消化道恶性肿瘤患者中的发生率高于下消化道肿瘤，这与肿瘤导致的进食障碍、消化吸收异常及腹泻密切相关。此外，肿瘤细胞消耗大量能量，肿瘤代谢产物导致厌食、发热等，机体应激反应及炎症反应等，均导致营养物质摄入减少、消耗增多，从而导致营养不良。

### 2. 治疗因素

手术导致的应激、创伤、疼痛及对消化功能的影响，易导致能量摄入不足；放疗、化疗及部分靶向药物导致的消化道黏膜损伤、恶心呕吐、腹泻等不良反应亦可导致营养不良。

### 3. 医源性因素

尽管目前肿瘤营养学的发展方兴未艾，但在临床实践中，仍然有很多肿瘤医生对患者的营养不良认识不足。一方面，已有营养不良的患者不能得到积极治疗，进一步加重营养不良；另一方面，许多有营养风险的患者在抗肿瘤治疗的同时未接受相应的营养支持，不良反应增加，导致营养不良。

### 4. 社会心理因素

肿瘤患者合并的焦虑、抑郁等负面情绪常常使患者食欲下降，导致能量摄入不足；患者的经济情况、社会及家人的支持情况同样影响患者的能量摄入及营养支持治疗的实施。

## （二）发病机制

肿瘤及机体异常分泌大量的细胞因子，产生相关炎症反应，是导致癌症相关营养不良及恶病质的主要机制。一方面使患者食欲下降、能量摄入减少，另一方面导致机体分解代谢增强，最终出现营养不良甚至恶病质。

### 1. 能量摄入不足

研究发现，肿瘤患者外周血中白介素 $-1\alpha$（IL-1$\alpha$）、IL-1$\beta$、IL-6、IL-8、肿瘤坏死因子 $\alpha$（TNF-$\alpha$）等，通过刺激中枢神经系统血清素分泌，或者直接作用于下丘脑弓状核食欲中枢，通过抑制弓状核神经肽 Y（NPY）/刺鼠相关蛋白（AgRP）信号系统（促进食欲），刺激黑素皮质素（melanocortin）信号系统（抑制食欲），导致患者食欲下降。

### 2. 代谢异常

肿瘤细胞的无限增殖本身消耗更多的能量和营养，而肿瘤组织中的低氧张力、肿瘤细胞的糖酵解代谢特点均可导致乳酸循环活化及乳酸增加，从而促进胰岛素抵抗、糖耐量异常及糖异生增加，ATP 生成从高效的葡萄糖依赖模式转为低效的乳酸和氨基酸依赖模式。肿瘤细胞代谢产物及机体应激反应导致多种细胞因子平衡失调，如肿瘤代谢相关的脂肪动员因子（LMF）及锌 - $\alpha 2$ - 糖蛋白（ZAG），以及炎症因子 TNF-$\alpha$、IL-1、干扰素 $\gamma$（INF-$\gamma$）等在肿瘤患者中显著升高，可促进脂肪分解。肿瘤患者中升高的蛋白水解诱导因子（PIF）、血管紧张素 II、TNF-$\alpha$ 等通过激活泛素蛋白酶体系统促进细胞内蛋白质降解，同时抑制蛋白质合成；IL-6 升高可诱导急性期蛋白（AP）分泌，依赖溶酶体途径或非溶酶体途径促进蛋白质降解。这些复杂因素共同促成机体分解代谢异常增高，导致患者营养不良甚至恶病质。

## 三、临床表现

恶性肿瘤中的营养不良以营养不足为主，临床表现为体重下降甚至消瘦、肌肉萎缩、贫血、低蛋白血症等，往往与疼痛、乏力、食欲减退、精神压力、睡眠障碍等症状群集同时存在。当患者出现以下情况之一时，均被视为体重显著下降：1 个月内体重下降 >5%，3 个月内体重下降 >7.5%，6 个月内体重下降 >10%，或实际体重 / 理想体重 < 90%；当体重下降 >20% 时，可认为其存在蛋白质 - 能量营养不良。严重的营养不良造成患者生活质量下降、器官功能障碍、抗肿瘤治疗耐受性下降、并发症和感染率增加，从而影响患者抗肿瘤治疗的疗效和生存期。

## 四、诊断与鉴别诊断

## （一）诊　断

尽管肿瘤患者的营养不良已经引起广泛的重视，但目前尚未形成一个公认的营养不良诊断方法或"金标准"。综合世界各地营养学会的指南或专家共识，目前诊断营养不良一般遵循分级诊断的原则，有的推荐营养筛查、营养评估和综合测定的三级诊断体系。而根据我国 CSCO 肿瘤营养治疗专家委员会的专家共识，目前临床评定恶性肿瘤患者的营养状况，一般分两个步骤：首先进行初步筛查，然后进行综合评定。

### 1. 营养风险筛查

营养风险与营养不良是两个不同的概念，营养不良包括营养不足和肥胖（超重），其中营养不足主要以患者体重指数（BMI）<18.5kg/m² 并结合临床情况作为判定标准。BMI 是体重与身高平方的比值，不同种族、不同地区的 BMI 评价标准不尽一致，我国正常值为 18.5~23kg/m²。而营养风险是指因疾病、手术和营养因素等对患者临床结局（如感染相关并发症、费用、住院天数等）发生不利影响的风险，并非发生营养不良（不足）的风险。营养风险的概念具有两方面内涵：①有营养风险的患者发生不良临床结局的可能性大；②有营养风险的患者有更多机会可以从营养治疗中受益。

营养风险筛查的主要目的在于发现已经发生的营养不良（主要是营养不足）或存在营养风险的患者，尤其是发现尚未出现营养不足，但已经存在营养风险的患者，以指导制订营养治疗计划。并非只有消瘦才是营养不良（营养不足），很多患者同时存在营养过剩和营养不足，因此即使是肥胖体型的患者，营养风险筛查也应该在就诊或入院时即完成。目前常用的营养筛查工具包括：主观全面评定量表（Subjective Global Assessment，SGA）、患者自评主观全面评定量表（Patient-generated Subjective Global Assessment，PG-SGA）、微型营养评定量表（Mininutritional Assessment，MNA）、营养不良通用筛查工具（Malnutrition Universal Screening Tools，MUST）及营养风险筛查量表（Nutritional Risk Screening 2002，NRS 2002）。PG-SGA 和 NRS 2002 应用较为广泛，前者是 ASPEN 推荐的应用于肿瘤患者营养筛查的首选方法。NRS 2002 为 ESPEN 推荐，由于其循证医学证据充分，并且 2004 年中华医学会肠外肠内营养学分会主持的针对我国 15 098 例住院患者的营养风险筛查结果显示，NRS 2002 适用于 99% 以上的我国住院患者，因此，被推荐为中国住院患者的营养风险筛查工具。

NRS 2002 由丹麦肠外肠内营养协会于 2003 年发表，总分为 7 分，主要包括三方面内容（表 2-4-1）：①疾病严重程度评分（0~3 分）；②营养状况受损评分（0~3 分）；③年龄评分（0~1 分）。根据对 128 个关于营养治疗与临床结局的随机对照试验的分析发现，在 NRS 评分 ≥ 3 分的情况下，大部分研究显示营养治疗能够改善临床结局，而在 NRS 评分 <3 分的情况下，大部分研究显示营养治疗无效。因此，目前认为 NRS 评分 ≥ 3 分为具有营养风险，需要营养干预；而 NRS<3 分者没

表 2-4-1　NRS 2002 评分系统

| **1. 疾病严重程度评分（0~3 分）** |
| --- |
| 评 1 分：一般恶性肿瘤、髋部骨折、长期血液透析、糖尿病、慢性疾病（如肝硬化、慢性阻塞性肺疾病） |
| 评 2 分：血液恶性肿瘤、重度肺炎、腹部大手术、脑卒中 |
| 评 3 分：颅脑损伤、骨髓移植、重症监护患者（APACHE>10） |
| **2. 营养状况受损评分（0~3 分）** |
| 评 1 分：近 3 个月体重下降 >5%，或近 1 周内进食量减少 1/4~1/2 |
| 评 2 分：近 2 个月体重下降 >5%，或近 1 周内进食量减少 1/2~3/4，或体重指数（BMI）< 20.5kg/m² 及一般情况差 |
| 评 3 分：近 1 个月体重下降 >5%，或近 1 周内进食量减少 3/4 以上，或 BMI<18.5kg/m² 及一般情况差 |
| **3. 年龄评分（0~1 分）** |
| 评 1 分：年龄 ≥ 70 岁 |
| 营养风险筛查评分 = 疾病严重程度评分 + 营养状况受损评分 + 年龄评分 |

有营养风险，但应在其住院期间每周筛查 1 次。

## 2. 营养综合评定

经过筛查后，有营养风险的患者需要进行营养综合评定，以进一步了解营养不良的类型及导致的原因，从应激程度、能耗水平、炎症反应、代谢状况等多维度进行分析。对营养状态的评定应与肿瘤病情、治疗效果、体力状态及生活质量评定同时进行，评定指标包括病史、体格检查、实验室检查、机体测量等。

1）**病史** 包括肿瘤疾病史、既往疾病史、膳食调查、药物史、社会生活习惯、生活方式、医疗保障、宗教及文化背景、经济状况等，这些均会影响患者对营养治疗的接受程度。

2）**体格检查** 观察脂肪组织及肌肉组织消耗程度、水肿和浆膜腔积液、头发和指甲的质量、皮肤和口腔黏膜等，以评价能量和蛋白质缺乏的严重程度。

3）**实验室检查** 包括血浆蛋白、尿素氮、肌酐、血浆 C- 反应蛋白及免疫功能等，可作为非特异性的参考指标。

4）**机体测量** 动态监测体重是最方便、最直接的临床指标，但需注意排除液体潴留、昏迷、瘫痪、水肿、巨大肿瘤等因素的干扰。事实上，在体重的下降中，肌肉量的减少较脂肪的减少更为关键，因此评测机体的骨骼肌储备尤为重要，这不仅是诊断的标准之一，也是治疗的目标之一。骨骼肌储备可通过上臂围（AC）、肱三头肌皮褶厚度（TSF）、上臂肌围（AMC）评估。TSF 可通过卡钳式皮褶厚度计测量，其正常值为男性 11.3~13.7mm，女性 14.9~18.1mm。AC

可通过软尺测定，并通过公式计算：$AMC=AC-3.14 \times TSF$，正常值男性为 25.3cm，女性为 23.2cm。此外通过 CT 或 MRI 评估肌肉量更加客观准确，已被纳入恶病质的评估体系中。

5）**机体功能及机体组成的测定** 目前已经开发出机体成分分析仪，可以帮助计算去脂体质量指数，可为营养状况评价提供参考。

## （二）鉴别诊断

1）**非肿瘤性疾病引起的营养不良** 可以引起营养不良或营养不足的疾病很多，尤其是在癌症幸存者中需要与肿瘤相鉴别：如结核等感染性疾病，肝炎、肝硬化、慢性胃炎等消化系统疾病，一些内分泌疾病如甲状腺功能减退症、甲状腺功能亢进等，一些代谢紊乱、药物中毒及神经性厌食症等。

2）**肿瘤复发或进展** 当肿瘤复发或快速进展时，往往伴随食欲减退、消瘦等症状，因此，当患者体重明显下降时，需注意鉴别有无肿瘤复发或进展，此时往往还伴有疼痛、乏力等症状。

3）**能通过治疗缓解的营养不良相关因素** 肿瘤患者中导致营养不良的病因复杂，其中一些病因可以通过治疗改善，从而改善营养不良，如消化道梗阻、疼痛、情感障碍（抑郁、焦虑）、睡眠障碍、感染等；此外，可以通过提前营养干预来减少治疗相关因素导致的营养不良和不良结局。因此，营养风险筛查和详细的营养综合评定在肿瘤患者诊治过程中尤为重要，并且应定期随访，贯穿于抗肿瘤治疗的全过程。

（朱燕娟）

# 第5节 水 肿

## 一、概 述

人体血管外组织间隙有过多的液体积聚使组织发生肿胀，称为水肿（edema）。水肿是临床上一种常见的症状，许多疾病包括恶性肿瘤，都可引发全身性或局部性水肿，其中以局部性水肿为主，多由于肿瘤局部炎症、静脉阻塞及淋巴回流受阻所致。淋巴水肿（lymphedema）是指由于各种原因导致淋巴回流障碍，富含蛋白质及其他大分子物质的淋巴液在细胞外间隙积聚导致的肿胀，晚期可导致皮下组织脂肪沉积及纤维化等不可逆的病理变化，严重影响患者的肢体功能和生存质量，尤其好发于乳腺癌、黑色素瘤、头颈部肿瘤及妇科肿瘤患者，其发生率高达30%~60%。淋巴水肿目前发病机制不明，缺乏统一的诊断和治疗方案，亟须肿瘤学家、外科医生、护理专家等多学科工作者共同努力，不断推动其研究和发展。

## 二、病因与发病机制

### （一）病 因

导致肿瘤患者发生水肿的病因可包括以下几方面。

#### 1. 低蛋白血症

肿瘤患者因消化道梗阻、吸收障碍、食欲减退、消耗增加等原因，往往合并营养不良，出现低蛋白血症；淋巴回流受阻亦可导致大量蛋白积聚于组织间隙，导致低蛋白血症，从而引发全身性水肿。

#### 2. 静脉回流受阻

静脉回流受阻可导致病变静脉引流区域的局限性水肿，常见原因包括肿瘤局部压迫静脉、肿瘤侵入并堵塞静脉、血管内癌栓形成、肿瘤高凝状态导致静脉血栓形成等。上腔静脉综合征是肿瘤临床最常见的急症，主要由肿瘤压迫上腔静脉引起；盆腹腔恶性肿瘤、腹膜后或腹股沟部淋巴结转移等可压迫下腔静脉，导致下肢水肿等。

#### 3. 淋巴回流受阻

淋巴回流受阻可引起该淋巴系统引流区域的局限性水肿，常见原因包括区域淋巴结清扫术后导致淋巴管切断、肿瘤放射治疗后导致淋巴管损伤、恶性肿瘤压迫或侵犯淋巴管等。

#### 4. 肿瘤局部炎症

肿瘤坏死、肿瘤侵袭性增长等都可导致局部出现炎症反应，除了局部水肿外，往往同时合并局部疼痛，部分患者伴有红、肿、热、痛的典型炎症表现。

#### 5. 感 染

肿瘤局部破溃易合并感染，此外，局部血液、淋巴液回流受阻，同样容易引发局部感染，从而出现局限性水肿。

#### 6. 药物副作用

一些抗肿瘤药物本身可导致水肿，如吉西他滨、紫杉类药物，但较为罕见；此外，部分化疗药物与糖皮质激素联合应用亦可导致水肿。

事实上，上述几方面病因往往同时存在、相互影响，又与水肿互为因果：如局部淋巴回流受阻可导致局部静脉回流压力增大，从而导致静脉回流受阻；肿瘤往往同时压迫或侵犯淋巴管及血管；晚期肿瘤患者因低蛋白血症，可能同时并发局限性水肿及全身水肿等。

### （二）发病机制

存在于组织和细胞间隙内的组织液过多积聚是水肿形成最根本的病理生理表现。血浆中的液体从毛细血管滤过形成组织液，其中约90%又被毛细血管重吸收，其余则进入毛细淋巴管形成淋巴液，因此，组织液生成和重吸收失衡是水肿发生最根本的机制。肿瘤患者中导致组织液生成增多或重吸收减少的因素如下。

### 1.毛细血管血压增加

当静脉受到肿瘤压迫、血栓或癌栓形成时，毛细血管后阻力增加，从而导致毛细血管血压升高，组织液生成量增多，毛细血管重吸收减少，导致局部水肿。

### 2.血浆胶体渗透压降低

肿瘤患者营养不良及低蛋白血症可导致血浆胶体渗透压降低，有效滤过压增大，组织液生成增多、重吸收减少，导致全身性水肿。

### 3.毛细血管壁通透性增加

肿瘤局部炎症释放 5- 羟色胺等组织胺及前列腺素等炎症因子，使毛细血管壁的通透性增大，导致更多的血浆蛋白物质渗出，降低血浆胶体渗透压、升高组织液渗透压，导致局部水肿。

### 4.组织液胶体渗透压升高

肿瘤压迫或侵犯淋巴管导致淋巴回流受阻时，组织液中蛋白质及其他大分子物质无法进入毛细淋巴管；毛细血管壁通透性增大时亦可导致更多血浆蛋白渗出。这些均导致组织液胶体渗透压升高，有效滤过压降低，导致水肿。

### 5.淋巴液回流障碍

组织液进入毛细淋巴管形成淋巴液，毛细淋巴管近端汇合为前集合淋巴管和集合淋巴管。毛细淋巴管由单层内皮细胞呈边缘叠瓦状覆盖组成，形成只向管内开放的单向活瓣，保证组织液在进入淋巴管的同时防止淋巴液外渗。集合淋巴管由平滑肌细胞组成紧密连接，管腔内由内皮细胞及基质形成瓣膜，瓣膜和平滑肌的收缩活动共同形成淋巴管泵，促进淋巴液单向回流。当手术或肿瘤破坏局部淋巴系统后，上述毛细淋巴管的单向阀门作用及淋巴管泵作用破坏，导致淋巴液引流障碍。研究显示，即使是损伤因素去除后，部分患者近端淋巴管可以再通和恢复，而远端淋巴管及毛细淋巴管的破坏仍然进行性加重。导致这一现象的机制仍未完全明确，可能与肿瘤患者本身血管内皮生长因子 - 血管内皮生长因子受体家族（VEGF-VEGFR）信号通路异常，表皮生长因子结构域同源的血管生成素 - 酪氨酸激酶（Ang-Tie）信号通路异常，组织中成纤维细胞生长因子（bFGF）、白介素 -4（IL-4）、IL-10、肿瘤坏

死因子 -β（TNF-β）、肿瘤生长因子（TGF-β）及瘦素等细胞因子含量增加及肿瘤局部 CD4$^+$T 淋巴细胞、巨噬细胞等介导的炎症反应等有关。此外，还有研究发现，乳腺癌术后上肢淋巴水肿的发生发展与某些基因的多态性和突变有关。上述细胞因子如 IL-6、TGF-β、TNF-β 等除了导致淋巴管结构和功能破坏外，还与淋巴水肿晚期局部组织的纤维化和脂肪沉积密切相关，导致不可逆的病理反应。

## 三、临床表现

不同原发部位肿瘤、不同病因引发的水肿，其临床表现亦不同。

### 1.低蛋白血症引起的水肿

常为凹陷性，轻度的可仅表现为脚踝部、胫骨前水肿，随着病情的加重，可发生全身水肿，部分患者可并发胸腹腔积液。

### 2.静脉回流障碍导致的水肿

多表现为局限性水肿及局部其他临床表现。如肺癌、纵隔肿瘤导致的上腔静脉综合征，除表现为颜面、颈部、上肢、上胸部水肿外，常常伴有颈静脉、胸壁静脉怒张、发绀、咳嗽、气促、声音嘶哑等；盆腹腔肿瘤、腹膜后或腹股沟淋巴结肿大可引起下肢、下腹部水肿，并伴有局部疼痛；静脉血栓或癌栓除了病变部位水肿外，往往出现剧烈的疼痛。

### 3.淋巴水肿

早期可能表现不明显，仅表现为患肢的肿胀、沉重或皮肤紧绷感，或穿戴以前合身的戒指、手镯或鞋子时出现困难，部分患者可出现局部瘙痒或凹陷性水肿，患肢抬高后可减轻；随着病情加重，渐渐出现皮肤和皮下组织增生，皮皱加深，皮肤增厚、变硬、粗糙，伴棘刺或疣状突起，外观似大象皮肤；晚期患肢明显肿大，表面粗糙，呈象皮样肿，少数可有皮肤开裂、溃疡、疣状赘生物等，甚至导致残疾，严重影响患者的功能和生活质量。

## 四、诊断与鉴别诊断

### （一）诊 断

当患者主诉肢体沉重、肿胀时，应警惕水肿

的可能。患者报告的结局指标（patient-reported outcome measures，PROM）在肿瘤相关水肿的诊断和科研工作中尤为重要，但目前尚缺乏公认的量表，国际淋巴水肿框架（International Lymphedema Framework）组织正在着手制订并评估相关量表工具。体格检查时需注意肢体、头面部、颈部、胸腹部、外生殖器、乳腺等部位有无局部水肿，如有即可诊断。诊断主要包括针对病因的诊断和严重程度评估。

### 1. 针对病因的诊断

针对水肿的肿瘤患者，应进行全面的实验室常规检查，如血尿常规、肝肾功能、内分泌检查等。对于局限性水肿患者，应重点排除有无血管压迫或静脉血栓形成，血管彩超或局部CT、MRI检查可帮助鉴别。对于怀疑淋巴水肿的患者，局部B超或CT检查可帮助明确皮下组织增厚程度，局部MRI可提示皮下脂肪沉积、纤维增生及淋巴液潴留的程度；放射性核素淋巴显像是诊断淋巴水肿的辅助技术，不仅能观察淋巴管形态，还可以观察周围淋巴管功能，但不建议临床覆盖性应用该检查，目前较多应用于临床科研中。

### 2. 水肿严重程度的评估

低蛋白血症引起的水肿，临床一般分为3级。①轻度：仅见于眼睑、胫骨前、踝部皮下组织，指压后组织轻度凹陷，复平较快；②中度：全身疏松组织均有可见性水肿，指压后出现明显的或较深的组织下凹，复平较慢；③重度：全身组织严重水肿，低部皮肤紧张发亮，甚至有液体渗出；外阴部严重水肿，可伴胸腔积液、腹水。

乳腺癌术后的上肢淋巴水肿评估可采用上肢周径测量法，可分为3级。①轻度：患侧上肢的周径较健侧略粗，多在3cm以下，水肿范围局限于上臂近端；②中度：患侧上肢周径比健侧粗大3~6cm，水肿范围扩大到前臂和手背；③重度：患侧上肢周径比健侧增粗>6cm，伴皮肤硬韧，水肿范围波及整个上臂和肩关节，肢体活动严重受限。

国际淋巴学协会制定的水肿判断标准将淋巴水肿分为4期。①0期：潜伏或亚临床期，患肢水肿症状不明显，但肢体可表现出沉重、紧缩及乏力感，指压无痕。此期已有淋巴运输受损，

但在出现明显水肿前，这种症状可存在数月或数年。②Ⅰ期：患肢水肿明显，抬高肢体时水肿可消退，指压可存在凹陷；此期属于组织液淤滞的早期，组织液中蛋白质含量较静脉水肿相对较高。③Ⅱ期：水肿可为凹陷性或非凹陷性，但抬高患肢后无法消退，出现组织纤维化，肢体皮肤增厚。④Ⅲ期：皮肤巨大皱褶伴象皮肿样改变，疣状皮肤增生，出现脂肪沉积。临床病历记录可参照其制定的严重程度分级：①极轻度，患肢体积较基线增加5%~10%；②轻度：患肢体积较基线增加10%~20%；③中度：患肢体积较基线增加20%~40%；④重度：患肢体积较基线增加40%以上。

## （二）鉴别诊断

肿瘤患者往往合并其他疾病，发生水肿时需注意排除非肿瘤性疾病引起的水肿，及时处理其他疾病。

**1）心源性水肿** 心脏疾病引起右心衰竭时可出现水肿，自轻度的脚踝部水肿到严重的全身水肿，常伴颈静脉怒张、肝颈静脉反流征阳性、肝大等，结合心脏彩超、脑钠尿肽（BNP）检测，可帮助鉴别诊断。

**2）肾源性水肿** 疾病开始时仅有晨起眼睑或颜面水肿，渐渐发展到全身水肿，常伴血压增高、蛋白尿、血尿，结合血尿素氮、肌酐检测，可帮助鉴别。

**3）肝源性水肿** 以腹水为主，亦伴有全身水肿，一般从下肢开始，伴有肝硬化表现，如黄疸、低蛋白血症、凝血功能异常等，影像学提示肝硬化或门脉高压。

**4）感染** 局部软组织感染亦会导致水肿，常伴有红、肿、热、痛等典型炎症表现，严重者可出现化脓、白细胞升高或伴有发热，可帮助鉴别。

**5）下肢静脉曲张** 体格检查可发现下肢静脉曲张，多发生于小腿，水肿常出现在脚踝部或足背部，休息或抬高患肢后可缓解。临床常常与早期下肢淋巴水肿难以鉴别，放射性核素淋巴显像或局部活检行组织液成分分析有助于鉴别诊断，但目前仅用于临床试验中，不建议常规检查。

**6）其他** 如结缔组织疾病、内分泌代谢异常、

妊娠、血管神经性水肿、周围神经营养障碍等均可能引起水肿。

（朱燕娟）

## 参考文献

[1] Pasikhova Y, Ludlow S, Baluch. Fever in patients with cancer. Cancer Control, 2017, 24(2):193–197.

[2] Zhang HL, Wu YY, Lin ZQ, et al. Naproxen for the treatment of neoplastic fever: A PRISMA-compliant systematic review and meta-analysis. Medicine,2019,98(22):e15840.

[3] 赵欢，胡雪君 . 老年人肿瘤相关性发热的诊治进展 . 实用老年医学 ,2017,31(2):111–113.

[4] 张文宏，李太生 . 发热待查诊治专家共识 . 上海医学 ,2018,41(7):385–400.

[5] 陈衍智，李萍萍 . 肿瘤性发热的诊治进展 . 中国肿瘤临床 ,2012,29(6):355–357.

[6] National Comprehensive Cancer Network. The NCCN cancer-related fatigue clinical practice guidelines in oncology (version 1.2020). http://www.nccn.org.

[7] C.M.O'Higgins, B. Brady, B.O'Connor, et al. The pathophysiology of cancer-related fatigue: current controversies. Supportive Care in Cancer, 2018, 26(10): 3353–3364.

[8] 殷东风 . 实用晚期恶性肿瘤综合治疗手册 .2 版 . 沈阳 : 辽宁科学技术出版社 ,2019.

[9] 司马蕾，刘巍 . 肿瘤姑息支持治疗教程 . 北京 : 高等教育出版社 ,2017.

[10] National Comprehensive Cancer Network.NCCN clinical practice guidelines in oncology (NCCN Guidelines®) Adult Cancer Pain, (Version 3.2019). http://www.nccn.org.

[11] Fallon M, Giusti F, Aielli F, et al. Management of cancer pain in adult patients: ESMO clinical practice guidelines. Ann Oncol, 2018, 29(Suppl 4):iv149–iv174.

[12] 郭政，王国年 . 疼痛诊疗学 .4 版 . 北京 : 人民卫生出版社 ,2016.

[13] 中华人民共和国国家卫生健康委员会 . 癌症疼痛诊疗规范 (2018 年版 ) . 临床肿瘤学杂志 ,2018,23(10):937–944.

[14] 北京护理学会肿瘤专业委员会 . 北京市癌症疼痛护理专家共识 (2018 版 ). 中国疼痛医学杂志 ,2018,24(9):641–648.

[15] 中国抗癌协会癌症康复与姑息治疗专业委员会难治性癌痛学组 . 难治性癌痛专家共识 (2017 年版 ). 中国肿瘤临床 , 2017, 44(16):787–793.

[16] 中国抗癌协会癌症康复与姑息治疗专业委员会难治性癌痛学组 . 癌性爆发痛专家共识 (2019 年版 ). 中国肿瘤临床 , 2019, 46(6):267–271.

[17] 王昆，王杰军 . 难治性癌痛诊断与治疗 . 北京 : 人民卫生出版社 ,2018.

[18] 吴蓓雯 . 恶性肿瘤患者营养不良诊断与治疗策略的研究进展 . 上海护理 , 2017, 17(2):5–9.

[19] Jann Arends, Patrick Machmann, Vickie Baracos, et al. ESPEN guidelines on nutrition in cancer patients. Clinical Nutrition, 2017, 36:11–48.

[20] B Talwar, R Donnelly, R Skelly, et al. Nutritional management in head and neck cancer: United Kingdom National Multidisciplinary Guidelines. The Journal of Laryngology & Otology, 2016, 130(Suppl. S2): S32–S40.

[21] Andrea Nicolini, Paola Ferrari, Maria Chiara Masoni, et al. Malnutrition, anorexia and cachexia in cancer patients: A mini-review on pathogenesis and treatment. Biomedicine & Pharmacotherapy, 2013(67):807–817.

[22] CSCO 肿瘤营养治疗专家委员会 . 恶性肿瘤患者的营养治疗专家共识 . 临床肿瘤学杂志 , 2012, 17(1): 59–73.

[23] 王健理，姚德生 . 妇科恶性肿瘤淋巴结清扫术后下肢淋巴水肿发病机制的研究进展 . 现代妇产科进展 , 2019,28(11):864–868.

[24] International Society of Lymphology. The diagnosis and treatment of peripheral lymphedema: 2016 consensus document of the International Society of Lymphology. Lymphology, 2016, 49: 170–184.

[25] 李佩文，黄金昶 . 肿瘤常见症状鉴别诊断与处理 . 沈阳 : 辽宁科学技术出版社 ,2019.

# 第 3 章
# 呼吸系统症状

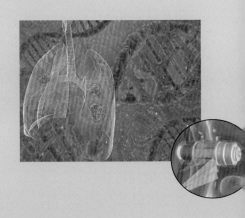

# 第 1 节　鼻塞 / 涕血

## 一、概　述

鼻塞（nasal obstruction）与涕血是临床常见症状，可见于多种鼻病。鼻塞即经鼻通气不畅，涕血是鼻分泌物混有血液自前鼻孔或后鼻孔流出，多来自鼻黏膜腺体的分泌和血管渗出。

## 二、病因与发病机制

鼻塞 / 涕血多由鼻病所致。如鼻内结构异常，可见于先天性后鼻孔闭锁、鼻中隔偏曲等；鼻腔异物；鼻腔或邻近部位肿物，如鼻及鼻窦肿瘤、鼻咽部肿瘤等；还可见于鼻黏膜炎性或血管神经性反应，如感染、变态反应、药物作用（如使用麻黄素、利血平等可引发鼻黏膜炎症）、内分泌失调（如甲状腺功能减退可出现鼻黏膜水肿，妊娠或哺乳期雌激素水平增高引起鼻黏膜超敏反应）等，此类鼻塞多为双侧。

正常鼻黏膜腺体和杯状细胞分泌少量黏液，保持鼻黏膜湿润。如鼻黏膜发生炎症，黏膜充血、水肿，黏液分泌增多，毛细血管壁通透性增加，浆液渗出，此即鼻分泌物（鼻涕），当鼻分泌物过多自前鼻孔或后鼻孔流出，并混有血液时即为涕血。

## 三、临床表现

### 1. 鼻塞的时间与规律

鼻塞因病因不同可表现为持续性、间歇性、交替性或进行性加重。单侧鼻塞进行性加重与鼻内或邻近部位新生物有关，如鼻息肉、鼻及鼻窦肿瘤、鼻咽部肿瘤等；若为双侧，则常由慢性炎症引起的黏膜增生性病变所致。

### 2. 鼻涕性状

可分为水样、黏液性、黏液脓性和血性等。其中血涕常见于鼻黏膜的急性炎症、鼻腔异物、鼻及鼻窦或鼻咽部肿瘤。

### 3. 涕血持续时间

涕血数日消失，常为鼻黏膜的急性炎症；若涕血超过 2 周，可见于鼻腔异物、鼻及鼻窦或鼻咽部肿瘤，多为单侧。

## 四、诊断与鉴别诊断

### （一）诊　断

#### 1. 病　史

对于主诉鼻塞和（或）涕血的患者，应详细询问鼻塞为单侧还是双侧、程度、涕血性状、表现特点及病程时间、伴随症状、近日用药史等。

#### 2. 体格检查

查看外鼻形态及邻近部位有无畸形、缺损、肿胀或异常隆起；检查鼻黏膜有无充血、红肿、损伤，有无新生物。

#### 3. 辅助检查

1）X 线片　检查鼻骨有无骨折，大体了解鼻窦形态，鼻窦有无黏膜增厚、占位性病变等。

2）CT 了解鼻及鼻窦的骨、软组织情况，明确鼻塞原因。

3）MRI 不受骨影干扰，对软组织辨别能力高于CT，能准确判定鼻、鼻窦肿瘤的位置、大小及浸润程度。详细评估肿瘤与周围软组织、淋巴结的解剖关系。

4）**鼻咽纤维喉镜** 了解鼻道内各结构形态，鼻黏膜形态，分泌物性质，有无糜烂、血管扩张，有无黏膜息肉或真菌团块，有无新生物，必要时可进行活检。

## （二）鉴别诊断

### 1. 鼻咽癌

1）**病史** 有无鼻塞、鼻出血或回缩性血涕、耳鸣及听力下降等；有无颈部无痛性进行性增大的肿块；有无头痛，鼻咽癌头痛部位多位于颞顶部、顶枕部、额部或为普遍性头痛，常呈持续性钝痛；有无脑神经受累，鼻咽癌以第3、5、6对脑神经受累多见；询问与发病可能有关的因素，如遗传因素、地理环境与生活习惯、某些化学致癌物刺激及某些微量元素摄入不平衡（高镍饮食）等。

2）**体格检查** ①头颈部检查：应检查鼻腔、口咽、外耳道、鼓膜、眼眶、软腭是否有癌肿向外扩展；②眼部检查：是否有视力减退或丧失、突眼、眶内肿块、上睑下垂伴眼球固定；③颈部淋巴结检查：是否有单侧或双侧颈部淋巴结肿大；④脑神经检查：是否有脑神经受累的表现；⑤全身检查：有无远隔部位转移的表现，远处转移常以骨、肺、肝等部位多见。

3）**辅助检查** 包括鼻咽纤维喉镜检查，原发部位活检或颈部细针穿刺抽吸（FNA）活检，颅底至锁骨的增强MRI检查、颅底/颈部增强CT检查（如有临床指征）以评估颅底侵蚀情况，牙科、营养、言语和吞咽功能的评估及听力图检查（如有临床指征），借助$^{18}$F-FDG PET/CT和（或）胸部增强CT等对远处转移情况行影像学检查。此外，应考虑EB病毒DNA检测，考虑眼科和内分泌评估（如有临床指征）。

4）**诊断要点** ①对有头痛、耳鼻症状和颈部淋巴结肿大等三大症状或其中之一者，需做鼻咽部检查，以排除鼻咽癌；②鼻咽部检查发现鼻咽肿物、溃疡坏死、涕血等异常病变；③鼻咽部组织活检是确诊依据，鼻咽涂片脱落细胞检查可作为辅助诊断，但不能单独作为确诊的依据；④鼻咽或颈部肿块细针穿刺检查找到癌细胞；⑤EB病毒血清免疫学检查对确诊有重要的参考价值；⑥影像学检查有助于确定病变范围；⑦病理分类：鼻咽癌主要分为角化性鳞癌（Ⅰ型）、非角化性鳞癌（Ⅱ型）和基底细胞样鳞癌（Ⅲ型），非角化性鳞癌又分为分化型（Ⅱa型）和未分化型（Ⅱb型）。

### 2. 鼻腔增生性病变

腺样体如并发感染，可导致局部不平或溃疡、出血，需做活检进行鉴别。

### 3. 鼻咽结核

该病不常见，多发生于青年人。多位于鼻腔顶壁、顶后壁，分增殖型和渗出型两类，可形成浅表溃疡或肉芽状隆起，甚至累及整个鼻咽腔，引起鼻塞/涕血。多无头痛、无脑神经麻痹，伴有潮热、盗汗、乏力等全身性症状，可同时有其他部位结核灶或结核病的既往史。依据病理鉴别。

### 4. NK/T细胞淋巴瘤

可表现为鼻塞、鼻出血、面部肿胀等，同时伴恶臭和面中线部结构坏死性改变。多在鼻腔、上腭的中线区出现局部坏死，可导致鼻中隔和上腭穿孔，有特殊恶臭，还可伴有高热。依据病理鉴别。

### 5. 鼻咽血管纤维瘤

好发于青少年，男性多于女性，是最常见的良性肿瘤，主要表现为反复性鼻出血、进行性鼻塞/涕血。鼻咽镜可见肿物表面光滑，黏膜色泽近似正常组织，有时可见表面扩张血管，触之质韧。无颈淋巴结转移。疑似此病活检时应谨慎，避免严重出血。

### 6. 脊索瘤

青壮年多见，源于脊索残余组织，肿瘤如位于蝶骨体与枕骨大孔间，可破坏颅底至鼻咽腔或浸润鼻窦，引发鼻塞、疼痛，可见脓性或血性鼻分泌物，但无颈淋巴结肿大。CT有助于鉴别诊断。

（张红梅 孔胜男）

# 第 2 节　声音嘶哑

## 一、概　述

声音嘶哑（hoarseness）又称声嘶，是声带非周期性振动的临床表现，指人的嗓音出现病理性变化，包括音调、音色、音量异常等。声嘶是由喉部（特别是声带）病变或全身性疾病引起的一种症状，程度因病变轻重而异，轻者仅见音调变低、变粗，重者则会出现发声嘶哑，甚至只能发出耳语声或失声。

## 二、病因与发病机制

### 1. 喉部炎症

生活环境中灰尘烟雾、挥发性气体刺激，细菌感染（如急、慢性喉炎，喉结核）等可引起喉黏膜炎症、声带充血肿胀，出现声音嘶哑。

### 2. 发音滥用

过度用嗓等会导致声带黏膜受损，出现充血、水肿、炎症，进而形成声带结节，有时伴有喉部不适和异物感等。

### 3. 喉部肿物

1）**声带白斑**　吸烟、嗜酒、喉部慢性炎症等导致声带黏膜上皮过度增生角化而形成声带白斑，有时伴有喉部不适和异物感等，常被认为是癌前病变，与喉癌发病相关。

2）**喉部良性肿瘤**　如人乳头瘤病毒（HPV）感染致上皮增生瘤变，形成喉乳头状瘤。其中儿童喉乳头状瘤具有多发性、易复发等特征，随年龄增长有自限性，而成人喉乳头状瘤易发生癌变。

3）**喉部恶性肿瘤**　长期嗜烟酒、生活和生产环境污染、喉部的 HPV 感染等原因可致喉癌。长期慢性喉炎、声带白斑和成年人喉乳头状瘤，如不及时治疗也可癌变。

### 4. 声带麻痹

各种原因所致的中枢神经系统、周围神经系统或肌源性疾病，可引起声带麻痹，造成不同程度的声音嘶哑。如颅脑肿瘤、食管癌、肺癌、甲状腺癌等疾病压迫喉返神经，引起声带麻痹，进而出现声音嘶哑，甚至失声。症状的严重程度多取决于声带麻痹的位置及喉功能的代偿程度。

## 三、临床表现

### 1. 时间与节律

突然出现的声音嘶哑，常见于急性喉炎、喉外伤、癔症性失声等；长期慢性声音嘶哑，多见于慢性喉炎、声带息肉、声带白斑、喉乳头状瘤、喉癌等，声嘶程度多由轻到重，早期为间歇性，逐渐发展变为持续性。

### 2. 性　质

声音嘶哑包括音调、音色、音量异常等，主要表现为嗓音由圆润、清亮变为毛、沙、嘶、哑，程度因病变的轻重而异，轻者仅见音调变低、变粗，重者发声嘶哑，甚至只能发出耳语声或失声。

1）**慢性喉炎**　患者音调较低，讲话容易疲劳，常常伴有咽异物感、多痰、咽喉痛、咳嗽等症状，但完全失声者很少。

2）**喉癌**　喉癌引起的声音嘶哑早期较轻，逐渐加重，无缓解期，最后可完全失声，还常伴有咳嗽、咳痰、痰中带血丝，晚期会出现呼吸困难症状。

3）**其他**　颅脑肿瘤、食管癌、肺癌、甲状腺癌等疾病压迫喉返神经引起的声音嘶哑，当单侧喉返神经瘫痪时，发音嘶哑，易疲劳，常呈现破裂声，说话、咳嗽有漏气感；后期出现代偿，健侧声带内收超过中线，靠拢患侧，发声好转。当双侧喉返神经瘫痪时，突然发生两侧声带外展瘫痪则可引起急性喉阻塞；如系逐渐发病，患者可能适应而无呼吸困难，对发声的影响不大。如内收、外展均有瘫痪，则发声嘶哑无力，说话费力且不能持久，易发生误吸，咳嗽、排痰困难。

# 四、诊断与鉴别诊断

## （一）诊　断

### 1. 病　史

对于主诉声音嘶哑的患者，应详细询问患者声嘶出现的时间及持续时间、有无外伤病史、伴随症状等。

### 2. 体格检查

查看喉外部有无畸形、大小是否正常、两侧是否对称，喉部有无肿胀、触痛及有无肿大淋巴结。

### 3. 辅助检查

1）**喉镜检查**　包括间接喉镜、直接喉镜、纤维喉镜、喉动态镜、鼻喉电子内镜等，检查黏膜色泽，有无充血、水肿、增厚、溃疡、瘢痕、新生物或异物等，同时可观察声带及杓状软骨活动情况。除检查外，亦可进行活检、息肉摘除等喉部手术，辅助支气管镜导入、气管内插管等。

2）**喉部影像学检查**　常用于喉部肿瘤、异物等的诊断。其中，X线检查可显示气管有无偏斜及狭窄，侧位片对于诊断会厌、杓会厌襞和声门下区恶性肿瘤范围、大小及狭窄程度有帮助。喉部CT及MRI对了解喉部肿瘤位置、范围有一定价值，包括喉周围间隙、会厌前间隙及喉软骨受累、颈部淋巴结有无转移及淋巴结被膜外受侵的状况。CT对于喉部外伤的程度、软骨骨折移位程度、呼吸道梗阻状态也有诊断价值。

## （二）鉴别诊断

### 1. 喉　癌

1）**病　史**　有无长期吸烟、饮酒史，有无病毒感染史（HPV），有无有机化合物（多环芳香烃、亚硝胺）、化学烟雾（氯乙烯、甲醛）、粉尘和废气（二氧化硫、石棉、重金属粉尘）等接触史等。

2）**体格检查**　观察喉外形，即甲状软骨有无膨大、移位；对口底、舌体、舌根、扁桃体、舌会厌等部位，不仅要观察清楚，还应触诊，以除外头颈部第二原发肿瘤，同时观察牙状态；检查

双侧颈部及气管前有无增大的淋巴结；推移喉部，注意喉摩擦音是否存在，若喉摩擦音消失，常提示肿瘤向喉外发展，为局部晚期病变的表现，不能忽视。

3）**辅助检查**　喉镜为常规检查，90%以上的患者通过喉镜可发现异常。对间接喉镜检查不满意者，可行纤维喉镜，检查过程中应注意观察口咽、喉咽区的全部解剖结构，同时行病理活检。CT和MRI可明确喉深层结构的侵犯范围、喉周围软骨结构、颈部软组织及喉旁有无受侵，对确定分期、评估预后有很大帮助。组织活检与病理检查是确诊的金标准。

4）**诊断要点**　有声嘶或咽喉不适、异物感者均应使用喉镜仔细检查以免漏诊。对可疑病变，应在喉镜下进行活检，确定诊断。喉部X线片、CT及MRI等检查有助于了解肿瘤大小、侵犯范围。

### 2. 喉结核

主要临床表现为喉痛和声嘶。喉镜见喉黏膜苍白、水肿，伴多个浅表溃疡，病变多位于喉的后部；也可表现为会厌、杓会厌襞广泛性水肿和浅表溃疡。胸部X线检查可发现部分患者有进行性肺结核。痰的结核杆菌检查有助于鉴别诊断。但近年来，临床上发现不少喉结核患者肺部检查为阴性，确诊需活检病理。

### 3. 喉乳头状瘤

主要临床表现为声嘶。肿瘤可单发或多发，乳头状，淡红色或灰白色，肉眼较难与喉癌鉴别，须依靠活检病理。

### 4. 喉淀粉样变

主要临床表现为声嘶。因慢性炎症、血液和淋巴循环障碍、新陈代谢紊乱而引起喉组织的淀粉样变。检查可见声带、喉室或声门下区有暗红色肿块，表面光滑。活检病理检查易于鉴别。

### 5. 喉梅毒

主要临床表现为声嘶，喉痛轻。喉镜检查病变多见于喉前部，黏膜红肿，常有隆起的梅毒结节和深溃疡，愈合后瘢痕收缩粘连致喉畸形。血清学检查及喉部活检病理可确诊。

（张红梅　孔胜男）

# 第 3 节　咳嗽 / 咳痰

## 一、概　述

咳嗽（cough）与咳痰（expectoration）是临床最常见的症状之一，可见于多种疾病。咳嗽是反射性防御动作，通过咳嗽可清除呼吸道内的分泌物或异物；剧烈咳嗽可引起呼吸道感染扩散、诱发咯血或自发性气胸等。痰液一般为气管、支气管分泌物或肺泡内的渗出液，借助咳嗽排出称为咳痰。

## 二、病因与发病机制

引起咳嗽 / 咳痰的病因很多，除呼吸系统疾病外，心血管疾病、神经因素及某些药物、心理因素等亦可引起咳嗽 / 咳痰。其中恶性肿瘤导致咳嗽 / 咳痰多由呼吸道、胸膜疾病引起。

### 1. 呼吸道疾病

鼻咽部至小支气管整个呼吸道黏膜受到刺激时，均可引起咳嗽。肺泡内有分泌物、渗出物或漏出物等进入小支气管即可引起咳嗽 / 咳痰。肺部细菌、结核杆菌、真菌、病毒、支原体或寄生虫感染及肺部肿瘤均可引起咳嗽 / 咳痰。

### 2. 胸膜疾病

各种原因所致胸膜炎、胸膜间皮瘤、自发性气胸或胸腔穿刺等均可引起咳嗽。

## 三、临床表现

### 1. 咳嗽的性质

咳嗽无痰或痰量极少，称为干性咳嗽。干咳或刺激性咳嗽常见于急性或慢性咽喉炎、喉癌、急性支气管炎初期、气管受压、支气管异物、支气管肿瘤、胸膜疾病、原发性肺动脉高压及二尖瓣狭窄等。咳嗽有痰称为湿性咳嗽，常见于慢性支气管炎、支气管扩张、肺炎、肺脓肿和空洞型肺结核等。

### 2. 咳嗽的时间与规律

突发性咳嗽常由于吸入刺激性气体或异物、淋巴结或肿瘤压迫气管或支气管分叉处引起。发作性咳嗽见于百日咳、咳嗽变异性哮喘等。长期慢性咳嗽多见于慢性支气管炎、支气管扩张、肺脓肿及肺结核等。夜间咳嗽常见于左心衰竭、咳嗽变异性哮喘。

### 3. 咳嗽的音色

指咳嗽声音的特点。咳嗽声音嘶哑，多为声带的炎症或肿瘤压迫喉返神经所致；金属音咳嗽，常因纵隔肿瘤、主动脉瘤或支气管癌直接压迫气管所致；咳嗽声音低微或无力，见于严重肺气肿、声带麻痹及极度衰弱者。

### 4. 痰的性状和痰量

1）**痰的性质**　可分为黏液性、浆液性、脓性和血性等。其中，血痰由于呼吸道黏膜受侵害、损害毛细血管或血液渗入肺泡所致，多见于恶性肿瘤疾病。

2）**痰量**　痰量增多常见于支气管扩张、肺脓肿、支气管胸膜瘘等，且排痰与体位有关。

3）**痰的颜色与气味**　铁锈色痰为典型的肺炎球菌性肺炎的特征，黄绿色或翠绿色痰提示铜绿假单胞杆菌感染，金黄色痰提示金黄色葡萄球菌感染，粉红色泡沫痰是肺水肿的特征。

### 5. 伴随症状

1）**伴胸痛**　常见于肺炎、胸膜炎、支气管肺癌、肺栓塞、自发性气胸等。

2）**伴呼吸困难**　见于喉水肿、喉肿瘤、支气管哮喘、慢性阻塞性肺疾病、重症肺炎、肺结核、大量胸腔积液、气胸、肺淤血、肺水肿、气管或支气管异物等。

3）**伴咯血**　见于支气管扩张、肺结核、肺脓肿、支气管肺癌、二尖瓣狭窄、支气管结石、肺血黄素沉着症、肺出血肾炎综合征等。

4）**伴杵状指（趾）**　常见于支气管扩张、慢性肺脓肿、支气管肺癌、脓胸等。

# 四、 诊断与鉴别诊断

## （一）诊　断

### 1.病史

有无吸烟史，咳嗽的性质、时间与节律、音色及伴发症状，同时应注意咳嗽的其他现象，如咳嗽时是否有痰，痰的性质、痰量、颜色及气味等，同时注意咳痰与体位的关系。

### 2.体格检查

注意肺部有无啰音，以及啰音的性质、部位；注意颈部及锁骨上有无肿大淋巴结。

### 3.辅助检查

1）X线片　可确定部分肺部疾病的部位、范围与形态。

2）CT　可检出普通X线片看不到的小占位性病变，发现更多的肺内转移性病灶，较早、清晰地显示肺间质性病变呈现的细小结节及网状阴影，对肺结节有较高检出率。

3）其他　可行纤维支气管镜、纵隔镜等，另外，痰涂片细菌分析、抗酸染色、痰培养联合药敏检测可明确感染病菌，痰液查肿瘤细胞有助于肺癌的诊断。

## （二）鉴别诊断

### 1.肺癌

1）症状　咳嗽是肺癌最常见的症状，约2/3的患者有不同程度的咳嗽，部分伴有咳痰。咯血可出现于中央型肺癌患者，表现为痰中带血丝，大咯血少见，咯血是最具有提示性的肺癌相关症状。30%~40%的肺癌患者出现胸痛，一般为间歇性不剧烈的胸内疼痛，表现为钝痛，可持续数分钟至数小时；如肿瘤侵犯胸膜则疼痛较为剧烈、持续和固定。肿瘤组织坏死可以引起发热，肿瘤引起的继发性肺炎也可引起发热。如果肿瘤位于大气道，特别是位于主支气管时，常可引起局限性喘鸣症状。常伴有乏力、食欲不振、体重减轻，晚期可出现恶病质。

原发肿瘤直接侵犯邻近结构如胸壁、膈肌、心包、膈神经、喉返神经、上腔静脉、食管，或

转移性肿大淋巴结机械压迫上述结构，可以出现特异的症状和体征，包括胸腔积液、声音嘶哑、膈神经麻痹、吞咽困难、上腔静脉阻塞综合征、心包积液、Pancoast综合征（肺尖肿瘤综合征）等。

2）辅助检查

（1）常规实验室检查：包括血尿粪常规、肝肾功、电解质、乳酸脱氢酶、碱性磷酸酶、凝血四项，相应的肿瘤标志物如CEA（癌胚抗原）、CA（糖类抗原）125、CA21-1、SCC（鳞癌抗原）等检查。

（2）影像学检查：

·X线片、CT：正、侧位X线胸片是我国基层医院发现肺部病变的基本影像检查方法，对早期肺癌的诊断价值有限，一旦X线胸片怀疑肺癌应及时行胸部CT扫描。

·MRI：MRI特别适用于判定脑、脊髓有无转移，脑增强MRI应作为肺癌术前常规分期检查。MRI对骨髓腔转移的灵敏度和特异性均很高，可根据临床需求选用。

·PET/CT：PET/CT是肺癌诊断、分期与再分期、疗效评价和预后评估的最佳方法。对于下列情况，有条件者推荐使用PET/CT：①孤立肺结节的诊断与鉴别诊断（≥8mm的实性结节、部分实性结节持续存在且内部实性成分≥6mm）；②肺癌治疗前分期，PET/CT对于淋巴结转移和胸腔外转移（脑转移除外）有更好的诊断效能；③肺癌放疗定位及靶区勾画；④辅助鉴别常规CT无法判断的肿瘤术后瘢痕、肿瘤放疗后纤维化与瘤残存/复发，如PET/CT摄取增高，需活检证实；⑤辅助评价肺癌疗效（尤其是分子靶向治疗），推荐应用PET/CT实体瘤疗效评价标准。

·超声：肺癌患者的超声检查主要应用于锁骨上区淋巴结、肝脏、肾上腺、肾脏等部位及脏器转移瘤的观察，为肿瘤分期提供信息。

·骨核素扫描：用于判断肺癌骨转移的常规检查。

（3）内镜检查：支气管镜检查对于肿瘤的定位诊断和获取组织学诊断具有重要价值。超声支气管镜还可以对邻近支气管的肺门和纵隔淋巴结进行穿刺活检，用于肺癌的定性诊断和纵隔淋巴结分期诊断。

（4）病理学检查：活检组织标本肺癌病理诊断主要判定有无肿瘤及肿瘤的类型。晚期不能手术的患者，病理诊断应尽可能进行亚型分类，对于形态学不典型的病例需结合免疫组化染色。

手术切除的大标本肺癌组织学类型应根据 2015 年 WHO 肺癌分类标准鉴定。原位腺癌、微小浸润性腺癌和大细胞癌的病理诊断不能在小活检标本、术中冷冻切片中完成，需手术切除标本肿瘤全部或充分取材后方可诊断。随着精准医疗的发展，分子病理检测应运而生，可为肺癌患者的个体化治疗提供依据。

痰脱落细胞学检查虽阳性率低，但因简单、无创，患者易于接受，也可以作为肺癌高危人群的筛查手段。

## 2. 肺结核

1）结核球　多见于年轻患者，病变常位于肺上叶后段和下叶背段，易与周围型肺癌混淆。一般无症状，病程长，病灶边界清楚，发展缓慢。

2）肺门淋巴结结核　多见于中年人，病变位于肺门附近，易误诊为中心型肺癌。多有发热等结核中毒症状，发展较快，呼吸道症状比较明显，可伴有浅表淋巴结肿大，可有阵发性咳嗽或哮喘性呼吸困难。结核菌素试验（PPD 试验）常呈阳性，抗结核药物治疗有效。痰脱落细胞检查、支气管镜检查、颈淋巴结活检等有助于诊断。

## 3. 支气管肺炎

约 1/4 的肺癌患者发生阻塞性肺炎，易被误诊为支气管肺炎，应与之鉴别。支气管肺炎发病较急，感染症状明显，初期为刺激性干咳，严重期喘重而咳嗽反稍减轻，恢复期变为湿性咳嗽伴喉中痰鸣。抗菌治疗后症状迅速消失，肺部病变吸收较快。而肺癌所致肺炎起病缓慢，无毒性症状，抗菌药物治疗后吸收缓慢，或在同一部位反复发生。

## 4. 肺部良性肿瘤

错构瘤、软骨瘤和瘤样改变的炎性假瘤较为常见，其中错构瘤多见于青年，常无症状，肿块呈圆形或椭圆形，边缘清楚，内容均匀、密度高、可含钙化点。周围型良性肿瘤的大小及部位决定其表现，很少引起临床症状。少数患者可因瘤体较大、邻近支气管或其他不明原因而有临床症状，最常见咳嗽及非特异性胸痛，也可有胸闷、咯血丝痰、乏力等。此类病变有时很难鉴别，必要时应采取积极的剖胸探查术。

## 5. 纵隔肿瘤

易与中心型肺癌相混淆，尤其是纵隔淋巴瘤。淋巴瘤常呈双侧性改变，可有长期低热等全身症状，体积较大的肿瘤如压迫气管会有气促、干咳。纵隔镜检查有较大鉴别意义。

## 6. 结核性胸膜炎

结核性胸膜炎是结核杆菌及其代谢产物进入胸膜腔引起的胸膜炎症。常有结核中毒症状，可出现反射性干咳，体位转动时更为明显。胸腔积液量少时仅有胸闷、气促，大量积液时可出现呼吸困难。而癌性胸膜炎常无急性毒性症状，胸腔积液常为血性，增长较快，抗结核药物治疗无效。胸腔积液细胞学检查或胸膜活检可鉴别。

（张红梅　孔胜男）

# 第4节 胸 痛

## 一、概 述

胸痛（chest pain）即胸部疼痛。疼痛指的是组织损伤或潜在的组织损伤所引起的一种不愉快的感觉和情感体验，或对这种损伤相关的描述。恶性肿瘤患者出现胸痛不等于疾病发展到了晚期，但是晚期肿瘤患者经常出现胸痛、腹痛等疼痛症状。目前关于急性或慢性疼痛，尚无明确、统一的时间界限。

## 二、病因与发病机制

肿瘤相关胸痛症状的常见原因为：①呼吸系统原发肿瘤或肺部转移瘤、胸膜间皮瘤、纵隔肿瘤等侵及胸膜；②食管癌瘤灶侵及外膜或周围脏器；③骨转移、病理性骨折等相关的胸骨、肋骨、椎体疼痛；④与胸腔内注药、胸部手术、胸部放疗皮肤损伤等治疗相关。

## 三、临床表现

胸痛的临床表现取决于原发肿瘤、引起疼痛的原因等。不同原因导致胸痛的部位、是否有放射痛、阵发性疼痛或持续性疼痛、加重或缓解的因素、疼痛的性质（如刀割样痛、烧灼痛）等表现不一。肿瘤本身相关的胸痛多表现为慢性、进行性加重，常合并原发肿瘤的相关症状。

## 四、诊断与鉴别诊断

### （一）诊 断

胸痛是通过患者的主诉进行诊断，而是否与肿瘤相关，主要依据病史、临床症状、实验室检查、影像学资料、细胞学或组织活检等。

### （二）鉴别诊断

肿瘤相关的胸痛亦须与急性肺栓塞、不稳定性心绞痛、急性心肌梗死、反流性食管炎等其他常见原因相鉴别。

**1）原发性肺癌** 胸痛原因多考虑原发瘤灶或肺转移灶侵及胸膜、胸膜转移、肋骨或椎体转移等。若疼痛考虑与胸膜受累相关，多表现为深吸气或咳嗽时疼痛加重、位置较固定，无明显放射痛。肺上沟癌引起的胸痛多以肩部、腋下为主，向上肢内侧放射。肺癌胸痛患者，同时多合并有咳嗽、乏力，部分患者可能出现发热、胸痛、呼吸困难。肺癌更多见于中年男性、长期吸烟或者存在某些职业暴露（如石棉）的人群。痰液脱落细胞学检查或组织活检找到肿瘤细胞则可以确诊。

**2）食管癌** 疼痛位置一般在胸骨后及剑突下，部分患者为胸背部疼痛，其疼痛性质可呈烧灼样、针刺样或牵拉样，无明显放射痛。食管癌胸痛患者，多同时合并有进食梗阻或进食不畅、消瘦，部分患者可能出现声音嘶哑、饮水呛咳。胃镜下脱落细胞学检查或组织活检找到肿瘤细胞可以确诊。

**3）恶性胸膜间皮瘤** 胸痛为常见的临床表现，且多合并有进行性加重的呼吸困难、咳嗽等，部分患者可能出现低热、消瘦。确诊必须根据细胞学检查或组织活检，取材一般包括胸腔积液细胞学检查或细针穿刺活检，必要时可通过胸腔镜或开胸活检。

**4）急性肺栓塞** 胸痛一般为急性起病，程度较重，位置局限，无明显放射痛。部分患者在胸痛的同时，常伴有呼吸困难或咯血，甚至晕厥或猝死。多数存在外科手术后制动、创伤、恶性肿瘤、妊娠、口服避孕药、长期卧床等危险因素。目前研究显示 D-二聚体阴性可排除肺栓塞，动脉血气分析、心电图、超声心动图都存在相应的变化。肺动脉 CT 血管造影、放射性核素肺通气/灌注扫描、肺动脉造影可进行确诊。

**5）不稳定性心绞痛** 典型胸痛多位于胸骨后

或心前区，呈憋闷感、紧缩感或压榨样疼痛，可向颈部、颌面部、左肩部、左上肢甚至上腹部等放射，多发生于劳累或情绪激动的当时，一般持续数分钟，休息或含服硝酸甘油 3~5min 可缓解，很少超过 30min。胸痛发作时心电图检查可见 ST 段压低或 T 波低平、倒置等，症状缓解后心电图可见 ST-T 动态改变恢复正常。心肌损伤标志物多正常，冠状动脉 CT 造影及冠状动脉造影是诊断冠心病的金标准。

6）**急性心肌梗死** 胸痛的性质与不稳定性心绞痛相似，但胸痛的程度更剧烈，持续时间更长，大于 30min，可在静息状态下发病，休息或含服硝酸甘油症状无明显改善。心电图可见典型缺血性 ST-T 改变或新出现的病理性 Q 波、新发左束支传导阻滞等，心肌损伤标志物升高。超声心动图可见新发的室壁矛盾运动。如考虑为急性心肌梗死，若无禁忌应尽早行冠状动脉造影检查。

7）**反流性食管炎** 胸痛多表现为烧灼感、胃灼热，常由胸骨下段向上延伸，常在餐后 1h 或夜间入睡时出现，卧位或弯腰时可加重，多伴有反流、反酸。严重时可为剧烈疼痛，可放射至后背、肩部、颈部等。该疾病主要依靠临床症状、胃镜检查确诊。

（杨 敏）

# 第 5 节 咯 血

## 一、概 述

咯血（hemoptysis）指喉和喉以下气管、支气管及肺组织的出血经口腔咯出。咯血需与呕血及口腔、鼻腔等部位出血进行鉴别。目前一般认为：24 h 咯出血量在 100mL（痰中带血）以内为小量咯血，100~500mL 为中等量咯血，超过 500mL 或者一次咯血量超过 100mL 为大量咯血。咯血量大时可能阻塞呼吸道，导致窒息等危及生命的情况，大量咯血的死亡率高达 50%~80%。

## 二、病因与发病机制

肿瘤相关咯血症状的常见原因为：①呼吸系统原发肿瘤，如肺癌、喉癌等，发生坏死或溃烂；或者瘤体直接侵犯支气管或气管壁、血管等导致出血，尤其是肺鳞癌；②非呼吸系统原发肿瘤，如食管癌、纵隔淋巴结转移灶等，侵透气管或支气管导致咯血；③继发肺栓塞；④治疗或骨转移相关的血小板下降、贝伐珠单抗等抗血管生成药物的使用、新型口服抗凝药的使用等。

## 三、临床表现

咯血的临床表现主要取决于出血速度、出血量、出血部位，以及是否出现窒息、失血性休克等并发症。肿瘤患者出现咯血症状的同时，一般合并有其他症状。例如肺癌患者存在咳嗽、进行性加重的呼吸困难、消瘦等，食管癌咯血患者往往存在饮水性呛咳、发热、进食障碍等。

咯血前可能出现喉咙瘙痒、突然胸闷、呼吸困难等前兆。大量咯血时血色多鲜红，伴泡沫或痰，可有大血块形成。咯血时如果突发不畅、胸闷气促，或者意识丧失，则必须警惕是否发生了窒息。而长期大量的咯血亦可能导致失血性休克，常见的临床表现为精神萎靡、头晕、心慌、乏力、尿量减少、血压下降等。

## 四、诊断与鉴别诊断

### （一）诊 断

肿瘤相关的咯血其诊断主要依据病史、临床症状、实验室检查、影像学资料等，根据出血的部位进行确诊。诊断的要素有三——咯血、肿瘤、咯血与肿瘤本身或者肿瘤诊治相关。其中咯血与呕血主要从以下几个方面进行鉴别：基础疾病，是咳出还是呕吐出，血液里是混杂了痰液还是食物残渣，是否合并有红便或者黑便，是否为咖啡色样等。

## （二）鉴别诊断

肿瘤相关的咯血亦须与肺结核、肺脓肿、支气管扩张及心力衰竭、血液系统疾病等其他常见咯血原因相鉴别。

**1）原发性肺癌** 近半数肺癌患者整个病程中可能出现咯血，多表现为痰中带血丝，色鲜红。当咯血持续时间较长时，晨起咯血可能为暗红色或者黑色。咯血的同时多合并有咳嗽、乏力，部分患者可能出现发热、胸痛、呼吸困难。大咯血常见于中央型伴空洞的肺鳞癌、应用贝伐珠单抗等抗血管生成剂的患者。肺癌更多见于中年男性、长期吸烟或者存在某些职业暴露（如石棉）的人群。痰液脱落细胞学检查或组织活检找到肿瘤细胞可以确诊。

**2）喉癌** 咯血色多鲜红，量大时更易发生窒息。咯血多合并刺激性干咳，痰不多。更常见的症状为咽喉部异物感、咽部不适、声音嘶哑。若会厌受累，可出现吞咽时剧烈呛咳。若瘤体阻塞气道，可能出现进行性加重的吸气性呼吸困难。喉镜下组织活检找到肿瘤细胞可以确诊。

**3）急性肺栓塞** 多以痰中带血和少量咯血为主，咯血的同时可能合并胸痛、呼吸困难、晕厥等。多数存在外科手术后制动、创伤、恶性肿瘤、妊娠、口服避孕药、长期卧床等危险因素。目前研究显示 D-二聚体阴性可排除肺栓塞，动脉血气分析、心电图、超声心动图都存在相应的变化。肺动脉 CT 造影、放射性核素肺通气/灌注扫描、肺动脉造影可进行确诊。

**4）肺结核** 咯血更多见于浸润型、慢性纤维空洞型肺结核患者，尤其是慢性纤维空洞型肺结核患者更易发生大咯血。咯血常合并咳嗽、咳痰、低热、盗汗、消瘦等结核毒性症状。发病年龄相对年轻，确诊的关键是胸部影像学检查及痰的核酸检查、抗酸染色。

**5）肺脓肿** 咯血相对少见，常见症状为突发畏寒、高热、咳大量腥臭脓痰。血常规提示白细胞计数及中性粒细胞计数增高。影像学检查可见胸部脓腔及液平面。穿刺细菌培养为阳性。

**6）支气管扩张** 50%~70% 的患者可发生反复咯血，咯血量差异较大。多合并反复、间断地咳脓痰病史和既往有诱发支气管扩张的呼吸道感染。结合影像学资料显示支气管扩张可以确诊。

（杨　敏）

# 第 6 节　呼吸困难

## 一、概　述

呼吸困难（dyspnea）指的是患者主观感觉空气不足、呼吸费力、呼吸不适，为一种主观体验，表现形式及程度多样。长期呼吸困难或急性严重呼吸困难可能会出现缺氧、二氧化碳潴留，甚至呼吸衰竭。呼吸困难是晚期肿瘤患者的常见症状之一，且部分为难以缓解的呼吸困难。

目前关于呼吸困难的分级临床上尚未统一，应用相对较广泛的为修订版的医学研究委员会呼吸困难分级（Modified Medical Research Council Dyspnea Scale，MMRC）：0 级，只在剧烈运动时呼吸困难；1 级，上坡或者平路快走时呼吸困难；2 级，因为呼吸困难，平路行走比同龄人慢，或者无法按自己平常的节奏行走；3 级，平路行走数分钟或不足 100 米，即要停下来喘气；4 级，穿衣、脱衣都呼吸困难。

## 二、病因与发病机制

肿瘤相关的呼吸困难常见原因为：①呼吸道梗阻，例如下咽癌、喉癌或气管内肿瘤直接堵塞气道，颈部或纵隔淋巴结压迫气道等；②肺部疾病，例如原发性肺癌、肺内多发转移癌、癌性淋巴管炎、放疗或化疗及靶向治疗等相关的肺损伤等导致肺部气体交换能力下降；③其他原因，例如胸腔积液、气胸、大量腹腔积液、腹盆腔巨大肿瘤导致肺部气体交换面积不足，心包积液、上腔静脉压迫综合征、肺栓塞等导致肺部供血不足或者淤血、气体交换不充分，以及重度贫血等。

## 三、临床表现

呼吸困难的临床表现主要取决于患者的耐受程度，以及导致呼吸困难病因的进展速度、严重程度、是否并发呼吸衰竭等。肿瘤患者出现呼吸困难症状的同时，一般合并有其他症状，例如肺癌患者存在咳嗽、咯血、消瘦等。

进行性加重的呼吸困难往往表现为剧烈活动后呼吸困难、一般活动后呼吸困难、静坐位呼吸困难或端坐呼吸等。患者可能出现血氧饱和度下降、呼吸频率增快、端坐呼吸、鼻翼翕动、发绀及三凹征（吸气时，胸骨上窝、锁骨上窝及肋间隙均显凹陷）等。

## 四、诊断与鉴别诊断

### （一）诊　断

呼吸困难是通过患者的主诉进行诊断，而是否与肿瘤相关，主要依据病史、临床症状、实验室检查、影像学资料、细胞学或组织活检等。

### （二）鉴别诊断

肿瘤相关的呼吸困难亦须与哮喘、心力衰竭、重症肌无力累及呼吸肌、气道异物等其他常见原因相鉴别。

**1）原发性肺癌**　呼吸困难多与原发肿瘤、肺内转移灶、纵隔淋巴结转移、胸腔积液、治疗相关的肺损伤等相关。呼吸困难的同时多合并有咳嗽、咳痰、咯血等。肺癌更多见于中年男性、长期吸烟或者存在某些职业暴露（如石棉）的人群。痰液脱落细胞学检查或组织活检找到肿瘤细胞可以确诊。

**2）喉癌**　若瘤体阻塞气道，可能出现进行性加重的吸气性呼吸困难。呼吸困难多合并刺激性干咳、咽喉部异物感、咽部不适、声音嘶哑等。若会厌受累，可出现吞咽时剧烈呛咳。症状明显患者，可闻及喉鸣音。喉镜下组织活检找到肿瘤细胞可以确诊。

**3）原发性气管肿瘤**　呼吸困难的程度主要取决于气管直径相对减少的程度，一般瘤灶阻塞50%的气管直径时会出现明显的呼吸困难症状，且为持续性，难以缓解。常合并咳嗽、咯血，若侵及周围结构，可能出现吞咽困难、声音嘶哑。该疾病很罕见，大多数为恶性，其中鳞状细胞癌是最常见的类型。气管镜组织活检找到肿瘤细胞可以确诊。

**4）恶性胸腔积液**　呼吸困难多为进行性加重，平卧时加重，速度多与患者基础肺功能和胸腔积液生成速度相关，行穿刺引流后大部分患者有一定程度缓解。若为一侧恶性胸腔积液，患者多存在健侧卧位时呼吸困难加重，见于恶性胸膜间皮瘤、肺癌等原发肿瘤。恶性胸腔积液更多见于原发肿瘤同侧，血性、易分隔。通过查体及超声、CT等影像学检查，以及胸腔积液穿刺细胞学检查或胸膜组织活检可以确诊。

**5）恶性心包积液**　呼吸困难程度多与心包积液量、心包压塞程度相关。原发肿瘤以肺癌、乳腺癌多见。临床表现主要与心排出量下降和体循环缺血相关，表现为进行性加重的呼吸困难、乏力及颈静脉怒张、肝大、多浆膜腔积液、周围水肿，超声心动图可确诊心包积液，恶性心包积液须通过积液穿刺细胞学检查来确诊。

**6）腹盆腔恶性肿瘤**　卵巢癌、胃癌等腹盆腔恶性肿瘤，如果瘤灶巨大和（或）同时存在腹膜转移、淋巴结转移、腹腔积液等，可以造成膈肌上抬从而影响呼吸。呼吸困难在平卧位时显著加重，多合并原发肿瘤的相应症状。腹盆腔恶性肿瘤的诊断主要依靠相应的症状、体征，CEA、

CA125 等肿瘤标志物，影像学资料、细胞学检查或组织活检确诊。

7）**哮喘** 多表现为反复发作的呼吸困难、喘息和咳嗽，多存在接触冷空气或花粉等诱因，双肺可闻及散在弥漫性、以呼气相为主的哮鸣音，且经抗过敏治疗等可显著缓解。若症状不典型，应行支气管激发试验或运动试验、支气管舒张试验、呼气流量峰值测定等进一步确诊。

8）**急性心力衰竭** 根据基础心血管疾病如冠心病、心肌炎等，以及诱因、临床表现、脑钠肽（BNP）或 N 端脑钠肽前体（NT-proBNP）等实验室检查、心电图、胸部 X 线检查、超声心动图等，可做出急性心力衰竭的诊断。其中急性左心衰竭是由肺淤血所致呼吸困难，急性右心衰竭常见病因为右心室梗死和急性大块肺栓塞。

9）**重症肌无力** 为累及神经肌肉接头的自身免疫性疾病，临床表现多为受累肌群病态疲劳，症状波动，可表现为晨轻暮重、休息后缓解、活动后加重。其中眼肌最常受累，若累及呼吸肌可导致呼吸困难。大部分患者抗乙酰胆碱受体（AChR）抗体阳性，对抗胆碱酯酶药治疗有效。

（杨 敏）

## 参考文献

[1] 孙燕 . 临床肿瘤学 . 北京 : 人民军医出版社 ,2016.
[2] 张贺龙 , 刘文超 . 临床肿瘤学 . 西安 : 第四军医大学出版社 , 2016.
[3] 李佩文 . 肿瘤常见症状鉴别诊断与处理 . 沈阳 : 辽宁科学技术出版社 ,2005.
[4] 孔维佳 . 耳鼻喉头颈外科学 . 北京 : 人民卫生出版社 ,2009.
[5] 戈伟 . 肿瘤并发症鉴别诊断与治疗 . 北京 : 科学技术文献出版社 ,2009.
[6] 万学红 , 卢雪峰 . 诊断学 . 北京 : 人民卫生出版社 ,2018.
[7] 葛均波 , 徐永健 , 王辰 . 内科学 .9 版 . 北京 : 人民卫生出版社 ,2018.
[8] 徐瑞华 , 姜文奇 , 管忠震 . 临床肿瘤内科学 . 北京 : 人民卫生出版社 ,2015.

# 第 4 章
# 消化系统症状

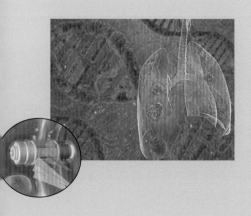

# 第1节　吞咽困难

## 一、概　述

食物由口腔通过食管至胃的时间为6~60 s，因吞咽受阻、吞咽不能，导致食物在口腔内或食管内的停留时间延长，不能顺利下达胃部，都属于吞咽困难。最常见于食管及口腔疾病。

## 二、病因与发病机制

### （一）病　因

**1）口咽部疾病**　口咽部良恶性肿瘤（舌癌、扁桃体癌等）、口咽损伤（如头颈部肿瘤放疗后出现的口腔溃疡），因新生物阻塞、疼痛、口干等不适引起的吞咽受阻或吞咽困难，导致进食困难。

**2）食管癌**　食管癌导致的吞咽困难最为多见，症状也最典型。食管良性肿瘤（平滑肌瘤、脂肪瘤、血管瘤等）、食管异物、食管肌功能失调（贲门失弛缓症、弥漫性食管痉挛）等均会引起食物通过食管缓慢，严重者通过受阻，导致进食困难。

**3）食管周围病变**　如甲状腺极度肿大、纵隔肿瘤或纵隔淋巴结肿大压迫等，会造成吞咽时食管扩张或蠕动受限，导致进食困难。

**4）神经肌肉疾病**　多次发生的脑卒中后遗症或肿瘤侵犯等所致延髓麻痹，导致神经（舌咽神经、迷走神经、副神经、舌下神经）损害会产生吞咽困难、饮水呛咳、发音障碍等一系列症状。

**5）其他**　狂犬病、破伤风、肉毒素中毒、缺铁性吞咽困难（Plummer-Vinson综合征）、神经官能症等也可引发吞咽困难。

### （二）发病机制

**1）口腔期**　进食时，通过咀嚼并与唾液充分混合形成食团，食团在颊肌和舌的作用下被移送到舌背部分，然后舌背前部紧贴硬腭，食团被推向软腭后方而至咽部。口腔期动作由意识所控制，其持续时间可长可短。

**2）咽期**　一旦食团到达舌后部并通过咽弓，吞咽动作则变为反射性行为而不受意识的控制。食团刺激咽部感受器，口腔后部及咽部感受器的感觉信息通过舌咽神经传送至延髓中的吞咽中枢，中枢即抑制吞咽时的呼吸，并激发一系列协调的过程：主要是在腭帆提肌的作用下抬高软腭，咽后壁向前突出，从而封闭了鼻咽通道，防止食物进入鼻腔；同时声带内收，喉头升高，并向前紧贴会厌软骨，封住咽喉通道，使呼吸暂停，可防止食物进入气管。双唇维持闭合状态以防止食物由口漏出，颊部肌肉紧张可防止食物滞留。喉和舌骨在牵拉作用下共同向上、向前移动，这样可扩大咽部，在下咽部产生真空，咽缩肌收缩推动食团往下，环咽肌舒张，食物进入食管，这一过程进行得很快，通常仅需0.1s。

3）**食管期** 食管期于喉部降低开始，环咽肌收缩防止食物颗粒反流，并重新恢复呼吸。吞咽反射结束后，食团因重力及食管蠕动而顺食管往下推送到达胃部。蠕动是食管肌肉的顺序舒张和收缩形成的一种向前推进的波形运动，即食团前端的食管壁肌肉舒张，食团后端管壁肌肉收缩，在食团的上端为一收缩波，下端为一舒张波，舒张波和收缩波不断向下移动，食团也逐渐被推送入胃。当食团到达食管下端时，贲门舒张，食团便进入胃中。正常情况下食团通过整个食管需 3~20 s。

因此，吞咽是一系列连续、复杂的动作，这些步骤中任何环节出现病理状态都会导致吞咽困难。

## 三、 临床表现

肿瘤伴发的吞咽困难常与其他症状伴随发生，并随着疾病进展程度也各不相同。

1）**吞咽困难伴疼痛** 进食即刻发生，常见于口咽部肿瘤，如舌癌、扁桃体癌、咽后壁肿瘤，以及头颈部放疗后出现口腔、咽部溃疡的患者。溃疡性食管癌，尤其是晚期食管癌、纵隔肿瘤等，常见进食后胸前、胸后、胸骨上窝及颈部疼痛。

2）**吞咽困难伴呕吐** 提示食管梗阻较重，常表现为呕吐后不适感缓解，多见于食管癌、贲门癌等肿瘤所致的机械性梗阻。此阶段就诊的食管癌或食管胃结合部癌患者大多为进展期。

3）**吞咽困难伴声音嘶哑** 多提示喉返神经受损，多见于食管癌或肺癌等所致的纵隔浸润、肿大淋巴结压迫喉返神经所致。

4）**吞咽困难伴呛咳** 常见于肿瘤侵犯喉上神经，也可因食管癌侵犯致食管支气管瘘，尤以进食流食或饮水时为重。

5）**吞咽困难伴呃逆** 一般病变位于食管下端。如食管癌患者在应用紫杉醇类药物化疗时，在原发疾病导致吞咽困难的情况下，可出现呃逆等药物不良反应。

6）**吞咽困难伴反流** 纵隔肿瘤、食管癌、大量心包积液等均可压迫食管及大气道，患者进食流质食物立即反流至鼻腔并有呛咳。进食后较长时间发生反流提示食管梗阻近段有扩张。反流物为血性黏液，则多见于晚期食管癌。

## 四、诊断与鉴别诊断

### （一）诊　断

口腔、咽部和食管的肿瘤病变均可出现吞咽困难，因而详细询问病史和查体非常重要。根据临床情况，进行合理的实验室和内镜等检查。

1）**病史** 应关注吞咽困难发生的部位、时间、程度、加重和缓解的诱因、伴随症状、既往病史、体重有无减轻等。

2）**体征** 根据病史叙述进行重点部位的检查，如口腔内有无异物、红肿等；还应注意全身查体，如有无锁骨上淋巴结肿大等异常体征。

3）**咽喉镜检查** 对于较深部位应进行咽喉镜检查，明确咽部有无病变。

4）**食管钡餐检查** 可见食管蠕动减弱、食管壁僵硬、黏膜纹理粗乱、不规则狭窄、充盈缺损等改变。

5）**食管镜检查** 可直接发现食管内病变，并可做活组织检查。如发现外压性改变，可考虑进行超声内镜检查明确病变，必要时可穿刺活检。

6）**胸部 CT 或 MRI** 明确食管周围及食管的病变范围，恶性肿瘤可考虑进一步行 PET/CT 或 PET/MR 检查，明确全身病变范围。

7）**其他** 如吞咽困难为其他疾病的并发症状，如脑出血后遗症等，可进行相关检查。

### （二）鉴别诊断

如果因口咽部病变导致，在查体时易于发现和明确。主要是食管疾病需要进行初步的鉴别，并指导进一步检查。

#### 1.肿瘤性疾病

1）**食管癌** 多为老年人，吞咽困难呈进行性加重，发病初期患者进食干硬食物时有阻塞感，随着病情发展，软食和流质也难以咽下，常伴有胸骨后疼痛或不适感。晚期患者可有食物反流、出血、体重减轻。可因喉返神经受侵而声音嘶哑，并可有转移性淋巴结肿大。影像学检查及食管镜检查可明确诊断。

2）**食管胃结合部癌** 吞咽困难发生较晚，

常伴有上腹部疼痛或不适感，部分患者出现黑便。影像学检查及胃镜或超声胃镜检查可明确诊断。

3）**口咽部肿瘤**　口腔癌患者吞咽困难发生较晚，口腔中有肿块、结节出现；既往有溃疡、炎症等表现且较长时间不能痊愈，或有无明显原因的反复口腔内出血或渗血等病史。咽喉癌患者，尤其是下咽癌，常有咽喉单侧异常感，可阻碍食物通过而出现吞咽困难，患者常伴有声音沙哑、吞咽疼痛，喉部肿瘤太大时阻塞呼吸道会引起呼吸困难。

4）**甲状腺肿瘤**　甲状腺癌占位或侵犯周围组织，晚期可产生声音嘶哑，呼吸、吞咽困难，交感神经受压引起 Horner 综合征，侵犯颈丛出现耳、枕、肩等处疼痛，以及局部淋巴结及远处器官转移等表现。

**2. 非肿瘤性疾病**

1）**食管良性疾病**　食管贲门失弛缓症常见于年轻患者，症状时轻时重，由于吞咽困难与食管扩张，常有食物反流；钡餐检查可发现食管贲门阻塞部呈边缘光滑的锥形狭窄，其上有食管扩张。食管良性狭窄者常有吞服腐蚀剂或异物病史而引起的食管瘢痕性狭窄，必要时进行食管镜检查。食管憩室分为咽食管憩室、胸中部憩室与膈上憩室：咽食管憩室因易压迫食管入口，早期仅有咽部异物感，憩室增大后出现吞咽困难，如压迫食管，则吞咽困难尤著；胸中部憩室与膈上憩室常较小，一般不产生症状，如有发炎、水肿、溃疡等可出现胸骨后痛、吞咽不适及出血，食管镜检查可判断憩室有无炎症及溃疡。

2）**延髓麻痹**　一般会有中枢神经系统病史，吞咽困难伴有言语不清，吞咽固体食物反较流质为容易，进食时食物常自鼻腔反流而出，可有舌肌萎缩、肌束震颤、咽反射消失，还会伴有明确的神经系统症状和体征。

（张峰　闵婕）

# 第2节　恶心和呕吐

## 一、概　述

恶心和呕吐是临床上最常见的消化道症状之一。恶心是一种特殊的主观感觉，表现为胃部不适和胀满感，恶心常为呕吐的前驱感觉，也可单独出现，多伴有流涎、反复的吞咽动作、头晕、脉缓、血压降低等迷走神经兴奋症状；呕吐是一种胃的反射性强力收缩，通过胃、食管、口腔、膈肌和腹肌等部位的协同作用，迫使胃内容物或一部分小肠内容物由胃和食管逆流出口腔的一种复杂的反射动作。恶心、呕吐可由多种迥然不同的疾病和病理生理机制引起。两者可以（或不）相互伴随。

## 二、病因与发病机制

引起恶心、呕吐的病因很广泛，包括多方面因素，几乎涉及全身各个系统。肿瘤相关恶心、呕吐多见于消化道肿瘤。

### （一）病　因

1）**口咽部疾病**　咽部受到刺激，如肿瘤、鼻咽部炎症或溢脓等均会引起恶心，甚至呕吐。恶心也是慢性咽炎的常见症状。

2）**消化系统疾病**　食管、胃、十二指肠肿瘤如食管癌、胃癌所致贲门或幽门梗阻，肠癌等所致肠梗阻，肝癌、胆囊癌、胰腺癌及腹膜、肠系膜疾病（如腹膜转移癌）等，均可出现恶心、呕吐。

3）**神经系统疾病**　颅内肿瘤，无论是原发肿瘤还是转移瘤，均可导致颅内容物体积增大，刺激或牵拉脑神经、血管和脑膜的敏感系统而出现头痛，同时刺激呕吐中枢，出现呕吐。

**4）抗肿瘤治疗不良反应** 化疗药物是抗肿瘤治疗引起恶心、呕吐最主要的药物。按照呕吐发生时间划分：急性呕吐，即发生在给予化疗药物后 24h 以内，而多数发生在静脉给药后1~2h，这种类型的恶心、呕吐程度常常最为严重，大多是由于化疗药物导致 5- 羟色胺释放，由迷走神经传输至呕吐中枢所致；迟发性呕吐，常发生在给予化疗药物 24h 以后，此类型持续时间往往较长，可引起水、电解质失衡，对患者的营养状况及生活质量会造成不良影响，机制不清，认为可能与 P 物质的释放有关。预期性呕吐：由于恶心、呕吐是一种条件反射，因此有些患者，尤其是前一周期出现过恶心、呕吐的患者，在第二周期治疗用药前就会出现恶心、呕吐，此类型多与大脑皮质的反射有关。难治性呕吐：指积极防治后，化疗患者仍发生恶心、呕吐，其病因常较为复杂。

放疗易导致恶心、呕吐的发生。全身照射、全淋巴结照射、上腹部及全腹部的照射为恶心、呕吐发生的高风险因素。

免疫治疗，即免疫检查点抑制剂 PD-1/PD-L1 等药物，可致甲状腺功能低下、甲状旁腺功能亢进、垂体功能低下、肾上腺功能低下等各种内分泌危象，均可间接导致恶心、呕吐。

**5）其他** 副癌综合征如小细胞肺癌等引起的低钠血症、肿瘤患者营养不良及电解质紊乱可导致恶心、呕吐；非甾体抗炎药、阿片类药物等治疗癌痛的药物也是引起肿瘤患者恶心、呕吐的常见原因之一。

## （二）发病机制

按照恶心、呕吐发生的病理生理过程，常分为反射性呕吐和中枢性呕吐。通常把内脏神经末梢传来的冲动引起的呕吐称为反射性呕吐，把化学感受器触发区（chemical trigger zone, CTZ）受刺激后引起的呕吐称为中枢性呕吐。

**1）信息传入** 刺激信号由自主神经传导，其中最为重要的是迷走神经纤维及交感神经纤维。

**2）呕吐反射中枢** 中枢神经系统存在两个与呕吐反射密切相关的区域：一是延髓呕吐中枢，

另一个是 CTZ。延髓呕吐中枢位于延髓外侧网状结构背外侧、迷走神经核附近，主要接受来自消化道和内脏神经、大脑皮质、前庭器官、视神经、痛觉感受器和 CTZ 的传入冲动。

CTZ 位于第四脑室底部的后极区，其位于血 - 脑屏障之外，主要接受来自血液循环中的化学、药物等方面的呕吐刺激信号。许多药物或代谢紊乱均可作用于 CTZ 并发出引起呕吐反应的神经冲动。但 CTZ 本身不能直接引起呕吐，必须在延髓呕吐中枢完整及其介导下才能引起呕吐。

**3）传出神经** 包括迷走神经、交感神经、体神经和脑神经。传出神经将呕吐信号传至各效应器官，引起恶心、呕吐过程。呕吐开始时，幽门关闭，胃内容物不能排到十二指肠；同时，贲门口松弛，贲门部上升，腹肌、膈肌和肋间肌收缩，胃内压及腹内压增高，下食管括约肌松弛，导致胃内容物排出体外。

## 三、临床表现

### 1. 呕吐与进食的时间关系

进食中或进食后早期发生呕吐常见于食管肿瘤或食管胃结合部肿瘤，呕吐物常为进食的食物；反复迟发性呕吐，呕吐物为宿食，常见于幽门、十二指肠等部位的肿瘤。恶性肿瘤梗阻所致的恶心呕吐常常呈进行性加重，患者营养状况会受影响，体重明显减轻。颅内肿瘤等所致的颅内高压引发的呕吐多为喷射状呕吐，一般与进食时间无关。

### 2. 呕吐物的特点

包括呕吐物的量、内容、气味、颜色等。有酸味，并带发酵、腐败气味，提示胃潴留；无酸味者可能为贲门狭窄或贲门失弛缓症所致；有恶臭味，提示幽门梗阻或胃潴留继发细菌过度滋生，或提示绞窄性高位梗阻、肠麻痹、胃结肠瘘等。不含胆汁说明梗阻平面多在十二指肠乳头以上，含多量胆汁则提示在此平面以下，胆汁性呕吐物提示高位小肠梗阻，也可见于胃大部切除术后。上消化道肿瘤出血常呈咖啡色呕吐物。

### 3. 伴随症状

**1）伴有腹痛** 常见于消化道相关肿瘤，如肿瘤直接侵犯脏器、肿瘤所致胃肠道梗阻、腹腔内转移瘤所致肠系膜上动脉压迫综合征等。此外，如出现皮肤苍白、出冷汗等，要考虑到空腔脏器穿孔、出血等肿瘤急症。

2）**伴有头痛与头晕** 伴有头痛者，多为引起颅内压增高的肿瘤性疾病，且呕吐常不伴有恶心，呈喷射状。

3）**伴有黄疸** 多见于壶腹部肿瘤、胆囊胆管肿瘤、胰腺癌等疾病。

## 四、诊断与鉴别诊断

### （一）诊断

1）**病史** 应关注呕吐发生的时间、程度、加重和缓解的诱因、伴随症状、既往病史、体重有无减轻等。同时应注意有无药物应用史，如某些抗生素、洋地黄、茶碱、化疗药物、麻醉剂、酒精等。放射线接触史如深部射线治疗、镭照射治疗和 $^{60}$ 钴照射治疗等。

2）**体征** 应注意神志、营养状态、有无脱水、循环衰竭、贫血及发热等；腹部体征应注意胃型、胃蠕动波、振水声等幽门梗阻表现，肠鸣音亢进、肠型等急性肠梗阻表现，腹肌紧张压痛、反跳痛等急腹症表现。此外，还应注意有无腹部肿块、疝等。眼部检查注意眼球震颤、眼压测定、眼底有无视盘水肿等。神经系统检查应注意有无病理反射及腹膜刺激征等。

3）**辅助检查** 恶心、呕吐多系消化系统疾病引起，可酌情行影像学检查、内镜、肝肾功能等检查以确定病因。疑似妊娠呕吐应做妊娠试验及妇科 B 超。考虑中枢性呕吐者应做眼底检查及头颅 CT、脑电图、脑血管造影及 MRI、颅底 X 线片等。耳源性呕吐可做内耳功能检查及前庭功能测定。其次，可以考虑呕吐物检查，包括每次及全天呕吐物的量，呕吐物潜血；感染性食物中毒者应取呕吐物做细菌培养；疑有化学或药物中毒者，应将呕吐物进行药物或毒物分析。

### （二）鉴别诊断

恶心、呕吐发生的原因可能涉及各个器官病变，因而鉴别诊断需要多方面考虑。

**1. 肿瘤性疾病**

1）**消化道肿瘤** 食管癌、胃癌、肠癌等消化道肿瘤占位或侵犯周围组织均可引起梗阻，从而出现恶心、呕吐。梗阻位置不同，导致恶心、呕吐的症状特点有差异。

2）**中枢神经系统肿瘤** 颅内的原发肿瘤、转移瘤及肿瘤的脑膜转移，均会引起与进食无关的喷射状呕吐。

**2. 非肿瘤性疾病**

1）**感染性疾病** 急性胃肠炎所引起的呕吐常伴有发热、头痛、肌痛、腹痛、腹泻等；恶心、呕吐也是急性病毒性肝炎的前驱症状；某些病毒感染可导致频繁的恶心、呕吐，多见于早晨发生，常伴有头晕、头痛、肌肉酸痛、出汗等；急性内脏炎症（阑尾炎、胰腺炎、腹膜炎等）常伴有恶心、呕吐，多有相应的体征如腹肌紧张、压痛、反跳痛及肠鸣音变化等。除了症状，多需进行实验室检查确诊。实验室检查可见白细胞升高、血清淀粉酶升高（胰腺炎）或胆红素升高（胆石症）。

2）**消化道梗阻** 急性幽门管或十二指肠壶腹溃疡可使幽门充血水肿、括约肌痉挛，引起幽门梗阻，表现为恶心、呕吐、腹痛，呕吐常于进食后 3~4h 发生，呕吐后腹痛缓解，经抗溃疡治疗及控制饮食后，恶心、呕吐症状可消失。慢性十二指肠溃疡瘢痕引起的幽门梗阻表现为进食后上腹部饱胀感，迟发性呕吐，呕吐物量大、酸臭、可含隔夜食物，上腹部可见扩张的胃型和蠕动波，并可闻及振水声。肠系膜上动脉压迫综合征多发生于近期消瘦、卧床、脊柱前凸患者，前倾位或胸膝位时呕吐可消失；胃肠造影示十二指肠水平部中线右侧呈垂直性锐性截断，胃及近端十二指肠扩张。肠结核、克罗恩病或肠外粘连压迫等均可引起肠道排空障碍，导致肠梗阻，常表现为腹痛、腹胀、恶心、呕吐和肛门停止排便排气，呕吐反复发作较剧烈，呕吐后腹痛常无明显减轻，检查可见肠型，压痛明显。临床表现仅是诊断参考，最终还需要进一步影像学检查和必要的病理活检。

3）**内分泌或代谢性疾病** 许多内分泌疾病可出现恶心、呕吐，如糖尿病性胃轻瘫，结缔组织病性甲亢危象、甲减危象，垂体危象、肾上腺危象，糖尿病酸中毒等。低钠血症可以反射性地引起恶心、呕吐。另外，恶心、呕吐常出现于尿毒症的早期，伴有食欲减退、呃逆、腹泻等消化道症状。根据各种疾病的临床特征及辅助检查，可明确恶心、呕吐的病因。

4）中枢神经系统疾病　脑血管病、颈椎病及各种原因所致的颅内压增高均可引起恶心、呕吐。椎 – 基底动脉供血不足常伴有眩晕、视力障碍、共济失调、头痛、意识障碍等表现；脑血管破裂或阻塞、中枢神经系统感染（如急性脑炎、脑膜炎）均可引起颅内压增高，出现呕吐，常伴有不同程度的脑神经损害症状。

5）其他　妊娠呕吐常发生于妊娠的早期，于妊娠 15 周后消失，呕吐多见于早晨空腹时，常因睡眠紊乱、疲劳、情绪激动等情况而诱发。精神性呕吐常见于年轻女性，有较明显的精神心理障碍，包括神经性呕吐、神经性厌食和神经性多食，

呕吐发作和精神紧张、忧虑或精神受刺激密切相关。内耳前庭疾病所致恶心、呕吐的特点是呕吐突然发作，较剧烈，有时呈喷射状，多伴有眩晕、头痛、耳鸣、听力下降等，常见疾病有晕动症、迷路炎和梅尼埃病等。急性肺炎在发病初期可有呕吐，小儿尤为多见。肾结石绞痛发作，呕吐多与绞痛同时出现。急性心肌梗死的早期，特别是疼痛剧烈时，常发生恶心、呕吐，可能是由于心肌病灶的刺激引起迷走神经对胃肠的反射性作用所致。妇女内生殖器发生急性炎症时，炎症刺激经由自主神经的传入纤维，传入呕吐中枢而引起反射性呕吐。闭角型青光眼是原发性青光眼较常见的一种类型，以女性为多，发病多在 40 岁以后，表现为剧烈头痛，可因眼压增高经三叉神经的反射作用而引起呕吐。

（张　峰　闵　婕）

# 第 3 节　腹　痛

## 一、概　述

腹痛是肿瘤患者，尤其是消化道肿瘤患者临床常见的症状，也是患者就诊的原因。腹痛多由腹内组织或器官受到某种强烈刺激或损伤所致，也可由胸部疾病及全身性疾病所致。此外，腹痛又是一种主观感觉，腹痛的性质和强度不仅受病变情况和刺激程度影响，而且受神经和心理等因素影响，即患者对疼痛刺激的敏感性存在差异，相同病变的刺激在不同的患者或同一患者的不同时期引起的腹痛在性质、程度及持续时间上有所不同。

## 二、分类与病因

### 1. 急性腹痛

1）外伤腹痛　包括开放性、闭合性损伤及挤压综合征。

2）腹部疾病腹痛　炎症，如急性肝脓肿、急性梗阻性化脓性胆管炎、腹膜和淋巴结炎；腹内脏器穿孔与破裂，如溃疡穿孔（胃、十二指肠等）、胃癌穿孔、小肠和结肠癌瘤穿孔；脏器破裂，如肝脾肾破裂（外伤）、膀胱破裂（肿瘤、尿潴留）、异位妊娠破裂、卵巢肿瘤破裂、卵巢滤泡和黄体破裂等；内脏急性梗阻和扭转，如肿瘤性肠梗阻、输卵管梗阻等；内脏急性血管病变，如急性肠系膜血管血栓形成和栓塞、急性肝静脉血栓形成、急性门静脉血栓形成，以及脾梗死、肾梗死、夹层动脉瘤、主动脉瘤等。

3）腹外疾病腹痛　胸部疾病，如肺梗死、心绞痛等；内分泌和代谢性疾病，如嗜铬细胞瘤、甲状腺和甲状旁腺功能亢进和减退、急性肾上腺皮质功能减退等；神经精神疾病，如带状疱疹、神经根痛、腹型癫痫等；结缔组织疾病，如皮肌炎、结节性多动脉炎等；血液系统

疾病，如白血病、恶性组织细胞增生症等；中毒性腹痛，如慢性铅中毒等；其他疾病，如疟疾性腹痛、荨麻疹、过敏性紫癜、流行性出血热等。

### 2. 慢性腹痛

1）**腹腔、盆腔非肿瘤性疾病** 胃肠道疾病，如慢性胃炎、胃溃疡、慢性幽门梗阻、胃术后综合征；腹膜与淋巴结病变，如结核性腹膜炎、慢性腹膜炎、肠系膜淋巴结炎；肝、胆、胰、脾疾病，如慢性肝炎、慢性胰腺炎、脾周围炎；泌尿生殖系统疾病，如慢性肾盂肾炎和肾小球肾炎、慢性输卵管炎等。

2）**腹腔及盆腔良、恶性肿瘤** 最多见为胃肠肿瘤：胃肠道良性肿瘤，如息肉、胃血管瘤、胃脂肪瘤、胃泌素瘤、肠道腺瘤（息肉）、平滑肌瘤等；胃肠道恶性肿瘤，如恶性淋巴瘤、胃癌、结肠癌等。肝、胆、胰、脾肿瘤，如原发和继发性肝癌、原发和继发性胆囊癌、脾肿瘤。腹膜和系膜肿瘤，如腹膜癌、间皮瘤、大网膜真假囊肿、转移癌等。原发性腹膜后肿瘤，如横纹肌瘤、淋巴管瘤、淋巴瘤、神经鞘瘤等。泌尿生殖系统肿瘤，如肾癌、肾盂肿瘤、肾胚胎瘤、肾错构瘤、子宫肉瘤、子宫肌瘤、子宫体癌、卵巢囊肿、卵巢癌等。

3）**内脏血管病变** 肠系膜动脉硬化、多发性大动脉炎的胸主动脉型、肠系膜上动脉综合征、腹主动脉瘤、慢性肠系膜上静脉血栓形成、慢性肝静脉血栓形成、肝和脾血管瘤等。

4）**内脏功能紊乱** 胃痉挛、胃神经官能症、贲门痉挛、反流性食管炎、胃术后倾倒综合征、肠痉挛、肠脂代谢障碍综合征、溃疡性消化不良、胆道运动障碍、脾曲综合征、胃肠功能紊乱、肝曲综合征等。

## 三、诊　断

腹痛的诊断与鉴别诊断需要根据病史、体格检查、实验室检查以及一些特殊辅助检查（如影像学或内镜检查等）整合分析、全面考虑而定。肿瘤相关性腹痛呈进行性加重，在治疗前较少自行缓解。

## （一）病史与临床表现

### 1. 发病情况

包括发病的诱因，起病的缓急，症状出现的先后主次和演变过程等。例如炎症病变的疼痛一般多局限在病灶周围，而肿瘤穿孔、出血等病变则迅速累及全腹，引起全腹部疼痛，并有腹壁压痛。

### 2. 腹痛的部位

判断病变部位有重要意义。突发性的腹痛在上腹部开始者，一般是胃十二指肠溃疡或肿瘤穿孔，而痛在下腹部某处开始者应疑为肠穿孔。一般腹痛的部位多与腹腔内病变脏器所在的部位一致，如胃十二指肠病变腹痛常位于中上腹部，空肠与回肠病变腹痛多位于脐周围，结直肠病变腹痛常位于下腹部，肝胆病变腹痛常位于右上腹部，胰腺病变腹痛位于中上腹部或中上腹偏左，泌尿系病变腹痛位于病侧的侧腹部或后腰部，妇产科病变腹痛位于下腹部，腹壁病变腹痛常局限于患病处，弥漫性腹膜炎常为全腹部疼痛。

腹痛伴有特殊部位的放射痛对疾病诊断很有价值，如腰背部放射痛者可能为胰腺炎或胰腺癌，而放射到腹股沟的阵发性绞痛常为输尿管疾病。

### 3. 腹痛的缓急

急骤发生的腹痛称为急腹症，需很快做出判断，以便给予及时恰当的治疗。常见急性腹痛的原因有急性胃肠穿孔、急性胰腺炎、急性胆囊炎、肠梗阻、肝脾破裂、异位妊娠破裂、夹层动脉瘤破裂、肠系膜血管栓塞等。慢性腹痛多见于腹内脏器的慢性炎症，如慢性胃炎、消化性溃疡、慢性胆囊炎、慢性胰腺炎、慢性阑尾炎、不完全性肠梗阻，以及腹内脏器肿瘤如肝癌、胃癌、胰腺癌、结肠癌等。

### 4. 腹痛的性质

疼痛开始的性质对判断是空腔脏器病变还是实质性脏器病变很有帮助。空腔脏器如胃肠道、胆道、泌尿道梗阻性病变引起平滑肌强烈收缩而导致剧烈的绞痛，疼痛呈阵发性发作。实质性脏器病变开始时多为隐痛，但当病变持续发展，腹腔内有炎性渗液刺激壁腹膜引起躯体痛时，则为持续性疼痛。肿瘤常表现为持续痛或持续性疼痛伴阵发性加剧。

#### 5. 腹痛的程度

取决于有害刺激的强弱，一般由炎症引起的腹痛较轻，而空腔脏器的痉挛、梗阻、嵌顿、扭转或绞窄缺血、化学性刺激等所产生的疼痛程度较重，常难以忍受。如胃十二指肠溃疡或肿瘤穿孔等引起的腹痛非常剧烈，可能导致休克。此外，疼痛程度还与患者的敏感性有关，如老年人、衰弱患者对疼痛刺激的反应减弱，腹痛较轻。

#### 6. 腹痛的影响因素

如夜间痛加重常见于十二指肠溃疡及胰腺癌。吃油腻食物诱发，常见于胆囊炎、胆石症或胰腺炎。腹痛喜按者常为溃疡病、输尿管结石。呕吐后腹痛缓解常见于急性胃炎、幽门梗阻。排便后腹痛缓解者，常见于急性肠炎、痢疾等。

#### 7. 腹痛是否伴随其他表现

对诊断有参考价值。如腹痛伴有黄疸，多见于壶腹部癌或胰头癌；腹痛伴有腹泻，多见于结肠癌、炎症性肠病、肠结核等；腹痛伴有恶心、呕吐、腹胀或肛门停止排气、排便，多见于肿瘤并肠梗阻；腹痛伴有黑便或便血，多见于胃肠道肿瘤、胃肠道炎症；腹痛伴有血尿，多见于泌尿系肿瘤或结石等。

#### 8. 既往史

了解既往有无手术史、胆道炎症或结石史、肾绞痛史、胃溃疡史、慢性疾病史、吸烟饮酒史等有助于腹痛的诊断。有反复多次手术史的患者可能是肠粘连；有胆道结石史的患者常反复发作右上腹痛、发热及黄疸；肾绞痛常是尿路结石的表现；有溃疡病史者发生急性腹痛则应注意溃疡病急性穿孔或进展为恶性肿瘤的可能。

#### 9. 年龄与性别

年龄与性别对腹痛的鉴别诊断有其重要性。成人以胆道疾病、肠梗阻、胃溃疡、阑尾炎、胰腺炎或嵌顿性疝等为常见原因。老年人要考虑肠系膜血管栓塞、心肌梗死、胸主动脉夹层、肿瘤引起的器官破裂、腹主动脉瘤破裂等可能。育龄女性则应考虑异位妊娠破裂可能，女性患者一定要询问其月经史，有月经延迟、停经或阴道流血史可能为异位妊娠破裂。

### （二）体格检查

首先应注意患者的全身情况，除常规测量体温、脉搏、呼吸和血压外，应注意患者的表情、意识、体位、有无淋巴结肿大。注意有无休克、脱水现象，有无心、肺病变的症状，这对鉴别诊断很有帮助。应重点注意有无特殊体征：如疑有胆道疾病者，应观察有无巩膜黄染；疑有内出血者，注意眼结膜是否苍白、皮肤有无瘀斑；疑有肠梗阻者，注意有无腹部肿块触及。

腹部检查对腹痛的诊断更具有决定性价值。应注意观察腹式呼吸是否存在，腹壁皮肤有无瘀斑及手术瘢痕，有无腹膨隆、胃肠型及肠蠕动或逆蠕动。触诊应注意腹壁有无肌紧张、压痛和反跳痛等腹膜刺激征，同时注意其部位、范围和程度。叩诊应注意有无肝浊音界消失和移动性浊音。听诊应注意是否有肠鸣音亢进、减弱或消失，有无特殊的气过水声。所有腹痛患者都应常规检查两侧腹股沟区及直肠指诊。

### （三）辅助检查

#### 1. 实验室检查

1）**血、尿、粪常规检查** 对腹痛的病因诊断很有帮助。如血红蛋白降低提示有出血；尿红细胞增多提示有泌尿系肿瘤或结石，尿胆红素阳性则腹痛可能由肝胆或胰腺疾病引起；血便提示有消化道出血，大便含有白细胞提示肠道炎症。

2）**血生化检查** 对腹痛的病因诊断有时是不可缺少的。如血、尿淀粉酶升高可能是急性胰腺炎，但也可能是肠系膜血管栓塞、小肠梗阻或消化性溃疡穿孔等疾病。尿素氮升高可能是尿毒症，血糖升高可能为糖尿病。

3）**肝功能检查** 血胆红素、转氨酶、碱性磷酸酶、转肽酶等升高对诊断肝胆疾病都有一定的帮助。

4）**腹水检查** 抽取腹水做腹水常规检查、腹水淀粉酶测定、腹水细菌学检查、腹水脱落肿瘤细胞检查等，对腹痛的病因诊断很有帮助。

#### 2. 内镜检查

胃镜检查可明确肿瘤和活动性出血灶。结肠镜检查可明确结肠及末端回肠疾病，如肿瘤性梗阻、肠套叠等。小肠镜检查可发现空回肠病变。腹腔镜检查对腹痛的诊断很有价值，有助于鉴别不明原因引起的下腹痛。

### 3. 影像学检查

**1）X 线检查**　腹部平片或透视可观察有无胃肠穿孔引起的膈下游离气体，有无肠梗阻的阶梯状液平段等。胃肠钡餐造影对于诊断胃肠道溃疡、憩室、肿瘤均有价值。钡剂灌肠对诊断结直肠炎症性病变、肿瘤、息肉等也很有帮助。

**2）B 超**　可较为快速地对肝、脾、胆囊、胰腺、阑尾、肾脏、子宫及卵巢等脏器的疾病做出初步诊断。对腹腔内淋巴结及血管等病变都有诊断价值，对判断有无腹水很有价值。在 B 超引导下进行活组织穿刺检查，对肝和胰腺的肿瘤、脓肿等诊断也很有意义。此外，多普勒超声可以检出血管病变，如主动脉瘤、动静脉瘘和静脉栓塞等。

**3）CT**　诊断意义与 B 超检查相似，其优点是不受肠管内气体的干扰。CT 是评估急腹症的安全、非创伤性、快速有效的检查方法，特别是对肝脏、胰腺、十二指肠肿瘤等病变。CT 还可以很敏感地诊断腹腔游离气体、脓肿、钙化及腹腔积液等。CT 对腹腔内实质性脏器病变的诊断更具优势。PET/CT 检查对肿瘤的诊断更加敏感。

**4）磁共振成像（MRI）**　MRI 对胆道疾病或泌尿系疾病引起腹痛的诊断有其特殊价值，如磁共振胰胆管成像（MRCP）对诊断胆道梗阻的病因等很有意义。

**5）选择性腹腔动脉造影**　对腹痛的诊断也有帮助，当 B 超或 CT 检查后怀疑可能是血管病变时，血管造影可提供进一步的诊断依据，特别是对于血管疾病出血引起的腹痛还可做治疗性栓塞。

### 4. 诊断性腹腔穿刺及灌洗术

在腹痛的诊断中具有重要意义，对于慢性腹痛特别是疑似肿瘤诊断者，腹水或灌洗术中脱落瘤细胞的检查可作为确诊依据。疑有异位妊娠破裂时可经阴道后穹隆进行穿刺。腹内某处疑有脓腔存在时，也可以试行穿刺以确诊。

### 5. 剖腹探查

对腹痛患者使用上述诊断方法仍不能确诊或患者确有手术探查适应证者，必要时行剖腹探查术，该方法既是诊断的措施，又是治疗的手段。

## 四、鉴别诊断

**1）炎症性病变**　胃肠炎患者多有不洁饮食史或受凉史，典型表现为弥漫的痉挛性腹痛、发热、恶心、肠鸣音活跃、轻度弥漫性腹部压痛，可伴有腹泻、恶心、呕吐等消化道症状。如起病急骤，脐周或上中腹阵发性绞痛，有发热、恶心、呕吐、腹泻和腥臭血便，腹肌紧张、压痛，肠鸣音减弱，应警惕急性出血坏死性肠炎，肠管明显坏死时，有全身中毒症状，严重者往往出现休克。急性阑尾炎的典型症状为转移性右下腹痛，麦氏点局限性压痛，伴或不伴有反跳痛，伴发热，可有腹膜炎体征，当阑尾穿孔时则出现全腹膜炎，此时仍以右下腹体征为重。急性胆管炎常见剑突下区剧烈疼痛，伴寒战、高热，可有黄疸，病情加重时可出现休克和精神症状。急性胰腺炎多在暴饮暴食、饮酒后发作中上腹痛，有时放射至腰背部，严重时可出现腹膜炎体征，视诊有 Grey-Turner 征、Cullen 征，查血有淀粉酶、脂肪酶高，尿淀粉酶高，血淀粉酶与病情严重程度不呈正相关，需查 CT 明确胰腺形态学变化。急性盆腔炎多见于年轻人，表现为下腹痛、发热，下腹压痛、反跳痛，阴道分泌物多，宫颈举痛。

**2）结石病变**　胆石症常有右上腹痛放射至肩背部，并伴有恶心、呕吐、发热，查体右上腹有压痛和肌紧张，莫氏征阳性，查 B 超显示胆囊增大、壁厚，甚至呈"双边"征，多可见结石。尿路结石会突发上腹或腰部疼痛，可为剧痛或钝痛，有时放射至同侧睾丸或阴唇和大腿内侧，可有肉眼或镜下血尿，查体肾区叩击痛，输尿管压痛点压痛，B 超可见结石或肾盂、输尿管扩张，也可拍泌尿系平片、行排泄性尿路造影。

**3）胃十二指肠急性穿孔**　既往有溃疡病史，突然发生的持续性上腹剧烈疼痛，很快扩散到全腹，常伴有轻度休克症状，体格检查有明显的腹膜刺激征，特别是肝浊音界缩小或消失，立位腹部平片 80% 的患者可见膈下游离气体。

**4）其他**　妇科常见异位妊娠破裂、痛经、黄体破裂、卵巢囊肿蒂扭转等疾病，通常根据病史询问、月经周期、临床表现、实验室检查、影像学检查等确诊。血管性疾病所致腹痛，如肠系膜上动脉栓塞起病急骤，栓子多来自心脏，如心肌梗死、心瓣膜病、房颤、心内膜炎等，突发剧烈腹部绞痛，恶心、呕吐频繁，腹泻，腹部平软，可有轻度压痛，肠鸣音活跃或正常，临床特点是严重的症状和轻微的体征不相称，随病情进展，可出现腹膜刺激征，呕吐暗红色血性液体或出现血便，腹腔穿刺液为血性。腹主动脉瘤破裂可出现严重撕裂样疼痛，放射至背部，多数处于休克早期，低血压，烦躁不安，腹部可触及搏动性、扩大、柔软的腹主动脉，可无股动脉搏动，可查B超、数字减影血管造影（DSA）等。

（张峰　闵婕）

# 第4节　腹　泻

## 一、概　述

腹泻为消化道肿瘤常见症状。临床上排便次数增加（每天 >3 次），排便量增加（每天 >200g），稀水样便（含水量 >80%），诊断为腹泻。而肿瘤患者腹泻常伴有黏液或血便，易诱发贫血、电解质紊乱、低血容量性休克等，症状严重且控制欠佳者可危及生命。

## 二、病因与发病机制

正常成年人每天有 9~10L 液体进入消化道，与食物、消化液混合，在多种激素调节下，大部分液体在小肠内吸收，进入结肠的仅有 1.5L 左右，经结肠吸收，最终仅有 100mL 水分随粪便排出，当患者的肠道吸收与分泌功能异常时，则出现腹泻。

从病理生理角度，肿瘤腹泻可分为 5 类：①分泌性腹泻，主要是因消化道内过多液体分泌所致，胃肠道内分泌肿瘤导致的腹泻均属于此类；②动力性腹泻，由于化疗药物、细菌感染、内分泌激素刺激导致肠道蠕动加快，肠内容物在肠腔内停留时间过短，水分与食物尚未被肠道完全吸收而发生的腹泻；③吸收不良性腹泻，由于手术导致小肠过短，或因细胞毒性药物导致肠黏膜表面细胞大量损失、肠道吸收面积减少、吸收功能障碍，导致腹泻；④渗透性腹泻，由于肠道内容物的渗透压过高，使水分及电解质的重吸收困难，导致腹泻产生，临床患者使用的乳果糖口服溶液、甘露醇导致的腹泻就是此类情况；⑤渗出性腹泻，胃肠道肿瘤表面黏膜坏死，导致血浆、黏液脓血渗出导致的腹泻。

临床腹泻症状按病程分为急性腹泻和慢性腹泻。

### 1. 急性腹泻

急性腹泻多见于细菌、病毒等感染，缺血性结肠炎，泻药的使用；肿瘤患者多见于化疗及放疗后的不良反应及并发症。在接受化疗的患者中，腹泻为常见并发症，其发作程度取决于使用药物的种类及剂量，引发腹泻的主要药物包括氟尿嘧啶、依托泊苷、氨甲蝶呤、伊立替康等，特别是伊立替康，其引起严重腹泻的毒副作用已成为其剂量限制性毒性。据国外文献报道，含伊立替康的化疗方案所致 3~4 级迟发性腹泻的发生率为 5%~47%。据 2019 年国内数据统计，伊立替康联合用药腹泻发生率为 27.6%；其中早发性腹泻为 4.0%，迟发性腹泻为 21.7%；轻中度腹泻（1~2级）为 20.6%，严重腹泻（3~4 级）为 5.1%。早发性腹泻多为其胆碱能兴奋性增高引起，可使用硫酸阿托品等药物对抗控制；迟发性腹泻多发生于用药 2 周左右，其发生原因为伊立替康于肝脏内代谢后，转化为具有活性的 7- 乙基 -10- 羟喜树碱（SN-38），其与葡萄糖醛酸结合后排入肠管，成为游离 SN-38，损坏肠道黏膜细胞，可引起严重腹泻，表现为水样便甚至血便，易导致水电解质平衡紊乱，继发肠道感染，如不能及时纠正，可导致患者死亡。故使用伊立替康前，建议

检测基因 *UGT1A1*，根据结果调整用药剂量。另外，行化学药物治疗后的患者，由于骨髓抑制导致免疫力下降，可引起肠道感染，亦为加重急性腹泻的重要原因。

### 2. 慢性腹泻

肿瘤引起的腹泻以慢性腹泻较为多见。根据其病因及病理生理存在以下 5 类情况。

（1）由于肠道肿瘤的直接作用，以及治疗后肿瘤退缩、表面黏膜糜烂出血，机体免疫力下降，易发生肠道感染，使肠道内分泌增加，导致反复排出黏液脓血稀便。

（2）胃肠道手术后患者，解剖结构改变，消化酶缺乏；行小肠切除术后，肠道有效吸收面积减少；肠道造口及结肠术后水分吸收减少。以上均可导致吸收不良性腹泻。

（3）部分患者由于术中神经损伤，术后肠蠕动恢复欠佳，需长期口服泻药导致渗透性腹泻。

（4）直肠癌及妇科肿瘤患者行放疗，放疗量在 40~60Gy 以上时，导致炎症介质增加，血管内皮细胞、上皮细胞凋亡，引发放射性肠炎，引起渗出性腹泻。放射性直肠炎可分为 3 度。轻度：有症状，肠镜下可见直肠黏膜充血、水肿，无肠壁增厚及溃疡表现；中度：肠壁可见增厚及溃疡的发生；重度：并发肠道狭窄、肠梗阻、肠穿孔，需要手术干预治疗。

（5）神经内分泌瘤可引发腹泻：①约 1/3 类癌患者以腹泻为首发症状，应考虑类癌综合征，常表现为水泻伴有皮肤潮红、哮喘和腹部绞痛；②腹泻伴难治性或少见部位的消化性溃疡，需考虑胃泌素瘤可能，腹泻与大量胃酸分泌引起小肠黏膜损伤有关，过低的 pH 可使胰脂肪酶失活和胆汁酸沉淀，引起脂肪消化不良；③大量水泻伴低钾和代谢性酸中毒需考虑血管活性肠肽瘤（VIP瘤），可伴有血钙、血糖升高和颜面潮红，较罕见，系胰腺非 β 细胞腺瘤分泌血管活性肠肽等引起，肿瘤分泌多种多肽类介质如 VIP 、前列腺素等，刺激小肠分泌大量液体和电解质；④胃癌持续分泌大量胃泌素、5- 羟色胺、激肽类、组胺等生物活性因子，刺激肠蠕动并影响肠道对水和电解质的吸收。另外，糖尿病、酒精、食物过敏及其他因素亦可引发腹泻。

## 三、临床表现

根据患者发病部位及病因不同，腹泻的临床表现有所差异，仅少数患者表现为单纯腹泻，多数患者总是伴有众多的伴随症状。有腹泻症状的肿瘤患者大多为老年人，伴消瘦，体重减轻明显。青壮年患者首先考虑功能性腹泻、炎性腹泻等，因急性腹泻导致脱水时，体重可有轻度改变。

当病变位于直肠和（或）乙状结肠时，腹泻伴里急后重感最为多见，排便均为少量黏液便，常伴有便中带血，血液与粪便混合。查体时可伴有左下腹压痛和（或）左下腹包块，低位直肠癌直肠指诊可触及质硬肿物。小肠病变及肠道短路导致的吸收不良腹泻，粪便常稀烂成液状，伴有食物残渣，同时伴有维生素和矿物质缺少的表现，如铁、叶酸、维生素 B12 缺乏引起的贫血等，钙、镁、维生素 D 缺乏引起的搐搦、骨质疏松、骨痛等。而放射性肠炎常表现为恶心、呕吐、排出黏液或血样便。

## 四、诊断与鉴别诊断

### （一）诊 断

#### 1. 症 状

当大便次数超过每天 3 次、粪便量大于每天 200g、水分超过 80%，即可诊断为腹泻。急性腹泻发病急，常呈自限性，多为病毒或细菌感染引起，病程在 2 周之内，少数可持续至 2 周以上；慢性腹泻的病程超过 4 周，或间歇期在 2~4 周内的复发性腹泻，常为非感染因素引起。

不同恶性肿瘤腹泻的粪便性状不完全相同。如大便量少，常伴黏液或血液，且次数频繁，应考虑结直肠癌的可能；腹泻以便血为主，应考虑小肠淋巴瘤、结肠癌、恶性组织病等；脂肪型腹泻者，应考虑有无胰腺癌。

患者的排便次数及患者大便性状是评价腹泻严重程度分级的重要内容，准确的评估对于临床诊疗具有积极意义。腹泻严重程度分级采用美国国家癌症研究所（NCI）分级，临床上一般对 NCI 分级 1 级者称为轻度腹泻，2 级者称中度腹泻，3 级以上者称重度腹泻（表 4-4-1）。

表 4-4-1 腹泻严重程度的 NCI 分级

| | 1 级 | 2 级 | 3 级 | 4 级 |
| --- | --- | --- | --- | --- |
| 未行结肠造口术的患者 | 治疗前大便次数增加，每日小于 4 次 | 大便次数增加，每日 4~6 次或者增加夜便 | 大便次数增加，每日 7 次或大便失禁或脱水 | 需要精心护理或出现内环境失衡 |
| 已行结肠造口术的患者 | 与结肠造口前比较，轻度水样便 | 中度水样便，影响日常生活 | 重度水样便，影响日常生活 | 需要精心护理或出现内环境失衡 |

### 2. 体格检查

患者出现腹泻时，行体格检查，如发现甲状腺肿大提示甲状腺髓样癌的可能；消瘦、贫血、黄疸、腹水、肝脾大等征象主要见于肝癌及胰腺癌等；腹部有无肠型及蠕动波、有无肠梗阻、有无包块等，可协助判断肠道肿瘤可能；肛门指诊是否可扪及肿块、狭窄，指套有无染血，可提示直肠内是否存在低位占位；此外，全身皮肤黏膜是否干燥、有无眼眶凹陷等可用于评估有无脱水及其严重程度；皮肤潮红可见于神经内分泌瘤等。

### 3. 实验室检查

怀疑感染者应行粪便细菌学培养；隐血呈阳性，伴有贫血者需考虑胃肠道恶性肿瘤的可能；血清学肿瘤标志物有助于肿瘤的及时发现；大剂量使用广谱抗生素的患者需行毒素分析，并提示检验科室排除假膜性肠炎的可能。此外，腹泻易诱发内环境紊乱，肾功能、水电解质和酸碱检查对于评估腹泻程度及指导下一步治疗有重要意义。

### 4. 内镜检查及影像学检查

对于慢性腹泻并怀疑肿瘤的患者或腹泻原因不明者应及时行胃肠镜检查，并取活检送病理检查。对于小肠肿物引起的腹泻，可行小肠镜检查，并取病理活检；无条件行小肠镜检查时，也可考虑手术探查结合术中肠镜来检查、切除病灶。急性腹泻者一般不宜行结肠镜检查。CT 及 MRI 对于明确肿瘤诊断及分期具有重要价值。

### （二）鉴别诊断

腹泻为临床常见症状，多种良性疾病也可以引起患者腹泻。

### 1. 感染性腹泻

最常见为肠道感染性腹泻，多为急性腹泻，病程常在 10d 以内。肠道感染性疾病，如细菌性痢疾、病毒性肠炎等，发病多有季节性，其中细菌性痢疾多发于夏季，病毒性肠炎，如轮状病毒感染多发于秋冬季。发病前常有不洁饮食史或病原接触史。

肿瘤患者机体免疫力下降，尤其是化疗患者，由于化疗可造成骨髓抑制的发生，肠道正常菌群增殖活跃，容易发生肠道感染，引起或加重腹泻的发生。因此肿瘤化疗患者如出现腹泻、呕吐、腹部绞痛、水泻或血样便和发热，新鲜粪便检查发现红白细胞、吞噬细胞则提示肠道感染。粪便白细胞和隐血试验有利于鉴别细菌性腹泻，粪培养阳性率低，但可发现弯曲杆菌、沙门菌、志贺菌、艰难梭菌、真菌及寄生虫等致病菌。需严密监测血象变化，积极纠正粒细胞减少或缺乏，防止感染的发生或加重。

此外，长时间应用广谱抗生素的患者出现腹泻，尤其是肿瘤等免疫功能低下、外科大手术术后、老年患者等，应警惕假膜性肠炎的可能。临床表现轻重不一，可仅为轻度腹泻，也可为严重腹泻伴高热、水电解质紊乱、中毒性巨结肠，甚至危及生命，部分患者伴腹痛。

某些非肠道感染性疾病也可引起腹泻症状，如肆虐全球的 2019 冠状病毒病 COVID-19（corona virus disease 2019）。曾报道的一组病例资料中，有 14 例患者是以恶心、腹泻等消化道表现为首发症状，导致数名医护人员和住院患者感染，而且这些被感染者也均以腹部症状为首发症状，其后才出现发热和呼吸道症状，并最终确诊。

### 2. 非感染性腹泻

1）炎性肠病 炎性肠病（inflammatory bowel disease，IBD）包括溃疡性结肠炎和克罗恩病。近年来，我国 IBD 发病率不断攀升，已逐渐成为我国消化科的常见病。其腹泻主要与肠道黏膜相关，黏膜炎性渗出、水的吸收障碍、肠运动功能失常、肠道菌群失调及黏膜通透性改变为主要相关因素。溃疡性结肠炎为结肠黏膜层和黏膜下层的连续炎症，直肠先发病，逐渐蔓延至全结肠；腹泻特点为便量少、次数多、色鲜红，伴里急后重、下腹痉挛性绞痛等；重症者可出现发热，暴发型患者体温可升至40℃，严重者可出现全身中毒症状；常见并发症有中毒性结肠扩张、肠穿孔、自身免疫反应性疾病等。克罗恩病病变部位常在回肠和右半结肠，腹泻开始为间歇发作，后期为持续性糊状便，无脓血或黏液；病变涉及结肠下段或直肠者，可有黏液血便及里急后重感，常伴脐周或右下腹痛；腹部可触及包块，肠道瘘管形成。此类疾病的排查主要依靠纤维结肠镜、气钡灌肠双重对比也有明确的诊断价值。

**2）肠易激综合征** 肠易激综合征（irritable bowel syndrome，IBS）根据罗马Ⅳ诊断标准分为腹泻型（IBS-D）、便秘型（IBS-C）、混合型（IBS-M）、不定型（IBS-U）4个亚型。我国的患病率约为10%，中青年居多。其病因及发病机制并不明确，目前认为肠道炎症、细菌过度生长、中枢失调是引发腹泻的主要原因。腹泻特点是粪便呈糊状或稀水样，粪量少，可有大量黏液，但无脓血，多于晨起或餐后出现，严重者发作次数可达10余次。目前该疾病的诊断主要是通过询问患者病史，完善各项检查，有针对性地排除其他器质性疾病后，可诊断肠易激综合征。

**3）其他** 缺血性结肠炎、肝胆胰源性疾病、甲状腺功能亢进、糖尿病、慢性肾上腺皮质减退、神经内分泌瘤、艾滋病、移植物抗宿主病等疾病也会导致腹泻，需仔细鉴别排查。

（蒋麟 梁峰）

# 第5节 黄 疸

## 一、概 述

血中胆红素浓度升高使巩膜、皮肤、黏膜及其他组织和体液发生黄染，即为黄疸（jaundice），是高胆红素血症（hyperbilirubinemia）的临床表现；当胆红素超过正常值但<34 μmol/L时，可无肉眼黄疸症状，称隐性或亚临床黄疸。

临床分为溶血性黄疸、肝细胞性黄疸、胆汁淤积性黄疸及先天性非溶血性黄疸。肿瘤病例引起的黄疸多为胆汁淤积性黄疸，此类患者长时间不能解除梗阻则会出现各种病理生理变化，从而影响肝、肾、心脏和免疫系统，可伴有严重的并发症，如肝肾功能衰竭、败血症、凝血障碍、免疫抑制及消化道出血等。此外，肝胆肿瘤患者肝细胞被肿瘤侵犯，长期使用药物可导致肝功能严重损伤，亦会导致患者出现肝细胞性黄疸；肿瘤导致贫血，予以输血时有出现溶血性黄疸的风险。

## 二、病因与发病机制

### （一）胆红素的代谢

胆红素每日的产生量为250~350mg，主要来自衰老死亡的红细胞。老化的红细胞主要在脾脏、骨髓及肝脏的网状内皮系统中破坏分解，每天破坏量约1%，血色素变为胆红素。在胆红素未经肝细胞摄取，未与葡萄糖醛酸结合时，被称为非结合胆红素，即间接胆红素。非结合胆红素经血液运输至肝，肝细胞通过易化转运及扩散作用摄取，把非结合胆红素转化为胆红素葡萄糖醛酸酯，即结合胆红素或直接胆红素。后者转移到胆汁进入肠腔，经肠道细菌脱氢作用，还原为尿胆原，其大部分（80%~90%）随大便排出，称为粪胆原，小部分经回肠下端或结肠重吸收，进入"肠肝循环"，其中少部分进入体循环，随尿液排出。

## （二）黄疸病因分类

黄疸按其病因分为胆汁淤积性黄疸、肝细胞性黄疸、溶血性黄疸及先天性非溶血性黄疸四类，肿瘤引起的黄疸多见于前两类。

### 1. 胆汁淤积性黄疸

（1）肝内及肝门区肿瘤结节（壶腹周围癌、胰头癌、胆管癌、肝癌、肝门或胆总管周围淋巴结癌肿转移等）或肝门淋巴结肿大，压迫各级胆管，导致胆汁引流不畅，无法经粪便排出，血中胆红素浓度升高，引起胆汁淤积性黄疸，此类黄疸以结合胆红素为主。

（2）肿瘤侵入各级胆管，导致胆管不完全或完全阻塞，当肿瘤细胞坏死脱落，形成癌栓，进入胆管系统，阻塞胆道，引起胆汁淤积性黄疸。

这两种情况均可引起肝内胆汁淤积，也可引起肝外胆汁淤积。这两类情况如果继续进展，阻塞上端的胆管内压力不断增高，胆管逐渐扩张，肝内胆管最终因胆汁淤积而破裂，胆汁直接或由淋巴液反流入人体循环，引起胆红素升高。此外，毛细胆管型病毒性肝炎、药物性胆汁淤积、原发性胆汁性肝硬化等也可导致肝内胆汁淤积性黄疸。

### 2. 肝细胞性黄疸

（1）弥漫性肝癌或严重的肝硬化合并肝癌，因广泛的肝细胞受损，胆红素在肝内的摄取、生成、代谢及排泄障碍，致大量的非结合胆红素入血；同时由于肝硬化等因素导致肝小叶结构破坏，肝细胞功能减退，结合胆红素不能正常排入胆汁而反流入血，形成混合性黄疸。此类黄疸患者血中结合胆红素和非结合胆红素水平均升高。

（2）一些抗肝癌治疗手段也可引发黄疸，如肝动脉化疗栓塞、经皮无水乙醇注射、外放射治疗、化疗药物导致肝损伤等。

### 3. 溶血性黄疸

输血、某些特殊药物及疾病可导致溶血性黄疸，其发病的主要原因为溶血反应致大量红细胞破坏，胆红素生成过多，肝脏无法代谢，同时因溶血致机体贫血、缺氧，进一步削弱了肝细胞对胆红素的代谢能力。常见疾病如各种先天性和获得性溶血性黄疸、新生儿黄疸等，此类疾病多以非结合胆红素增高为主。

### 4. 先天性非溶血性黄疸

由于先天性酶缺陷导致的胆红素代谢障碍，多发于儿童和青年，表现为家族遗传性发病。

## 三、临床表现

### 1. 胆汁淤积性黄疸

肿瘤患者引起的胆汁淤积性黄疸一般有皮肤瘙痒、乏力、食欲差、消瘦、尿色加深、粪便呈浅灰色或陶土色等症状，黄疸常进行性加重。当肝功能损伤引起低白蛋白血症及（或）门脉高压时，可出现腹水导致的腹胀、水肿等症状，但缺乏炎症特征性临床表现；少数胆管内癌栓患者会并发腹痛、畏寒、发热等胆管炎表现。查体可见双眼巩膜黄染、肤色呈暗黄、黄绿或绿褐色，甚至黑色，腹部查体或可触及包块或移动性浊音。

### 2. 肝细胞性黄疸

原发性肝癌、转移性肝癌及重度药物性肝损伤等患者可出现肝细胞性黄疸，分析其原因多为肝细胞广泛病损、胆红素摄取异常所致，肝细胞性黄疸患者多有乏力、食欲差、消瘦等症状。原发性肝癌患者可有肝区疼痛，肝区可触及肿大肝脏；肝硬化导致肝癌患者及慢性肝病者，可有肝掌、蜘蛛痣、脾脏大或腹水等；转移性肝癌患者有时可触及原发病灶包块。

### 3. 溶血性黄疸（包括先天性溶血性黄疸）

急性溶血或溶血危象患者多有剧烈溶血反应，如高热、呕吐、腰背酸痛等症状，慢性溶血会出现面色苍白、巩膜轻度黄染。急性发作时患者尿液呈酱油色，慢性患者尿色加深。

## 四、诊断与鉴别诊断

## （一）诊　断

### 1. 胆汁淤积性黄疸

1）壶腹癌　起源于肝胰壶腹的癌阻塞胆总管出口，易发生胆汁淤积性黄疸。早期出现黄疸是壶腹癌的主要症状，也是能早期发现壶腹癌的原因。超声、CT 有助于诊断，但内镜下逆行胰胆管造影（ERCP）诊断价值最大，十二指肠镜下可见十二指肠乳头病变，内镜下活检多可取病理确诊。

十二指肠乳头外观正常者，造影检查若发现胆总管末端不规则狭窄、充盈缺损等，可行乳头括约肌切开术深部取活检病理确诊。

2）**胰腺癌** 男性多见，40~60 岁多见，多发生于胰头部。临床表现为进行性阻塞性黄疸，胰体癌及胰尾癌一般不引起黄疸，黄疸为慢性进行性黄疸，由不完全性黄疸发展为完全性黄疸；其他主要症状包括慢性上腹痛、厌食、体重下降、乏力等，典型腹痛为持续性钝痛，常向腰背部放射。查体半数可触及肿大的胆囊，胆石症虽能引起阻塞性黄疸，但胆囊多因慢性炎症而缩小，故肿大胆囊可作为鉴别体征。超声可做筛查，CT 诊断价值最大，ERCP 及超声内镜能提高诊断率，血清 CA19-9 升高具有辅助诊断意义。

3）**原发性胆管癌** 原发性胆管癌是指原发于肝门以下，除肝胰壶腹以外的肝外胆管癌肿。90% 以上的患者有黄疸症状，黄疸多呈进行性，常伴有瘙痒，少数呈波动性，但一般不会降至正常范围。消瘦、食欲缺乏、中上腹或右上腹疼痛等症状也常见。实验室检查呈梗阻性黄疸的表现，血清胆红素以结合胆红素增高为主，γ-谷氨酰转肽酶（γ-GGT）及碱性磷酸酶增高。CT 及 MRI 是常规的检查方法，超声内镜对胆管梗阻部位和程度的诊断率高，为首选检查，超声引导下细针穿刺抽吸细胞学检查可协助病理学诊断。

4）**原发性胆囊癌** 原发性胆囊癌发病率较低，女性多见，平均发病年龄约 50 岁，多继发于慢性胆囊炎与胆石症。主要症状为腹痛、进行性消瘦与腹块，而黄疸不多见，早期发现者少，术前误诊率高，而发生黄疸时，多已存在肝十二指肠韧带处淋巴结转移及肝外胆管受阻。40 岁以上的患者，特别是女性，以往有慢性胆囊炎、胆石症病史，如自觉疼痛性质有所改变，转为局限而持续性加重，或由绞痛转为持续性钝痛或刺痛，经数周仍不缓解，应高度怀疑胆囊癌的可能性。超声可协助初步诊断，必要时完善胆囊造影与 CT 检查，早期手术探查可获根治机会。

5）**术后良性黄疸** 术后黄疸多发生在肝胆相关大手术后的第 3 天，在 8~10 d 达高峰，一般 2~3 周消退，可能与全胃肠外营养、缺氧、缺血等因素导致胆汁淤积有关。血清结合胆红素升高，转氨酶正常或中度增高，碱性磷酸酶轻至中度升高，无发热、皮肤瘙痒，无明显肝大等症状，预后良好。在诊断术后良性黄疸前须排除各种可引起严重后果的术后黄疸，如手术引起的胆道感染或阻塞、术后右膈下感染、术后并发病毒性肝炎、严重感染及败血症等病因。一般无须肝活检，如行肝活检可发现小叶中央淤血和胆汁淤积。

6）**急性梗阻性化脓性胆管炎** 急性梗阻性化脓性胆管炎常发生于胆管结石、胆管瘢痕性狭窄等疾病，胆管癌栓诱发亦有报道。临床表现为黄疸、高热、腹痛，常有恶心、呕吐，腹痛剧烈，多为阵发性绞痛，黄疸为程度不同的阻塞性黄疸，可并发感染中毒性休克。如患有急性右上腹痛、高热、黄疸，则称 Charcot 三联征，提示急性化脓性胆道感染；如再伴有中枢神经系统中毒症状、休克，则称 Reynolds 五联征，提示急性梗阻性化脓性胆管炎。可行腹部超声及时了解梗阻部位及病变性质，必要时完善 CT 检查。

## 2. 肝细胞性黄疸

原发性肝癌、转移性肝癌及重度药物性肝损伤等为肝细胞性黄疸发作的主要因素。实验室检测提示血清总胆红素升高，一般 $<170\mu mol/L$，其中以结合胆红素升高为主（$>35\%$）。尿中胆红素阳性，尿胆原常增加，粪中尿胆原含量可正常、减少或缺失。转氨酶升高，肝细胞损害严重时可出现凝血酶原时间异常，严重肝病时也可出现血清白蛋白下降，胆固醇、胆固醇酯、胆碱酯酶活力下降等，伴有肝内淤胆时，碱性磷酸酶可升高。血中肝炎病毒标志物阳性提示病毒性肝炎的诊断，线粒体抗体阳性常提示原发性胆汁性肝硬化的诊断，血清甲胎蛋白对原发性肝细胞癌诊断有参考价值。肝活检对弥漫性肝病的诊断有重要价值，此外 B 超、CT 等对肝病的诊断有帮助。

## 3. 溶血性黄疸

溶血性黄疸多为溶血性疾病引起，如海洋性贫血、遗传性球形红细胞增多症、自身免疫性贫血、新生儿溶血或毒素药物引起的溶血等。在肿瘤患者中，溶血性贫血多发生于非同型血液输注后引起的溶血。症状表现为轻度黄疸，急性溶血可有发热、寒战、头痛、呕吐、血红蛋白尿（肉眼尿色为茶色或酱油色）。

## （二）鉴别诊断

当发现患者出现黄疸时，首先应与假性黄疸鉴别，尤其是老年患者，球结膜有微黄色脂肪蓄积、巩膜黄染不均匀，但皮肤不黄染。另外，在过量进食含胡萝卜素食物或服用某些药物如米帕林（阿的平）、新霉素等时，可引起皮肤发黄而巩膜正常。所有假性黄疸者，均可通过检测血清胆红素浓度来鉴别。

### 1. 病　史

了解患者病史、服药情况、家族史、诱发因素及首发症状。当患者合并寒战和高热时需排除胆管炎或细菌感染可能，而低热和类似流感的症状可能提示为病毒性肝炎，但恶性肿瘤发热亦不能排除。胆道或胰腺体尾部肿瘤会引起放射到背部的剧烈疼痛，年轻患者需排除胃溃疡、胰腺炎，老年患者需与结石相鉴别。

### 2. 症状与体征

当考虑患者为病理性黄疸时，完善体格检查可帮助明确病因。肝脏肿瘤可触及肝大（上下径超过 15 cm）、肝脏包块及体表肿大淋巴结，肝硬化时腹部触诊肝脏缩小、肝脏表面结节并伴有脾大。肝大亦可见于其他浸润性疾病、出血等。慢性肝病则表现为消瘦、肝掌、男性乳房发育及蜘蛛痣。腹水则于恶性肿瘤、肝硬化和较重的急性肝炎时均可出现。胆道梗阻时查体可触及肿大胆囊。扑翼样震颤和精神症状则为肝性脑病的表现。

### 3. 实验室检查

1）**黄疸的鉴别**　临床上，肿瘤相关性黄疸为胆汁淤积性黄疸和肝细胞性黄疸，这两类黄疸均可导致结合型胆红素（直接胆红素）升高为主，但就实验室检查来说，二者仍有明显区别（表4-5-1）。

2）**肿瘤与结石**　肿瘤与结石所致胆汁淤积性黄疸的鉴别见表4-5-2。

### 4. 辅助检查

1）**超声检查**　该检查准确率较高（77%~94%），但有其局限性。部分或间断梗阻可能不引起扩张，急性梗阻时要经过 4h 至 4d 才能发现胆道扩张，20%~40% 的胆总管结石患者胆道直径正常。由于超声很难看到胆管末端，因此无法准确地确定梗阻部位，但由于其方便、创伤小，故仍是发现肝胆系统病变的首选检查方法。同时有胆管扩张和怀疑高位胆管梗阻者还可通过彩超引导行经皮肝穿刺胆道造影（PTC），观察胆道系统情况，必要时通过此方法放置穿刺引流管，解除黄疸症状。

表 4-5-1　黄疸的实验室检查鉴别

| 项目 | 溶血性黄疸 | 肝细胞性黄疸 | 胆汁淤积性黄疸 |
| --- | --- | --- | --- |
| 总胆红素（TB） | 增加 | 增加 | 增加 |
| 结合胆红素（CB） | 正常 | 增加 | 明显增加 |
| CB/TB | <15%~20% | >30%~40% | >50%~60% |
| 尿胆红素 | – | + | ++ |
| 尿胆原 | 增加 | 轻度增加 | 减少或消失 |
| 谷丙转氨酶 / 谷草转氨酶（ALT/AST） | 正常 | 明显增高 | 可增高 |
| 碱性磷酸酶（ALP） | 正常 | 增高 | 明显增高 |
| γ- 谷氨酰转肽酶（γ-GGT） | 正常 | 增高 | 明显增高 |
| 凝血酶原时间 | 正常 | 可延长 | 可延长 |
| 对维生素 K 的反应 | 无 | 差 | 好 |
| 胆固醇 | 正常 | 轻度增加或降低 | 明显增加 |
| 血浆蛋白 | 正常 | 白蛋白降低，球蛋白升高 | 正常 |

表 4-5-2　肿瘤与结石所致胆汁淤积性黄疸的鉴别

| 项目 | 结石 | 肿瘤 |
|---|---|---|
| 年龄 | 中年多见 | 中老年多见 |
| 性别 | 女性多见，尤其肥胖者 | 男性多见 |
| 病史特点 | 可有类似发作史[腹痛和（或）黄疸] | 短期内消瘦 |
| 黄疸情况 | 黄疸急起，多在腹痛后出现，历时较短暂，可波动 | 黄疸缓起，呈进行性加深 |
| 瘙痒 | 可有 | 常有 |
| 腹痛 | 较剧，常呈绞痛 | 持续性隐痛多见 |
| 消化道症状 | 多无 | 早期不明显 |
| 肝脏情况 | 多不大 | 可大，压痛不明显 |
| 脾脏情况 | 不大 | 一般不大 |
| 外周血象 | 白细胞可增加 | 贫血征，白细胞可增加 |
| 总胆红素 | 可 >170 $\mu$ mol/L | 多 >170 $\mu$ mol/L |
| 结合胆红素 | >35% | >35% |
| 尿色及尿中胆红素 | 尿色深，尿中胆红素波动 | 尿色深，尿中胆红素阳性 |
| 粪色及粪胆原 | 减少，粪色变浅，呈波动性 | 进行性减少，粪呈陶土色 |
| 碱性磷酸酶 | 明显上升，呈波动性 | 明显上升，呈进行性 |
| 转氨酶 | 正常，可轻度上升 | 可中度上升 |
| 凝血酶原时间 | 可延长，维生素 K 能纠正 | 晚期延长，不能用维生素 K 纠正 |
| 肾上腺皮质激素试验 | 黄疸下降不明显 | 黄疸下降不明显 |
| 特殊诊断技术 | B 超、CT、ERCP | B 超、CT、ERCP |

2）CT 和 MRI 检查　CT 能够较好地判断病变位置，同时，CT 及超声检查均可作为引导，对团块病变进行穿刺活检，明确肿瘤病理性质。MRI 对于肝胆系统疾病诊断的准确率及对胆道的成像要更强些，可明确肝脏内病灶是否为转移性肝癌，磁共振水成像可明确胆道情况。

3）内镜检查　ERCP 适用于无胆管扩张和十二指肠壶腹、胰腺和低位胆管病变者。ERCP 诊断胆管梗阻的灵敏度为 89%~98%，特异性为 89%~100%。通过 ERCP 还可做括约肌切开取石术、气囊扩张狭窄胆管、放置鼻胆管引流及内支架等治疗。内镜及超声内镜可观察食管胃底血管情况，同时有助于发现由十二指肠乳头癌、胆管癌或胰腺癌所致黄疸，经超声内镜细针穿刺进行胰腺活检更有助于确定胰腺疾病性质。

4）上消化道钡餐　该检查相对内镜检查创伤小，患者易于接受，可发现曲张的食管胃底静脉，有利于门脉高压症的诊断。十二指肠低张造影可显示其附近的黏膜病变、压迹或充盈缺损，胆囊癌常在十二指肠球部或降部造成压迹。

5）病理检查　肝穿刺活检常用于持续性黄疸怀疑肝内胆汁淤积或因其他弥漫性肝病如慢性肝炎、早期肝硬化病变所致，有时也用于肝内占位性病变的诊断；但须慎重排除肝外梗阻所致的肝内胆管扩张情况，以免发生胆汁性腹膜炎。对先天性非溶血性黄疸的诊断，一般均需做肝活检检查后才能确定。对凝血功能异常的患者，可做经静脉肝内活检，同时可了解肝静脉、门静脉的压力，且无出血及胆汁性腹膜炎的并发症，但操作较复杂，需一定的技术和设备。

6）手术探查　对于以上检查完成后仍不能明确诊断患者，经患者及家属同意后，可通过腹腔镜观察肝脏的大小、形态、是否有结节、色泽等，有利于某些疾病的诊断。另外，腹腔镜直视下肝活检也是一个安全的选择。

（蒋　麟　梁　峰）

# 第 6 节　上消化道出血

## 一、概　述

上消化道出血（upper gastrointestinal bleeding，UGIB）是指屈氏韧带以上消化道病变引起的出血，主要临床表现为呕血和（或）黑便，伴或不伴头晕、心悸、面色苍白、心率增快、血压降低等周围循环障碍征象。

约 5% 的上消化道出血为恶性肿瘤引起，是消化道肿瘤的主要症状之一。由于上消化道肿瘤患者多伴有长时间的饮食差、体重减轻、电解质紊乱等，导致重度肝功能不全、出凝血功能异常，致上消化道出血更加难以控制。恶性肿瘤引起的上消化道出血患者，尤其是急性上消化道出血（acute upper gastrointestinal bleeding，AUGIB）死亡风险极高，而急性上消化道出血也被认为是上消化道肿瘤急诊最常见及最凶险的征象之一。近年来，随着消化内镜技术的迅速发展及治疗手段的多样化，急性上消化道出血的病死率明显下降，但是危险性急性上消化道出血的院内病死率仍然高达 14% ~20%。其中急性非静脉曲张性上消化道出血的年发病率为（19.4~57.0）/10 万，发病后 7 d 内再出血率为 13.9%，病死率为 8.6%。

## 二、病因与发病机制

目前根据肿瘤出血病因分为非静脉曲张性出血和静脉曲张性出血两类。

### 1. 非静脉曲张性出血

非静脉曲张性出血多为上消化道病变所致，以消化性溃疡、上消化道肿瘤、应激性溃疡、急慢性上消化道黏膜炎症最为常见，少数为胆胰疾患引起。近年来，非甾体抗炎药、阿司匹林或其他抗血小板聚集药物的应用也逐渐成为上消化道出血的重要病因；尚有部分上消化道出血的原因难以确定，称为不明原因消化道出血。在此，首先讨论的为肿瘤出血相关因素。

**1）肿瘤溃疡出血**　食管癌、胃癌、胆管癌由于肿瘤侵蚀周围组织，胃肠黏膜大量充血，出现水肿及糜烂情况，加之消化液反复刺激，形成严重的溃疡出血；肿瘤表面及血管组织缺血，导致糜烂坏死加重进而消化道出血进一步加重。

**2）治疗后出血**　食管癌行放疗后，易发生肿瘤退缩、黏膜下血管暴露，加之食物刺激，易导致食管黏膜出血。胃癌、食管癌、胆管癌、胰腺癌等术后可发生吻合口出血、保留组织内小溃疡出血、术后应激性溃疡出血等。

**3）出凝血功能减退**　上消化道肿瘤的放疗及化疗可引起骨髓抑制，导致血小板减少；同时，营养状况的减退导致维生素的缺乏；肝癌及肿瘤肝转移导致肝细胞破坏引发严重的肝功能不全，导致凝血因子Ⅳ、Ⅴ、Ⅹ、Ⅺ及前激肽释放酶、激肽原、纤溶酶原、抗凝素Ⅲ、S 蛋白和 C 蛋白等缺乏，引起凝血功能异常。以上可导致上消化道出血难以止血。

**4）其他症状诱发**　上消化道肿瘤患者常因幽门梗阻、十二指肠梗阻等引起反复恶心、呕吐等，在剧烈呕吐过程中，可出现食管黏膜撕裂导致出血。

### 2. 静脉曲张性出血

食管胃底静脉曲张破裂出血系门静脉压力增高的主要并发症，发病率在慢性肝病患者中为 30%，占肝硬化患者死亡人数的 15% ~30%。其病死率和再出血率较高，食管胃底静脉曲张破裂出血患者首次出血病死率高达 21.2% ~39.6%，2 年内再出血率仍大于 80%。原发病以原发性肝癌最为多见。

导致门静脉高压的发生机制为：肝硬化造成肝脏内假小叶形成和肝血管系统的改建，这是最重要的原因；此外，肝癌细胞的肝内浸润和血行转移，导致了血管内血栓形成或者癌栓的阻塞，血液经肝回流受阻，亦会引发门静脉高压。肝转移瘤、Budd-Chiari 综合征（肿瘤侵犯压迫下腔静脉或肝静脉）、肝脏内小静脉闭塞病（放化疗引起肝中央静脉和小叶下静脉内皮肿胀或纤维化）等，亦为诱发门静脉高压的常见肿瘤相关因素。

# 三、 临床表现

## 1. 呕血

　　出血在胃内储存量达到 250mL 以上时，则出现呕血，多见于胃癌及食管胃底静脉曲张破裂出血。当血液于胃内储存时间略长，血液与胃液中的胃酸混合，呕出血液为咖啡色；出血量多而快时，患者呕吐血液为鲜红色。呕血后患者因血管收缩、血液浓缩等原因，血红蛋白等指标下降不明显，但常伴有面色苍白、心悸、头晕、血压下降等早期休克表现。当患者出现大量呕血后，给予积极扩容、止血补液，32h 后血红蛋白稀释到最大程度，建议 48h 内完善消化道内镜检查，明确出血病因，并根据其出血部位及出血原因，制订进一步的治疗方案。

## 2. 急性出血风险评估（表 4-6-1）

　　目前应用最广泛的非内镜依赖性评分系统，采用功能验证的预测复发性出血和死亡风险的评

表 4-6-1　上消化道出血临床评分系统

| 评分方法 | 应用范围 | 分级标准 | 分级意义 |
| --- | --- | --- | --- |
| **食管胃底静脉曲张破裂出血评分系统** | | | |
| Child-Turcotte-Pugh Score（CTP 评分） | CTP 评分临床常用于评估肝脏储备功能、手术风险及预后，可判断晚期肝癌病情 | 以血清白蛋白、血清总胆红素、腹水、肝性脑病、凝血酶原时间 5 个指标来评估<br>根据总分值将肝功能分为 A 级（5~6 分）、B 级（7~9 分）、C 级（10~15 分） | EGVB 患者 6 周内死亡风险的独立预测因子<br>评分为 A 级，6 周内死亡风险 <10%<br>评分为 B 级，6 周内死亡风险在 10%~30%<br>评分为 C 级，6 周内死亡风险 >33% |
| Model for End-stage Liver Disease Score（MELD 评分） | 判断晚期肝病病情的评分方式 | 基于肌酐（Cr）、总胆红素（TBi）、国际标准化比值（INR）及肝硬化病因 4 个变量<br>$MELD=3.78 \times \ln[TBi(\mu mol/L) \div 17.1]+11.2 \times \ln[INR]+9.57 \times \ln[Cr(\mu mol/L) \div 88.4]+6.43$ | <15 分的患者可不考虑肝移植<br>20~30 分的患者病死率大于 30%<br>30~40 分的患者病死率在 50% 以上<br>>40 分的患者超过 70% 以上发生死亡 |
| **非静脉曲张性消化道出血的临床常用评分系统** | | | |
| **内镜依赖性评分系统** | | | |
| Rockall Risk Score（RS 评分） | RS 评分是一种简单、有效的评估 ANVUGIB 患者死亡率及再出血率的工具，在评分中分值越高，死亡率及再出血风险越高 | RS 评分分为 CRS 和 PRS<br>CRS 主要通过年龄、休克症状、并发症、内镜表现 4 个参数来评估<br>PRS 为内镜前评分，以年龄、休克症状、并发症 3 个参数评估 | ANVUGIB 患者 CRS 评分（0~11 分）<br>≤2 分为低风险组<br>3~4 分为中风险组<br>≥5 分为高风险组，预示死亡及再出血风险高 |
| Baylor Bleeding Score（BBS 评分） | 预测 ANVUGIB 患者有效初始内镜止血后再出血风险的准确性和灵敏度确认高危患者，以便进一步干预，降低再出血率及死亡率 | 以 3 个部分来评分：<br>内镜前的评分主要是基于年龄、并发症的数量和严重程度<br>内镜时的得分主要是根据内镜下观察到的出血部位及特征<br>内镜后的得分是内镜前和内镜时的总和 | ANVUGIB 患者分值范围为 0~24 分，当内镜前分值 >6 分或总分 ≥11 分时提示患者再出血风险较高 |

表 4-6-1（续表）

| 评分方法 | 应用范围 | 分级标准 | 分级意义 |
|---|---|---|---|
| Cedars-Sinai Medical Center Predictive Index（希德斯-西奈医疗中心预测指数，CSMCPI） | 定义 UGIB 患者的最佳住院时间，能减少低危患者的住院时长<br>预测 ANVUGIB 患者再出血及死亡风险 | 基于内镜结果、时间间隔（初始症状到入院）、血流动力学和并发症来评分 | UGIB 患者<br>≤ 2 分为低危组<br>3~4 分为中危组<br>>5 分为高危组 |
| **非内镜依赖性评分系统** | | | |
| Glasgow Blatchford Score（格拉斯哥-布拉奇福德评分，GBS） | GBS 评分基于临床状态和实验室数据，适合急诊入院的患者，可预测 UGIB 患者临床干预及死亡风险 | 基于血尿素氮、血红蛋白、收缩期血压、其他指标（脉搏 ≥ 100/min、黑便、晕厥、肝脏疾病、心力衰竭等）评分 | ANVUGIB 患者<br>任何高于 0 的评分均为"高危"，需要进行治疗干预，包括输血、内镜或手术<br>GBS 评分越高表明越需要治疗干预 |
| AIMS65 评分 | 在预测 UGIB 患者的死亡、住院时间及成本方面有较高的准确性 | 评分指标包括：白蛋白 <30g/L，国际标准化比值 >1.5，神志改变，收缩压 <90 mmHg，年龄 >65 岁 | 评分 <2 分，定性为低危组<br>评分 >2 分，定性为高危组 |
| T-score System（T 评分） | 评估 UGIB 患者是否有活动性出血及是否需要行紧急内镜检查，评估内镜风险及再出血、死亡风险 | 基于一般情况、脉搏、收缩期血压、血红蛋白水平评分 | UGIB 患者<br>总分 ≤ 6 分为 T1（高风险）<br>总分在 7~9 分为 T2（中等风险）<br>总分 ≥ 10 分为 T3（低风险） |
| Cologne-WATCH Risk Score（C-WATCH 评分） | UGIB 患者（包括 NVUGIB 和 VUGIB）的风险评分系统，预测反复出血患者的预后及 30 d 内死亡风险 | 基于反应蛋白、白细胞、谷丙转氨酶、血小板、肌酐、血红蛋白来评分 | 评分为 0~1 分时，定义为无相关并发症风险的低危患者<br>得分 >2 分时，应作为高危患者进行医疗干预 |
| **上消化道出血-慢性肝衰竭-序贯器官衰竭评估列线图（UGIB-CLIF-SOFA）** | | | |
| | 评估重症肝硬化合并静脉曲张出血患者的死亡风险 | 基于胆红素、肌酐、国际标准化比值、血清钠、血清白蛋白、平均动脉压、垂体后叶加压素的使用、血细胞比容降低 >10% 来评分 | 0~15 分为低危组<br>15~45 分为中危组<br>45~65 分为高危组 |

EGVB：食管胃底静脉曲张破裂出血；ANVUGIB：急性非静脉曲张性上消化道出血；UGIB：上消化道出血；NVUGIB：非静脉曲张性上消化道出血；VUGIB：静脉曲张性上消化道出血

分方法，即 GBS 评分及 AIMS65 评分。所有上消化道出血患者均可使用 GBS 评分预测住院需求、治疗干预、输血需求及死亡等，当 GBS> 7 分时建议内镜干预治疗。而预测住院患者死亡、重症监护病房（ICU）的住院时间和整体住院时间时，最佳推荐为 AIMS65 评分。

### 3. 黑便

当上消化道出血时，除呕血外，会伴有或不伴有排黑便或黑色柏油样便。大多数黑便患者为肿瘤慢性出血患者，处于慢性肿瘤消耗状态，有消瘦、乏力、贫血貌、心悸等症状。

### 4. 并发症状

1）**氮质血症** 消化道出血时，大量红细胞进入肠道进行分解，导致血氨升高，一般于出血 1~2 d 达到高峰，3~4 d 恢复。

2）**发热** 出血后，患者多伴有发热，一般于 24h 内出现低热，持续数日。发热原因目前临床研究认为是贫血、血红蛋白肠道吸收等各种因素刺激体温调节中枢所致，但鉴于出血患者免疫力下降，并发呼吸系统、泌尿系统感染的风险极高，因此应注意排查。

## 四、诊断与鉴别诊断

### （一）诊　断

1）**询问病史**　综合患者年龄、发病时间、发病症状、既往检查治疗情况，结合查体、家族史、既往病史等情况，分析患者病情，推断患者的发病部位及疾病可能。如患者是否存在吞咽困难，是否存在或出现过黄疸，是否存在腹痛，以及腹痛的发作时间、疼痛性质，均可确定进一步的检查方向，尽快明确诊断，为患者的治疗争取时间。

2）**查体**　根据患者的血压、心率、贫血及营养状况，估算出血量，可对患者出血引发的休克做出早期判断。腹部触诊、全身淋巴结触诊对于晚期肿瘤患者有着重要的指导意义，肺部听诊有助于判断肺部转移及胸腔积液。

3）**实验室检查**　完善血常规及血型检查，评估患者贫血情况，必要时给予急诊输血；完善血气分析，评估患者有无酸碱中毒；完善肝肾功能及出凝血功能检查，评估患者的电解质平衡情况和凝血功能。不同肿瘤标志物，尤其是甲胎蛋白（AFP）、糖类抗原 CA19-9 对肝癌、胰腺癌的诊断具有重要价值。

4）**影像学检查**　影像学检查对于明确肿瘤发病部位、判断肿瘤分期有重要意义。介入造影检查可以明确出血病灶，判断出血器官及出血血管。

5）**内镜检查**　内镜检查可判断食管、胃及十二指肠肿瘤的出血部位，并可行内镜下治疗。2018 年亚太消化工作组对非静脉曲张性上消化道出血共识进行了更新，强调了内镜治疗是非静脉曲张性上消化道出血患者管理的"金标准"。危险性急性上消化道出血患者（包括非静脉曲张性和静脉曲张性上消化道出血）在血流动力学相对稳定后，可联合多个学科对患者行内镜检查、介入治疗或手术治疗。

### （二）鉴别诊断

1）**上消化道肿瘤出血与良性病变出血鉴别**　多种良性病变包括胃溃疡、急慢性胃炎、良性肿瘤、酒精性肝硬化导致门脉高压等均可引起出血，可根据影像检查结合肿瘤标志物、电子内镜留取病理活检，判断出血原因及性质。

2）**下消化道出血**　多表现为便血、大便性状改变。如病灶位于直肠，多为鲜血便，血液与粪便混合，直肠指诊有时可触及肿物；如病灶位于结肠，常伴有或不伴有肠梗阻表现，查体时，可触及腹部包块。完善影像学检查及电子肠镜检查，有助于鉴别诊断。

（蒋　麟　梁峰）

# 第 7 节　便　血

## 一、概　述

便血（hematochezia）是消化道肿瘤的一个常见症状，是指血液从肛门排出，粪便颜色呈鲜红、暗红或黑色（柏油便）。少量出血不造成粪便颜色改变，需经隐血试验才能确定者，称为隐血（occult blood），也属于便血。在临床上便血并不是一种疾病，只是一个症状。便血可以由包括肿瘤在内的很多种疾病引起，所以出现便血时要先查明病因，以免发生误诊，贻误病情。

## 二、病　因

引起便血的病因很多。可以分成肿瘤相关原因和肿瘤不相关原因：前者包括食管癌、胃癌、壶腹癌、小肠肿瘤、结直肠癌、肛管癌、淋巴瘤等，后者包括胃溃疡、肠结核、溃疡性结肠炎、血液病、传染病、痔、直肠肛管损伤等。

也可分成消化系统相关原因和消化道以外其他系统相关原因：前者包括食管胃底静脉曲张破裂出血、胃肠道溃疡和炎症、消化系统肿瘤（包括息肉和癌）、痔、肠套叠、肛裂、大便干燥擦伤等，后者包括白血病、血友病、血小板减少性紫癜、流行性出血热、维生素 C 及维生素 K 缺乏症、尿毒症、败血症等。口腔、鼻、气管部位的出血吞咽下也会引起便血。

按照便血是否与消化道有关分析常见病因如下。

### 1. 上消化道疾病

包括食管、胃、十二指肠、肝、胆、胰疾病及胃空肠吻合术后的空肠上段疾病。上消化道疾病引起的出血都会导致便血。

### 2. 下消化道疾病

**1）小肠疾病** 肠结核、肠伤寒、急性出血性坏死性肠炎、钩虫病、克罗恩病、小肠肿瘤、小肠血管瘤、空肠憩室炎或溃疡、Meckel 憩室炎或溃疡、肠套叠等。

**2）结肠疾病** 急性细菌性痢疾、阿米巴痢疾、血吸虫病、溃疡性结肠炎、缺血性结肠炎、结肠憩室炎、结肠癌、结肠息肉、结肠血管畸形或退行性变等。

**3）直肠肛管疾病** 直肠肛管损伤、非特异性直肠炎、放射性直肠炎、直肠息肉、直肠癌、痔、肛裂、肛瘘等。

### 3. 全身性疾病

**1）血液系统疾病** 血小板减少性紫癜、过敏性紫癜、白血病、血友病、霍奇金淋巴瘤、非霍奇金淋巴瘤、遗传性毛细血管扩张症、弥散性血管内凝血及其他凝血机制障碍（如应用过量抗凝药）等。

**2）感染性疾病** 流行性出血热、钩端螺旋体病、登革热、急性重型肝炎、败血症等。

**3）结缔组织病** 系统性红斑狼疮、皮肌炎、结节性多动脉炎等。

**4）其他** 尿毒症、肺源性心脏病、呼吸功能衰竭等。

## 三、临床表现

### 1. 便 血

便血多为下消化道出血，可表现为急性大出血、慢性少量出血及间歇性出血。便血颜色可因出血部位不同、出血量的多少及血液在肠腔内停留时间的长短而异。如出血量多、速度快则呈鲜红色；如出血量小、速度慢，血液在肠道内停留的时间较长，可为暗红色。粪便可全为血液或混合有血液，也可仅黏附于粪便表面或于排便后肛门滴血。消化道出血每日在 5~10mL 者，无肉眼可见的粪便颜色改变，需用隐血试验才能确定，称为隐血便。

便血如为上消化道出血引起，可伴有上腹部不适、恶心、呕血，因部分血液经肠道排出体外，可形成黑便。黑便的形成是由于经胃酸作用且在肠道存在的时间较长，血红蛋白中的铁与肠内硫化物结合成硫化铁，使大便呈现黑色。

### 2. 失血性周围循环衰竭

短时间内大量便血，不论是鲜红色、暗红色还是黑便，如果出血量占循环血容量的 10%~20% 时，可有头晕、无力等症状，多无血压、脉搏等变化；出血量占循环血容量的 20%~30%，则有冷汗、四肢厥冷、心慌、脉搏增快等急性失血症状；出血量达循环血容量的 30% 以上，则有神志不清、面色苍白、心率加快、脉搏细弱、血压下降、呼吸急促等急性周围循环衰竭的表现。如长期间断性小量黑便，出血量占循环血容量的 10% 以下，由于失血过程缓慢，患者可无明显临床表现。

### 3. 血液学改变

出血早期可无明显血液学改变，出血 3~4h 后由于组织液的渗出及输液等情况，血液被稀释，血红蛋白及血细胞比容会逐渐降低。

### 4. 伴随症状

**1）伴腹痛** 慢性反复上腹痛，呈周期性和节律性，出血后疼痛减轻，见于消化性溃疡；上腹绞痛或伴有黄疸者，应考虑胆道出血；腹痛时排血便或脓血便，便后腹痛减轻，见于细菌性痢疾、阿米巴痢疾或溃疡性结肠炎。腹痛伴便血还见于急性出血性坏死性肠炎、肠套叠、肠系膜血栓形成或栓塞、膈疝等。

2）伴里急后重　即肛门坠胀感。感觉排便未净，排便频繁，但每次排便量很少，且排便后未感到轻松，提示肛门、直肠疾病，见于痢疾、直肠炎及直肠癌。

3）伴发热　便血伴发热常见于传染性疾病，如败血症、流行性出血热、钩端螺旋体病；也可见于部分恶性肿瘤，如肠道淋巴瘤、白血病等。

4）伴全身出血倾向　便血伴皮肤黏膜出血，见于急性传染性疾病及血液疾病，如重症肝炎、流行性出血热、白血病、过敏性紫癜、血友病等。

5）伴皮肤改变　皮肤有蜘蛛痣及肝掌者，便血可能与肝硬化门静脉高压有关；皮肤黏膜有毛细血管扩张，提示便血可能由遗传性毛细血管扩张症引起。

6）伴腹部肿块　便血伴腹部肿块，应考虑结肠癌、肠结核、肠道恶性淋巴瘤、肠套叠及克罗恩病等。

7）伴肝脾大　脾大、有腹壁静脉曲张或有腹水者，提示肝硬化；肝区疼痛及肝大、质地坚硬、表面凹凸不平或有结节者多为肝癌。

8）其他　伴头晕、黑蒙、口渴、冷汗提示血容量不足。

## 四、诊断与鉴别诊断

便血是一种症状而非一种疾病，可能是肿瘤引起的，也可能不是肿瘤所致。因此除了需要判断是否为便血、便血的严重程度外，更重要的是寻找便血的原因。

### （一）诊　断

#### 1. 是否为便血

便血一般来说很好判断，根据肉眼可见的鲜红色、暗红色的血液就能诊断。但有些情况症状并不典型，就需要进一步检查粪便隐血才能确定是否为便血。例如有时候大便发红，但不一定是便血，也有可能和吃的食物或药物有关，比如苋菜、火龙果、猪血、利福平等，这时就需要做粪便隐血试验才能确定。有时候大便发黑，像柏油便一样，需要注意有无受某些中草药、铁剂、食用过多动物肝和血制品及菠菜等的影响，可以在停用含铁

药物及禁食肉类、动物肝（血）、菠菜等 3d 后采集大便做隐血试验。

一般的粪便隐血试验虽然灵敏度高，但有一定的假阳性，使用抗人血红蛋白单克隆抗体的免疫学检测，可以避免假阳性。

#### 2. 病因学检查

1）详细问诊　包括便血的颜色、便血的频次、便血量、伴随症状、有无消化道肿瘤家族史、平时有无便秘，以及有无排便习惯或大便性状改变、有何种基础疾病、平时服用何种药物等。

2）体格检查　注意测量患者的生命体征：是否发热，脉搏有无增快，呼吸是否急促，血压是否下降。观察患者的面容、营养状态、皮肤黏膜颜色及有无出血点、腹部有无静脉曲张及压痛、肝脾是否大等。肛门指诊有助于发现直肠肿瘤。

3）实验室检查　包括血、尿、粪便常规及隐血；根据原发病不同，可以进行粪便细菌培养、寄生虫检测，以及肝肾功能、电解质、血糖、血脂、凝血功能、免疫因子、肿瘤标志物等生化检查。

4）影像学检查　包括超声、CT、MRI、PET/CT 等。

5）内镜检查　行胃镜、结肠镜、小肠镜、胶囊内镜、鼻咽镜等检查以明确消化道病变的部位、性质等。

6）其他　必要时行骨髓穿刺检查，排除血液系统疾病。

### （二）鉴别诊断

主要是便血的原发病鉴别，可根据便血的特点及伴随症状、实验室检查、影像学检查等综合判定。此外，动物血、药物等有可能导致粪便颜色改变，应注意询问并鉴别。总的来看，肿瘤性疾病和非肿瘤性疾病引起便血的表现单纯从症状较难鉴别，对便血的患者要尽量全面检查，以免遗漏肿瘤性疾病。在鉴别时主要考虑以下一些可引起便血的疾病。

#### 1. 肿瘤性疾病

1）结直肠癌　便血是结直肠癌的常见症状，但不是特异症状，很多肛肠疾病都会出现便血，如痔疮、肛裂、肠息肉、肠炎等，所以很多人把结直肠癌的便血误认为是痔疮，以至于延误了最

佳治疗时机。结直肠癌的常见表现是原因不明的下腹痛、腹胀、贫血、乏力、疲劳、大便习惯或性状改变，大便可呈黏液便或鲜血便、暗红色血便。确诊需要结直肠镜检查，通过取活检病理明确诊断。

**2）小肠肿瘤** 当肿瘤侵蚀破坏肠壁血管时，即可出现便血。小肠肿瘤可有长期脐周疼痛，腹部可扪及肿块，可合并恶心、呕吐、腹痛、腹胀、无排便、无肛门排气等肠梗阻症状，也可能会有食欲减退、体重下降等症状。

**3）食管癌** 肿瘤侵犯血管或局部破溃会引起出血，可表现为呕血和黑便。食管癌的典型症状是吞咽食物时有哽噎感、异物感、胸骨后疼痛或明显的吞咽困难，便血如伴有这些症状，需警惕食管癌。

**4）胃癌** 大多数早期胃癌患者无症状，少数患者可有饱胀不适、消化不良等轻微症状。进展期胃癌可出现上腹痛、体重下降等不适。胃癌如有少量出血，表现为黑便，如果出血量较大可呕吐鲜血。

**5）壶腹周围癌** 壶腹周围癌是生长在壶腹、十二指肠乳头、胆总管下端、胰管开口处、十二指肠内侧壁癌的总称。其共同特点是：在癌肿较小时即可引起胆总管和主胰管的梗阻，因此患者黄疸出现早；晚期患者肿瘤破溃，血液流入十二指肠，可引起呕血、黑便。

**6）胃肠道淋巴瘤** 临床表现一般无特异性，可有恶心、呕吐、食欲下降、腹泻等胃肠道症状。根据其位置不同，可有呕血或便血症状。确诊需行内镜活检。

**7）结直肠息肉** 多发于成人，有家族性，平时多无症状或长期腹部隐痛、腹胀或大便习惯改变，反复发作性腹泻。结直肠息肉通常会在便后发现有血液在大便之外，不与大便混合，直肠息肉还可能会伴随有息肉脱出。结直肠息肉有恶变倾向。

**8）胃肠道间质瘤** 大部分发生于胃（50%~70%）和小肠（20%~30%），结直肠占10%~20%，食管占0~6%，其他部位少见。便血是常见症状，根据部位不同，可能有吞咽不适、腹痛、腹部包块及胃肠道梗阻等。

**9）白血病** 是造血系统的恶性肿瘤性疾病，可有出血、贫血、感染等症状。白血病出血以皮肤瘀斑、鼻衄、牙龈出血、月经过多常见。便血虽然少见，但出血量大时后果严重。

**2. 非肿瘤性疾病**

**1）痔疮** 便血最常见的是鲜红的血，不与粪便相混而是附于粪便表面，或表现为大便前滴血，严重时呈喷射状，多于大便秘结时发生。痔疮不会引起排便困难，尤其是大便变细，即使有痔核脱出时；也表现为短期的因排便疼痛而不愿用力大便，一旦水肿及炎症消退，即可恢复正常。

**2）消化道溃疡** 常有中上腹痛、胃灼热、反酸等表现。如果出血量少，出血速度慢，可表现为黑便；出血量大，可出现呕血。

**3）肠结核** 起病缓慢，右下腹持续性隐痛或胀痛，进食后加重，大便为糊状或黏液脓血便，伴有午后低热、盗汗、乏力、消瘦等症状。

**4）急性出血性坏死性肠炎** 发病前有不洁饮食史者多见。先出现腹痛，为逐渐加剧的脐周或左上腹阵发性绞痛，逐渐转为全腹持续性痛，并阵发性加剧，伴腹泻、大便为糊状或血水样，恶臭，同时有恶心、发热和呕吐，轻者1~3周可治愈，重者可因大量便血而休克。

**5）溃疡性结肠炎** 起病缓慢，反复发作，多以精神刺激、过度疲劳、饮食失调和继发性感染为诱因，表现为腹泻，大便为黏液脓性或血性，左下腹或下腹部痉挛性绞痛，痛后有便意，排便后疼痛可以暂时缓解。

**6）肛裂** 是便血比较常见的原因，一般出血量比较少，为鲜红色，且排便时肛门会产生剧烈疼痛。

**7）钩虫病** 早期患者常有食欲亢进、劳动力减退或有上腹部不适、隐痛，后期食欲下降、恶心、呕吐，腹泻或顽固性便秘，常有小量隐性出血，表现为面色苍白、四肢无力、心悸、头晕等。肉眼观察大便颜色无明显变化，但大便隐血试验阳性。这类患者有些喜食生米、生豆，甚至泥土、瓦片等，医学上称为"异食症"。

**8）肠套叠** 多见于2岁以下健康婴幼儿，男性多见。起病突然，突发腹痛，疼痛剧烈，为阵发性绞痛，伴恶心、呕吐，大便为黏液血性，可有腹部包块。

9）其他 引起便血的非肿瘤性疾病原因还有很多，如细菌性痢疾、伤寒与副伤寒、流行性出血热等。口服某些药物也会损伤消化道黏膜，如肾上腺皮质激素、阿司匹林等会诱发消化道黏膜损伤出血或出血性糜烂性胃炎，从而引起便血。可疑黑便，还要排除口腔、鼻咽、喉、气管、支气管、肺等部位的出血，被吞咽后由肛门排出的可能。

总体而言，便血的症状非常多样，鉴别诊断时首先要注意便血的特点。①了解便血的发生和发展过程。内痔、肛裂常在大便后出血；慢性非特异性结肠炎、结肠息肉等常呈反复、间歇性少量便血；中晚期结直肠恶变可为持续性少量便血。

②分清便血性状、出血方式、颜色和出血量。如内痔出血呈点滴状或喷射状；肛裂则是血附于粪便表面或手纸染血，出血量少。如出血较多，血液在肠腔内潴留，排出时可呈黑色，多考虑上消化道病变；若为鲜红色、紫红色、暗红色或有血块，则多来自下消化道；混有黏液并有臭味，应想到有直肠恶变的可能。③注意便血的伴发症状。如直肠癌、直肠炎、直肠息肉等便血常伴有肛门下坠、里急后重；内痔便血无肛门疼痛；肛裂则伴有肛门疼痛及便秘；慢性结肠炎常伴腹泻、左下腹隐痛；出血性坏死性结肠炎、肠套叠伴有剧烈的腹痛甚至休克等。

（张建伟）

# 第8节 消化道梗阻

## 一、概　述

消化道梗阻是指任何原因引起的消化道内容物通过障碍，是消化道肿瘤如食管癌、胃癌、结直肠癌的常见表现之一，也可由其他部位肿瘤如呼吸道肿瘤、妇科肿瘤等压迫消化道引起。发生消化道梗阻后，水、食物、消化液等不能正常通过消化道，因此蓄积在梗阻部位上端，造成各种并发症，引发一系列症状。

消化道梗阻按梗阻部位分为上消化道梗阻和下消化道梗阻。上消化道主要是食管、胃、十二指肠的梗阻，下消化道主要是空肠、回肠、结肠、直肠的梗阻。不同部位的梗阻症状不同，产生的影响也不同。胆道梗阻可引起黄疸，详见本章第5节，在此不做赘述。

消化道梗阻按照梗阻程度还可分为完全性梗阻和不完全性梗阻，按照引起梗阻的病变性质分为良性梗阻和恶性梗阻，根据梗阻发展快慢分为急性梗阻和慢性梗阻，根据肠壁血运有无障碍分为单纯性肠梗阻和绞窄性肠梗阻。

## 二、病因与发病机制

消化道梗阻的病因有机械性梗阻、动力性梗阻和血运性梗阻。恶性肿瘤引起的消化道梗阻多属于机械性梗阻。

### 1. 机械性梗阻

系各种原因引起的消化道狭小或不通，导致内容物不能通过，是临床上最常见的类型。常见病因如下。

1）消化道外因素 肿瘤外压、疝嵌顿、粘连带压迫等。

2）消化道管壁因素 消化道肿瘤由管壁向内生长引起狭窄、炎症性狭窄、肠套叠、先天性畸形等。

3）消化道管腔内因素 异物、胆石、蛔虫、粪块等堵塞管腔。

### 2. 动力性梗阻

包括麻痹性肠梗阻和痉挛性肠梗阻，是由于神经抑制或毒素刺激以致消化道管壁平滑肌运动紊乱，使消化道蠕动丧失或管壁痉挛，导致内容物不能正常运行，但无器质性管腔狭小。多发生于腹腔手术后、腹部创伤、弥漫性腹膜炎、急性肠炎、肠道功能紊乱、慢性铅中毒等情况。

### 3. 血运性梗阻

由于消化道的血管发生栓塞或血栓形成，血运障碍，消化道失去蠕动能力，管腔虽无阻塞，但内容物停止运行，也可归于动力性梗阻，但血运性梗阻可迅速引发胃肠道坏死，在处理上截然不同。

## 三、临床表现

消化道梗阻因部位、原因、程度不同，临床表现会有较大差异。

### （一）上消化道梗阻

食管梗阻主要表现为吞咽困难。胃及十二指肠梗阻主要表现为上腹胀痛、恶心、呕吐。胆道梗阻主要表现为黄疸、消化不良、食欲不振等。

### （二）下消化道梗阻

下消化道梗阻主要包括空肠、回肠、结肠及直肠的梗阻，按梗阻部位可以分为高位肠梗阻和低位肠梗阻。高位肠梗阻是梗阻部位在空肠，其梗阻部位高，呕吐频繁，且发生较早，呕吐物多为胃及十二指肠内容物，腹胀不明显。低位肠梗阻是梗阻部位发生在回肠、结肠或直肠，以肿瘤、肠扭转、克罗恩病、结核等多见。不同原因引起的肠梗阻临床表现虽然不同，但肠内容物不能顺利通过肠腔是一致的，其共同的表现是腹痛、呕吐、腹胀及肛门停止排气排便，可以用"痛、吐、胀、闭"四个字概括。

### 1. 症 状

1）**腹痛**　机械性肠梗阻发生时，梗阻部位以上强烈肠蠕动引起腹痛。之后由于肠管平滑肌过度疲劳而呈暂时性弛缓状态，腹痛也随之消失，故机械性肠梗阻的腹痛是阵发性绞痛。在腹痛的同时伴有高亢的肠鸣音，当肠腔有积气积液时，肠鸣音呈气过水声或高调金属音。患者常自觉有气体在肠内窜行，并受阻于某一部位，有时能见到肠型和蠕动波。如果腹痛的间歇期不断缩短，成为剧烈的持续性腹痛，则需要警惕可能是绞窄

性肠梗阻的表现。麻痹性肠梗阻的肠壁平滑肌呈瘫痪状态，没有收缩蠕动，因此无阵发性腹痛，只有持续性腹胀或不适。

2）**呕吐**　高位肠梗阻的呕吐出现较早，呕吐较频繁，呕吐物主要为胃及十二指肠内容。低位肠梗阻的呕吐出现较晚，初为胃内容物，后期的呕吐物为积蓄在肠内并经发酵、腐败呈粪样的肠内容物。如呕吐物呈棕褐色或血性，是肠管血运障碍的表现。麻痹性肠梗阻时，呕吐多呈溢出性。

3）**腹胀**　发生在腹痛之后，其程度与梗阻部位有关。高位肠梗阻腹胀不明显，但有时可见胃型。低位肠梗阻及麻痹性肠梗阻腹胀明显，遍及全腹，腹壁较薄的患者常可见肠型。结肠梗阻时，如果回盲瓣关闭良好，梗阻以上肠襻可成闭襻，腹周膨胀明显。

4）**排气排便停止**　完全性肠梗阻发生后，肠内容物不能通过梗阻部位，梗阻以下的肠管处于空虚状态，临床表现为停止排气排便。但在梗阻的初期，尤其是高位梗阻，梗阻部位下方积存的气体和粪便仍可排出，不能误诊为不是肠梗阻或是不完全性肠梗阻。某些绞窄性肠梗阻，如肠套叠、肠系膜血管栓塞或血栓形成，则可排出血性黏液样粪便。

### 2. 体 征

单纯性肠梗阻早期全身情况无明显变化。晚期因呕吐、脱水及电解质紊乱，可出现唇干舌燥、眼窝内陷、皮肤弹性减退、脉搏细弱等。绞窄性肠梗阻可出现全身中毒症状及休克。

腹部视诊：机械性肠梗阻常可见肠型和蠕动波；肠扭转时腹胀多不对称；麻痹性肠梗阻则腹胀均匀。触诊：单纯性肠梗阻因肠管膨胀，可有轻度压痛，但无腹膜刺激征；绞窄性肠梗阻时，可有固定压痛和腹膜刺激征，压痛的包块常为有绞窄的肠襻。叩诊：绞窄性肠梗阻时，腹腔有渗液，移动性浊音可呈阳性。听诊：肠鸣音亢进，有气过水声或金属音，为机械性肠梗阻表现；麻痹性肠梗阻时，则肠鸣音减弱或消失。

## 四、诊断与鉴别诊断

消化道梗阻的症状有一些共同特点，例如呕吐、腹痛、腹胀等，症状学诊断的目的主要是确

定是否为消化道梗阻、梗阻的类型和性质、梗阻的部位和原因等。

## （一）诊 断

### 1. 是否为消化道梗阻

根据吞咽困难、黄疸、腹痛、呕吐、腹胀、停止排气排便等症状和腹部可见胃肠型或蠕动波、肠鸣音亢进等，一般可做出诊断。有时这些典型表现并非同时存在，特别是某些绞窄性肠梗阻的早期，可能易与急性胃肠炎、急性胰腺炎、输尿管结石等混淆。除病史与详细的腹部检查外，实验室检查与影像学检查、内镜检查有助于诊断。

### 2. 梗阻的部位

上消化道梗阻包括食管、胃及十二指肠的梗阻。吞咽困难一般为食管梗阻，上腹胀痛伴恶心、呕吐为胃及十二指肠梗阻的表现，黄疸常为胆道梗阻。下消化道梗阻分为高位肠梗阻及低位肠梗阻：高位肠梗阻的呕吐发生早而频繁，腹胀不明显；低位肠梗阻的腹胀明显，呕吐出现晚而次数少，并可吐出粪样物。结肠梗阻因回盲瓣具有单向阀的作用而形成闭襻型梗阻，以腹胀为主要症状，腹痛、呕吐、肠鸣音亢进均不及小肠梗阻明显，体检时可发现腹部有不对称的膨隆。X 线检查有助于鉴别：低位小肠梗阻，扩张的肠襻在腹中部，呈"阶梯状"排列；结肠梗阻时扩大的肠襻分布在腹部周围，可见结肠袋，胀气的结肠阴影在梗阻部位突然中断。钡灌肠检查或结肠镜检查可进一步明确诊断。

### 3. 梗阻的原因

根据消化道梗阻的临床表现，参考年龄、病史、体征、影像学检查等进行分析。肿瘤是消化道梗阻的重要原因，确诊常需要行内镜检查。

### 4. 是机械性还是动力性梗阻

动力性梗阻无阵发性绞痛等胃肠蠕动亢进表现，相反是胃肠蠕动减弱或消失，腹胀显著，肠鸣音微弱或消失。

### 5. 是单纯性还是绞窄性梗阻

绞窄性肠梗阻易发生坏死、穿孔，需紧急手术。绞窄性肠梗阻可有如下表现：腹痛发作急骤，初始即为持续性剧烈疼痛，或在阵发性加重之间仍有持续性疼痛；病情发展迅速，早期出现休克，

抗休克治疗后改善不明显；有腹膜炎表现，体温上升、脉率增快、白细胞计数增高；腹胀不对称，腹部有局部隆起或触及有压痛的肿块；呕吐出现早而频繁，呕吐物、胃肠减压抽出液、肛门排出物为血性；腹腔穿刺抽出血性液体；腹部 X 线检查见孤立扩大的肠襻；经积极的非手术治疗症状体征无明显改善。

### 6. 是完全性还是不完全性梗阻

食管及胃十二指肠的完全性梗阻不能进食水、呕吐频繁。完全性低位肠梗阻则腹胀明显，完全停止排便排气。X 线检查见梗阻以上肠襻明显充气扩张，梗阻以下结肠内无气体。食管不完全梗阻表现为进食哽噎，但流食或半流食可通过。如为不完全肠梗阻，呕吐与腹胀均较轻，X 线检查肠襻充气扩张都较不明显，结肠内可见气体存在。

## （二）鉴别诊断

消化道梗阻可由肿瘤引起，也可由其他非肿瘤因素引起，例如术后肠粘连、肠扭转、胆道结石等，需予以鉴别。

### 1. 肿瘤因素

1）**食管癌** 进行性吞咽困难是食管癌梗阻的典型症状。

2）**胃癌** 胃癌梗阻多发生于幽门，可引起上腹胀痛，呕吐有腐败臭味的隔夜饮食。

3）**壶腹周围癌** 可引起十二指肠梗阻，常伴黄疸。

4）**小肠肿瘤** 小肠肿瘤发病率低，诊断较为困难，良性及恶性肿瘤均可引起肠梗阻。

5）**结直肠癌** 常有大便习惯及性状改变，之后逐渐出现梗阻症状。

6）**其他肿瘤** 肺癌纵隔淋巴结转移可压迫食管引起梗阻，泌尿系统肿瘤、妇科肿瘤等直接压迫或其转移灶压迫肠道可引起肠梗阻。

### 2. 非肿瘤因素

1）**食管化学性烧伤** 有误服强酸、强碱等化学腐蚀剂病史。食管壁瘢痕收缩引起梗阻。

2）**胃及十二指肠溃疡** 典型症状是中上腹痛和反酸，呈周期性和节律性发作。慢性溃疡可引起黏膜下纤维化，形成瘢痕性狭窄，造成梗阻。

3）**肠粘连** 多有腹腔手术、创伤或感染病史。

粘连性肠梗阻一般发生于小肠，引起结肠梗阻者少见。

4）**肠扭转**　是一种较为严重的机械性肠梗阻，可在短时间内发生肠绞窄、坏死。起病时腹痛剧烈且无间歇期，早期即可出现休克。肠扭转的好发部位为小肠和乙状结肠，临床表现各有特点。

5）**肠套叠**　肠的一段套入其相连的肠管腔内称为肠套叠，多见于幼儿，成人肠套叠较为少见。肠套叠不仅可发生肠腔梗阻，还由于肠系膜血管受压，肠管可发生绞窄而坏死。肠套叠的三大典型症状是腹痛、血便和腹部肿块。

6）**粪块型肠梗阻**　常见于长期便秘或卧床的老年患者，是老年体弱者常发的一种肠梗阻类型。

（张建伟）

# 第 9 节　腹　水

## 一、概　述

正常状态下，人体腹腔内有少量液体（约50mL），对肠道蠕动起润滑作用。任何病理状态下导致的腹腔内液体量增加，被称为腹水（ascites），也称为腹腔积液。

恶性肿瘤引起的腹腔积液也称恶性腹水，约占所有类型腹水的10%。恶性腹水的形成是血液及脉管内的液体向组织及腔隙内渗出所致，是癌症患者的常见表现。腹水的出现常常是癌症晚期的信号，提示病变范围广泛，患者预后不良。

## 二、病因与发病机制

### （一）病　因

腹水的病因很多，恶性肿瘤、肝硬化、心力衰竭、肾脏疾病、结核性腹膜炎、结缔组织病等是比较常见的原因。

**1. 恶性肿瘤**

理论上任何肿瘤都可能转移至腹腔，导致恶性腹水。临床上恶性腹水多见于消化系统肿瘤（胃癌、肝癌、结直肠癌、胰腺癌等）、妇科肿瘤（卵巢癌、输卵管癌、子宫内膜癌等），也可见于肺癌、乳腺癌等恶性肿瘤的腹腔转移。

**2. 其他疾病**

肝硬化、充血性心力衰竭、下腔静脉梗阻、肝静脉栓塞、肾病综合征、营养不良、自发性细菌性腹膜炎、结核性腹膜炎、乳糜性腹膜炎等也可导致腹水。

### （二）发病机制

生理情况下，血浆通过腹膜浆膜层的毛细血管膜持续渗出至腹腔内，形成游离液体润滑浆膜面。液体的产生受到门静脉压、血浆渗透压、水钠潴留、肝淋巴液生成和微血管对大分子物质通透性的影响。由于胸腔负压的存在，至少2/3的腹腔液体通过横膈的淋巴管重吸收，这些液体再通过纵隔淋巴管汇入右胸导管，最终注入右锁骨下静脉。正常情况下，腹腔内仅有少量的液体，其生成和吸收处于动态平衡。

病理情况下，腹腔内液体的生成和吸收失去动态平衡，生成大于吸收，导致腹腔内液体蓄积。腹水的产生受多种全身因素和腹腔局部因素的影响。不同疾病产生腹水的发病机制是多个因素联合或单独作用所致。

**1. 全身因素**

1）**血浆胶体渗透压降低**　血浆胶体渗透压主要依靠白蛋白来维持。血浆白蛋白低于25g/L或同时伴有门静脉高压时，液体易于从毛细血管漏入组织间隙及腹腔，若水分漏入腹腔则形成腹水。此种情况见于肿瘤恶病质、重度营养不良、重度肝功能不全、中晚期肝硬化、肾病综合征及蛋白丢失性胃肠病等情况。

2）水钠潴留　肿瘤因素或非肿瘤因素引起大量腹水使有效血容量减少，刺激容量感受器及肾小球装置；交感神经活动增强，激活肾素-血管紧张素-醛固酮系统；抗利尿激素释放增加，使肾血流量减低，肾小球滤过率下降，肾小管重吸收增加，促使水钠潴留，使腹水持续不退。

3）内分泌障碍　肝癌、肝转移癌、肝硬化、药物性肝损害等导致肝功能不全时，肝降解功能减退。一方面抗利尿激素与醛固酮等灭活功能降低致水钠潴留；另一方面血液循环中一些扩血管性活性物质浓度增高，这些物质引起外周及内脏小动脉阻力降低，心排血量增加，内脏处于高动力循环状态。由于内脏血管床扩张，内脏淤血，造成有效循环血容量相对不足及低血压，机体代偿性释放出血管紧张素Ⅱ及去甲肾上腺素，以维持血压。这样，因反射性地兴奋交感神经系统使肾血流量减少，肾小球滤过率下降，加之抗利尿激素释放，引起肾小管水钠重吸收增加，导致水钠潴留并形成腹水。

#### 2. 局部因素

1）液体静水压增高　因肝硬化及门静脉外来压迫或其自身血栓、癌栓形成，导致门静脉及其毛细血管内压力增高，进而引起腹水。

2）淋巴液回流受阻　肝硬化时因门静脉及肝窦压明显增高，包膜下淋巴管如枯树枝状，吸收面积缩小，淋巴循环重吸收的能力下降，引起淋巴液淤积。由淋巴管漏出经脏腹膜或肝表面进入腹腔，加重腹水的积聚。腹膜后肿瘤、纵隔肿瘤、丝虫病等所引起的胸导管或乳糜池阻塞或损伤性破裂，乳糜漏入腹腔形成乳糜性腹腔积液。

3）腹膜血管通透性增加　恶性肿瘤浸润或脏器穿孔引起胆汁、胰液、胃液、血液对腹膜的刺激，均可促使腹膜的血管通透性增加引起腹水。

4）腹腔脏器破裂　实质性或空腔脏器破裂与穿孔可分别引起胰性腹水、胆汁性腹水、血性腹水及血腹。

总之，恶性腹水的发病机制是多因素的。如肿瘤损伤浆膜，引起浆膜毛细血管通透性增加，使较多的蛋白质逸入浆膜腔内。此外，由于肿瘤

压迫或血管、淋巴管肿瘤栓塞、转移，也可导致腹水。全身状态差、严重低蛋白血症，又可损害重吸收过程。激素机制也是恶性腹水产生的病理生理学机制之一。由于循环血容量减少，激活了肾素-血管紧张素-醛固酮系统，导致水钠潴留。

### 三、临床表现

#### 1. 症状

恶性腹水与其他原因引起的腹水在症状上没有本质的区别。轻度的腹水通常没有症状，当腹水逐渐增多，可出现腹胀、腹部不适。大量腹水使横膈抬高、运动受限，可发生呼吸困难和心悸。

#### 2. 体征

腹水可有腹部膨隆表现。平卧位时腹壁松弛，液体下沉于腹腔两侧致侧腹壁明显膨出，腹部外形呈扁而宽，称为"蛙腹"。侧卧或坐位时，因液体向下移动而使腹下部膨出。大量腹水使腹压增加时，脐受压而凸出形成脐疝。腹水还可引起腹式呼吸运动减弱。

移动性浊音是腹水的典型体征。腹腔内有较多的液体存留时，因重力作用，液体多潴积于腹腔的低处，故在此处叩诊呈浊音。检查时先让患者仰卧，腹中部由于含气的肠管在液面浮起，叩诊呈鼓音，两侧腹部因腹水积聚叩诊呈浊音。医生自腹中部脐水平面开始向患者左侧叩诊，发现浊音时，扳指固定不动，嘱患者右侧卧，再度叩诊，如呈鼓音，表明浊音移动。同样方法向右侧叩诊，叩得浊音后嘱患者左侧卧，以核实浊音是否移动。这种因体位不同而出现浊音区变动的现象，称为移动性浊音。这是发现有无腹水的重要检查方法。腹腔内游离腹水在 1000mL 以上时，即可查出移动性浊音。

如果腹水量少，用以上方法不能查出时，若病情许可，可让患者取肘膝位，使脐部处于最低位。由侧腹部向脐部叩诊，如由鼓音转为浊音，则提示有 120mL 以上腹水的可能（水坑征）。也可让患者站立，如下腹部积有液体而呈浊音，液体的上界呈一水平线，在此水平线上为浮动的肠管，叩诊呈鼓音。

肠梗阻和巨大的卵巢囊肿易误诊为腹水，应

注意鉴别。肠梗阻时肠管内有大量液体潴留，可因患者体位的变动出现移动性浊音，但常伴有肠梗阻的征象。巨大的卵巢囊肿亦可使腹部出现大面积浊音，但其浊音为非移动性。

大量腹水时，腹部触诊张力增加。如用手指叩击腹部，可感到液波震颤，或称波动感。检查时患者平卧，医生以一手掌面贴于患者一侧腹壁，另一手四指并拢屈曲，用指端叩击对侧腹壁（或以指端冲击式触诊），如有大量液体存在，则贴于腹壁的手掌有被液体波动冲击的感觉，即波动感。为防止腹壁本身的震动传至对侧，可让另一人将手掌尺侧缘压于脐部腹中线上，即可阻止之。此法检查腹水，需有 3000~4000mL 以上液体才能查出，不如移动性浊音敏感。此外，肥胖者可出现假阳性，应注意鉴别。

腹水压迫下腔静脉可引起肾淤血和下肢水肿。部分患者因大量腹水使腹压增高，腹水通过变薄的膈肌孔道和胸膜淋巴管漏入胸腔，可产生胸腔积液。

不同疾病引起的腹水常有原发病的体征。患者有消瘦、恶病质、淋巴结肿大或腹部有肿块者多为恶性肿瘤。由心脏疾病引起的腹水查体时可见有发绀、周围水肿、颈静脉怒张、心脏扩大、心前区震颤、肝脾大、心律失常、心瓣膜杂音等体征。肝脏疾病常有面色晦暗或萎黄无光泽，皮肤巩膜黄染，面部、颈部或胸部可有蜘蛛痣或有肝掌、腹壁静脉曲张、肝脾大等体征。面色潮红、发热、腹部压痛、腹壁有柔韧感可考虑结核性腹膜炎。肾脏疾病引起的腹水可有面色苍白、周围水肿等体征。

## 四、诊断与鉴别诊断

### （一）诊　断

根据典型的症状、体征、超声或 CT 检查很容易诊断腹水，但更重要的是诊断腹水的病因。

1）**症状**　腹胀是腹水的典型症状。
2）**体征**　移动性浊音是腹水的典型体征。大量腹水时两侧胁腹膨出如蛙腹，检查可有液波震颤。

3）**实验室检查**　常为发现病因的重要手段。肝功能受损、低蛋白血症可提示有肝硬化；大量蛋白尿、血尿素氮及肌酐升高提示肾功能受损。腹水常伴有血液肿瘤标志物 CA125 升高。免疫学检查对肝脏和肾脏疾病的诊断也有重要意义。腹水的常规、生化检查有助于判断腹水的性质。

4）**腹部超声或 CT 检查**　对于诊断少量腹水有很大帮助。在诊断腹水方面，CT 的灵敏度不如超声。

5）**病理学检查**　腹水细胞学检查找到癌细胞可确诊恶性腹水。细胞学阳性的特异性几乎为 100%，但灵敏度仅为 60%。免疫组化联合传统的细胞学检查可增加诊断的灵敏度。

### （二）鉴别诊断

1）**良、恶性腹水的鉴别**　虽然一些指标如腹水的比重、蛋白定量、乳酸脱氢酶、纤维连接蛋白、脂质、癌胚抗原和甲胎蛋白、铁蛋白、溶菌酶等可较好地鉴别良、恶性腹水，但迄今为止，尚不能达到十分准确，且某些检测方法很难在临床上推广应用。在临床上确诊恶性腹水主要还是依靠腹水的细胞病理检查。

2）**漏出液和渗出液的鉴别**　恶性腹水多为渗出液，少数为漏出液。

（1）漏出液：非炎性积液，形成因素包括血浆胶体渗透压降低、静脉回流受阻和心力衰竭引起的毛细血管内压力增高，以及阻塞压迫淋巴管道，引起淋巴回流受阻。常见于肝硬化、肾病综合征、营养不良。

（2）渗出液：多为炎性积液，由细菌感染引起，如化脓性及结核性腹膜炎。也可见于非感染性原因，如外伤、化学性刺激（胆汁、胰液等），还可见于恶性肿瘤。

（张建伟）

参考文献

[1] 中国医师协会急诊医师分会. 急性上消化道出血急诊诊治流程专家共识. 中国急救医学,2015,35(10):865-873.
[2] 高文斌. 肿瘤并发症的诊断与治疗. 北京：人民军医出版社，2009.

[3] 徐小元, 丁惠国, 贾继东, 等. 肝硬化门脉高压食管胃静脉曲张出血的防治指南. 实用肝脏病杂志, 2016, 5(29):36.

[4] Sung JJ, Chiu PC, Chan FKL,et a1.Asia-Pacific working group consensus on non-variceal upper gastrointestinal bleeding:an update 2018. Gut, 2018, 67(10):1757–1758.

[5] Lan JY, Sung J, Hill C,et al.Systematic review of the epidemiology of complicated petic ulcer disease:incidence, recurrence, risk factors and mortality. Digestion, 2011, 84(2): 102–113.

[6] Stanley AJ, Laine L, Dalton HR, et al.Comparison of risk scoring systems for patients presenting with upper gastrointestinal bleeding:international multicenter prospective study.BMJ, 2017 (356): i6432.

[7] Park SM, Yeum SC, Kim BW, et al.Comparison of AIMS65 score and other scoring systems for predicting clinical outcomes in Koreans with non-variceal upper gastrointestinal bleeding.Gut& Liver, 2016(10):526–531.

[8] Martínez Cara JG, Jiménez Rosales R, Ùbeda Muñoz M, et al. Comparison of AIMS65, Glasgow-Blatchford score,and Rockall score in a European series of patients with upper gastrointestinal bleeding:performance when predicting in hospital and delayed mortality. Unit Eur Gastroenterol J, 2016(4):371–379.

[9] Robertson M,Majumdar A, Boyapati R,et al.Risk stratification in acute upper GI bleeding:comparison of the AIMS65 score with the Glasgow-Blatchford and Rockall scoring systems.Gastrointest Endosc, 2016(83):1151–1160.

[10] Plamer AJ, Morozi F,Mcleish S,et al.Risk assessment in acute non-variceal upper GI bleeding:the AIMS65 score in comparison with the Glasgow-Blatchford score in a Scottish population.Frontline Gastroenterol,2016,7(2):90–96.

[11] Ebrahimi Bakhtavar H, Morteza Bagi HR, Rahmani F, et a1. Clinical scoring systems in predicting the outcome of acute upper gastrointestinal bleeding.Emerg (Tehran), 2017, 5(1):e36.

[12] Stanley AJ, Laine L, Dalton HR, et a1.Comparison of risk scoring systems for patients presenting with upper gastrointestinal bleeding.international multicentre-prospective study. BMJ, 2017, 356(4):i6432.

[13] Predrag S. Analysis of risk factors and clinical,manifestations associated with Clostridium difficile disease in Serbian hospitalized patients. Braz J Microbiol, 2016, 47(4):902–910. DOI:10.1016/j.bjm.2016.07.011.

[14] Zheng JQ, Yang X, Wang Q, et al. Research progress in toxic effects of antitumor drugs based on drug transporter.Acta Pharm Sinica, 2017, 52(10) :1496–1504.

[15] Yang Y, Gong XB, Liu K, et al. Detection and analysis on gene polymorphisms of UGT1A1*6 and UGT1A1*28 in 186 patients with digestive system malignant tumors. Chin Hosp Pharm J, 2018, 38(10) :1077–1083.

[16] Fuccio L, Frazzonil L, Guido A, et al. Prevention of pelvic radiation disease. World Gastrointest Pharmacol Ther, 2015, 6(1):1–9.

[17] Zhang L J, Jiang Y, Liu B H, et al. Advances in the etiology of chronic diarrhea in adults.Chinese General Practice, 2019, 22(22):2760–2765.

[18] Wang D, Hu B, Hu C, et al. Clinical characteristics of 138 hospitalized patients with 2019 novel coronavirus-infected pneumonia in Wuhan, China. JAMA, 2020, DOI: 10.1001/jama. 2020. 1585. [Epub ahead of print].

[19] D'angelo F, Bastid C, Restellini S, et al. How to deal with drug-induced diarrhoea? Rev Med Suisse, 2018, 14(616):1485–1488.

[20] Mallick P, Shah P, Ittmann MM, et al. Impact of diet on irinotecan toxicity in mice. Chem Biol Interact, 2018(291):87–94. DOI:10.1016/j.cbi.2018.06.018.

[21] Andreyev J, Ross P, Donnellan C, et al. Guidance on the management of diarrhoea during cancer chemotherapy. Lancet Oncol, 2014, 15(10): e447–460.

[22] Mei D, Lu JG, Gu HJ, et al. Analysis on characteristics and risk factors of irinotecan chemotherapy induced diarrhea. Chin Hosp Pharm J, 2019, 39(2) :191–195.

[23] 万学红. 诊断学 .9 版. 北京：人民卫生出版社，2018.

[24] 张宏艳、李小梅. 癌症症状学：评测、机制和管理. 北京：人民卫生出版社,2019.

[25] 彭丽华、杨竞. 罗马Ⅳ常见胃肠道症状诊断流程. 北京：科学出版社,2018.

[26] 池肇春、陈明. 腹痛的鉴别诊断与治疗. 北京：中国医药科技出版社,2010.

[27] 窦祖林. 吞咽障碍评估与治疗 .2 版. 北京：人民卫生出版社，2017.

# 第 5 章
# 心血管系统症状

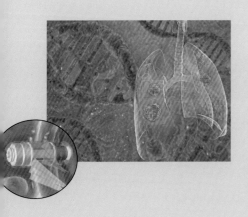

# 第1节 心包积液

## 一、概 述

心包腔为心包脏层和壁层之间的潜在腔隙，心包积液（pericardial effusion）即心包腔内积聚过多液体（正常心包液为30~50mL）。少量或生理量的心包积液起润滑作用，可减少心脏运动时的摩擦。因为纤维性心包的伸缩性很小，当心包积液蓄积速度或总量达到一定程度时，心脏排出量和回心血量明显下降而产生一系列不适症状，临床医生需要高度重视并积极处理。

## 二、病因与发病机制

各种病因的心包炎均可伴有心包积液。肿瘤相关心包积液的常见原因为：①转移性肿瘤，例如肺癌、乳腺癌、胸腺癌、淋巴瘤等；②心脏及心包的原发性肿瘤，例如间皮细胞瘤、肉瘤等；③放射性心包炎；④其他原因，例如结核杆菌、病毒或细菌导致的感染性心包炎，甲状腺功能减退，类风湿性关节炎等。

## 三、临床表现

心包积液的临床表现主要取决于原发肿瘤、心包积液的量及产生速度等。心包积液量少的患者可无明显症状，且容易被原发肿瘤的症状所掩盖。部分患者因短期内出现大量心包积液而出现心脏压塞，临床特征为Beck三联征，即低血压、心音低弱、颈静脉怒张，同时还可能出现奇脉、Kussmaul征（深吸气时颈静脉怒张更明显）。大部分患者可能出现呼吸困难，严重时患者呈端坐呼吸，身体前倾，嘴唇发绀。还可能出现全身水肿、肝大、胸腔积液及腹水等，重症患者可出现休克。典型的体征为心尖冲动减弱、心界扩大、心音低而遥远，部分患者存在心包积液征（Ewart征），即左侧肩胛骨下叩诊呈浊音，听诊闻及支气管呼吸音。大量心包积液时可出现体循环淤血的相关表现，如颈静脉怒张、四肢水肿等。

## 四、诊断与鉴别诊断

### （一）诊 断

心包积液可通过超声心动图、X线胸片、CT等影像学资料进行确诊，其中超声心动图检查是诊断心包积液最可靠、方便的方法。而是否与肿瘤相关，主要依据病史、临床症状、实验室检查、影像学资料、心包积液细胞学检查等。感染性患者多有发热、出汗、乏力、食欲缺乏等全身毒性症状。

### （二）鉴别诊断

肿瘤相关的心包积液需要与结核杆菌、病毒或细菌导致的感染性心包炎，急性非特异性心包炎等其他常见原因相鉴别。

1）**转移性肿瘤** 常见的原发肿瘤为肺癌、乳腺癌、胸腺癌、淋巴瘤等。结合病史、症状、影像学资料等，可以确诊原发肿瘤。在此基础上，心包积液细胞学检查可见恶性肿瘤细胞，且免疫组化等检查显示心包积液与原发肿瘤病理学表现一致，提示疾病处于病程晚期，预后差。

2）**原发于心包的间皮细胞瘤及肉瘤** 罕见，无特殊的临床表现，常见的临床表现为低热、血性心包积液、胸痛、乏力、难以纠正或反复发作的心律失常。影像学资料可发现心影增大，形态异常，如局部不规则突出或结节。心包积液细胞学或组织病理学检查可最终确诊。

3）**放射性心包炎** 放射性心包炎是由心肌和心包的放射损伤所致，往往为胸部、纵隔恶性肿瘤进行放疗的并发症。常发生在放疗后 4 个月至 2 年，最常见在 12 个月内。部分患者可出现发热、心前区痛等急性心包炎症状。心包积液细胞学检查未见肿瘤细胞。

4）**结核性心包炎** 通常由纵隔淋巴结结核、肺或胸膜结核直接蔓延而来，临床特点是发病较缓慢，毒血症症状较轻，多为大量血性心包积液。常见症状除心包积液相关症状外，还有发热、乏力、胸痛、咳嗽、盗汗及体重减轻等。有心包外结核的存在，最常见者为肺结核。心包积液抗酸染色、结核杆菌培养、荧光定量 PCR 是常用的实验室检查。部分患者心包积液培养可发现结核杆菌，部分患者心包活检或心包积液培养亦可为阴性，但抗结核治疗后心包积液量减少、症状减轻。

5）**急性非特异性心包炎** 较常见，是一种病因不明的浆液纤维蛋白性心包炎，可能与病毒感染或过敏、自身免疫反应有关，以男性、青壮年多见。发病前数周常有上呼吸道感染史，起病急骤。临床特征为：因呼吸、咳嗽或体位改变而明显加剧的胸痛，伴发热。其诊断主要依靠病史、症状，同时需除外其他病因。

（杨 敏）

# 第 2 节　上腔静脉综合征

## 一、概　述

上腔静脉综合征（superior vena cava syndrome，SVCS）是各种原因造成上腔静脉部分或完全阻塞，引起上腔静脉血液回流障碍所产生的一系列临床症状。SVCS 为肿瘤的常见急症，需要及时处理。

上腔静脉位于上纵隔右前方，周围被右主支气管、胸腺及淋巴结等所包绕。因其血管壁薄、压力低，一旦受到血管外压迫容易出现阻塞。来自头、颈、上肢和胸部的静脉血液，都通过上腔静脉回流至右心房。一旦发生 SVCS，则可出现上述区域静脉回流障碍，导致相应的症状和体征。

## 二、病因与发病机制

80%~90% 以上的 SVCS 由恶性肿瘤所致，其中原发性支气管肺癌最常见，占 65%~75%，其次是恶性淋巴瘤、转移性癌等。肿瘤相关的 SVCS 常见原因为：①纵隔淋巴结转移或原发肿瘤压迫上腔静脉；②上腔静脉内血栓或瘤栓形成；③恶性肿瘤侵犯上腔静脉；④胸部放疗后纵隔炎等。

## 三、临床表现

SVCS 的临床表现主要取决于阻塞严重程度、起病缓急、侧支循环的代偿程度、原发肿瘤等。如果上腔静脉阻塞严重、起病急、进展快、侧支循环代偿不足，则临床表现显著。常见的临床表现为：颈部、颜面部和上肢出现进行性加重的水肿，可伴颈静脉怒张、颈胸部浅静脉曲张；胸闷、气短，仰卧位或前倾位时呼吸困难加重；头晕、头痛、视物模糊、耳鸣等颅内静脉压升高表现，严重时可出现晕厥、抽搐；部分患者可出现胸腔积液。

此外，SVCS 还有原发肿瘤的临床表现，例如肺癌或纵隔恶性肿瘤患者可存在声音嘶哑、咯血、Horner 综合征等症状和体征，恶性淋巴瘤伴有多区域淋巴结肿大、发热、消瘦等。

## 四、诊断与鉴别诊断

### （一）诊　断

SVCS 的诊断除了依据病史、临床症状和体征外，还需要进一步的影像学辅助检查，例如增强 CT、MRI、上腔静脉造影等，不仅可以诊断原发病，还可以显示上腔静脉阻塞的程度、范围，以及侧支循环是否建立代偿等情况。此外，通过细胞学检查及组织学活检可以明确原发肿瘤的病理性质。

### （二）鉴别诊断

肿瘤相关的 SVCS 需与纵隔良性病变等其他原因相鉴别。

**1）原发性肺癌**　是 SVCS 最常见的原因，更多见于中年男性、长期吸烟或者存在某些职业暴露（如石棉）的人群。影像学资料往往可以发现右肺上叶瘤灶或转移的淋巴结等压迫上腔静脉。肺癌常见的临床表现如痰中带血、胸痛，部分晚期患者可能出现 Horner 综合征。痰或胸腔积液检查癌细胞、纤维支气管镜或 CT 引导下肺占位穿刺等均可明确病理类型。

**2）恶性淋巴瘤**　恶性淋巴瘤累及纵隔，肿大淋巴结压迫上腔静脉即可引起 SVCS。多见于儿童、青壮年及中年，以男性居多。恶性淋巴瘤的常见临床表现为淋巴结肿大、发热、盗汗、消瘦等。确诊主要根据病变部位活检病理检查。

**3）纵隔良性肿瘤**　常见如胸腺瘤、畸胎瘤等。其中前上纵隔分叶状肿瘤以胸腺瘤为多见，而畸胎瘤多为位于前纵隔靠近心底部的规则或不规则肿瘤。特征性的临床表现包括：胸腺瘤有时伴有重症肌无力，畸胎瘤出现咯血或咯毛发。穿刺活检、胸腔镜活检等有助于明确诊断。

**4）上腔静脉内血栓形成**　肿瘤患者多呈高凝状态，容易发生静脉血栓事件。上腔静脉内血栓形成可继发于留置中心静脉导管后，以及上腔静脉被外压造成血流动力学改变后。增强 CT 及核素扫描、血管造影等均有助于诊断。抗凝治疗后栓子变小，亦有助于明确诊断。

（杨　敏）

## 参考文献

[1] 李佩文. 肿瘤常见症状鉴别诊断与处理. 沈阳：辽宁科学技术出版社, 2005.

[2] 葛均波, 徐永健, 王辰. 内科学. 9 版. 北京：人民卫生出版社, 2018.

[3] 徐瑞华, 姜文奇, 管忠震. 临床肿瘤内科学. 北京：人民卫生出版社, 2015.

[4] 汪忠镐. 汪忠镐血管外科学. 杭州：浙江科学技术出版社, 2010.

[5] Amir Azarbal, Martin M. Pericardial effusion. Cardiol Clin, 2017, 35(4):515–524.

[6] Chandra KA, Allan LK, Javid JM. Cancer treatment-associated pericardial disease: epidemiology, clinical presentation, diagnosis, and management. Current Cardiology Reports, 2019, 21(12):156.

[7] 史雨晨, 吴丹妮, 彭丁, 等. 局限性心脏压塞的发病机制及临床特征. 心肺血管病杂志, 2016,35(12):999–1001.

[8] Schusler R, Meyerson SL. Pericardial disease associated with malignancy. Current Cardiology Reports, 2018, 20 (10):92.

[9] Costanzo LR, Kewan T, Kerwin K, et al. Primary mediastinal small cell neuroendocrine carcinoma presenting with superior vena cava syndrome. Cureus, 2019, 11(6): e4873.

[10] Friedman T, Quencer KB, Kishore SA, et al. Malignant venous obstruction: superior vena cava syndrome and beyond. Seminars in Interventional Radiology, 2017, 34(4):398–408.

[11] Wilson LD, Detterbeck FC, Yahalom J. Superior vena cava syndrome with malignant causes. N Engl J Med, 2007, 356(18): 1862–1869.

[12] Colen FN. Oncologic emergencies: superior vena cava syndrome, tumor lysis syndrome, and spinal cord compression. J Emerg Nurs, 2008, 34(6):535–537.

# 第6章
# 泌尿生殖系统症状

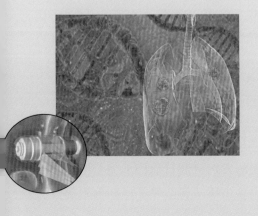

# 第1节 血 尿

## 一、概　述

血尿（hematuria）包括镜下血尿和肉眼血尿。镜下血尿是指尿液外观颜色正常，经过离心沉淀后，显微镜下每高倍视野有3个以上红细胞。肉眼血尿是指尿呈洗肉水色或血色，肉眼即可见。

血尿是泌尿系统疾病最常见的症状之一，98%的血尿是由泌尿系统疾病引起，2%的血尿由全身性疾病或泌尿系统邻近器官病变所致，肿瘤患者合并血尿的情况也较为多见。一般患病率随年龄的增长而增加，且各年龄段女性的患病率均高于男性，这可能与女性的泌尿系统解剖结构有关。

## 二、病因与发病机制

### （一）病　因

血尿的常见病因包括慢性肾脏病（chronic kidney disease，CKD）、泌尿系统感染、结石、先天性尿路畸形、肿瘤、药物等。其中，可以引起血尿的肿瘤包括泌尿和男性生殖系统肿瘤，如肾癌、膀胱癌、前列腺癌、阴茎癌等。其他系统的肿瘤患者也可出现血尿，如肿瘤患者合并泌尿系统感染，或其他邻近器官肿瘤（如直肠癌）侵犯尿道，或使用化疗药物（如环磷酰胺）等引起肾及膀胱损伤。

1）泌尿系统肿瘤　肾癌、膀胱癌、前列腺癌、阴茎癌等。

2）其他系统肿瘤　结直肠癌、腹腔转移癌、宫颈癌等侵犯输尿管等。

3）肿瘤患者合并全身性疾病

（1）感染性疾病：泌尿系统感染、败血症、流行性出血热、猩红热、钩端螺旋体病和丝虫病等。

（2）血液病：白血病、再生障碍性贫血、血小板减少性紫癜、过敏性紫癜和血友病等。

（3）自身免疫性疾病：系统性红斑狼疮、结节性多动脉炎、皮肌炎、类风湿关节炎、系统性硬化症等引起肾损害时。

（4）心血管疾病：亚急性感染性心内膜炎、急进性高血压、慢性心力衰竭、肾动脉栓塞和肾静脉血栓形成等。

4）化学物品或药品对尿路的损害　磺胺药、吲哚美辛、甘露醇及汞、铅、镉等重金属可对肾小管造成损害；环磷酰胺可引起出血性膀胱炎；肿瘤患者使用抗凝剂如低分子肝素等也可出现血尿。

5）功能性血尿　平时运动量小的健康人，突然加大运动量可出现运动性血尿。

### （二）发病机制

肾小球性血尿的发病机制目前仍不完全明确。主要可能是由于肾小球结构的异常或红细胞本身的异常引起。肾小球在体内主要发挥滤过功能，其滤过膜是由毛细血管内皮细胞、基底膜和足细胞构成，并通过膜屏障作用和静电屏障作用来完成滤过功能。基底膜又可分为内疏层、致密层 [可阻止 $>1.5 \times 10^5$ 道尔顿（D）高分子蛋白质通过 ]和外疏层，最外层为足细胞，可滤过（0.5~1.5）× $10^5$ D 的中分子蛋白质。正常情况下，红细胞直径约为 $8\mu m$，远大于滤过膜上各个孔道直径，因此红细胞很难通过滤过膜，此即为膜屏障作用。基底膜由带负电荷的超微结构组成，因此对于携带负电荷的红细胞就构成了电荷屏障。

肾小球基底膜损伤破坏了膜屏障及电荷屏障可能是引起肾小球性血尿的重要原因。发病机制可能是由于机体的免疫反应异常，一般是继发于感染等因素，以及肾脏本身的局部因素，如家族遗传性先天性基底膜发育异常等。其中免疫反应异常引起的肾小球基底膜损伤可能的机制如下。①循环免疫复合物沉积：感染时形成循环免疫复合物，沉积于内皮细胞下或基底膜或上皮细胞下，从而激活体内免疫反应，释放各种细胞因子、氧自由基等损伤基底膜。②抗体与肾内抗原（固有抗原或植入抗原）形成原位免疫复合物，与肾小球基底膜有交叉抗原性，引起抗体对肾小球基底膜的免疫反应，从而造成损伤。③炎性介质导致肾小球基底膜损伤：炎性介质包括可溶性介质和细胞因子两大类，可溶性介质主要为补体系统，正常情况下，补体多以无活性的酶前体形式存在，在炎性反应的作用下，补体成分活化产生级联反应，最终会形成膜攻击复合物，对基底膜进行攻击。活化的细胞因子借助其特异的表面受体与靶细胞结合可引起细胞反应。新近试验研究表明，肿瘤坏死因子、血小板激活因子、白细胞介素 –1 等可诱导内源性免疫细胞如单核细胞、内皮细胞和中性粒细胞内的丝裂原活化蛋白激酶 p38（p38MAPK）激活，产生底物蛋白激酶，进一步引发肾脏细胞产生炎症或免疫反应，导致细胞周期停滞、衰老、凋亡，可导致肾小球炎症。上述的一种或多种免疫机制造成肾小球基底膜结构改变或破坏，导致红细胞被挤压通过，形成肾源性血尿。还有一部分无基底膜损伤的血尿患者可能是由于红细胞本身异常造成，如红细胞表面电荷

的异常，导致其可能突破电荷屏障最终形成血尿。

## 三、临床表现

### 1. 尿液颜色的改变

血尿的主要表现是尿液颜色的改变。镜下血尿，尿颜色可以表现为正常；而肉眼血尿则根据出血量多少，尿液呈不同颜色。尿呈淡红色像洗肉水样时，提示每升尿含血量超过 1mL；出血严重时尿可呈血液状。肾脏出血时，尿液与血液混合均匀，尿呈暗红色；膀胱或前列腺出血时尿色鲜红，有时可有血凝块。需注意的是，尿呈红色不一定是血尿，需仔细辨别。如尿呈暗红色或酱油色，不混浊，无沉淀，镜检无或仅有少量红细胞，见于血红蛋白尿；棕红色或葡萄酒色，不混浊，镜检无红细胞，见于卟啉尿；服用某些药物如大黄、利福平、氨基比林或进食某些红色蔬菜也可排出红色尿，但镜检无红细胞。

### 2. 分段尿异常

利用尿三杯试验将全程尿的颜色分段观察，用三个清洁玻璃杯分别留起始段、中段和终末段的尿观察。起始段血尿提示病变在尿道；终末段血尿提示出血部位在膀胱颈部、三角区或后尿道的前列腺和精囊腺；三段尿均呈红色即全程血尿，提示血尿来自肾脏或输尿管。

### 3. 镜下血尿

尿颜色正常，但显微镜检查可确定血尿，并可判断是肾性还是肾后性血尿。镜下红细胞大小不一、形态多样为肾小球性血尿，见于肾小球肾炎；因红细胞从肾小球基底膜漏出，通过具有不同渗透梯度的肾小管时，化学和物理作用使红细胞膜受损，血红蛋白溢出而变形。如镜下红细胞形态单一，与外周血近似，为均一型血尿，提示血尿来于肾后，见于肾盂肾盏、输尿管、膀胱和前列腺病变。

### 4. 症状性血尿

血尿患者可伴有全身或局部症状，而以泌尿系统症状为主。如伴有肾区钝痛或绞痛提示病变在肾脏。膀胱和尿道病变则常有尿频、尿急和排尿困难。

### 5. 无症状性血尿

部分血尿患者既无泌尿系统症状也无全身症

状，见于某些疾病的早期，如肾结核、肾癌或膀胱癌早期。隐匿性肾炎也常表现为无症状性血尿。

## 四、诊断与鉴别诊断

在中国医学发展史上，曾出现过一例与"血尿"诊断相关的著名案例，患者就是"戊戌变法"代表人物之一的梁启超。从医学文献记录中可以看到，梁启超断断续续出现肉眼血尿，在当时的医疗条件下，接受了包括膀胱尿道镜及 X 线等检查，发现右肾上有一个小黑点，考虑可能是肿瘤引起，并在当时的北京协和医院接受了"右肾切除术"，但术后血尿症状并未好转。由于梁启超的社会知名度，当时这一事件引发了激烈的社会讨论。当时讨论的焦点就在于，西医有着当时最先进的检查设备，可以发现患者体内的微小病变，但似乎却缺乏人文精神，造成了患者的痛苦。而在医学快速发展的今天，医生拥有了更为先进的诊断技术，除了传统的实验室及影像学手段外，还有了分子生物学技术，如基因检测、免疫荧光等。但如何从整合医学角度利用好这些诊疗手段，真正做好为患者的服务，仍然是值得深思的问题。

在对血尿的诊断过程中，可通过询问病史、体格检查、辅助检查等手段进行分析，应首先区分是否为真性血尿；再对可能引起血尿的病因进行分析，做出定性诊断；随后对引起血尿的部位进行定位诊断。在诊断思路上，应将患者的整体进行整合分析，对全身系统的合并症状及合并用药等进行仔细考量，以避免误诊、漏诊。

### （一）诊　断

#### 1. 病史

1）**性别和年龄**　儿童和青少年血尿的常见原因可能是继发于急性肾小球肾炎、泌尿系统畸形和梗阻等；青壮年血尿以尿路结石和慢性肾炎多见，育龄期女性血尿多为尿路感染；老年男性出现血尿以前列腺肥大继发尿路感染、前列腺癌、肾盂膀胱肿瘤、肾或输尿管结石多见，老年女性则以膀胱肿瘤和尿路感染常见。

2）**合并症状**　上呼吸道感染或腹泻后数小时或 1~3 d 内出现血尿（多为肉眼血尿），主要见于急性肾炎综合征；体重减轻应考虑泌尿系统结核或肿瘤；体重增加伴水肿是肾小球肾炎和肾病综合征的临床表现，且以后者为甚；持续低热通常为泌尿系统结核或肿瘤的征兆；泌尿系统肿瘤常先表现为镜下血尿，后出现持续肉眼血尿。

3）**药物及手术史**　环磷酰胺和氮芥等细胞毒药物可导致出血性膀胱炎，应用抗凝剂引起出血倾向也可呈现血尿，药物过敏（以抗生素多见）累及肾脏时常表现为镜下血尿。肾穿刺活检术后数日或数周内可持续存在因动静脉瘘形成导致的肉眼血尿。

#### 2. 体格检查

查体过程中发现血压增高提示肾实质病变、肾癌的副瘤综合征等，皮肤红色斑丘疹伴淋巴结肿大可能提示药物过敏，贫血貌表明肾功能损害或恶性肿瘤晚期，腹部肿块提示可能为肾癌或其他恶性肿瘤腹腔转移，下肢水肿可能为原发性或继发性肾小球疾病、急性或慢性肾功能衰竭、肿瘤侵犯输尿管造成输尿管梗阻，腹水可能表明为恶性肿瘤晚期腹腔转移，肾区叩击痛多提示上尿路感染，关节及骨压痛、叩击痛可能为前列腺癌或肾癌骨转移，肛门指诊触及前列腺肥大可能提示前列腺增生或前列腺癌。

#### 3. 辅助检查

1）**实验室检查**

（1）尿常规检查：正常人尿中可有少量红细胞。离心尿液在显微镜高倍视野（HP）下偶然发现 1~2 个红细胞属正常现象。由于尿常规自动分析仪检测尿隐血假阳性率较高，且血红蛋白尿和肌红蛋白尿均可呈阳性反应，因此必须以新鲜尿液的镜检结果作为判断是否存在镜下血尿的标准。

（2）尿三杯试验：虽然此检查方法临床已不多用，但对诊断或除外下尿路血尿仍有一定帮助。具体方法为患者在排尿过程中，不间断地分别收集初、中、终段尿，置于三个玻璃杯中进行肉眼观察和显微镜检查。初段血尿来自尿道口括约肌以下的前尿道，终末血尿多为膀胱基底部、前列腺、后尿道和精囊出血，三杯均有程度相同的血尿，则来自膀胱颈以上的部位。

（3）尿红细胞相位差镜检：在新鲜离心尿红细胞计数 ≥ 3/HP 或 >10 000/mL 的基础上，采用相位差显微镜观察，如 70% 以上为异常形态（畸形或多形性）可确定为肾小球性血尿。

（4）尿细菌学检查：拟诊尿路感染的患者应做清洁中段尿培养和药物敏感试验，必要时做真菌培养；疑有尿路结核时，需浓缩尿寻找抗酸杆菌，连续 3 次以上，有条件者做抗酸杆菌培养。

（5）尿细胞学检查：4 岁以上的血尿患者应常规进行尿脱落细胞检查，这是诊断泌尿系统肿瘤重要而有效的手段之一，反复多次本项检查可明显提高阳性检出率。

（6）尿钙测定：原因不明的血尿患者可在正常饮食下留取 24h 尿液测定钙浓度。如每天尿钙排泄量超过 0.025mmol/kg（4mg/kg），而血钙在正常范围，则血尿原因与特发性高钙尿症有关。

**2）影像学检查**

（1）肾脏 B 超检查：对肾脏的实质性及囊性占位、结石、肾盂积水、肾周围脓肿或血肿有诊断价值。此外，显示弥漫性肾实质回声增强者，可提示肾实质病变。

（2）腹部平片：约 90% 的尿路结石不透 X 线，因而腹部平片对诊断尿路结石有较大帮助，还可了解肾脏的形态、大小和位置。

（3）静脉肾盂造影（IVP）：IVP 是检查尿路解剖结构的良好方法，能清晰地显示肾盏、肾盂、输尿管和膀胱的形态，并可反映肾脏的排泄功能。对肾脏先天性发育畸形、慢性肾盂肾炎、肾结核、多囊肾、肾乳头坏死、肾盂积水和输尿管狭窄等疾病的诊断均有意义。

（4）逆行肾盂造影或输尿管镜检查：对于肾盂肾盏的微小肿物和尿路的细小结石有较高的诊断价值。尿路梗阻性损害、IVP 显示尿路系统有充盈缺损或观察肾盂肾盏不满意者，适用于本检查。

（5）CT 扫描：利用 CT 扫描可检出并确定占位性病变的位置及范围、鉴别实质性肿物和囊肿、了解肾盂肾盏有无积水、扩大和梗阻的部位，以及观察肾动脉瘤和肾静脉血栓形成。其灵敏度、准确性均高于 B 超、IVP 和逆行肾盂造影。

（6）膀胱镜检查：IVP 不能明确诊断且有持续血尿者应行膀胱镜检查，有助于了解下尿路出血原因和诊断单侧肾脏和输尿管的出血。

（7）肾动脉造影：对原因不明的血尿患者有助于发现肾血管异常引起的血尿，对鉴别肾脏肿块是囊肿还是实性占位、是良性肿瘤还是恶性肿瘤有一定意义。

**3）病理学检查**　细针穿刺抽吸肾脏占位性病变组织细胞做细胞学检查，可明确病变的良恶性；血尿原因为肾实质病变者有必要进行粗针肾穿刺活检，以明确病理诊断。

## （二）鉴别诊断

### 1. 泌尿系统感染性病变

**1）肾脓肿**　常见于上尿路梗阻的患者，通常有发热、尿路刺激症状，可出现脓尿、血尿。CT 检查提示囊壁较厚，X 线检查可见肾脏影增大，肾盂造影往往患处不显影。

**2）肾结核**　肾结核的病变过程缓慢，可能有膀胱刺激症状。X 线检查是肾结核的主要诊断方法，可见肾外形增大或呈分叶状，内有片状、云絮状或斑块状钙化灶，其分布不规则、不定形，常限于一侧肾脏。病史及全身检查或可提示其他部位结核。

**3）膀胱炎**　长期不能痊愈的"膀胱炎"应警惕膀胱癌可能，尤其是原位癌。腺性膀胱炎、膀胱息肉、膀胱和（或）尿路结核的临床表现与膀胱肿瘤类似，相应的微生物学、膀胱镜和活组织检查可以明确诊断。

### 2. 泌尿系统良性病变

**1）泌尿系结石**　泌尿系结石可发生于肾、膀胱、输尿管和尿道的任何部位，临床上以肾与输尿管结石最为常见。临床表现根据结石发生部位不同有所区别。肾与输尿管结石的典型表现为肾绞痛与血尿，发病往往较为突然，疼痛剧烈，并可伴排尿困难。B 超是诊断泌尿系结石最常用的方法，CT 检查准确率较高。

**2）前列腺增生**　前列腺增生的早期症状可能无特异性，一般病程较长，进展缓慢。早期可表现为尿频、尿急、尿失禁及夜尿增多等，随着病情的进展，可出现排尿困难、排尿间断、排尿不尽等症状。前列腺腺体增大可能会导致黏膜上的微小毛细血管充血、小血管扩张并受到牵拉或与膀胱摩擦，从而引起镜下或肉眼血尿，是老年男性常见的血尿原因之一。可通过直肠指诊评估前列腺的大小、分界及质地等。超声检查可用于诊断，MRI 检查有助于鉴别早期前列腺癌。

### 3. 泌尿系统恶性肿瘤

1）**肾盂癌**　位于肾脏中部的肿瘤，肾脏整体影像轮廓一般变化不很明显，以血尿为主要表现。静脉尿路造影或逆行肾盂造影有助于鉴别。

2）**肾脏肿瘤、输尿管肿瘤**　两者都可以表现为间歇性、无痛性肉眼血尿，不合并泌尿系感染的情况下一般无膀胱刺激症状。影像学检查及膀胱镜检查可区分血尿的来源。

3）**前列腺癌**　侵犯尿道和膀胱可出现血尿，常伴有排尿困难的症状。血清前列腺特异性抗原（PSA）测定、直肠腔内 B 超加前列腺活组织检查及 MRI 检查等有助于诊断前列腺癌，有时也需要行膀胱镜检查。

### 4. 其他系统恶性肿瘤

1）**宫颈癌**　侵犯膀胱时可出现血尿，如果患者没有妇科症状则更易误诊，需要仔细询问病史、查体以资鉴别。确诊主要依据宫颈活组织病理检查，并需与宫颈其他恶性肿瘤相鉴别，如宫颈恶性黑色素瘤、肉瘤、淋巴瘤等。

2）**阴道癌**　侵犯尿道和膀胱时可出现血尿，但常伴有阴道流血、阴道异常分泌物或阴道内肿块等症状，妇科检查及阴道镜有助于鉴别。

3）**直肠癌**　侵及膀胱时可出现血尿和尿路刺激症状，但常伴有便血及大便形状和排便习惯改变，直肠指检及肠镜检查可明确诊断。

4）**盆腔恶性间质瘤、恶性淋巴瘤**　侵及膀胱和尿道也可表现为血尿，应结合病史、体征、实验室及影像学检查综合鉴别诊断，必要时穿刺活检或手术活检。

### 5. 其他

盆腔脏器肿瘤放疗后出现的放射性膀胱炎，表现为血尿和膀胱刺激症状，有时难与膀胱癌区别。原发癌已有较长病史者尤其应注意，必要时行膀胱镜检查和活组织病理检查确诊。

（刘　昊）

# 第 2 节　尿路梗阻

## 一、概　述

尿路梗阻即泌尿系梗阻。尿液经过肾盏、肾盂、输尿管、膀胱和尿道排出，尿路通畅方能维持泌尿系统的正常功能。尿路梗阻时，尿液不能排出，引起梗阻近侧端的积水；严重的输尿管积水和肾积水，可因肾实质损害而导致肾功能衰竭。泌尿系统梗阻以膀胱为界划分，膀胱以上为上尿路梗阻，以下为下尿路梗阻。

不同的肿瘤类型其尿路梗阻发生率不同。妇科及盆腔肿瘤发生上尿路梗阻可能性最大，其次为胃肠肿瘤。泌尿系统肿瘤可发生于尿路全程，包括肾、输尿管、膀胱的恶性肿瘤和良性肿瘤。肾癌在泌尿系统恶性肿瘤中的发生比例最高。原发性输尿管癌较少见，预后差。膀胱肿瘤中常见移行细胞癌，肿瘤大小形态均不规则。宫颈癌患者中输尿管梗阻较为常见，推测盆腔及胃肠肿瘤邻近输尿管，容易受肿瘤转移、浸润压迫；同时盆腔肿瘤施行放疗较多，放疗使局部组织水肿，粘连可能性增加。另外，梗阻部位以输尿管中下段较多，上段发生率较低。

## 二、病因与发病机制

### （一）病　因

尿路梗阻的病因主要有肿瘤、炎症、结石及泌尿系先天性畸形等。

1）**泌尿系统肿瘤** 恶性肿瘤包括膀胱癌、输尿管癌、肾癌、肾盂癌、前列腺癌等，良性肿瘤包括肾血管平滑肌脂肪瘤、肾腺瘤、输尿管息肉、膀胱平滑肌瘤、肾动脉瘤等。

2）**其他系统肿瘤** 包括腹膜后淋巴瘤、多发性骨髓瘤、宫颈癌、子宫癌、卵巢癌、结直肠癌等。

3）**炎症** 包括肾结核、尿路感染、血吸虫病、肾脓肿、前列腺炎等。

4）**其他** 包括结石、外伤、输尿管手术后、泌尿系统结核或溃疡愈合后瘢痕挛缩、游走肾所致的肾扭转、神经源性膀胱、肿瘤治疗后的腹膜后纤维化、包茎等。

## （二）发病机制

泌尿系统在体内通过排出尿液，对机体的内环境稳定发挥极为重要的作用。任何原因引起的从肾集合管到尿道远端任意位置的梗阻，都可能造成梗阻部位以上的肾盂、肾盏及输尿管的扩张、积水、压力升高，从而出现各种相关的病理生理改变。上尿路梗阻早期即可出现肾血流量下降、肾小球滤过率降低等病理改变，肾小管、足细胞可发生结构变化。随着梗阻时间的延长，梗阻程度加重，肾盂内压力会逐渐升高，肾脏功能受损程度呈进行性发展。梗阻初期，部分肾小球结构正常，肾小球囊轻度扩张，球体肥大，肾小球壁层增厚，周边纤维化，可见少量萎缩、退化、玻璃样变性的肾小球，肾小管明显扩张，肾间质毛细血管扩张充血，黏膜内炎细胞浸润。随着时间延长，梗阻的肾可能会出现体积增大、皮质变薄、包膜增厚，肾脏表面凹凸不平。病理可见肾小球上皮细胞萎缩，纤维结缔组织增生。透射电镜观察可见肾小球毛细血管内皮增厚、胞质增多，基底膜厚度不均、膜间孔减小，足细胞足突融合在一起，可有新月形结构形成。近曲小管上皮绒毛排列紊乱，细胞突向管腔及坏死脱落。远曲小管上皮变平，绒毛稀疏，基底膜增厚，胞浆内线粒体明显减少。利用最新的蛋白质组学研究方法对尿路梗阻的肾脏和膀胱尿液的蛋白质表达进行分析发现，与氧化应激、炎症及肾脏病通路相关的蛋白表达改变较多。

## 三、临床表现

上尿路梗阻时，因具有储存尿液的膀胱的缓冲，故早期多无症状。常因发展到一定程度出现肾积水，或引起梗阻的原发病出现症状而在相关检查中发现。尿路梗阻可表现为尿量逐渐减少、腰腹部疼痛、双下肢水肿、肾功能损害等。少尿（oliguria）指 24h 尿量少于 400mL 或每小时尿量少于 17mL，无尿（anuria）指 24h 总尿量少于 100mL。双侧发生梗阻严重者常导致肾功能衰竭，表现为尿少、双下肢水肿、腰痛，血尿素氮、肌酐进行性升高。恶性肿瘤引起的尿路梗阻可伴有原发肿瘤相关的症状和体征，如结直肠癌可伴有大便性状、排便习惯的改变，以及体重下降、乏力等全身症状。泌尿系结石引发的尿路梗阻可伴有腰痛、肾区叩击痛和尿路刺激征等。高血压可继发于尿路梗阻，且在双侧输尿管梗阻的患者中发生率更高。

## 四、诊断与鉴别诊断

### （一）诊　断

#### 1. 病史及体格检查

询问患者尿量减少的时间、诱因，既往手术、外伤史等。检查全身一般状况，注意有无肾区叩击痛、双下肢水肿、腹部、盆腔包块等。

#### 2. 影像学检查

1）**超声** 上尿路梗阻时，超声图像可清楚显示肾盂肾盏的扩张程度及肾积水的程度。积水严重者肾体积增大，肾皮质变薄，梗阻段以上的肾盂肾盏或输尿管在梗阻部位突然中断或变窄。结石可呈现圆形、类圆形或不规则强回声光团。输尿管恶性肿瘤引起的梗阻可在梗阻部位见低回声或等回声不规则团块影，与输尿管壁分界不清，有时侵犯到输尿管管腔外软组织。先天性畸形所致的梗阻，超声可观察到梗阻部位输尿管从扩张突然中断或逐渐变窄，还可发现重复肾盂肾盏、输尿管开口异位等表现。输尿管炎症超声表现没有特异性，需结合临床鉴别。超声检查可动态观察泌尿系统全程，对肾脏、输尿管的扩张程度可以清楚显示，且可显示肾盂肾盏及梗阻引起的肾周渗出情况，能明确判断泌尿系统是否梗阻及肾脏、输尿管梗阻积水的程度；但易被肠道气体、肠内容物和骨骼肌肉等的回声影干扰，对位于中下腹的输尿管中下段及病变显示不清，降低了超声对输尿管中下段梗阻部位的定位准确率。泌尿系肿瘤多在常规超声检查中被发现，超声检查可观察肿瘤大小、形态、位置、肾积水程度及肾输尿管周围情况。肾脏肿瘤在超声图像上显示为肾实质内、肾盂内异常回声软组织影，多为低回声表现，少数见等回声或混合回声。如出现不规则的无回声区，多为肿瘤的出血、坏死。肾盂肾盏局部扩张、积水。在输尿管梗阻部位，扩张的输尿管中断，梗阻段见输尿管管腔内中低回声软组织团块影，与输尿管壁分界不清，是输尿管癌的典型表现，或可见输尿管壁不规则增厚。超声可通过不同切面探查膀胱，观察膀胱肿瘤的形态大小，以及与膀胱壁、输尿管下段的相互关系。膀胱癌在超声图像上显示为膀胱内形态不规则的异常软组织，有蒂连于膀胱壁上，或者表现为膀胱壁不规则增厚。输尿管下段发现的异常回声软组织，如有蒂连于膀胱壁上，则为膀胱肿瘤。运用多普勒超声可在大部分肿瘤中发现血流信号，可以此进行肿瘤良、恶性鉴别及与其他输尿管病变鉴别。多种超声技术的应用可提高肿瘤的检出率。超声对于输尿管肿瘤的初步诊断具有重要意义。

2）**泌尿系统平片**　有助于诊断泌尿系统结石。结石梗阻的泌尿系统平片可表现为各种不同形态的高密度阴影。

3）**核素肾显像**　通过肾脏摄取和排泄的药物，可被肾脏迅速摄取、浓聚，并经输尿管引入膀胱，且不被其他组织摄取，显像的同时得到的肾小球滤过率（GFR）是反映肾小球滤过功能的指标，可反映肾小球的损伤程度。核素肾动态显像较其他检查灵敏度高，可直接反映肾小球的受损情况及恢复情况。

4）**CT**　对结石、软组织及泌尿系统的解剖结构可清晰显示，具有更好的分辨率。可观察到梗阻部位、输尿管扩张程度及肾周水肿程度。结石梗阻主要表现为阻塞区域有CT值较高的点状、球形等病变，以及病变周围的水肿伴阻塞以上尿路扩张积水。输尿管结石可表现为高密度影。对软组织分辨高，可观察肿瘤病变的位置、形态、大小及与周围软组织的关系。增强扫描可见不均匀强化。CT不需要肠道准备，能够在极短时间完成对整个泌尿系统的扫描，且图像密度分辨率高，阳性结石和阴性结石都能显示。另外对软组织有极高分辨力，可提高对小结石、阴性结石和微小软组织病变的显示。

5）**MRI**　结石梗阻主要表现为低信号或略高信号的边缘清楚的圆形、椭圆形等充盈缺损，典型的梗阻端呈阻塞以上的尿路扩张积水。位于肾盏内的软组织肿瘤，MRI主要表现为T1WI可见肾盂或肾盏内缺损，呈等低信号，T2WI示略高信号，肾盂肾盏扩张积水。大多数肿物T1WI表现为等信号，T2WI为等或略高信号。MRI检查对软组织和肾积水敏感，但其空间分辨力低，对结石不敏感，无法显示结石等病变。如果肾输尿管梗阻不严重，扩张积水不明显，对泌尿系统的成像不佳。而对碘过敏、肾功能不全等患者，尤其是孕妇和儿童的检查较为适用。可作为对上尿路梗阻性疾病患者诊断检查的补充方案。

6）**尿路造影术**　结石梗阻尿路造影主要表现为阻塞区域有密度增高或降低的边缘清楚的圆形、椭圆形、梭形或条形等充盈缺损。典型的梗阻端呈杯口状，阻塞以上的尿路扩张积水，或显影和排空延迟。当阻塞严重时，可显示病变移动征象。肿瘤梗阻时尿路造影主要表现为不规则的充盈缺损，梗阻以上扩张积水。输尿管恶性梗阻：尿路造影主要表现为边缘不规则的充盈缺损，"虫蚀状"溃疡，或局限性狭窄，狭窄段不规则僵硬，与正常段分界清楚，且梗阻以上尿路不同程度扩张积水。

7）**逆行肾盂造影**　逆行肾盂造影（IVP）可观察到泌尿系统梗阻部位、狭窄长度、形态及肾积水等，典型表现可见梗阻部位以上显影，肾盂肾盏及输尿管在梗阻部位以上不同程度扩张，输尿管在狭窄部位突然中断或狭窄。泌尿系肿瘤患者有可能显影不良或不显影。输尿管炎症可能无特殊表现。IVP检查可以对泌尿系统全程的整体情况进行观察，能够明确判断上尿路梗阻部位及尿路形态，对梗阻部位的显示一般不受肠道气体等干扰，且可观察肾功能损伤的程度，对于上尿路梗阻的定位诊断具有很大价值。但对于泌尿系阴性结石和肿瘤、炎症等病变仅能显示上尿路梗阻狭窄位置，而不能清楚显示病变形态。孕妇、儿童及碘过敏患者均不适宜应用 IVP 检查。IVP 对于显影良好的病例，可以清楚显示肾盂、肾盏、输尿管及膀胱腔内的形态，能够明确判断梗阻部位。输尿管恶性肿瘤表现为不规则形状的充盈缺损影，其边缘常不规则，梗阻段以上的肾盂、输尿管扩张积水，扩张的输尿管突然中断，或呈鸟嘴样狭窄，输尿管管壁僵硬。良性肿瘤如输尿管息肉表现为长条状充盈缺损，边缘光滑。IVP 与超声联合检查，可明显提升诊断结果的准确率。

## （二）鉴别诊断

### 1. 泌尿系统炎性病变

**1）肾结核**　临床上可表现为结核引起的一般全身症状，如食欲减退、消瘦、乏力、盗汗、低热等，尿结核杆菌检查、结核抗体测定及结核菌素试验、X 线检查发现典型的结核图像，以及膀胱镜检查等可明确诊断。

**2）肾脓肿**　肾脓肿引起的尿路梗阻，除梗阻造成的肾积水、肾功能损伤等临床表现外，一般还伴有发热、肾区叩痛等感染性症状。结合临床表现、实验室检查及影像学检查，一般可明确诊断。

**3）前列腺炎**　慢性前列腺炎因炎症长期刺激导致纤维组织增生会造成尿路梗阻，以排尿困难为主要临床表现。直肠指诊可对前列腺的大小、质地、有无结节、压痛及其范围与程度做出判断。前列腺液常规检查中对白细胞的检查也有助于前列腺炎的诊断。结合尿常规、细菌学检查及超声等检查可明确诊断。

### 2. 泌尿系统良性肿瘤

输尿管息肉、膀胱平滑肌瘤、肾动脉瘤等良性病变也可引起尿路梗阻，可能多由于肿块生长占据管腔引起梗阻，一般临床上不多见。通过影像学及病理一般可以明确诊断。

### 3. 泌尿系统恶性肿瘤

**1）阴茎癌**　阴茎癌晚期病变侵犯到海绵体和尿道可引起尿路梗阻。该病应注意与阴茎结核、尖锐湿疣、阴茎梅毒等相鉴别。活检病理学检查可明确诊断。影像学检查如 CT、MRI 可有助于明确转移情况和分期。

**2）输尿管癌**　有研究显示输尿管癌为中老年输尿管非结石性梗阻的主要病因。输尿管梗阻可引起狭窄部位以上的肾积水、输尿管扩张、肾功能损伤，可能是由于肿瘤生长堵塞管腔所引起。除肾积水外，输尿管癌还可表现为血尿和腰痛。B 超、输尿管造影、CT 可对病变程度及性质进行评估，确诊依赖于尿脱落细胞学检查、输尿管镜检查和活检病理学检查。

**3）前列腺癌**　前列腺癌侵犯尿道和膀胱可出现排尿困难、血尿等症状，血清前列腺特异性抗原（PSA）测定、直肠腔内 B 超加前列腺活组织检查等有助于诊断前列腺癌，有时也需要行膀胱镜检查。

**4）膀胱癌**　膀胱癌患者晚期肿瘤侵犯周围组织可造成下尿路梗阻。可行尿脱落细胞学检查、超声检查，以了解肿块的大小、位置、数量及浸润程度，CT 及 MRI 可了解周围组织浸润及淋巴结转移情况。膀胱镜检查是确诊最可靠的方法。

### 4. 泌尿系统其他病变

**1）结石**　在肾、膀胱、输尿管和尿道的任何部位均可发生结石，结石所引起的尿路梗阻与肿瘤在临床表现及影像学上都可以有差别。肾和输尿管结石一般可伴有剧烈的突发腰部绞痛，泌尿系统平片可表现为不同形态的高密度阴影，尿路造影可表现为梗阻区域不同形态的充盈缺损。IVP 与超声联合检查对诊断结果的准确率有明显提升。

**2）损伤性输尿管狭窄**　损伤性输尿管狭窄在年轻人的非结石、非肿瘤性尿路梗阻中较为多见，一般在超声上可观察到肾积水，行造影检查可明确输尿管狭窄的部位和长度。病史对诊断较为重要，一般患者在梗阻症状出现前多有外伤或操作史，如输尿管或肾盂切开取石术、输尿管镜检查、输尿管插管及子宫切除术等。可通过病理证实为纤维瘢痕组织增生以明确诊断。

### 5. 其他恶性肿瘤

**1）宫颈癌**　宫颈癌患者发生尿路梗阻较为常见。可能由于解剖位置邻近输尿管，容易因肿瘤转移、浸润等产生输尿管的压迫。另外由于宫颈癌患者较多使用放疗，可产生局部组织水肿、粘连，从而发生尿路梗阻。诊断时应注意仔细询问病史，如性生活史及孕产史等，有无宫颈癌的高危因素，其他伴随症状，如有无阴道出血、排液等。宫颈刮片细胞学检查是宫颈癌筛查的主要方法，另外还可行阴道镜检查。对可疑癌变区行宫颈活组织检查，宫颈和宫颈管活组织检查可为确诊宫颈癌及宫颈癌前病变提供可靠依据。对宫颈刮片检查多次阳性而宫颈活检阴性者，或宫颈活检为宫颈上皮内瘤变需排除浸润癌者，可采用宫颈锥切术。

**2）阴道癌**　侵犯尿道和膀胱可出现尿路梗阻，诊断时需仔细询问病史，与老年性阴道炎、阴道尖锐湿疣等相鉴别。注意其他伴随症状，如阴道流血、阴道异常分泌物或阴道内肿块等，妇科检查及阴道镜有助于鉴别。

**3）卵巢癌**　卵巢癌患者可因腹部或盆腔包块增大、腹水等压迫输尿管造成尿路梗阻。诊断时应首选经阴道超声和经腹超声在内的超声检查，能够显示盆腔有无肿块，肿块的部位、大小、质地、与邻近器官的关系及有无腹水等。CT 和 MRI 可提供肿瘤的大小、部位及其与周围组织的关系等信息，对肿瘤的诊断、分期有较大帮助。血清中肿瘤标志物糖类抗原 125（CA125）在卵巢癌诊断中的灵敏度较高，但特异性不高。人附睾蛋白 4（human epididymis protein 4，HE4）联合 CA125 可增加诊断的灵敏度。此外脱落细胞学和细针穿刺细胞学检查及腹腔镜也有助于诊断及分期。

**4）直肠癌**　侵及膀胱可出现血尿和尿路刺激症状，但常伴有便血及大便性状和排便习惯改变，直肠指检及肠镜检查可明确诊断。盆腔恶性间质瘤、恶性淋巴瘤等侵及膀胱和尿道也可表现为尿路梗阻。

（刘　昊）

# 第 3 节　尿路刺激征

## 一、概　述

尿频（frequent micturition）是指单位时间内排尿次数增多，正常成人白天排尿 4~6 次，夜间 0~2 次。尿急（urgent micturition）是指患者一有尿意即迫不及待需要排尿，难以控制。尿痛（odynuria）是指患者排尿时感觉耻骨上区、会阴部和尿道内疼痛或烧灼感。尿频、尿急和尿痛合称为尿路刺激征。

尿频、尿急、尿痛以尿路感染时常见，但并非尿路感染的特异性症状。膀胱颈和膀胱三角区受到刺激时均有可能出现，又称为膀胱刺激征，分感染性和非感染性。女性发病率较男性高，多见于育龄期妇女。感染性因素包括肾盂肾炎、膀胱炎、盆腔炎症等；非感染性因素包括泌尿系统的结石、狭窄、梗阻、肿瘤、糖尿病自主神经病变等。其中泌尿系统肿瘤可以是导致女性慢性尿路感染反复发作的重要原因。膀胱肿瘤多于晚期出现膀胱刺激征，约 10% 的患者以尿频、尿急、尿痛等膀胱刺激症状为起始症状。泌尿系统肿瘤可刺激膀胱，出现慢性尿频、尿急、尿痛，临床中易被误诊为尿路感染，同时也可刺激直肠引起腹泻和里急后重，易被误诊为肠炎。女性出现尿路刺激症状如伴有下腹部疼痛、月经不规律、经期延长、下腹部包块者还需行妇科检查、盆腔影像学检查等，以除外妇科肿瘤。

## 二、病　因

**1）感染性因素**　如慢性肾盂肾炎、慢性膀胱炎、肾结核、慢性盆腔炎等。

**2）非感染性因素**　如糖尿病膀胱、盆腔肿瘤、子宫脱垂等。

3）**其他** 如尿道综合征。

## 三、临床表现

### 1. 尿频

1）**生理性尿频** 因饮水过多、精神紧张或气候寒冷时排尿次数增多，属正常现象。特点是每次尿量不少，也不伴随尿痛、尿急等其他症状。

2）**病理性尿频** 常见有以下几种情况。①多尿性尿频：排尿次数增多而每次尿量不少，全日总尿量增多；见于糖尿病、尿崩症、精神性多饮和急性肾衰竭的多尿期。②炎症性尿频：尿频而每次尿量少，多伴有尿急和尿痛，尿液镜检可见炎性细胞；见于膀胱炎、尿道炎、前列腺炎和尿道旁腺炎等。

3）**神经性尿频** 尿频而每次尿量少，不伴尿急、尿痛，尿液镜检无炎性细胞；见于中枢及周围神经病变如癔症、神经源性膀胱。

4）**膀胱容量减少性尿频** 表现为持续性尿频，药物治疗难以缓解，每次尿量少；见于膀胱占位性病变、妊娠子宫增大或卵巢囊肿等压迫膀胱，膀胱结核引起膀胱纤维性缩窄等。

5）**尿道口周围病变** 尿道口息肉、处女膜伞和尿道旁腺囊肿等刺激尿道口引起尿频。

### 2. 尿急

1）**炎症** 急性膀胱炎、尿道炎，特别是膀胱三角区和后尿道炎症，尿急症状特别明显。急性前列腺炎常有尿急，慢性前列腺炎因伴有腺体增生肥大，故有排尿困难、尿线细和尿流中断。

2）**结石和异物** 膀胱和尿道结石或异物刺激产生尿频。

3）**肿瘤** 膀胱癌和前列腺癌。

4）**神经源性** 精神因素和神经源性膀胱。

5）**环境因素** 高温环境下尿液高度浓缩，酸性高的尿液可刺激膀胱或尿道黏膜产生尿急。

### 3. 尿痛

引起尿急的病因几乎都可引起尿痛。疼痛部位多在耻骨上区、会阴部和尿道内，尿痛性质可为灼痛或刺痛。尿道炎多在排尿开始时出现疼痛，后尿道炎、膀胱炎和前列腺炎常出现终末性尿痛。

## 四、诊断与鉴别诊断

### （一）诊　断

#### 1. 实验室检查

1）**尿常规检查** 尿路感染时可出现脓尿，即显微镜下每个高倍视野下超过 5 个（>5/HP）白细胞。可发现白细胞管型、菌尿，常伴有镜下血尿或肉眼血尿，可见微量蛋白尿，如有较多蛋白尿则提示肾小球受累。尿常规检查宜留取清晨空腹中段尿，从留取到送检间隔不超过 2 h。

2）**尿化学检测** 硝酸盐还原法：常用 Griess 硝酸盐还原法。清晨第 1 次尿液的测定最为准确，而且还可相当准确地判断感染是否为大肠埃希杆菌所致，但不能用于检测革兰阳性菌和假单胞菌属所致的感染。此外，氯化三苯四氮唑试验、葡萄糖氧化酶法、过氧化物酶试验及浸玻片检查法等，可用于细菌感染的初步筛查。

3）**清洁中段尿细菌培养** 是确定诊断尿路感染最重要的指标，培养结果如果是革兰阴性菌且菌落计数 $\geq 10^5/mL$，或结果是革兰阳性菌且菌落计数 $\geq 10^3/mL$，即可诊断尿路感染。留取中段尿培养时要注意：①尽量使尿液在膀胱内逗留的时间长些；②在使用任何抗菌治疗之前留取；③尽量留取空腹晨尿。

4）**尿细胞学检查** 尿脱落细胞学检查取材方便、简单易行，是诊断膀胱癌的主要方法。送检标本应留取清晨第 2 次新鲜尿液，阴性时应至少再连续送检 3 次。

5）**血常规** 感染期可以有白细胞计数和中性粒细胞计数增多。

6）**C- 反应蛋白和降钙素原的检测** 泌尿系统急性感染患者超敏 C- 反应蛋白和降钙素原水平持续升高，经抗感染治疗后下降，是动态观察疗效的重要指标。

7）**肾功能检查** 可以判断肾脏功能情况，泌尿系统肿瘤患者合并慢性肾盂肾炎或慢性肾脏病患者肾功能可下降或肾小球滤过率降低。

#### 2. 影像学检查

1）**B 超** 是最常用的检查，可以发现肾大小改变、肾结石、囊肿、肿瘤、畸形、梗阻等。

2）MRI 适合于对造影剂过敏而无法行增强CT的患者，对了解肿瘤位置、大小、与周边组织的关系有很大帮助，也有助于了解输尿管有无病变，对于发现肾内畸形、腹部病变压迫等具有重要意义。

3）排泄性尿路造影或逆行尿路造影 在怀疑泌尿系统肿瘤时，该检查可以发现和排除上尿路异常情况，同时了解双侧肾脏功能，一般在非感染期进行。由于可发生造影剂性肾病，故仅在肾功能正常或者轻度下降时才进行，在造影前后一定要多喝水。

### 3. 其他检查

女性要到妇科就诊排除妇科肿瘤，老年女性还要检查雌激素。老年男性患者需要行前列腺检查。慢性长期不愈的膀胱炎，应考虑膀胱癌的可能，需要做膀胱镜检查。直肠癌侵及膀胱可出现血尿和尿路刺激症状，但常伴有便血及大便性状和排便习惯改变，直肠指检及肠镜检查可明确诊断。

## （二）鉴别诊断

### 1. 尿道综合征

尿道综合征指有尿路刺激症状，但多次检查无真性细菌尿，过去曾被称为"无菌性尿频 - 排尿不适综合征"，认为由非微生物因素引起。目前认为 75% 的尿道综合征属感染性，有白细胞尿，由衣原体、支原体感染所致；25% 为非感染性，即无白细胞尿，病原体检查阴性，病因未明，有人认为可能是焦虑性精神状态所致。该综合征常常被误诊为复杂性尿路感染，后者通常为尿路结石、狭窄、异物等诱因引发的尿路感染。

### 2. 泌尿系统结核

可以有结核的其他临床表现，常常是白细胞尿不易消失，尿路刺激征比较重，普通细菌培养阴性，可进行影像学、抗结核抗体、T-SPOT 等检查，也可做尿结核杆菌培养和尿结核杆菌 PCR 检查等，以便明确诊断。

### 3. 恶性肿瘤

1）**膀胱癌** 晚期肿瘤侵犯膀胱周围组织合并尿路感染可出现尿路刺激征，尿脱落细胞学检查取材方便、简单易行，是膀胱癌诊断和术后随访的主要方法，检测膀胱癌的灵敏度和特异性均较高。炎症、结石、异物、放疗、化疗、导尿和膀胱内器械操作等均可引起移行细胞脱落或影响细胞形态而造成假阳性。CT、MRI 可明确膀胱浸润、淋巴结转移及与周围组织的关系。膀胱镜病理学是最可靠的明确诊断的方法。

2）**宫颈癌** 宫颈癌侵犯输尿管、膀胱造成尿路感染时可出现尿路刺激征，如果患者无明显妇科症状则更易误诊。需结合病史及病理检查进行诊断。

3）**直肠癌** 直肠癌侵及膀胱可出现血尿和尿路刺激症状，但常伴有便血及大便性状和排便习惯改变，直肠指检及肠镜检查可明确诊断。

### 4. 其他

放疗并发症：盆腔脏器肿瘤放疗后出现的放射性膀胱炎，表现为血尿和膀胱刺激症状，有时难与膀胱癌区别，原发癌已有较长病史者尤其应注意，必要时行膀胱镜检查和活组织病理检查确诊。

（刘 昊）

# 第 4 节　阴道出血

## 一、概　述

阴道出血（vaginal bleeding）指排除正常月经后任何其他原因引起的阴道出血，是妇科疾病较常见的症状之一。发生在阴道、宫颈、宫体和输卵管的出血都可表现为阴道出血。

幼女阴道出血可能为卵巢颗粒细胞瘤、阴道葡萄状肉瘤及外伤所致。青春期少女多因卵巢功能不良、某些血液系统疾病及少数颗粒细胞瘤等所致。生育期妇女除考虑卵巢功能异常、肿瘤、炎症、子宫内膜异位症等，还应重点考虑是否与妊娠有关。绝经期后老年妇女考虑恶性肿瘤的可能性较大，以及老年性阴道炎、子宫内膜炎等。过去曾认为绝经后阴道出血主要是恶性肿瘤引起，近年来，国内外学者认为非器质性病变是引起绝经后出血的主要原因，恶性肿瘤不足 10%；目前认为绝经后出血的主要病因是非器质性病变和良性疾病。但随着患者年龄的增长，绝经年限的延长，由恶性肿瘤所致的发生率也随之升高。

## 二、病因与发病机制

### （一）病　因

**1）卵巢功能失调**　无排卵性功血（常见于青春期及绝经期女性），有排卵性功血（常见于育龄期妇女）。

**2）妊娠疾病**　妊娠早期（12 周末以前）、中期（13~27 周）、晚期（28 周后）及胎儿娩出后均可出现阴道出血，可见于流产、宫外孕、滋养叶细胞肿瘤（葡萄胎、恶性葡萄胎、绒毛膜癌）、蜕膜息肉、子宫颈蜕膜变、前置胎盘、胎盘早期剥离、子宫收缩不良、胎盘附着面复旧不全、剖宫产后子宫壁切口裂开、感染等。

**3）肿瘤**

（1）卵巢肿瘤：颗粒细胞瘤、卵泡膜细胞瘤等。

（2）子宫肿瘤：子宫肌瘤、子宫内膜癌、子宫肉瘤等。

（3）宫颈肿瘤：宫颈癌等。

（4）阴道肿瘤：阴道癌、阴道葡萄状肉瘤等。

**4）其他**

（1）子宫内膜异位症，含子宫腺肌症。

（2）炎症：阴道炎、宫颈炎、子宫内膜炎。

（3）良性赘生物：子宫颈息肉、子宫内膜息肉。

（4）全身性疾病：再生障碍性贫血、血小板减少性紫癜、白血病、严重高血压、肝硬化及各种疾病或原因所致弥散性血管内凝血（DIC）等。

（5）其他原因：宫内节育器副反应、不规则应用雌激素或避孕药，以及阴道、宫颈外伤等。

### （二）发病机制

（1）妇科系统肿瘤包括宫颈癌、子宫内膜癌、卵巢癌等，阴道出血的原因可能是肿瘤组织局部浸润、脱落，造成血管外露、破裂。

（2）恶性肿瘤可使凝血因子Ⅷ浓度增高，从而使血栓形成的风险增高；也可能会引起纤溶酶原激活，导致纤溶亢进。恶性肿瘤晚期患者营养状态较差时，抗凝血酶成分合成的原料不足；雌激素水平升高也可使抗凝血酶减少。肝功能损伤时体内合成凝血因子及抗凝因子障碍，都可引起凝血纤溶系统的功能异常，如弥散性血管内凝血。此外，放、化疗的患者可出现骨髓抑制、严重的血小板减少、凝血功能障碍，从而有导致阴道出血的可能。

## 三、临床表现

阴道出血可表现为点滴状的少量出血，表现为如厕后在使用过的厕纸上发现少量出血。严重时表现为大量出血，出血量的多少可以用每隔多长时间出血量可浸透一块卫生巾来计算，大量出血时每隔 1~2h 即可浸透一块卫生巾。失血量多者可出现失血性休克，严重者可危及生命。阴道出血可伴随如下症状。

（1）阴道分泌物增多、性状改变：表现为白带增多、异味、脓性或血性阴道分泌物，可见于宫颈癌、子宫内膜癌等。

（2）月经周期改变：生育期妇女出现月经周期紊乱、经期延长、经量增多等，可见于子宫内膜癌。

（3）下腹疼痛：子宫癌、卵巢癌、宫颈癌等肿瘤压迫引起疼痛。

（4）腹水：多见于卵巢癌患者。

（5）泌尿系统症状：肿瘤发展侵犯膀胱，可造成血尿、尿频、尿急、尿痛等泌尿系统感染症状。

（6）消化道症状：肿瘤侵及直肠可造成排便困难、血便。

（7）全身症状：肿瘤患者可出现疲劳、消瘦、乏力等。

## 四、诊断与鉴别诊断

对阴道出血的病因诊断，仔细询问病史和体格检查是重要的第一步。通过对患者的既往史、家族史及个人史分析，结合妇科检查等，定性诊断为功能性或妊娠相关的阴道出血，或肿瘤相关的其他因素引起的出血，并借助必要的辅助检查，做出明确的定位诊断。

### 1. 病 史

对阴道出血患者首先要问清以下问题，包括年龄、婚育史（是否有性行为，末次生产时间或末次流产时间）、末次月经时间，这有助于缩小判断阴道出血原因的范围，然后再询问有关的其他问题。阴道出血在不同年龄的原因有所区别。幼女可能为卵巢颗粒细胞瘤、阴道葡萄状肉瘤及外伤所致。青春期少女多因卵巢功能不良、某些血液系统疾病及少数颗粒细胞瘤等所致。生育期妇女除考虑卵巢功能异常、肿瘤、炎症、子宫内膜异位症等，还应重点考虑是否与妊娠有关。绝经期后老年妇女考虑恶性肿瘤的可能性较大，以及老年性阴道炎、子宫内膜炎等。

### 2. 体格检查

1）全身检查　检查患者的体温、呼吸、脉搏、血压等生命体征，观察患者的神志、有无贫血貌及皮肤黏膜有无瘀点、瘀斑，以及心肺功能等。

2）腹部检查　腹部有无压痛、反跳痛，有无移动性浊音，有无肿块，排除腹腔内出血或合并有急腹症的情况。

3）妇科检查　阴道窥器检查：了解阴道出血情况。观察有无血块、出血部位、阴道黏膜、前后穹隆及子宫颈等。内诊检查：双合诊或三合诊检查。判断子宫大小、形状、硬度、活动度、压痛及有无异常包块等，输卵管、卵巢有无肿物及肿物的大小、活动度等。

### 3. 实验室检查

1）细胞学检查　包括宫腔吸片、分段诊刮等。诊刮为绝经后阴道出血的传统诊断手段，对子宫内膜癌的确诊率高达95%；但常有漏诊，其原因为子宫腔扭曲、病灶微小及盆腔病变重而复杂。宫腔吸片的诊断准确性不如诊刮高，但早期病例宫腔吸片得到的脱落细胞机会较诊刮所得的机会多。临床怀疑宫体癌时，最好常规做宫腔吸片，吸片阳性而诊刮不能确诊癌时，可多次吸片，如仍为阳性，再次刮宫以利于早期确诊。追踪吸片阳性时，除考虑多见的宫体癌外，还应结合临床进行分析，包括常规宫颈涂片、宫颈活检、B超、腹腔镜等一系列检查。

2）活组织检查　分单点或多点活检，以确定病变组织的性质及其转变。

3）肿瘤标志物　常用的有甲胎蛋白（AFP）、癌胚抗原（CEA）、糖类抗原125（CA125）、人附睾蛋白4（HE4）等。

### 4. 腔镜检查

1）宫腔镜　目前，随着宫腔镜的广泛应用，直视下行搔刮术可以提高确诊率。宫腔镜除了能确定病变范围外，还能了解宫颈管是否受累，有助于确定内膜癌是1期还是2期。宫腔镜配合活检是诊断阳性率较高的手段之一。

2）阴道镜　外阴、阴道出血可直接观察病变，并能定位，也能进行活检，估计病变范围和大小，宫颈出血可在阴道镜下进行活检。阴道镜与活检并用，可大幅度提高诊断率。

3）腹腔镜　不但可以了解盆腔脏器变化及肿瘤，还可进行腹腔液细胞等检查，也可进行某些手术操作及观察腹腔情况，更可发现癌转移。

**5. 影像学检查**

1）**B超检查**　可了解子宫及其附件有无肿块、绝经后卵巢萎缩变小情况。对绝经妇女来说，卵巢如为性成熟期大小，提示可能有病变存在，应加以注意。

2）**CT及MRI**　能准确分辨宫颈、宫体、子宫内膜与肌层，以及淋巴结转移情况。MRI显示子宫肌层和宫颈受累的情况优于CT。

## （二）鉴别诊断

**1. 炎性病变**

1）**宫颈炎性病变**　包括急、慢性宫颈炎，宫颈结核等。宫颈炎可表现为接触性阴道出血、白带增多等。宫颈炎合并尿路感染，可出现尿路刺激征，伴有腰骶部疼痛等。慢性宫颈炎可发展为宫颈息肉，超声检查有助于诊断，可行宫颈分泌物及宫颈细胞涂片病原学检查，并可行宫颈刮片细胞学及宫颈活检病理学检查，以与宫颈恶性肿瘤或癌前病变相鉴别。宫颈结核往往伴有全身症状，如发热、盗汗、乏力、食欲不振、体重减轻等，轻者全身症状不明显，有时仅有经期发热，经期发热是生殖器结核典型的临床表现之一，症状重者可有高热等全身中毒症状。由于症状与宫颈癌近似，需病理检查予以鉴别。

2）**盆腔炎**　主要表现为不规则阴道流血、白带增多伴异味、腰骶部及下腹部坠痛。年轻女性下生殖道感染，行子宫腔内操作如刮宫术、宫腔镜等检查，邻近器官如阑尾炎、腹膜炎的蔓延及既往的盆腔炎病史是盆腔炎发生的高危因素。值得注意的是，盆腔炎的症状可能与宫颈癌同时存在，需加以鉴别，以避免误诊。

3）**老年性阴道炎**　多表现为绝经后阴道出血、阴道分泌物增多，严重者可呈脓血样白带伴异味，感染侵及泌尿系统还可出现尿路刺激征的表现。诊断上可行阴道分泌物病原学检查，如滴虫、念珠菌等，排除特异性阴道炎。可行宫颈刮片细胞学或活组织病理学检查，以与子宫恶性肿瘤相鉴别，避免误诊。

**2. 妇科良性肿瘤**

1）**宫颈平滑肌瘤**　多数患者无明显症状，可在妇科检查时偶然发现。宫颈黏膜下肌瘤患者常有不规则阴道流血，也可表现为经期延长、月经过多、阴道分泌物增多等。可行宫颈活检明确病理。宫腔镜检查也有助于明确肌瘤的数目、大小、部位。

2）**宫颈乳头状瘤**　多数患者无任何症状，少数可表现为白带增多、接触性阴道出血等。可行妇科超声、病理学检查以明确诊断。

3）**子宫肌瘤**　是女性生殖系统最常见的良性肿瘤之一。常见症状包括月经量增多、经期延长或周期缩短，或不规则阴道流血。肌瘤增大时可出现腹部包块，并可产生压迫症状引起排尿或排便不畅，压迫输尿管时可造成肾盂积水。少数患者合并下腹疼痛，当浆膜下肌瘤发生蒂扭转或子宫肌瘤发生红色变性时可产生急性腹痛。可行腹部检查、双合诊、三合诊以明确包块大小、部位、活动度及有无压痛，以及子宫大小、形态等。超声检查、诊断性刮宫、宫腔镜、腹腔镜及MRI有助于鉴别。

**3. 妇科恶性肿瘤**

1）**宫颈癌**　最常见的症状是不规则阴道出血，局部晚期肿瘤患者可因肿瘤侵犯盆腔其他脏器或压迫输尿管而表现为疼痛、大小便异常或梗阻性肾功能不全。宫颈活检病理有助于明确诊断。

2）**子宫内膜癌**　围绝经期及绝经后的女性较为多见，主要临床表现为异常的阴道流血。部分患者发病与遗传有关。诊断性刮宫是最主要的确诊手段，可获取肿瘤证据、分级，了解宫颈受累情况，但对判断肿瘤肌层浸润的深度有局限性。宫腔镜检查可以直观显示宫颈管及宫腔情况，可提高微小病灶的活检确诊率，避免常规诊刮损伤及漏诊，可协助术前正确进行临床分期。影像学检查如CT、MRI等均可了解宫腔、宫颈病变、肌层浸润的深度及有无淋巴结转移，可为分期提供重要依据。

3）**侵袭性葡萄胎及绒癌**　葡萄胎多在妊娠6~16周时出现阴道流血。侵袭性葡萄胎和绒癌的常见表现是葡萄胎患者在吸宫术后或在足月产、流产后仍有阴道不规则流血，血或尿的人绒毛膜促性腺激素（HCG）异常升高，并可能有子宫外转移。诊断中病史极为重要。HCG的水平是诊的重要依据。葡萄胎的 HCG 水平明显高于正常妊娠，且在妊娠 12 周后仍持续上升。如足月产、流产或异位妊娠 4 周后，HCG 仍维持在高水平或降至正常后又再次升高，除非证实为其他疾病，多提示绒癌可能。影像学检查有助于发现全身其他部位的转移。相比于其他恶性肿瘤，病理诊断非常重要，可以对疾病进行分型，必要时可通过分子检测协助分型。

**4）卵巢癌** 卵巢癌表现为异常阴道出血的较为少见。症状可表现为无任何不适，以腹围增加（腹水）、腹部或盆腔包块等就诊的较为多见。影像学检查，肿瘤标志物如糖类抗原 125（CA125）、人附睾蛋白 4（HE4），细胞学检查及腹腔镜检查有助于明确诊断。

**5）阴道癌** 常见临床症状为无痛性阴道出血、阴道异常分泌物或阴道内肿块，局部晚期肿瘤可侵犯尿道、直肠、膀胱或盆壁，表现为疼痛、血尿、尿瘘、粪瘘及相应的梗阻症状。确诊需要依靠组织病理学检查。

### 4. 其他

**1）功能性子宫出血** 应准确地采集病史，详细询问月经和出血史，近期服用避孕药及性激素药物的情况，判断不正常月经的出血类型。妇科检查可排除宫颈疾病、阴道疾病引起的出血，明确子宫腔出血。育龄期妇女检查 HCG 排除妊娠相关疾病。超声影像学检查排除生殖系统器质性病变。诊断性刮宫排除子宫内膜增生性疾病或癌前病变。宫腔镜检查和子宫内膜活检是有效的诊断手段。

**2）药物** 恶性肿瘤化疗后血小板降低，可引起凝血功能障碍，但造成阴道出血较为少见，应与其他原因引起的血小板降低相鉴别。恶性肿瘤使用抗血管生成药物有可能引起阴道出血，但需排除其他妇科疾病引起的阴道出血。

**3）弥散性血管内凝血** 可表现为突发的大量广泛的出血，出血部位可随原发病变而有所不同，也可表现为大量的阴道出血。实验室检查重点关注血小板计数、活化部分凝血活酶时间（APTT）、凝血酶原时间（PT）、纤维蛋白原含量、D-二聚体等，并结合临床表现进行诊断。

（刘 昊）

## 参考文献

[1] Suneja M. DeGowin's Diagnostic Examination. New York:McGraw Hill, 2015.

[2] Bultitude MF. Campbell-Walsh Urology. Tenth Edition. Amsterdam: Elsevier, 2012.

[3] 樊代明. 整体整合医学之我见. 英国医学杂志中文版, 2017(20): 547–548.

[4] 易著文, 张建江. 肾小球疾病血尿的发生机制与诊断. 中华实用儿科临床杂志, 2006(5): 318–320.

[5] 杨喆. 梁启超晚年"血尿"病案研究. 华中师范大学（学位论文）, 2017.

[6] Vedula R, Iyengar AA. Approach to Diagnosis and Management of Hematuria. Indian J Pediatr, 2020(online Feb.6).

[7] Schonberg SO, Budjan J, Hausmann D. Urinary Obstruction, Stone Disease, and Infection//Hodler J, Kubik-Huch RA, von Schulthess GK. Diseases of the Abdomen and Pelvis 2018–2021: Diagnostic Imaging - IDKD Book. Cham :Springer, 2018.

[8] Froehlich JW, Kostel SA, Cho PS, et al. Urinary proteomics yield pathological insights for ureteropelvic junction obstruction. Mol Cell Proteomics, 2016(15): 2607–2615.

[9] 姚茂银, 施晓雷, 肖家全. 输尿管非结石性梗阻的病因及诊断（附 146 例报告）. 临床泌尿外科杂志, 2002(17): 112–113.

[10] Fried JG, Morgan MA. Renal imaging: core curriculum 2019. Am J Kidney Dis, 2019(73): 552–565.

[11] Lee JN, Kim BS. Comparison of efficacy and bladder irritation symptoms among three different ureteral stents: a double-blind, prospective, randomized controlled trial. Scand J Urol, 2015(49): 237–241.

[12] 闻强, 邵株燕, 王华. 宫颈癌患者术后尿路感染的因素分析. 中华医院感染学杂志, 2014(24): 250–252.

[13] 梁冰, 罗后宙, 汪溢, 等. 膀胱癌术后合并尿路感染者病原学分布、炎症因子及免疫功能分析. 中国病原生物学杂志, 2019(6): 705–709.

[14] Chen JL, Jiang YH, Lee CL, et al. Precision medicine in the diagnosis and treatment of male lower urinary tract symptoms suggestive of benign prostatic hyperplasia. Tzu Chi Medical Journal, 2020, 32(1):5–13.

[15] Dyne PL, Miller TA. The patient with non-pregnancy-associated baginal Bleeding. Emerg Med Clin North Am, 2019, 37: 153–164.

[16] Adams T, Denny L. Abnormal vaginal bleeding in women with gynaecological malignancies. Best Pract Res Clin Obstet Gynaecol, 2017(40): 134–147.

[17] 牟晓玲, 唐良苔. 围绝经期卵巢肿瘤所致阴道流血. 中国实用妇科与产科杂志, 2019(12): 19–21.

[18] 冯文珍, 李卫星, 付其黎. 绝经后 304 例阴道出血的临床及病理分析. 肿瘤防治研究, 2001(5): 388–389.

[19] Howell JO, Flowers D. Prepubertal vaginal bleeding: etiology, diagnostic approach, and management. Obstet Gynecol Surv, 2016(71): 231–242.

# 第7章
# 神经系统症状

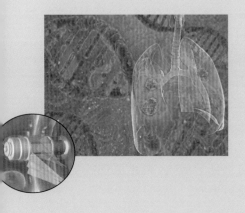

# 第1节 头 痛

## 一、概 述

头痛是指局限于头颅上半部，包括眉弓、耳廓上缘和枕外隆突连线以上部位的疼痛。其下至颈部的疼痛为面痛，主要包括眼、鼻、鼻窦、牙齿、口腔的疼痛。头面疼痛经常同时发生，所以将两者分开讨论并不严谨。在肿瘤科疾病方面，头痛主要分为原发颅内肿瘤引起的头痛以及脑转移瘤引起的疼痛。尽管神经系统肿瘤并不是引起头痛的常见病因，但头痛在神经系统肿瘤的患者中比较常见。首先是疾病本身刺激疼痛感受器或引起脑脊液循环障碍导致颅内高压引起的头痛，其次不能忽视肿瘤患者由于生活焦虑和紧张造成的头痛易感。有分析显示，在颅脑肿瘤中，头痛发生率为32.2%~71%，且在原发性脑肿瘤与转移性脑肿瘤中的发生率没有显著性差别。

## 二、病因与发病机制

头痛的发病机制复杂，主要是疼痛敏感结构受到刺激，经痛觉传导通路传至大脑皮质而引起。在神经系统功能正常时，最常见的疼痛机制是周围疼痛敏感结构受到刺激。另一种疼痛的机制是损伤，或者周围、中枢神经系统被激活。一般认为头痛源于周围机制，或上述两种机制同时存在。颅内的疼痛敏感结构包括静脉窦、脑膜前动脉及中动脉、颅底硬脑膜、三叉神经、舌咽神经和迷走神经、颈内动脉近端部分及邻近Willis环的分支、脑干中脑导水管周围灰质和丘脑感觉中继核等；颅外的疼痛敏感结构包括颅骨骨膜，头部皮肤、皮下组织，帽状腱膜，头颈部肌肉和颅外动脉，第2对和第3对颈神经，以及眼、耳、牙齿、鼻窦、口咽部和鼻腔黏膜等。关于传导通路，头部的感觉刺激由三叉神经经颅前窝和颅中窝的幕上结构传递到脑；前3对颈神经接受颅后窝和幕下结构的刺激并传递到脑；第9对和第10对脑神经支配颅后窝的部分结构，且与耳和喉的疼痛有关。产生头痛的刺激大致可分为5类：① 颅内、外动脉的膨胀、牵拉和扩张；②颅内大静脉或硬脑膜的牵拉或移位；③脑神经或脊神经的压迫、牵拉或炎症；④头、颈部肌肉的痉挛、炎症或外伤；⑤脑膜刺激和颅内高压；⑥ 5-羟色胺能投射通路的功能紊乱。总之，神经系统肿瘤可能影响颅内结构，导致压迫、变形甚至移位，进而对颅底血管、硬脑膜或脑神经产生牵拉产生头痛。这样的头痛在肿瘤导致的颅内压升高出现前很长一段时间就可发生。而颅后窝肿瘤占位或水肿、出血及生长引起脑脊液循环障碍导致颅内压升高时，升高的颅内压则是引起头痛的主要原因。除此之外，不能忽视肿瘤患者压力与抑郁导致5-羟色胺能投射通路功能紊乱后出现的头痛。

# 三、临床表现

头痛作为颅内肿瘤的常见首发症状，早期可仅有轻微疼痛，持续时间不长，几分钟至数小时，有夜间或清晨加重现象，可自行缓解。儿童可无头痛症状，仅表现为精神差。随着病情的发展，头痛症状可逐渐明显，呈持续性。下蹲、说话、咳嗽、大便等动作可使头痛症状加重。当肿瘤侵及特定组织时会有特定的临床表现及伴随症状：侵及眼眶时会出现单侧眼眶钝痛、复视、上睑下垂、三叉神经第一支感觉缺失；侵及蝶鞍时会出现单侧额叶疼痛、三叉神经第一支感觉缺失、复视、眼部麻痹；侵及枕骨髁时会出现严重的单侧枕部疼痛，颈部弯曲时加重，并可出现单侧舌瘫；侵及颈静脉孔时会出现单侧耳后疼痛，舌咽神经及副神经瘫痪症状，声音嘶哑和吞咽困难；侵及三叉神经半月神经节（Gasserian 神经节）时会出现半月神经节综合征，前额三叉神经痛样疼痛，面颊、下颌及三叉神经第二、三支分布区感觉丢失。

肿瘤引起的头痛形式复杂，可为偏头痛、丛集性头痛或紧张性疼痛。有前瞻性研究显示：颅脑肿瘤中约 23.5% 的患者表现出阵发性紧张性疼痛，其中很大一部分患者为新发头痛；约 13.3% 的患者表现出阵发性无预兆的偏头痛，这些患者中多数自诉之前已有的偏头痛特点发生了变化。尽管头痛的发生比率不高，但头痛伴随的非典型症状在头痛患者中的发生率却很高，92.3% 的颅脑肿瘤头痛患者存在 Valsalva 动作后加重，头痛随体位变化或对镇痛药不敏感等不典型症状。上述研究还显示了颅脑肿瘤患者头痛的发作特点：每周发作 1~3 d（40.8%）vs. 4~6 d（23.5%），疼痛呈现双侧（61.2%）vs. 单侧（29.6%），疼痛呈现禁锢感（60.2%）vs. 搏动性（33.7%）；表明疼痛更易表现为前者。而在疼痛持续时间方面的差异并不很大：持续 30min 至 4 h（41.8%）vs. 4~72h（35.7%）。

具体到肿瘤类型，胶质母细胞瘤更倾向于产生程度逐渐加重的进行性头痛；脑膜瘤倾向于产生紧张性头痛；垂体瘤产生头痛的可能性最大，也最复杂，且垂体瘤的大小、位置、与静脉窦的关系、垂体功能及视觉丢失与头痛并无关系。垂体肿瘤出血卒中是一种严重的疾病，表现为突发的"霹雳"样头痛、动眼神经麻痹、激素不足、乏力、恶心呕吐和视野缺损。最新的研究显示：垂体瘤更有可能产生紧张性头痛，其次是偏头痛样疼痛，只有 4% 的患者产生了三叉神经痛样疼痛；垂体转移瘤患者产生的头痛为双侧额部头痛，呈搏动性，程度为中到重度，持续时间超过 8 周，伴随呕吐、步态不稳、足底伸肌伸张反射阳性。一般来说，颅脑的高度恶性肿瘤患者产生的头痛并不能用国际头痛分类（ICHD，表 7-1-1）的标准来评估。

以下介绍两种特定的肿瘤患者头痛综合征。

（1）脑脊液循环障碍及囊性脑肿瘤综合征导致的头痛：由于肿瘤阻塞脑脊液循环，导致脑积水而产生头痛症状。有研究显示，92.3% 的患者为间歇性头痛，伴共济失调（25.7%）、视觉模糊（17.1%）、视盘水肿（72.4%）、小便失禁（17.1%）、记忆缺陷（9.5%）、癫痫（7.6%）、昏迷（3.8%），以及偏瘫（2.9%）。这类患者由于有进展为脑疝的可能而急需手术干预，否则容易出现急性昏迷甚至死亡。

（2）颅脑囊肿导致的头痛：并不是所有的囊

表 7-1-1 国际头痛分类（ICHD-Ⅲ）

- **原发性头痛**

  - 偏头痛

  - 紧张性头痛

  - 三叉自主神经性头痛

  - 其他原发性头痛

- **继发性头痛**

  - 颅颈部外伤引起的头痛

  - 颅颈部血管性紊乱引起的头痛

  - 颅内非血管性紊乱引起的头痛

  - 药物或药物戒断引起的头痛

  - 感染引起的头痛

  - 内环境稳态紊乱引起的头痛

  - 颅骨、颈部、眼、耳、鼻及鼻窦、牙、口腔或其他附属器官功能障碍引起的头痛

  - 心理精神紊乱引起的头痛

- **神经疾病、面痛和其他头痛**

  - 脑神经疼痛性损伤及其他面痛

  - 其他头痛障碍

肿引起的疼痛都是颅内压增高样的疼痛。例如：前下颞叶蛛网膜囊肿引起的"硬币"样疼痛；鞍上或鞍内的蛛网膜囊肿引起的单侧丛集性头痛；右额叶巨大蛛网膜囊肿引起的枕部高潮性头痛；松果体囊肿由于影响了脑部褪黑素的产生水平继而影响了脑部局部氧化应激反应，脑部血流量和5-羟色胺的传递产生了无颅内高压性头痛。

颅脑肿瘤并不是引起头痛的常见病因，但是许多颅脑肿瘤患者确实伴有头痛，更典型的是伴有其他的神经系统症状与体征。医生必须利用严谨的病史采集与体格检查警惕地将头痛患者加以区分，寻找头痛伴随的症状，从体格检查中获得体征，进而找出需要行进一步影像学评估的患者。

## 四、诊断与鉴别诊断

### （一）诊 断

头痛患者的病史采集应重点询问头痛的起病方式、发作频率、发作时间、持续时间、部位、性质、程度及伴随症状，注意询问头痛的诱发因素、前驱症状、头痛加重和减轻的因素。还应该了解患者的基本情况，包括年龄与性别、睡眠、职业状况、既往病史和伴随疾病、手术史、外伤史、服药史、中毒史和家族史等相关信息及其对头痛的影响。ICHD 标准中也描述了关于肿瘤相关头痛的诊断（表 7-1-2）。

下丘脑或垂体分泌异常引起的头痛诊断标准如下。

A：双侧额颞部或眼眶后头痛，满足 C 和 D标准。

B：具有下列至少 1 项：①小腺瘤（直径小于10mm）相关的催乳素、生长激素、促肾上腺皮质激素分泌过量；②体温调节障碍、情绪异常、口渴和食欲异常,伴随意识水平改变相关的下丘脑肿瘤。

C：内分泌异常伴随的头痛。

D：手术切除或具体有效的内分泌治疗后 3个月内头痛缓解。

在头痛的诊断中，要区分出原发性头痛还是继发性头痛。必要时要做神经影像学或腰穿脑脊液检查等辅助检查。有研究设立了头痛患者的"警示信号"，建议有"警示信号"症状的患者行进

一步检查。"警示信号"症状见表 7-1-3。

表 7-1-2 颅内肿瘤引起的头痛

**肿瘤引起颅内高压或脑水肿所致头痛的诊断标准**

A：满足下述 3 条中至少 1 条的、广泛的非搏动性头痛，且满足 C 和 D 的标准。①头痛与恶心呕吐相关；②体力劳作或 Valsalva 动作后加重；③周期样发作。

B：影像学证实的引起颅内高压或脑水肿的占位性病变。

C：头痛的发生发展与脑积水有密切时间关系。

D：手术解决占位问题后 7d 内头痛症状好转。

**肿瘤直接引起头痛的诊断标准**

A：满足下述 4 条中至少 1 条的头痛，且满足 C 和 D 的标准。①进展性头痛；②位置固定；③晨间加重；④咳嗽或前屈加重。

B：影像学证实的颅内肿瘤。

C：头痛的发生发展与脑肿瘤有时间关系。

D：手术解决肿瘤或占位问题或糖皮质激素治疗后 7d 内头痛症状缓解。

**癌性脑膜炎引起头痛的诊断标准**

A：广泛的或局灶的头痛，并且满足 C 标准。

B：重复的脑脊液检查或双期增强头颅磁共振证实的癌性脑膜炎。

C：随着疾病的进展头痛加重。

表 7-1-3 头痛的警示信号症状

· 夜间醒来后立即发生的头痛或可使患者反复从睡眠中醒来的头痛

· 伴随新发神经系统症状的头痛

· 进展性头痛

· 没有偏头痛家族史的急性头痛或持续性头痛

· 急性且新发生的严重头痛，或与之前疼痛特点不同的头痛

· 体力劳作后的急性头痛

· 与发热或其他系统性症状相关的头痛

· 假性脑膜炎的头痛

· Valsalva 动作后的头痛（前屈、咳嗽、打喷嚏或抽筋后）

· 成人新发生的头痛，特别是 50 岁以上的成人

· 老年人或儿童的头痛

· 没有原发性头痛特征的头痛

· 非偏头痛的、伴随恶心呕吐的头痛

· 伴随视力模糊、复视、视盘水肿的头痛

· 既往肿瘤患者的新发头痛

· 伴随严重定向障碍、意识模糊与呕吐的慢性头痛

· 伴随对侧神经系统症状的单侧头痛

· 伴随除外感觉或视觉障碍的、其他的局灶性神经系统症状的头痛

## （二）鉴别诊断

### 1. 其他颅脑疾病

（1）其他占位性疾病：出血或脓肿。

（2）蛛网膜下腔出血。

（3）感染性疾病：脑炎、脑膜炎。

（4）创伤性脑损伤。

（5）严重的口咽喉部和眼部疾病引起的疼痛。

（6）卒中：脑出血、脑梗死、脑静脉栓塞。

（7）脑部动脉炎。

### 2. 全身性疾病

（1）内分泌或代谢性疾病：恶性高血压、肢端肥大症、库欣综合征、高甲状旁腺素血症、佩吉特病、癌旁综合征。

（2）肺部疾病：呼吸过度、睡眠呼吸暂停。

（3）药物性反应：酒精、硝酸酯类药物、咖啡因戒断综合征、镇痛药戒断综合征、其他有头痛副作用的药物。

综上所述，颅脑肿瘤患者以头痛为主诉而就医者并不常见。然而，必须清楚大多数颅脑肿瘤患者都存在头痛症状，这不仅与肿瘤自身的侵袭及造成的颅内高压相关，更与肿瘤患者平时生活的紧张焦虑感相关。头痛程度和持续时间可能和颅脑肿瘤侵及疼痛敏感结构的深度、脑脊液循环受影响程度及神经内分泌反应相关。肿瘤医生应该在做出详细的问诊与体格检查后，根据伴随症状与体征是否达到"警示信号"症状而将患者分层，进而指导患者观察治疗或行进一步的神经影像学检查。

（吕嘉晨）

# 第 2 节　视觉损害

## 一、概　述

视觉传导路径为：视网膜的视锥细胞和视杆细胞（Ⅰ）→视网膜双极细胞（Ⅱ）→视网膜神经节细胞（Ⅲ）→视神经→视交叉（鼻侧视网膜神经纤维交叉）→视束→外侧膝状体（Ⅳ）→视辐射（经内囊后脚）→枕叶纹状区上、下的皮质（视觉中枢）。视觉损害可由眼球、球后视觉通路（包括视神经和视交叉）和视交叉后通路的疾病引起。视觉感受器至枕叶视中枢传导路径上任何一处损害均可引起视觉障碍，包括视力障碍和视野缺损。根据视觉损害的模式可确定病灶的部位（表 7-2-1），而病程和伴随症状、体征有助于明确病变的性质。

视觉系统的血液供应来源于眼动脉、大脑中动脉和大脑后动脉，这些血管任意一支供血区的缺血或梗死均可导致视野缺损。①视网膜由发自颈内动脉的眼动脉分支——视网膜中央动脉——供血，由于视网膜中央动脉接着又分为视网膜上、下动脉两支，故视网膜血管性疾病倾向于导致垂直性（即上部和下部）视野缺损；②视神经主要接受眼动脉及其分支的供血；③视辐射由大脑中动脉分支供血，大脑中动脉分布区缺血或梗死可导致对侧偏盲；④视皮质主要由大脑后动脉供血，一侧大脑后动脉闭塞可导致对侧偏盲；黄斑区由大脑中动脉和后动脉双重供血，其中一支动脉缺血中央部（黄斑）视力可保存；由于双侧大脑后动脉均起自基底动脉，因此基底动脉尖端闭塞可引起双侧枕叶梗死和完全性皮质盲，尽管某些病例黄斑区视力可保存。

## 二、病　因

### （一）常见病因

#### 1. 急剧进行性视物模糊

（1）严重头部外伤引起视神经管壁骨折，视

表 7-2-1　视觉传导通路不同病变部位的临床表现

| 病变部位 | 临床表现 |
| --- | --- |
| 视神经损伤 | 同侧眼全盲 |
| 视交叉外侧部 | 同侧眼鼻侧视野缺损 |
| 视交叉正中部 | 双侧眼颞侧偏盲 |
| 视束 | 双眼对侧视野同向偏盲 |
| 视辐射全部 | 双眼对侧视野同向偏盲 |
| 视辐射上部 | 双眼对侧视野同向下象限盲 |
| 视辐射下部 | 双眼对侧视野同向上象限盲 |
| 视中枢 | 对侧同向偏盲、视觉失认 |

神经束直接损伤或视神经撕脱。

（2）玻璃体积血可引起视力下降：糖尿病视网膜病变、视网膜静脉周围炎、视网膜中央静脉阻塞、高血压性视网膜病变或动脉粥样硬化、视网膜裂孔等，外伤亦可引起。

（3）其他：视网膜脱离、青光眼急剧发作。

**2. 渐进性视物模糊**

（1）白内障、屈光不正等。

（2）伴有红眼及其他症状者见于角膜炎、虹膜炎、慢性闭角型青光眼、继发性青光眼、视神经炎、球后视神经炎等。

（3）伴有中心及周边视野缺损者，可见于各种视网膜、视神经、脉络膜炎症，视神经萎缩，视网膜、脉络膜变性，青光眼及眼内、眶内、颅内肿瘤。

（4）伴有暗点者可见黄斑部出血、黄斑部脱离、中心性视网膜脉络膜病变、近视性变性、黄斑部变性等。

（5）伴有视物变形者见于视网膜出血、视网膜脱离等。

## （二）少见病因

（1）各种原因引起的角膜混浊、角膜变性、晶体混浊、玻璃体混浊等。

（2）部分玻璃体混浊，如炎症性玻璃体混浊或出血、视网膜脱离早期。

（3）视网膜中央动脉阻塞。

（4）视神经束病变及视中枢损害。

（5）脑卒中

（6）垂体瘤。

## （三）罕见病因

视网膜瘢痕、圆盘状黄斑变性、增生性视网膜炎、球后视神经炎、全眼球炎。

# 三、临床表现

## （一）眼球病变

眼源性视觉损害可由屈光不正、眼球介质不透明（外部检查和眼底检查可见）或视网膜异常（如视网膜脱离、炎症、出血、血管梗阻）引起，可伴有疼痛、软组织肿胀等局灶症状。

## （二）视神经病变

视觉功能缺损可由视神经受损引起，特别是仅单眼出现症状时。视神经功能障碍包括视物模糊（视敏度下降）、视物变暗（色觉识别力下降）和瞳孔对光反射减弱。这些体征在眼球介质不透明、轻度视网膜水肿和非器质性视力损害时不会出现，只表现为轻度弱视。

一侧视神经病变产生传入瞳孔纤维受损时，使用手电筒灯光来回照射可以很好地显示体征。在暗室令患者盯住远处物体，检查者用手电筒灯光在视轴以下来回照射患者双眼，正常情况下灯光照射任何一只眼时双侧瞳孔都应同样收缩，而视神经障碍侧眼受照射时，瞳孔反应较健侧收缩慢、不完全、不持久。单纯的传入损伤，双侧瞳孔在任何时候都应等大，因为传入纤维进入中脑前有半数纤维交叉至对侧，由此产生的神经冲动经动眼神经传出时双侧均有。

患者可主诉视野中有暗点，通常呈中心性或水平性；在视网膜中央盲点区出现视物线条扭曲（视物变形症）或物体变小（视物显小症），光应激试验（手电筒灯光照射 10s）后视敏感度恢复延迟。一侧的视神经病变通常由缺血、炎症或压迫性病变引起。双侧视神经异常则提示遗传性、毒性、营养性或脱髓鞘疾病。

视神经梗死（前支血管缺血性视神经病）通常影响 50 岁以上患者，视觉损害常呈水平样分布，偶尔呈中心暗点样分布。临床表现为突然起病，病情平稳，视盘苍白肿胀，邻近区有浅表出血，

4~6周后肿胀消退，遗留视神经萎缩和视盘小动脉狭窄。

视神经炎多发于年轻人，起病有典型的中心暗点，亚急性进展，逐渐缓解，也可遗留视神经萎缩。眼球运动时局部压痛或疼痛明显，提示有眶内炎症。

压迫性视神经病通常表现为视觉损害进行性发展，视盘在原发性视神经萎缩前几个月可保持相对正常，然后出现检眼镜下可见的视盘颜色变浅，有清晰的血管影和周围神经纤维。这种形式的萎缩必须与其他特异性类型进行鉴别，如青光眼（神经头端有"开挖"状或"杯口"状外观）、视盘水肿后继发性萎缩（血管狭窄、有鞘形成、边界清楚）、有血管狭窄的视网膜色素变性（可见视网膜中央动脉梗死或视神经梗死）等。

## （三）视交叉病变

与视神经病变相比，交叉部的病变大多是压迫性的。典型的视野损害呈双颞叶偏盲型分布。一只眼患视神经病的患者，另一只眼出现颞上象限偏盲可作为视交叉病变累及交叉下前部纤维的证据。因为黄斑部神经经过视交叉，所以任何视交叉部病变出现视野缺损时，可伴有颞侧偏盲，呈垂直线性分布。

## （四）视交叉后病变

视交叉后病变可引起同向性偏盲，但每个人对缺陷的注意程度有所不同，以至于有些被误以为盲侧眼球病变，甚至在撞到物体或出现阅读困难后才发现问题（右侧同向性偏盲时看下一个字速度慢、有困难，左侧偏盲时看下一行字困难）。视网膜相应部位的纤维汇聚到枕叶的同一区域，因此双眼视缺陷的特点有助于病灶定位，视束和膝状体的病变视野缺损基本不一致，病灶越往后缺损就越趋向一致。

膝状体突触前的视束病变可出现视神经萎缩，表现为颞叶缺损侧眼出现"蝴蝶结"样视神经萎缩，视盘鼻侧苍白。视束病灶不对称时，受损较多的一侧视野缺损相对明显；当视束完全受损时，因颞侧视野比鼻侧大而更容易被察觉。

膝状体后的病灶无瞳孔对光反射改变或视神经萎缩，当颞叶视辐射受累时同向性偏盲侧视野缺损多位于上方，顶叶受累则位于下方，枕叶病灶则出现精确一致的缺损，有中心暗点但周边视力保留。视野中央部代表区位于枕叶纹状区后部，处于大脑中动脉和大脑后动脉血供的边缘，当大脑后动脉梗死时由中动脉的侧支供血，黄斑回避，保存中心视野。90%枕叶梗死的患者可以出现孤立的同向性偏盲。

## （五）肿瘤相关的视神经病变

与组织学相比，脑肿瘤的症状、体征更与肿瘤的位置有关。例如，顶叶肿瘤可引起皮质性感觉缺失、感觉忽略、疾病感缺失、偏身感觉障碍和视觉空间感障碍；枕叶肿瘤可引起视野改变或少见的视觉性癫性发作；颅底肿瘤常常累及脑神经；胶质瘤或脑膜瘤可累及视神经，引起单侧视觉丧失。

垂体瘤的占位效应包括头痛、垂体功能低下和视力减退，后者可伴有视盘苍白、中心视力减退和视野缺损，但视盘水肿少见。视野异常是由于肿瘤压迫视交叉引起，首先影响颞上象限，然后为颞下象限，进一步扩展可损伤非交叉神经纤维，影响鼻下象限，最后为鼻上象限。肿瘤向侧方扩展压迫或侵蚀海绵窦可损害动眼神经、滑车神经或外展神经的功能，表现为复视。动眼神经最常受累。可有三叉神经第一、第二分支分布区麻木。总之，脑神经异常不是垂体腺瘤的常见表现，更可能为海绵窦的其他肿瘤。

颅内压增高造成海马沟回疝时可压迫视交叉造成双颞侧偏盲，压迫还可造成脑神经麻痹，如动眼神经麻痹，通常为同侧动眼神经麻痹，但有时为对侧。因瞳孔运动纤维位于最表面，首先表现为瞳孔散大，这是提示压迫性病变的体征。

生殖细胞肿瘤多发于松果体和鞍上区，约占松果体肿瘤的一半，其常见症状为头痛和上视麻痹的Parinaud综合征，随着肿瘤向其上方的丘脑扩展，可有偏瘫、运动失调、视力障碍或运动障碍。松果体瘤还可导致其他眼球运动异常，如会聚-回缩性眼震、上睑下垂或眼睑回缩（Collier征）。儿童"落日"征具有特征性，包括双眼下斜视和眼睑回缩。CT表现为混合密度的不规则病灶，偶有钙化，有不同程度的增强。MRI 则更加敏感，适合于随访评估。无脑积水和 Parinaud 综合征一般不应考虑松果体肿瘤。如果血清或脑脊液中检测到甲胎蛋白和人绒毛膜促性腺激素升高，需要考虑生殖细胞肿瘤的可能性。

视盘水肿很少是肿瘤首先出现的特征，它是由颅内压持续升高数周或数月造成的，继发于颅内高压沿神经鞘传递及轴浆运输的阻断。与颅内压增高有关的视盘水肿是双侧的；单侧的视盘水肿是由于病灶的位置或先天性异常阻止了其中一侧的视神经发生水肿，造成了视神经肿胀的不对称，未形成水肿的视神经发生萎缩。在视野检查中特征性的表现是盲点扩大和视野缩小。Foster-Kenedy 综合征包括病变同侧视神经萎缩和对侧视盘水肿，通常是由于眼眶或颅底肿瘤压迫视神经造成的。不对称的脑疝也可阻断大脑后动脉，引起同向性偏盲或皮质盲。

## 四、诊断与鉴别诊断

视觉传导路径上的任何器官病变都有可能造成视觉损害。首先要根据患者的发病过程和临床表现初步判断病变部位和发病原因，常规的眼底镜检查有助于观察眼球病变和眼底视神经、血管病变。CT 和 MRI 检查可有效发现颅内出血、梗死、积水及占位病变等。

常见的视神经损害原因如下。

**1）视神经炎** 视神经任何部位的发炎，比如视神经感染、炎性脱髓鞘、非特异性炎症等。可分为视盘炎和球后视神经炎两种，主要表现为视力突然下降，眼球转动时眼球后部牵引样疼痛，眶深部压痛，瞳孔对光反射迟钝或消失。视盘炎时视盘充血、轻度隆起、边缘不清，视网膜静脉充盈迂曲，视盘周围视网膜水肿混浊、火焰状出血及黄白色渗出，有时可波及黄斑部导致黄斑部出现放射状水肿皱褶。球后视神经炎时，早期眼底基本正常，晚期视盘颜色变淡、视神经萎缩。

**2）视神经脊髓炎** 是视神经与脊髓均受累的急性或亚急性脱髓鞘病变。主要有视神经和脊髓两大组症候，视神经症候表现为眼痛、视力下降或失明、视野缺损，可单眼、双眼间隔或同时发病。脊髓症候出现在眼部症状之后，首发症状多为背痛或肩痛，放射至上臂或胸部，随即出现下肢和腹部感觉异常，进行性下肢无力和尿潴留。最初虽然腱反射减弱，但跖反射仍为双侧伸性。上胸段或至中胸段感觉丧失或异常。周围血白细胞增多，血沉轻度增快。

**3）多发性硬化症** 是中枢神经受免疫系统攻击发生白质脱髓鞘病变，使神经信号在大脑和身体之间不能正常传播的自身免疫性疾病。可以以视力障碍为首发症状，表现为急性视神经炎或球后视神经炎，以单眼视力减退多见，同时可能伴有感觉异常、运动障碍、共济失调、癫痫发作等症状。共济失调、构音障碍和意向性震颤三者同时出现时，即构成所谓夏科（Charcot）三联征。

**4）颅内肿瘤** 是造成视神经损害的常见原因之一，其症状主要与肿瘤的生长位置有关。如脑垂体瘤压迫视交叉则出现视野缺损，缺损范围从颞上象限逐渐扩大至颞下象限，进一步扩展可导致视力减退甚至全盲。垂体瘤除有视力视野改变外，最常见的为内分泌症状，如生长激素细胞发生腺瘤，临床表现为肢端肥大症，如果发生在青春期以前，可呈现巨人症；如催乳素细胞发生腺瘤，在女性患者可出现闭经、泌乳、不孕等。垂体瘤患者 X 线片多有蝶鞍扩大、鞍底破坏，头颅 CT、MRI 可见肿瘤生长，以及内分泌检查各种激素增高。

颅内转移性恶性肿瘤多来自肺癌、乳腺癌、前列腺癌、胃癌、肾癌和甲状腺癌等原发灶，经血行转移而来，常为多发，可伴有头晕、头痛、恶心、呕吐等中枢症状。如果位于颞叶、顶叶的肿瘤向内侧压迫视束及视辐射，可引起对侧同向视力下降甚至偏盲。多数患者能根据恶性肿瘤病史、临床表现及头颅 CT、MRI 检查明确诊断。

（王飞）

# 第 3 节　听觉障碍

## 一、概　述

听觉障碍由听觉传导通路损害引起，表现为耳聋、耳鸣及听觉过敏。颅脑肿瘤患者发生听觉障碍的比率不低，但缺乏数据统计。主要致病原因有两点：一是肿瘤直接侵及听觉传导通路及处理声音信息的大脑皮质，二是肿瘤患者独特的心理变化导致的精神压力增大产生的听觉异常。

耳聋可以根据肿瘤侵及或压迫的解剖位置分为传导性耳聋、感音性耳聋及中枢性耳聋。外耳道及中耳道的损伤引起传导性耳聋，耳蜗或前庭神经的听神经分支损伤引起感音性耳聋，双侧声音中枢通路包括耳蜗和背橄榄核复合体、后丘、内侧膝状体和颞叶处理声音的大脑皮质的损伤引起中枢性耳聋。另外，处理声音的大脑皮质双侧损伤会产生一种语言性耳聋，这类患者可以听清声音但不理解语言。

耳鸣可以根据患者的临床表现分为主观性耳鸣及客观性耳鸣。主观性耳鸣是只有患者自身可以听见的响鸣，而无客观检查阳性结果。外耳道、鼓膜、听小骨、耳蜗、听神经、脑干和大脑皮质损伤都可以导致主观性耳鸣。客观性耳鸣是除了患者自身听见响鸣外，检查者可以利用听诊器在患者外耳道处听见同样的响鸣。耳鸣的发生率全世界类似，无性别差异。成人发生率约为10%，其中大多数人发生的耳鸣对正常生活无影响，严重影响生活的耳鸣发生率约为1.6%，影响生活能力的耳鸣发生率约为0.5%。耳聋和耳鸣之间的关系复杂，尽管在很多患者中二者同时存在，但许多耳鸣患者的听力是正常的；相似的，许多进行性耳聋患者并没有耳鸣的主诉。

听觉过敏是指患者对正常的声音感觉比实际声源的强度大。中耳炎或面神经麻痹时造成鼓膜过度紧张或镫骨肌瘫痪时可以产生听觉过敏，在颅脑肿瘤中并不多见，以下不再赘述。

## 二、病因与发病机制

最常见的一种耳聋形式是老年性耳聋。与其说老年性耳聋是一种疾病，不如说它更像是听力系统各种器官的衰老表现。老年性耳聋可能包括传导系统和中枢系统的功能障碍，但最显著的退化发生在耳蜗的感受细胞和感受神经元，退化的结果是最早发生高音调的耳聋。

环境因素是引起耳鸣的最常见原因，长期在噪声环境下工作生活的人易产生耳鸣，其他的因素包括肥胖、吸烟、饮酒，以及脑外伤、关节炎、高血压病病史，也有研究证实耳鸣具有一定的遗传倾向。药物的使用可以引起耳鸣耳聋，之所以在耳鸣部分介绍，是因为药物不良作用引起的听力障碍，即耳鸣耳聋逐渐发展形成，是以耳鸣为首发症状的，故在此一并介绍。可以引起听力障碍的药物有：水杨酸盐类、奎宁类、氨基糖苷类及一些抗肿瘤药物，特别是铂类药物。

耳聋耳鸣的另一个原因是耳硬化。耳硬化是骨迷路的病变，镫骨硬化不能移动导致传导性耳聋。该疾病是家族性遗传病，发病年龄在11~30岁。

小脑脑桥角的肿瘤病变是引起听力障碍最常见的肿瘤因素，96%~98%的小脑脑桥角肿瘤为良性，这其中75%~90%是听神经瘤，或者说是前庭施旺细胞瘤，经常引起进展缓慢的单侧听力障碍及耳鸣。前庭施旺细胞瘤的发生率大约为19/100万（人·年）。其他小脑脑桥角的良性肿瘤包括脑膜瘤（5%~13%）、胆脂瘤（3%~6%）等。听神经瘤大多源自内耳道的前庭神经，肿瘤引起耳道狭窄进而压迫神经产生症状。

听觉过敏是常见的伴随症状，在耳鸣患者中有40%出现不同程度的听觉过敏，且听觉过敏患者中有86%的人有耳鸣的主诉。

由于听力障碍常为突然发生，与耳蜗的疾病相关，且缺少肿瘤大小和听力障碍相关性的研究，因此现有的研究只能揭示肿瘤引起听力障碍的表面机制。主要有两个方面：第一，机械性压迫或肿瘤浸润下列 5 个位置——耳蜗、听神经、内耳动脉、橄榄耳蜗束输出段、前庭神经（神经元丢失继发的毛细胞退化）；第二，神经毒性，包括肿瘤细胞代谢毒性和肿瘤导致内耳淋巴液的生化毒性。

耳鸣并不是单纯的由于耳蜗受损而导致听觉传导通路异常放电所致，因为听神经切断后耳鸣症状仍可持续。尽管耳蜗异常可能是耳鸣的首发原因，但其下游的听觉传导通路的神经系统改变才是维持耳鸣症状的关键。人们对耳鸣机制的研究主要从动物的耳聋模型中获得，因此现有的耳鸣机制假设都是建立在耳聋的神经系统变化之上的，但这些假设都没有被证实。听觉传导通路神经元的自发性异常放电可能是产生耳鸣的病理基础之一，耳蜗性听力障碍降低了耳蜗神经活性，这种外周传入神经活动的减少下调了抑制性皮质处理过程，抑制性皮质处理过程的下调导致中枢听觉结构的高兴奋性；然而，增加的自发性异常放电是否直接和耳鸣相关并不清楚。另一个可能的机制是神经同步：在噪声诱发的听觉丧失之后，立即产生了颞叶主要听觉皮质大量神经元放电模式同步化的增加，尤其是涉及神经张力的那些神经元的同步化放电模式的增加，这对耳鸣的发生更为重要。增加的神经同步性也倾向于与同一受影响神经元的频率调谐特性的变化相一致。在听力正常的动物中，神经元有选择性地对特定的频率产生反应。根据神经张力学说的原理，声音频率的高低和神经元的张力性是相对应的。听力丧失导致了主要声音皮质神经张力的紊乱，因此，失去功能的皮质区域中识别特定频率的神经元就会适应性地去识别它们旁边受影响较小的调谐特性。然而，一个重要的精神声音学研究发现了与上述理论不一致的现象，那就是声音测量边缘的张力图的扩大构成了耳鸣感觉的基础。主要的耳鸣音调普遍不存在于听力丧失音调的边缘，而在听力丧失的区域内。在听觉丧失后的听觉适应上，神经张力图的重新构成与截肢后肢体感受适应重新构成是相似的。另外，还有一个模型提示耳鸣感觉可能会达到意识感知水平：主要的声音皮质中异常神经元活动是与广泛的大脑皮质网络（包括额叶、顶叶、边缘系统）相关联的，神

经影像学证据支持这一个观点。

## 三、临床表现

传导性听力障碍的患者相对于安静状态，更可以在嘈杂的背景中听清楚声音，因为他们更容易理解高音量的对话。这样的患者耳朵总有满胀感，就像游泳后耳朵被液体堵住的感觉。如果传导性耳聋是单侧的，Weber 试验结果是偏向患侧，无前庭功能障碍，Rinne 试验阴性，即骨传导大于气传导。

感音性听力障碍的患者高音调的听力明显减低，低音调听力正常或轻微减轻。这样的患者通常很难在嘈杂的背景下听清楚声音，而且可能会因大声说话而易怒。声音失真是感音神经性耳聋患者的常见症状。感音性耳聋患者 Rinne 试验阳性，即气传导大于骨传导，但二者都降低；Weber 试验偏向健侧，可伴有前庭功能障碍（表 7-3-1）。

主观性耳鸣和客观性耳鸣的区别之前已经定义过。耳鸣如果呈搏动性或与心跳同步，提示头颈部血管畸形，包括血管瘤、动静脉畸形及血管肿瘤。神经系统疾病引起的耳鸣多表现为高音调，而外耳道和中耳的病变多为低音调。但是耳鸣的表现特点并不能明确地帮助诊断病变部位，所以医生必须着重询问病史及伴随症状。外耳道或中耳的耳鸣通常伴随传导性听力障碍，这样的患者可感觉自己的声音听上去空虚，其他人的声音模糊；同时也会因为环境噪声的掩蔽作用丧失听力，并可能受到正常肌肉活动声音的干扰，例如

表 7-3-1　传导性耳聋及感音性耳聋的 Weber 及 Rinne 试验

Weber 试验：用 C128 赫兹（Hz）和 C1256 赫兹的音叉击响后置于受检者前额中央或头顶中央的一点上，让受检者指出哪一耳听到的声音较响。

Rinne 试验：将振动的音叉柄置于受试者耳后乳突部（骨导），患者不再能听到后，将音叉移至该侧耳前（气导），直至经由空气传到的音响也不能再听到，分别记录能听到声音的时间。

| | 正常 | 传导性耳聋 | 感音性耳聋 |
| --- | --- | --- | --- |
| Weber 试验 | 居中 | 偏向患侧 | 偏向健侧 |
| Rinne 试验 | 气导>骨导 | 气导<骨导 | 气导>骨导（均降低） |

咀嚼、大力闭眼睁眼、咬紧牙关等。梅尼埃病相关的耳鸣是低音调、连续性、强度波动的，且在很多情况下，耳鸣是声音突然变大并紧接着出现眩晕发作，发作后症状消失。听觉中枢系统的病变引起的耳鸣一般不伴有听力障碍，但会伴有其他神经症状。

前庭施旺细胞瘤是引起听力障碍的最常见颅脑肿瘤，其临床表现有听力丧失、耳鸣、平衡感丧失（眩晕、头晕眼花、步态不稳）、头痛、面部麻木、面部无力等。

## 四、诊断与鉴别诊断

对于听力障碍的诊断，检查方式是很重要的。主要有以下几种基础且重要的检查方式：纯音测听法、Weber 试验、Rinne 试验、听力图、鼓室听力测试。

对于大多数耳鸣病例，现在并没有客观的检查可以应用，诊断基于病史的采集及神经专科的查体。重点问题应包括耳鸣的位置、性质，特别是有没有搏动性，耳鸣是否影响睡眠及注意力。关于耳鸣的调查问卷可以帮助对耳鸣的性质进行定义，对耳鸣伴随症状的评估，如听觉过敏、是否与心理疾病相并行等很有帮助。耳鸣患者都应进行纯音测听法测试，还应该进行鼓室听力测试。对于有不对称耳鸣或听力障碍的患者，或者伴有其他神经症状的患者应该行进一步的神经系统检查，如头部 MRI、血管造影等。

从肿瘤症状学的角度考虑，单纯突发的耳鸣或耳聋需要与耳道炎症、听觉神经病变（糖尿病病变、退行性变等）、急性脑损伤相鉴别；突发性耳鸣或耳聋伴随眩晕、步态不稳、动眼障碍、面瘫、Horner 综合征等需要与脑干卒中鉴别；同侧部分性耳聋伴随定位障碍需要与脱髓鞘疾病鉴别；联合其他运动感觉神经症状还需要与岩尖胆固醇囊肿、脑桥毛细血管扩张症、线粒体脑病、黏多糖病等相鉴别。

总体而言，在引起听力障碍的肿瘤性疾病中，最常见的是听神经瘤，也就是小脑脑桥角的施旺细胞瘤。该疾病会有单侧听力障碍和耳鸣、眩晕、头痛、面部麻木等症状。除此之外，任何由于占位效应压迫听觉传导通路的肿瘤都会引起相应症状。由于肿瘤疾病对患者心理状态的影响也会对其听觉能力产生影响，因此，不能忽视对复杂性听力障碍肿瘤患者进行心理问卷调查。作为肿瘤科医生，应明确听神经瘤的诊断，以及其他颅脑肿瘤压迫听觉传导通路引起的伴随症状，同时明确是否存在有助于确诊的"危险信号"症状。对患者进行分层处置，以更好地对伴有听力障碍的肿瘤患者进行医疗指导。

（吕嘉晨）

# 第 4 节 肢体肌力减弱

## 一、概　述

肌力减弱指肌肉不能产生正常的肌力。偏瘫指同侧的上下肢无力，截瘫是双下肢肌力减弱，单瘫是单个肢体肌力减弱。轻度偏瘫患者虽然尚能活动，但走起路来往往上肢屈曲，下肢伸直，瘫痪的下肢走一步画半个圈，这种特殊的走路姿势叫作"偏瘫步态"。严重者常卧床不起，丧失生活能力。按照偏瘫的程度，可分为轻瘫、不完全性瘫痪和全瘫。轻瘫：表现为肌力减弱，肌力在 4~5 级，一般不影响日常生活；不完全性瘫痪：较轻瘫重，范围较大，肌力 2~4 级；全瘫：肌力 0~1 级，瘫痪肢体完全不能活动。

## 二、病因与发病机制

偏瘫的病因多样复杂，总的来说都与血脂增高、血液黏稠度增高等疾病有不可分割的关系，概括起来有以下几点：①动脉粥样硬化是卒中最主要的原因，70% 的卒中患者患有动脉粥样硬化，高脂血症是引起动脉粥样硬化的主要原因之一；②高血压是卒中最主要、最常见的病因，脑出血患者 93% 有高血压病史；③脑血管先天性异常是蛛网膜下腔出血和脑出血的常见原因；④心脏病，如心内膜炎，有可能产生附壁血栓，心动过缓则可能引起脑供血不足；⑤代谢病中糖尿病与卒中关系最密切，有 30%~40% 的卒中患者患有糖尿病；⑥情绪不佳（生气、激动）；⑦饮食不节（暴饮暴食、饮酒不当）；⑧过度劳累、用力过猛、超量运动、突然坐起和起床等体位改变；⑨气候变化、妊娠、大便干结、看电视过久、用脑不当等；⑩任何导致大脑损伤的原因都可引起偏瘫，脑血管病是引起偏瘫最常见的原因，颅脑外伤、脑血管畸形、脑动脉瘤、脑肿瘤、脑内感染、脑变性病及脱髓鞘病均可出现偏瘫。

## 三、 临床表现

### （一）偏 瘫

如果出现一侧上下肢的肌力减弱和上运动神经元体征，提示为中枢性病变，病灶可位于脊髓或脑部。若面肌无力位于瘫痪肢体同侧，提示病灶定位于面神经核以上；出现神经或言语变化时病灶应位于大脑而非颈腿。如果没有明确的线索，则需要依靠 CT、MRI、脑电图或脑脊液检查来确定病变的部位和性质。

偏瘫的进程可为确定病变性质提供线索。成人最常见的病因是脑梗死或脑出血，通常表现为突然起病并在 24 h 内进展达到高峰。如果症状累及四肢却没有脑部症状，且病情进展比较缓慢，则很可能是横贯性脊髓炎。多发性硬化更多表现为双侧皮质脊髓束征而非单纯性的偏瘫。

如果脑源性的偏瘫几天或几周后仍在进展，就应考虑是脑部占位性病变，如果有局灶性痫性发作，脑部占位病变的可能性就更大。除了脑肿瘤，其他病因还包括动静脉畸形、脑脓肿或其他感染（如获得性免疫缺陷综合征合并的感染）。

颈段脊髓病损（如颈神经根瘤）引起的偏瘫多呈亚急性病程，大多伴有局部疼痛和双侧皮质

脊髓束征。一般来说，偏瘫多提示为大脑的病灶而非颈部的病灶，临床病程和 CT 或 MRI 检查有助于发现病因。

### （二）轻截瘫

轻瘫表示肌力减弱，轻截瘫则表示双下肢肌力减弱。轻截瘫也可出现包括上运动神经元病变引起的步态异常，这是皮质脊髓束功能损害后引起的痉挛或笨拙而非肌力下降。成人痉挛性截瘫最常见的原因是多发性硬化，其他还包括枕骨大孔区肿瘤、Chiari 畸形、颈椎病、动静脉畸形和原发性侧索硬化症。CT、MRI、脑脊液检查可以协助明确诊断。

当患者出现双侧皮质脊髓束征合并小脑体征及其他体征时，需要考虑多发性硬化或遗传性疾病（如橄榄脑桥小脑变性）。同时有上肢的下运动神经元和下肢的上运动神经元损害是萎缩侧索硬化、脊髓空洞症的特征。神经纤维瘤和其他颈髓椎管内占位病变导致的痉挛性轻截瘫可伴有颈髓或根性疼痛，或同时有小脑体征和多发性硬化的其他指征。下运动神经元病变可引起慢性轻截瘫，主要表现为松弛性瘫痪、双下肢腱反射消失。几天内急性起病的轻截瘫如伴有背痛且腱反射保留，或有明确的上运动神经元征，需要警惕压迫病灶，成人首先应排除转移瘤的可能，鉴别诊断需要行脊髓 MRI 检查。如果急性轻截瘫患者有腱反射消失而无横贯性的感觉平面，最常见的病因是吉兰-巴雷综合征，通过肌电图和脑脊液检查可以明确诊断。在发展中国家，急性麻痹型脊髓灰质炎也是引起轻截瘫的重要病因。

### （三）单肢轻瘫

如果一侧上肢或下肢肌力弱，后背或颈部疼痛，应首先考虑压迫性病变。如果有根痛存在，无论病程是急性还是慢性，髓核突出的可能性很大。其他引起单肢肌力弱和疼痛的常见原因有急性臂丛神经炎，相应的腰骶丛综合征则较少见。周围神经卡压综合征和多发性单神经炎也可引起单肢力弱和疼痛，但疼痛局限，非根痛性。多发性单神经炎也可引起局灶性疼痛、感觉异常和轻瘫。如果是孤立的无痛性肢体无力，不伴有感觉

缺失，应重点考虑运动神经元病。肌萎缩侧索硬化症早期的体征可呈非对称性分布，出现单肢肌力弱，但因其同时损伤上运动神经元和下运动神经元，可表现出腱反射保留甚至亢进的特殊病症。

## 四、诊断与鉴别诊断

对待肌力减弱的患者，首先应确定是否为病理性的肌力减弱，然后依靠一些特征性的表现寻找特殊症状的证据，如肌力减弱的分布、伴随的神经系统异常、疾病发展的速度和患者的年龄等。

患有肌力减弱的患者有时不会使用"肌力减弱"这个词来描述症状，他们更多的是主诉不能爬楼梯，从椅子起身、奔跑时注意到足下垂等。有些人在没有神经系统异常时也会使用"肌力减弱"这个词，如年老的运动员发现不能再取得年轻时的成绩，但这并不是病理性肌力减弱的症状。还有些缺乏肌力减弱特异性症状的患者把自己的症状说成"慢性疲劳"，他们不能做家务，短暂的劳累后必须卧床休息，通常伴有肌痛和抑郁。

伴有肢体疼痛、体质衰退的运动员和疲劳的人群都缺乏特异的肌无力症状，他们可能有着不同的精神问题，但都具备两种特征：神经系统检查无异常，肌肉检查无真正的肌力减弱证据。这也意味着他们并没有肌力减弱。

疲劳和类似的症状有时是全身疾病的表现，如贫血、心力衰竭、癌症和全身性感染等。还有

一些患者有假性肌力减弱的表现，如帕金森病患者可能将步态异常归结为下肢肌力减弱；周围神经病患者因为严重的感觉缺失造成手指精细动作困难，误以为是手部肌力减弱。

体格检查在评估肌力减弱时起到重要作用。例如肢体肌力轻微减弱时，检查者很难确定使用多大的抵抗力来判断是否存在真正的肌力减弱，此时存在的肌肉消瘦、肌束震颤或腱反射改变可提供关键线索。体检还可以发现由欺骗、故意或其他原因引起的假性肌力减弱。癔症患者或伪装肌力减弱的诈病者会在病史中表现不一致：他们能参加某些活动却不能参加另一些活动，但涉及的是同样的肌肉，行走时步履蹒跚却不会跌倒或撞到家具伤到自己；查体时他们会突然让步，或呈震颤样抖动而非持续用力。

在明确病理性肌力减弱后，分析肢体无力的首要任务是确定病灶是上运动神经元还是下运动神经元的病变，并根据临床表现进行鉴别。如腱反射亢进伴阵挛、霍夫曼（Hoffmann）征阳性和巴彬斯基（Babinski）征阳性提示上运动神经元损害，下运动神经元征包括肌无力、肌萎缩和肌肉抽搐，伴有腱反射消失。

影像学检查包括 CT、MRI、脑血管造影等对于判断颅内病变的部位和性质起到重要作用，对于怀疑为恶性肿瘤的患者，可能需要配合血清或脑脊液检查，进一步明确诊断。

（王 飞）

# 第 5 节 肌无力

## 一、概　述

骨骼肌是执行人体运动功能的器官，每块肌肉由许多肌束组成，每条肌束由成百上千条纵向排列的肌纤维组成。肌纤维就是肌细胞，是执行肌肉运动的单独个体，是多核细胞，外被肌膜，内含肌浆。肌膜除了普通细胞膜功能外，还有传

导兴奋的功能。神经 - 肌肉传导是通过肌膜的特定部位——终板——与神经末梢组成神经肌肉突触联系而实现的。当上游电冲动从中枢传导到神经末梢后，电压门控钙通道开放，钙离子内流使突触囊泡中的乙酰胆碱释放至突触间隙，乙酰胆碱到达突触后膜，与乙酰胆碱受体结合导致肌膜去极化产生终板电位，最终引起肌肉收缩。根据

上述肌肉运动原理，肌无力可以分为下运动神经元瘫肌无力、神经-肌肉接头疾病肌无力和肌肉自身疾病肌无力。下运动神经元瘫肌无力已在上一节有所阐述，本节主要论述肿瘤与神经-肌肉接头疾病肌无力和肌肉自身疾病肌无力的诊断。

## 二、病因与发病机制

### （一）胸腺瘤与肌无力

15%~20% 的胸腺瘤患者并发重症肌无力，胸腺瘤患者 T 淋巴细胞成熟过程中的负性选择过程缺陷是造成自身免疫性疾病发生的一个原因。胸腺瘤是胸腺上皮细胞肿瘤。正常的胸腺皮质上皮是 T 细胞进行正向选择的功能部位，而胸腺髓质是进行负向选择的功能部位，胸腺瘤的发生导致髓质功能障碍，而负向选择过程缺陷会导致自身免疫紊乱。胸腺瘤患者的自身抗体是由胸腺中 T 细胞产生的，虽然这些自身抗体没有选择性，但仍有一定倾向性：很大一部分（约 40%）是抗乙酰胆碱受体的自身抗体或抗肌肉特异性激酶的自身抗体。这两类抗体都会引起重症肌无力。

### （二）神经-肌肉接头病变机制

（1）突触前膜病变造成乙酰胆碱合成和释放障碍：肉毒杆菌中毒、癌性类重症肌无力综合征。

（2）突触间隙乙酰胆碱酯酶活性和含量异常：有机磷中毒。

（3）突触后膜乙酰胆碱受体病变：重症肌无力。

### （三）肌肉疾病病变机制

（1）肌细胞膜电位异常：周期性瘫痪、强直性肌营养不良。

（2）能量代谢障碍：线粒体肌病、脂质代谢性肌病。

（3）肌细胞结构病变：肌营养不良、先天性肌病、缺血性肌病。

### （四）癌症恶病质引起的肌无力

恶病质状态由肿瘤引起的全身炎症介质的释放及相关反应造成。除了免疫细胞释放的炎症介质，其他细胞如脂肪细胞、肠上皮细胞、肝细胞和心肌细胞都可以释放调节肽来调节器官间相互作用，从而影响恶病质状态。肌肉生长抑制素是骨骼肌分泌的参与肌肉萎缩过程的肌肉因子，该蛋白是变形生长因子的配体，与之结合后激活通路调节下游。有研究报道，在裸鼠肿瘤负荷模型中，抑制肌肉生长抑制素与变形生长因子结合，解除了恶病质状态，这提示恶病质状态可能是肌肉因子、脂肪因子、肿瘤因子相互作用而形成的。恶病质状态无疑和骨骼肌萎缩相关，肌纤维蛋白的丧失是产生肌无力和疲劳的重要环节。有研究显示肌细胞凋亡的增加是肌肉萎缩的重要环节，并且影响肌纤维再生。完整的肌纤维蛋白可以通过上游泛素-蛋白酶体依赖的降解方式降解，肌纤维蛋白降解是一个胞内钙依赖蛋白裂解的过程。有研究证明自噬是该过程的重要机制。

近年来，恶病质中脂肪细胞和骨骼肌之间的相互作用是研究热点。实际上，这两种组织本就是通过各种信号转导通路互相影响的。例如：脂肪细胞释放诸如肿瘤坏死因子（TNF）之类的脂肪因子，直接影响骨骼肌代谢。相似的，骨骼肌细胞释放诸如白细胞介素 6（IL-6）、IL-15 之类的肌肉因子，干预脂肪代谢。有研究指出，恶病质与脂肪因子和肌肉因子之间的平衡被打破有很大关系。

有研究证明，脂肪的裂解加速了肌肉的萎缩，研究者敲除了小鼠的三酰甘油脂肪酶，引起了肿瘤相关的脂肪溶解抑制，并减少了白脂肪和骨骼肌的萎缩。有趣的是，敲除激素敏感脂肪酶也会产生如此变化。抑制脂肪裂解可以保存骨骼肌含量这一事实指出，脂肪裂解激活的相关通路可能激活了肌肉蛋白裂解，如果游离脂肪酸是脂肪裂解的最终产物，那么游离脂肪酸也可能是激活肌肉萎缩的重要信号。

脂肪细胞在骨骼肌组织中的浸润和肌肉萎缩有关。有研究报道，在恶病质患者中观察到了腹直肌肌肉间脂滴的增多，也就是脂肪组织在肌肉组织中的浸润。

## 三、临床表现

1）**肌无力**　骨骼肌力量下降，肌肉疾病和神

经 – 肌肉接头疾病所致肌无力一般双侧对称，累及范围不能以某一组或某一根神经损害来解释。肌力检查时，让受试者依次做有关肌肉运动，检查者施予阻力或嘱受试者维持一定姿势，检查者用力改变姿势，评估肌力（表 7-5-1）。

2）**肌肉萎缩**　肌纤维数量减少或体积变小导致骨骼肌容量减少。

3）**不耐受疲劳**　主要是运动负荷量下降，短暂行走或劳力就产生疲劳感。如果下肢肌无力，患者自觉爬楼梯困难或者无法从坐位起身。如果上肢肌无力，患者无法将东西举过头顶或无法梳洗头发。

4）**肌肥大与假性肥大**　劳力或锻炼而形成的肌肉肥大为生理性肥大。病理性肌肥大为肌肉肥大但肌力减弱。假性肥大为肌纤维破坏引起脂肪和结缔组织反应性增生所致。真性肥大可能是真性肌肥大症，甲状腺功能减退引起黏液水肿可导致肌肉外形增大或先天性偏侧肥大。

5）**肌肉疼痛和肌压痛**　常见于炎性肌病。

6）**肌肉强直**　肌膜兴奋性改变导致肌肉收缩或机械性刺激后产生不自主的持续肌肉收缩。反复多次活动或保暖后症状减轻，见于先天性肌强直症、强直性肌营养不良。

7）**肌肉不自主运动**　肌肉在静息状态下不自主地收缩、抽动，有 3 种形式。①肌束颤动：肌束发生的短暂性不自主收缩，肉眼可以辨认但不引起肢体运动，见于脊髓前角或前根损害；②肌纤维颤动：肉眼不能识别，肌电图可以显示；③肌颤搐：一群或一块肌肉在休止状态下呈现缓慢、持续、不规则的搏动性颤动，肉眼可见，见于特发性肌颤搐、Isaacs 综合征。

表 7-5-1　肌力的评级

| 0 级 | 完全瘫痪，肌肉无收缩 |
| --- | --- |
| 1 级 | 肌肉可收缩，但不能产生动作 |
| 2 级 | 肢体能在床面上移动，但不能抵抗自身重力 |
| 3 级 | 肢体能抵抗重力离开床面，但不能抵抗阻力 |
| 4 级 | 肢体能做抗阻力动作，但不完全 |
| 5 级 | 正常肌力 |

## 四、诊断与鉴别诊断

### （一）诊断

肌无力的正确诊断必须建立在完整准确的临床资料与相关辅助检查有机整合的基础上。根据肌无力与肌萎缩的发病年龄、进展速度、是否为发作性、萎缩肌肉的分布、病程和预后酶，结合实验室生化检测、肌电图、肌肉病理及基因分析，整合起来对肌肉疾病进行诊断和鉴别诊断。

除前述胸腺瘤外，与肿瘤相关的主要为恶病质样肌无力和劳力后疲劳，罕有其他可引起肌无力的肿瘤。恶病质的肌无力主要为疲劳感，肌力大多正常，肌电图正常，肌肉病理无异常。

### （二）鉴别诊断

1）**重症肌无力**　可用新斯的明试验相鉴别。

2）**Lambert-Eaton 综合征**　自身免疫疾病，多伴发小细胞肺癌，多伴有自身免疫症状如口干、少汗、便秘，盐酸胍治疗可以改善症状。

3）**肉毒杆菌中毒**　对称性脑神经和骨骼肌瘫痪，有中毒病史。

4）**多发性肌炎**　伴有肌肉压痛，血清肌酶明显增高。

5）**进行性肌营养不良**　遗传性疾病，儿童多发，肌肉病理检查显示肌纤维变性、坏死、萎缩和再生，主要表现为肌无力。

6）**肌强直性疾病**　分为强直性肌营养不良和先天性肌强直，表现肌无力、肌萎缩、肌强直。

7）**钾离子相关周期性瘫痪**　突发性四肢弛缓性瘫痪，近端为主，无意识障碍和感觉障碍，结合血清钾离子水平、心电图钾离子相关变化、钾离子相关治疗等可以有效诊断。

8）**线粒体肌病**　肌无力伴肌肉酸痛及压痛，肌肉病理可见大量线粒体，外周血乳酸、丙酮酸最小运动量试验阳性。

总之，肿瘤与肌无力的关系主要在肿瘤造成的恶病质状态上，神经系统肿瘤引起单独肌无力的情况少见，医生需要对伴有肌无力的肿瘤患者进行详细的问诊与体格检查，尤其肌力检测是必需的。必要时进行肌电图甚至肌肉病理检查，不能忽视恶病质对肌无力的影响。对恶病质的进一步研究可能会进一步揭示肿瘤与肌无力之间的关系，从而为肿瘤引起的肌无力治疗提供新的方向。

（吕嘉晨）

# 第6节　癫痫发作

## 一、概　述

癫痫是大脑神经元突发性异常放电，导致短暂的大脑功能障碍的一种慢性疾病。据我国最新流行病学资料显示，癫痫的总体患病率为7.0‰，年发病率为28.8/10万，1年内有发作的活动性癫痫患病率为4.6‰。据此估计我国约有900万的癫痫患者，其中500万~600万是活动性癫痫患者，同时每年新增癫痫患者约40万，癫痫已成为我国神经科仅次于头痛的第二大常见病。

## 二、病因与发病机制

### （一）病　因

癫痫病因复杂多样，包括遗传因素、脑部疾病、全身或系统性疾病等。

#### 1. 遗传因素

遗传因素是导致癫痫尤其是特发性癫痫的重要原因。分子遗传学研究发现，一部分遗传性癫痫的分子机制为离子通道或相关分子的结构或功能改变。

#### 2. 脑部疾病

1）**先天性脑发育异常**　大脑灰质异位症、脑穿通畸形、结节性硬化、脑面血管瘤病等。

2）**颅脑肿瘤**　包括原发性和转移性肿瘤。一些关于癫痫患者的队列研究和成人胶质瘤的病例对照研究认为，癫痫发作病史与脑肿瘤关系密切，但很难确定两种诊断间的时间关联。对于一些患者而言，真正的关系可能是在肿瘤诊断的多年前就已经有癫痫发作，但癫痫发作或患者服用药物控制癫痫发作是否会增加肿瘤发生的风险尚不清楚。

3）**颅内感染**　各种脑炎、脑膜炎、脑脓肿、脑囊虫病、脑弓形虫病等。

4）**颅脑外伤**　产伤、颅内血肿、脑挫裂伤及各种颅脑复合伤等。

5）**脑血管病**　脑出血、蛛网膜下腔出血、脑梗死、脑动脉瘤、脑动静脉畸形等。

6）**变性疾病**　阿尔茨海默病、多发性硬化、皮克病等。

#### 3. 全身或系统性疾病

1）**缺氧**　窒息、一氧化碳中毒、心肺复苏后等。

2）**代谢性疾病**　低血糖、低血钙、苯丙酮尿症、尿毒症等。

3）**内分泌疾病**　甲状旁腺功能减退、胰岛素瘤等。

4）**心血管疾病**　阿-斯综合征、高血压脑病等。

5）**中毒性疾病**　有机磷中毒、某些重金属中毒等。

6）**其他**　血液系统疾病、风湿性疾病、子痫等。

癫痫病因与年龄的关系较为密切，不同的年龄组往往有不同的病因范围（表7-6-1）。

### （二）发病机制

癫痫的发病机制非常复杂。中枢神经系统兴奋与抑制间的不平衡导致癫痫发作，其主要与离子通道神经递质及神经胶质细胞的改变有关。

表 7-6-1　不同年龄组的癫痫常见病因

| 年龄组 | 常见病因 |
| --- | --- |
| 新生儿及婴儿期 | 先天性及围生期因素（缺氧、窒息、头颅产伤）、遗传代谢性疾病、皮质发育异常所致的畸形等 |
| 儿童及青春期 | 特发性（与遗传因素有关）、先天性及围生期因素（缺氧、窒息、头颅产伤）、中枢神经系统感染、脑发育异常等 |
| 成人期 | 头颅外伤、脑肿瘤、中枢神经系统感染性因素等 |
| 老年期 | 脑血管意外、脑肿瘤、代谢性疾病、变性病等 |

1）**离子通道功能异常**　离子通道是体内可兴奋性组织兴奋性调节的基础，其编码基因突变可影响离子通道功能，从而导致某些遗传性疾病的发生。目前认为很多人类特发性癫痫是离子通道病，即：有缺陷的基因编码有缺陷的离子通道蛋白而引发的疾病，其中钠离子、钾离子、钙离子通道与癫痫相关性的研究较为明确。

2）**神经递质异常**　癫痫性放电与神经递质关系极为密切，正常情况下兴奋性与抑制性神经递质保持平衡状态，神经元膜稳定。当兴奋性神经递质过多或抑制性递质过少，都能使兴奋与抑制间失衡，使膜不稳定并产生癫痫性放电。

3）**神经胶质细胞异常**　神经元微环境的电解质平衡是维持神经元正常兴奋性的基础。神经胶质细胞对维持神经元的生存环境起着重要的作用。当星形胶质细胞对谷氨酸或 $\gamma$ - 氨基丁酸的摄取能力发生改变时可导致癫痫发作。

特发性癫痫患者的脑部并无可以解释症状的结构变化或代谢异常，其发病与遗传因素有较密切的关系。症状性癫痫因有各种脑部病损和代谢障碍，其脑内存在致痫灶。该致痫灶神经元突然高频重复异常放电，可向周围皮质连续传播，直至抑制作用使发作终止，导致癫痫发作突发突止。

## 三、 临床表现

由于异常放电的起始部位和传递方式不同，癫痫发作的临床表现复杂多样，可表现为发作性运动、感觉、自主神经、意识及精神障碍。

## （一）多发群体

癫痫可见于各个年龄段。儿童癫痫发病率较成人高，随着年龄的增长，癫痫发病率有所降低。进入老年期（65 岁以后），由于脑血管病、老年痴呆和神经系统退行性病变增多，癫痫发病率又见上升。

## （二）疾病症状

由于异常放电的起始部位和传递方式的不同，癫痫发作的临床表现复杂多样。

1）**全面强直 - 阵挛性发作**　以突发意识丧失、全身强直和抽搐为特征，典型的发作过程可分为强直期、阵挛期和发作后期。一次发作持续时间一般小于 5min，常伴有舌咬伤、尿失禁等，并容易造成窒息等伤害。强直 - 阵挛性发作可见于任何类型的癫痫和癫痫综合征中。

2）**失神发作**　典型失神表现为突然发生，动作中止，凝视，叫之不应，可有眨眼，但基本不伴有或伴有轻微的运动症状，结束也突然。通常持续 5~20s，罕见超过 1min 者。主要见于儿童失神癫痫。

3）**强直发作**　表现为发作性全身或双侧肌肉的强烈持续的收缩，肌肉僵直，使肢体和躯体固定在一定的紧张姿势，如轴性的躯体伸展背屈或者前屈。常持续数秒至数十秒，但一般不超过 1min。强直发作多见于有弥漫性器质性脑损害的癫痫患者，一般为病情严重的标志，主要见于儿童，如 Lennox-Gastaut 综合征。

4）**肌阵挛发作**　是肌肉突发快速短促的收缩，表现为躯体或肢体的电击样抖动，有时可连续数次，多出现于觉醒后。可为全身动作，也可以为局部的动作。肌阵挛临床常见，但并不是所有的肌阵挛都是癫痫发作。既存在生理性肌阵挛，又存在病理性肌阵挛。同时伴脑电图多棘慢波综合的肌阵挛属于癫痫发作，但有时脑电图的棘慢波可能记录不到。肌阵挛发作既可见于一些预后较好的特发性癫痫患者（如婴儿良性肌阵挛性癫痫、少年肌阵挛性癫痫），也可见于一些预后较差、有弥漫性脑损害的癫痫综合征中（如早期肌阵挛性脑病、婴儿重症肌阵挛性癫痫、Lennox-Gastaut 综合征等）。

5）**痉挛**　指婴儿痉挛，表现为突然、短暂的躯干肌和双侧肢体的强直性屈性或伸性运动，多表现为发作性点头，偶有发作性后仰。其肌肉收缩的整个过程为 1~3s，常成簇发作。常见于 West 综合征，在其他婴儿综合征中有时也可见到。

6）**失张力发作**　由于双侧部分或者全身肌肉张力突然丧失，导致不能维持原有的姿势，出现猝倒、肢体下坠等表现，发作时间相对较短，持续数秒至 10 余秒多见，发作持续时间短者多不伴有明显的意识障碍。失张力发作多与强直发作、非典型失神发作交替出现于有弥漫性脑损害的癫痫，如 Lennox-Gastaut 综合征、Doose 综合征（肌阵挛 - 站立不能性癫痫）、亚急性硬化性全脑炎早期等。但也有某些患者仅有失张力发作，其病因不明。

7）**单纯部分性发作**　发作时意识清楚，持续时间数秒至 20 余秒，很少超过 1min。根据放电起源和累及的部位不同，单纯部分性发作可表现为运动性、感觉性、自主神经性和精神性，后两者较少单独出现，常发展为复杂部分性发作。

8）**复杂部分性发作**　发作时伴有不同程度的意识障碍。表现为突然动作停止，两眼发直，叫之不应，不跌倒，面色无改变。有些患者可出现自动症，为一些不自主、无意识的动作，如舔唇、咂嘴、咀嚼、吞咽、摸索、擦脸、拍手、无目的走动、自言自语等，发作过后不能回忆。其大多起源于颞叶内侧或者边缘系统，但也可起源于额叶。

9）**继发全面性发作**　简单或复杂部分性发作均可继发全面性发作，最常见继发全面性强直阵挛发作。部分性发作继发全面性发作仍属于部分性发作的范畴，其与全面性发作在病因、治疗方法及预后等方面明显不同，故两者的鉴别在临床上尤为重要。

## （三）疾病危害

癫痫病作为一种慢性疾病，长期频繁的发作可对患者的身心、智力产生严重影响。①生命的危害：癫痫患者经常会在任何时间、地点、环境下且不能自我控制地突然发作，容易出现摔伤、烫伤、溺水、交通事故等；②精神上的危害：癫痫患者经常被社会所歧视，在就业、婚姻、家庭生活等方面均遇到困难，患者精神压抑，身心健康受到很大影响；③认知障碍：主要表现为记忆障碍、智力下降、性格改变等，最后逐渐丧失工作能力甚至生活能力。

# 四、诊断与鉴别诊断

## （一）诊　断

详细询问患者本人及其亲属或同事等目击者，尽可能获取详细而完整的发作史，是准确诊断癫痫的关键。脑电图检查是诊断癫痫发作和癫痫的最重要的手段，并且有助于对癫痫发作和癫痫的分类。临床怀疑癫痫的病例均应进行脑电图检查。需要注意的是，一般常规脑电图的异常率很低，为 10%~30%；而规范化脑电图，由于其适当延长描图时间，保证各种诱发试验，特别是睡眠诱发，必要时加做蝶骨电极描记，因此可明显提高癫痫放电的检出率，可使阳性率提高至 80% 左右，并使癫痫诊断的准确率明显提高。

30% 的脑肿瘤患者首发症状为痫性发作，70% 的患者在病程某一阶段可出现痫性发作。然而脑肿瘤仅占全部癫痫患者的 5%。缓慢生长的肿瘤和位于外侧裂的肿瘤最易引起癫痫。脑肿瘤与痫性发作的关系随年龄增长而增加，大多数儿童期痫性发作是由于发育异常或外伤引起，而 20% 新发痫性发作的成年人预示着脑肿瘤。痫性发作的发生率与组织学有关，痫性发作可见于 37% 的胶质母细胞瘤患者、65%~70% 的低分级星形细胞瘤患者、75%~95% 的少突胶质细胞瘤患者；脑转移瘤患者约有 18% 出现痫性发作。

在癫痫诊断确定之后，应设法查明病因。在病史中应询问有无家族史、出生及生长发育情况，有无脑炎、脑膜炎、脑外伤等病史。查体中应注意有无神经系统体征、全身性疾病等。然后选择有关检查，如头颅 MRI、CT 及血糖、血钙、脑脊液检查等，以进一步查明病因。

## （二）鉴别诊断

痫性发作从来和头、体位无关，在复杂部分性发作中，意识丧失或意识障碍通常伴有自动症和一些不自主运动。除非全身性发作，跌倒少见。

表 7-6-2　痫性发作的鉴别诊断

| 年龄组 | 常见非癫痫性发作 |
| --- | --- |
| 新生儿及婴儿 | 极度不安和良性肌阵挛，呼吸暂停，震颤发作，胃食管反流 |
| 儿童 | 屏气发作，婴儿晕厥，深睡眠状态，良性发作性眩晕，抽动症和习惯性痉挛，暴怒发作 |
| 青少年和成人 | 运动障碍（肌阵挛，发作性舞蹈手足徐动症），偏头痛，晕厥和心律失常，过度换气综合征，惊恐发作，发作性睡眠病和睡眠呼吸暂停，短暂性全面遗忘症，短暂性脑缺血发作，急性意识模糊状态，精神性发作 |

常伴有尿失禁和发作后的意识模糊或昏睡，但发作前少见虚弱、头晕、出汗等症状。许多非癫痫性事件会被误认为痫性发作，要详细分析患者的年龄、症状性质、发作时的环境等，加以鉴别（表 7-6-2）。

（王　飞）

## 参考文献

[1] Kirby S, Purdy RA. Headaches and brain tumors. Curr Neuro& Neruosci Report . 2014, 32(2): 423–432.

[2] Hadidchi S, Surento W, Lerner A, et al. Headache and brain tumor. NeuroI Clin N Am, 2019, 29(2): 291–300.

[3] Baguley D, McFerran D, Hall D. Tinnitus. The Lancet, 2013, 382(9904): 1600–1607.

[4] Norden DM, Bicer S, Clark Y, et al. Tumor growth increases neuroinflammation, fatigue and depressive-like behavior prior to alterations in muscle function. Brain, Behavior, and Immunity, 2015(43): 76–85.

[5] Dornbos D, Kim HJ, Butman JA, et al. Review of the neurological implications of von Hippel-Lindau disease. JAMA Neurology, 2018, 75(5): 620–627.

[6] Argilés JM, Stemmler B, López-Soriano FJ, et al. Inter-tissue communication in cancer cachexia. Nature Reviews Endocrinology, 2019, 15(1): 9–20.

[7] Townsend Jr CM, Beauchamp RD, Evers BM, et al. Sabiston textbook of surgery E-book. Amsterdam:Elsevier Health Sciences, 2016.

[8] 周良辅 . 现代神经外科学 . 2 版 . 上海：复旦大学出版社 ,2015.

[9] 戈伟，徐细明 . 肿瘤并发症鉴别诊断与治疗 . 北京：科学技术文献出版社 , 2009.

[10] 李晓兵 . 神经外科疾病诊疗新进展 . 西安：西安交通大学出版社 , 2014.

[11] 李晖 . 临床常见神经外科疾病学 . 北京：科学技术文献出版社 , 2017.

[12] 邓昌武 . 现代神经外科诊疗学 . 长春：吉林科学技术出版社 , 2019.

# 第8章
# 血液系统症状

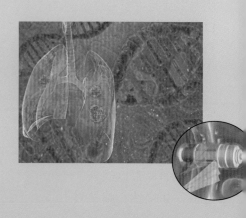

# 第 1 节　红细胞增多症

## 一、概　述

红细胞增多症（erythrocytosis）是以红细胞系统增生为主的一组综合征，是指单位容积的外周血中红细胞数量、血红蛋白及血细胞比容超过正常值。多次检查成年男性血红蛋白 >165g/L、成年女性血红蛋白 >160g/L，或者血细胞比容男性 >0.52、女性 >0.48，即认为红细胞增多。

通常将红细胞增多症分为绝对性与相对性两大类。绝对性红细胞增多症是由于红细胞生成增多，红细胞血容量按体重比例超过正常，总血容量也增多。而相对性红细胞增多症是由于血浆容量减少，使红细胞血容量相对增多，因而单位体积的红细胞数增多，但全身红细胞总容量无改变。

绝对性红细胞增多症根据病因不同又可分为原发性与继发性红细胞增多症。原发性红细胞增多症可分为先天性和获得性：先天性原发性红细胞增多症是由于促红细胞生成素（erythropoietin，EPO）受体基因突变引起，使红细胞生成增加；获得性原发性红细胞增多症即真性红细胞增多症（polycythemia vera，PV），简称"真红"，是一种以获得性克隆性红细胞异常增多为主的慢性骨髓增殖性肿瘤，特点是红细胞数量增多，多数患者白细胞和血小板也增高。继发性红细胞增多症通常有明确的病因导致 EPO 增多，可以是先天性的，如异常血红蛋白血症；也可以是后天因素造成，如慢性心肺疾病、肾脏疾病、肿瘤等。与肿瘤相关的红细胞增多症主要是继发性红细胞增多症，其中以肾癌最为多见。

## 二、病因与发病机制

### 1. 绝对性红细胞增多症

1）真性红细胞增多症　是一种克隆起源的造血干细胞疾病，病因不明，90%~95% 的患者都可发现 JAK2 V617F 基因突变。

2）继发性红细胞增多症　先天性原因如氧亲和力增高的遗传性血红蛋白异常，使血红蛋白的氧解离曲线左移，组织中氧释放减少，造成组织缺氧，引起 EPO 代偿性增多。遗传性高铁血红蛋白血症，因高铁血红蛋白缺乏携氧及供氧功能，造成组织缺氧，从而引起红细胞增多。后天性原因见于：① EPO 代偿性增加，因血氧饱和度减低，通过负反馈调节，使 EPO 分泌增多。生理性原因见于胎儿及新生儿、高原地区居民；病理性原因见于严重的慢性心、肺疾病，如发绀性先天性心脏病、肺源性心脏病、风湿性心脏瓣膜病、慢性阻塞性肺疾病、弥漫性肺纤维化、肺动静脉瘘、肺换气不良综合征等。② EPO 非代偿性增加，见于某些肾脏肿瘤及疾病，如肾癌、肾肉瘤、肾母细胞瘤、肾血管瘤、肾囊肿、肾盂积水、肾动脉狭窄、肾移植等。其他肿瘤如原发性肝癌、肺癌、卵巢癌、子宫肌瘤等偶可伴发红细胞增多症。肾脏肿瘤及肾脏疾病继发红细胞增多症较为多见，肿瘤经手术切除后，红细胞数即恢复正常；而当肿瘤复发时，红细胞增多症可再现。肝癌合并红细胞增多症患者常有肝硬化、脾大，血浆容量和红细胞容量均增多。研究认为肿瘤继发 EPO 增加的机制可能为：肾脏病变压迫局部肾组织和血管使局部血流减少缺氧，反馈性刺激 EPO 产生增多；肿瘤本身分泌 EPO 异常增多；肝功能受损导致灭活激素能力下降，EPO 清除减少，血液中 EPO 积聚过多。

### 2. 相对性红细胞增多症

见于脱水和慢性肾上腺皮质功能减退导致的血液浓缩，如严重呕吐、腹泻、大量出汗、持续高热、严重烧伤、甲状腺危象、糖尿病高渗性昏迷、糖尿病酮症酸中毒等。此外还有一些可能由于情绪激动、肥胖、高血压、吸烟、饮酒等因素引起相对性血细胞比容增多、血浆容量减少，称为"应激性"红细胞增多症。

## 三、临床表现

红细胞增多症的症状差异很大，缺乏特异性，根据不同的原因可有不同的临床表现，一般可有如下表现。

1）**中枢神经系统**　血液黏度增加、血管扩张可引起头痛、头晕、耳鸣、视力模糊、头部发胀、肢体麻木等。严重时还可能出现神经质、行为改变、嗜睡或睡眠障碍、记忆力减退等。

2）**循环系统**　高血容量和血液黏度增加、血流缓慢容易导致静脉血栓形成。在真性红细胞增多症时常合并不同部位的血栓形成，如脑血管、周围血管、冠状动脉、肠系膜静脉、门静脉等，部分患者也可能出现高血压。

3）**消化系统**　胃肠道症状多见，有的患者可合并胃、十二指肠溃疡，可能与胃、十二指肠的小血管血栓形成有关。

4）**出血**　在真性红细胞增多症患者中多见，可有不同部位出血，如鼻出血、牙龈出血、皮肤紫癜或瘀斑、月经过多等。继发性红细胞增多症患者少见。出血可能与血管内膜损伤、组织缺氧及血小板结构功能异常有关。

5）**皮肤黏膜**　典型的表现是颜面、手足及黏膜呈红紫色，继发于慢性心肺疾病及先天性心脏病者则出现发绀，口唇黏膜、手指、足趾末端尤为显著。

6）**脾大**　真性红细胞增多症约有 80% 的病例有脾大，具有诊断意义，其他原因的红细胞增多症患者脾脏不大。

## 四、诊断与鉴别诊断

### （一）诊　断

红细胞增多症的诊断及鉴别诊断主要依赖于实验室检查，首先确定是否为红细胞增多，进一步通过详细的实验室检查明确其原因。

1）**血常规**　多次检查成年男性血红蛋白 >165g/L、成年女性血红蛋白 >160g/L，或者血细胞比容男性 >0.52、女性 >0.48 即认为符合红细胞增多症。白细胞和血小板计数在真性红细胞增多症时可高于正常，而其他原因的患者多在正常范围。

2）**骨髓检查**　有助于真性与继发性红细胞增多症的鉴别诊断。前者粒、红及巨核细胞三系均增生，粒红比例大致正常；而后者常只有红系明显增生，粒系、巨核细胞系无异常，粒红比例减低。

3）**红细胞容量、血浆容量、全血容量测定**　目前多用 $^{51}Cr$ 或 $^{99m}Tc$ 标记红细胞法测定红细胞容量（red blood cell volume，RCV），主要用于鉴别真性与相对性红细胞增多症。前者 RCV 增加，男性 $\geq 36mL/kg$，女性 $\geq 32mL/kg$；后者 RCV 正常，而血浆容量和全血容量常减少。

4）**动脉血氧饱和度**　继发于 EPO 生理性代偿增加的红细胞增多症患者，动脉血氧饱和度低于正常；而真性和继发于非生理性 EPO 增加者，动脉血氧饱和度均正常。

5）**血浆和尿 EPO 测定**　真性红细胞增多症患者血浆和尿中 EPO 减少；而继发性红细胞增多症患者 EPO 代偿性或非代偿性生成增多，因此检测血清 EPO 是增加的；相对性红细胞增多症患者血浆和尿中 EPO 正常。

6）**红细胞集落生成单位（CFU-E）体外培养**　真性红细胞增多症患者的 CFU-E 体外培养不需要依赖 EPO，称为内源性红细胞集落（erythroid endogenous colonies，EEC）；继发性红细胞增多症患者的红系集落体外培养时必须加入 EPO。

7）**其他**　必要时可行腹部 B 超或 CT 检查、静脉肾盂造影等明确有无囊肿或占位，血红蛋白淀粉凝胶或等电聚焦电泳用以检测氧亲和力增高的异常血红蛋白。

### （二）鉴别诊断

确诊红细胞增多症后，一定要鉴别是真性还是继发性或相对性。

红细胞数量增多，如无白细胞及血小板增多，脾不大，应该测定红细胞容量。如正常，则考虑为相对性红细胞增多症，进一步寻找原发病因。如红细胞容量增加，则为绝对性红细胞增多症，可测动脉血氧饱和度：如减低，则为缺氧所致继发性红细胞增多症，可进一步检查心、肺疾病等原因；如正常，可进一步做腹部 CT 或静脉肾盂造影，明确有无肝、肾、妇科等肿瘤存在，还可通过血红蛋白电泳检测有无氧亲和力增高的异常血红蛋白。血清或尿中 EPO 水平可鉴别真性和继发性红细胞增多症，前者血清 EPO 常 <30U/L，后者常 >30U/L。此外也可做骨髓体外 CFU-E 培养，培养基中不加 EPO 时，真性红细胞增多症患者仍可形成红细胞集落，即内源性 CFU-E 生长，而继发性红细胞增多症患者不能形成红细胞集落。几种红细胞增多症的主要鉴别见表 8-1-1。

表 8-1-1　真性、继发性和相对性红细胞增多症鉴别诊断

| | 真性红细胞增多症 | 继发性红细胞增多症 | 相对性红细胞增多症 |
| --- | --- | --- | --- |
| 红细胞与血红蛋白 | ↑ | ↑ | ↑ |
| 血细胞比容 | ↑ | ↑ | ↑ |
| 红细胞容量 | ↑ | ↑ | 正常 |
| 白细胞计数 | ↑ | 正常 | 正常 |
| 血小板计数 | ↑ | 正常 | 正常 |
| 脾大 | 有 | 无 | 无 |
| 骨髓检查 | 三系增生 | 红系增生或正常 | 正常 |
| 动脉血氧饱和度 | 正常 | ↓或正常 | 正常 |
| 血清及尿 EPO | ↓ | ↑ | 正常 |
| 内源性 CFU-E 生长 | 有 | 无 | 无 |
| NAP 活性 | ↑ | 正常 | 正常 |
| 血清维生素 B12 | ↑ | 正常 | 正常 |
| 血清铁或骨髓细胞外铁 | ↓ | 正常 | 正常 |

EPO：促红细胞生成素；CFU-E：红细胞集落生成单位；NAP：中性粒细胞碱性磷酸酶

（李　倩）

# 第 2 节　贫　血

## 一、概　述

贫血（anemia）是肿瘤患者最常见的临床症状，指全身循环血液中红细胞总容量低于正常范围下限，因红细胞总容量测定较复杂，故临床上常用单位体积中的血红蛋白、红细胞计数及（或）血细胞比容来代替。一般认为在平原地区，成年男性红细胞计数 <4.0×10$^{12}$/L、血红蛋白 <120g/L 或血细胞比容 <0.4，成年女性红细胞计数 <3.5×10$^{12}$/L、血红蛋白 <105g/L 或血细胞比容 <0.35，即可诊断为贫血。在以红细胞计数和血红蛋白浓度来判断贫血时，要注意血浆容量改变对血红蛋白浓度的影响。体内发生水潴留者，如低蛋白血症、充血性心力衰竭等原因，血浆容量增加，此时即使红细胞容量是正常的，但因血液被稀释，血红蛋白浓度检测值可低于正常，容易被误诊为贫血；相反，机体脱

水或失血时血浆容量减少，血液浓缩，此时红细胞容量即使是减少的，但测得血红蛋白浓度可升高，容易出现漏诊。

依据平均红细胞体积（MCV）、平均血红蛋白含量（MCH）、平均血红蛋白浓度（MCHC）3个指标的变化，贫血可分为3大类（表8-2-1）。

肿瘤患者发生贫血较多见，尤其是在放、化疗后及疾病的进展期，贫血的发生率更高，晚期肿瘤患者几乎都存在一定程度的贫血；此外，伴发贫血会严重影响肿瘤的治疗效果。肿瘤患者的贫血一般为正常细胞性贫血，小细胞低色素性贫血和大细胞性贫血相对较为少见。肿瘤患者发生贫血大多与以下几种因素有关：年龄、部位、病理类型、分期、有无并发症。

## 二、病因与发病机制

贫血的发病机制往往并不单一，可能有多种因素同时存在。对贫血患者的评估应结合病史和检查结果整合分析，以明确其产生的机制和原因。

### 1. 红细胞生成减少

红细胞的生成分为3个阶段：从多能干细胞向红系祖细胞分化，幼红细胞增殖和成熟，幼红细胞血红蛋白的合成。任何一个阶段发生异常或缺乏生血必需的原料，均可引起红细胞生成减少。如再生障碍性贫血为造血功能低下产生的贫血，

白血病、恶性肿瘤骨髓转移、多发性骨髓瘤等疾病，因骨髓造血组织被肿瘤细胞侵占，使骨髓造血干细胞数量减少而引起严重贫血。肾脏是产生EPO的主要器官，慢性肾病肾功能衰竭时EPO产生减少，影响红细胞的分化、增殖和成熟，造成肾性贫血。维生素B12、叶酸缺乏，导致幼红细胞DNA合成发生障碍，影响细胞分裂，引起巨幼细胞性贫血。缺铁是导致贫血最常见的原因，胃肠道疾病影响铁的吸收、慢性失血导致铁丢失过多都可引起缺铁性贫血，因血红蛋白合成减少，形成的成熟红细胞体积变小、中央淡染区扩大，属于小细胞低色素性贫血。铁利用障碍时导致血红蛋白合成减少引起的贫血为铁粒幼细胞性贫血。

### 2. 红细胞破坏过多

即溶血性贫血，因红细胞自身缺陷或外界因素导致红细胞遭到破坏、寿命缩短。溶血性贫血发病机制复杂、病因繁多，包括红细胞膜异常、红细胞酶缺乏、珠蛋白合成异常、免疫性等因素。不同病因导致的溶血性贫血其红细胞破坏的机制不同：红细胞在血液循环中被破坏，称为血管内溶血；红细胞被脾等单核 - 吞噬细胞系统吞噬消化，称为血管外溶血。

### 3. 失 血

根据失血速度分为急性和慢性，慢性失血性贫血往往合并缺铁性贫血。

### 4. 恶性肿瘤所致贫血

恶性肿瘤所致贫血指造血组织以外的各种恶性肿瘤所引起的贫血，其贫血表现类型和程度因恶性肿瘤的种类、病程、治疗方法不同而各异。恶性肿瘤所致贫血发病机制复杂，不同种类的肿瘤发生贫血的机制也不尽相同。

1）营养性贫血　肿瘤本身及放、化疗等诊疗措施导致患者食欲减退，摄入减少；消化道肿瘤患者进食困难、吸收障碍，容易导致缺铁性贫血和缺少叶酸、维生素B12引起的巨幼细胞性贫血。

2）失血性贫血　消化系统、呼吸系统、泌尿生殖系统肿瘤常合并急性或慢性出血，从而导致贫血。出现不明原因的轻中度贫血且难以纠正时应怀疑是否存在隐性出血。

3）慢性病性贫血　所有的恶性肿瘤都可能出现慢性病性贫血，非进展性肿瘤患者更是其贫

表 8-2-1　贫血的形态学分类及病因

| 类型 | 红细胞指数 | | | 病因 |
|------|------|------|------|------|
| | MCV | MCH | MCHC | |
| 正常细胞性贫血 | 正常 | 正常 | 正常 | 再生障碍性贫血，急性失血性贫血，溶血性贫血 |
| 大细胞性贫血 | ↑ | ↑ | 正常 | 巨幼细胞性贫血，急性溶血性贫血，肝病性贫血 |
| 小细胞低色素性贫血 | ↓ | ↓ | ↓ | 缺铁性贫血，铁粒幼细胞贫血，慢性感染，地中海贫血 |

MCV：平均红细胞体积；MCH：平均血红蛋白含量；MCHC：平均血红蛋白浓度

血的主要原因，多表现为轻至中度正常细胞性贫血。产生机制主要与 EPO 生成不足或造血祖细胞对 EPO 的反应能力减弱、红细胞寿命缩短、造血负调节因子抑制骨髓造血、铁利用度降低等有关。贫血的严重程度与所患肿瘤的病程相一致。

**4）骨髓肿瘤浸润** 恶性肿瘤骨髓转移导致造血组织被肿瘤细胞侵犯，造血干细胞数量减少造成骨髓病性贫血。易发生骨髓转移的常见肿瘤有乳腺癌、前列腺癌、小细胞肺癌、肾癌、甲状腺癌、胃癌、恶性黑色素瘤等。肿瘤患者有病因不明且难以纠正的贫血时，应行骨髓涂片检查以明确有无癌细胞浸润。

**5）溶血性贫血** 患者发生溶血性贫血考虑与以下机制有关。①红细胞寿命缩短：肿瘤患者可能存在单核 – 巨噬细胞系统功能亢进，红细胞在流经脾脏、肝脏过程中过早被破坏；②微血管病性溶血性贫血：晚期肿瘤患者可合并弥散性血管内凝血，使红细胞在小血管内被破坏；③自身免疫性溶血性贫血：卵巢癌、淋巴瘤、淋巴细胞白血病、多发性骨髓瘤患者可产生抗自身红细胞抗体，抗体作用于红细胞导致红细胞凝集和溶解，或吸附在红细胞表面，流经脾脏时可被巨噬细胞识别、吞噬而破坏。

**6）纯红细胞再生障碍性贫血** 胸腺瘤、肺癌、乳腺癌患者可合并获得性纯红细胞再生障碍性贫血。

**7）铁粒幼细胞性贫血** 以前列腺癌、骨髓增殖性疾病、白血病、多发性骨髓瘤多见，考虑与肿瘤干扰红细胞的铁利用有关。

**8）治疗相关性贫血** 主要是放、化疗导致骨髓造血功能受损所致。

## 三、临床表现

贫血最常见的全身症状为乏力，临床表现受多种因素影响，包括产生贫血的原因及原发病、贫血发生的快慢、贫血的严重程度，以及机体代偿能力等。

恶性肿瘤合并贫血的患者临床表现还与肿瘤的发生部位和转移扩散程度有关。消化道肿瘤常引起出血和营养吸收障碍，贫血通常发生较早，症状也较重。晚期肿瘤患者贫血症状较初期严重，

多与放化疗引起骨髓抑制、骨髓转移、免疫功能低下继发感染、恶病质营养吸收不良等多种因素有关。

**1）一般表现** 皮肤、黏膜、指甲苍白，乏力，严重贫血时可有低热，体温一般不超过 38℃。

**2）呼吸循环系统** 呼吸加快加深，心率加快，自觉心悸、气短，活动时加重。

**3）神经系统** 头痛、眩晕、晕厥、失眠、多梦、耳鸣、眼花、记忆力减退、注意力不集中、易激怒。肢端麻木可由贫血并发的末梢神经炎所致，多见于维生素 B12 缺乏的巨幼细胞性贫血。

**4）消化系统** 缺乏特异性，患者会出现食欲不振、恶心、呕吐、腹胀、消化不良、腹泻或便秘。

**5）泌尿生殖系统** 严重患者可有轻度蛋白尿及尿浓缩功能减退，表现为夜间多尿。女性月经出血过多或过少、不规则或停经。

**6）其他** 缺铁性贫血有反甲，指甲干燥、脆裂，溶血性贫血有黄疸、肝脾大。

## 四、 诊断与鉴别诊断

### （一）诊 断

对贫血的诊断，关键是要找出贫血的原因，只有查明原因，才能有效地治疗贫血。贫血的严重性也主要取决于原发病。因此，贫血的病因诊断至关重要。

详细询问病史，重点注意有无致病因素或慢性疾病存在，如慢性感染、恶性肿瘤、肝肾疾病、内分泌疾病、自身免疫性疾病、风湿病等，以上均可引起贫血。注意有无危险因素如放射性物质、药物、病原微生物等暴露史。

贫血的临床表现复杂多样，根据病因不同可有一些特征性的表现：恶性肿瘤患者一般状况差，呈衰竭状态；营养不良性贫血可伴有消瘦、水肿等营养不良表现；合并高血压、水肿提示肾脏疾病。此外还有一些特殊体征对明确病因有所提示：皮肤黄疸是溶血性贫血的重要表现之一，皮肤蜘蛛痣、肝掌提示肝脏疾病，指甲扁平或凹陷为缺铁性贫血的特征之一，胸骨压痛提示白血病或溶血性贫血；有多处骨骼疼痛，尤其是肋骨、脊柱，要考虑多发性骨髓瘤、恶性肿瘤骨转移、

白血病。贫血的实验室检查分为血常规、骨髓和贫血发病机制检查。

1）**血常规** 诊断贫血和判断贫血的严重程度，同时白细胞和血小板计数的改变也可对贫血原因的判断提供一定依据。红细胞指数包括MCV、MCH、MCHC，对贫血进行形态学分类，有助于推断贫血的病因。网织红细胞可反映骨髓造血功能，明显增高提示造血功能亢进，见于红细胞消耗过多导致的代偿性骨髓增生，如溶血性贫血、急性失血性贫血；减低甚至缺失提示造血功能衰竭，考虑为再生障碍性贫血、急性造血功能停滞、骨髓病性贫血。

2）**骨髓检查** 判断是增生性贫血还是增生不良性贫血，造血组织是否出现肿瘤性改变，是否有肿瘤浸润等。

3）**贫血的发病机制检查** 血清铁、铁结合力和铁饱和度测定用以鉴别缺铁性贫血和铁利用障碍性贫血。铁蛋白测定是诊断缺铁性贫血的重要方法。血清叶酸和维生素B12浓度测定是诊断巨幼细胞性贫血的可靠方法。溶血性贫血的病因检查方法很多，包括红细胞膜、酶、珠蛋白、血红素、自身抗体、同种抗体或阵发性睡眠性血红蛋白尿（PNH）克隆等，根据临床情况选择必要的检查方法以明确病因。

## （二）鉴别诊断

1）**小细胞低色素性贫血** 见于缺铁性贫血和铁利用障碍引起的贫血,后者包括慢性病性贫血、地中海贫血和铁粒幼细胞性贫血。鉴别点主要在铁代谢的改变。缺铁性贫血血清铁明显降低，总铁结合力明显增高，铁饱和度明显降低，血清铁蛋白明显降低，骨髓铁粒幼细胞明显减少。慢性病性贫血包括慢性炎症、感染或肿瘤引起的铁代谢异常性贫血，有慢性病史，血清铁、总铁结合力和铁饱和度减低，血清铁蛋白增高。地中海贫血常有家族史，有溶血表现，血清铁、铁饱和度、血清铁蛋白、骨髓铁粒幼细胞正常或增高，血涂片中可见靶形红细胞，胎儿血红蛋白或血红蛋白A2增高。铁粒幼细胞性贫血的骨髓铁粒幼细胞明显增多，并出现环形铁粒幼细胞，血清铁和铁饱和度增高，总铁结合力不低，血清铁蛋白增高。

2）**大细胞性贫血** 主要见于巨幼细胞性贫血，由于维生素B12或叶酸缺乏所致，MCV和MCH增高，骨髓幼红细胞呈巨幼细胞改变，血清维生素B12或叶酸浓度降低可明确诊断。此外，也有一些疾病可引起类似的骨髓幼红细胞巨幼样改变，如骨髓增生异常综合征，但该病大多有全血细胞减少，骨髓有明显的病态造血，对维生素B12和叶酸治疗无效可予以鉴别。溶血性贫血、慢性肝病等也可出现类似的巨幼细胞改变，但有明确的病史或原发病。

3）**全血细胞减少** 最常见的原因是再生障碍性贫血（简称"再障"），分为先天性和获得性两大类，先天性再障少见，主要类型为Fanconi贫血。获得性再障占大多数，又可分为原发性和继发性两种类型，原发性无明确病因，继发性主要与以下因素有关：某些药物，如抗肿瘤药物、氯霉素类抗生素、磺胺类药物等；长期接触放射线；病毒感染，特别是肝炎病毒；免疫因素，继发于胸腺瘤、系统性红斑狼疮和类风湿性关节炎。再障的主要特征是全血细胞减少、骨髓增生明显减低、贫血伴出血和感染。全血细胞减少也可见于阵发性睡眠性血红蛋白尿（PNH）、骨髓增生异常综合征、免疫相关性全血细胞减少、急性造血功能停滞和骨髓转移癌。其中特别注意要与PNH相鉴别，其临床表现、血象和骨髓象与慢性再障相似，PNH患者骨髓或外周血可见$CD55^-$、$CD59^-$的各系血细胞，特异性血清学试验如Ham试验、Rous试验、蔗糖溶血试验可呈阳性。骨髓增生异常综合征中难治性贫血可出现全血细胞减少，但难治性贫血患者骨髓有病态造血的特征。免疫相关性全血细胞减少可在骨髓中检测到未成熟血细胞的自身抗体。急性造血功能停滞常由于病毒感染或药物引起，贫血重，网织红细胞可为0，多伴高热，进展快，病情有自限性，不需要特殊治疗，2~6周可恢复。恶性肿瘤伴骨髓转移时也可出现全血细胞减少，患者有明确的恶性肿瘤病史，不难鉴别。

4）**慢性病性贫血** 常继发于慢性感染、肝肾疾病、恶性肿瘤、结缔组织疾病、消化道疾病等。在原发病隐匿时容易引起误诊或漏诊。因此，对于贫血原因不明的患者，应详细询问病史、体格检查及完善相关的实验室检查，以明确病因。

（李倩）

# 第3节 白细胞增多症

## 一、概　述

白细胞增多症（leukocytosis）是指外周血中白细胞总数或某一类型白细胞绝对数超过正常值，正常成人外周血白细胞总数为（4~10）×$10^9$/L，超过 10×$10^9$/L 即为白细胞增多。白细胞有粒细胞、单核细胞和淋巴细胞，粒细胞包括中性、嗜酸性和嗜碱性粒细胞。白细胞增多以中性粒细胞增多最为常见，其次是嗜酸性粒细胞和淋巴细胞增多。

白细胞异常升高常被误认为是白血病，而在恶性肿瘤中实际上可能只是一种特殊的表现，称为肿瘤的类白血病反应或肿瘤相关性白细胞增多症。类白血病反应通常是由于严重感染、某些恶性肿瘤、药物中毒、严重出血和溶血等因素刺激机体造血组织产生类似白血病表现的异常反应，表现为外周血中白细胞数量明显增多（常超过 50×$10^9$/L），并有幼稚细胞出现，但临床和病理检查各器官和组织均无白血病细胞浸润。分型包括中性粒细胞型、淋巴细胞型、单核细胞型、嗜酸性粒细胞型、红白血病型、白细胞不增多型，以中性粒细胞型最多见。引起类白血病反应的原因去除后，血象可恢复正常。恶性肿瘤患者出现类白血病反应具有明确的警示意义，常提示可能有骨转移、骨髓浸润或疾病进展迅速、预后不良。

## 二、病因与发病机制

### 1. 中性粒细胞增多症

成年人外周血中性粒细胞绝对值超过 7.5×$10^9$/L 称为中性粒细胞增多。血液系统恶性疾病中，急性和慢性粒细胞白血病、淋巴瘤、多发性骨髓瘤、骨髓增殖性疾病均可引起中性粒细胞增多。多数实体瘤也可能出现中性粒细胞增多，如胃癌、肺癌、肝癌、胰腺癌、乳腺癌、肾癌、食管癌、结肠癌、宫颈癌等。此外，感染、出血、药物作用、变态过敏反应、代谢和内分泌紊乱等

因素也可导致肿瘤患者中性粒细胞增多。

肿瘤导致中性粒细胞增多的机制包括：

（1）各种类型的白血病外周血中白细胞明显增多，并可见较多幼稚细胞。这是由于白血病细胞增殖不受正常造血调控，在骨髓中无限增殖并大量释放入血。

（2）恶性肿瘤出现骨或骨髓转移时，骨髓与血循环间的屏障破坏，骨髓中的血细胞进入循环池，导致外周血白细胞增多。

（3）肿瘤产生并释放粒细胞集落刺激因子（G-CSF），刺激骨髓粒细胞增生，释放加快，外周血中中性粒细胞大量增加。

（4）应用糖皮质激素或感染恢复期时，由于中性粒细胞从血管壁移行到血管外减少，导致血液中中性粒细胞增多。

### 2. 嗜酸性粒细胞增多症

外周血中嗜酸性粒细胞比例超过 4% 或绝对值超过 0.35×$10^9$/L 称为嗜酸性粒细胞增多。霍奇金淋巴瘤最容易出现嗜酸性粒细胞增多，其他肿瘤如非霍奇金淋巴瘤、多发性骨髓瘤、颅内肿瘤、恶性黑色素瘤、肺癌、慢性粒细胞白血病等也有伴发嗜酸性粒细胞增多的情况。

肿瘤导致嗜酸性粒细胞增多的机制包括：

（1）肿瘤分泌某些嗜酸性粒细胞生成素和具有嗜酸性粒细胞趋化作用的因子，促进骨髓生成和释放嗜酸性粒细胞到外周血中。

（2）局部受到持续刺激如局部放疗等，导致组胺不断释放入血，引起骨髓和外周血中嗜酸性粒细胞增多。

### 3. 淋巴细胞增多症

成年人外周血淋巴细胞绝对值超过 4×$10^9$/L 称为淋巴细胞增多。急性或慢性淋巴细胞白血病、淋巴瘤等淋巴细胞可有不同程度的增加，结核杆菌、病毒等感染可引起淋巴细胞增多。此外、甲状腺功能亢进、肾上腺皮质功能减退患者也有

淋巴细胞增多。

## 三、临床表现

起病急，有高热，首先考虑急性感染；有严重贫血或伴出血倾向、肝脾及淋巴结肿大，提示血液系统恶性疾病可能性大，如白血病或淋巴瘤。恶病质状态伴器官肿物，提示恶性肿瘤晚期。

## 四、诊断与鉴别诊断

### （一）诊　断

白细胞增多可通过简单的血常规检查诊断，重点是要明确病因学诊断，结合病史、体格检查和实验室检查多可做出明确的诊断。

1）**血常规**　明确为何种白细胞增多，有无血小板、红细胞计数的异常，对病因学诊断有一定的提示意义。如中性粒细胞增多，并出现中毒性颗粒，常提示为细菌感染。如淋巴细胞增多甚至出现较多异常淋巴细胞，应考虑为病毒感染。

2）**血培养**　对高热且怀疑为败血症的患者，应在使用抗生素前多次做血培养检查。

3）**骨髓检查**　可帮助对白血病和类白血病反应的鉴别。白血病患者骨髓中可见大量原始细胞、幼稚细胞。恶性肿瘤骨髓转移可在骨髓涂片中发现癌细胞。

4）**中性粒细胞碱性磷酸酶（NAP）活性测定**　NAP 主要存在于成熟的中性粒细胞中，阳性细胞率为 10%~40%，积分值 40~80 分，是鉴别细菌性感染和病毒性感染、慢性粒细胞白血病和类白血病反应的重要方法。在急性细菌性感染时，NAP 活性明显升高；病毒性感染时 NAP 活性在正常范围或略低；慢性粒细胞白血病患者 NAP 活性常明显减低，甚至为阴性反应；类白血病反应的 NAP 活性明显升高。

5）**免疫学检查**　怀疑有自身免疫性疾病时，可进行自身抗体谱的检查。对恶性肿瘤患者，肿瘤标志物检测有一定的疾病指向意义。

6）**染色体检查**　如发现有 Ph 染色体，可诊断为慢性粒细胞白血病。

7）**淋巴结活检**　明确淋巴结肿大的原因，可用于鉴别淋巴结炎、淋巴结结核和淋巴瘤。

### （二）鉴别诊断

恶性肿瘤的类白血病反应需要与慢性粒细胞白血病相鉴别，两者的鉴别要点如表 8-3-1 所示。

中性粒细胞增多还可见于风湿性和免疫性疾病，如类风湿性关节炎、血管炎、溃疡性结肠炎、肾小球肾炎等。内分泌疾病如甲状腺功能亢进、肾上腺皮质功能亢进、糖尿病酸中毒、尿毒症等，由于有原发病的表现，易于诊断。

表 8-3-1 类白血病反应与慢性粒细胞白血病的鉴别

| 鉴别点 | 类白血病反应 | 慢性粒细胞白血病 |
| --- | --- | --- |
| 白细胞计数 | 轻、中度增多 | 明显增多，常 >100 ×10⁹/L |
| 外周血幼稚细胞 | 少 | 多 |
| 粒细胞毒性改变 | 常有 | 无 |
| 嗜碱性粒细胞 | 正常 | 增多 |
| 血小板 | 正常 | 增多 |
| 脾大 | 无 | 常见 |
| 中性粒细胞碱性磷酸酶活性 | 明显增高 | 明显减低 |
| 染色体 | 无异常 | 可见 Ph 染色体 |

（李　倩）

# 第 4 节 白细胞减少症

## 一、概 述

白细胞减少症（leukopenia）是由多种原因引起的一组综合征，以外周血白细胞总数持续低于 $4.0 \times 10^9/L$ 为主要诊断依据。目前在临床内科比较常见，据其发病原因可分为原因不明性和继发性两种，而继发于肿瘤放、化疗后的白细胞减少症尤为常见。约 90% 的癌症患者放、化疗后会出现白细胞减少等不良反应，使机体抵抗力下降，易感性明显增高，个别会合并严重感染而危及生命；同时可影响化疗周期用药，成为患者完成治疗的主要障碍。因此，对肿瘤患者而言，升高放、化疗所致的白细胞减少非常重要。

## 二、病因与发病机制

从中性粒细胞发生的过程看，在骨髓中可分为干细胞池（多能造血干细胞→粒系定向祖细胞）、分裂池（原始粒细胞→中幼粒细胞）、贮存池（晚幼粒细胞→成熟粒细胞）过程。成熟的中性粒细胞多贮存于骨髓，是血液中的 8~10 倍，可随时释放入血。中性粒细胞至血液后，一半附于血管壁，称为边缘池；另一半在血液循环中，称为循环池。结合中性粒细胞的细胞动力学和病理生理，白细胞减少症的病因可分为 4 类。

### 1. 骨髓损伤

1）**药物引起的损伤** 抗肿瘤药物和免疫抑制剂可直接杀伤增殖细胞群，可抑制或干扰粒细胞核酸合成，影响细胞代谢和阻碍细胞分裂。药物直接的毒性作用造成的中性粒细胞减少与药物剂量有关。

2）**化学毒物及放射线** 化学物苯及其衍生物、二硝基酚、砷等对造血干细胞有毒性作用。X 线和中子能直接损伤造血干细胞和骨髓微环境，造成急性或慢性放射损害，出现粒细胞减少。

3）**免疫因素** 自身免疫性粒细胞减少时自身抗体、T 淋巴细胞或自然杀伤细胞作用于粒系分化的不同阶段，致骨髓损伤、粒细胞生成障碍，常见于风湿病和自身免疫性疾病。

4）**全身感染** 细菌感染如分枝杆菌（特别是结核杆菌）及病毒感染如肝炎病毒等。

5）**异常细胞浸润骨髓** 肿瘤骨髓转移、造血系统恶性疾病及骨髓纤维化等造成骨髓造血功能的衰竭。

6）**细胞成熟障碍** 维生素 B12、叶酸缺乏或代谢障碍，急性白血病，骨髓增生异常综合征等，由于粒细胞分化成熟障碍，造血细胞阻滞于干细胞池或分裂池，且可以在骨髓原位或释放入血后不久被破坏，出现无效造血。

### 2. 中性粒细胞分布异常

1）**中性粒细胞转移至边缘池** 这会导致循环池的粒细胞相对减少，但粒细胞总数并不减少，故称假性粒细胞减少，可见于异体蛋白反应、内毒素血症。

2）**粒细胞滞留循环池其他部位** 如血液透析开始后 2~15min 滞留于肺血管内，脾大时滞留于脾脏。

### 3. 中性粒细胞破坏或消耗过多

1）**免疫性因素** 中性粒细胞与抗粒细胞抗体或抗原抗体复合物结合而被免疫细胞或免疫器官破坏，见于自身免疫性粒细胞减少、各种自身免疫性疾病及同种免疫性新生儿中性粒细胞减少症。某些非细胞毒药物或病原微生物进入机体形成的半抗原能与粒细胞的蛋白质结合为完全抗原，从而诱发产生针对该抗原的抗体使粒细胞被破坏。

2）**非免疫因素** 病毒感染或败血症时，中性粒细胞在血液或炎症部位消耗增多；脾大导致脾功能亢进，中性粒细胞在脾内滞留破坏增多。

### 4. 混合因素

如慢性特发性粒细胞减少、周期性粒细胞减少等。临床上白细胞减少常混合存在，应注意分析。

## 三、临床表现

根据中性粒细胞减少的程度可分为轻度 $>1.0 \times 10^9/L$、中度（$0.5 \sim 1.0$）$\times 10^9/L$ 及重度 $<0.5 \times 10^9/L$，重度减少者即为粒细胞缺乏症（agranulocytosis）。轻度减少的患者临床上不出现特殊不适，多表现为原发病症状。中度和重度减少者易发生感染和出现疲乏、无力、头晕、食欲减退等非特异性症状。常见的感染部位是呼吸道、消化道及泌尿生殖道，可出现高热、黏膜坏死性溃疡及严重的败血症、脓毒血症或感染性休克。粒细胞严重缺乏时，感染部位不能形成有效的炎症反应，常无脓液，X 线检查可无炎症浸润影，脓肿穿刺可无脓液。

## 四、 诊断与鉴别诊断

### （一）诊　断

#### 1. 实验室检查

1）**血常规**　白细胞减少症时白细胞总数常在（$2.0 \sim 4.0$）$\times 10^9/L$，伴不同程度的中性粒细胞减少。粒细胞胞质内可出现中毒颗粒、空泡、核染色不佳等中毒表现。淋巴细胞、单核细胞、浆细胞和嗜酸性粒细胞可轻度增加。在恢复期，外周血中可出现幼稚粒细胞，呈类白血病反应。血小板及红细胞无明显改变。

2）**骨髓检查**　属白细胞减少症者，骨髓多无明显改变。粒细胞缺乏者，红细胞及血小板多无明显变化，粒细胞系可呈现：①成熟受阻，原粒及早幼粒明显增多，其余各阶段均减少；②粒细胞系明显减少，甚至见不到，粒细胞可有中毒现象，淋巴细胞、浆细胞、网状细胞可增多，恢复期原始及早幼粒细胞可增多，类似白血病的骨髓表现，应注意鉴别。

#### 2. 诊断标准

1）**白细胞减少症**　由各种原因导致外周血白细胞数（成人）低于 $4.0 \times 10^9/L$ 时，称白细胞减少症。儿童则参考不同年龄正常值确定为：$>10$ 岁低于 $4.5 \times 10^9/L$，$<10$ 岁低于 $5.0 \times 10^9/L$，且无出血时，称白细胞减少症。

2）**中性粒细胞减少症**　当外周血中性粒细胞绝对值，在成人低于 $2.0 \times 10^9/L$ 时，称中性粒细胞减少症（neutropenia）。儿童的标准为：$\geqslant 10$ 岁低于 $1.8 \times 10^9/L$，$<10$ 岁低于 $1.5 \times 10^9/L$，称中性粒细胞减少症。

3）**粒细胞缺乏症**　当粒细胞严重减少，低于 $0.5 \times 10^9/L$ 时，称粒细胞缺乏症。

### （二）鉴别诊断

1）**低增生性白血病**　临床可见贫血、发热或出血，外周血常呈全血细胞减少，可以见到或不能见到原始细胞。骨髓增生减低，但原始粒细胞 $>30\%$。而白细胞减少症则是幼稚细胞数少见，且无出血，无明显贫血现象。

2）**再生障碍性贫血**　起病或急或慢，多有出血、贫血表现，白细胞减少，尤以中性粒细胞明显，血小板及网织红细胞均明显减少，骨髓呈三系细胞减少。而粒细胞缺乏症则发病急，无出血，贫血不明显；白细胞分类可见粒细胞极度减少，甚至完全消失，血小板及网织红细胞均正常；骨髓呈粒系受抑，成熟障碍。

3）**传染性单核细胞增多症**　传染性单核细胞增多症可见溃疡性咽峡炎、粒细胞减少，易与粒细胞减少症混淆。但传染性单核细胞增多症血片中可发现较多的异型淋巴细胞，且血清嗜异凝集试验阳性，不难与粒细胞缺乏症鉴别。

（刘　勇　晋　鑫）

# 第 5 节  血  栓

## 一、概  述

恶性肿瘤患者发生静脉血栓栓塞症（venous thrombo embolism，VTE）的风险是无恶性肿瘤患者的 4~7 倍。肿瘤相关性静脉血栓栓塞事件是恶性肿瘤第二大主要致死原因。Armand Trousseau 于 1865 年首次报道了恶性肿瘤与血栓的相关性，并指出血栓常作为隐性癌的临床表现，因此肿瘤相关性血栓也称作 Trousseau 综合征。静脉血栓栓塞症主要包括深静脉血栓（deep venous thrombosis，DVT）和肺血栓栓塞（pulmonary embolism，PE），是恶性肿瘤常见的可能危及生命的并发症。即使在无血栓形成的情况下，大多数癌症患者也存在实验室可检测到的凝血功能改变，这些生物标志物不同程度提示患者的高凝状态。在很多恶性肿瘤病例中，无症状的静脉血栓栓塞事件常常在以肿瘤分期或治疗为目的的常规 CT 检查中被发现。在所有静脉血栓栓塞患者中，肿瘤患者占 20%，其中接受化疗的患者约占所有静脉血栓栓塞患者的 13%。静脉血栓形成会使恶性肿瘤患者死亡率增加 2~6 倍，且血栓性疾病也是术后恶性肿瘤患者 30 d 内死亡的最主要原因。据报道，3%~25% 发生不明原因静脉血栓栓塞症的患者在 2 年内被诊断出恶性肿瘤。所以静脉血栓栓塞性疾病对恶性肿瘤的诊断、预后影响极大。肿瘤患者血栓的形成往往提示预后不良，并严重影响患者的生存质量，需要在临床诊疗过程中格外关注。

## 二、病因与发病机制

恶性肿瘤相关的静脉血栓栓塞症的主要原因包括血液高凝状态、血管壁破坏及血液淤滞等，而导致上述病因的危险因素可以分为 3 类：患者因素、恶性肿瘤因素、治疗因素。

### 1. 患者因素

化疗前的血细胞水平与静脉血栓栓塞症发生有关，例如血小板增多（高于 $300 \times 10^9/L$）、白细胞增多（高于 $10 \times 10^9/L$）及血红蛋白降低（低于 100g/L）是静脉血栓栓塞症的高危因素。既往静脉血栓栓塞症病史是再次发生静脉血栓栓塞症的独立危险因素。另外一些高危因素不只出现在癌症患者中，例如住院同时合并其他疾病（感染、心力衰竭、肺病、动脉血栓、肾病）、高龄、肥胖、体力评分差、长期制动、吸烟等。

恶性肿瘤患者由于长期卧床、活动减少及肿块压迫血管等因素导致血流淤滞、血液黏度增加、血流速度减慢。血流速度减慢最直接的影响就是红细胞和血小板与血管内皮之间的接触时间延长，导致凝血因子局部聚积而不利于清除，凝血因子长时间聚积活化引发内皮缺氧受损，从而导致血栓的发生。

### 2. 肿瘤相关因素

恶性肿瘤本身即为静脉血栓栓塞症发生的重要高危因素。肿瘤压迫血管导致血流淤滞也是引起静脉血栓栓塞症的特异性高危因素。肿瘤患者血液抗凝血酶原、蛋白 C、蛋白 S 水平下降或缺乏，会使抗凝活性降低，导致患者血液呈高凝状态，易形成血栓；肿瘤细胞膜上还可以产生少量的凝血酶，引起血小板黏附与聚集或沉积于血管内膜，使其功能受损，加之内皮细胞、血小板和肿瘤细胞之间存在复杂的相互作用而发生静脉血栓。恶性肿瘤细胞还产生纤溶酶原激活物抑制剂 –1（plasminogen activator inhibitor–1，PAI–1），使纤溶系统活性受到抑制，干扰血栓的溶解过程，造成纤维蛋白原升高。据文献报道，在肺癌、膀胱癌及结肠癌患者的肿瘤细胞中都检测到了较高浓度的纤溶物质。

肿瘤细胞能表达促凝血蛋白，促凝血蛋白包括组织因子（tissue factor，TF）、癌症促凝物质（cancer procoagulant substance，CP）、微粒体（microsoma，MP）、黏附分子（adhesion molecule）和细胞因子（cytokine）。组织因子是一种跨膜蛋白，是正常凝血最初的启动者，它与因子Ⅶa形成TF–Ⅶa复合物后水解活化因子Ⅸ和Ⅹ，从而引起血液凝固。正常细胞不表达TF，但是炎性刺激因子（IL-1β、TNF-α和细菌内毒素）则可诱导细胞表达TF。此外，乳腺癌、胶质瘤等实体肿瘤患者的恶性肿瘤细胞可持续表达TF，白血病的浆细胞和肿瘤相关的巨噬细胞也可表达TF。另外，肿瘤细胞还可释放炎症性细胞因子（如TNF-α、IL-1β）和促血管生成因子（如血管内皮生长因子、成纤维细胞生长因子），它们激活和诱导正常的单核细胞和内皮细胞促凝物质的表达。肿瘤细胞释放的微粒体与肿瘤的高凝状态有关。肿瘤细胞表面表达的黏附分子和（或）它们相应的受体使得这些细胞和宿主细胞直接相互作用，宿主细胞包括内皮细胞、血小板和白细胞。肿瘤细胞通过某些黏附分子依附于血管内皮细胞的能力，对于促进血管壁的局部凝血激活和血栓形成的启动至关重要。有研究显示，癌基因和抑癌基因的转化包括 MET 的激活、PTEN 的缺失、K-ras 的诱导和 P53 的缺失，对血栓的激活及其在肿瘤转移中发挥重要作用。另外，内皮生长因子受体基因突变致使肿瘤细胞对凝血蛋白的作用过度敏感，结果导致有利于肿瘤生长的微环境的形成。这些研究证实了肿瘤和血栓之间的相互作用，在这种关系中，肿瘤细胞促进血栓形成，而血栓形成有助于肿瘤的生长和转移。

　　肿瘤的发生、进展及远处转移均是导致静脉血栓栓塞症增加的高危因素。另外，肿瘤发生部位的不同，其静脉血栓栓塞症发生的危险程度也不同，胰腺癌、卵巢癌、骨肿瘤累积发病率最高。腺癌相对于鳞癌危险度更高，实体瘤中胃癌、肾癌、宫颈癌、膀胱癌、睾丸肿瘤等也是静脉血栓栓塞症的高危因素。某些类型的血液系统疾病如淋巴瘤、急性白血病、多发性骨髓瘤等，容易导致静脉血栓栓塞症发生，特别是高度恶性淋巴瘤。

### 3. 治疗相关因素

　　大手术、全身治疗药物（细胞毒药物、抗雌激素类药物、抗血管生成药物及促血细胞生成的集落刺激因子类药物）、中心静脉置管等，可改变血液凝滞度、损伤血管内皮或破坏血管壁结构，促进血栓的发生。

　　化疗后患者常有恶心、呕吐、腹泻等消化道不适反应，不愿进食、饮水，会加重血液的高凝状态。

## 三、临床表现

### 1. 深静脉血栓

　　1）**患肢肿胀**　是静脉血栓形成后最常见的症状，呈非凹陷性水肿，肿胀部位取决于血栓产生的部位，肿胀严重时可出现水疱，肿胀大多于起病后 2~3d 最重，之后可逐渐消退，皮色红，皮温较健侧高。

　　2）**疼痛**　疼痛原因主要有两方面：①血栓在静脉内引起炎症反应，引起患肢持续疼痛；②血栓堵塞静脉，使肢体静脉回流受阻，引起患肢胀痛，小腿深静脉血栓形成时，Homans 征可呈阳性（踝关节背屈时，腓肠肌和比目鱼肌被动拉长刺激小腿肌肉内病变静脉，引起小腿肌肉深部疼痛）。由于挤压小腿有使血栓脱落的危险，故检查时用力不宜过大。

　　3）**浅静脉曲张**　属于代偿性反应，为主干静脉堵塞后导致的侧支循环形成，一般急性期不明显，是下肢静脉血栓后遗症的一个表现。

　　4）**股青肿和股白肿**　下肢静脉血栓广泛累及肌肉内静脉丛时，由于髂股静脉及其侧支全部被血栓堵塞，组织张力极高，致使下肢动脉痉挛，肢体缺血甚至坏死。临床上表现为疼痛剧烈，患肢皮肤发亮，伴有水疱或血痂，皮色呈青紫色，下肢动脉搏动减弱甚至消失，皮温低，进而发生高度循环障碍，称为疼痛性股青肿。而下肢深静脉急性栓塞时，下肢水肿在数小时内达到高峰，肿胀可呈凹陷性及高张力，阻塞主要发生在股静脉系统内，合并感染时，刺激动脉持续痉挛，可见全肢体的肿胀、皮肤苍白及皮下网状的小静脉扩张，称为疼痛性股白肿。

### 2. 肺血栓栓塞

　　约有 50% 的中央型深静脉血栓患者同时合并无症状性肺血栓栓塞，易被临床医生忽略，而有症状的肺血栓栓塞患者其症状也缺乏特异性。临床表现主要取决于血栓的大小、栓塞部位、数量及患者是否合并心、肺等器官的基础疾病。呼吸困难和气促是肺血栓栓塞患者最常见的症状和体征，发生率约为 84%，尤其以活动后明显。胸痛的发生率也较高，尤其以胸膜疼痛多见，多因位于肺周边的小栓子累及胸膜所致。其他常见症状为焦虑或惊恐、咳嗽、咯血、出汗、晕厥。值得注意的是，虽然胸痛、咯血和呼吸困难被认为是肺血栓栓塞的三联征，但其临床发生率不足 30%。体征方面除呼吸急促外，患者还可出现肺部呼吸音减弱、闻及湿啰音和胸部摩擦音、低血压、心率增快、颈静脉怒张、发绀、发热等，最有意义的体征是反映右心负荷增加的颈静脉充盈、搏动，以及下肢深静脉血栓所致的肿胀、压痛、僵硬、色素沉着和浅静脉曲张等。大面积肺血栓栓塞常表现为急性肺源性心脏病体征，可迅速致死。

## 四、诊断与鉴别诊断

### （一）诊　断

#### 1. 辅助检查

1）血浆 D-二聚体　D-二聚体是交联纤维蛋白的降解产物。用定量酶联免疫吸附测定法（enzyme-linked immune sorbent assay，ELISA）测定 D-二聚体对急性静脉血栓栓塞症的诊断灵敏度高达 92%~100%，但其特异性低，仅为 40%~43%。严重感染、恶性肿瘤、创伤等均可使 D-二聚体升高。D-二聚体检测的临床价值在于排除静脉血栓栓塞症。传统观点认为，D-二聚体低于 500μg/L 者可基本排除静脉血栓栓塞症，但实际上 D-二聚体阴性并不能完全排除静脉血栓栓塞症，尤其是在高龄患者的筛查中。目前比较推崇的方法是结合可能性评估来排除静脉血栓栓塞症。对于可能性评估结果为静脉血栓栓塞症高度可能者，即使血浆 D-二聚体水平低于 500μg/L 也不能排除静脉血栓栓塞症。对于可能性评估结果为低度或中度者，如其 D-二聚体水平低于 500μg/L，则可基本排除静脉血栓栓塞症，而不必进一步检查。

2）血气分析　血气分析是肺血栓栓塞重要的筛查方法。急性肺血栓栓塞患者常伴有动脉血氧分压（$PaO_2$）降低和二氧化碳分压（$PaCO_2$）下降。首先，当肺血管床堵塞达 15%~20% 即可出现氧分压下降，$PaO_2<80mmHg$ 的发生率为 88%。其次，约有 93% 的肺血栓栓塞患者存在低碳酸血症（$PaCO_2<35mmHg$），并可出现呼吸性碱中毒。再次，有 86%~95% 的肺血栓栓塞患者肺泡气-动脉血氧分压差（$P_{A-a}O_2$）>25mmHg。因此，$PaCO_2$ 和 $P_{A-a}O_2$ 两项均正常者则可基本排除肺血栓栓塞。

3）心肌肌钙蛋白 T（cTnT）和脑钠肽（BNP）　近年来，心肌肌钙蛋白 T（myocardial troponin T，cTnT）和脑钠肽（brain natriuretic peptide，BNP）测定逐渐成为肺血栓栓塞的研究热点。作为心肌损伤的特异性标志物，肺血栓栓塞患者 cTnT 和 BNP 的升高意味着右心室扩张、微小梗死灶形成和心肌损伤，有助于发现右心室过度牵张。右心功能障碍的高危肺血栓栓塞患者可作为肺血栓栓塞病死率的独立预测因素。

4）X 线胸片　70% 以上的肺血栓栓塞患者有胸部 X 线检查的阳性发现，但特异性不强，其 X 线胸片的常见改变有肺动脉降支增宽、区域性肺血管纹理稀疏、纤细，肺野透亮度增加及膈肌抬高、肺动脉搏动增强、心影扩大和胸膜渗出等。发生肺梗死时，患者的 X 线胸片可出现特征性的楔形阴影，即驼峰征。

5）心电图　肺血栓栓塞患者的心电图改变多在发病后即刻出现，以后随病程的发展演变而呈动态变化。心电图改变虽是非特异性的，但通过结合临床症状体征、监测心电图动态变化，对肺血栓栓塞的诊断和治疗指导均有帮助。

6）超声检查　肺血栓栓塞的超声诊断包括超声心动图和下肢深静脉超声检查。肺血栓栓塞患者的超声心动图直接征象为探及肺动脉干或左右肺动脉内的血栓，间接征象包括右心室和肺动脉扩张、右心室壁运动减弱等右心负荷加重表现。超声心动图诊断中央型肺血栓栓塞的灵敏度为 74%，特异性为 97%。超声检查是确诊下肢深静脉血栓的首选方法。由于深静脉血栓和肺血栓栓塞是同一种疾病的不同表现形式或不同阶段，因此超声确诊为深静脉血栓则可解释患者发生肺血栓栓塞的原因，间接支持肺血栓栓塞的诊断。

7）肺动脉和下肢深静脉数字减影血管造影（DSA）　数字减影血管造影（digital subtraction angiography，DSA）仍是诊断肺血栓栓塞的"金标准"，其灵敏度和特异性均达 98% 以上。但 DSA 作为复杂的有创性检查，有较高的并发症发生率，且仅部分医院有能力进行该项检查，因而其应用价值受限。其潜在的优势在于可鉴别诊断复杂病例或在诊断的同时行下腔静脉滤器置入、介入取栓或溶栓治疗。DSA 同样是确诊深静脉血栓的"金标准"，可显示下肢深静脉血栓的部位、范围、程度、侧支循环和瓣膜功能情况，其诊断的灵敏度和特异性均接近 100%，尤其是在中央型深静脉血栓的诊断中起着极其重要的作用。

**8）多层螺旋 CT 肺动脉造影（CTPA）** 多层螺旋 CT 肺动脉造影（multislice spiral CT pulmonary angiography，CTPA）诊断肺血栓栓塞具有快速、简便、无创、并发症少、确诊率高等优点，对肺血栓栓塞的诊断灵敏度和特异性均在 90% 以上，目前已逐渐取代 DSA 成为肺血栓栓塞的一线确诊方法。

**9）磁共振成像（MRI）** 磁共振成像（magnetic resonance imaging，MRI）诊断肺血栓栓塞的灵敏度和特异性均与 CT 接近。其优势在于：无须注射造影剂，尤其适用于肾功能受损的患者；具有潜在的鉴别急、慢性血栓的能力，前者表现为边缘光滑、清晰、形态规则，后者为血管壁增厚、不规则附壁血栓及腔内网状影等；能为溶栓方案的制订提供依据；能够观察肺动脉血流动力学即肺动脉压的变化。

## 2. 下肢深静脉血栓的诊断

深静脉血栓诊断计分法曾有 Wells 法（1997）、Kahns 法（1999）和 Constans 法（2001）等。目前倡导用改良 Wells 法（2003），其中 10 项计分（9 正 1 负）均由临床病史与体征构成，无须实验诊断与影像检查即可决出临床疑似值（表 8-5-1）：似深静脉血栓（分值 ≥ 2）、不似深静脉血栓（分值 ≤ 1），再结合 D-二聚体和血管超声决定诊断。

## 3. 肺血栓栓塞的诊断

邻近膝部的深静脉血栓，肺血栓栓塞的发生率高达 70%；未获诊断与治疗的肺血栓栓塞，其致死性栓塞事件死亡率高达 26%，另有 26% 为反复发生的非致死性栓塞事件。与深静脉血栓类似，肺血栓栓塞也常无特异性症状，早期诊断困难。肺血栓栓塞的临床特征计分先后有 Wells 法

（2000）、Geneva 法（2001）与 Geneva 修正法（2006）。Wells 法及 Geneva 法经 2008 年再次修正，计分简单，决出值仅分为不似肺血栓栓塞或似肺血栓栓塞两级（表 8-5-2、表 8-5-3）。

表 8-5-1　深静脉血栓诊断计分法（改良 Wells 法，2003）

| 临床特征 | 分值 |
| --- | --- |
| 恶性肿瘤：治疗期、6 个月内曾经治疗、缓解期 | 1 |
| 下肢活动受限：麻痹、轻瘫、近期使用石膏绷带 | 1 |
| 卧床 ≥ 3d、12 周内大手术并经全麻或局麻 | 1 |
| 沿深静脉分布区局部压痛 | 1 |
| 全腿肿胀 | 1 |
| 患侧小腿肿胀超出健侧 3cm（胫骨粗隆下 10cm 测量） | 1 |
| 患侧腿部呈凹陷性水肿 | 1 |
| 浅表静脉呈侧支循环（非静脉曲张） | 1 |
| 既往曾患深静脉血栓 | 1 |
| 诊断为其他疾病的可能性大于深静脉血栓 | -2 |

表 8-5-2　肺血栓栓塞临床决出值的计分法（Wells 法，2008）

| 临床特征 | 分值 |
| --- | --- |
| 既往曾患深静脉血栓栓塞 | 1 |
| 心率 >100/min | 1 |
| 近 4 周手术史或制动 | 1 |
| 有深静脉血栓临床特征 | 1 |
| 其他诊断的可能性小于血栓栓塞 | 1 |
| 咯血 | 1 |
| 恶性肿瘤 | 1 |

临床决出疑似值：≤ 1，不似肺血栓栓塞；>1，似肺血栓栓塞

表 8-5-3　肺血栓栓塞临床决出值的计分法（Geneva 修正法，2008）

| 临床特征 | 分值 |
| --- | --- |
| 年龄 >65 岁 | 1 |
| 既往曾患深静脉血栓栓塞 | 1 |
| 心率 ≥ 74/min | 1 |
| 近 4 周手术史或骨折 | 1 |
| 恶性肿瘤活动期 | 1 |
| 单侧下肢疼痛 | 1 |
| 咯血 | 1 |
| 下肢深静脉区疼痛与水肿 | 1 |

临床决出疑似值：≤ 2，不似肺血栓栓塞；>2，似肺血栓栓塞

## （二）鉴别诊断

### 1. 下肢深静脉血栓

在下肢深静脉血栓形成的急性期和慢性期分别应和下列疾病相鉴别。

**1）急性下肢动脉栓塞** 急性下肢动脉血栓形成也常表现为单侧下肢的突发疼痛，与下肢静脉血栓有相似之处。但急性动脉栓塞时肢体无肿胀，主要表现为足及小腿皮温厥冷、剧痛、麻木、自主运动及皮肤感觉丧失，足背动脉、胫后动脉搏动消失，有时股、腘动脉搏动也消失，根据以上特点，较易鉴别。

**2）急性下肢弥散性淋巴管炎** 形成发病也较快，肢体肿胀，常伴有寒战、高热、皮肤发红、皮温升高，浅静脉不曲张，根据以上特点，可与下肢深静脉血栓相鉴别。

**3）淋巴水肿** 淋巴水肿与下肢深静脉血栓慢性期有相似之处（表8-5-4）。

**4）其他** 凡因术后、产后、严重创伤或全身性疾病卧床患者，突然感觉小腿深部疼痛，有压痛，Homans征阳性，首先应考虑小腿深静脉血栓形成。但需与下列疾病鉴别：急性小腿肌炎、急性小腿纤维组织炎、小腿肌劳损、小腿深静脉破裂出血及跟腱断裂。后者均有外伤史，起病急骤，局部疼痛剧烈，伴小腿尤其是踝部皮肤瘀斑，可以鉴别。

### 2. 肺血栓栓塞

肺血栓栓塞临床表现缺乏特异性，需与以下疾病鉴别。

**1）急性心肌梗死或冠状动脉供血不足** 急性肺栓塞特别是大面积肺栓塞常出现类似冠心病特别是心肌梗死的表现，二者都可表现为胸痛或胸闷、气短，心电图都可出现胸前导联T波倒置、ST段压低等，还可出现血浆心肌酶的升高。因此，这种情况下急性肺栓塞很容易被误诊为非Q波性心肌梗死或冠状动脉供血不足。此外文献报道，急性肺栓塞心电图还可表现为下壁或胸前导联ST段抬高，极易误诊为急性ST段抬高型心肌梗死。以下几点有助于两者鉴别。肺栓塞患者往往有下肢深静脉血栓形成或其他危险因素可寻，发病时多为突发呼吸困难，或伴晕厥，少数伴胸痛，动脉血气分析提示严重低氧血症。肺栓塞心电图以右心负荷明显加重为主，如电轴右偏、完全性或不完全性右束支传导阻滞、I导联出现S波、III导联出现Q波、下壁导联和胸前V1~V4导联ST-T改变，但一般不会出现急性心肌梗死的典型Q波，也无急性心肌梗死心电图的动态演变过程。部分急性肺栓塞虽然也有心肌酶升高，但升高的幅度较小，很快恢复正常，也无动态改变。超声心动图可发现肺栓塞患者肺动脉压增高、右心功能障碍而非急性心肌梗死的节段性室壁运动异常，这有助于两者鉴别。肺动脉增强CT或放射性核素肺灌注显像有助于明确诊断。

**2）呼吸道感染或肺炎** 部分肺栓塞患者表现为发热、轻度胸痛或胸闷、咳嗽、咳少量白痰。如果化验血常规正常、胸片也未见明显异常时容易被误诊为普通上呼吸道感染；如果化验血白细胞增多、胸部X线片示浸润阴影，很容易被误诊为肺炎，这是肺栓塞最易误诊的疾病之一。如能注意同时存在的气短、呼吸困难及危险因素，如下肢静脉血栓形成、胸部X线片提示反复浸润阴影和区域性肺血管纹理减少、血气分析异常等，应疑有肺栓塞，再进一步做肺动脉增强CT或放射性核素肺通气/灌注显像检查，可以鉴别。

**3）胸膜炎** 约1/3急性肺栓塞患者可发生胸膜腔积液，易被误诊为病毒性或结核性胸膜炎，后者则需给予长期抗结核治疗。并发胸腔积液的肺栓塞患者缺少结核病全身中毒症状，胸腔积液多为血性，量少，吸收较快（1~2周内自然吸收）。下肢深静脉血栓形成或其他危险因素的存在、动脉血气分析异常、胸部X线片同时发现吸收较快

表8-5-4 深静脉血栓与淋巴水肿鉴别要点

| 临床征象 | 深静脉血栓形成 | 淋巴水肿 |
| --- | --- | --- |
| 病史 | 起病急，往往有手术、分娩或发热病史 | 起病缓慢，往往有几年以上病史 |
| 疼痛 | 急性期疼痛，以后逐渐减轻 | 无或轻微钝痛，患肢有沉重感 |
| 皮肤 | 不增厚 | 晚期增厚 |
| 颜色 | 可能青紫 | 无变化 |
| 浅静脉 | 扩张 | 不扩张 |
| 溃疡与湿疹 | 晚期常发生 | 一般不发生 |
| 水肿 | 柔软，大腿、小腿明显，踝、足背、足趾不明显 | 硬韧，大腿、小腿、踝、足背、足趾均明显 |
| 抬高患肢 | 水肿消退快 | 水肿消退慢 |

的肺浸润影等，都可与结核性胸膜炎鉴别。

4）气胸　急性肺栓塞患者突发胸痛及呼吸困难，与突发气胸症状相似。后者听诊呼吸音消失、胸部 X 线检查可见气胸。

5）夹层动脉瘤破裂　部分急性肺栓塞患者出现剧烈胸痛，上纵隔阴影增宽（上腔静脉扩张引起）伴休克，需与夹层动脉瘤破裂相鉴别。后者多有原发性高血压史，疼痛部位广泛，与呼吸无关，发绀不明显，超声心动图和主动脉增强 CT 及 MRI 检查均有助于鉴别诊断。

6）肺动脉内肿瘤栓塞　有少数肺栓塞是因纵隔、肺部肿瘤侵及肺动脉，或右心室内肿瘤生长蔓延至肺动脉，以及肺动脉内肿瘤导致肺动脉狭窄或阻塞而引起肺动脉高压，放射性核素肺通气/灌注显像也呈肺段缺损，因此易误诊为肺血栓栓塞。仔细分析临床症状、胸部 X 线片、肺部和心脏 CT 及超声心动图等检查有助于鉴别诊断。

7）心肌病　慢性血栓栓塞性肺动脉高压临床上表现为慢性心力衰竭，胸部 X 线片及超声心动图均表现为心脏明显扩大，易误诊为心肌病。但这些患者往往以右心扩大、右心功能不全为主，多合并深静脉血栓形成或其他血栓易患因素，动脉血气提示明显的低氧血症，放射性核素肺通气/灌注显像或肺动脉增强 CT 等检查有助于两者鉴别。

（刘　勇　晋　鑫）

# 第 6 节　弥散性血管内凝血

## 一、概　述

弥散性血管内凝血（disseminate intravascular coagulation，DIC）是指在某些致病因子作用下，血液中的凝血因子和血小板被激活，大量的促凝物质进入血液循环，从而引起以凝血功能异常为主要特征的病理过程。DIC 是多种疾病在发生、发展过程中发生凝血功能障碍的临床病理综合征。恶性肿瘤患者常伴有止血和凝血功能障碍，凝血功能障碍造成血栓形成甚至 DIC 的发生以及肿瘤的转移是恶性肿瘤患者主要的死因。恶性肿瘤并发 DIC 的发生率为 24%~34%，且多发生于癌症晚期。晚期恶性肿瘤合并 DIC 预后较差。其特点是微循环中发生血小板凝集及纤维蛋白沉积，形成广泛的微血栓，消耗大量凝血因子和血小板，在病程中又出现继发性纤维蛋白溶解亢进，从而引起微循环障碍、血栓、溶血和出血等临床表现。往往危及生命。

## 二、病因与发病机制

恶性肿瘤并发 DIC 与多种因素有关。

（1）肿瘤细胞可直接产生组织因子（TF）样促凝物质，还可刺激单核吞噬系统、内皮细胞表达或释放 TF，促进外源性凝血反应。肿瘤细胞产生的细胞因子、血管通透性因子等均可促发凝血系统。此外，恶性肿瘤浸润使正常组织器官受挤压损伤致坏死，亦可释放促进凝血发生的 TF，TF 表达增高可能是恶性肿瘤患者发生 DIC 必不可少的触发因素。在因子 IV（$Ca^{2+}$）的参与下，TF 结合因子 VII 形成 TF–VII 复合物，进一步启动外源性凝血途径。凝血酶的产生、纤维蛋白的形成及内皮细胞释放组织纤溶酶原激活物，可促进 DIC 的发生和终末器官的损害。

（2）化疗、放疗致大量肿瘤细胞坏死，释放 TF 样物质；化疗对血管内皮细胞的损伤诱使血小板聚集，促发血小板血栓形成；化疗药物导致肝细胞损伤，引起某些天然抗凝蛋白的合成减少。

（3）感染因素。

（4）严重的营养不良、缺氧、机体内环境平衡的紊乱，也是诱发多器官功能衰竭及 DIC 的原因。

## 三、临床表现

DIC 不是一个独立的疾病，而是众多疾病复杂病理过程中的中间环节，其主要基础疾病或诱因包括：严重感染、恶性肿瘤、病理产科、手术及外伤等。

除原发疾病的临床表现外，尚有 DIC 各期的临床特点，故临床表现复杂且差异很大。DIC 早期的高凝状态期，可能无临床症状或仅有轻微症状，也可表现为血栓栓塞、休克；消耗性低凝期以广泛多部位出血为主要临床表现；继发性纤溶亢进期出血更加广泛且严重，出现难以控制的内脏出血；器官衰竭期可表现肝肾功能衰竭，呼吸循环衰竭是导致患者死亡的常见原因。DIC 典型的临床表现如下。

1）**出血** 自发性、多部位（皮肤、黏膜、伤口及穿刺部位）出血，严重者可危及生命。

2）**休克或微循环衰竭** 休克不能用原发病解释，顽固不易纠正，早期即出现肾、肺、脑等器官功能不全。

3）**微血管栓塞** 累及浅层皮肤、消化道黏膜微血管，根据受累器官差异可表现为顽固性休克、呼吸衰竭、意识障碍、颅内高压、多器官功能衰竭。

4）**微血管病性溶血** 较少发生，表现为进行性贫血、贫血程度与出血量不成比例，偶见皮肤、巩膜黄染。

## 四、诊断与鉴别诊断

### （一）诊　断

凡有皮肤发花、出血（包括皮肤、消化道、呼吸道、泌尿生殖道及颅内等）、不明原因血压下降及各脏器功能障碍，均应怀疑 DIC，应立刻行 DIC 实验室筛查，一旦 DIC 诊断成立，立刻采用低分子肝素治疗。

#### 1. 实验室检查

DIC 的实验室检查包括两方面：一是反映凝血因子消耗的证据，包括凝血酶原时间（PT）、活化部分凝血活酶时间（APTT）、纤维蛋白原浓度及血小板计数；二是反映纤溶系统活化的证据，包括纤维蛋白原/纤维蛋白降解产物（FDP）、D-二聚体、血浆鱼精蛋白副凝固试验（3P 试验）。

#### 2. DIC 诊断

在 DIC 诊断中，基础疾病和临床表现是两个很重要的部分，不可或缺，同时还需结合实验室指标来综合评估，任何单一的常规实验室诊断指标用于诊断 DIC 的价值均十分有限。为进一步推进中国 DIC 诊断的科学化、规范化，统一诊断标准，中华医学会血液学分会血栓与止血学组自 2014 年起通过多中心、大样本的回顾性与前瞻性研究，建立了中国弥散性血管内凝血诊断计分系统（Chinese DIC Scoring System，CDSS；表 8-6-1），该系统

表 8-6-1　中国弥散性血管内凝血诊断计分系统（CDSS）

| 计分项 | 分数 |
|---|---|
| **存在导致 DIC 的原发病** | 2 |
| **临床表现** | |
| 　不能用原发病解释的严重或多发出血倾向 | 1 |
| 　不能用原发病解释的微循环障碍或休克 | 1 |
| 　广泛性皮肤、黏膜栓塞，灶性缺血性坏死、脱落及溃疡形成，不明原因的肺、肾、脑等器官功能衰竭 | 1 |
| **实验室指标** | |
| ·血小板计数 | |
| 　非恶性血液病 | |
| 　　≥ $100 \times 10^9$/L | 0 |
| 　　（80~<100）× $10^9$/L | 1 |
| 　　< $80 \times 10^9$/L | 2 |
| 　　24h 内下降≥ 50% | 1 |
| 　恶性血液病 | |
| 　　< $50 \times 10^9$/L | 1 |
| 　　24h 内下降≥ 50% | 1 |
| ·D-二聚体 | |
| 　< 5mg/L | 0 |
| 　5~<9mg/L | 2 |
| 　≥ 9mg/L | 3 |
| ·PT 及 APTT 延长 | |
| 　PT 延长 <3s 且 APTT 延长 <10s | 0 |
| 　PT 延长≥ 3s 且 APTT 延长≥ 10s | 1 |
| 　PT 延长≥ 6s | 2 |
| ·纤维蛋白原 | |
| 　≥ 1.0g/L | 0 |
| 　<1.0g/L | 1 |

非恶性血液病：每日计分 1 次，≥ 7 分时可诊断为 DIC；恶性血液病：临床表现第一项不参与评分，每日计分 1 次，≥ 6 分时可诊断为 DIC。PT：凝血酶原时间；APTT：活化部分凝血活酶时间

突出了基础疾病和临床表现的重要性，强化动态监测原则，简单易行，易于推广，使得有关DIC的诊断标准更加符合我国国情。此外，DIC是一个动态的病理过程，检测结果只反映这一过程的某一瞬间，利用该计分系统动态评分将更有利于DIC的诊断。

## （二）鉴别诊断

**1）血栓性血小板减少性紫癜（TTP）** TTP是一组以血小板血栓为主的微血管血栓出血综合征，其主要临床特征包括微血管病性溶血性贫血、血小板减少、神经精神症状、发热和肾脏受累等。遗传性TTP系*ADAMTSl3*基因突变导致酶活性降低或缺乏所致；特发性TTP因患者体内存在抗ADAMTSl3自身抗体（抑制物）而致ADAMTSl3活性降低或缺乏；继发性TTP由感染、药物、肿瘤、自身免疫性疾病等因素引发。

**2）溶血性尿毒症综合征（HUS）** HUS是以微血管内溶血性贫血、血小板减少和急性肾功能衰竭为特征的综合征。病变主要局限于肾脏，主要病理改变为肾脏毛细血管内微血栓形成，少尿、无尿等尿毒症表现更为突出，多见于儿童与婴儿，发热与神经系统症状少见。HUS分为流行性（多数有血性腹泻的前驱症状）、散发性（常无腹泻）和继发性。实验室检查：尿中大量蛋白、红细胞、白细胞、管型、血红蛋白尿、含铁血黄素及尿胆素，肾功能损害严重；HUS患者血小板计数一般正常，血涂片破碎红细胞较少，血浆ADAMTSl3活性无降低。

**3）原发性纤溶亢进** 严重肝病、恶性肿瘤、感染、中暑、冻伤可引起纤溶酶原激活物抑制物（PAI）活性减低，导致纤溶活性亢进、纤维蛋白原减少、其降解产物FDP明显增加，引起临床广泛、严重出血，但无血栓栓塞和微循环衰竭表现。原发性纤溶亢进时无血管内凝血存在，无血小板消耗与激活，因此，血小板计数正常。由于不是继发性纤溶亢进，故D-二聚体正常或轻度增高。

**4）严重肝病** 多有肝病病史，黄疸、肝功能损害症状较为突出，血小板减少程度较轻，凝血因子Ⅷ活性正常或升高，纤溶亢进与微血管病性溶血表现少见，但需注意严重肝病合并DIC的情况。

**5）原发性抗磷脂综合征（APS）** 临床表现包括血栓形成，习惯性流产，神经症状（脑卒中发作、癫痫、偏头痛、舞蹈症），肺动脉高压，皮肤表现（网状皮斑、下肢溃疡、皮肤坏死、肢端坏疽）等；实验室检查：抗磷脂抗体（APA）阳性，抗心磷脂抗体（ACA）阳性，狼疮抗凝物质（LA）阳性，梅毒血清相关抗体（BFP-STS）假阳性，Coomb试验阳性，血小板数减少及凝血时间延长。

（刘 勇 晋 鑫）

## 参考文献

[1] 李宗明.临床症状鉴别诊断学.3版.上海：上海科学技术出版社,1995.

[2] 邓家栋.邓家栋临床血液学.上海：上海科学技术出版社,2001.

[3] 高文斌,赵翌,于洁,等.肿瘤并发症的诊断与治疗.北京：人民军医出版社,2009.

[4] Mullin MF. Investigation and management of erythro-cytosis. Curr Hematol Malig Rep, 2016, 11(5):342–347.

[5] Lee G, Arcasoy MO. The clinical and laboratory evaluation of the patient with erythrocytosis. Eur J Intern Med, 2015, 26(5):297–302.

[6] 张之南.协和血液病学.北京：中国协和医科大学出版社,2004.

[7] 阮长耿,吴德沛,李建勇,等.现代新血液病诊断治疗学.安徽：安徽科学技术出版社,2007.

[8] Cascio MJ, DeLoughery TG. Anemia: evaluation and diagnostic tests. Med Clin North Am, 2017, 101(2):263–284.

[9] Morton JM, George JN. Microangiopathic hemolytic anemia and thrombocytopenia in patients with cancer. J Oncol Pract, 2016, 12(6):523–530.

[10] Ludwig H, Evstatiev R, Kornek G, et al. Iron metabolism and iron supplementation in cancer patients. Wien Klin Wochenschr, 2015, 127(23/24):907–919.

[11] Deborah Christen, Tim H Brümmendorf, Jens Panse. Leukopenia—A diagnostic guideline for the clinical routine. Dtsch Med Wochenschr, 2017, 142 (23), 1744–1749.

[12] Jean Donadieu, Blandine Beaupain, Odile Fenneteau, et al. Congenital neutropenia in the era of genomics: Classification, diagnosis, and natural history. Br J Haematol, 2017, 179 (4), 557–574.

[13] 葛均波,徐永建,王辰,等.内科学.9版.北京：人民卫生出版社,2018.

[14] Blom JW, Doggen CJ, S Osanto FR Rosendaal, et al. Malignancies, prothrombotic mutations,and the risk of venous thrombosis. JAMA, 2005(293):715.

[15] Samuelson Bannow BT, Konkle BA. Laboratory biomarkers

for venous thromboembolism risk in patients with hematologic malignancies:A review. Thromb Res, 2018(163): 138.

[16] Becattini C,Agnelli G. Treatment of venous thromboembolism with new anticoagulant Agents. J Am Coll Cardiol, 2016, 67(16): 1941–1955.

[17] Hwang IG,Choi JH,Park SH, et al. Chemotherapy in advanced gastric cancer patients associated with disseminated intravascular coagulation. Cancer Res Treat, 2014, 46(1): 27–32.

# 第9章
# 异位激素综合征与内分泌代谢紊乱症状

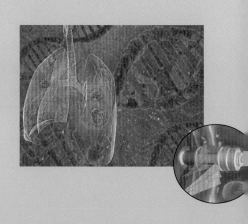

# 第1节 高钙血症

## 一、概　述

高钙血症是一组代谢紊乱性疾病，是指血清离子钙浓度的异常升高，引发心、肾、呼吸功能障碍，严重者可出现循环衰竭及肾衰竭等情况并危及患者生命。约30%的恶性肿瘤患者病程中会出现高钙血症，骨转移是引发高钙血症最常见的原因之一。主要表现为极度软弱、精神失常、进行性加重的氮质血症甚至昏迷。

## 二、病因与发病机制

人体约99%的钙储存在骨组织中，少部分存在于细胞外液中。细胞外液钙离子由一系列复杂的内分泌激素调节，主要包括甲状旁腺激素（parathormone，PTH）、维生素D及降钙素等，通过调节骨骼、肾脏及肠道钙离子浓度，维持正常生理功能：如动作电位的正常传播、肌肉收缩、神经递质和激素的胞吐作用、细胞生长的调节、凝血因子的活化，以及许多钙依赖性酶的调节等。

在华西医院一项"对住院患者高钙血症的病因分析"的研究中，386例高钙血症患者按病因分析，结果如下：外源性因素（因治疗目的或口服摄入导致血钙水平升高，包括人工肝治疗补钙、口服补钙及外科术后输液补钙等）导致的高钙血症130例（34%）、恶性肿瘤（如乳腺癌、肺癌、肾癌、甲状腺癌、前列腺癌等，尤其是

晚期有骨转移的患者）相关的高钙血症121例（31%）、甲状旁腺功能亢进症导致的高钙血症88例（23%）、其他原因不明的高钙血症47例（12%）。除外源性因素外，以恶性肿瘤所占比例最高，甲状旁腺功能亢进症次之。

肿瘤患者高钙血症的发病机制尚不完全清楚，现代观点认为：不论肿瘤诱发的骨破坏是否存在，肿瘤细胞分泌的各种循环因子才是与高钙血症发生相关的主要因素。目前认为肿瘤相关高钙血症的发病机制如下。

### 1. 甲状旁腺激素（PTH）和甲状旁腺激素相关蛋白（PTHrp）

许多肿瘤如肺鳞癌、肾癌、乳腺癌（50%以上病例）可产生甲状旁腺激素（PTH）及甲状旁腺激素相关蛋白（parathyroid hormone related protein，PTHrp）。然而高钙血症的肿瘤患者和原发性甲状旁腺功能亢进患者的血浆中PTH之间有免疫化学差异，因而此类细胞因子称PTHrp更为合适。PTHrp也是目前研究介导肿瘤相关高钙血症最为常见的细胞因子。在生理条件下，PTHrp经由体循环而发挥作用；当肿瘤细胞产生超量的PTHrp时，该激素可通过体循环发挥作用，从而刺激小肠内钙的摄取、肾小管重吸收和骨代谢。

### 2. 前列腺素E（PGE）

体外试验证实：人体癌细胞可产生前列腺素E2（PGE2），直接导致骨吸收。一些高钙血症的

癌症患者比正常血钙的癌症患者血浆前列腺素要高。用吲哚美辛或阿司匹林治疗可减轻或纠正肿瘤所致的高钙血症，因为它们能抑制PGE2的合成。

### 3. 破骨细胞激活因子（OAF）

在多发性骨髓瘤或恶性淋巴瘤患者中，已证实能分泌破骨细胞激活因子（osteoclast activating factor，OAF），它刺激骨重吸收，使溶酶体酶及胶原纤维释放增加，可导致骨质溶解和高钙血症。其他肿瘤及正常细胞也可以产生OAF。

### 4. 转化生长因子（TGF）

转化生长因子（transforming growth factor，TGF）是由许多癌细胞以自分泌方式释放并发挥作用的。主要包括α和β两种类型，属于多肽类上皮生长因子，因为部分氨基酸具有同源性的特点，该因子可以刺激表皮生长因子（epidermal growth factor，EGF）受体，从而增强骨吸收。

### 5. 其他有关因素

肿瘤患者长期卧床，骨更新加速，破骨细胞活性增加，成骨细胞的活性和骨化作用相对减低，能加重高血钙。原有肾功能损伤者排泄钙的能力下降，易发生高钙血症。此外，在部分血液系统肿瘤，如霍奇金病、非霍奇金淋巴瘤、多发性骨髓瘤等实体瘤患者血清中发现，多种肿瘤细胞分泌的细胞因子，如1，25-二羟基维生素D3、克隆刺激因子、淋巴毒素、白细胞介素等，也可以引发血钙的增高。

## 三、临床表现

高钙血症的临床表现几乎包括各个系统，极易与药物副作用或晚期患者的衰竭症状，特别是脑转移的表现相混淆。

### 1. 神经精神症状

早期表现为头昏、失眠、情绪不稳定、记忆力减退、软弱、淡漠、忧郁、腱反射减退，有时也可以表现为神经精神兴奋样症状。

### 2. 消化系统症状

常伴有食欲减退、恶心、呕吐、便秘等症状。严重的高钙血症可伴有腹部胀满甚至肠绞痛。高血钙的情况下可以刺激促胃液素的分泌而较容易发生消化性溃疡。钙质在胰管等碱性环境中可以促进形成磷酸钙或者碳酸钙，阻塞胰管，加之对于胰泌素和促胃液素的分泌，可诱发胰腺炎的发生。

### 3. 肾脏症状

高血钙可使肾脏的浓缩功能受损，肾小管的重吸收功能减退，从而引起多尿、脱水、烦渴和氮质血症；尿液中钾的排泄量增加可引发低钾性碱中毒；尿钙的排泄增加可引发肾结石及肾钙化，长期、严重者可导致慢性肾功能衰竭。

### 4. 高钙血症危象

当血钙值达到3.7mmol/L以上重度升高时，可能引起高钙血症危象。表现为多饮、多尿、严重脱水、全身软弱、倦怠、昏睡、木僵、精神失常、心律失常、氮质血症及昏迷等，甚至死亡。

## 四、诊断与鉴别诊断

### （一）诊断

高钙血症的诊断需多次重复测定血钙，以排除实验室误差及血浆蛋白升高对钙测定值的影响。血清钙正常值为2.25~2.74mmol/L，2.75~3.0mmol/L为轻度升高，3.1~3.7mmol/L为中度升高，超过3.7mmol/L为重度升高，极易触发高钙血症危象。及时测定血清钙、磷及其他电解质、血尿素氮、肌酐、白蛋白/球蛋白、PTH等有助于诊断。

高钙血症一经确立，应进行病因诊断。仔细询问病史，包括临床表现和用药史等。由于原发性甲状旁腺功能亢进是高钙血症最常见的原因之一，需在血钙测定同时测定全段PTH，若血PTH升高或正常，应考虑原发性或继发性甲状旁腺功能亢进症。如果PTH测定值低，则需仔细筛查恶性肿瘤。如无肿瘤依据，则应考虑是否是结节病、内分泌疾病等其他少见原因。

### （二）鉴别诊断

对于肿瘤患者，血钙测定非常有助于确诊。但也要与非肿瘤性因素引起的高钙血症相鉴别，以便更有针对性地治疗。

### 1. 原发性甲状旁腺功能亢进

癌性高钙血症需与原发性甲状旁腺功能亢进引发的轻度高钙血症，以及注射甲状旁腺激素或者同时伴有甲亢时引发的高钙血症相鉴别。其中最重要的就是癌性高钙血症与原发性甲状旁腺功能亢进的区别，具体见表9-1-1。

表 9-1-1　癌性高钙血症与原发性甲状旁腺功能亢进的区别

| | 癌性高钙血症 | 原发性甲状旁腺功能亢进 |
| --- | --- | --- |
| 病史 | 病程短，发生迅速 | 病程长、变动，发展缓慢 |
| 体重 | 大多减轻 | 很少减轻 |
| 并发症 | 肾结石、胰腺炎少见 | 肾结石、胰腺炎和消化性溃疡常见 |
| 血清钙 | 通常高，75% 的病例超过 3.5mmol/L | 不定，约 25% 的病例超过 3.5mmol/L |
| 血磷酸盐 | 增加、正常或降低 | 正常或降低 |
| 血碱性磷酸酶（AKP） | 50% 以上病例升高 | 有大的骨病变才升高 |
| 血清氯 | 低，通常低于 102mmol/L | 高，通常高于 102mmol/L |
| 氯 / 磷比 | 50% 病例小于 30 | 大于 30 |
| 血沉 | 通常升高 | 正常 |
| 影像学检查 | 正常或显示有转移病灶 | 可以显示有骨膜下糜烂 |
| 类固醇抑制 | 血清钙浓度常降低 | 血清钙浓度降低少见 |
| N 端甲状旁腺激素（N-PTH） | 90% 的病例正常或降低 | 90% 病例升高 |

## 2. 医疗性或意外性因素

如维生素 D 中毒、维生素 A 中毒、锂或铍中毒、乳制品等补钙过多及碱性药物的大量使用，长期使用噻嗪类利尿剂等引发的医源性或意外性高钙血症。

## 3. 结节病

为原因不明的多系统肉芽肿病。常累及肺、肺门淋巴结与皮肤，常伴有血钙与尿钙升高、血清球蛋白增高而白蛋白减少，血清 PTH 降低。

## 4. 甲状腺功能亢进

10%~15% 的甲状腺功能亢进患者伴有轻度高钙血症。过多的甲状腺激素对骨骼有直接作用，可加快骨转换，增强成骨细胞和破骨细胞活性，且破骨细胞活性增强更为显著，使骨吸收增加，血钙升高。

## 5. 肾上腺皮质功能亢进行次全切除术后

此类患者通常曾大剂量使用皮质激素治疗；此外，患有艾迪生病的患者表现出肾上腺皮质功能不全，也可引发高钙血症。

## 6. 其 他

如急性肾功能不全、佩吉特（Paget）病、嗜铬细胞瘤、骨硬化病、家族性高钙血症、乳酸综合征、肾移植术后、多发性内分泌肿瘤综合征、儿童特发性高钙血症、肢端肥大症、失用性骨质疏松，以及霉菌感染、分枝杆菌感染、结核病、球孢子菌病、艾滋病病毒感染、肉芽肿病等因素也可以引发高钙血症。

（赵　翌）

# 第 2 节 促肾上腺皮质激素综合征

## 一、概　述

异位促肾上腺皮质激素综合征（ectopic adrenocorticotropic hormone syndrome，EAS）是库欣综合征的一种特殊类型，是由垂体以外的肿瘤组织过量分泌有生物活性的促肾上腺皮质激素（adrenocorticotropic hormone，ACTH）或 ACTH 类似物，刺激肾上腺皮质增生，使之分泌过量皮质醇、盐皮质激素及性激素所引起的一系列症状。

## 二、病因与发病机制

异位 ACTH 综合征是恶性肿瘤中最常见的一种异位内分泌综合征。肿瘤的发生可以来自全身各个部位，综合国内临床资料分析，引起异位 ACTH 综合征的肿瘤中以肺癌最常见，约占 50% 左右；其次为胸腺瘤，占 10%~20%；胰腺癌为 10%~15%；甲状腺髓样癌及神经嵴组织肿瘤各占 5% 左右；其他少见的肿瘤一般来自消化道、泌尿道及生殖系统。

对于异位 ACTH 综合征的发病机制还不十分清楚，目前有 3 种主要的观点。

### 1.APUD 细胞的分泌作用

APUD 细 胞（amine precursor uptake decarboxylation cell）是指散布于人体神经系统、胃肠道、肺及泌尿生殖道中，具有摄取胺前体、进行脱羧而产生肽类或活性胺能力的内分泌细胞。APUD 细胞被认为具有以下特征：①起源于胚胎外胚层的神经嵴细胞，再分化为神经内分泌细胞；②可产生多肽和胺类物质，具有激素活性或神经递质的功能；③组成神经内分泌系统的一部分，APUD 细胞发生肿瘤后可以产生多肽类激素的异位释放。

### 2. 前阿黑皮素的转化

前阿黑皮素（POMC），即活性的 ACTH 的前体分子。ACTH 前体分子转变成为具有活性的 ACTH 的过程目前还在研究中，具体机制尚不清楚。

### 3. 基因调节失控

细胞分化受到细胞内核糖核酸（RNA）所合成的特定的蛋白质（酶类）的支配，RNA 的活性又受到 DNA 上的基因调控。DNA 上具有调节基因、操纵基因和结构基因，后两者构成了操纵子。正常情况下，90% 以上的遗传信息都被"抑制"，但在肿瘤等病态的情况下，操纵基因"去抑制"，合成和分泌正常情况下一般不产生的某些激素或者生物胺类物质，从而引发异位激素分泌的表现。

## 三、临床表现

异位 ACTH 综合征临床表现多样，主要为皮质醇增多引起的一系列临床表现，包括高血压、水肿、低血钾、碱中毒、糖尿病、肌无力或肌萎缩和体重下降等，可出现满月脸、痤疮、皮肤紫纹等体征。

异位 ACTH 综合征肿瘤可以分为显性和隐性两类：显性的恶性程度高，生长速度快，病程短，可以没有典型的库欣综合征表现，但高血压、低钾性碱中毒、水肿、肌无力等高皮质醇血症引起的症状可以很严重；隐性的恶性程度低的肿瘤生长慢、体积小，不易被常规影像发现。

## 四、诊断与鉴别诊断

### （一）诊　断

国外对异位 ACTH 综合征的诊断率在 10%~20%，我国的诊断率较低。临床诊断主要根据病史、临床表现、血钾测定及心电图等检查而确定。肿瘤患者特别是小细胞肺癌患者（尤其是老年人）有不能解释的低钾性碱中毒，伴有水肿、高血压、肌无力或萎缩、精神改变等，或者胸腺肿瘤和支气管类癌患者（通常较年轻）具有库欣综合征的特点，应考虑本病，并做进一步的实验室检查，以协助临床诊断。

表 9-2-1　异位 ACTH 综合征与库欣综合征的鉴别诊断

| 鉴别项目 | 小细胞肺癌 | 类癌 | 库欣综合征 |
|---|---|---|---|
| 性别 | 多为男性 | 男女相当 | 多为女性 |
| 皮肤黏膜色素沉着 | 常见 | 有时 | 少见 |
| 肥胖 | 体重多减轻 | 多数肥胖 | 80% 以上肥胖 |
| 病程 | 时间短，数周 | 时间长，多年 | 时间长，多年 |
| 低钾血症 | 大多数 | 大多数 | 少见 |
| 碱中毒 | 大多数 | 大多数 | 少见 |
| 血浆 ACTH | 大多数大于 200 pg/mL | 多数可以增高 | 增高或者正常 |
| 血浆肾上腺皮质激素 | 多数升高 | 少数增高 | 增高 |
| 大剂量地塞米松抑制试验 | 不被抑制 | 多数不被抑制 | 几乎均被抑制 |

ACTH：促肾上腺皮质激素

典型病例的相关实验室检查及有助于诊断的相关检查如下。

1）血清钾浓度测定　血清钾低于 3.5mmol/L，严重者低于 2.5mmol/L，常伴有代谢性碱中毒，二氧化碳结合力（$CO_2CP$）、pH、标准碳酸氢盐（SB）升高，但尿呈酸性。血钾浓度与机体钾总量并非相对应，对血钾水平的观察和体内钾总量须结合病情审慎判断。

2）尿类固醇的测定　24h 尿中 17- 羟类固醇和 17- 酮类固醇含量测定也有助于诊断，异位 ACTH 综合征时一般二者均会出现明显升高，超过 50mg/24h。

3）血浆 ACTH 测定　异位 ACTH 综合征患者的血浆 ACTH 值均出现明显升高的趋势，并且失去了昼夜变化的规律。

4）地塞米松抑制试验　异位 ACTH 综合征的皮质激素产生具有自主性，不被地塞米松抑制。但类癌引起的异位 ACTH 综合征，约 50% 的患者皮质醇可被地塞米松抑制。

5）促肾上腺皮质激素释放激素（CRH）兴奋试验　对于异位 ACTH 综合征患者而言，给予 CRH 刺激无反应。此项试验可以鉴别异位 ACTH 综合征，灵敏度和特异性分别达到 91% 和 95%。

6）影像学检查　大部分的异位 ACTH 肿瘤位于胸腔，可常规进行胸片检查，对于胸片异常或者胸片正常但具有其他诊断依据而高度怀疑此病的患者，应该进行薄层 CT 扫描。

## （二）鉴别诊断

确定异位 ACTH 综合征时，首先要明确有无肾上腺皮质激素分泌过多的佐证并伴有肿瘤。理论上，肿瘤经有效的治疗后，ACTH 等激素水平应该下降，前述症状缓解或消失；而肿瘤治疗无效或复发后则症状复现、激素水平回升。异位 ACTH 综合征（类癌及小细胞肺癌）与库欣综合征的鉴别见表 9-2-1。

（赵　翌）

# 第 3 节　抗利尿激素分泌异常综合征

## 一、概　述

抗利尿激素分泌异常综合征（syndrome of inappropriate antidiuretic hormone secretion，SIADH）由 Schwartz、Bartter 等于 1957 年首次报道，故又称 Schwartz-Bartter 综合征，其主要病理生理特点为内源性抗利尿激素 [ADH，即精氨酸加压素（AVP）] 相对于体液渗透压不适当的分泌增多，导致水潴留、尿钠排泄增多、稀释性低钠血症等引发的临床综合征。

## 二、病因与发病机制

SIADH 本身由多种疾病导致，目前已知的疾病多达 60 多种，其中以恶性肿瘤的发生率最高，其次为药物性因素。

### 1. 恶性肿瘤性因素

多种肿瘤可发生 SIADH，如小细胞肺癌（11%~33%）、支气管类癌、间皮瘤、口咽部肿瘤、胃肠道肿瘤、胰腺癌、泌尿生殖系统肿瘤、肉瘤、淋巴瘤、白血病等。

### 2. 药物性因素

多种抗肿瘤药物及其他一些药物具有诱发 SIADH 的特点，如长春新碱、长春碱、环磷酰胺、对乙酰氨基酚、缩宫素、加压素、氨磺丙脲、甲磺丁脲、呋塞米、氯丙嗪、吗啡、噻嗪类药物等。上述药物主要通过增加 ADH 的分泌、促进 ADH 对肾小管上皮细胞的作用，以及增加肾小管对水的重吸收而引发 SIADH。

### 3. 中枢系统疾病

中枢神经系统炎症（脑膜炎）、颅内出血（蛛网膜下腔出血或硬脑膜下血肿）、血管性疾病和颅内占位、颅内压增高、头颅外伤、脑积水等，会破坏下丘脑神经垂体通路上细胞膜的稳定性、通透性，使 ADH 的释放不依赖于血浆渗透压的水平变化。

### 4. 肺部的良性疾病

如肺结核、肺炎、肺脓肿、肺曲球菌病、支气管哮喘等疾病，主要通过容量和压力感受器刺激下丘脑分泌较多的 ADH。

### 5. 其他因素

外科手术治疗、精神紧张、精神分裂症、黏液性水肿、肝硬化、心功能不全、二尖瓣分离术后也均可引发 SIADH。

## 三、临床表现

SIADH 的临床表现取决于低钠血症出现的快慢及血清钠降低的程度，本病在临床上具有 3 个主要特点。

### 1. 低钠血症

血清钠水平在 120mmol/L 以上时，一般没有低钠血症的临床表现；当血清钠水平低于 120mmol/L 时，可出现食欲不振、恶心、呕吐、易激惹、不合作、性格反常、意识模糊等；血钠低于 100mmol/L 时，可出现严重的神经精神症状，腱反射减退或消失，有时可出现延髓麻痹或假延髓麻痹症、惊厥、昏迷，甚至死亡。

### 2. 尿钠排出增多

血钠减少，血浆渗透压降低，而尿钠却增高，尿渗透压增高，这种"分离现象"是本病的最大特点，这也是与缺钠性低钠的主要鉴别点。

### 3. 低钠而无脱水现象

SIADH 的患者无体液容量缺乏的表现，皮肤弹性较好，血压、脉搏等生命体征均正常，静脉充盈良好。

## 四、诊断与鉴别诊断

### （一）诊　断

SIADH 的诊断标准于 1967 年公布，迄今基本没有变化。该诊断有几个注意事项：要有真性低渗透压，而不是有假性低钠血症或高血糖症；在血渗透压低于 275mosmol/kg $H_2O$ 的情况下，尿渗透压升高；然后是排除一些其他可能导致低钠的原因。肿瘤相关性 SIADH，除有肿瘤的病史外，尚需考虑下列诊断标准。

1）有效的细胞外液渗透压降低　血钠 < 135 mmol/L，血浆渗透压（Posm）<275mosmol/kg $H_2O$。

2）尿液浓度异常　在血渗透压降低及肾脏功能正常的情况下，尿渗透压（Uosm）>100 mosmol/kg $H_2O$。

3）临床表现为等容量性　没有低容量表现，如直立性低血压、心动过速、皮肤弹性下降、黏膜干燥等；也没有高容量表现，如水肿、腹水等。

4）尿钠排泄增加　在正常摄入盐和水的情况下，尿钠排泄增加。

5）无其他导致等容量性低钠血症的病因　如甲状腺功能减退、肾上腺皮质功能减退、使用利尿剂等。

## （二）鉴别诊断

SIADH 的常见病因很多，肿瘤相关性的 SIADH 需要除外下列因素：①缺钠性低血钠，见于失盐多于失水的各种疾病；②稀释性低血钠，体钠正常，而水入量增多，细胞外液钠被稀释而引起低钠血症；③原发性低钠血症，多见于慢性消耗性疾病，如晚期肺结核、各种肾脏疾病、肿瘤恶病质、老年体弱患者，可能是细胞内渗透压减低，水分移至细胞外液所致；④注意以往是否应用利尿剂。

临床经验表明，对于原发肿瘤治疗有效的病例，其 SIADH 的相关症状和体征也可随之缓解甚至消失，此点亦具有鉴别诊断的意义。

（赵翌）

# 第 4 节　低血糖症

## 一、概述

低血糖症是一种以自主神经兴奋症状和神经障碍症状为主要表现的临床急症，目前多数文献认为诊断标准为血糖低于 2.8mmol/L。低血糖症的临床诊断为存在 Whipple 三联征：低血糖症状（早期症状：心慌、大汗、四肢发冷、面色苍白、头晕、恶心、乏力、烦躁、饥饿感等；晚期症状：早期症状及惊厥、昏迷等），发作时血糖水平降低，供糖后低血糖症状迅速缓解。肿瘤相关性低血糖是指因肿瘤原因导致的低血糖，特点为起病隐匿、病因复杂，临床表现常不典型，发病时容易延误治疗时机，造成永久性神经功能损害。

## 二、病因与发病机制

按照病因，肿瘤相关性低血糖可分为胰岛素生成型肿瘤导致低血糖和非胰岛细胞肿瘤所致低血糖（non-islet cell tumor hypoglycemia，NICTH），以及非胰岛素瘤性胰源性低血糖综合征（non-islet cell pancreatic hypoglycemia syndrome，NIPHS），其中前者为主要病因。

### 1. 胰岛素瘤

胰岛素瘤是一种功能性神经内分泌肿瘤，也是非糖尿病患者低血糖最常见的原因。胰岛素瘤为少见肿瘤，年发病率为（1~3）/100 万，我国的年发病率约为 1/25 万。男女比为 1.02∶1，平均发病年龄为 40.7 岁。约 90% 为单发、良性、直径 <2cm，发病部位位于胰腺内且均匀分布于胰腺的头、体、尾部。依据 2019 年的 WHO 标准，可将胰岛素瘤病理分为 G1~G3 级。

G1：Ki67<2%，核分裂计数 <2（10 个高倍视野）；

G2：Ki67 2%~20%，核分裂计数 2~20（10个高倍视野）；

G3：Ki67 >20%，核分裂计数 >20（10个高倍视野）。

需要注意的是，胰岛素瘤的良恶性鉴别不完全依赖于病理特征，当出现淋巴结或肝转移或局部浸润时，即可判定为恶性胰岛素瘤。

胰岛素瘤的低血糖发作症状重且持久，常有以下特点：①多在空腹时发生低血糖；②低血糖症状由轻而重，由少而多，逐渐频发；③不同患者低血糖症状不完全相同，同一患者每次发作症状有时也不完全相同；④患者空腹血糖往往很低，甚至仅为 0.56~1.68mmol/L；⑤多次低血糖发作后可伴有器官功能损害，比如癫痫发作、精神障碍、视力损伤等。

胰岛素瘤的病因和发病机制并不清楚，目前研究认为，胰岛素瘤的发生是基因突变、神经递质和胃肠激素等综合作用的结果，如 *MLH*1 基因失活及基因启动子高甲基化等。

正常机体血糖浓度是胰岛素和胰高血糖素相互调节的结果，血糖下降时胰高血糖素分泌增加，胰岛素的分泌受到抑制。胰岛素瘤患者机体中正常的生理反馈机制被破坏，血糖下降时胰岛 β 细胞瘤仍持续大量分泌胰岛素从而导致低血糖发生。

### 2. 非胰岛细胞肿瘤所致低血糖症（NICTH）

泛指胰岛素瘤之外的其他肿瘤导致的低血糖，近年已成为研究热点。流行病学特点为发病率低，多发于中老年人，67% 为恶性肿瘤，多为巨大肿瘤（原发灶或转移灶多数 >10cm）。NICTH 多发生在空腹或夜间。患者常有体重下降，游离脂肪酸、生长激素、胰岛素水平降低。NICTH 的常见病因包括间皮瘤、纤维肉瘤、神经纤维瘤和血管内皮肉瘤等，约占所有相关肿瘤的 64%，其次为肝癌（21%）、肾上腺癌（6%）、胃肠道癌（5%）和其他肿瘤（4%）。

NICTH 的发病机制复杂，目前认为主要包括基因突变（如 *MEN*1 基因失活）和肿瘤产生过多的胰岛素样生长因子 2（IGF-2）。IGF-2 在结构上与胰岛素原具有同源性，可与 IGF-1 受体、IGF-2 受体和胰岛素受体结合，发挥内源性

胰岛素样效应。正常情况下，血清中 70%~80% 的 IGF-2 以 IGF-2- 胰岛素样生长因子结合蛋白（IGFBP）- 酸不稳定亚单位（ALs）三元复合物形式存在，二元复合物 IGF-2-IGFBP 占 20%~30%，游离 IGF-2 不到 1%。IGF-2 三元复合物相对分子量大，不能穿过血管壁，从而阻断游离 IGF-2 和 IGF-2 二元复合物发挥内源性胰岛素样作用。NICTH 患者前体 IGF-2 转化异常，生成大量的大分子 IGF-2，大分子 IGF-2 易穿过血管内皮进入组织间隙，作用于胰岛素受体和（或）IGF-2 受体，发挥显著的降低血糖作用。IGF-2 还可抑制垂体生长激素的分泌，生长激素为升糖激素，其水平降低也会造成机体对低血糖的拮抗能力下降。

NICTH 引起低血糖的机制还包括：①肿瘤细胞具有神经内分泌特性，可分泌胰岛素或产生促胰岛素释放因子；②肿瘤组织代谢消耗糖原过多，如盆腹腔内肿瘤引发的恶性肠梗阻等，在肿瘤代谢旺盛的基础上伴有消化和吸收功能障碍，更易引发低血糖；③肿瘤可抑制抗胰岛素激素；④肝脏糖原储备减少及糖异生障碍，常见于肝脏原发或转移肿瘤；⑤肿瘤术后消化道功能紊乱导致的低血糖；⑥肿瘤侵犯中枢神经系统如垂体或肾上腺从而导致低血糖等。

需要特别注意的是，胃癌术后常发生低血糖，原因是术后解剖结构的改变导致葡萄糖在小肠内吸收过快引起暂时性血糖升高，造成胰岛素分泌增加，出现低血糖症状。多发生在患者进餐后 2~3h，需与倾倒综合征鉴别，进食或饮用糖水后症状可迅速缓解。肝癌患者中，因肝肿瘤体积大，消耗大量葡萄糖；肝功能严重受损，肝糖原合成和储备减少，糖异生减少，故患者更易出现顽固的低血糖。此外，患有糖尿病的肿瘤晚期患者不应严格控制血糖，因食欲降低、饮食减少，如未及时停用或减少降糖治疗，容易导致低血糖的发生。

### 3. 非胰岛素瘤性胰源性低血糖综合征（NIPHS）

较罕见，多为个例报道。临床主要特点是餐后 2~4h 出现神经性低血糖症状，而禁食 72h 后反而不出现，手术探查和术中超声未发现胰岛素瘤，胰腺组织学检查显示胰岛增生和胰岛

细胞弥漫性增大，在切除的胰腺组织中未发现胰岛素瘤。病因尚不明确，可能与基因突变有关。

## 三、临床表现

肿瘤相关性低血糖症状主要取决于血糖降低的速度、血糖值及低血糖持续时间，也受到原发病类型及患者年龄和个体差异的影响。其临床症状可划分为以下两种类型。

### 1. 交感神经兴奋症状

主要包括乏力、头晕、大汗、面色苍白、四肢发冷等，这些症状多数在血糖下降较快的病例中出现。

### 2. 中枢神经抑制症状

在血糖缓慢下降的情况下患者脑细胞易受损害，出现中枢神经抑制症状，如出现幻觉、行为异常、记忆力减退、狂躁等，少数患者有步态不稳等癫痫样发作表现。按照受损伤的中枢神经定位不同，又可划分为以下几种类型。

1) **大脑皮层抑制** 头昏头痛、健忘嗜睡、意识模糊、定向力和识别力进行性丧失或伴有精神失常等。

2) **皮层下中枢抑制** 躁动不安、神志不清，并可出现阵挛性、舞蹈性肢体动作，常有瞳孔散大、锥体系征阳性。

3) **中脑及延髓抑制** 阵发性的癫痫及惊厥发作，严重者可以出现深度昏迷、去大脑强直及神经反射消失。

上述症状与血糖水平的关系见下图。

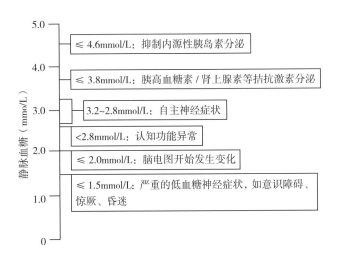

## 四、诊断与鉴别诊断

许多恶性肿瘤缺乏特异性临床表现，低血糖可以是某些肿瘤的首发表现，因此患者出现低血糖及 Whipple 三联征时，需在排除常见的低血糖原因如药物性低血糖、胰岛素自身免疫综合征、甲状腺功能减退症、肾上腺皮质功能减退症等内分泌疾病病因后首先考虑胰岛素瘤，对于非胰岛素瘤患者，需进一步考虑不常见的 NICTH 和 NIPHS 可能。

### （一）诊　断

#### 1. 胰岛素瘤的诊断

1) **定性诊断** 主要包括以下指标的测定。

（1）C 肽：尤其对外源性胰岛素引发的低血糖症的诊断具有重要意义。

（2）胰岛素释放指数：是指血浆胰岛素（mU/L）与同一血标本测定的血糖值（mg/dL）之比，或者为：血胰岛素（mU/L）/18× 血糖（mmol/L）。正常人群中该指数 <0.3，胰岛素瘤患者中该指数 >0.4，甚至可达 1.0。

（3）饥饿试验：空腹血糖无明显降低的患者，可利用饥饿试验激发或者诱发低血糖的发生。胰岛素瘤患者可在 24~36h 内发生低血糖，且往往伴有高胰岛素血症。

（4）甲苯磺丁脲（D860）试验：不能耐受饥饿试验的患者，可以进行此项试验。用药后血糖下降低于基础值的 65%，或用药后血糖低于 30mg/dL（1mmol=18mg/dL）持续 3h 以上，或有一次血胰岛素水平大于 120mU/L，以上均为异常。此项试验阳性率一般在 60%。

（5）亮氨酸试验：静脉使用亮氨酸 150mg，血糖快速下降 25mg/dL 以上者；或者口服亮氨酸 150mg/kg，服药 30~45min 后血糖下降到 50mg/dL 以下者为阳性。

此外还包括胰高血糖素试验、生长抑素测定等，均有助于胰岛素瘤的定性诊断。

2) **定位诊断** 因大多数胰岛素瘤为良性肿瘤，可行手术治疗，术前对肿瘤的精确定位意义重大。定位诊断传统上包括 B 超、CT、MRI。尤其是螺旋超薄 CT，对直径 <2cm 的小胰岛细胞瘤

有重要的诊断价值，阳性率可提高到 90% 以上。近年来，术中高频超声、经动脉钙剂刺激肝静脉采血（ASVS）、胰高血糖素样肽 –1 受体（GLP-1R）显像及生长抑素受体显像也广泛开展，对隐匿性胰岛素瘤有很高的诊断价值，极大提高了术前定位的准确性、安全性。

### 2. NICTH 的诊断

主要是通过原发肿瘤的诊断，并需排除其他引起低血糖的原因。除 Whipple 三联征外，还需满足以下条件。

（1）胰岛素和 C 肽水平分别为 ≤ 25pmol/L（1pmol/L=6.965 mU/L）和 ≤ 100pmol/L。

（2）具有合成代谢增强的特点，如起病初始体重无减轻、血浆白蛋白水平等指标正常，脂肪分解受抑制。

（3）病理检查：瘤组织 IGF–2 mRNA 和蛋白阳性有助于诊断。

（4）检测血清 IGF–1、IGF–2 也有助于诊断，NICTH 患者血清 IGF–1 往往处于正常参考值范围的低值，IGF–2 与 IGF–1 比值 ≥ 10，且血清中大分子 IGF–2 往往明显高于正常范围。

### 3. NIPHS 的诊断

NIPHS 的诊断多为回顾性，术后病理发现在成人胰腺高功能胰岛细胞瘤患者中存在少数 NIPHS。目前 NIPHS 诊断较为困难，主要是排除性诊断，误诊率高，术前 CT 及 MRI 等影像学检查确诊率均较低。因病理特点为异常增生、代偿性增生和腺瘤性增生等，确诊有赖于术后病理诊断。有国外研究发现，在 122 例典型胰岛素瘤患者中 11 例为 NIPHS。糖耐量试验、标准节食试验、血清胰岛素检测等有助于术前鉴别 NIPHS 和胰岛瘤，涉及胰腺组织肿瘤的 ASVS 能增加胰腺切除手术的准确性。

## （二）鉴别诊断

肿瘤相关性低血糖症状往往为发作性，且特异性差，容易误诊为其他疾病。鉴别诊断主要是对其他原因导致低血糖的鉴别。

### 1. 药物和酒精

药物和酒精为引起低血糖最常见的原因。胰岛素、胰岛素类似物等降糖药物为临床最常见的药物，此外喹诺酮类、奎宁类、β 受体阻滞剂等也可引起低血糖。酒精也可通过抑制糖异生造成低血糖。

### 2. 胰岛素自身免疫综合征

胰岛素自身免疫综合征即自身免疫性低血糖，特征是出现针对内源性胰岛素的自身抗体，发病原因与自身免疫性疾病或应用含巯基药物相关。葡萄糖负荷后，患者初始表现为高血糖，几小时后出现低血糖。胰岛素自身抗体与胰岛素结合先是引起胰岛素减少导致高血糖和进一步的胰岛素分泌，随着血糖浓度降低和胰岛素分泌下降，与胰岛素自身抗体结合的胰岛素被释放导致低血糖。其实验室检查表现为胰岛素明显升高、C 肽升高，胰岛素与 C 肽比值 >1，且血中出现胰岛素自身抗体。

肿瘤相关性低血糖的治疗关键在于控制原发肿瘤，如行原发肿瘤切除术。发生低血糖的急救处理同普通低血糖症，应积极静脉补充葡萄糖并密切监测血糖，若血糖不能很快恢复至正常范围，可加用升糖激素如胰高血糖素、糖皮质激素、生长激素等。

（贾　佳）

# 第 5 节　肾上腺危象

## 一、概　述

　　肾上腺危象，也称为急性肾上腺皮质功能减退，指机体在不同原因作用下肾上腺皮质激素绝对或相对分泌不足而出现肾上腺皮质功能急性衰竭所致的综合征。健康人 24h 内分泌皮质醇 15~30mg，重度应激反应发生时 24h 皮质醇分泌量可达 100~300mg 以适应机体的需要。当原发或继发肾上腺皮质功能减退发生时，机体不能产生正常量的皮质醇，应激时更不能相应地增加皮质醇的分泌，因此导致一系列肾上腺危象的急性临床表现：高热、恶心、呕吐、心率加快、血压降低、循环虚脱、精神萎靡、烦躁不安或嗜睡、谵妄甚至昏迷，病情凶险，进展急剧，如不及时救治可致休克甚至死亡。

## 二、病因与发病机制

　　肾上腺危象的原因主要包括：①慢性肾上腺皮质功能减退症患者在出现创伤、感染、手术等应激状态时诱发危象；②激素治疗的患者因撤药过快或急性应激时未及时增加皮质激素而诱发危象；③急性肾上腺皮质出血、坏死、肾上腺切除；④先天性肾上腺皮质增生。

　　肿瘤相关的肾上腺危象多见于肾上腺原发性或继发性肿瘤切除术后的患者。因肾上腺血流丰富，恶性肿瘤肾上腺转移发生率高。常见的发生肾上腺转移的原发肿瘤包括乳腺癌、肺癌、胰腺癌等，临床上一些少见的实体瘤如室管膜瘤、平滑肌瘤等也可发生肾上腺转移，血液系统肿瘤如白血病等也可因发生肾上腺皮质浸润而引发皮质激素分泌不足。此外，垂体瘤的手术切除或放疗、肾上腺肿瘤的放疗、某些细胞毒药物均可导致下丘脑—垂体—肾上腺轴呈现抑制状态，使双肾上腺的皮质坏死或萎缩。而肿瘤并发严重感染、肾上腺出血也是肾上腺危象的常见病因。

## 三、临床表现

　　肾上腺危象主要表现为盐皮质激素和糖皮质激素分泌不足。盐皮质激素水平的降低将导致肾小管钠离子重吸收减少的同时丢失水分，并伴有钾离子及氢离子潴留。当糖皮质激素分泌不足时，糖异生减少，血糖降低。糖皮质激素也有较弱的盐皮质激素的作用，与盐皮质激素水平同时降低，会协同增加钠水流失，导致患者出现一系列临床症状。肾上腺危象往往具有其共同的临床表现。全身症状为精神萎靡、乏力，多伴有高热，体温往往 >40℃，少数患者也可体温正常或偏低。机体各系统主要临床表现如下。

### 1. 循环系统

　　肾上腺危象时糖皮质激素和盐皮质激素均缺乏，患者水、钠大量丢失，体液容量减少，出现脉搏细弱、皮肤湿冷、四肢末梢冷而发绀，以及心率增快、血压下降、直立性低血压或虚脱等症状，严重时甚至出现休克。脱水征象几乎见于所有患者。

### 2. 消化系统

　　糖皮质激素缺乏致胃液分泌减少，导致胃酸和胃蛋白酶含量降低、消化不良，并有水、电解质紊乱，出现厌食、腹胀、恶心、呕吐、腹泻、腹痛等症状。

### 3. 神经系统

　　伴随体液容量减少，患者出现精神萎靡、烦躁不安或嗜睡、谵妄、神志模糊甚至昏迷。多数患者神志改变与血压下降同时出现，少数患者神志改变在前，随之血压下降。若同时发生低血糖，会表现为乏力、冷汗、视物不清、复视，重症患者出现低血糖昏迷。

### 4. 泌尿系统

　　由于体液容量减少、血压下降导致肾血流量减少，可出现少尿、氮质血症甚至肾衰竭等症状。

## 四、诊断与鉴别诊断

肾上腺危象的早期诊断非常重要，诊治越早，临床症状缓解越快。肾上腺危象发生之前往往先出现一些非特异性的临床表现如精神萎靡、乏力等，症状持续发展数小时或 1~3 d 后病情急剧恶化。在临床上，一侧因肾上腺肿瘤切除而对侧肾上腺萎缩或双侧切除的患者，当发现患者出现乏力、倦怠、食欲缺乏等症状，应疑诊肾上腺危象，并增加激素用量或立即给予静脉滴注氢化可的松，尽快控制病情，以避免发展到肾上腺危象，无须等待实验室检查结果。

### （一）诊　断

#### 1. 症状学诊断

同本章节临床症状部分。

#### 2. 实验室检查

**1）血常规及生化检查**　严重感染或伴有急性应激反应的患者白细胞总数、中性粒细胞比例往往明显升高。患者外周血嗜酸性粒细胞计数可增高，血小板计数减低。部分患者可出现凝血时间延长、凝血酶原时间延长。空腹血糖降低、血尿素氮升高、二氧化碳结合力下降，并有电解质紊乱如低钠血症、低钾血症或高钾血症等。

**2）内分泌激素检测**　包括促肾上腺皮质激素（ACTH）兴奋试验、血皮质醇水平测定、快速 ACTH 刺激试验、低剂量（1 μg）ACTH 刺激试验、血肾素及醛固酮水平测定。

（1）肾上腺危象患者晨起后测血皮质醇水平降低，若高于正常水平（100 μg/L）可以排除肾上腺危象。

（2）24h 尿 17- 醛固酮、17- 羟固酮明显降低，血清 ACTH 明显升高。

（3）快速 ACTH 刺激试验是诊断肾上腺皮质功能不全的金标准，原发肾上腺危象患者经刺激后皮质醇激素水平无变化或轻微改变，垂体功能低下诱发的肾上腺危象经注射 ACTH 后皮质激素水平增高。

（4）低剂量 ACTH 刺激试验用于处于应激或疾病状态下的衰弱患者，或有相关肾上腺皮质功能不全症状的患者。

（5）血肾素及醛固酮：皮质醇激素缺乏与醛固酮减少密切相关。

**3）心电图检查**　呈现心率增快、心律失常、低电压、Q-T 间期延长。

#### 3. 影像学检查

包括肾上腺超声、CT 等。在伴有急性感染时胸片可显示相应的肺部感染或心脏改变，肾上腺肿瘤患者行肾上腺超声或腹部 CT 可以看到肾上腺增大或占位表现，为临床提供依据。

### （二）鉴别诊断

肾上腺危象的临床表现涉及多个系统症状，缺乏特异性，故常致误诊，贻误治疗时机。应结合原发病史，与感染性休克等内科急症进行鉴别。

#### 1. 感染中毒性休克

常以严重感染为诱因，在毒血症、败血症的基础上伴有弥散性血管内凝血（DIC），但无内分泌改变，无皮质激素严重缺乏的依据。有时二者初始在临床上难以区分，但治疗原则相似，诊断和治疗应同时进行。

#### 2. 急性肠炎

急性肠炎也可出现发热、呕吐、腹泻、电解质紊乱等临床症状，但患者亦无内分泌改变，且常有感染征象。

#### 3. 低血糖

低血糖也常出现恶心、呕吐、四肢厥冷等症状，通过实验室检查可快速诊断低血糖，补充葡萄糖，血糖恢复正常后症状迅速好转。

库欣综合征患者术前、术中及术后都应及时补充激素。肾上腺危象病情危急，应积极抢救。治疗原则为补充肾上腺皮质激素，纠正水电解质紊乱和酸碱平衡，并给予抗休克、抗感染等对症支持治疗。此外，尚需治疗原发疾病。

（贾　佳）

# 第 6 节　嗜铬细胞瘤危象

## 一、概　述

嗜铬细胞瘤（pheochromocytoma，PHEO）指起源于肾上腺髓质嗜铬组织的神经内分泌肿瘤，可合成、分泌儿茶酚胺类激素如肾上腺素、去甲肾上腺素和多巴胺等。肾上腺髓质以外来源的嗜铬细胞瘤称为副神经节瘤（paraganglioma，PGL），也可以分泌儿茶酚胺导致临床危象，发病率约为嗜铬细胞瘤危象的 1/10，从临床特点到治疗与嗜铬细胞瘤区别并不大，下文合称为嗜铬细胞瘤。嗜铬细胞瘤是引起继发性高血压的常见病因之一，典型临床症状为高血压、头痛、心悸、大汗。当瘤体快速大量释放儿茶酚胺入血，以及机体应激创伤、应用特殊药物（如糖皮质激素、麻醉药物、β 受体阻滞剂等）、围术期肿瘤受压等情况发生时，即可诱发嗜铬细胞瘤危象，也称为儿茶酚胺危象，严重影响血流动力学稳定，造成多系统器官功能障碍。嗜铬细胞瘤危象是内分泌急危重症，起病后如不及时救治将威胁患者生命，若治疗恰当，嗜铬细胞瘤危象为可逆性。目前关于嗜铬细胞瘤危象的研究均为回顾性，嗜铬细胞瘤术后嗜铬细胞瘤危象的发病率为 7%~18%。在有儿茶酚胺分泌的嗜铬细胞瘤危象病例中，78% 同时分泌肾上腺素和去甲肾上腺素，其余单独分泌肾上腺素或去甲肾上腺素，提示不同成分的儿茶酚胺在生理反应和结局上并无显著不同。

## 二、病因与发病机制

嗜铬细胞瘤危象最常见的临床表现为高血压危象或儿茶酚胺性心肌病。持续性血压波动为嗜铬细胞瘤危象最特异的临床表现之一。血压升高考虑与肿瘤细胞反复释放儿茶酚胺、全身血管收缩有关；而全身血管收缩的同时，瘤体细胞血供减少发生缺血坏死，儿茶酚胺进一步释放，血压再次升高形成恶性循环。大量儿茶酚胺持续作用于血管，造成血管内皮细胞缺血缺氧、血管壁通透性增加，血浆大量外渗至组织，有效血容量减少，且患者大汗、呕吐、进食差造成基础血容量不足，最终导致血压显著下降，提示机体血流动力学进一步恶化，应紧急处理。

心脏也是嗜铬细胞瘤危象患者最常受累的重要脏器，除儿茶酚胺性心肌病外，部分患者还可表现为急性冠脉综合征、心肌炎、心律失常等。可能的主要机制包括：儿茶酚胺浓度升高诱发冠状动脉收缩痉挛、血小板聚集，加重冠状动脉缺血；心脏后负荷增加，增加心肌耗氧，进一步诱导心脏结构发生变化；大剂量儿茶酚胺释放可诱导心肌细胞氧自由基增加、钙超载、线粒体功能异常，加速细胞凋亡。

儿茶酚胺因收缩肺动脉使血管通透性增加，可能导致急性呼吸窘迫综合征和肺水肿，嗜铬细胞瘤危象发生时经常伴有呼吸衰竭。同时，嗜铬细胞瘤危象造成严重血压反复波动时可影响脑循环灌注，且颅内血管收缩、血小板聚集诱导微血栓形成，部分患者可能出现神经系统症状或脑血管意外。

嗜铬细胞瘤危象可导致全身多系统的功能障碍，包括心肌病、心肌梗死、心源性休克、肺水肿、急性呼吸窘迫综合征、咯血、脑卒中、椎动脉夹层、急性肾损伤、急性肝损伤、肠梗阻、肠缺血、肠穿孔、血糖异常、乳酸性酸中毒、酮症酸中毒、横纹肌溶解、血栓症、肾上腺出血等。患者体内大量炎症因子释放可能使体温升高，处于高代谢、高消耗状态，经常伴有烦躁不安、营养不良等。

## 三、临床表现

嗜铬细胞瘤危象发生时儿茶酚胺短时间内进入血液循环，引发血压急剧升高等临床症状，可分为以下类型。

1）**高血压危象**　患者血压急剧升高，收缩压可达 250~300mmHg，舒张压可达 180~210mmHg，并伴有剧烈的头痛、大汗、恶心、呕吐、视力模糊，甚至昏迷等。

2）**高血压与低血压危象交替发作**　患者的血压在短时间内出现高低反复性交替变化，导致相关临床症状，如心动过速、面色苍白、四肢厥冷等；并有发作性直立性低血压，当患者由卧位或蹲位急速起立时血压骤然下降，伴有头晕、乏力等症状。

3）**儿茶酚胺心脏急症**　主要表现为急性左心衰竭和肺水肿，并可以出现心律失常，如频发性室性期前收缩、室性心动过速甚至心室颤动、阿 – 斯综合征等。

4）**糖尿病酮症**　患者血糖水平增高，尿酮体检查阳性，严重的患者甚至出现酮症性酸中毒。

# 四、诊断与鉴别诊断

任何患者若存在原因未明的休克或左心衰竭、多器官功能衰竭、高血压危象或乳酸性酸中毒合并发热，都应考虑到嗜铬细胞瘤危象。

## （一）诊　断

### 1. 定性诊断

初步检查应包括血、尿儿茶酚胺和 3- 甲氧基肾上腺素。临床实际工作中因儿茶酚胺具有很强的波动性，影响了检测结果的灵敏度和特异性，从而很难统一定义实验室指标的正常范围。在临床实践中，患者送检的标本检测值通常非常高，在报道的一个文献系列中，儿茶酚胺的平均浓度是正常值上限的 23 倍。此外，在严重心力衰竭患者中儿茶酚胺可出现假阳性，这与药物干扰因素有关。若病情允许，应立即进行儿茶酚胺和肾上腺素的检测，快速分析尿液样品，尽可能避免检测延迟。

近年来新的研究发现，尽管儿茶酚胺释放呈波动性，但其在肿瘤内部的代谢是持续不断的，儿茶酚胺代谢产物甲氧基肾上腺素类物质持续释放入血，且具有较高的诊断灵敏度和特异性，分别为 99% 和 89%；24h 尿甲氧基肾上腺素测定较血中水平测定诊断的灵敏度及特异性稍低，分别

为 97% 和 69%。因此，对于嗜铬细胞瘤危象的诊断，目前主张检查血或 24h 尿甲氧基肾上腺素及甲氧基去甲肾上腺素浓度。

### 2. 定位诊断

CT 和 MRI 是临床上诊断嗜铬细胞瘤危象常用的影像学定位方法。在 CT 增强扫描中，嗜铬细胞瘤可呈明显强化，肿瘤内可有坏死囊性变、钙化及出血等。在 MRI 上表现为 T2 期高信号，呈"灯泡征"表现。

嗜铬细胞瘤危象经治疗后缓解、患者脱离危重状态后，[123]I– 间碘苄胍（[123]I-MIBG）功能显像诊断可进一步协助嗜铬细胞瘤的定位诊断。[131]I 半衰期约为 8d，可被甲状腺吸收，具有放射性而损害甲状腺功能；而 [123]I 的半衰期仅 13h，对人体损伤小。对于无法行手术治疗的转移性嗜铬细胞瘤，[123]I-MIBG 显像阳性的患者可应用 [131]I-MIBG 进行内放射治疗。

另外，转移性嗜铬细胞瘤的定位诊断还可选用 [18]F- 脱氧葡萄糖 （[18]F-FDG）PET，灵敏度优于 [123]I-MIBG 功能显像。

### 3. 基因诊断

对于发病年龄较轻、多部位、复发性及有家族史的嗜铬细胞瘤患者进行基因检测很有意义，常可发现相关易感基因突变，研究发现有 1/3 的患者存在基因突变。

嗜铬细胞瘤易感基因分为两大类：第一类涉及缺氧途径，第二类涉及激酶信号途径。第一类有三羧酸循环酶相关基因如琥珀酸脱氢酶家族基因（*SDHA*、*SDHB*、*SDHC*、*SDHD*、*SDHAF2*），延胡索酸水解酶、苹果酸脱氢酶和异柠檬酸脱氢酶基因，还有缺氧诱导因子 1、低氧诱导因子 2α、von Hipper-Lindau（VHL）肿瘤抑制基因等。第二类包括 *RET* 原癌基因、神经纤维瘤蛋白基因、跨膜蛋白 127 基因、*H-Ras* 原癌基因和 *ATRX* 染色质重构蛋白基因。

有研究认为，最适当的评估标准应该是指休克、持续性低血压和由儿茶酚胺过量分泌引起的多器官功能障碍。嗜铬细胞瘤危象可以分为两类：A 型危象为没有持续低血压的局限性危象，其血流动力学不稳定，伴有一个或多个器官的严重功能损伤或障碍；B 型危象为具有持续低血压、休

克和多器官功能障碍的严重危象。在危象过程中可能从 A 型进展到 B 型，出现该进展可能的原因有心功能障碍、低血容量、肿瘤破裂出血坏死等。

## （二）鉴别诊断

嗜铬细胞瘤危象因临床表现多样，常易与其他急症混淆造成误诊。

**1）急性冠脉综合征 / 心肌梗死** 患者也可出现胸痛、气促、心电图缺血改变及肌钙蛋白增高、急性左心衰竭等症状，但无影像学特征表现等。

**2）心肌病 / 心源性休克** 患者常出现肌钙蛋

白增高、急性左心衰竭、射血分数减低等与嗜铬细胞瘤危象重合的症状。

**3）感染性休克或伴脓毒血症** 可出现发热和多器官功能衰竭。

**4）子痫前期或羊水栓塞** 患者可出现妊娠期高血压危象，结合妊娠可进行鉴别诊断。

肿瘤全切术是嗜铬细胞瘤危象患者最有效的根本治疗措施。但在麻醉及术中可能诱发儿茶酚胺大量释放入血，人为诱发类似嗜铬细胞瘤危象等不良反应，因此术前应做好预防措施。在补液及药物治疗的同时还需监测血压等体征。

（贾 佳）

# 第 7 节　类癌综合征

## 一、概　述

### （一）定　义

类癌是指发生在胃、小肠、阑尾、直肠、肺、胰腺、胆管、卵巢、睾丸等部位的，分化好或中等分化的低度恶性的神经内分泌肿瘤，以消化道为主，占 85% 左右。类癌可发生于任何年龄，以 40~60 岁多见，发病率低，为（1~4）/10 万。其临床、组织化学和生化特征可因其发生部位而异。类癌生长缓慢，一般预后较好，但可出现淋巴结转移和肝转移。多数肝转移患者常伴有类癌综合征（carcinoid syndrome）。

类癌综合征是由神经内分泌肿瘤分泌的多种肽类和胺类激素如组织胺、激肽、5- 羟色胺（5-HT）、前列腺素等进入体循环，当浓度达到一定水平时，所引起的发作性腹痛、腹泻、皮肤潮红、心脏瓣膜病、毛细血管扩张、喘息、糙皮病等临床表现的综合征，严重时可出现威胁生命的类癌危象。类癌综合征多发生于前肠和中肠的神经内分泌肿瘤，尤其在肿瘤出现肝转移后，所分泌的

激素不能被肝脏灭活而大量进入体循环，从而导致各种激素相关症状。

### （二）历史沿革

神经内分泌肿瘤是起源于不同神经内分泌器官或细胞的一组异质性肿瘤。对神经内分泌肿瘤的认识和命名较为纷杂，最先从类癌开始。

1907 年，Oberndorfer 提出"类癌"术语，定义是：在肠道有一些类似癌的上皮性肿瘤，结构相对单一，生物学上侵袭性不如癌。神经内分泌肿瘤是一个谱系，如胃内分泌细胞增生—异型增生—胃类癌（高分化）—不典型类癌（中分化）—神经内分泌癌（低分化），存在着组织学由高到低，生物学行为由良性到恶性的各个阶段。

1980 年，WHO 肿瘤病理学及遗传学分类指出："类癌"用于指大部分的神经内分泌肿瘤（除胰腺和甲状腺神经内分泌肿瘤、副神经节瘤、小细胞肺癌和皮肤的 Merkel 细胞瘤）。类癌可分为：肠嗜铬细胞类癌（EC 细胞）、胃泌素细胞类癌（G 细胞）、其他非特异性类癌等。

2000 年版 WHO 肿瘤病理学及遗传学分类使

用了"神经内分泌瘤"和"神经内分泌癌"术语，但未完全抛弃"类癌"这一术语。分化良好的神经内分泌瘤：具有良性生物学行为或不确定的恶性潜能；分化良好的神经内分泌癌：低度恶性特征；分化差（常为小细胞）的神经内分泌癌：高度恶性特征。

2010 年版 WHO 肿瘤病理学及遗传学分类首次应用 Neuroendocrine neoplasm（NEN），中文译为"神经内分泌肿瘤"。主要分为：神经内分泌瘤（NET）G1（类癌）、神经内分泌瘤（NET）G2、神经内分泌癌（NEC）（大细胞癌或小细胞癌）、混合性腺神经内分泌癌（MANEC）、增殖或癌前病变。

既往神经内分泌肿瘤的病理学分类，在不同的器官系统中根据特定的部位使用不同的术语及标准，极易在病理医生诊断及临床医生治疗之间产生歧义。2017 年 11 月在国际癌症研究机构举行的共识会议上形成新的分类建议，2018 年 WHO 发布了神经内分泌肿瘤的新分类，主要特点是区分分化好的神经内分泌瘤和分化差的神经内分泌癌，这种分类方法基于特定解剖部位的遗传学证据以及临床、流行病学、组织学和预后差异等（表 9-7-1）。在不同解剖学部位使用统一的神经内分泌肿瘤分类框架，能够有效减少目前临床上存在的不一致性和歧义。新版分类中，分别对不同部位或器官来源的神经内分泌肿瘤做了分级描述。

## （三）分　型

类癌的组织学结构特点为瘤细胞的排列呈多样化，Soga 等根据排列方式分为 5 型。

A 型：类癌细胞聚成结节性之实性巢团，细胞大致呈圆形，排列不规则，呈索状侵入周围。多见于起源于中肠系统的类癌，是最典型的一型。

B 型：瘤细胞呈索状结构，排列成一层，如壳状，细胞核在周边部分，排列整齐如栅栏状或条带状，多见于起源于前肠系统的类癌。

C 型：多见于起源于后肠系统的类癌，方形细胞排列成腺体，但其中无空腔或呈玫瑰花形。

D 型：多见于起源于后肠系统的类癌，瘤细胞形状不规则，排列不规则，成大片髓样结构。

E 型：为上述 4 型的混合型。

表 9-7-2 列举了消化道类癌的发生部位、分型及特点。

# 二、病因与发病机制

类癌细胞可产生多种有生物活性的物质，其中最主要的是 5-羟色胺、缓激肽、组胺及前列腺素等。

5-羟色胺来源于食物中的色氨酸。在正常情况下，色氨酸有 99% 被机体利用，形成烟酸或烟酰胺，只有 1% 被利用生成 5-羟色胺。在发生神经内分泌肿瘤后，食物中的色氨酸有 60% 在神经内分泌肿瘤细胞中转变为 5-羟色胺，因此在神经内分泌肿瘤患者血液中 5-羟色胺明显增加。由色

**表 9-7-1　WHO 神经内分泌肿瘤新分类**

| 分化 | 级别 | 胃肠神经内分泌肿瘤（除外胰腺） | 胰腺神经内分泌肿瘤 | 肺和胸腺神经内分泌肿瘤 |
|---|---|---|---|---|
| 高分化 | 低级别（G1） | <2 核分裂象 /10HPF 和（或）Ki67 指数 < 3% | <2 核分裂象 /10HPF 和 Ki67 指数 <3% | <2 核分裂象 /10HPF 和无坏死 |
| | 中级别（G2） | 2~20 核分裂象 /10HPF 和（或）Ki67 指数 3%~20% | 2~20 核分裂象 /10HPF 或 Ki67 指数 3%~20% | 2~20 核分裂象 /10HPF 和（或）局灶坏死 |
| | 高级别（G3） | | >20 核分裂象 /10HPF 或 Ki67 指数 >20%* | |
| 低分化 | 高级别（G3） | >20 核分裂象 /10HPF 和（或）Ki67 指数 >20% | >20 核分裂象 /10HPF 或 Ki67 指数 >20% | >10 核分裂象 /10HPF |

HPF：高倍视野；*高增殖活性的神经内分泌瘤，分化良好，与分化差的 G3 级神经内分泌癌在治疗和预后上有明显区别，多见于胰腺

表 9-7-2　消化道类癌的发生部位、分型及特点

| 分型 | 前肠型 | 中肠型 | 后肠型 |
| --- | --- | --- | --- |
| 组织学 | 细胞呈索状、结节状假腺管状排列 | 细胞排列呈实质性巢状 | 混杂排列，倾向于索状排列 |
| 发生部位 | 支气管、胃、胰腺 | 十二指肠至横结肠 | 降结肠至直肠 |
| 嗜银性 | + | + | - |
| 肿瘤细胞内的 5- 羟色胺（5-HT） | 低 | 高 | 无 |
| 组织胺 | 存在 | 无 | 无 |
| 分泌颗粒 | 存在 | 存在 | 存在 |
| 类癌综合征 | 多见 | 常有 | 无 |
| 尿中 5- 羟吲哚乙酸（5-HIAA） | 高 | 高 | 无 |
| 5- 羟色氨酸（5-HTP）分泌 | 常有 | 罕有 | 无 |
| 骨和皮肤转移 | 常有 | 罕有 | 常见 |

氨酸形成 5- 羟色胺的过程如下：色氨酸在 5- 羟化酶的作用下，形成 5- 羟色氨酸（5-HTP），再经芳香酸脱羧酶的作用生成 5- 羟色胺；5- 羟色胺在单胺氧化酶的作用下，转变为 5- 羟吲哚乙醛，其在醛脱氢酶作用下，转变为 5- 羟吲哚乙酸（5-HIAA），此为无生物活性物质，自尿中排出。正常人血液中 5- 羟色胺为 0.1~0.2μg/mL，24h 尿中 5- 羟吲哚乙酸为 10mg 以下。在类癌综合征患者中，血内 5- 羟色胺可达 0.8μg/mL，24h 尿中 5- 羟吲哚乙酸可高达 100~300mg。5- 羟色胺的主要作用是使血管扩张、支气管平滑肌痉挛、胃肠道蠕动增加。因而 5- 羟色胺增多可致皮肤潮红、喘息、腹痛、腹泻。此外，5- 羟色胺可刺激成纤维细胞增殖，引起心脏（主要是右心）内膜纤维化。

类癌如果无肝脏转移，很少出现类癌综合征。因为肝脏有大量的单胺氧化酶，当 5- 羟色胺经门静脉进入肝脏时，即被转变为 5- 羟吲哚乙酸而失去活性。如果有肝转移，一方面因为产生的 5- 羟色胺过多，可直接进入肝静脉而入体循环；另一方面肝脏因广泛类癌的侵犯，会使其清除 5- 羟色胺的功能下降。因此有肝转移时，常发生类癌综合征。

缓激肽是引起类癌综合征的另一种比较主要的生物活性物质。在神经内分泌肿瘤组织中有大量的血管舒缓素，这是一种蛋白水解酶，作用于激肽原，生成赖氨酸缓激肽（胰激肽），在胺肽酶的作用下，赖氨酸缓激肽转变为缓激肽。缓激肽的作用是使小动脉舒张、血压下降、心率增快、毛细血管舒张、皮肤潮红。与 5- 羟色胺所致潮红的皮肤温度不同，缓激肽引起皮肤潮红的皮肤温度不高，为冷型。此外，缓激肽还可使血管通透性增加，血浆外渗，皮肤水肿（常发生在眼睑及口唇），亦可使支气管痉挛而发生喘息。

前肠（主要是胃和支气管）神经内分泌肿瘤由于缺乏芳香酸脱羧酶，无法将 5- 羟色氨酸转化为 5- 羟色胺，因此这些肿瘤主要产生 5- 羟色氨酸、组胺和一些多肽激素，临床出现非典型类癌综合征。组胺可使皮肤潮红、喘息，同时可使胃酸增加而发生消化性溃疡。中肠神经内分泌肿瘤常常产生大量 5- 羟色胺导致典型类癌综合征，在所有类癌综合征中，由中肠神经内分泌肿瘤所导致的占 75%~90%。后肠神经内分泌肿瘤由于缺乏使色氨酸转化为 5- 羟色胺的酶，因此即使发生肝转移也很少出现类癌综合征。

## 三、临床表现

### 1. 局部症状

类癌早期缺乏特殊征象，诊断颇为困难。临床上往往被忽略或误诊为阑尾炎、克罗恩病、肠癌等疾病。其临床症状常与肿瘤的原发部位有关。

1）**食管**　吞咽困难。

2）**胃、十二指肠**　上腹胀痛，恶心、呕吐或

上消化道出血。

3）**小肠** 肠梗阻，甚至出血、穿孔。

4）**阑尾** 酷似阑尾炎。

5）**结肠** 大便习惯改变和血便。

6）**其他相关表现** 咳嗽、咯血及胸痛等。

**2. 类癌综合征**

类癌综合征少见（约 4%），表现多种多样，变化多端，其中皮肤潮红是最常见的症状（表9-7-3）。

表 9-7-3 类癌综合征的皮肤潮红

| 类型 | 主要部位 | 特征 |
| --- | --- | --- |
| Ⅰ型 | 面颈胸背部 | 弥漫性，红斑性，每次 5~10min |
| Ⅱ型 | 面颈胸背部 | 紫色潮红，面部皮肤可发绀，持续时间较长 |
| Ⅲ型 | 面颈胸背部 | 与Ⅰ型相似，每次持续时间数小时到数周，多系支气管类癌 |
| Ⅳ型 | 颈根部 | 鲜红，多与胃类癌有关 |

1）**胃肠症状** 腹痛、腹泻，见于 68%~84% 的患者，多数同时具有皮肤发作性潮红，仅 15% 的患者无潮红症状。

2）**呼吸道症状** 支气管痉挛引发哮喘，禁用肾上腺素治疗。

3）**心血管症状** 心脏瓣膜疾病，临床上以三尖瓣关闭不全和肺动脉瓣狭窄较为多见，容易引起右心衰竭，为类癌患者的主要死因。

4）**其他** 90% 以上患者会发生肝转移，常常有肝大的体征。在后期出现关节病，表现为关节部位僵硬，活动时疼痛，X 线片可见指间关节受侵蚀，指骨内多处囊肿样透亮区，指间关节及掌指关节的近关节区骨质疏松。

# 四、诊断与鉴别诊断

## （一）诊　断

### 1. 症　状

临床上有潮红，腹泻、腹痛、消化不良、脂肪泻，气喘，溃疡，低血糖，皮肤病（风疹、糙皮病、咖啡牛奶斑）。

### 2. 生化检查

包括尿 5- 羟吲哚乙酸、5- 羟色胺，尿中分离

的间甲肾上腺素，血液血清素、降钙素、胰抑素、铬粒素 A（CgA）、胰岛素、胰多肽（PP）、催乳素、神经节苷脂（GA）、胃泌素、胰高血糖素、胰岛素样生长因子 2（IGF-2）、甲状旁腺素相关蛋白（PTHrp）、类胰蛋白酶、组胺、Ⅰ型胶原交联氨基末端肽（NTx）、骨碱性磷酸酶等，具体参见表 9-7-4 和表 9-7-5。

类癌综合征患者特异性升高的生物标志物为血、尿 5- 羟吲哚乙酸和血 5- 羟色胺。在前肠神经内分泌肿瘤中，因缺乏芳香酸脱羧酶所以血中 5- 羟色胺浓度常常不高。类癌综合征患者 24h 尿中 5- 羟吲哚乙酸通常大于 50mg。24h 尿 5- 羟吲哚乙酸排出量波动很大，且受食物影响，如进食马铃薯、香蕉、菠萝后，尿中 5- 羟吲哚乙酸排出量增加，因此需要反复多次验尿（至少 2 个 24h），且要禁食上述食物 24h 后所得结果才较为可靠。

此外，目前用于诊断神经内分泌肿瘤的通用生物标志物铬粒素 A（CgA）也可用于类癌综合征的辅助诊断。CgA 存在于大部分神经内分泌肿瘤细胞的大分泌颗粒基质中，与肽类或胺类激素共同释放，它还是血管生成抑制因子、胰抑素等几种功能肽的前体，是目前公认最有价值的神经内分泌肿瘤（无论是功能性还是非功能性）的"通用"标志物。血清或血浆 CgA 升高对神经内分泌肿瘤诊断的灵敏度和特异性在 70%~100%。

对于临床高度怀疑类癌而生化检查阴性或可疑的病例，可进行激发试验以协助和验证临床诊断，目前常用的主要方法包括：五肽胃泌素刺激试验、乙醇激发试验和儿茶酚胺激发试验。

### 3. 基因检测

包括原癌基因（RET），希佩尔 - 林道综合征（VHL）基因，MEN-I 琥珀酸脱氢酶（B、C、D）基因等。

### 4. 肿瘤定位

小肠摄影、超声内镜、CT、MRI、正电子发射成像（PET）、生长抑素受体显像（somatostatin receptor scintigraphy，SRS）等均可用于肿瘤的定位诊断。内镜主要用于食管和胃肠道神经内分泌肿瘤的检查。超声内镜对于胰腺、十二指肠和胃的神经内分泌肿瘤定位具有独特优势，其诊

表 9-7-4　与类癌综合征临床表现相关的活性物质

| | 临床表现 | 5-羟色胺 | 5-羟色氨酸 | 组胺 | 儿茶酚胺 | 缓激肽 | 激肽释放酶 | 前列腺素 |
|---|---|---|---|---|---|---|---|---|
| 皮肤 | 潮红：紫红色 | + | | | ++ | ++ | ++ | ++ |
| | 　　　鲜红色 | | + | ++ | | | | |
| | 糙皮病样症状 | ++ | ± | | | | | |
| | 毛细血管扩张 | | | | | ++ | + | |
| | 出汗 | + | | | | | | |
| | 水肿 | ++ | | | | ++ | + | |
| 消化系统 | 消化性溃疡 | + | ± | + | | | | |
| | 腹泻 | ++ | ++ | | | | | ++ |
| | 肠蠕动亢进 | ++ | | | | + | + | + |
| | 腹痛 | ++ | | | | + | + | |
| 心血管 | 瓣膜病变 | ++ | ++ | | | ++ | + | |
| | 血压变化 | ++ | | | | ++ | | + |
| | 少尿 | + | | | | | | |
| 其他 | 哮喘性发作 | + | | ++ | | + | + | ++ |
| | 关节痛 | ++ | ++ | | | + | | |
| | 软组织纤维化 | ++ | | | | | | |
| | 性格精神变化 | ++ | | | | | | |

表 9-7-5　类癌常用生化检查

| 项目 | 正常 | 类癌综合征 |
|---|---|---|
| 血 5-羟色胺 | 0.1~0.3μg/mL | 0.5~3.0μg/mL |
| 血 5-羟吲哚乙酸 | 0.1~0.2μg/mL | 0.2~0.8μg/mL |
| 尿 5-羟吲哚乙酸 | 2~10mg/24h | >50mg/24h |
| 尿色层分析 | 5-羟吲哚乙酸 | 5-羟色氨酸，5-羟色胺，5-羟吲哚乙酸 |
| 尿组胺 | 23~90μg/24h | 4.5mg/24h |

断灵敏度达 80%~90%。SRS 是灵敏度和特异性均较高的神经内分泌肿瘤定位诊断技术。由于 55%~95% 的神经内分泌肿瘤细胞表面表达生长抑素受体（somatostatin receptor，SSTR），特别是 SSTR2 和 SSTR5，可以与生长抑素类似物如奥曲肽（Octreotide）特异性结合，SRS 就是将适当的放射性核素标记的生长抑素类似物引入体内，与肿瘤表面的受体特异性结合使肿瘤显像，从而进行肿瘤病灶及转移病灶定位的诊断技术。此外，

SRS 还可用于预测肿瘤对生长抑素类似物和核素治疗的敏感性。SRS 对神经内分泌肿瘤诊断的灵敏度在 60%~100%。PET/CT 是一种功能性显像技术，能反映肿瘤的代谢情况。常用的示踪剂 $^{18}$F- 脱氧葡萄糖（$^{18}$F-FDG）仅对低分化高增殖的神经内分泌肿瘤敏感。利用特殊的示踪剂，如 $^{11}$C-5-羟色胺，可大幅提高 PET/CT 对神经内分泌肿瘤诊断的特异性和灵敏度，特别是直径比较小的肿瘤。

### 5. 病理学诊断

#### 1）必选检测

（1）神经内分泌标志物的免疫染色：

·突触素：一种突触囊泡（小的清亮囊泡，直径 40~80nm）膜蛋白，在所有正常的和发生肿瘤的神经内分泌细胞中均可出现，在神经内分泌肿瘤中广泛表达。

·铬粒素 A（CgA）：是一种位于基质中大分泌颗粒（>80nm）中的蛋白。与突触素不同，其在肿瘤细胞的胞浆中呈不均匀表达甚至不表达，其表达取决于细胞的类型和细胞中分泌颗粒的数量。直肠神经内分泌肿瘤中常缺乏表达，在大多

数具有大量分泌颗粒的分化良好的神经内分泌肿瘤中呈强阳性。

（2）增殖标志物的免疫染色：Ki67/MIB1 是一种在细胞核中表达的具有细胞周期依赖性的标志物，用于区分肿瘤细胞分化增殖的程度。遵循 WHO 分级区分分化良好和分化差的神经内分泌肿瘤，或通过每高倍镜视野的有丝分裂数区分增殖活性。

2）可选检测　诸如胰岛素、胃泌素、5-羟色胺和其他激素的免疫染色，指导类癌综合征、原发灶不明的肝转移或伴有类癌综合征的肿瘤随访。生长抑素受体 SSTR2 免疫染色，可协助肿瘤诊断和特异性治疗。有血管侵犯者可行血管标记。

#### 6. 类癌性心脏病的诊断

在类癌综合征基础上诊断类癌性心脏病的两个关键检查是血清生物标志物 N 末端脑钠肽原（NT-pro-BNP）和经胸超声心动图。类癌性心脏病患者的 NT-pro-BNP 高于非类癌患者。其对类癌性心脏病的阴性预测值很高，可用于类癌性心脏病的筛选检查。超声心动图可对心脏的瓣膜损伤进行清楚评估，典型的超声所见是三尖瓣、肺动脉瓣及相应的瓣下结构增厚，瓣叶漂移减少，最后瓣叶回缩、固定，导致瓣膜保持在半开位置，功能上可联合出现瓣膜反流和狭窄。三尖瓣与肺动脉瓣联合受损将加重血流动力学紊乱。右心房和右心室通常扩大，右心室容量超负荷，室间隔呈现矛盾性运动，右心室功能到病程很晚才出现受损。10% 的类癌性心脏病可累及左心瓣膜。

综上，典型的临床症状、血清 5-羟色胺和尿 5-羟吲哚乙酸升高、血清铬粒素 A 升高可诊断类癌综合征，在此基础上血清 NT-pro-BNP 升高、超声心动图示典型的右心瓣膜损害可以确诊类癌性心脏病，最后通过影像学检查定位导致类癌综合征的神经内分泌肿瘤，手术或活检病理结果可获得进一步证实。

### （二）鉴别诊断

临床上，类癌患者经常被误诊为阑尾炎、克罗恩病、肠癌，或者肉瘤、肠息肉等，因此临床需要对此加以注意。在临床诊断的同时，还需要注意除外那些可以产生 5-羟色胺的其他非类癌肿瘤，如甲状腺髓样癌、燕麦细胞癌、支气管癌、肝脏肿瘤、嗜铬细胞瘤等。还需要与其他激素引发的腹泻等疾病，以及系统性肥大细胞瘤、嗜碱粒细胞性白血病、Vermer-Morrison 综合征、胃泌素瘤、神经节瘤和神经细胞瘤相鉴别。血清组织胺、血管活性肠肽（VIP）、胃泌素、儿茶酚胺的测定有助于对疾病的诊断和鉴别诊断，除胃泌素瘤以外，其他的疾病血清中 5-羟色胺和 5-羟吲哚乙酸均不升高。

## 五、治　疗

类癌和类癌综合征的治疗包括饮食、精神调节在内的一般性干预措施，以及外科手术、化学治疗等多种手段。

饮食上应避免饮酒和富含色氨酸的食物，牛奶制品和蛋类可以引发皮肤潮红或腹泻，应避免食用。

药物治疗方面，应注意不要使用单胺氧化酶（MAO）抑制剂及乙醇。精神心理方面应避免精神紧张和体力劳累所引发的内源性肾上腺素的释放。对于引发贫血的情况，可酌情进行成分输血，多种维生素和烟酸有助于改善患者的一般情况。

### （一）手　术

类癌综合征的治疗首先是尽可能通过手术切除神经内分泌肿瘤，原则是根据肿瘤的大小、部位、有无转移决定相应的切除范围和术式。如果不能根治性切除，可以通过减瘤术或有减瘤效应的介入术来达到减轻症状的目的。无法手术的患者，可以选择肽受体介导的放射性核素治疗（peptide receptor radionuclide therapy，PRRT），也可以考虑药物治疗来控制症状，如生长抑素类似物和干扰素。外科手术可因手术本身或术前麻醉诱发类癌危象。围术期予以奥曲肽减少 5-羟色胺释放，是手术时预防类癌危象的最有效方法。此外，还应避免或尽量减少使用促进类癌综合征介质释放的药物，如阿片类药物、神经肌肉松弛剂、多巴胺和肾上腺素类药物等。

### （二）内科治疗

可用于类癌综合征治疗的药物大致可分为以

下几类。

## 1. 对症治疗

主要药物包括：①5-羟色胺拮抗剂；②肾上腺皮质激素类药物；③α-肾上腺素能阻滞剂，如酚苄明；④H1受体阻断剂，如苯海拉明；⑤异丙肾上腺素；⑥甲基多巴；⑦复方苯乙哌啶（地芬诺酯）或复方樟脑酮；⑧色氨酸羟化酶抑制剂；⑨他莫昔芬。

## 2. 内分泌治疗

生长抑素类似物通过与神经内分泌肿瘤表面的生长抑素受体结合，抑制肿瘤细胞的激素分泌，可以较好控制类癌综合征的潮红、腹泻等症状，并有一定抗肿瘤生长的作用。生长抑素类似物也用于类癌危象和类癌性心脏病的治疗。在人类的各种肿瘤中，消化系统内分泌肿瘤的生长抑素受体密度及阳性率最高，而类癌更为突出，使用生长抑素类似物作用肯定、疗效确切。目前临床应用最多、效果最为肯定的是奥曲肽。

## 3. 干扰素

实验研究发现，干扰素对类癌细胞有直接抑制作用，对5-羟色胺合成中的一些关键酶也有抑制作用。干扰素可以与神经内分泌肿瘤表面的干扰素受体结合，通过一系列信号通路的激活，抑制激素的合成或导致激素降解。干扰素对大约40%的类癌综合征患者有效，其对潮红症状的缓解优于腹泻，但不能用于类癌危象和类癌性心脏病的治疗。

因此干扰素主要用于类癌综合征的二线治疗。

## 4. 其他治疗

**1）化疗** 类癌对化疗中度敏感，但对于类癌而言，其发生及进展缓慢，多数化疗的效果不甚明显。在早期病例中，除非临床症状极其严重并直接影响了患者的生活，一般不主张采用积极的多疗程化疗。

**2）放疗** 放疗对类癌疗效不佳，一般不予考虑，仅在肝转移时酌情应用。

**3）肝动脉化疗和（或）栓塞术** 对于肝脏肿瘤，其肿瘤的供血主要来自肝动脉，占90%~95%，而门静脉的供血仅占5%~10%。即使是经过门静脉途径转移到肝脏的转移肿瘤，其肿瘤的供血血管依然符合上述形式，因此介入治疗的方法也适用于类癌肝转移。

**4）类癌危象的治疗** 类癌危象属于肿瘤急症，病情进展急骤，甚至可危及生命。奥曲肽治疗类癌危象具有较为肯定的疗效，其他治疗包括输液、补充电解质，使用升压药物、皮质激素、抑肽酶、色氨酸及5-羟色胺受体拮抗剂——酮色林（Ketanserin），但是这些措施的效果不是十分肯定。

对于类癌性心脏病，生长抑素类似物可以减轻症状，但不能逆转5-羟色胺所致的瓣膜损害，必要时需要通过外科性瓣膜置换术来改善患者的心脏功能，延长生存时间。

（刘彦芳）

# 第 8 节　高尿酸血症

## 一、概　述

### （一）定　义

高尿酸血症（hyperuricemia, HUA）是指在正常嘌呤饮食状态下，非同日两次空腹血尿酸水平男性高于416μmol/L（7mg/dL），女性高于357μmol/L（6mg/dL），即称为高尿酸血症。临床上可无症状，或有关节炎、痛风、高血压等表现。

尿酸是人类嘌呤化合物的终末代谢产物。嘌呤代谢紊乱导致高尿酸血症。本病患病率受到多种因素的影响，与遗传、性别、年龄、生活方式、饮食习惯、药物治疗和经济发展程度等有关。根据近年各地高尿酸血症患病率的报道，目前我国约有高尿酸血症者 1.2 亿，约占总人口的 10%，高发年龄为中老年男性和绝经后女性，但近年来有年轻化趋势。

## （二）分　类

高尿酸血症可分为原发性高尿酸血症与继发性高尿酸血症。

### 1. 原发性高尿酸血症

（1）原因未明的分子缺陷。

（2）先天性嘌呤代谢障碍：5- 磷酸核苷酸 -1- 焦磷酸合成酶（PRPPS）活性增加，引起嘌呤合成过多，尿酸生成过多。次黄嘌呤 - 鸟嘌呤磷酸核糖转移酶（HGPRT）部分缺乏，引起 PRPPS 浓度增加，尿酸合成增多。HGPRT 完全缺乏，引起嘌呤合成增多所致的尿酸产生过多，见于 Lesch-Nyhan 综合征。以上遗传特征均为 X- 连锁。

葡萄糖 -6- 磷酸脱氢酶缺乏，引起嘌呤合成增多所导致的尿酸产生过多和肾清除尿酸减少，见于糖原贮积症 I 型，遗传特征为常染色体隐性遗传。

### 2. 继发性高尿酸血症

多种急慢性疾病如血液病或恶性肿瘤、慢性中毒、药物或高嘌呤饮食所致的血尿酸产生增多或尿酸排泄障碍均可导致高尿酸血症。恶性肿瘤引发的高尿酸血症，常并发于肿瘤细胞增殖迅速或者肿瘤的负荷过大，但对化疗、放疗尚较为敏感的肿瘤，部分患者以急性肿瘤溶解综合征的形式表现出来。

## 二、病因与发病机制

高尿酸血症是因体内尿酸生成过多和（或）排泄减少所致。

### 1. 尿酸生成增多

在低嘌呤饮食（$<17.9\mu mol/d$）超过 5d 后，尿中尿酸排出量仍大于 3.58mmol/24h，可视为尿酸生成过多。原发性机制可能是内源性尿酸生成过多，与促进尿酸生成过程中的一些酶数量与活性增加和（或）抑制尿酸生成的一些酶的数量和活性降低有关。酶的缺陷与基因变异有关，可为多基因，也可为单基因。遗传方式可分为常染色体隐性遗传、常染色体显性遗传

和性连锁遗传。

在淋巴增殖性和髓性增殖性疾患中的高尿酸血症属继发性，是由于细胞增殖旺盛，破坏增加，使核酸类的合成和降解加速；同时，应用抗癌药或放疗，致使肿瘤细胞溶解释放出大量核酸，经降解而导致尿酸增多。多发性骨髓瘤或播散性癌患者，高尿酸血症往往是由于肾排泄尿酸减少或细胞增殖旺盛，使尿酸增加，故常与肾损害同时存在。

### 2. 尿酸排泄减少

（1）肾病变：各种原因导致的尿酸经肾小球滤过减少、肾小管重吸收增加及肾小管分泌减少。

（2）药物：特别是噻嗪类利尿剂，其他药物如阿司匹林（中小剂量）、吡嗪酰胺、左旋多巴、乙胺丁醇、乙醇等也可减少尿酸的排泄。

（3）体内有机酸增加：如酮酸、乳酸可竞争性抑制肾小管的尿酸分泌。

## 三、临床表现

无症状高尿酸血症指患者仅有高尿酸血症而无关节炎、痛风石、尿酸结石等临床症状。发病率在成年男性占 5%~7%。患者不曾有过痛风关节炎发作，只是查体时偶然发现血中尿酸值偏高。

### 1. 痛　风

高尿酸血症是痛风的发病基础，但不足以导致痛风，只有尿酸盐在机体组织中沉积下来造成损害才出现痛风。血尿酸水平越高，未来发生痛风的可能性越大。急性痛风性关节炎发作时血尿酸水平不一定都升高。

### 2. 高血压

多个流行病学研究证实，血尿酸是高血压发病的独立危险因素，血尿酸水平每增高 $59.5\mu mol/L$（1mg/dL），高血压发病相对危险增加 25%。临床研究发现，原发性高血压患者 90% 合并高尿酸血症，而继发性高血压患者只有 30% 合并高尿酸血症，提示高尿酸血症与原发性高血压有因果关系。

### 3. 糖尿病

长期高尿酸血症可破坏胰腺 β 细胞功能而诱发糖尿病，且有研究证实，长期高尿酸血症与糖耐量异常和糖尿病发病具有因果关系。

## 4. 高甘油三酯血症

国内外的流行病学资料一致显示，血尿酸和甘油三酯之间有相关性。关于尿酸及甘油三酯关系的一项前瞻性队列研究发现，基础甘油三酯水平是未来高尿酸血症的独立预测因素。

## 5. 代谢综合征

代谢综合征的病理生理基础是高胰岛素血症和胰岛素抵抗。胰岛素抵抗使糖酵解过程及游离脂肪酸代谢过程中血尿酸生成增加，同时通过增加肾脏对尿酸的重吸收直接导致高尿酸血症。代谢综合征患者中 70% 同时合并高尿酸血症。

## 6. 冠心病

有研究显示，无论性别，高尿酸是普通人群冠心病死亡的独立危险因素。血尿酸每升高 $59.5\mu mol/L$，死亡危险性在男性增加 48%，女性增加 126%。血尿酸 $>357\mu mol/L$ 是冠心病的独立危险因素，血尿酸 $>416\mu mol/L$ 是脑卒中的独立危险因素。

## 7. 肾脏损害

尿酸与肾脏疾病关系密切。除尿酸结晶沉积导致肾小动脉和慢性间质炎症使肾损害加重以外，许多流行病学调查和动物研究显示，尿酸可直接使肾小球入球小动脉发生微血管病变，导致慢性肾脏疾病。

**1）急性尿酸性肾病** 临床上主要表现为少尿、无尿、血尿、恶心、呕吐、腰部疼痛，以及血中尿素氮（BUN）和非蛋白氮（NPN）明显增高等一系列急性肾功能不全的表现。

**2）尿酸性结石** 对于长期高尿酸血症的患者，尿酸经过肾脏相对持续性的排出增多，尿酸在肾盂、肾锥体和肾乳头沉积成为结石，可引发相关的疼痛、肾绞痛、血尿，较小的结石可从尿液中排出，尿液中可以发现鱼子样沙粒，显微镜下呈现为双折光的尿酸结晶。并发的感染性疾病主要为肾盂肾炎，长期可出现肾脏萎缩。

**3）慢性尿酸性肾病** 长期持续的高尿酸血症，尿酸盐结晶可在肾实质中沉淀而引发轻度的肾功能不全，这是一种持续性、渐进性、进展性的肾脏疾病。临床上可出现轻度到中度的蛋白尿，有或无镜下血尿，肾功能可以正常，有时也可出现高血压和肾脏硬化，最终可导致肾功能不全。

然而，此种情况在恶性肿瘤患者中不常见。

# 四、诊断与鉴别诊断

## （一）诊　断

### 1. 高尿酸血症的诊断标准

正常嘌呤饮食状态下，非同日两次空腹血尿酸水平男性 $>416\mu mol/L$、女性 $>357\mu mol/L$，称为高尿酸血症。每日尿尿酸排泄量超过 700mg（正常饮食 24h 尿酸排泄量应小于 600mg）称高尿酸尿症。尿中发现尿酸结晶对诊断很有帮助。

### 2. 高尿酸血症的分型诊断

分型诊断有助于发现高尿酸血症的病因，以便于针对性治疗。高尿酸血症患者低嘌呤饮食 5d 后，留取 24h 尿检测尿酸水平。

（1）尿酸排泄不良型：尿酸排泄少于 $2.86\mu mol/（kg\cdot h）$，尿酸清除率 $<6.2mL/min$。

（2）尿酸生成过多型：尿酸排泄大于 $3\mu mol/（kg\cdot h）$，尿酸清除率 $\geqslant 6.2mL/min$。

（3）混合型：尿酸排泄超过 $3\mu mol/（kg\cdot h）$，尿酸清除率 $<6.2mL/min$。

考虑到肾功能对尿酸排泄的影响，以肌酐清除率校正，根据尿酸清除率 / 肌酐清除率比值对高尿酸血症分型如下：$>10\%$ 为尿酸生成过多型，$<5\%$ 为尿酸排泄不良型，$5\%\sim10\%$ 为混合型。

## （二）鉴别诊断

鉴别诊断主要是区别原发性痛风和其他疾病导致的高尿酸血症。

### 1. 原发性痛风

原发性痛风的自然病程及临床表现大致可分为：①无症状高尿酸血症，仅有血清尿酸盐浓度的增高而无临床症状；②急性痛风性关节炎发作期，典型发作起病急骤，疼痛剧烈；③痛风发作间歇期，痛风发作持续数天至数周可自然缓解，关节活动可恢复；④慢性痛风石性关节炎，有时症状不甚典型，故凡中年以上男性，突然发生趾、跖、踝、膝等处单关节红肿疼痛，伴有血尿酸增高，即应考虑痛风可能，滑囊液检查找到尿酸结晶可确定诊断；⑤肾功能损害。

## 2. 其他疾病

红细胞增多症等骨髓增生性疾病可引发急性或慢性高尿酸血症。对化疗、放疗敏感的实体瘤治疗后可发生高尿酸血症，以往有肾损害的患者最为危险。高尿酸血症也可能是某些药物的副作用，如利尿药物（如噻嗪类、呋塞米）、抗结核病药（如吡嗪酰胺、乙胺丁醇）和抗肿瘤药物（如噻唑呋林）等。有些肿瘤（如肺癌、胃癌等）可发生不伴有骨转移的骨、关节病损，它可在恶性肿瘤临床征象已明确时出现，也可早于肿瘤临床征象之前数周乃至数月出现骨、关节疼痛，但血尿酸不一定增高。鉴别诊断主要是提高警惕、仔细询问病史、详尽的体格检查，必要的实验室与器械检查也可以避免误诊。

# 五、治　疗

高尿酸血症的治疗主要包括预防性治疗和针对性治疗。所有无症状高尿酸血症患者均需进行治疗性生活方式改变，尽可能避免用使血尿酸升高的药物。无症状高尿酸血症合并心血管危险因素或心血管疾病时（高血压、糖耐量异常或糖尿病、高脂血症、冠心病、脑卒中、心力衰竭或肾功能异常），血尿酸值 $>476\mu mol/L$（8mg/dL）给予药物治疗；无心血管危险因素或心血管疾病的高尿酸血症，血尿酸值 $>535\mu mol/L$（9mg/dL）给予药物治疗。具体治疗如下。

## 1. 改善生活方式

包括健康饮食、戒烟、坚持运动和控制体重。

1）**健康饮食**　已有痛风、高尿酸血症、心血管代谢性危险因素及中老年人群，饮食应以低嘌呤食物为主，严格控制肉类、海鲜和动物内脏等食物摄入。

2）**多饮水**　每日饮水量保证尿量在 1500mL 以上，戒烟，禁啤酒和白酒，红酒适量。

3）**坚持运动，控制体重**　每日中等强度运动30min 以上，肥胖者应减体重，使体重控制在正常范围。

## 2. 碱化尿液

使尿 pH 维持在 6.2~6.9。

## 3. 避免用使血尿酸升高的药物

如利尿剂（尤其是噻嗪类）、皮质激素、胰岛素、环孢素、他克莫司、吡嗪酰胺、烟酸等。对于需服用利尿剂且合并高尿酸血症的患者，首选非噻嗪类利尿剂，同时碱化尿液、多饮水，保持每日尿量在 2000mL 以上。对于高血压合并高尿酸血症患者，首选噻嗪类利尿剂以外的降压药。有指征服用小剂量阿司匹林的高尿酸血症患者建议碱化尿液、多饮水。

## 4. 降尿酸药物

1）**增加尿酸排泄的药物**　①苯溴马隆可用于轻中度肾功能不全的高尿酸血症患者。肌酐清除率为 45~60mL/min 的成人每日 50mg；肌酐清除率 $>60mL/min$ 的成人每日 50~100mg。副作用为尿酸结石、肝肾结石。②丙磺舒、磺吡酮只能用于肾功能正常者，肝损害较多见。

2）**辅助降尿酸药**　如氯沙坦、非诺贝特。

## 5. 积极治疗与血尿酸相关的代谢性危险因素

积极控制高尿酸血症相关的心血管危险因素，如高脂血症、高血压、高血糖、肥胖及吸烟，这些应作为高尿酸血症治疗的重要组成部分。

在化疗或放疗开始之前，肿瘤患者应该根据实际情况做到严格禁止、尽可能避免或减少使用升高血清尿酸盐或产生酸性尿的药物；治疗前应完善诊治相关性常规检查，包括肝功能、肾功能、血清电解质及尿酸；对有危险的病例或使用大剂量顺铂的患者，需要提前充分水化；腹部肿块较大的患者，尽可能进行手术切除或最大限度的减瘤术、减灭术；还可以预防性使用别嘌呤醇。

（刘彦芳）

# 第 9 节　肿瘤溶解综合征

## 一、概　述

### （一）定　义

肿瘤溶解综合征（tumor lysis syndrome，TLS）是指肿瘤细胞内容物释放进入细胞外间隙所产生的继发性代谢紊乱综合征。急剧进展的高磷酸盐血症、高尿酸血症和高钾血症可导致急性肾衰竭和心脏毒性，高磷酸血症还会诱发低钙血症。

肿瘤溶解综合征可发生于任何肿瘤细胞增殖速度快及治疗后肿瘤细胞大量死亡的患者。通常见于急性白血病和伯基特（Burkitt）淋巴瘤等快速生长的造血系统恶性肿瘤；也可见于实体瘤，如小细胞肺癌、生殖细胞恶性肿瘤、原发性肝癌等，但发生率低。溶瘤现象可以自然发生，但更多见于这类疾病初始抗肿瘤治疗后的 6~72h，也有应用靶向治疗后很快发生肿瘤溶解综合征的个案报道。肿瘤溶解综合征多继发于细胞毒药物治疗后，也可发生在栓塞、放疗或类固醇皮质激素治疗后。有学者对肿瘤溶解综合征的实验室检查和临床做出定义及分级，但目前尚未获得广泛认可。美国国立癌症研究所的常见毒性标准 4.0 版将肿瘤溶解综合征分为存在（3 级）、威胁生命（4 级）、死亡（5 级）等级别。

肿瘤溶解综合征具有以下特征：高尿酸血症、高钾血症、高磷血症而导致的低钙血症等代谢异常，少数严重者还可发生急性肾衰竭、严重的心律失常如室速和室颤、弥散性血管内凝血（DIC）。临床医生应判断出肿瘤溶解综合征的高危患者，加强预防和监测，一旦发现立即开始治疗。

### （二）发病率和危险因素

肿瘤溶解综合征的危险因素包括肿瘤相关危险因素和患者特异性危险因素两方面。肿瘤相关危险因素包括肿瘤负荷大、增殖快和对治疗高度敏感。尽管为数不少的患者都有肿瘤细胞溶解的相关实验室改变，但伴有临床表现的肿瘤溶解综合征 30% 发生在 Burkitt 淋巴瘤 / 急性 B 淋巴细胞白血病（B-ALL），15% 发生在急性髓细胞性白血病患者，其次见于弥漫大 B 细胞淋巴瘤、慢性淋巴细胞性白血病和多发性骨髓瘤。对于循环肿瘤细胞数量大或高肿瘤负荷的患者，美罗华单抗治疗可增加肿瘤溶解综合征的发病率。肿瘤溶解综合征很少发生于实体瘤，可见于乳腺癌和小细胞肺癌等。根据肿瘤类型，发生肿瘤溶解综合征的低、中、高危肿瘤分别为：乳腺癌、小细胞肺癌；慢性髓细胞性白血病（CML）、霍奇金淋巴瘤；高级别淋巴瘤、急性淋巴细胞白血病（ALL）、Burkitt 淋巴瘤和急性髓细胞性白血病（AML）。白细胞计数 $>50 \times 10^9/L$、原始细胞计数高、乳酸脱氢酶 $>400U/L$、广泛的骨髓侵犯、巨大肿瘤、高强度治疗等也是肿瘤溶解综合征的高危因素。

患者的合并症将增加肿瘤溶解综合征的发病率。少尿或脱水、慢性肾功能不全或完全性肾衰竭、酸性尿或原有的高尿酸血症等都是肿瘤溶解综合征的危险因素。

## 二、病因与发病机制

### 1. 嘌呤代谢机制

肿瘤溶解综合征的主要病理生理机制是核酸（嘌呤）释放、分解代谢产生尿酸，导致血浆尿酸盐浓度升高，从而引起高尿酸血症。血尿酸浓度升高超出了肾小管的排泌能力，尤其在酸性 pH 和尿量少的情况下，形成结晶而阻塞肾小管，导致尿酸性肾病、肾衰竭、尿毒症等不良后果。肾衰竭的发生与容量不足和肾自主调节功能改变有关。

### 2. 细胞内离子释放

细胞内离子（包括钾和磷）也可被释放入血。继发于肾衰竭的高钾血症引起心律失常是肿瘤溶解综合征最严重的并发症。

　　恶性肿瘤细胞会产生过多的细胞内磷并释放入血，出现高磷血症，经肾排泄，在肾小管内形成磷酸钙，进而导致低钙血症（临床表现为手足搐搦和心律失常）、转移性钙化、肾内钙化、肾钙质沉着、肾结石和尿路梗阻。

## 三、临床表现

　　肿瘤溶解综合征的发生一般在治疗后的数天内，个别患者也可发生在 48h 内。临床症状的发生程度多数与代谢的异常程度相关。可以突发高热（39~40℃），典型表现为三高一低（高钾血症、高尿酸血症、高磷酸血症和低钙血症）及肾衰竭、代谢性酸中毒。肿瘤溶解综合征的临床表现以电解质紊乱和继发的肾衰竭为特征。轻症患者可以无明显的不适感觉，轻度的高尿酸血症对急性肾功能不全的影响主要表现为少尿、厌食、恶心、呕吐、乏力等症状。随着血中尿酸水平的升高，患者的贫血加重，发生无尿、步态不稳、呼吸深大，甚至出现血压下降等影响生命体征的症状。

### 1. 高钾血症

　　钾离子主要存在于细胞内，血浆中游离钾浓度通常在 3.5~5.5mmol/L；当大量肿瘤细胞坏死崩解后，大量钾离子释放入血。高钾血症引发的主要是神经肌肉应激性下降，表现为手足感觉异常、四肢软弱无力、腱反射消失、呼吸肌麻痹等。此外，高钾血症还可诱发血压改变、心律失常（房颤甚至心脏停搏）等相关症状。当血钾水平高于 7mmol/L 后，可能出现致死性的心脏传导异常、严重的肌无力或瘫痪。

### 2. 高磷血症

　　磷酸根离子主要存在于细胞内，大量磷酸根离子与钙离子结合形成磷酸钙，磷酸钙结晶沉积在肾实质 – 肾小管内，高磷血症是导致急性肾衰竭的原因。

### 3. 低钙血症

　　由于高磷血症形成磷酸钙结晶沉淀，导致血钙降低，出现低钙血症。在患者化疗期间，只要可以除外长春碱类药物的神经毒性及不良反应，患者如感觉指端和腹部明显出现麻木和刺痛、面部肌肉和手足痉挛、手足抽搐、意识障碍，结合患

者具有肿瘤溶解综合征的高危因素，就应该在临床上高度怀疑患者发生了高磷酸血症和低钙血症。

### 4. 高尿酸血症和急性尿酸性肾病

　　尿酸是嘌呤代谢的最终产物，嘌呤代谢紊乱或肾脏排泄尿酸减少均可引起高尿酸血症。急性血尿酸增高主要发生于敏感肿瘤化疗和（或）放疗后，短时间内大量肿瘤细胞崩解，血液中核酸代谢物增高；部分高度恶性淋巴瘤和急性白血病患者，因细胞分裂增殖旺盛，核酸分解增多，偶尔也可自发发生（自发性肿瘤溶解综合征）。当血尿酸高于 892μmol/L（15mg/dL）时，就会存在急性尿酸性肾病的风险，继之发生氮质血症和尿毒症，导致急性肾衰竭。临床表现为恶心、呕吐、嗜睡、血尿、尿酸增高、肾功能不全等。

### 5. 代谢性酸中毒

　　常表现为疲乏、呼吸增快，严重者可出现恶心、呕吐、嗜睡、昏迷、氮质血症、少尿、无尿、血肌酐和尿素氮逐渐升高。

## 四、诊断与鉴别诊断

### 1. 肿瘤溶解综合征的实验室标准（Cairo-Bishop 诊断标准）

　　化疗前 3d 至化疗后 7d 内出现下列异常的 2 项或 2 项以上者：①血尿酸 ≥ 476μmol/L 或较基线增高 25% 以上；②血钾 ≥ 6mmol/L 或较基线增高 25% 以上；③血磷 ≥ 2.1mmol/L（儿童），≥ 1.45mmol/L（成人），或较基线增高 25% 以上；④血钙 ≤ 1.75mmol/L 或较基线下降 25% 以上。

### 2. 肿瘤溶解综合征的临床标准（Cairo-Bishop 诊断标准，"2+1"）：

　　肿瘤溶解综合征实验室标准成立及满足一个或多个下列条件者：血清肌酐增高（超过正常上限 1.5 倍），心律失常，猝死，急性发作。

### 3. 自发性肿瘤溶解综合征（STLS）

　　在接受化疗前出现，易出现急性肾衰竭，常见于高度恶性淋巴瘤和急性白血病。多不伴发高磷血症，因为肿瘤细胞的高代谢率虽然导致了血尿酸水平的增高，但同期释放的磷酸盐被重新摄取用于新的肿瘤细胞生长所必需的遗传物质合成过程。化疗后由于没有新的肿瘤细胞生长，磷酸盐不被重新利用，故肿瘤溶解综合征多伴发高磷

血症。

**4. 需要与肿瘤溶解综合征相鉴别的疾病**

肢体缺血或横纹肌溶解等严重创伤可能出现类似肿瘤溶解综合征的临床表现和实验室检查结果，但从临床上很容易鉴别。其他的检验异常也可能一定程度出现在肾功能不全的患者中。需与肿瘤溶解综合征鉴别的疾病有：肿瘤侵犯肾或输尿管、药物相关肾毒性、继发于其他原因的急性肾衰竭、急性肾小管坏死、败血症、酮症酸中毒或乳酸酸中毒、甲状旁腺或甲状腺疾病、贫血、肌红蛋白尿、挤压伤或肢体缺血等。

# 五、预防和治疗

## （一）预　防

对可能发生肿瘤溶解综合征的高危患者，必须评估其肿瘤溶解综合征发生的风险再决定是否延迟抗肿瘤治疗，但无论如何应在治疗前采取预防措施。任何可能引起电解质紊乱、有肾毒性或阻碍尿酸、钾排泄的药物，都应该停用。

**1. 水化和利尿**

积极的水化和利尿是最主要的预防措施，应予以患者常规维持量 2~4 倍的液体或每天 $3~6L/m^2$ 的液体量。治疗初期不建议补充含钾、钙或磷的液体。利尿药应根据患者个体情况间断或连续使用，常规选择呋塞米（呋塞米无效时可选择甘露醇），力争达到尿比重 <1.010，尿量 >150~250mL/h。因碱性环境影响尿酸前体溶解度，因此不推荐碱化尿液。

**2. 别嘌呤醇**

别嘌呤醇可以减少尿酸产生，降低尿酸相关尿路梗阻风险的发生，但对已形成的尿酸无作用。标准剂量 200~400mg/（$m^2$·d），最大 800mg/d，通常给予 300mg/d，用于预防中低危肿瘤溶解综合征的发生，预防过程中如果生化或临床指标恶化可增加剂量，但最好是转为拉布立酶治疗。别嘌呤醇的剂量需根据肾功能调整，化疗开始后至少要服用 7d。

**3. 拉布立酶**

拉布立酶是基因重组尿酸氧化酶，可将尿酸转化为尿囊素。主要用于高危肿瘤溶解综合征的

预防，但不适用于葡萄糖 - 6- 磷酸脱氢酶缺乏者。剂量为 0.2mg/（kg·d），并持续 5~7d。

**4. 非布索坦**

非布索坦是预防痛风的非嘌呤类选择性黄嘌呤氧化酶抑制剂，用于预防肿瘤溶解综合征的临床试验正在进行中。

## （二）治　疗

**1. 高尿酸血症**

别嘌呤醇主要用于预防，但不适合已出现的肿瘤溶解综合征，后者应给予拉布立酶 0.2mg/（kg·d）静脉输注，持续 5~7d。必要时应予以血液透析或血液滤过。血液透析的指征包括液体负荷过大、代谢性酸中毒，对药物治疗无效的电解质紊乱、尿毒症和高血压。

**2. 高磷血症和低钙血症**

如果水化和拉布立酶都不能预防高磷发生，最好的办法就是透析。氢氧化铝 50~150mg/（kg·d）虽可使用，但起效慢、耐受性差，不常规推荐。血磷 ≤ 1.62mmol/L 时可不处理。无症状的低钙血症无须处理，血钙 ≤ 1.75mmol/L 或较基线减少 25% 时需监测心脏，如果出现症状如心律失常、惊厥、强直等应给予葡萄糖酸钙 50~100mg/kg 治疗，但无须达到正常化。

**3. 高钾血症**

可用多种方法治疗高钾血症，但从机制上可分为两种：一是促进钾离子向细胞内转移（葡萄糖、胰岛素或碳酸氢钠），一是使钾快速排出体外（呋塞米促进其通过尿液排出体外，聚磺苯乙烯树脂促进其通过肠排出）。出现高钾血症或低钙血症者，应做心电图检查，并持续监测心律，直至高钾血症纠正。对继发于高钾血症和低钙血症的潜在性心律失常，可通过静脉给予钙剂保护心肌。推荐的治疗方法如下：①血清钾不高于 5.5mmol/L，可通过增加静脉输液（生理盐水）量，并予以呋塞米 20mg，每日一次即足够；也可用碳酸氢钠 2 安瓿（89mmol/L）加入 1L 5% 葡萄糖液静脉输注替代生理盐水。②血清钾水平在 5.5~6.0mmol/L，增加静脉输液量和呋塞米的用量，并予以聚磺苯乙烯树脂 15~30g 加入山梨醇 50~100mL 口服。③血清钾水平高于 6.0mmol/L 或

有明显心律失常者，应采用多种方法整合治疗。首先静脉给予 10% 的葡萄糖酸钙溶液 10mL，然后增加静脉输液量及呋塞米剂量，并加入 50% 的葡萄糖 20mL 和 10U 的普通胰岛素。亦可口服聚磺苯乙烯树脂和山梨醇，有充血性心力衰竭病史的患者或左心室功能减退的患者禁用。透析可用于顽固性高钾血症。

肿瘤溶解综合征虽然属于急症之一，但其治疗并不复杂，关键在于提高对它的认识，预防为主，及时发现并积极处理。

（刘彦芳）

## 参考文献

[1] 高文斌，赵翌，于洁，等. 肿瘤并发症的诊断与治疗. 北京：人民军医出版社，2009.

[2] 戈伟. 肿瘤并发症鉴别诊断与治疗. 北京：北京科学技术文献出版社，2009.

[3] 王辉，丁霏，罗薇，等. 住院患者高钙血症的病因分析. 国际检验医学，2019,40(15):1811–1813.

[4] 李楠，罗斌. 北京某医院高钙血症的流行病学调查. 北京医学，2020,42(3):217.

[5] 刘建民. 高钙血症的病因分析及其鉴别诊断思路. 诊断学理论与实践，2006,5(6):474–476.

[6] 中华医学会内分泌学分会. 库欣综合征专家共识 (2011 年). 中华内分泌代谢杂志，2012,28(2):96–102.

[7] 葛均波，徐永健，王辰. 内科学 .9 版. 北京：人民卫生出版社，2018.

[8] 刘一帆，许筠，米泰宇. 异位促肾上腺皮质激素综合征的诊断治疗进展. 医学综述，2016, 22(16):3235–3239.

[9] 郭冰洁，周嘉强. 异位促肾上腺皮质激素综合征的诊疗进展. 现代实用医学，2019, 31(5):571–574.

[10] 张军霞，向光大. 抗利尿激素分泌异常综合征的诊断与处理. 内科急危重症杂志，2013, 19(1):1–3.

[11] 高婧，任颖. 低钠血症诊治研究进展. 医学综述，2012, 18(1):101–103.

[12] 伍军伟，凌俊宏，谭欣，等. 低钠血症诊治的相关研究进展分析. 中国继续医学教育，2018, 10(26):97–98.

[13] Janicic N, Verbalis JG. Evaluation and management of hypo-osmolality in hospitalized patients. Endocrinol Metab Clin North Am, 2003, 32(2):459–481.

[14] 赵玉沛，丛林，张太平，等. 胰岛素瘤 404 例诊治分析. 中国实用外科杂志，2008, 28(5):357–359.

[15] 刘国强，邱法波，曲玉虎，等. 胰岛素瘤的流行病学特征及诊治经验调查 3524 例. 世界华人消化杂志，2010, 18(15):1620–1623.

[16] Iglesias P,Lafuente C, Martin Almerdra, et al. Insulinoma: A muiti-center, retrospectivere analysis of three decades of experience (1983—2014).Endocrinology Nutrition, 2015, 62(7):306.

[17] 梅玫. 散发性胰岛素瘤中 MLH1、MSH2 失活导致微卫星不稳定及其临床意义. 中国协和医科大学 (学位论文)，2009.

[18] Wiesli P, Bradle M, Schmid C, et al.Selective arterial calcium stimulation and hepatic venous sampling in the evaluation of hyperinsulinemic hypoglycemia: potential and limitation.Vasc Interv Radiol, 2004, 15(11):1251–1256.

[19] 叶必星，林琳 .MEN1 基因与胃肠道胰腺神经内分泌肿瘤. 国际消化病杂志，2010, 30(6):365–379.

[20] Sharma M, Reddy DN, Kiat TC. Refractory hypoglycemia presenting as first manifestation of advanced hepatocellular carcinoma. ACG Case Rep J, 2014, 2(1):50–52.

[21] Bourcigaux N, Arnault-Ouary G, Christol R, et al. Treatment of hypoglycemia using combined glucocorticoid and recombinant human growth hormone in a patient with a metastatic non-islet cell tumor hypoglycemia. Clin T, 2005, 27(2):246–251.

[22] Bodnar T, Acevedo M, Pietropaola M. Management of non-islet cell tumor hypoglycemia: a clinical review.Clin Endocrinol Metab, 2014, 99(3):713–722.

[23] Starke A, Saddig C, Kirch B, et al. Islet hyperplasia in adults: challenge to preoperatively diagnose non-insulinoma pancreatogenic hypoglycemia syndrome. World J Surg, 2007, 31(2): 442–443

[24] Bhattacharyya A,Macdonald J,Lakhdar A. Acute adrenocortical crisis: three different presentations. International journal of clinical practice, 2001, 55( 2) : 141.

[25] Coursn DB,Wood KE. Corticosteroid supplementation for adrenal insufficiency. JAMA, 2002, 287(2):228–230.

[26] 郭树彬. 肾上腺危象的诊治. 中国临床医生，2011, 39(2):6–8.

[27] 林果为，王吉耀，葛均波. 实用内科学 .15 版. 北京：人民卫生出版社，2017.

[28] 中华医学会内分泌学分会肾上腺学组. 嗜铬细胞瘤和副神经节瘤诊断治疗的专家共识. 中华内分泌代谢杂志，2016, 32(3):181–187.

[29] Chatzizisis YS, Ziakas A, Feloukidis C, et al. Pheochromoc-ytoma crisis presenting with cardiogenic shock. Herz, 2014, 39(1):156–160.

[30] 姚阳，吴珏苣，周波. 嗜铬细胞瘤多系统危象研究进展. 世界临床医学，2017, 11(10):124–125.

[31] Stolk RF, Bakx C, Mulder J, et al. Is the excess cardiovas-cular morbidity in pheochromocytoma related to blood pressure or to catecholamines. J Clin Endocrinol Metab, 2013, 98(3):1100–1106.

[32] 宫士坤，刘忠. 嗜铬细胞瘤伴心血管损害的临床分析. 心脑血管病防治，2015, 15(1):31–33.

[33] Pappachan JM, Raskauskiene D, Sriraman R, et al. Diagnosis and management of pheochromocytoma: a practical guide to clinicians. Curr Hypertens Rep, 2014, 16(7): 442.

[34] 陈彦. 嗜铬细胞瘤危象. 福建医药杂志，2017,39(2): 15–19.

[35] Caplin M, Yao JC. Handbook of gastroenteropancreatic and thoracic neuroendocrine tumours. Bioscientifica, 2011,8:79–81.

[36] Patel C, Mathur M, Escarcega RO, et al.Carciniod heart disease: Current understanding and future directions.Am Heart J, 2014, 167:789–795.

[37] Lloyd RV, Osamaru RY, Klöppel G, et al. WHO classification of

tumours of endocrine organs, Lyon: IARC, 2017.

[38] 中国医师协会心血管内科医师分会 . 无症状高尿酸血症合并心血管疾病诊治建议中国专家共识 . 中国医学前沿杂志 , 2010, 2(3):49–55.

[39] 张学武 . 痛风关节炎最新进展 . 北京医学会风湿病学分会学术年会 , 2012.

[40] 李小梅 , 焦顺昌 . 哈里森肿瘤学手册 ( 原著第 2 版 ). 北京 : 科学出版社 , 2017.

# 第 10 章
# 其他症状

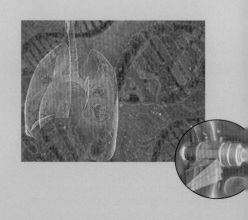

# 第 1 节 肿 物

## 一、概　述

　　肿物是指体表可及的新生肿块，体表可及的肿物是临床重要体征，也是恶性肿瘤常见的局部表现之一，可分布在淋巴结、腹部、四肢、头颈部、乳腺等处。临床诊断中首先要判断肿物是不是病变，然后对肿物的病变来源和性质做出正确判断，这是决定临床肿物处理原则的基础。

## 二、病　因

　　引起肿物表现的疾病，一般归纳为以下几类：肿瘤、急慢性炎症、变态反应、外伤、内分泌疾病、先天性及梗阻性因素所致疾病等。

## 三、临床表现

### 1. 淋巴结肿大

　　淋巴结分布全身，按其位置分为浅表淋巴结和深部淋巴结。正常淋巴结多在 0.2~0.5cm 大小，常呈组群分布。每一组群淋巴结收集相应引流区域的淋巴液（表 10-1-1）。

　　淋巴结肿大原因众多，其中恶性肿瘤转移是常见原因，多表现为区域淋巴结肿大，肿大的淋巴结质地硬或有橡皮样感、与周围组织粘连、不易推动、一般无压痛。对于恶性肿瘤转移所致淋巴结肿大，应根据淋巴引流区域寻找原发病灶。如肺癌多向右锁骨上淋巴结转移；胃癌或食管癌多向左锁骨上淋巴结转移，称为 Virchow 淋巴结；乳腺癌多向腋下淋巴结转移。白血病、淋巴瘤可引起全身性淋巴结肿大，即两个区域以上淋巴结肿大，淋巴结肿大的部位可遍及全身，大小不等，无粘连。

表 10-1-1　浅表淋巴结群与相应引流区域

| 淋巴结群 | 引流区域 |
| --- | --- |
| 耳后、乳突群 | 头皮 |
| 颈淋巴结群 | 鼻、咽喉、气管、甲状腺 |
| 左锁骨上群 | 食管、胃 |
| 右锁骨上群 | 气管、胸膜、肺 |
| 颌下群 | 口底、颊黏膜 |
| 颏下群 | 颊下三角区、唇、舌 |
| 腋下群 | 乳腺、躯干上部、胸壁 |
| 腹股沟群 | 下肢、盆腔 |

### 2. 腹部肿物

　　腹部肿物需要医生认真细致查体，患者能够主动配合。腹部肿物重在描述位置、质地、活动度、与周围器官的毗邻关系、压痛、反跳痛等，常见的腹部肿物可以分为：肝脏肿物、胆囊肿物、胰腺肿物、脾脏肿物、胃部肿物、肠道和阑尾肿物、肠系膜及网膜上的肿物、腹膜后肿物、泌尿系肿物和妇科肿物。

　　一般情况下，体检可以判断腹部肿物来自何

种脏器，但肿物过大时，可远远超过原发器官的解剖部位，此时难以确定原发部位。

### 3. 四肢肿物

四肢肿物主要见于各种软组织肿瘤。软组织肿瘤分为良性与恶性。软组织良性肿瘤多见，如皮下纤维瘤、脂肪瘤等；而软组织恶性肿瘤，又称为软组织肉瘤，常见的是纤维肉瘤、滑膜肉瘤、横纹肌肉瘤、脂肪肉瘤、平滑肌肉瘤和间皮肉瘤等。

软组织良性肿瘤中常见的脂肪瘤多表现为局限性肿块，质软、边界清、分叶状，多为单发，可多发。血管瘤是由毛细血管、静脉或动静脉变异而成，肿物弥漫性生长，边界不清，压之有凹陷性水肿，表现为皮下红色或青紫色隆起，有时可见迂曲血管。神经纤维瘤来源于神经末梢或神经干处，肿物大小不等，均可高出皮面，成片增厚或呈球形与皮肤粘连，可多发；多无症状，少数伴有疼痛。

软组织恶性肿瘤中的黑色素瘤常由黑色素痣恶变而来，生长迅速，外观不规则，伴刺痛，可见周围卫星结节，多发生于肢端。恶性纤维组织细胞瘤多发生于成人肢体的深部软组织，约半数的肿瘤累及深筋膜或骨骼肌实质。横纹肌肉瘤多见于横纹肌发达的肢体和躯干部，体积较大，多在 10cm 左右，皮肤表面常红肿破溃，皮温高。

神经鞘瘤是由周围神经的 Schwann 鞘（即神经鞘）所形成的肿瘤。表现为单发柔软肿块，有时伴有疼痛；有完整包膜，大小不一，质实，呈圆形或结节性，不发生浸润；与其所发生的神经粘连可引起压迫症状，早期可无症状，随包块长大，局部有酸胀感或疼痛，触摸或挤压包块时均有麻痛或触电感并向肢体远端放射。

### 4. 面部肿物

眼睑肿物可见于眼睑恶性肿瘤，为无痛性肿块，逐渐长大，早期无自觉症状，在损伤或感染时可引起剧烈疼痛和出血。常见的 4 种肿瘤为基底细胞癌、鳞状细胞癌、睑板腺癌和恶性黑色素瘤。

鼻部肿物可见于外鼻恶性肿瘤、鼻腔癌、鼻窦肿瘤、鼻咽癌、鼻腔内翻性乳头状瘤。

口腔肿物可见于舌癌等肿瘤。

### 5. 乳房肿物

有单发和多发肿物，乳腺癌多为单发肿物，良性肿瘤多为多发肿物。孤立、无痛、坚硬、不光滑、界限不清的肿物常为乳腺癌。炎性乳腺癌合并有炎症。恶性肿物生长速度较快，良性肿物生长速度缓慢，肿物在短时间内迅速增大，应考虑癌变的可能。

## 四、诊断与鉴别诊断

### （一）诊　断

#### 1. 病　史

了解与肿物有关的详细情况：肿物发生的原因、肿物首发部位、自觉症状与伴随症状等。了解病期的长短、肿物生长的速度以区别良性和恶性肿瘤。询问以往的疾病，以往有恶性肿瘤病史，则有可能是肿瘤复发；注意询问结核病史和外伤史。肿物增长缓慢，不伴有全身或局部症状，可能为良性肿瘤；肿物进行性肿大，伴有低热、消瘦或贫血等多为恶性肿瘤。

#### 2. 体格检查

全身检查对肿物的诊断甚为重要。望诊及仔细触诊身体各部位浅表淋巴结是非常重要的。检查时要按顺序进行，依次为耳前、耳后、乳突区、枕骨下区、颌下、颏下淋巴结，继之为颈淋巴结群、锁骨上窝、腋窝、滑车上、腹股沟及腘窝等处淋巴结。如果有淋巴结肿大，要注意其位置、数量、大小、质地、界限、有无触痛、有无融合及活动度等。需特别检查锁骨上及腹股沟淋巴结有无肿大。左锁骨上淋巴结肿大，提示腹部肿物为恶性，来源于胃肠道、肝、胰腺等脏器；全身浅表淋巴结肿大，应考虑腹腔内淋巴瘤。下腹部肿物可通过直肠指诊提供重要线索。盆腔肿物应行阴道盆腔检查。

除全身检查外，应将肿物作为检查的重点，检查时应注意肿物的部位及特征，对肿物的来源及性质做进一步判断。肿物一般来自所在部位的脏器。恶性肿瘤肿物往往表面不平、质地坚硬、边界不清，良性肿瘤肿物表面光滑、质地硬度中等、边界清。如肿物与邻近脏器有浸润、粘连则活动度可减低或消失。

## 3. 辅助检查

**1）影像学检查** 可通过 X 线、B 超、CT、MRI 对肿物的部位、大小、构造及与周围脏器的关系进行显示，分辨与周围大血管的关系，了解有无周围淋巴结转移，推测病变的部位和性质，对诊断和制定手术方案起决策性作用。

**2）穿刺检查** 表浅肿物可直接穿刺，深部肿物可在 CT 或 B 超引导下穿刺，对取出的组织或细胞进行病理学检查，以明确肿物性质。但对于疑为血管瘤的肿物穿刺应慎重。

**3）内镜检查** 通过内镜可以对发生在消化道、肝胆胰管道系统及腹腔脏器的病变直接观察，还可取标本做病理诊断。内镜下逆行胰胆管造影（ERCP）用于检查胰腺和胆道肿瘤。疑为泌尿系肿瘤可行膀胱镜检查。

## （二）鉴别诊断

### 1. 淋巴结肿大的鉴别诊断

淋巴结肿大可见于多种疾病，按其疾病性质分良、恶性淋巴结肿大。

#### 1）良性反应性淋巴结肿大

（1）急、慢性淋巴结炎：急性淋巴结炎起病急、病程短，发炎的淋巴结肿大、有疼痛及压痛、表面光滑、可推动，局部皮肤可有红、肿、热、痛等炎症表现，可伴寒战、高热、脉速、头痛及食欲不振等。淋巴结肿大常伴有相应引流区域的感染灶。经抗感染治疗后，肿大的淋巴结可消退。若细菌致病力强，炎症可继续恶化，相邻的淋巴结也逐渐肿大，粘连成块，不易推动，进而化脓、破溃，转变为慢性淋巴结炎；此时感染的淋巴结肿胀发硬，临床症状很少，压痛不明显，且很少粘连成块。

（2）淋巴结结核：是由结核杆菌引起的一种慢性淋巴结炎。以青年为多，病期较长，常有肺结核并存。淋巴结肿大以颈部为多见，一侧或双侧多个淋巴结肿大。初期，肿大的淋巴结相互分离，能推动；当发生淋巴结周围炎时，淋巴结则相互粘连、融合成团，形成不易推动的团块；晚期干酪坏死、液化，形成寒性脓肿，进而破溃，形成慢性溃疡、瘘管。抗结核治疗有效，愈合后留有瘢痕。

（3）猩红热：由 A 族乙型溶血性链球菌引起，淋巴结肿大多在颈部及颌下，有压痛。有高热、头痛、草莓舌，全身皮肤呈猩红色斑疹，并在消退后脱屑。咽拭子培养常有 A 族乙型链球菌生长。

（4）鼠疫：由鼠疫杆菌借鼠蚤传播为主而引起，最常受累的部位为腹股沟淋巴结，其次为腋下、颈部淋巴结。淋巴结肿痛，可化脓、破溃，脓液中可检出鼠疫杆菌。

（5）软性下疳：由软性下疳链状杆菌引起的性病，通过不洁性交引起，生殖器发生疼痛性多发小溃疡。多为单侧腹股沟病变，淋巴结肿痛剧烈，易化脓破溃，溃疡基底脓液或淋巴结的穿刺脓液涂片中可找到软性下疳链状杆菌。

（6）单核细胞增多症：多见于青少年，淋巴结轻度肿大，主要位于颈部，若仔细检查可发现全身淋巴结肿大。血常规中出现异型淋巴细胞，血清嗜异性凝集试验阳性。

（7）艾滋病（AIDS）性淋巴结肿大：由人免疫缺陷病毒（HIV）引起，主要通过性接触和体液传播，表现为全身淋巴结肿大，以腹股沟淋巴结肿大最为明显。血清抗–HIV 抗体阳性。

（8）风疹：由风疹病毒引起的呼吸道传染病，淋巴结肿大与皮疹同时出现，多见于小儿，以耳后、枕部及颈后淋巴结肿大更明显，肿大的淋巴结不融合、不化脓。

（9）麻疹：由麻疹病毒引起的急性呼吸道传染病，麻疹黏膜斑为本病的早期特征，常为耳后及颈部淋巴结肿大。

（10）猫抓病：经猫抓咬后由汉赛巴尔通体引起的感染性疾病，以局部皮损及引流区域淋巴结肿大为主要特征，病程呈自限性。特异性抗原皮内试验阳性。

（11）黑热病：由杜氏利什曼原虫所致，通过白蛉传播。患者有高热，肝、脾、淋巴结肿大。淋巴结常呈轻中度肿大，颈部及腹股沟淋巴结较常受累，无触痛，淋巴结穿刺物中可找到利杜体。

（12）系统性红斑狼疮：病因未明，可能与药物、物理、感染、内分泌、免疫等因素有关。常有皮肤及多器官损害，伴发热及关节痛等，约半数有局部或全身淋巴结肿大，无压痛，质软，以颈、腋窝淋巴结肿大多见。

（13）组织细胞坏死性淋巴结炎：发病前多

有上呼吸道感染等症状，无痛性淋巴结肿大伴发热，热高淋巴结则大，热退淋巴结则逐渐缩小至消失，多在半年内自愈。

（14）嗜酸性粒细胞增生性淋巴肉芽肿：常有皮肤干燥、色素沉着、脱皮、萎缩等皮肤病变，约半数有局部或全身浅表淋巴结肿大。常累及颈部、腋窝、滑车上、腹股沟等淋巴结，可为单侧或双侧性，大小为1~3cm，互相游离，中等硬度，无压痛，不化脓。

（15）淋巴结反应性增生：因药物和生物制品引起发热、淋巴结肿大，称为药物热。此类患者有药物接触史，停药后很快恢复正常。因注射疫苗后引起发热、关节痛、淋巴结肿大，称为血清病。检查白细胞分类示嗜酸性粒细胞增高有助于本病的诊断。

### 2）恶性淋巴结肿大

（1）恶性淋巴瘤：霍奇金淋巴瘤（HL）和非霍奇金淋巴瘤（NHL）均以慢性、进行性、无痛性淋巴结肿大为特征。其中，霍奇金淋巴瘤患者出现体表淋巴结肿大的比例达90%；非霍奇金淋巴瘤中，以体表淋巴结肿大为首发体征者占50%~70%。初期淋巴结肿大可局限于单区，亦可多区同时出现，最常受累的部位为颈淋巴结，其次为腋下，并可累及深部淋巴结及淋巴结外组织或器官。肿大的淋巴结早期软、活动、无压痛，迅速增大时则较硬，有时肿大的淋巴结可暂时自行缩小，有的经抗炎、抗结核等治疗暂时缩小，而后又复增大。诊断主要靠反复淋巴结活检。

（2）肿瘤转移：转移性淋巴结肿大多来自鼻咽、甲状腺癌及乳腺、胃肠道、肺癌等。一般情况下，癌细胞首先转移到引流区域的淋巴结。当淋巴结被癌细胞侵犯后，受累的淋巴结肿大、质硬、无压痛，初期尚可移动，病情进一步发展，淋巴结迅速肿大，融合成块、固定、表面不平。仔细检查常能找到原发病灶。

（3）白血病：急、慢性白血病常伴有全身浅表淋巴结肿大，以急性淋巴细胞性白血病最常见。肿大的淋巴结质硬无压痛，不粘连成块，常有肝脾大。急性白血病起病急骤、高热、出血、贫血、胸骨压痛；慢性白血病起病缓慢、乏力、低热、消瘦，晚期出现贫血、出血、感染。骨髓穿刺及淋巴结活检可见白血病性改变。

（4）浆细胞肿瘤：①多发性骨髓瘤，为浆细胞异常增殖的恶性肿瘤，多见于40岁以上中老年，主要表现为骨痛、病理性骨折、贫血及免疫球蛋白异常，常有髓外浸润而引起淋巴结肿大；②原发性巨球蛋白血症，表现为贫血、出血，肝、脾、淋巴结肿大及血液黏稠度高引起的症状。

### 2. 其他肿物的良恶性鉴别

**1）炎症性肿物** 如急性乳腺炎、回盲部结核和肠系膜淋巴结结核、阑尾周围脓肿形成炎性肿物等。常表现为肿物固定、表面不平、边界不清、有明显压痛，特点是局部及全身均有炎症特征。根据结核或感染病史及临床表现不难鉴别，有时需借助X线、胃镜、CT等检查协助诊断，少数患者需手术探查。

**2）外伤性肿物** 一般外伤性血肿多为急性病例，通常无全身症状，结合病史往往可明确诊断。

**3）各部位肿物**

（1）腹部肿物的鉴别诊断：①囊肿，圆形或椭圆形肿物，边界清、表面光滑，有囊性感，活动度极大，无压痛，B超可显示囊肿；②腹膜间皮瘤，多见于40~60岁，发病与石棉接触有关，常有腹痛、腹胀、腹水、消化道功能紊乱及体重下降、腹部肿物，肿物可单发，也可多发，质地硬，呈结节状，活动度差；腹水脱落细胞检查有一定临床价值，癌胚抗原（CEA）水平不高；消化道造影示消化道内无占位性病变，CT可见广泛的腹膜不规则增厚，大网膜受累、粘连形成饼状肿物；腹腔镜是有效的诊断手段，必要时可行剖腹探查。

（2）四肢肿物的鉴别诊断：四肢软组织肿物因其部位表浅，具有一定的临床特征，相对较易区分。根据临床表现便可明确诊断，鉴别困难时可借助辅助检查帮助确诊。

（3）乳房肿物的鉴别诊断：对所有的乳房肿物，若无急性炎症表现，临床上又不能肯定为囊性增生病、良恶性肿瘤和男子乳房发育症者，都应做病理学检查，以尽快确诊。

（4）面部肿物：眼睑肿物可见于眼睑恶性瘤，应与色素痣、血管瘤、黄色瘤、乳头状瘤、皮样囊肿相鉴别。多数口腔肿物为肿瘤，靠活检鉴别。

（杜瀛瀛）

# 第 2 节　皮肤改变

## 一、概　述

皮肤是人体最大的器官，除了皮肤自身肿瘤外，许多皮肤外器官恶性肿瘤在皮肤上有相应的症状和体征，与恶性肿瘤有关的皮肤病变，可分为肿瘤的皮肤转移或浸润、内脏恶性肿瘤的非特异性皮肤表现。

### （一）肿瘤的皮肤转移或浸润

分为直接浸润和皮肤转移两种情况。直接性肿瘤皮肤浸润多数发生在与皮肤之间解剖学关系密切的脏器或组织起源相关的恶性肿瘤，如恶性黑色素瘤、乳腺癌、肛管癌、直肠癌、肢体的软组织肉瘤等。皮肤的转移癌则是各种内脏器官肿瘤发生全身广泛转移的局部表现，内脏恶性肿瘤可以出现皮肤转移，常转移至胸部、腹部、肩背部、头颈部和四肢等部位皮肤。乳腺癌既可直接累及皮肤，又可呈皮肤转移，还可以是炎性乳腺癌的原发症状。

有数据表明，恶性肿瘤的皮肤浸润、种植或转移的发生率为 5%~10%，较其他脏器的转移率相对低。手术切口、穿刺点的周围及穿刺针道是较为容易发生肿瘤细胞直接种植转移的主要部位。乳腺癌和肺癌病灶可通过浸润性生长直接侵犯胸壁皮肤，腹部的恶性肿瘤也常可累及相应脏器紧邻的腹壁，有时可沿脐周发生肿瘤结节。

### （二）副肿瘤性皮肤病

某些皮肤病常伴发恶性肿瘤，皮肤改变并非肿瘤转移或直接浸润的结果，而是与肿瘤有相同的致病因素或为肿瘤的产物所引起。

副肿瘤性皮肤病（paraneoplastic dermatoses，PND）是指从皮肤病患者所表现出的症状中能发现患者体内可能存在某些恶性肿瘤，皮疹往往与内脏恶性肿瘤的病程相平行。PND 的发病机制尚不明确，但可能与肿瘤的生物活性激素或生

长因子的产生和减少有关，或由于肿瘤诱发的宿主免疫反应引起。常见的有副肿瘤性天疱疮、皮肌炎、恶性黑棘皮病、副肿瘤性指端角化等。

## 二、病因与发病机制

皮肤改变和恶性肿瘤的关系，大致有四类情况：肿瘤的皮肤转移或浸润；某些因遗传因素导致的内脏肿瘤综合征的组成部分，如 Gardner 综合征；皮肤改变与某种导致内脏恶性肿痛的致癌原有关，如砷剂黑变病；皮肤改变与肿瘤本身有关，但不是肿瘤的局部浸润或转移。最后一类情况机制较复杂：可以是对肿瘤的自身免疫，如成人皮肌炎、红皮病等；有的是因肿瘤患者免疫功能缺陷导致的感染，如带状疱疹；亦有起因于和肿瘤有关的某些介质的直接作用，如类癌综合征中的阵发性潮红。

## 三、临床表现

### （一）肿瘤的皮肤转移或浸润

恶性肿瘤直接性皮肤浸润最常见的临床症状是局限性、多发性的无痛皮肤结节和皮肤溃疡。而皮肤转移癌最常见的临床表现为皮肤或皮下结节，其色泽可与正常皮肤颜色相同，也可出现红斑、色素沉着等颜色改变；在短期内明显增大，而后相对静止，增长速度减慢；病变处皮肤质地中等硬度或较硬，与周围皮肤粘连，活动性差，常伴有区域引流淋巴结肿大。

特殊表现：部分肿瘤侵犯皮肤有独特的临床表现，如炎性乳腺癌，患者常以乳房红、肿、热、痛就诊，仅有 50% 左右伴有乳腺肿块，容易误诊为炎症性乳腺疾病。乳腺佩吉特（Paget）病的特征是在乳头及其周围的皮肤出现慢性湿疹样病变，故又称"湿疹样癌"或"上皮瘤性湿疹"等。

## （二）副肿瘤性皮肤病

### 1. 副肿瘤性天疱疮

为肿瘤伴发的自身免疫性综合征，表现为皮肤和黏膜多形性损害，除红斑和糜烂外，还有苔藓样变和松弛样大疱，尼氏征阳性，糜烂或紧张深在的大疱伴黏膜苔藓样变、口腔黏膜溃疡等。平均发病年龄为 59 岁（7~77 岁）。其伴发的肿瘤常为淋巴增殖性疾病，最常伴发的肿瘤是慢性淋巴细胞性白血病、非霍奇金淋巴瘤、Castleman病、肉瘤、胸腺瘤等。

### 2. 皮肌炎

皮肌炎有较特征性的皮疹，即眶周暗紫红色水肿性红斑和指节背部的 Gottron 丘疹。25%~30% 的皮肌炎与恶性肿瘤相关，称为副肿瘤性皮肌炎。肿瘤的发生率随年龄而增加，多见于 50~60 岁的患者。常见的伴发肿瘤有乳腺癌、子宫癌、卵巢癌、胃癌、肺癌、恶性淋巴瘤、肝癌、前列腺癌、肾癌、白血病等，国内皮肌炎伴发鼻咽癌的报道居多。

### 3. 恶性黑棘皮病

本病多见于中老年人，常见于胃癌、肺癌、卵巢癌和肝癌患者。与不伴有恶性肿瘤的良性黑棘皮病相比病情发展快、呈进行性加重。主要表现为皮肤粗糙、色素沉着、掌跖部天鹅绒样或牛肚样变，以及广泛且显著的皮肤黏膜乳头瘤样变。

### 4. 副肿瘤样指端角化症

常见于咽、喉、食管、肺等器官的鳞状细胞癌患者。主要皮肤表现为手、足、指（趾）、鼻和耳的皮损，为银屑病样角化过度性斑块，对称分布，面部出现湿疹或红斑狼疮样改变。病变区内毛囊口可见直径 1~2mm 的虫蚀样点状凹陷，无毳毛生长；头部可见大小不一的淡红色或苍白色萎缩斑，其内毛囊口闭塞；掌跖呈弥漫性角化过度伴甲下角化过度、指甲分离或指甲完全损毁；患者毛发纤细而稀少，全身少汗或面部无汗。

### 5. 获得性鱼鳞病

常见于淋巴瘤、多发性骨髓瘤、卡波西（Kaposi）肉瘤、卵巢癌、乳腺癌、肺癌、宫颈癌、结肠癌患者。表现为皮肤粗糙、干燥及似鱼鳞的非炎症性鳞屑。

### 6. 匐行性回状红斑

常见于肺癌、食管癌、乳腺癌、肝癌、鼻咽癌、卵巢癌及淋巴瘤患者。皮肤表现为胸腹部、背部、臀部数量较多的红色圆圈状环形斑，中间皮肤颜色正常，边缘呈红色圆圈状，不断扩大，形成同心环，环的边缘明显隆起，中央附有少量细碎皮屑，经久不愈，常伴有轻度的皮肤瘙痒。

### 7. 坏死游走性红斑

常发生于胰高血糖素瘤患者，易转移到肝脏而变为恶性肿瘤。表现为面部、腹部、股部、肛周和口周环状的游走性红斑，呈离心性扩大，可出现糜烂、渗出伴漆片样结痂。好发年龄为 50~60 岁。

# 四、诊断与鉴别诊断

皮肤改变在临床上极为常见，它既可以由功能性障碍，也可以由器质性疾病引起；多数由皮肤本身病变所致，也可由皮肤以外或全身疾病造成。因此，对肿瘤疾病所引起皮肤改变的诊断有时也比较困难。下列方法可作为诊断和鉴别诊断肿瘤疾患引起皮肤改变的参考。

## （一）诊　断

### 1. 肿瘤的皮肤转移或浸润

一般认为，肿瘤发生皮肤转移性病变通常出现于原发肿瘤诊断后，且多是恶性肿瘤已达到晚期的标志或临床表现。不论是何种情况，由于皮肤转移或者浸润性疾病的发生位置浅表，通过针吸细胞学检查或手术活检容易做出诊断。

### 2. 副肿瘤性皮肤病

1）**详细的病史调查**　有无肿瘤病史、肿瘤高发的危险因素，既往已患有肿瘤者的治疗情况；仔细询问皮肤改变发生的时间、特点、性质，是否伴有疼痛、灼热、感觉异常等情况。

2）**体格检查**　注意患者的精神状态、急慢性病容、营养情况、是否消瘦及有无恶病质、全身有无肿大的淋巴结；视诊、触诊皮肤，弄清皮损的分布、排列、形态，辨别皮损类型。

3）**实验室检查**　包括病原学检查、病理检查、免疫荧光检查、基因检测等。还应注意肿瘤标志物的检查。

## （二）鉴别诊断

皮肤改变涉及各系统或全身许多疾病，需要与非肿瘤性皮肤病进行鉴别。

### 1. 肿瘤的皮肤转移或浸润

蕈样霉菌病是原发于皮肤的恶性淋巴瘤，本质上不属于肿瘤的皮肤并发症，但在鉴别诊断上与肿瘤的特异及非特异性皮肤表现关系密切。蕈样霉菌病又名蕈样肉芽肿，发病初期经常有某种慢性皮损，如湿疹、银屑病或神经性皮炎样改变、皮肤异色症等。一种皮损可自行消退，而另一种皮损又可自然发生；病程一久，皮损可稍微凸出于皮面而渐有硬结形成，其表面光滑或稍有脱屑，边缘整齐，颜色紫红，形态可为环形、弧形或其他奇异怪形。经几年或十余年后，皮损逐渐转为恶性，细胞的直接浸润可使皮块成为肿瘤瘤体。肿瘤的数目不等，可多达上百个，直径可达 8~10cm，可形成溃疡，并有淋巴结肿大伴发热，但无明显痛感。外周血白细胞计数及形态大多正常，在发展至最终阶段之前，一般健康状况尚好，肝脾大及实质脏器侵犯少见。本病早期诊断十分困难，即使皮肤活检亦常难确诊，但有一个显著特点——经小剂量的 X 线或紫外线治疗可迅速见效。

### 2. 副肿瘤性皮肤病

根据各种皮肤病的皮损特点及各项辅助检查比较容易诊断副肿瘤性皮肤病，确诊副肿瘤性皮肤病后应立即进行细致、全面的肿瘤原发灶检查。

（杜瀛瀛）

# 第 3 节 骨关节异常

## 一、概　述

骨与关节是运动系统的主要组成部分，骨连结形成骨骼，构成人体支架，骨与骨之间的连接称为骨关节，其在运动中作为支点，起枢纽作用。

原发性骨肿瘤是指发生于骨基本组织及其附属组织的肿瘤，以及特殊组织来源的肿瘤和组织来源未定的肿瘤。良性肿瘤包括骨样骨瘤、骨软骨瘤、骨巨细胞瘤和内生软骨瘤等，恶性肿瘤包括骨肉瘤、软骨肉瘤、滑膜肉瘤等。继发性肿瘤包括恶性肿瘤的骨转移、邻近恶性肿瘤直接侵及骨，以及良性病变恶变的肿瘤。骨转移是恶性肿瘤疾病进展的晚期阶段，其发生率高达 15%~70%，骨转移伴发的疼痛、骨折、功能障碍等严重影响肿瘤患者的生活质量。骨转移可发生在任何骨骼，但以躯干骨如脊椎、骨盆、肋骨、肩胛骨和颅骨多见，四肢骨如发生则以肘和膝以上的长骨为多，肘、膝以远的骨转移较少。

原发性或转移性骨肿瘤对骨关节的侵犯会导致关节痛、病理性骨折等骨关节异常。关节痛是指患者自述关节部位疼痛的感觉，既可以发生在关节局部，也可以是全身疾病的一部分，还可以是以关节受累为主的全身疾病。病理性骨折是骨骼因局部病变或全身性疾患使骨强度减低时，在没有外力或轻微外力作用下所发生的骨折。常见于骨原发肿瘤、转移癌及骨瘤样病变。

## 二、病因与发病机制

肿瘤引起骨质破坏主要有两条途径：第一，癌细胞直接破坏骨的矿物质性基质；第二，癌细胞间接刺激破骨细胞的活性，增强骨溶解，使骨代谢的动态平衡受到破坏。

关节痛多见于关节和骨骼疾病、软组织风湿病、感染性疾病、外伤、肿瘤等。发生在关节处骨的肿瘤能直接造成关节结构的破坏，刺激关节受损部位的神经和炎性反应引起痛感。

病理性骨折多见于肿瘤骨转移、良性骨囊肿、外伤性骨折、老年性骨质疏松症和骨关节结核等疾病。肿瘤细胞破坏了正常的骨质、损害了骨骼的坚韧性，加之外伤等均是引发骨折的诱因。

## 三、临床表现

### 1. 关节痛

关节疼痛是患者的常见主诉，一般疼痛程度和病情严重程度是平行的。可以是自我感觉痛，也可以是触痛或压痛。不同病因所引起关节痛的部位和规律不同。长期关节损伤会破坏关节结构，使关节的排列位置改变而造成畸形，严重者出现关节运动障碍或累及关节周围肌群致使肌肉萎缩。炎症存在会导致关节红、肿、热、痛。肿瘤相关关节痛的特点：良性肿瘤不痛或轻微痛；骨样骨瘤为持续性定点压痛，夜间尤甚；恶性肿瘤晚期持续性剧痛，夜间尤甚；骨髓瘤、转移瘤全身剧痛；肾癌、前列腺癌骨转移可无疼痛发生。骨转移时若转移灶位置较浅，疼痛出现较早，也较明显，可同时伴有轻微肿胀；位置较深的转移灶往往只有局部压痛。由于疼痛的影响，患者可能呈被动体位，局部肌肉紧张，关节活动受限。

如果是关节局部的病变，或仅仅是关节痛，一般不出现关节外的临床表现。但关节病变是全身疾病的一部分时，不仅会出现乏力、发热、食欲差和体重下降等一般症状，不同的病因还会表现出相应的伴随症状。

### 2. 病理性骨折

临床上主要表现为骨折部位发生剧烈疼痛、肿胀、畸形、异常活动及功能障碍等，还可出现瘀斑，在骨折发生前往往局部疼痛明显。部分脊柱病理性骨折的患者，可出现较快的脊髓或神经根受压的表现，部分患者可出现瘫痪。四肢长骨可以在轻微外力作用下发生病理性骨折。对于骨骼恶性疾病，病理性骨折往往可能成为其主要的或首发的症状。肿瘤病理性骨折对于患者的生存期影响不是很大，但却严重破坏了患者的肢体功能、降低了患者的生活质量，还可并发出血、神经压迫、肿瘤扩散等。

## 四、诊断与鉴别诊断

### （一）诊　断

#### 1. 病　史

关节痛：询问起病急缓，有无诱因；关节痛的部位，是大关节、小关节，还是大小关节均受累；关节痛累及的数量，是单关节少关节，还是对称性多关节；关节痛的程度，有无规律，是持续痛还是间断痛，是否为游走性关节痛；有无关节红、肿、热，有无晨僵及关节变形，活动后是加重还是减轻；是否伴全身症状，如发热、乏力、消瘦、皮疹等；有无家族史，既往治疗情况等。

病理性骨折：大多没有明显外伤史，轻微外力作用下或增加活动后，出现局部疼痛或原有疼痛部位的疼痛加剧，局部出现畸形，活动受限。

#### 2. 骨关节检查

观察骨关节外形，双侧对比，是否出现局部肿胀与隆起、畸形、肌萎缩；下肢有无静脉曲张和肿胀，皮肤有无出血点、皮肤溃疡及色素沉着；触诊是否有压痛点，观察有无活动受限，注意周围皮肤温度，有无肿块。

#### 3. 辅助检查

##### 1）影像学检查

（1）X线检查：是骨关节影像诊断的首选方法。首选拍片，一般不用透视。出现无原因可解释的躯干及四肢骨骼疼痛时，进行针对疼痛部位的X线正、侧位拍片是检查骨肿瘤及病理性骨折的首选方法。拍片时需注意以下三点：①正、侧位均需拍摄；②拍摄时需包括邻近的关节及软组织；③必要时增加拍摄健侧，对照分析。良好的X线检查可以显示骨骼的细微性结构变化，空间的分辨率较高，并可作为进一步诊疗的基础。但是，X线检查仅仅可以反映骨骼局部钙磷的密度变化，对于骨质的破坏则难以较早期表现出来。

（2）CT检查：CT的密度分辨率高于常规的X线检查，CT检查可以清楚地显示横断面的解剖图像，对于部分中轴部位的骨骼变化优于X线，可以较早发现病灶，并可明确病变部位及肿瘤与周围组织、器官之间的关系，尤其是可以清楚显示肿瘤与大血管、邻近神经干的解剖关系。

CT可显示结构复杂的骨关节结构,对关节、胸部、脊柱、骨盆的创伤应列为常规检查。

（3）MRI检查:MRI可以较好地显示软组织、骨内部分、软骨、肌肉、韧带、脂肪等结构之间的关系,并可进行多个轴面的检查,是骨肿瘤分期及检查软组织肿物的最佳、首选方法。MRI在显示椎体病理性压缩性骨折方面明显优于X线检查和CT检查,并可以清晰显示骨折是否对脊髓或神经根造成了压迫及损害的程度。

（4）ECT显像:放射性核素的全身骨骼显像是骨转移诊断的重要辅助手段之一。静脉注射核素标记物后3h左右可以有30%~40%与骨结合,其余由肾脏排泄。该检查对于骨转移和各种骨破坏、骨损害具有同样较高的灵敏度,其反映的是骨骼血液的供应及骨骼的代谢情况,最大的优点在于对生理性变化的灵敏度极高,对于仅有5%~10%的骨代谢性改变就可以显现出来。放射性核素骨扫描可一次性全身成像,并可在一次检查中显示全身多处的多发性病灶,对于多发性病灶的显示具有显著的优势,骨转移癌的检出率可高达95%~97%。因此,放射性核素检查对于肿瘤的早期诊断具有重要的临床价值,并对治疗方案的设计和预后评价具有重要的指导意义。但是,放射性核素检查的特异性较差,对于任何的代谢旺盛性骨病变,如感染、外伤性骨折、代谢性骨疾患、骨关节炎等均可以与骨肿瘤一样引起核素的浓聚,临床上假阳性率较高,甚至可以达到60%以上。因此,临床上不能单纯凭借放射性核素检查的结果作为确定骨肿瘤或者骨转移癌的依据。

2）**病理学检查**　病理细胞学和（或）组织学检查是确定骨肿瘤及骨转移肿瘤的重要手段。临床上建议:对具有检查条件,在可能的情况下,都要进行病理细胞学和（或）组织学的检查,以确定骨肿瘤及骨转移肿瘤的诊断。目前临床上常用的方法包括细针穿刺活检和切开活检。

3）**实验室检查**　恶性肿瘤常有白细胞计数升高、红细胞沉降率（血沉）加快。肿瘤破坏严重时血钙、磷可增高。部分恶性肿瘤具有较为特征性的实验室检查表现。如骨肉瘤或多发性骨转移的患者,可以出现广泛性骨质破坏,血清碱性磷酸酶增高;对于溶骨性破坏患者则血清钙、磷含量增高,同时可伴有尿钙增高;前列腺癌骨转移的患者,则表现为相对特异的酸性磷酸酶增高;对于多发性骨髓瘤的患者则可以检测出本－周蛋白阳性。这些特殊的实验室检查项目对发现骨转移原发病灶、协助临床诊断具有一定的作用,也可以作为骨转移治疗的疗效观察指标。

## （二）鉴别诊断

### 1. 与恶性肿瘤所致关节痛的鉴别诊断

1）**风湿性关节炎**　多以急性发热及关节疼痛起病,典型表现是轻度或中度发热,游走性多关节炎,常见由一个关节转移至另一个关节,病变局部呈现红、肿、灼热、剧痛,受累关节多为膝、踝、肩、肘、腕等大关节。急性炎症一般于2~4周消退,不留后遗症,但常反复发作。

2）**类风湿关节炎**　多由一个指间关节起病,继之出现其他指间关节和腕关节的肿胀疼痛,常为对称性。病变关节活动受到限制,以早晨为重,故称为晨僵。可伴有全身发热。晚期常因关节附近肌肉萎缩、关节软骨增生而出现畸形。

3）**化脓性关节炎**　起病急,全身中毒症状明显,病变关节出现红、肿、热、痛。患者常感病变关节持续疼痛,功能严重障碍,各个方向的被动活动均可引起剧烈疼痛。

4）**结核性关节炎**　儿童和青壮年多见。常见于脊柱、髋关节和膝关节。早期症状和体征不明显。病变关节肿胀疼痛,但疼痛程度较化脓性关节炎轻,活动后疼痛加重。晚期有关节畸形和功能障碍。伴有低热、盗汗及食欲下降。

5）**外伤性关节痛**　急性外伤性关节痛常在外伤后即出现受损关节疼痛、肿胀和功能障碍。慢性外伤性关节炎有明确的外伤史,反复出现关节痛,常于过度活动、负重及气候寒冷等刺激时诱发,药物及物理治疗后缓解。

### 2. 与恶性肿瘤所致病理性骨折的鉴别诊断

1）**良性骨囊肿**　多见于5~15岁儿童。好发于股骨颈、股骨上端和肱骨上端。随着年龄增长,囊肿逐渐向骨干方向移动。一般无明显症状,X线片显示长骨干骺端或骨干部位有椭圆形溶骨破坏,边界清楚,其周围可见薄层硬化带,骨皮质可有轻度膨胀变薄。

2）**外伤性骨折** 骨关节发生外伤或暴力事故时，可产生疼痛、肿胀和瘀斑。伤肢部分或全部失去功能，严重时可产生畸形，如缩短、旋转、扭曲等。

3）**老年性骨质疏松症** 是一种以骨量减少、骨组织显微结构退化为特征，随着骨的脆性增高、发生骨折危险性增加的一种全身性骨病，主要临床表现为骨密度降低、慢性疼痛、活动能力下降等。多见于 65 岁以上的老年女性。诊断需依据骨量水平、骨质结构影像表现和实验室骨转换生化指标，并结合相关的危险因素等整合判断。

4）**骨关节结核** 发病以青少年最多，一般为单发，常发生在脊椎，其次为膝、髋及肘关节等。发病缓慢，可有午后低热，患处疼痛、压痛、叩痛及肌肉痉挛，关节活动受限。稍晚期形成不红、不热脓肿，称为寒性脓肿；破溃后形成窦道，继发混合感染可出现关节强直。病变活动期血沉增快，白细胞分类中淋巴细胞计数增高；脓液中可能找到结核杆菌，病理检查有助于确诊。X 线检查可见骨质疏松及骨质破坏、椎间隙或关节间隙狭窄及脓肿阴影。

（杜瀛瀛）

# 第 2 部分

# 肿瘤的辅助检查诊断

# 第11章
# 肿瘤的医学影像诊断

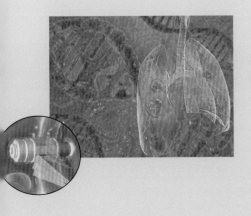

# 第 1 节　X 线成像诊断

X 线由德国物理学家伦琴于 1895 年发现，故又称伦琴射线。随后 X 线被广泛应用于医学诊断，它第一次无创伤地为人类提供了人体内部器官组织的解剖形态图像。X 线是一种波长极短、能量很大的电磁波，其波长比可见光的波长（0.001~100nm）更短（医学上应用的 X 线波长在 0.001~0.1nm），其光子能量比可见光的光子能量大几万至几十万倍。X 线具有以下几种特性：物理特性（穿透作用、电离作用、荧光作用、热作用及干涉、衍射、反射、折射作用）、化学特性（感光作用、着色作用）及生物特性。基于以上特性，X 线主要用于医学诊断、治疗及某些工业领域。

## 一、X 线摄影技术的发展及临床应用

### （一）传统 X 线摄影

球管在高压刺激下产生的 X 线经人体后，经过潜影（胶片记录）过程，再经暗室特殊处理形成最终图像以供阅读。传统 X 线摄影过程烦琐，而且图像质量较差，故无法用于现代医学影像诊断，已退出历史舞台，此处不再赘述。

### （二）计算机 X 线摄影

计算机 X 线摄影（computed radiography，CR）系统主要是用 IP 探测器（俗称 IP 板）作为采集记录图像信息的载体。CR 的成像原理是：IP 板有光激励存储荧光体，在 X 线照射到上面时，能吸收并存储 X 线能量；然后在附加适当波长的激光能量的激励下，将俘获的能量释放，释放的能量由光电倍增管将光信号转换成电压，电压经过增幅，输入模拟 – 数字转换器转成数字；通过采样和量化，存储到电脑里，并由专门的 CR 阅读器读出图像。影像读取完毕，IP 板上的数据通过施加强光照射消除，从而可以重复使用。

CR 较传统 X 线摄影有很多显著优点：①成像速度快（传统 X 线摄影约 10min，CR 为几十秒）；②图像清晰（数字影像具有很高的密度分辨率）；③图像处理功能强（后处理软件可对图像进行窗宽与窗位调整、图像翻转、黑白翻转等后处理）；④获取信息更多（由于数字系统动态范围广，一次拍摄可看到多种组织）；⑤图像保存方便（硬盘、磁盘及光盘等保存形式）；⑥图像可以远程传送；⑦提高工作效率（减少不必要的检查时间，创造更好的经济效益及时间效益）。

基于上述优点，CR 在国内各级医院影像科已经普及，广泛应用于全身各系统的 X 线摄影检查。但应该看到，CR 与传统 X 线摄影相比工作流程并未发生根本性变化，甚至变得更复杂；IP 板为易耗品，图像质量随使用次数增多而下降，到一定时候需要更换。

## （三）数字 X 线摄影

如上所述，CR 仍存在一些缺点，随着计算机及信息技术的高速发展，数字 X 线摄影（digital radiography，DR）的出现变得水到渠成。DR 与 CR 均是将模拟信息转换成数字信息，两者的区别主要在于 X 线采集和图像转换方式的不同。DR 一般是指基于电荷耦合器件（charge-coupled device，CCD）技术的数字摄影。碘化铯晶体受到 X 线照射后，能直接将 X 线光子转换为可见光，可见光激发碘化铯层下方的光电二极管，使光电二极管产生电流，然后在二极管自身电容上储存；再由读取电路将电信号读出，量化为数字信号；最后经过通信接口传至图像处理器，保存到电脑里。

显而易见，基于成像原理及过程，DR 要比 CR 和传统 X 线摄影方便很多。在进行 CR 时，科室内必须准备一定数量的空白 IP 板，否则每检查完一个患者，就要读取再擦除，才能进行下一个患者的摄影。其次，假如某患者的图像不符合诊断要求，那么 CR 要到使用阅读器读出后传到电脑上才能发现，而 DR 在曝光完成后，直接就可以在电脑上看到。另外 DR 提高了图像质量，并显著降低了曝光条件；DR 成像速度快，采集时间在 10ms 以内，放射技师可即刻在屏幕上观察图像，数秒即可传送至后期处理工作站，根据需要决定是否打印激光胶片。DR 能量减影技术使人们第一次在普通 X 线片上将骨组织和心、肺组织分开，对肺部小结节的特异性诊断能力有了很大提高。DR 具备强大的后处理能力，可与图像存储与传输系统（picture archiving and communication system，PACS）无缝衔接，为医院实现网络化提供了最佳的数字平台。由于兼顾了图像质量和网络传输的要求，DR 有效解决了图像的存档管理与传输问题，采用光盘刻录成本低廉，具有良好的经济效益。DR 也可提高影像科的工作效率，增加患者的流通量，减少患者检查等待时间，具有良好的社会效益。

临床应用中，DR 主要用于骨骼、肺、消化道造影检查，以及腹部平片观察有无肠梗阻和结石等。DR 因其图像分辨率高，在胸部摄影中有很大的优势，对结节性病变的检出率高于传统的 X 线成像，DR 强大的图像后处理功能有助于发现细微病变。双能量减影技术可以弥补不同组织重叠的缺陷，降低 DR 胸片诊断的漏诊率。图像拼接技术可显示全脊柱图像，为脊柱侧弯患者术前病变程度评估、手术方式制订及术后疗效评估提供了很好的手段，融合的全脊柱图像分辨率高，可真实地反映整个脊柱全貌。

DR 在观察肠梗阻、气腹和结石等方面优于传统 X 线图像。对腹部的游离气体、尿路结石等病变，通过后处理增加了组织的空间分辨力及微小病灶的显示能力。因 DR 采用了大平板探测器，在上消化道造影中应用广泛，气钡双重造影在显示食管黏膜、胃小区及细微病变方面效果良好。

# 二、乳腺 X 线摄影最新技术临床应用

乳腺摄影是一种特殊的 X 线摄影。数字乳腺 X 线摄影具有方便、快捷等优点，软组织分辨率及空间分辨率较高，对细小钙化敏感，已成为乳腺癌筛查的首选方法。研究显示在非致密型乳腺中，绝大多数病灶能够被检出；但在致密型乳腺中，乳腺组织与瘤体间对比差，或乳腺组织遮盖病灶，会有一部分病灶难以显示，其诊断的灵敏度和特异性仍有待提高。随着科技的发展，为解决上述问题，数字乳腺断层融合（digital breast tomosynthesis，DBT）和对比增强能谱乳腺 X 线摄影（contrast-enhanced spectral mammo-graphy，CESM）技术应运而生，并成为研究热点。

DBT 成像方法是一项基于平板探测器技术的高级应用，通过一系列不同角度对乳腺进行连续快速曝光采集，获取不同投影角度、小剂量照射下的投影数据，再重建出与探测器平面平行的乳腺任意层面 X 线影像。这种方法获得的图像有助于显示在二维扫描中可能会因结构重叠而模糊不清的肿瘤，使病变的检出、性质的判读及良恶性判定，均较常规乳腺 X 线摄影有明显优势，可显著提高诊断的灵敏度和准确性，减少假阳性率，在乳腺癌的筛查和诊断评估中具有独特的价值。

DBT 的缺点是投照时间较常规乳腺 X 线摄影长，这相对延长了乳房压迫的时间；并且由于目前大部分的 DBT 还需要综合常规 X 线摄影一起评估，患者要同时接受断层和常规扫描而使辐射剂

量加倍。目前更新的技术如断层三维图像重建可模拟二维图像，从而减少一次真实的二维扫描曝光，这样的改进可以减少检查时间，更重要的是减少了辐射剂量，同时诊断效能与断层加真实二维图像所得一致。

CESM 成像是一项基于碘造影剂在 33.2keV 时的边缘效应（K-edge）而出现显著吸收衰减差异现象的高级应用。一次注射碘造影剂后分别拍摄双乳内外侧斜位（mediolateral oblique，MLO）和头尾位（craniocaudal，CC）高、低能量图像，将高能和低能图像相减获得双能减影影像。该方法较常规乳腺 X 线摄影的优势是由于造影剂的引入而获得的病变血流供应情况，减影技术则使没有异常强化的纤维腺体实质作为背景而不显影，从而凸显强化的病灶。采用这一技术可以发现常规乳腺 X 线摄影上"阴性"的病灶，特别是在致密型乳腺中。CESM 将成为诊断性乳腺 X 线摄影的有利辅助手段，是协助诊断疑难病症及肿瘤分期很好的检查方法。摄片流程是使用普通增强 CT 所使用的碘造影剂，其浓度为碘 300~350g/L，剂量为 1.5mL/kg。造影剂以 2~3mL/s 的速率经高压注射器注入上臂静脉内，2min 后，压迫一侧乳房拍摄 MLO 和 CC 位图像，每个位置压迫一次，短时间内同时获得高、低能曝光，再以同样方法拍摄对侧乳腺 MLO 和 CC 位图像。曝光后会出现低能和高、低能减影的一套图像，病灶因为有血供而强化，结合低能和减影图可显著提高诊断准确率，减少假阳性率。CESM 的辐射量会有所增加，大致是常规乳腺 X 线摄影的 1.2 倍。

CESM 去除了不强化的纤维腺体重叠，最主要的是可获得病灶的血流动力学信息，显示病灶更为清晰。较多研究显示这一技术与同样需要应用造影剂的乳腺磁共振检查效能相当。该技术的相对不利之处在于注射含碘造影剂后可能会发生的过敏反应，这需要检查医生和技师高度关注。

综上所述，X 线从 1895 年发现到现在的 100 多年间，在医学影像诊断领域的应用越来越广泛。随着电脑技术及数字技术的发展，医学 X 线摄影经历了多次飞跃及更新，从最传统的胶片到 CR 再到 DR，检查速度越来越快，图像分辨率显著提高，各种后处理技术提供了丰富翔实的图片信息，这极大地方便了医生诊断。近年来，X 线摄影在乳腺成像上出现较多新技术，如 DBT 和 CESM 等，使得乳腺癌的早期诊断、精确诊断成为可能，而且检查费用低于乳腺磁共振，检查速度快，可极大地减轻患者的经济负担，具有重大的经济效益和社会效益。

（童 形 彭卫军）

# 第 2 节 CT 与磁共振成像诊断

## 一、X 线计算机断层摄影

### （一）CT 成像原理

计算机断层摄影（CT）由 Hounsfield 于 1969 年设计成功。与传统 X 线摄影相比，CT 图像是真正的断面图像，它显示的是人体某个断面的组织密度分布图，其图像清晰、密度分辨率高、无断面以外组织结构干扰，因而显著扩大了人体的检查范围，提高了病变检出率和诊断准确率。

CT 是用 X 线束对人体某部位一定厚度的层面进行扫描，由探测器接收透过该层面的 X 线，转变为可见光后，通过光电转换变为电信号，再经模拟 - 数字转换器转换为数字，输入计算机处理。图像形成的处理有如将选定层面分成若干个体积相同的长方体，称之为体素（voxel）。扫描所得信息经计算而获得每个体素的 X 线衰减系数或吸收系数，再排列成矩阵，即数字矩阵（digital matrix），数字矩阵可存贮于磁盘或光盘中。经数字 - 模拟转换器把数字矩阵中的每个数字转为由黑到白灰度不等的小方块，即像素（pixel），并按矩阵排列，即构成 CT 图像。所以，CT 图像是重建图像。每个体素的 X 线吸收系数可以通过不同的数学方法算出。

## （二）CT 诊断技术

### 1. 平扫

平扫又称普通扫描或非增强扫描，是指不用造影剂增强的普通扫描。扫描方位多采用横断层面。常规 CT 检查一般先做平扫。

### 2. 增强扫描

增强扫描指血管内注入造影剂后再行扫描的方法。目的是提高病变组织与正常组织的密度差，以显示平扫上显示不清或未见显示的病变，观察病变有无强化及强化类型，有助于病变定性。

## （三）常见头颈部肿瘤的 CT 诊断

### 1. 颅脑肿瘤

CT 扫描有较高的密度分辨率和空间分辨率，可清楚地显示肿瘤的部位、轮廓和内部结构，是颅内肿瘤的主要检查方法之一。

1）**胶质瘤** CT 扫描可大致显示病灶的部位及范围，并能较好地显示肿瘤的钙化及出血情况。

（1）低级别胶质瘤：平扫示均匀低密度灶，边缘清楚或部分清楚，瘤周无水肿或仅见轻微水肿；增强扫描后强化不明显，少部分肿瘤可见轻度强化。

（2）高级别胶质瘤：平扫多为混合低密度灶，多数肿瘤浸润生长，边界不清，常伴周围脑组织水肿带；增强扫描后可见明显不均匀强化或花环状强化，大部分病灶内可见片状无强化区。

2）**脑膜瘤** CT 扫描对肿瘤内部钙化比较敏感，并能较好地观察邻近颅骨的骨质改变情况。肿瘤边界清，广基底附着于硬膜表面，与硬膜呈钝角，多数呈均匀高密度，部分可见瘤内斑点状、弧线状钙化，瘤周水肿轻重不一；增强扫描可见明显均匀强化，60% 的脑膜瘤显示肿瘤相邻硬膜有强化，即脑膜尾征。骨窗可见颅骨内板局限性、弥漫性骨质增生。间变性脑膜瘤可见局部骨质破坏。

3）**生殖细胞瘤** 诊断价值磁共振成像（MRI）检查优于 CT 扫描。CT 平扫示第三脑室后部和（或）鞍上包绕的等密度或高密度肿块，周围有结节状、团簇状钙斑，可伴有脑积水；增强扫描可见明显均匀强化。

4）**垂体瘤** CT 可明确显示蝶鞍大小及骨质改变。CT 平扫示鞍内及鞍上软组织肿块，常见囊变、坏死，部分可见出血，肿瘤较大时可见蝶鞍扩大、鞍底变薄；增强扫描可见中度不均匀强化。肿瘤较大穿过鞍隔时可见"束腰征"。肿瘤较大可向上压迫视交叉，向两侧鞍旁包绕颈内动脉及海绵窦。

5）**室管膜瘤** CT 扫描对钙化敏感，但对于颅后窝病灶显示欠佳。CT 平扫多为等密度肿块，可伴出血、囊变，约 50% 伴斑点状钙化灶；增强扫描可见不均匀强化。

6）**颅咽管瘤** CT 扫描对囊壁及实性肿瘤钙化显示敏感，有重要诊断意义。CT 平扫示鞍上囊实性肿块影伴多发钙化灶，局部见典型"蛋壳样钙化"；增强扫描实性成分结节状或环状强化。

7）**转移瘤** 平扫示脑内多发散在环形或结节形等密度或低密度影，多位于皮质或皮质下，瘤周水肿明显；增强扫描可见环状强化或轻中度强化。

8）**鼻咽癌** CT 扫描可详细显示鼻咽及其周围的解剖结构，目前为鼻咽癌的基本检查方法。观察颅底及周围结构骨质破坏情况，应首选 CT。约 80% 的鼻咽癌起自鼻咽侧壁，早期表现为鼻咽壁增厚，咽隐窝变浅，中晚期有明显肿块，可伴咽隐窝消失、咽旁间隙变窄、颅底骨质破坏和鼻旁窦炎症。另外，鼻咽癌常合并有单侧或双侧颈部及咽后淋巴结肿大。

### 2. 颈部肿瘤

1）**喉癌** CT 扫描可详细显示喉部及其周围的解剖结构，目前是喉部最常用的影像检查方法。它能明确肿瘤的部位、大小，判断肿瘤浸润的深度、喉旁间隙的侵犯、喉软骨的破坏及颈部淋巴结转移等，对喉癌的 TNM 分期非常重要；骨窗对喉软骨的观察亦十分有意义。主要表现为喉部软组织局部不均匀增厚，伴喉腔肿物，呈浸润性或息肉样生长，可使喉腔变形和阻塞气道。会厌前间隙、喉旁间隙受侵，咽后间隙脂肪消失，甲状软骨板、杓状软骨、环状软骨常受侵。CT骨窗可见软骨早期微小的受侵，显示为软骨边缘毛糙及软骨变小、断裂或推移改变。喉癌常有两侧颈部淋巴结转移。

2）下咽癌 常规X线钡餐检查对下咽癌的影像诊断有一定价值，但CT扫描可充分显示下咽及周围的解剖结构。CT可显示咽－下咽部椎前软组织增厚伴肿块形成，杓状软骨－椎间距、环状软骨－椎间距、甲状软骨－椎间距增大（均>1cm）。下咽癌常伴有颈部淋巴结转移。

3）腮腺多形性腺瘤 多有完整或不完整的包膜。直径较小的多形性腺瘤CT扫描多表现为密度均匀且高于腮腺组织的软组织肿块，增强扫描无强化或轻度均匀强化。较大的多形性腺瘤则多表现为密度不均的软组织肿块，其内可有低密度液化坏死、陈旧性出血及囊变区，增强扫描不均匀强化。

4）甲状腺腺瘤 CT增强扫描显示解剖关系清晰，对观察甲状腺占位性病变是否侵犯周围结构有重要意义，也可以显示肿物内部的钙化、出血、坏死、囊性变和颈部淋巴结的改变，但对于显示甲状腺小的病变不如超声。超声成像目前为甲状腺占位的首选影像检查方法。CT表现为甲状腺低密度结节，边缘光滑，密度均匀，可伴囊变，增强后结节轻度强化。少数可见边缘钙化。

5）甲状腺癌 CT扫描可见结节边界欠清，密度不均，可伴囊变，也可出现点状、簇状钙化灶，增强扫描不均匀强化。肿瘤可突破甲状腺包膜，侵犯邻近咽喉部、气管及食管；亦常伴颈部、纵隔淋巴结及远处脏器（肺、骨骼）转移，且其转移淋巴结密度大多与原发或复发甲状腺肿瘤一致。

6）颈部神经鞘瘤 多数位于咽旁间隙－茎突后间隙。CT平扫多为类圆形均匀低密度软组织肿块，增强扫描肿块轻度强化，常无钙化，颈鞘内血管向前或前外侧移位。

颈动脉体瘤多位于咽旁间隙－茎突后间隙、颈动脉分叉部，边界清楚，密度均匀，肿瘤血供丰富。CT增强扫描时强化明显，密度与邻近的血管相仿。肿瘤使颈动、静脉向外侧移位，颈内外动脉夹角被瘤体撑开、增大为本病的特征性影像学表现。

## （四）常见胸部肿瘤的CT诊断

### 1. 肺癌

CT已成为肺癌早期检出、诊断与鉴别、分期、疗效评价及终生随访最主要和最常用的方法。应用低剂量螺旋CT对高危人群进行肺癌筛查能提高肺癌早期检出率和手术根治率，并可根据病变的大小和部位在CT引导下进行穿刺肺活检及微波、冷冻等介入治疗。

1）中央型肺癌 CT表现包括原发肿瘤的直接和间接征象。直接征象为段或段支气管以上支气管腔内结节、局限性管壁增厚或腔内外生长肿块；继发征象主要指肿瘤远端阻塞性肺改变，包括阻塞性肺炎、肺不张、肺气肿及支气管扩张；另外还常见肺内播散、肺门及纵隔淋巴结肿大、胸腔积液。

CT对检出支气管腔内小结节或局限性支气管管壁增厚、区分肿瘤与远端阻塞性改变、检出转移性病变等均显著优于X线平片。薄层重建及多平面重建（multi-planar reformation, MPR）等后处理功能使CT更加优越。

2）周围型肺癌 发生于段支气管以远的肺癌称为周围型肺癌。周围型肺癌早期可表现为边缘清楚的磨玻璃小结节、空泡征、细支气管充气征及边缘毛糙。分叶改变更提示周围型肺癌的可能。稍晚期则表现为结节、肿块影，边缘毛刺，常见分叶，肿块内部密度常不均匀，若中心坏死还可形成不均匀厚壁空洞，增强扫描可见结节明显强化。另外还常见肺内播散、肺门及纵隔淋巴结肿大、胸腔积液。高分辨率CT（high resolution CT，HRCT）能最好地显示上述特征。

### 2. 纵隔肿瘤

疑为纵隔肿瘤时，CT应为首选和必需的检查手段，MRI可作为CT的替补或辅助手段。纵隔肿瘤的诊断主要依据肿瘤的部位、内部结构及强化特征、生长方式，并要结合患者的性别、年龄等临床特征。例如，前纵隔是胸腺瘤、畸胎瘤的好发部位，神经源肿瘤好发于后纵隔，中纵隔病变多为淋巴结来源或各种囊肿，而间叶来源软组织肉瘤可发生于纵隔任何部位。

1）**胸腺瘤** CT 显示前纵隔边界清楚的圆形、卵圆形、分叶状肿块，大多密度均匀，紧贴心包及大血管前外侧缘表面；增强扫描示轻中度均匀强化，可伴出血、坏死、囊变，少数可见心包或瘤内弧形、斑点状或粗大钙化。侵袭性胸腺瘤可沿胸膜、心包膜种植转移。

2）**畸胎瘤** 畸胎瘤常呈脂肪、钙化、囊性及软组织等多种密度混杂性肿块，有较厚的囊壁，增强扫描示不均匀强化。

3）**淋巴瘤** 前纵隔异常增大的孤立性淋巴结或多方融合成团的软组织肿块，密度均匀，增强扫描强化均匀，包绕周围大血管，可侵犯邻近纵隔结构。肿块较大时可因局灶性出血、坏死、囊变而密度欠均匀。

4）**神经源肿瘤** 平扫示边界清楚的圆形或类圆形等密度或低密度肿块，边界光滑，增强扫描可见片絮样强化。常与椎间孔相连或与后肋下缘关系紧密，可使椎间孔或肋间隙撑大，伴局部骨硬化或压迹形成。

## （五）常见腹部肿瘤的 CT 诊断

### 1. 肝脏肿瘤

CT 平扫可以显示密度较高的转移瘤，如类癌、肾癌、乳腺癌等的肝转移。增强扫描的目的主要是形成肝实质与病灶之间的密度差，以利诊断。由于正常肝实质大部分由门静脉供血，肝肿瘤主要由肝动脉供血，两者之间有一定的时间差，也就形成了密度差。CT 平扫加动态增强扫描可以了解肝脏肿瘤的位置、特点，对肝脏肿瘤进行定性诊断。

1）**原发性肝细胞癌** 大部分表现为单发或多发的肿块或结节。平扫时密度常低于邻近肝组织，癌灶内可合并坏死、囊变、出血，部分有包膜。典型肝癌主要由肝动脉供血，动态增强呈典型"快进快出"征象，增强扫描动脉期见肿瘤明显强化，门脉期及延迟期呈低密度。多期增强扫描对肝癌的诊断与鉴别诊断极为关键。

2）**肝脏转移瘤** 肝内多发大小不一低密度结节灶，边缘多模糊，增强扫描呈环状强化、结节状强化，部分结节呈"牛眼征"：病灶中心为低密度，边缘为高密度强化，最外层密度又低于肝实质。转移瘤的强化方式取决于肿瘤血供。

### 2. 胆道肿瘤

1）**胆囊癌** 平扫示胆囊壁不规则增厚，单发或多发结节突向腔内，肿块可充满整个胆囊并侵犯邻近肝组织，可出现胆道梗阻；增强扫描肿块明显强化。常见肝门部及腹膜后淋巴结肿大。

2）**胆管癌** 表现为胆管走行区边缘不规则的低密度占位性病变，一般密度比较均匀；增强扫描示肿块轻中度强化，并可见肿瘤末梢侧支肝内胆管扩张征象。

### 3. 胰腺肿瘤

CT 是胰腺疾病最重要、最可靠和最佳的检查方法。CT 平扫示胰腺外形变化，肿块较大时可见胰腺局部膨隆或不规则肿大，局部出现低密度影，少数为等或高密度灶，少数可伴坏死、液化及囊变。胰管、胆总管、肝内胆管不同程度扩张，扩大的胆总管、胰管于胰头肿块处骤然截断，这是胰头癌的主要间接征象，可伴胰周脂肪层消失。增强扫描示肿块强化低于正常胰腺，为相对低密度。血管及邻近脏器受侵是胰腺癌常见的间接征象，同时还可见到淋巴结转移和肝转移等。

### 4. 脾脏肿瘤

1）**脾血管瘤** 块状血管瘤呈均匀的低密度或等密度区，有清晰的边缘；囊状血管瘤表现为等密度的实性肿块内多个囊性低密度区，少数有钙化环。增强后，实性成分从边缘开始呈结节状充填样强化。

2）**脾淋巴瘤** CT 平扫示脾内单发或多发低密度影，边界不清；增强扫描病灶轻度不规则强化，但密度仍低于正常脾脏，边界较清。

### 5. 胃肠道肿瘤

1）**胃癌** 得益于 CT 机器性能的改善、技术的提高及造影剂的引入，结合增强扫描，能获得较好的胃壁图像，可提高病变的检出率，对胃癌分期的准确性亦有较大提高。螺旋 CT 扫描速度快，无呼吸运动伪影，采用容积扫描和采样，同时还具有多项图像后处理功能，更有利于检出微小病变，并对判断肿瘤与邻近脏器的关系提供更多信息。螺旋 CT 由于采用容积扫描技术，能够实现对肿瘤的多期相扫描，并具有图像重建功能，有利于提高肿瘤 T 分期的准确率。但螺旋 CT 对精准判断肿瘤的浸润深度仍存在高估或低估的问题。

早期胃癌 CT 扫描主要表现为胃壁局限性增厚，表面欠光整，增强扫描可有强化。进展期胃癌主要表现为胃壁局限性或弥漫性增厚，可见向腔内或腔外突出的肿块，也可伴有溃疡，增强扫描有不同程度强化。当肿瘤浸透浆膜层时表现为浆膜面不光整，周围脂肪间隙内有点、条状影。如病变与邻近脏器间脂肪层消失，提示有脏器受侵的可能；强化的肿瘤明显深入邻近脏器则为诊断受侵的可靠依据。在胃的邻近脏器结构中，大网膜受累最为常见，其次是胰腺、肝脏、结肠等。淋巴结转移是胃癌扩散的主要方式。

2）**胃肠道间质瘤**　CT 有助于显示不同种类、部位胃肠道间质瘤的大小、外形、质地及其内部变化，如出血、坏死、囊变、钙化、溃疡，有无与胃肠道相通及其对毗邻结构的影响，有无远隔脏器转移等。

胃肠道腔内可见边界光滑的圆形、类圆形软组织密度肿块，肿块腔内面可见坏死、浅表溃疡，肿块内可见片状不规则低密度坏死区，肿块内坏死区与胃肠道腔相通时，可见造影剂充盈。若肿瘤为恶性，肝内常可见转移灶。增强扫描肿块常为不均匀强化。

### 6. 肾脏肿瘤

肾脏髓质、皮质及被膜均可发生各种组织肿瘤。肾皮质肿瘤占 80%，其中恶性占 85%，最常见的是肾细胞癌（肾癌）及肾血管平滑肌脂肪瘤。肾髓质肿瘤占 20%，几乎全部是肾盂癌。肾脏髓质及皮质的间叶组织和被膜也可发生肿瘤，仅占全部肾肿瘤的 1.1%，如血管瘤、脂肪瘤、神经源肿瘤及其各种组织的肉瘤。故临床上最常见的肾脏肿瘤为肾癌、血管平滑肌脂肪瘤和肾盂癌。

CT 扫描的密度及空间分辨率提高，是肾脏肿瘤最主要的检查方法，尤其在肾脏小肿瘤的检出、诊断、鉴别诊断中发挥重要的作用。CT 对肾脏肿块的检出率近 100%，肿瘤诊断准确率达 95%。采用薄层扫描可清晰显示肿瘤内密度，显示肿瘤组织成分，有利于肿瘤的正确诊断。快速薄层扫描加二维、三维重建，可清楚地显示肿瘤部位及与周围器官、组织结构的关系，有利于肿瘤的定位诊断，协助外科医生制订术前治疗计划。

1）**肾细胞癌**　平扫可见肾实质内类圆形肿块，边界清楚，肿块呈不均匀略低、相等或略高密度，可伴囊变、坏死、出血；增强扫描多为不均匀明显强化。肾静脉、下腔静脉可受累，静脉增宽，内见不均匀强化的软组织密度肿块形成的充盈缺损。可伴淋巴结肿大及远处转移，肾细胞癌的淋巴结转移首先达肾周、肾门及腹膜后主动脉和下腔静脉周围，可出现软组织孤立结节或融合成团。

2）**肾脏血管平滑肌脂肪瘤**　CT 平扫示混杂低密度肿块，内可见脂肪成分，增强扫描时非脂肪成分可见中度强化。肿瘤内出血时，平扫可表现为高密度区，增强扫描有时可见明显强化，提示肿瘤内假性动脉瘤形成。

3）**肾盂癌**　平扫示肾盂内软组织密度结节，增强扫描可见轻中度强化，分泌期可见肾盂内肿瘤结节状充盈缺损。肾盂癌侵犯肾实质表现为肿瘤与邻近肾实质分界欠清，邻近肾实质受侵破坏。晚期肿瘤可穿出肾实质侵犯肾周脂肪或邻近结构。

### 7. 肾上腺肿瘤

目前，公认 CT 是肾上腺病变的最佳影像检查方法，其空间分辨率及密度分辨率高，有助于病变的定位定性诊断。

1）**肾上腺腺瘤**　单侧肾上腺类圆形或椭圆形肿块，密度均匀，边界清，与肾上腺侧支相连，密度类似或低于肾实质；增强扫描示肿块快速均匀强化和迅速廓清，呈"快进快出"征象。

2）**肾上腺嗜铬细胞瘤**　CT 表现为一侧肾上腺圆形或类圆形肿块，较小肿瘤密度尚均匀，较大肿瘤常因陈旧性出血、坏死而密度不均，内有单发或多发低密度区，少数肿瘤中心或边缘可见点状、弧线状钙化灶。增强扫描肿瘤明显不均匀强化。有时可发现肝脏或（和）淋巴结转移征象。嗜铬细胞瘤有时可双侧发生，亦可异位，少数为恶性。

## （六）常见盆腔肿瘤的 CT 诊断

### 1. 膀胱肿瘤

CT 能够检出、诊断膀胱肿瘤，进行肿瘤分期。

横断面扫描对膀胱顶部、底壁肿瘤易丢失遗漏，螺旋 CT 多平面重建图像可减少遗漏。CT 对中晚期肿瘤的诊断及分期较准确，对小于 T3 的肿瘤分期、鉴别纤维化与复发有困难。

肿瘤常呈结节状、块状凸向腔内生长的软组织密度肿块，常位于膀胱侧壁及三角区。肿块大小不等，呈菜花、结节、分叶或不规则状，基底常较宽。肿瘤侵犯膀胱壁时膀胱壁僵硬、内陷，侵犯至膀胱壁外时膀胱壁不光整，膀胱周围脂肪组织内有软组织结节、条索，侵犯周围器官时膀胱病变与周围结构界限不清或其结构消失。增强扫描下肿瘤多为均匀强化，如有坏死则表现为无强化区。

### 2. 子宫肿瘤

CT 扫描对子宫早期病变的检出非常不敏感，CT 平扫时因子宫肿瘤与宫体呈等密度而不能显示，对宫颈肿瘤也只能根据宫颈增大、密度不均匀而怀疑。增强扫描增加了病变与正常子宫肌肉的对比，可以显示局限在子宫内的肿瘤，但仍不能区别癌与息肉、内膜增生。CT 对显示子宫恶性肿瘤向宫外、宫旁侵犯及盆腔转移有帮助。对临床工作者而言，子宫恶性肿瘤的诊断和分期应首选磁共振成像。

1）**子宫平滑肌瘤** 子宫肌瘤表现为子宫增大，可呈分叶状改变，主要见于较大的肌壁间肌瘤和浆膜下肌瘤。CT 平扫肌瘤密度可等于或略低于周围正常子宫肌，增强扫描示不同程度强化，强化程度多低于正常子宫肌。

2）**子宫内膜癌** 子宫内膜癌在肿瘤较小时，CT 表现可无异常发现；肿瘤较大时，CT 显示宫腔内有软组织密度肿物，密度低于强化的正常子宫肌。肿瘤呈菜花状或结节状，周围可为更低密度的宫腔内积液所环绕，肿瘤侵入肌层时强化的正常子宫肌内有局限或弥漫性低密度区，肌层变薄，肿瘤外侵时常表现为子宫边缘模糊或有软组织条索或结节影。盆腔内也可见肿大的淋巴结。

3）**宫颈癌** 宫颈癌在肿瘤较小时，CT 表现可无异常；肿瘤较大且明显侵犯宫颈基质时，可表现为宫颈增大（>3.5cm）。增强扫描示肿瘤强化程度低于正常宫颈。肿瘤外侵时常表现为宫颈边缘不规则或模糊，宫旁脂肪间隙密度增高或有软组织条索、结节影；肿块继续生长可显示软组织肿块侵犯闭孔内肌或梨状肌，伴盆腔内肿大淋巴结。

### 3. 卵巢肿瘤

CT 扫描在女性卵巢肿瘤的检查方法中最重要、最常用。卵巢肿瘤细胞易发生脱落种植，出现广泛腹腔转移，故被视为全腹性病变。CT 扫查范围广，对小病变的显示及发现小量的脂肪与钙化较其他方法敏感，因此最常用。CT 检查的目的是对盆腔肿瘤进行诊断、鉴别和确定病变范围，尤其是为肿瘤患者提供肿瘤分期信息，以便术前制订合理的治疗计划。

1）**浆液性囊腺瘤和黏液性囊腺瘤** CT 显示为低密度（接近水密度）薄壁囊性肿块，无软组织成分及乳头结构，壁规则，可有斑点状钙化。浆液性囊腺瘤大部分呈单房或少量多房改变；黏液性囊腺瘤是典型多房肿块，囊内液体为黏液、蛋白量高，其内可有少量出血。增强后显示肿瘤囊壁及间隔更加清晰，无不规则乳头或结节。

2）**浆液性囊腺癌和黏液性囊腺癌** 肿瘤呈囊性或以囊性为主时，显示肿瘤为低密度，囊壁及分隔厚且不规则，有时可见软组织结节或肿块，软组织成分内可见肿瘤血管或增强后明显强化，肿瘤边缘清楚，压迫周围肠管或器官移位。肿瘤呈囊实性时，形态多不规则，边缘不清晰，压迫周围肠管或器官移位时，两者界限常不清楚；肿瘤内囊实性部分的形态亦不规则，界限可不清晰，软组织实性部分增强后有强化或可见肿瘤血管。肿瘤呈实性时，形态不规则，边缘模糊，与周围肠管或器官粘连或侵蚀，可致肠管狭窄、肠壁增厚不规则，周围膀胱或子宫形态不规则且边缘模糊，膀胱腔内可有软组织影或子宫密度不均匀。卵巢肿瘤密度因肿瘤坏死可显示不均匀，增强后肿瘤有强化或有肿瘤血管。卵巢癌常有钙化，CT 对钙化显示及检出敏感性高。

卵巢癌转移常为种植转移，伴发腹水。腹膜转移灶呈小结节状、斑片状或饼状，也可呈大片状腹膜增厚改变，或大结节状、块状。腹腔的假黏液瘤表现为局限性囊肿，边缘清楚，其内呈水或接近水的密度，且均匀。

3）**颗粒细胞瘤** 颗粒细胞瘤是性索 - 间质肿

瘤中最常见的恶性肿瘤。肿瘤可呈不均质实性、多房囊性或单房囊性肿块。肿块的囊壁及间隔较厚，间隔内有肿瘤血管。CT 显示肿瘤为软组织不均质肿块，增强后实性部分、囊壁及间隔有明显强化，实性部分密度不均匀。

4）畸胎瘤　畸胎瘤是卵巢常见肿瘤。畸胎瘤在影像学检查时一般都有特征性表现。CT 扫描可以较完整地显示肿瘤的大小及范围，肿瘤多数呈混合密度，其内可见高密度的牙齿、骨骼及钙化，低密度的脂肪或脂液分层，增厚的囊壁及不均质的软组织肿块。

### 4. 前列腺肿瘤

CT 扫描能够清晰显示前列腺及其周围解剖结构，但不能显示前列腺内的分区，因此不能显示前列腺内的小肿瘤，仅能发现前列腺的形态不对称，如有局部结节状隆起，提示有肿瘤可能。CT 有助于检出前列腺肿瘤向外周侵犯，表现为前列腺、精囊间脂肪层消失或向膀胱底部不规则隆起、精囊膀胱角不对称。精囊一侧增大或一侧输尿管、肾盂积水，说明肿瘤偏一侧生长，侵犯相应的结构。

早期前列腺癌可仅显示前列腺增大，而密度无异常改变。对于进展期前列腺癌，CT 可表现为正常形态消失，代之以较大的分叶状肿块。肿瘤侵犯精囊，造成精囊不对称、精囊角消失和精囊增大。膀胱受累时，膀胱底壁增厚，以致出现凸向膀胱腔内的分叶状肿块。CT 检查可发现盆腔淋巴结转移及远隔器官或骨的转移。

## 二、磁共振成像

## （一）磁共振成像原理及技术发展

### 1. 原　理

自然界任何原子核的内部均含质子与中子，统称核子。核子具有自旋性，并由此产生自旋磁场。具有偶数核子的许多原子核其自旋磁场相互抵消，不呈现磁场；只有那些具有奇数核子的原子核在自旋中具有磁矩或磁场，如 $^1H$、$^{13}C$、$^{19}F$ 和 $^{31}P$ 等。原子核的自旋很像一个微小磁棒沿自己的纵轴旋转，无外加磁场时，质子或中子的自旋方向是随机的。当处于一个外加磁场中时，单数原子的原子核自旋轴就会趋于平行或反平行于外加的磁场方向，并以一种特定的方式绕主磁场方向旋转，这种旋转动作称为进动。进动的频率取决于外加磁场的强度、原子核的性质和磁旋比。处于静磁场中的原子核系统受到一个频率和进动频率相同的射频脉冲（radiofrequency pulse，RF）激发，原子核将在它们的能级间产生共振跃迁，引起原子核的共振现象，即核磁共振。当射频脉冲激发停止后，受激原子核的相位和能级都恢复到激发前的状态，这个过程称为弛豫。核系统从共振激发到恢复平衡所需要的时间称为自旋 - 晶格弛豫时间，即纵向弛豫时间，通常用 T1 表示。T2 弛豫时间又称横向弛豫时间，表示在完全均匀的外磁场中横向磁化所维持的时间。人体不同组织，不论它们是正常的还是异常的，其组织器官的 T1、T2 值的差别是很大的，这是磁共振成像（magnetic resonance imaging，MRI）的基础。MRI 的作用之一就是利用这些差别来诊断和鉴别诊断疾病。由于人体中氢原子的数量最多，且只有一个质子而不含中子，最不稳定、最易受外加磁场的影响而发生核磁共振现象，所以现阶段临床上用的 MRI 主要涉及氢原子核。人体一旦进入磁场中，体内的磁性核就具备了共振的特性，也就是说，生物体可以吸收电磁波的能量，然后再发射具有特定频率的电磁波，计算机把这种电信号再转化成图像，磁共振图像实际上是体内质子的分布状态图或弛豫特性图。

### 2. MRI 技术

MRI 的脉冲序列实际上是各种参数测量技术的总称。MRI 主要依赖于下列因素：质子密度、弛豫时间（T1、T2）和流动效应。质子密度、T1 弛豫时间、T2 弛豫时间及流动效应等都是组织的本征参数，通过它们就可以推知组织的结构甚至功能状态。应用不同的磁共振射频脉冲程序，可以重点反映其中某些因素，从而得到各种不同的磁共振图像。如通过调节重复时间（repetition time，TR）、回波时间（echo time，TE）、反转时间（inversion time，TI）或翻转角等脉冲序列参数，就可达到在图像中突出某一对比度的目的，常将这样获取的图像称为加权像（weighted image，WI）。常见的加权图像有 T1 加权像、T2 加权像和质子密度加权像等。在快速成像及其应用领域中，现在还采用扩散加权、灌注加权和血氧水平依赖加权等技术，加权图像的概念有日益拓展的趋势。此外，MRI 中还将图像对比度突出的程度叫作权重。根据所用权重的大小，加权图像又有轻度加权、中度加权及重度加权之分。

1）T1 加权像　在序列中采用短 TR<500ms 和短 TE<25ms 就可得到所谓的 T1 加权像（T1 weighted image, T1WI）。取短 TR 进行扫描时，脂肪等短 T1 组织可较充分弛豫，而脑脊液等长 T1 组织弛豫量相对较少；因此，短 T1 组织因吸收能量多而显示高信号，长 T1 组织则因不能吸收太多的能量，进而表现出低信号。这种组织间信号强度的变化使图像的 T1 弛豫对比度得到增强。采用短 TE 可最大限度地削减由于 T2 弛豫造成的横向信号损失，从而排除了 T2 弛豫的作用。

2）T2 加权像　T2 加权像（T2 weighted image, T2WI）通过长 TR（1500~2500ms）和长 TE（90~120ms）的扫描序列来获得。在长 TR 的情况下，扫描周期内纵向磁化矢量已按 T1 时间常数充分弛豫；采用长的 TE 后，信号中的 T1 弛豫效应也被进一步排除，长 TE 的另一作用是突出液体等横向弛豫较慢的组织之信号。用 T2WI 可以非常满意地显示水的分布，因此，T2WI 在确定病变范围上有重要作用。

3）质子密度加权　选用长 TR（1500~2500ms）和短 TE（15~25ms）的脉冲序列进行扫描，就可获得反映体内质子密度分布的图像，称为质子密度加权（proton density weighted image）或质子密度像（proton density image）。这里的长 TR 可使组织的纵向磁化矢量在下个激励脉冲来到之前充分弛豫，以削减 T1 弛豫对信号的影响；短 TE 的作用则主要是削减 T2 弛豫对图像的影响，这时图像的对比度仅与质子密度有关。

## （二）临床常用的脉冲程序

### 1. 自旋回波序列

自旋回波序列（spin echo sequence, SE 序列）能产生可靠、稳定、令人满意的高对比图像，目前仍然是临床上最基本、最常用的序列。但由于其成像速度较慢，已部分地被较快成像序列所替代。

### 2. 梯度回波序列

所谓梯度回波就是通过梯度场方向的切换而产生的回波信号。梯度回波又叫场回波（field echo）。梯度回波与自旋回波都是利用回波信号来成像的技术，其区别主要在于后者产生回波的激励方式不同。梯度回波序列（gradient echo sequence, GRE 序列）最显著的特点是成像速度快，在某些情况下，其成像速度要比自旋回波序列快数十倍，是快速成像序列中较为成熟的一种。缺点是对梯度系统的要求较高，梯度切换时产生的噪声也进一步加大，信噪比（signal-noise ratio，SNR）较低。如果应用长回波时间进行扫描，则很容易导致磁敏感性伪影和化学位移伪影等多种伪影，图像质量在很大程度上受磁场均匀性的影响。

### 3. 反转恢复序列

反转恢复序列（inversion recovery sequence, IR 序列）一般作为 T1WI 序列，主要用于增加脑灰白质之间的 T1 弛豫对比。其中短反转时间反转恢复序列（short TI inversion recovery，STIR）可选择性地抑制脂肪组织，如对乳腺、腹部等含脂肪较多的部位检查时，选择性地抑制脂肪信号，去除脂肪高信号造成的伪影，可使病变组织信号更明显。液体衰减反转恢复序列（fluid attenuated inversion recovery，FLAIR）可有效抑制脑脊液的信号，充分暴露被高信号脑脊液掩盖的病灶。

## （三）快速成像技术

在快速成像技术出现以前，成像速度慢是 MRI 临床应用中的一大缺点，一组 MRI 往往需要 10~20min 才能获得。扫描时间长往往给患者带来不适，加之呼吸、心脏搏动、胃肠蠕动及某些自主运动造成的伪影，使图像质量下降。提高 MRI 系统的成像速度，无论对于拓宽其应用领域还是提高其利用效率，都有非常重要的意义。近年来，以小角度激励技术为代表，在 GRE 序列基础上，发展起来一系列快速成像序列，已使成像时间缩短至秒级甚至亚秒级。快速的采集和重建实现了磁共振的实时或准实时成像或磁共振透视。除了 GRE 序列外，SE 序列的扫描速度也大大提高。扫描时间的缩短，不仅提高了 MRI 系统的工作效率，更重要的是拓宽了 MRI 的应用领域，使影像学对疾病的认识深入到了病理、生理、生化和分子扩散运动等层次。灌注成像、扩散成像和功能成像等都是成功的快速成像技术。现在，MRI 已经从单纯的形态学观察，提高到形态学观察与功能成像整合的崭新水平。快速成像技术的应用，还使3D 成像成为一种实用的成像方法。快速成像序列包括快速自旋回波序列、快速梯度回波序列、回波平面成像序列及各种整合的快速序列。

### 1. 快速自旋回波序列

快速自旋回波（fast spin echo，FSE）序列通过多回波和（或）多层面自旋回波技术，使成像速度明显加快，图像与自旋回波所获者相仿，现已广泛应用。

### 2. 快速梯度回波序列

快速梯度回波序列（GRE 序列）的优点体现在扫描速度快，对比度控制灵活，单位时间内信噪比高。近年来，超快速的 GRE 技术发展突飞猛进，成为 MRI 序列中的重要部分。

### 3. 回波平面成像序列

回波平面成像（echo planer imaging，EPI）是当今最快速的成像方法。它通常可以在 30ms 内采集一幅完整的图像，使每秒钟获取的图像达到20 幅，因此，EPI 是一种真正意义上的超快速成像方法。它能使运动器官"冻结"，清晰地观察运动器官的断层图像，而且不用呼吸门控就能实时或准实时地显示心脏的动态图像。此外，其在脑功能成像、扩散成像和灌注成像等方面得到很好的应用。EPI 正在开拓更多的应用领域，在临床应用中具有良好的前景。

### 4. 敏感编码技术

敏感编码技术（sensitivity encoding technique，SENSE 技术）又称阵列空间敏感编码技术（array spatial sensitivity encoding technique，ASSET），是利用较高的局部梯度磁场，在 K–空间增加采样位置的距离，从而减少 K–空间的采样密度，在小视野（field of view，FOV）内通过专门的重建算法，在保持空间分辨率不衰减的情况下，使采集时间减少的一种快速成像技术。采集速度可达到 50 层 /12~15s。应用 SENSE 技术可使成像时间减半，最新的技术可使采集效率提高 4 倍，

甚至有望提高 9 倍，同时仍能保持良好的图像质量。此外，SENSE 技术还可降低检查中的噪声，减少伪影。一般认为 SENSE 技术可用于所有扫描序列，SENSE 技术常与如自旋回波、快速自旋回波、梯度回波、快速梯度回波等整合应用。另外，SENSE 技术也用于一些特殊序列中，如 3D MRA、EPI、波谱成像、扩散加权成像等。

## （四）快速成像技术的临床应用

功能 MRI（function MRI，fMRI）从广义上讲，包括扩散成像、灌注成像和波谱成像等，但大多数情况下，fMRI 特指脑功能 MRI。fMRI 技术因其能够无创伤地对神经元活动进行较准确定位，具有较高的空间和时间分辨率以及较好的可重复性和可行性等优势，已经成为脑功能成像发展最迅速的新技术。脑的 fMRI 打开了对语言、记忆和认知等神经科学领域进行研究的窗口。

### 1. 磁共振扩散加权成像

磁共振扩散加权成像（diffusion-weighted imaging，DWI）是研究分子微观运动的成像方法。人体中大约 70% 是水，水分子在不停运动之中，这种运动称扩散。不同的组织扩散系数不同，在病理状况下，扩散系数会发生变化，扩散成像利用成像平面内水分子扩散系数的变化来产生图像对比。DWI 是在常规扫描序列中加入对称的扩散敏感梯度脉冲，使得在施加梯度场方向上水分子的相位离散加剧，信号降低。目前 DWI 常采用 EPI 序列采集，扩散梯度的程度由梯度脉冲的强度和持续时间即所谓的梯度因子（gradient factor）决定，用 b 值表示。由于 DWI 受到微循环及体内生理运动的影响，常采用表观扩散系数（apparent diffusion coefficient，ADC）来代替实际扩散系数（D 值）。一般恶性肿瘤组织细胞核增大、核质比增高、肿瘤细胞增多且排列紧密，导致细胞外间隙减小，水分子扩散受限，因而 ADC 值降低。

### 2. 背景信号抑制磁共振扩散加权成像

背景信号抑制磁共振扩散加权成像（diffusion-weighted imaging with background body signal suppression，DWIBS）是在传统扩散加权成像基础上衍生出来的一种新的成像技术。该序列将扩

散加权成像与脂肪抑制和快速成像技术结合，克服了传统体部扩散成像必须在屏气条件下进行、扫描范围有限、图像信噪比和分辨率较低的局限，可以在自由呼吸状态下完成体部大范围（包括头颈、胸部、腹部及盆腔）的薄层、无间断扫描，并得到高信噪比、高分辨率和高对比度的图像，可直观、立体地显示病变部位、形态、大小及范围，并可行 ADC 值和体积的定量测量。DWIBS 的核心技术包括：单次激发平面回波成像（single-shot echo planar imaging，SS-EPI）、短反转时间反转恢复序列（STIR）和 SENSE。DWI 所得图像经最大信号强度投影（maximum intensity projection，MIP）重建，因为去除了运动伪影和复杂背景信号的影响，获得了良好的背景抑制效果，使病变与周围组织的对比信噪比提高，病变清晰显示；同时利用黑白反转技术，使病变的显示达到可与 PET 相媲美的效果，故又称为"类 PET"成像。它具有与 PET 相似的效果但又无须像 PET 检查一样接受电离辐射，因此作为一种无创的功能成像新方法，DWIBS 在肿瘤及其他疾病的全身检查中具有广阔的应用前景。但其也有局限性：① STIR 在进行脂肪抑制的同时，也会降低图像的对比度，有可能遗漏病变；②小的病变有可能因为自由呼吸而遗漏；③ DWI 的敏感性较高，但特异性较差，因而，当发现病变不能确定其性质时，需要结合常规 MRI 图像进一步确定。

### 3. 磁共振扩散张量成像

水分子的不规则热运动将导致氢质子相位缺失而产生信号丢失，DWI 的原理即利用一对扩散敏感性梯度脉冲将此效应扩大，并以此来研究不同组织中水分子扩散运动状态的差异。脑白质中水分子的扩散是三维的，其中只有与神经纤维轴突走行方向平行的水分子的扩散运动不受抑制，而与其垂直方向上的扩散明显减弱，即各向异性。磁共振扩散张量成像（diffusion tensor imaging，DTI）是指在常规扩散成像的基础上通过在三维空间内改变扩散梯度敏感性脉冲的方向来观察水分子扩散的各向异性的技术。脑肿瘤是 DTI 的研究热点之一，Sinha 等研究发现，在正常脑白质、瘤周水肿和强化的肿瘤组织间平均扩散率具有显著差别。脑组织自由水含量增加会产生平均扩散

率的增加，肿瘤组织和瘤周水肿区组织完整性的消失则产生各向异性系数（fractional anisotropy，FA）值的下降。然而另有学者认为，肿瘤组织中 FA 值与病理变化的相关性十分复杂，其下降代表肿瘤白质纤维束的破坏，而肿瘤组织的细胞化（肿瘤细胞被神经元包绕但不破坏后者的结构）将导致 FA 值的上升，肿瘤组织中 FA 值的变化是上述两种因素整合作用的结果。另外，DTI 对脑肿瘤的研究还表明，DTI 能显示肿瘤旁在常规 MRI 中显示为正常的脑白质束浸润。有报道 DTI 下有 77% 的恶性胶质瘤的累及范围超过了 T2WI 所提示的范围；30% 的病例发现了对侧半球的侵犯，而常规 MRI 显示为正常。

### 4. 磁共振扩散峰度成像

DWI 和 DTI 技术已广泛应用于临床，最常使用的定量指标如 ADC、FA 等已普遍用于诊断和评估中枢神经系统相关疾病。但是在人体组织中，水分子扩散情况因组织结构的不同而产生差异。若水分子在各个方向上扩散程度相同，则表现为高斯分布，称为各向同性扩散；若水分子在各个方向上扩散程度不同，则表现为非高斯分布，也称各向异性扩散。DWI 与 DTI 技术的理论基础是假定水分子扩散符合高斯分布模型，然而在人体大多数复杂的组织结构如肿瘤组织中，由于细胞中及细胞周围复杂微环境等因素不同程度地改变水分子的扩散，导致其分布表现为非高斯特征。磁共振扩散峰度成像（diffusion kurtosis imaging，DKI）以非高斯分布模型为基础，相比 DWI 及 DTI，其能更加真实、准确地把握人体微观结构信息，为临床提供更准确的诊断信息。DKI 的主要特征参数有平均峰度（mean kurtosis，MK）、平均扩散率（mean diffusion，MD）、径向峰度（radial kurtosis，RK）、轴位峰度（axial kurtosis，AK）及峰度各向异性（kurtosis anisotropy，KA）。与 KA 不同，MK 的大小不会依赖组织结构的空间方位，它是所有方向上峰度的平均值，其大小与感兴趣区（region of interest，ROI）内组织的结构复杂程度呈正相关，即 ROI 内结构越复杂，非高斯分布水分子扩散受限越显著，MK 也越大。AK 是指本主征向量方向上的峰度值，而 RK 是指垂直于本主征向量方向上的峰度值，即主要扩散正交方

向上峰度的平均值，由于扩散受限主要在径向方向，因此 RK 较 AK 更为重要。KA 值与 DTI 的部分 FA 值较为相似，但会随着峰度的改变而发生变化，KA 值越大表明组织的扩散越趋近于各向异性，提示组织结构越致密复杂。良性肿瘤细胞增殖相对较慢，细胞较为均一；而恶变后的肿瘤细胞增殖较快，排列较密，细胞间隙小，细胞核大，核异型性多见，核浆比增加，新生血管增多，坏死与囊变多见，这些病理改变让恶性肿瘤组织结构更为复杂，水分子的非高斯扩散受限更加明显，从而在 DKI 上表现为峰度参数值增高。

### 5. 磁共振灌注加权成像

灌注（perfusion）是血流通过毛细血管网，将携带的氧和营养物质输送给组织细胞。灌注成像（perfusion imaging）是建立在流动效应基础上的成像方法。与磁共振血管成像不同的是，它观察的不是血液流动的宏观流动，而是分子的微观运动；反映组织的微循环血流灌注分布情况，了解其血流动力学及功能动态变化，对肿瘤临床诊断及治疗均有重要参考价值。例如，可以评价肿瘤组织的新生血管分布及成熟度，据此可以检测肿瘤对于放疗和（或）化疗的反应，还能预测某些抗肿瘤新生血管靶向药物的疗效。

磁共振灌注加权成像（perfusion-weighted imaging，PWI）可按是否需要注射外源性造影剂大致分为两种类型，即造影剂动态增强灌注成像和动脉血质子自旋标记技术。

造影剂动态增强灌注成像（dynamic contrast enhanced MRI，DCE MRI）技术与 CT 增强扫描方法大致相同，所不同的是注入顺磁性造影剂如钆喷酸葡胺（Gd-DTPA）。顺磁性的钆剂一进入组织毛细血管床便在毛细血管内外建立起多个小的局部磁场，即形成一定的磁敏感性差别，类似于在毛细管与组织间建立了无数小梯度磁场。这不仅使组织质子所经历的磁场均匀性降低，而且导致质子相位相干的损失，即加速了质子的失相位过程，从而使组织的 T1、T2 弛豫时间缩短。这时使用 T2 敏感序列进行测量，可观察到组织信号的显著降低，即所谓的"负性增强"（negative enhancement）；如果用对 T1 弛豫时间敏感的序列检查，则表现为组织的正性增强。这种方法能综合评价组织灌注、血容量及血管的渗透率。既往对 DCE MRI 的分析主要是通过观察病变的时间 - 信号强度曲线，分析其特点，进行半定量分析；但由于信号强度会随扫描参数的改变而改变，且个体心排出量的变化也会改变增强曲线的形状，所以半定量的分析方法无法在多中心达到统一的标准成像，信号强度曲线不能反映含钆造影剂引起组织增强的病理生理改变。Tofts 和 Kermode 建立了单室和双室模型等药代动力学模型来定量分析造影剂在肿瘤血管内和血管外细胞外间隙（extravascular extracellular space，EES）的扩散过程和分布，从而推动了磁共振动态增强成像真正实现定量分析。定量分析能够测量肿瘤微血管的生理解剖结构，提供其渗透性特点的分析，可用于肿瘤的定性诊断、恶性程度分级、疗效评估及抗肿瘤药物的开发等。但使用 T1 弛豫动态增强与多种因素有关，如肿瘤组织的使用 T1 弛豫值、肿瘤的灌注情况、肿瘤间质的使用 T1 弛豫值、毛细血管密度及毛细血管的渗透性等，有时不能完全反映整个肿瘤的微血管灌注特征，只在肿瘤中一个感兴趣层面进行动态扫描，从而只能片面反映肿瘤的整体情况。当然，新型磁共振扫描仪及 EPI 等快速成像序列的出现，使得对整个肿瘤的灌注成像成为可能，在提高时间分辨率的同时又保证了高的空间分辨率，能较全面地反映肿瘤的整体微血管灌注。

第二种是流入法，如动脉自旋标记法（artery spin-labeling，ASL），即通过将血液水分子作为内在的弥散标志物，磁化标记成像层面上游的动脉血液内水分子，然后观察它弥散进入组织的效应。具体做法是在感兴趣的层面之前即用反转或预饱和技术将动脉血中的水分子标记，当其进入感兴趣区，扩散进入细胞外空间，并与未受干扰的组织自旋相作用时，组织净磁化矢量就变小，从而导致信号下降 1%~2%。局部的信号强度取决于血流和 T1 弛豫间的相互作用，将标记后获得的图像与未标记所获得的图像比较可计算组织的灌注。目前反转技术是较为理想的灌注成像方法，反转可得到双倍的观察效果，但必须采用一系列技术来补偿定量测量的不完善性，其中包括修正磁化传递对比（magnetization transfer contrast，

MTC）效应，抑制宏观血管效应，准确估算动脉血反转的程度。ASL 不需要外源的造影剂，通过对感兴趣层面采集未自旋和自旋标记后两次不同的 T1 弛豫时间，就可以通过公式定量地测定感兴趣区内血流的灌注量。Peter Schmitt 等用这种方法对头颈部鳞癌及转移淋巴结进行了放疗前及放疗中的定量灌注研究，结果显示较高灌注率的肿瘤对放疗有着较好的反应，定量的灌注值（P 值）可作为一个独立的预测因子来评价肿瘤对放疗的反应及推测肿瘤的预后，同时也可以用来对一些抗血管生成药物进行疗效评价。但是，它从使用标记脉冲到标记的动脉血质子到达成像层面使 T1 弛豫反转需要较长的通过延迟时间，降低了灌注对比。因此，即使增加信号平均次数（这会增加成像时间），此技术的信噪比也较差。ASL 作为一种完全无创的测量区域灌注的 MRI 方法，从提出至今有了很大发展。但 ASL 技术作为一种新兴技术，本身尚存在一些不足：除了对序列设置要求较高外，信噪比也较低；由于存在传输延迟效应，区域脑血流量（cerebral blood flow，CBF）值往往被低估，尤其在颅脑以外的部位；ASL 技术受运动伪影、邻近组织器官影响明显，ASL 影像易与解剖影像匹配不准，使 ASL 在颅脑以外的应用受到明显限制。随着理论和技术的不断进步，ASL 技术存在的问题正在被逐一解决。未来它可能取代有创性技术来测量区域灌注，其研究领域与临床应用将会得到更广泛的拓展。

灌注成像可以更深入了解肿瘤的血供情况、血管分布和血管通透性情况，从而十分有助于对肿瘤的诊断及鉴别诊断、恶性肿瘤的分期及对肿瘤治疗疗效的评价，特别是抗肿瘤新生血管生成药物的疗效评价等。

### 6. 磁共振波谱

磁共振波谱（magnetic resonance spectroscopy，MRS）是基于化学位移原理测定体内化学成分的一种无创技术。如今在医学上能用于 MRS 研究的原子核有 $^1H$、$^{31}P$、$^{23}Na$、$^{13}C$、$^{19}F$、$^7Li$ 等，但临床应用最多的是 $^1H$ 和 $^{31}P$，尤其是氢质子磁共振波谱（proton magnetic resonance spectroscopy，$^1H$-MRS）。由于人体内氢质子含量最高，因而信号较易采集。但水质子的信号远

大于其他组织，故须先行水抑制，常用化学位移选择饱和法（chemical shift selective saturation，CHESS 法）。MRS 须在一个非常均匀的磁场中方可成像，因此，MRS 检查一般要求高场磁共振机且检查前须充分匀场（shimming）。MRS 作为功能成像方法，能在细胞分子水平检测代谢变化。在 MRS 谱线上，不同共振峰面积的比值可代表各类核的相对数目，它既与产生波峰的物质浓度成正比，也与化合物的结构有关。$^1H$-MRS 谱线上的胆碱峰代表了细胞膜磷脂代谢的活跃程度，已有实验证明，胆碱含量与肿瘤恶性程度呈正相关，可用于帮助判断肿瘤细胞的活性程度。同时认为其在治疗前后的变化可反映肿瘤内部的代谢过程和细胞活性的改变，可用来定量判断治疗效果。目前，MRS 技术用于脑外部位如肝脏、乳腺、软组织、子宫等病变的研究处于探索阶段，可能有广阔的应用前景。

### 7. 基于血氧水平依赖效应的 fMRI

即狭义的 fMRI，主要应用于脑功能的研究，又称基于血氧水平依赖（blood oxygenation level dependent，BOLD）效应的脑功能成像。其主要原理是：血液中的脱氧血红蛋白是顺磁性物质，含氧血红蛋白是逆磁性物质。顺磁性物质的存在产生磁场不均匀性，会引起局部磁共振信号的下降。当脑组织兴奋时，局部血管扩张，流入大量含氧丰富的新鲜血液，其携带的含氧血红蛋白远远超过氧的消耗，因此总的来说，静脉血中逆磁性物质也就是含氧血红蛋白的含量是增加的，而顺磁性物质脱氧血红蛋白比例是相对降低的。通过 MRI 系统采集到的图像上可见到激活脑区的信号强度增加，从而获得激活脑区的功能成像图。fMRI 在定位脑功能活动区方面具有较高的敏感性，已成为研究的热点之一。通过有针对性的任务设计，fMRI 可以精确显示运动和感觉中枢的位置，以及脑的高级认知功能，如视觉、听觉、语言、计算、理解、情感等的中枢活动与联系。对定位于中枢神经系统的肿瘤患者进行脑的 fMRI 扫描，可以显示病变与运动皮层及重要认知功能区的关系，为临床医生制订保留功能的治疗方案提供有重要价值的信息。另外，在某些体部肿瘤的应用，如肿瘤乏氧性研究、器官特殊功能的研究等尚处于探索阶段。

## （五）磁共振特殊成像技术的临床应用

### 1. 磁共振水成像技术

磁共振水成像技术是利用体内相对静止或缓慢流动的液体具有长T2弛豫值，在磁共振重T2加权时表现出的明显高信号强度，通过计算机各种后处理技术（最大信号强度投影法重建）以获得类似于X线造影效果的MRI影像。该技术具有无创、无毒性、无电离辐射、操作简单等诸多优点。磁共振水成像包括许多部位的成像技术，其中以磁共振胰胆管成像（MR cholangiopancreatography，MRCP）、磁共振尿路成像（MR urography，MRU）、磁共振脊髓成像（MR myelography，MRM）在临床上应用较多。其他包括腮腺导管成像、瘘管成像等。特别是MRCP，由于无须使用造影剂、无创伤性，且具有常规X线胰胆管造影所不具有的一些优点，目前该技术已被临床广泛接受，成为胰胆系疾病，特别是梗阻性病变诊断与鉴别诊断的重要手段之一。随着磁共振设备及磁共振新技术的不断发展，磁共振水成像技术正在取代某些有创伤性X线检查造影手段。

### 2. 磁共振血管成像

磁共振血管成像（MR angiography，MRA）是利用MRI技术对血管形态的显示及对血流的描绘。MRA不仅能够了解正常血管的解剖及其病理改变，同时还可显示血流的速率和方向。在肿瘤病变中可显示肿瘤供血动脉、引流静脉及肿瘤邻近血管的影响，如压迫、侵犯、包裹及血管内有无瘤栓等。常规MRA是利用MRI的流动效应来显示血管，其基本原理为流动相关效应和相位改变效应。目前临床上将上述技术广泛应用于头颈部的血管、下肢血管、肾动脉、大血管成像及肿瘤周围血管显像等。常规MRA图像采集时间较长，胸腹部血管由于受呼吸运动及心脏大血管搏动产生伪影的影响图像质量差，扭曲的血管及血管分叉处等显示不佳，局限性狭窄或扩张的血管由于血流的不均匀会产生信号丢失，造成失真。三维造影剂增强MRA通过静脉内注射造影剂，结合快速的MRI扫描技术及计算机后处理，可以得到类似常规血管造影的图像。该技术克服了常规MRA的缺陷，同时具有无创、危险性低的优点，受到临床的广泛关注。

## （六）MRI的优缺点

一般的医学成像技术都是使用单一的成像参数，MRI是一种多参数成像方法，可提供丰富的诊断信息。MRI区别于CT的关键点是对比分辨率高，特别是软组织的对比分辨率明显高于CT，可以得到详尽的解剖学图像，如MRI图像能很好地区分脑的灰质、白质，脑神经核团，可使肌肉、肌腱、韧带、关节软骨、半月板等清晰显像。磁共振扩散及波谱成像可以在活体状态下观察组织器官的能量代谢及分子水平信息，可使影像科医生把对组织形态的观察与代谢功能的研究整合起来。磁共振灌注成像可以观测到组织微循环的血流灌注信息。MRI的另一个明显优点是不使用造影剂能实现心脏和血管成像，与传统的血管造影相比具有无创性，因此，磁共振血管成像是全新的血管成像术。MRI无骨伪影干扰也是其优点之一。研究表明，临床使用的MRI的磁场强度对人体健康尚不至于带来不良影响，所以是一种非损伤性的检查方法。目前，MRI对中枢神经系统、头颈部、脊柱、四肢、骨关节及盆腔病变、肝脏病变的诊断和鉴别诊断是最佳影像学检测手段，对腹部实质性脏器肿瘤的诊断，如肝脏、胰腺、脾脏、肾脏内占位性病变的诊断和鉴别诊断均优于CT和B超检查。未来将医学与影像医学优势整合为一体的PET/MR的使用将极大地拓宽磁共振的应用范围。

MRI随着计算机技术、工程技术的快速发展及成像技术的不断进步正日趋完善，但相对而言，MRI仍有以下缺点：①普通MRI仪图像数据采集时间尚较长，对某些脏器的空间分辨率不如CT；②MRI对钙化灶的显示不敏感，对骨骼微细病灶的显示不如CT；③图像易受多种因素影响，如自主运动伪影、流动伪影、金属伪影等；④MRI也不能如CT一样在图像上进行简便的定量诊断；⑤禁忌证稍多，如体内有心脏起搏器和金属植入物者、幽闭恐怖症患者均不能进行MRI检查；⑥MRI的检查费用相对较高；⑦MRI设备本身采购成本及维护成本较高。

## （七）常见肿瘤的 MRI 诊断

### 1. 颅脑常见肿瘤

MRI 与 CT 相比，对显示大多数颅内肿瘤更为敏感，并具有多轴面成像的特点，可为拟订手术方案和放疗计划、选择立体针吸活检的入路提供更多信息。CT 在显示肿瘤的钙化和骨质的改变等方面比 MRI 更有优越性。在大多数情况下，MRI 与 CT 整合应用对正确诊断颅内肿瘤十分必要。

1）**星形细胞瘤** 由于细胞内外水分增多，T1 和 T2 信号延长，表现为 T1WI 低信号、T2WI 高信号。肿瘤信号的均匀程度取决于其内部结构，可均匀或不均匀。浸润性生长的星形细胞瘤在增强 MRI 一般无强化或仅有轻微的斑点样强化，囊性星形细胞瘤可见肿瘤实性部分明显强化。

2）**胶质母细胞瘤** 平扫时，胶质母细胞瘤表现为信号不均匀、形态不规整、边缘欠清楚的长 T1 和长 T2 异常信号影。瘤旁水肿一般比较重，邻近脑室可见明显的受压变形及移位，肿瘤内灶性坏死和出血比较常见。增强 MRI 示肿瘤多呈不规则花环样强化。

3）**少突神经胶质瘤** 平扫多表现为信号不均匀、形态不规整的长 T1 和长 T2 异常信号。由于钙化灶的存在，少突神经胶质瘤与星形细胞瘤相比，其内部信号更不均匀。肿瘤边缘一般尚清楚，常常伴有轻到中度瘤旁水肿。增强扫描可见肿瘤实质部分有轻到中度不规则条块状或不完整花环样强化。

4）**室管膜瘤** 多呈圆形、等 T1 或稍长 T1 和长 T2 信号影。肿瘤内小囊变坏死较常见。增强 MRI 多为非均匀性中度强化。偶见室管膜瘤位于脑实质内，且常常位于顶枕叶。肿瘤一般为实性，常伴有囊变；囊变区既可位于瘤内，也可位于瘤外。增强 MRI 可见肿瘤的实性部分中度强化。

5）**脑膜瘤** 典型的脑膜瘤多呈质地均匀、边缘清楚的等 T1 和等 T2 信号，少数表现为稍长 T1 及稍长 T2 信号，肿瘤质地坚硬者可表现为稍长 T1 和短 T2 信号。T2WI 常见肿瘤边缘有一低信号边缘带，多为肿瘤纤维包膜或肿瘤血管所致。增强 MRI 见脑膜瘤呈中度或明显强化，邻近脑膜也多有强化，即"硬膜尾征"。脑膜瘤周围的水肿区大小不一，多数情况下为轻到中度水肿。多发

脑膜瘤并非十分罕见，有时可同时合并神经鞘瘤。

6）**垂体瘤** 垂体瘤多位于鞍内，向上、向两侧、向下生长产生各种影像学表现。鞍内很小的肿瘤其蝶鞍外形可正常；肿瘤继续生长，出现蝶鞍扩大，表现为鞍内圆形、椭圆形或分叶状实性肿块影，边缘光滑锐利，有时由于突破鞍隔向上生长而呈哑铃形。很大的肿瘤可发生中心出血、坏死、囊变，肿瘤越大，发生出血、坏死的概率越高。肿瘤的实性部分在 MRI 平扫中呈与脑灰质等信号或稍高信号，较均匀。囊性部分依囊液成分不同而表现各异，一般为长 T1 和长 T2 信号。囊液蛋白质含量较高者 T1WI 可呈等或高信号，如果有出血，其信号改变依出血的演变过程而异。在出血的急性期，T1WI 为等信号，T2WI 为低信号；亚急性期 T1WI 及 T2WI 均为高信号；慢性期由于含铁血黄素的形成而在 T1WI 及 T2WI 表现为低信号。有时在囊腔内可见液平面。

正常垂体与垂体瘤无血脑屏障，增强 MRI 见肿瘤实质轻度强化，囊性部分无强化而呈低信号。增强 MRI 可将肿瘤与周围组织分开，清楚显示海绵窦浸润，在明显强化的海绵窦内有低信号影。对于肿瘤浸润斜坡及岩骨尖，在 T1WI 平扫中肿瘤可与骨髓的脂肪信号对比呈低信号，显示较为清楚；T2WI 中肿瘤与垂体相比，呈稍低信号。增强 MRI 后肿瘤强化，与骨髓脂肪对比少，反而显示不清，应加做脂肪抑制序列。在动态增强 MRI 中，开始注射造影剂 1~3min，海绵窦、颈内动脉、正常腺体与肿瘤之间的信号对比最明显。

7）**转移瘤** T1WI 见脑内多发散在小环形或结节样等或稍低信号，瘤旁水肿可十分明显，病灶多位于皮层或皮层下。T2WI 病灶表现为不规则形高信号。增强扫描可见轻到中度环形或结节样强化。脑单发巨大转移瘤 MRI 表现与胶质母细胞瘤相似，但一般位置较表浅。55 岁以上成年人出现小脑半球单发占位性病灶，在排除高血压脑出血后，应首先考虑脑转移瘤。但脑室腹腔分流术后或感染可造成脑膜和室管膜强化，不能将之误认为脑膜转移瘤。脑膜的结节样强化强烈提示脑膜转移瘤。

### 2. 胸腹部常见肿瘤

1）**乳腺癌** 研究显示乳腺 MRI 是致密型乳

腺女性进行乳腺癌早期筛查的有效手段，灵敏度为 95.7%，而数字乳腺断层扫描仅为 39.1%。乳腺 MRI 可用于术前分期、保乳术中评估安全切除范围、术后治疗反应随访等。肿块形态多不规则，边缘不光滑，多有小分叶或毛刺，T1WI 表现为低信号，T2WI 上其信号常不均匀且信号强度取决于肿瘤内部成分，成胶原纤维所占比例越大则信号强度越低，细胞和水含量高则信号强度高。DWI 上肿块呈高信号，ADC 值较周围正常组织明显减低。动态增强扫描时肿块信号强度趋于快速明显升高且快速减低的特点，强化多不均匀，多呈中心样强化。在 ¹H-MRS 上，部分乳腺癌在 3.2ppm 处可见胆碱峰。

2）食管癌　T1WI 上表现为与正常食管壁信号强度相似的增厚软组织；在 T2WI 上信号有增高，呈中等信号，其内信号不均。MRI 可做横断面、冠状面及矢状面等多断面成像，有助于显示肿物的大小、外侵的程度、是否侵及邻近器官，包括气管、支气管、肺门、肺动脉、心包及降主动脉等，对不能行 CT 增强扫描者可选用。

3）肝癌

（1）肝细胞癌（hepatocellular carcinoma，HCC）：在 T1WI 上病灶可低于、等于或高于周围肝实质信号，多数呈低信号。病变 <1.5cm 时常为等信号，由于瘤内存在脂质、铜或糖原等，<3.0cm 的病灶信号可高于肝脏信号。多数 HCC 在 T2WI 上呈高于或等于肝实质信号，肿瘤分化良好者可呈低或等信号。HCC 钆增强特点取决于病灶大小和病变分化程度。小 HCC（<2cm）通常表现为均一、明显的动脉期强化，较大 HCC 在动脉期因坏死、脂肪和出血呈混杂强化。肿瘤纤维包膜或"假包膜"是 HCC 在 MRI 上的特征性表现，在 T1WI 和 T2WI 上，包膜低于周围肝脏信号。动态增强扫描时包膜首先显示门脉期强化，到延迟期强化程度增强。静脉侵犯是 HCC 的常见并发症，门脉系统比肝静脉系统更为常见，静脉侵犯用增强成像检查最佳。肿瘤栓子显示动脉期强化，门脉期或延迟期可见充盈缺损及静脉扩张。

（2）肝内周围型胆管癌（intrahepatic peripheral cholangiocarcinoma，IPC）：T1WI 通常低于周围肝实质信号，T2WI 上高于周围肝实质信号。IPC 多数表现为 T2 混杂信号，病灶中央区可为高信号也可为低信号，低 T2 信号灶是继发于纤维化和（或）凝固性坏死。动态增强扫描表现为环状轻中度强化，且强化不均匀、呈向心性，纤维化是该区域延迟强化的原因。50% 以上患者表现为 IPC 瘤周肝内胆管扩张，提示胆管起始段存在阻塞性病变。血管侵犯也常见于 IPC，肝包膜皱缩可伴随 IPC 出现，但肝转移瘤和血管瘤中也可存在此征象。IPC 周围肝萎缩表现与肝包膜皱缩相似，但很可能为肝门静脉侵犯所致。

4）胰腺癌　胰腺癌中主胰管梗阻是最常见的影像表现之一。胰头肿瘤所致胰管和胆总管汇合处梗阻称为"双管征"，高度提示为恶性肿瘤。胰腺癌在 T1WI 上相对胰腺实质呈典型的低信号，脂肪抑制时可在正常胰腺的高信号强度（SI）背景下使低信号强度肿瘤更加显著。在 T2WI 上肿瘤表现多样，取决于血肿、坏死和炎性改变的程度。由于多数患者肿块和胰腺间对比不佳，T2WI 帮助不大。动脉期成像肿瘤相对于正常腺体组织通常为少血供，延迟期逐渐强化，反映其含有促结缔组织增生的成分。

5）胆管癌　T1WI 上胆管癌表现为等于或低于肝实质信号，T2WI 上为等于或稍高于肝实质信号。增强扫描显示为少血供，延迟成像显示进行性不均匀强化，延迟强化与肿瘤内的纤维化有关，同时可提示胆管癌的诊断。MRCP 可用于对 4 种决定是否可行手术切除的因素进行评价：胆管系统内肿瘤的蔓延、血管侵犯、肝叶萎缩和疾病转移程度。肿瘤同侧肝叶萎缩以小叶灌注减低伴肝内管道扩张、扭曲为特征，可继发小叶中心阻塞或门脉闭塞。

## 3. 盆腔常见肿瘤

1）结直肠癌　在 T1WI 上，直肠、乙状结肠癌为中等信号强度（近似或略高于肌肉），可表现为息肉结节、环状增厚及菜花状肿块等。肠周脂肪组织受侵，表现为斑点状、结节状、条索状中等信号影，浆膜面出现不整齐、较锐利的锯齿状、毛刺状改变，甚至团块状软组织影。在 T2WI 上，肿瘤的信号强度略高于肌肉，肠周脂肪和肿瘤均为高信号，两者间的对比度较差，T2WI 在评价有无肠壁外受侵方面不如 T1WI。子宫或盆壁受侵时，中、高信号的肿瘤侵犯低信号的肌肉，以T2WI显示较好。增强MRI可见肿瘤不同程度强化。

2）**前列腺癌** T1WI上前列腺癌信号等于周围前列腺组织，因此单独依据T1WI很难发现局限性前列腺癌的存在。活检后出现的T1高信号是由正铁血红蛋白所致，因此可利用T1WI高信号的出现来判断哪部分不存在癌症。T2WI上，前列腺癌典型表现为正常较高信号的周围带内出现低信号结节影，易于发现早期肿瘤。使用MRI进行前列腺外组织的评价比对前列腺本身评价更有临床意义。评价肿瘤累及的4个前列腺外区域为前列腺周围脂肪、精囊、盆腔淋巴结和骨盆骨髓。肿瘤突破前列腺包膜蔓延到前列腺周围脂肪提示T3a Ⅲ期病变。精囊侵犯MRI表现为精囊小叶内低T1、低T2信号，并可在前列腺基底部发现肿瘤。超微超顺磁性氧化铁增强MRI有助于鉴别反应性淋巴结和恶性淋巴结。

3）**宫颈癌** MRI通常不用于对宫颈癌进行首诊，对于有症状的宫颈癌病例，通过涂片检查或阴道镜肿瘤活检即可确诊。MRI既可准确评价盆壁侵犯，又可评价输尿管远端的梗阻。肿瘤局限于宫颈间质内时，T1WI和质子密度像呈中等略不均匀信号，与子宫肌层相似。在T2WI上肿瘤呈中高或高信号，但一般均低于子宫内膜和脂肪。少数宫颈癌因凝固性坏死呈低信号，此时增强扫描T1WI能较好地显示肿瘤，宫颈轮廓可

不规则或不对称。宫颈间质未受侵者仍呈低信号（低于子宫肌的信号），在横断位呈环形包绕宫颈，肿瘤属Ⅰ期。如高信号的肿瘤已伸入低信号的间质内，间质环中断，表示宫颈间质已受累。少数患者宫颈间质受侵，但宫颈并无明显增大，仅表现为弥漫性、边界不清的高信号，瘤灶部分或全部取代低信号的宫颈间质组织。宫颈癌治疗后可复发，常见复发部位为阴道上端，在T2WI上呈显著高信号，而放疗后纤维化则呈较低信号。

4）**子宫内膜癌** 在子宫内膜癌的诊断上不建议利用MRI做筛选检查，而提倡用MRI作为已知癌症分期的方法，结合T2WI与动态增强扫描对侵及浅肌层和深肌层的肿瘤进行鉴别，MRI比超声和CT分期有更高的准确率。对于评价子宫内膜癌是否有肌层侵犯及深度，对比增强MRI是最准确的技术，尤其是对绝经后患者及患有子宫腺肌症的女性。T1WI上病灶呈等信号，与正常子宫内膜相同；T2WI上，子宫内膜癌有多种表现，但典型表现为不均匀内膜肿块，高于邻近子宫肌层信号，同时相对正常子宫内膜有低、等和高信号部分。增强扫描后子宫内膜癌先于正常子宫内膜的早期强化，可识别小肿瘤甚至那些包含于子宫内膜的小肿瘤，延迟期肿瘤呈相对低于肌层的低信号。

（童　彤　彭卫军）

# 第 3 节　超声医学诊断

## 一、概　述

超声医学诊断的发展已有 50 余年的历史，由于超声成像具有安全、实时、无创、简单、便携等特点，因此超声已成为当代最重要的影像学检查之一，在临床一线影像学检查中占比逾 40%，涵盖筛查、精细诊断、治疗等各领域，尤其在很多常见病的快速筛查中，其及时诊断的特点尤为重要。近 20 年来，超声造影及超声引导下介入手术得到快速发展，已经成为很多疾病的首选治疗方法。而在肿瘤学中，超声整合医学具有重要价值，在肿瘤的筛查、诊断、治疗等每一个阶段，都可以完美地契入其中。对于部分良性肿瘤及恶性肿瘤，超声医学的参与甚至可以完整地整合成为一个闭环，而学科本身的参与，在当前医疗政策及环境下，可以更有效地改善患者的生存质量，减少医疗成本支出。从整合医学的角度而非单纯从单一学科临床应用的角度来反思超声医学，更能体会超声医学的独特性。超声医生不仅需要像全科医生一样，对各种常见病具有深刻的认识，更要对各学科少见病、罕见病具有深刻的理解，这样才能做出准确的鉴别诊断；不仅需要动脑、动眼，更需要动手，操作与观察整合、观察与思考联动、诊断与治疗衔接，这才能成为整合影像学的典范。

超声医学是利用超声波成像技术进行诊断及在超声图像辅助下进行治疗的一门学科。

早在 18 世纪，意大利传教士兼生物学家 L.Spallanzani 在研究蝙蝠的夜间活动时，发现蝙蝠靠一种人类听不到的尖叫声（即超声波）来确定障碍物的位置，并且可以根据回波反射分辨障碍物的大小、形状、运动等信息，从而揭开了超声波的神秘面纱（图 11-3-1）。

1880 年，法国的皮埃尔·居里和雅克·居里兄弟发现电气石具有压电效应，这对于超声医学而言是里程碑式的发现。压电技术是超声换能器

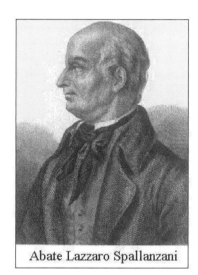

Abate Lazzaro Spallanzani

图 11-3-1　超声波的发现者——L.Spallanzani

的基础和核心技术，直至 1917 年，逆压电效应的发现和压电超声辐射器的发明，才正式标志着超声探测技术的诞生。

1935 年，苏联科学家 Sokolv 把超声波检测技术应用到金属物体的探查中。Fireatone 和 Simons 分别在 1940 年和 1945 年发明了超声回波示波器，至此，超声技术的应用开始了快速发展和普及。

第二次世界大战期间，超声波在海军中得以应用，被用来侦测潜水艇。战后，日本人率先致力于医学超声应用技术的研究。1942 年，奥地利科学家 Dussik 使用 A 型超声波对人的颅骨进行了检测，拉开了当代医学超声检查的序幕，他被认为是使用超声检查进行医学诊断的第一人；1949 年，Dussik 第一次获得了人类脑室的超声波形图像（图 11-3-2）。1951 年，JJ.Widl 和 John M.Reid 成功研制出手动接触式 B 型超声扫描仪，并用来观察离体的肿瘤和人体内的器官，由此开启了肿瘤超声医学诊断的时代。1954 年，Hertz 和 Edle 研制成 M 型超声扫描仪，并用以诊断心脏疾病。1972 年，BomN 成功研制出 B 型电子线性扫描仪。1983 年，日本 Alkoa 公司首先将彩色多普勒血流成像技术用于心脏疾病的诊断。

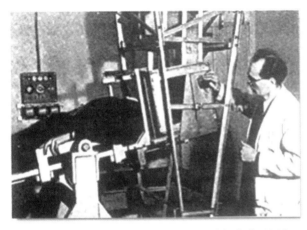

图 11-3-2　Dussik 获得了人类脑室的超声波形图像

我国的超声诊断工作也开展得非常早。早在20 世纪 50 年代，上海市第六人民医院的周永昌教授于 1958 年以泌尿科高级医师的身份涉足超声领域（图 11-3-3），与安适、朱世亮等改建当时江南造船厂的以 A 型超声为基础的工业用超声探伤仪（图 11-3-4），1958 年底即正式宣告肿瘤探测获得成功，并于 1960 年与安适、汪道新、朱世亮、徐智章等 11 人编撰了国内第一本《超声诊断学》（图 11-3-5），标志着超声医学学科在我国的正式建立。

肿瘤超声医学包括肿瘤超声诊断学及肿瘤超声治疗学，主要包括以下内容。

（1）解剖结构及形态学检查：灰阶及三维超声均可清晰显示人体器官的位置、形态及各种断层切面的解剖结构图像，还可显示出不同病理变化的位置、数量、形态、结构等信息，超声医学实时观察的特点还可以良好显示病灶的动态变化及其活动度、活动后与周围组织的关系等。

（2）血流动力学观察：彩色多普勒技术可以良好显示血管、心脏等腔室管道内血液的流动状态，可以对血流的方向、性质进行判断；对血流动力学指标进行定量测量，如血流速度的相关指标、流速时间曲线相关参数、压力阶差的半定量测量等；可以对血管腔室的梗阻、狭窄、反流、分流等病变进行判断；而应用超声造影技术可对微血管显像进行增强，更可以在鉴别诊断中发挥重要作用。

（3）功能性检测：利用灰阶超声、多普勒超声、弹性超声、超声造影等技术，可以对特定的器官、结构进行功能性测定，例如心脏的舒张和收缩功能评定，胆囊、胃等空腔器官排空功能的测定等。

（4）介入性超声：在超声引导下对器官及病灶进行诊断及治疗，是目前超声医学的一个重要发展方向，在肿瘤治疗领域具有重要价值。

肿瘤超声诊断的特点：

（1）安全，无创，临床应用限制小，尤其是高精度的无创血流动力学检测，可以无创地对身体深处的大血管及体表皮下的细微血管在很大的动态范围内，进行实时、精确的血流参数测量，而超声造影技术更可以对肿瘤的毛细血管浸润范围及空间构型做出详细分析。

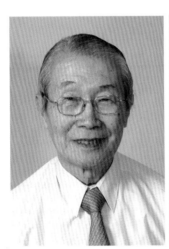

图 11-3-3　我国当代超声诊断的开拓者周永昌教授

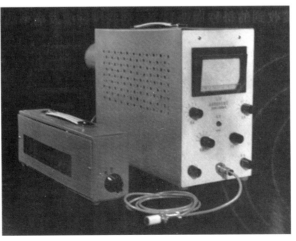

图 11-3-4　我国第一台超声波诊断仪

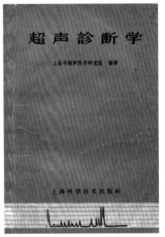

图 11-3-5　我国第一部超声诊断专著

（2）准确性高，超声下的声像图体现的解剖结构与正常人体解剖一致，图像质量高，尤其是对于微弱血流信号的判断精度极高。

（3）实时检查、动态检查，而且可以多次重复、短时间内重复。

（4）便携性好，可以在急危重症患者的床边、手术台侧及突发事件的现场进行快速检查。2020年春，在新冠肺炎疫情中，床边的快速超声诊断及超声引导下的各种导管置入术，对患者的救治发挥了重要的作用。

（5）高度依赖操作者的检查技巧及仪器设备的功能，诊断能力的差异性大。

## 二、超声医学原理简述

超声医学是利用超声波作为诊疗媒介的一门当代医学。

声波是物体机械振动（或能量）的传播形式，是一种机械波。超声波是一种人耳听不见的声波，其每秒的振动频率非常高（大于 20 000Hz），超出了人耳听阈的上限（20 000Hz）。超声波具有机械波的一切特点，遵循 Snell 定律，故而可被仪器发射、捕捉、分析。单纯的回波分析，衍生出 A 型（振幅调制型，amplitude modulation）、B 型（辉度调制型，brightness modulation）、M 型（活动显示型，time-motion mode）超声诊断，B 型超声诊断也是所有肿瘤超声诊断的基础。

多普勒效应：运动物体相对探头移动时，单位时间内接收的波的周期数（f′）发生改变（图 11-3-6）。相向运动时，接收到的每秒周期数

增高；背向运动时，接收到的每秒周期数降低。频移（fd）为回声频率与发射超声频率之间的差值。用公式表达为：$fd=(v-v1)\times f0\times \cos\theta /C$ [注：（v-v1）为速度差，f0 为探头发出频率，θ 为目标运动方向和超声声束方向夹角，C 为超声波声速]。借助多普勒效应，可以对人体内的器官和组织的相对运动进行分析和评估，进而进行定量和半定量的计算，并产生出 C 型（彩色多普勒血流图，color Doppler flow imaging，CDFI）、D 型（多普勒模式，Doppler mode），以及通过积分运算描绘的 E 型（能量模式，energy mode）超声。

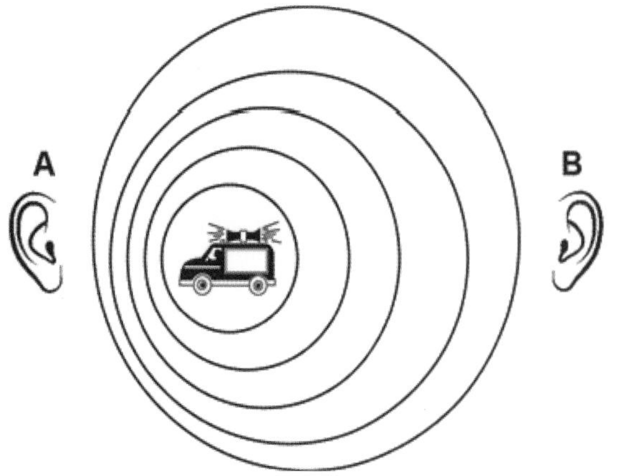

超声造影也称为对比增强超声（contrast-enhanced ultrasound，CEUS），是通过将超声造影剂或对比剂（contrast agent）引入血管、腔室、病灶内等方式，来增强感兴趣区域与周围组织的反差，或者提高其血流信号的显示率，进而获得更多图像信息的方法。超声造影剂或对比剂是富含微气泡的混悬液，微泡直径在 2~4μm，和红细胞的直径相似，对超声波有强散射性，可通过静脉注射到人体血管中用以增强血流的超声多普勒信号，提高超声图像的清晰度和分辨率（图 11-3-7）。

## 三、常见肿瘤的超声诊断

### （一）上腹部肿瘤

在腹腔肿瘤的超声诊断中，肝脏肿瘤的超声诊断最为常见和重要。肝脏原发性肿瘤的发病率居我国肿瘤发病率的第 6 位，而且大多数肿瘤易

图 11-3-6　多普勒效应示意图

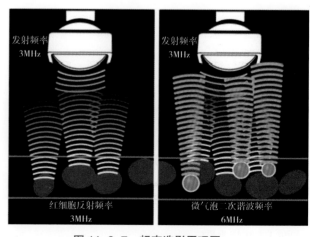

图 11-3-7　超声造影原理图

于发生肝脏的转移。

肝脏作为最大的实性器官，具有独特的解剖结构，其通过门静脉系统收纳腹部所有不成对器官的静脉血，而肝动脉、门静脉和肝静脉的复杂血流灌注系统让肝脏同时具有独特的超声造影表现。

正常的肝实质在灰阶超声检查中，呈现弥漫均匀的细密点状中等回声，并可见高回声条索样的管道系统；彩色多普勒血流图可以见到明亮的门静脉血流信号和蓝色的肝静脉血流信号。正常肝脏超声造影时，具有以下典型的时相性变化。

（1）动脉相：8~30s，肝内动脉呈现明显的右主干至分支的分支状、网状增强，继而肝实质逐渐均匀或不均匀增强。

（2）门脉相：30~60s，门静脉从主干至分支次第增强，肝实质增强程度进一步增加，但略低于门静脉主干的增强程度，肝实质增强程度均匀。

（3）延迟相：60~300s，乃至更长时间，肝实质增强信号逐渐减低，恢复至初始基础状态。

在肝脏良恶性肿瘤的鉴别中，观察血流信号具有重要作用。高阻力指数（RI）的动脉型供血多见于恶性肿瘤，而表现在超声造影中，多为"快进快出"表现。良性肿瘤则多表现为动脉相"慢进"或者动脉相等增强改变。

最常见的肝脏恶性肿瘤为原发性肝细胞癌，其次为胆管细胞癌，少见的有混合性肝细胞及胆管细胞癌、肝母细胞癌及肉瘤等。

## 1. 原发性肝细胞癌

原发性肝癌为肝脏最常见的恶性肿瘤，发病与病毒感染、黄曲霉毒素及酒精相关。超声表现如下。①肝脏形态：初期病变较小时肝脏形态无明显变化，病灶增大后可导致肝脏增大、增厚，形态不规则（图11-3-8a）；②肝脏轮廓：可因病灶的位置和大小不一而变化，肝内型病变较小时可无明显变化，被膜下病灶可导致局部外凸，部分肿瘤可呈外生性生长；③病变回声：根据病理特征，主要呈中等及略高回声（59.2%）、低回声及弱回声（13.1%）、等回声（2.2%）、弥漫型（14.8%）及混合型（10.7%）；④CDFI：病

变内多见短粗高速高阻动脉血流，瘤内血管走行各异，周边可呈环绕型血流信号，RI>0.65；⑤门静脉癌栓：部分肝脏恶性肿瘤会向门静脉内浸润性生长，形成癌栓；⑥CEUS：多呈动脉相早期快速增强（图11-3-8b），门脉相、静脉相低增强改变。

## 2. 肝脏转移性肿瘤

晚期肿瘤中有40%~50%可发生肝脏的血行播散。超声特点如下：①多分布于近肝脏边缘或肝包膜下，随着病程进展，可播散全肝；②多为多发，单发较少；③类圆形及圆形病灶，较大者可不规则，白血病肝侵犯多呈弥散微小病灶，无法清晰测量；④声像图：大多回声高于肝组织，部分呈弱至低回声，内部质地多不均匀，部分可呈混合性；⑤特殊征象（图11-3-9）：a. 靶环

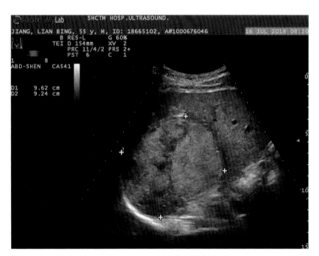

图 11-3-8a 右肝巨块型肝癌

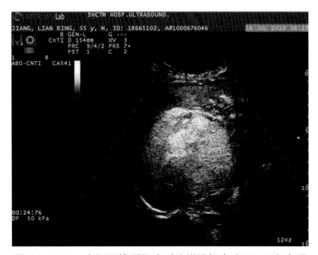

图 11-3-8b 右肝巨块型肝癌对比增强超声（CEUS）表现
动脉相早期异常增强

征，类圆形及圆形病灶，内部多呈高回声，周边有1~3mm的低无回声环构成的声晕，宽度常大于原发性肝癌的声晕，形似靶环；b.牛眼征，较大的转移灶中央产生坏死，形成类似牛眼的外周高回声，中央低无回声的特殊声像图，也称同心圆征。

【鉴别诊断】

（1）肝囊肿：单发或多发的囊性占位。超声表现如下：①单发或多发的圆形或类圆形无回声区，伴出血或囊液蛋白含量较高时可见细密点状弱回声（图11-3-10）；②形态规整，边界清晰，包膜完整，囊壁厚度通常<1mm；③后方回声增强，侧壁可出现回声失落；④部分复杂性囊肿内部可出现纤细的高回声分隔；⑤CDFI内部无血流信号。

（2）肝血管瘤：肝血管瘤是肝脏最常见的良性肿瘤，体检发现率在5%左右，多为海绵状血管瘤，多表现为类圆形高回声团，形态规整、边界清晰、无包膜，亦可呈现为低回声型或者等回声型（图11-3-11）。CDFI：可见点状及线状血流信号；CEUS：呈动脉相周边不均快速结节样增强，静脉相高增强改变。

（3）肝脏局灶性结节性增生：肝脏局灶性结节性增生为良性非肿瘤性病变，好发于育龄女性，多无症状。多表现为单发孤立略低回声结节，与周围肝组织分界明显、无包膜，有时可见病变中央回声略高，并发出数条放射样高回声条索伸向病灶边缘。CDFI：血流信号较丰富；CEUS：可精确显示病变中央血管及特征性的"轮辐"样增强改变。

**3. 胆囊癌**

在胆囊恶性肿瘤中胆囊癌占首位，胆囊癌常与胆囊良性疾患同时存在，最常见的是与胆囊结石共存，结石的慢性刺激是重要的致病因素。超声表现为结节或肿块，也可呈现胆囊壁弥漫性不均匀增厚，多为低回声或弱回声，形态不规整，边界不清晰，与正常胆囊壁无明显界限，严重者胆囊腔消失，可伴发胆囊结石。CDFI：血流信号较丰富。见图11-3-12。

**4. 胰腺癌**

由于胰腺的解剖位置较特殊，前面常见胃肠道的干扰，早期胰腺癌的超声发现率要低于其他影像诊断。进展期胰腺癌的胰腺体积增大、形态改变，胰腺内呈现不规则或分叶状团块，形态不规整，边界不清，可呈"蟹足样"改变；肿块多为低回声，若较大，可回声不均（图11-3-13a）；胰头、颈部肿瘤可见胰管受压、扩张。CEUS：胰腺癌为乏血供肿瘤，总体增强较差，动脉相低增强，周边可不均匀增强，内可有不规则无增强区，对比剂进入时间晚于胰腺实质，廓清时间早于胰腺实质，呈"慢进快出"改变（图11-3-13b）。

**5. 脾脏恶性肿瘤**

多为继发性肿瘤，例如淋巴瘤、白血病脾浸润及脾转移性肿瘤，原发则多见恶性淋巴瘤及血管内皮细胞肉瘤。多表现为低回声，缺乏特征性。CDFI多为富血流表现。图11-3-14。

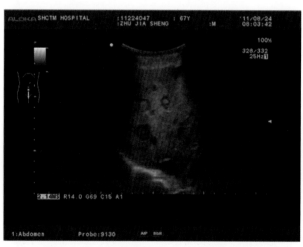

图11-3-9　肝转移癌：牛眼征及同心圆征

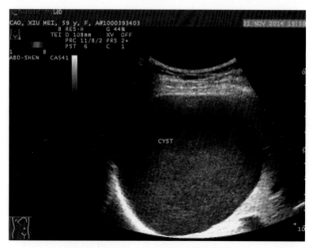

图11-3-10　右肝巨大囊肿伴出血

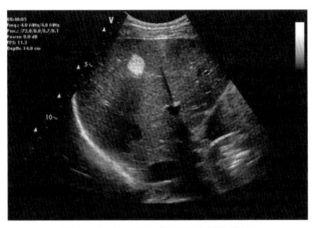

图 11-3-11　肝血管瘤的典型声像图

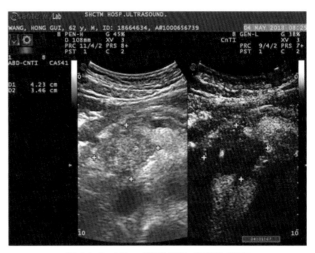

图 11-3-13b　胰腺癌的 CEUS 表现

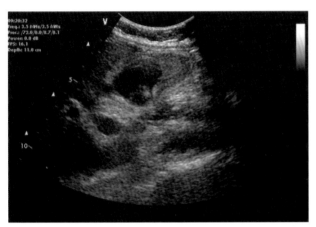

图 11-3-12　胆囊癌

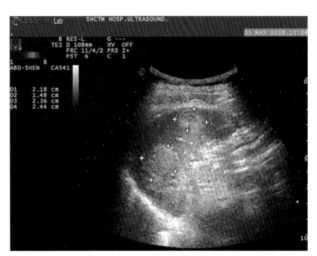

图 11-3-14　脾脏多发转移瘤

### 6. 腹膜后肿瘤

腹膜后肿瘤分原发和继发两种,发病率不高,但大多数为恶性。良性肿瘤较为多见的有脂肪瘤、纤维瘤、神经节细胞瘤和良性畸胎瘤等。恶性肿瘤多为淋巴瘤和发生于间叶组织的肉瘤,如纤维肉瘤和脂肪肉瘤。

腹膜后淋巴瘤可以是全身淋巴瘤的一部分,患者有发热、消瘦、乏力等全身症状。声像图表现为在腹膜后大小不等的圆形或椭圆形低回声,同时肝门、脾门及腹腔大血管周围亦可见,且见淋巴结融合呈分叶状肿块。CDFI 显示其内可有较丰富的血流信号。

脂肪肉瘤为最常见的原发性腹膜后恶性肿瘤,成人多见。肿瘤生长缓慢,好发于肾周围脂肪组织,但一般不会侵犯肾实质。肿瘤轮廓呈结节状

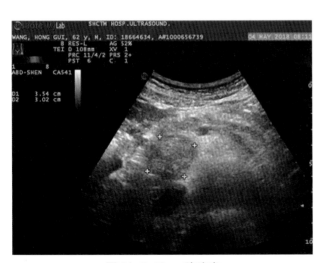

图 11-3-13a　胰腺癌

或分叶状，大多有包膜，内部常有出血、坏死和黏液变。声像图表现：肿瘤常呈分叶状，呈圆形、椭圆形或不规则形，有不规则增厚的包膜，内部回声大部分呈分布不均匀的中等或低回声；伴有出血和囊性变时，可出现不规则的无回声区。

## （二）泌尿系统肿瘤

泌尿系统肿瘤主要以肾脏、输尿管、膀胱肿瘤为主，同时男性前列腺肿瘤的发病率也非常高。

### 1. 肾肿瘤

以恶性居多，分为肾实质肿瘤和肾盂肿瘤。肾实质肿瘤以腺癌多见；肾盂肿瘤约占肾肿瘤的15%，以乳头状瘤和移行上皮癌多见。以肾细胞癌为例，声像图表现如下。①肾外形改变：肿瘤较大者常致肾外形失常，呈局限性增大，表面不平。②肾实质内出现圆形或椭圆形的占位性病灶，以低回声多见，少数呈高回声，发生坏死液化时呈囊实混合性回声。③肿瘤周围的肾窦或肾实质被压移位、变形。④CDFI：分为丰富血流型和少血流型。丰富血流型又分为周边血流为主和内部血流为主两种。前者可见瘤体周边包绕的彩色环，并向内部延伸；后者可见瘤体呈彩球状，血流速度增快。少血流型者仅在瘤体内检出散在的点状或短棒状血流信号。见图11-3-15。

### 2. 膀胱癌

膀胱癌是泌尿系肿瘤中发病率最高的肿瘤，最多见的是移行上皮乳头状癌，占膀胱癌的90%；多发生于膀胱三角区近输尿管开口处，通常表现为突向膀胱腔内的肿块，呈乳头状或菜花状，可单发或多发。根据肿瘤附着部膀胱壁的完整性判断肿瘤对膀胱肌层的浸润程度：如肿瘤附着部膀胱壁轮廓明亮、整齐、完整，表明肿瘤未浸润肌层；如附着部膀胱壁轮廓不明显，零乱不整齐或连续性中断，表明肿瘤已浸润肌层。超声对膀胱肿瘤的检出率与肿瘤部位及大小有关。对于颈部、顶部的肿瘤或直径小于5mm的肿瘤容易漏诊。CDFI显示几乎所有膀胱肿瘤均能检出血流信号。见图11-3-16。

### 3. 前列腺癌

发生于前列腺体内的男性常见的恶性肿瘤。其病理发展为：局限于前列腺内→侵犯前列腺包膜→突破前列腺包膜→侵犯精囊腺→转移至邻近区域淋巴结→转移至骨骼和其他器官。声像图表现：①前列腺肿大，形态不规则，实质回声不均匀；②实质内部显示边界模糊、强弱不均的不规则低回声结节，外腺多见（图11-3-17）；③晚

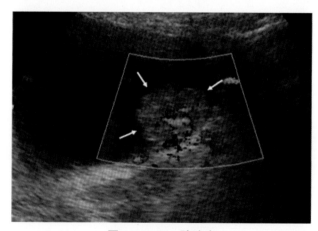

图11-3-16　膀胱癌

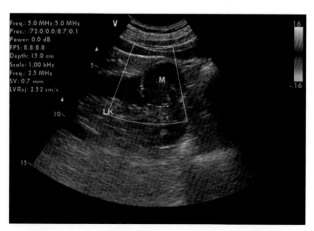

图11-3-15　肾癌：肾脏正常结构破坏和低回声

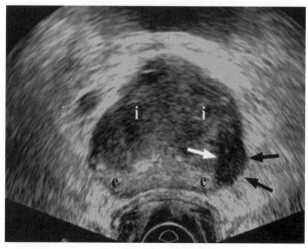

图11-3-17　前列腺癌

期可向精囊腺、膀胱、直肠浸润；④用经直肠探头探查，可提高对前列腺癌的检出率，在可疑部位用探头轻压，癌性结节质硬，压之不变形。CDFI：前列腺结节内血流丰富，常可探及动脉频谱。

## （三）生殖系统肿瘤

生殖系统肿瘤主要包括男性生殖系统来源肿瘤和女性生殖系统来源肿瘤，超声下均具有典型表现。

### 1. 男性生殖系统肿瘤

最多见为睾丸肿瘤（testicular tumor），分为原发性与继发性，其中原发性肿瘤分为生殖细胞瘤与非生殖细胞瘤。精原细胞瘤为生殖细胞瘤最常见的类型，20~40 岁多见，临床表现为睾丸无痛性肿大、睾丸沉重感等。

声像图表现：患侧睾丸弥漫性肿大，并伴有局部隆起、形态不规则；精原细胞瘤表现为睾丸内低回声肿块，类圆形；胚胎细胞癌表现为低回声肿块，形状不规则，其内光点增粗、增强，结构紊乱，有出血、坏死时可见无回声区。CDFI：肿块内可见丰富血流信号和动脉频谱。

### 2. 女性生殖系统肿瘤

主要来源于子宫和卵巢。

1）**子宫肉瘤**（uterine sarcoma）　来源于子宫肌层、肌层内结缔组织和内膜间质，也可继发于子宫平滑肌瘤。少见，恶性度高，多见于围绝经期妇女。患者常有不规则阴道流血，脓性分泌物，下腹肿块迅速增大，晚期出现周围组织压迫症状。声像图表现则根据肿瘤来源而不同。子宫肌瘤肉瘤变表现为原有肌瘤短期内迅速增大，与周围肌层分界不清，内部呈不均质高或低回声及不规则液性暗区。内膜间质肉瘤则表现为宫腔内实性结节，呈不均质高或低回声及不规则液性暗区，边界部分清或不清。CDFI：瘤内血流丰富，呈散在点状、网状或条状分布。见图 11-3-18。

2）**子宫内膜癌**（endometrial carcinoma）　是发生于子宫内膜的一组上皮性恶性肿瘤，一般来源于子宫内膜腺体的腺癌最常见。大体病理分为局限型和弥漫型。临床表现包括不规则子宫出血、绝经后子宫出血、阴道排液、白带增多，晚期出现下腹痛及全身症状。超声表现：早期仅表现为

内膜稍增厚，回声均匀，超声上无法与子宫内膜增生鉴别；中晚期子宫内膜明显增厚、回声不均杂乱。病变脱入宫颈管引起阻塞时，可出现宫腔积液；晚期可出现转移征象。CDFI：子宫内膜可显示条状、短棒状或点状彩色血流信号；肌层受侵时，受累肌层局部血流信号增多，血供丰富。见图 11-3-19。

3）**卵巢恶性肿瘤**　来源较复杂，常见的原发性肿瘤有浆液性囊腺癌（serous cystadenocarcinoma）和黏液性囊腺癌（mucinous cystadenocarcinoma）。前者为卵巢恶性肿瘤中最常见者，约占 40%；肿瘤表面光滑或有乳头状物，灰白色，切面为多房，腔内充满乳头，常伴出血坏死，囊液混浊，细胞异型明显。后者约占 10%，瘤体较大，囊壁可见乳头或实质区，质地脆，切面多房，囊液混浊或血性。声像图表现：灰阶图像上难以区分浆液性

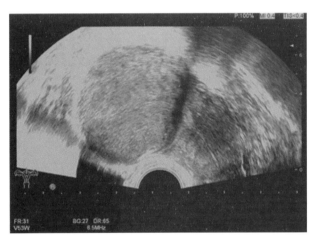

图 11-3-18　子宫内膜间质肉瘤

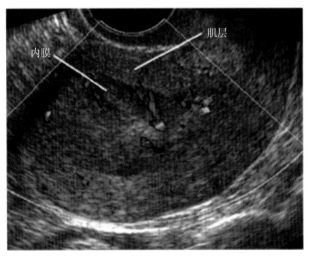

图 11-3-19　子宫内膜癌

和黏液性囊腺癌，均表现为囊实性肿块。囊性为主的肿块囊壁较厚而不均，内有粗细不均的分隔，囊液常呈无回声；实性为主者囊壁内见实性不规则形低回声团块，内部可见大小不等的囊性区，乳头向外生长时肿块边界模糊。CDFI：囊腺癌均可在肿块边缘、分隔上和中央实性区见到丰富血流信号。见图 11-3-20。

体内任何部位原发肿瘤均可转移到卵巢形成卵巢转移癌，占卵巢肿瘤的 5%~10%，大多累及双侧卵巢，病灶表现为多发性结节，镜下可见原发肿瘤的形态特征。常见卵巢转移癌为库肯勃瘤，为含明显印戒成分的黏液性腺癌，大多来自胃肠道。声像图表现：双侧卵巢均受累，肿块呈实性不均质稍高回声，有时伴衰减，无明显包膜，但边界清晰，呈肾形。CDFI：肿块内血流丰富。见图 11-3-21。

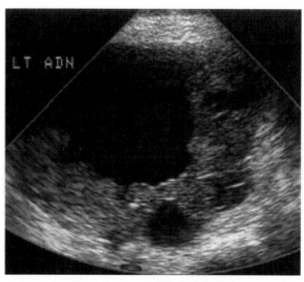

图 11-3-20　卵巢浆液性囊腺癌

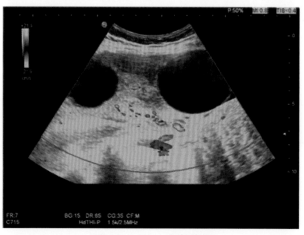

图 11-3-21　库肯勃瘤

## （四）浅表器官肿瘤

高频超声具有优秀的浅表成像效果，精细分辨率和空间分辨率高，对血流信号异常敏感。随着近年超声造影、弹性成像的发展，超声检查已成为浅表器官肿瘤检查的首选方法。浅表器官恶性肿瘤中发病率最高的为乳腺癌和甲状腺癌，尤其随着近年来检查技术的发展，细针穿刺抽吸（fine needle aspiration，FNA）技术的普及，极早期的微小甲状腺乳头状癌的发现率显著提高，而如何进行超声下检测和评估更是一个热点和难点。

### 1. 甲状腺癌

1）甲状腺乳头状癌　是超声下最常见的甲状腺恶性肿瘤，占成人甲状腺癌的 90%，儿童甲状腺癌的 80%，具有多中心病灶表现的超过 20%。声像图表现如下。

（1）甲状腺内单发或多发实性低回声病灶，极少部分可有囊性变。部分囊性为主的乳头状癌表现为不规则实性成分突入囊腔，在实性部分内有点状强回声的钙化影，称为"囊内钙化结节征"，为诊断囊性乳头状癌非常特异性的指征。经典的乳头状癌有 86%~89% 表现为低回声，12% 呈极低回声。

（2）形态不规则，无包膜，边界不清，纵横比（A/T）≥ 1 的特异性可达 92.5%，可见不完整声晕，且近 50% 均为较厚声晕。见图 11-3-22。

（3）CDFI：甲状腺乳头状癌大多呈边缘血

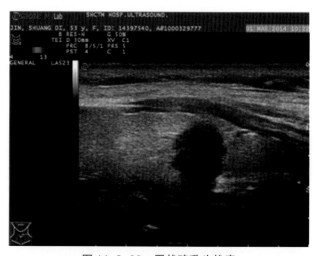

图 11-3-22　甲状腺乳头状癌
边界不规则，纵横比（A/T）>1

管型,其中有血供的结节中,与周围甲状腺组织相比,60.1% 的结节为乏血供,RI 为 0.74 ± 0.13。见图 11-3-23。

(4)弹性成像:多数恶性结节因组织纤维化成分的原因,弹性较差,硬度评分偏高。

(5)CEUS:多为不均匀环形向内填充的低增强(图 11-3-24)。

(6)特殊类型的乳头状癌:

·弥漫性硬化型乳头状癌:多见于青少年,以甲状腺弥漫性病变为特点,易与良性弥漫性病变混淆。声像图可见甲状腺增大,弥漫性病变占据甲状腺的大部分区域,可见多发散布沙粒体样微钙化。CDFI:血流信号稀疏,易发生同侧淋巴结转移。

·包裹性乳头状癌:病理上该肿瘤为滤泡亚型乳头状癌,出现完整包膜和部分包膜的可能性较高,区域淋巴结转移率低,其病理诊断不典型,通常无侵犯,无乳头形成,没有沙粒体,只能完全根据细胞核的特征做出乳头状癌的诊断。该肿瘤和甲状腺腺瘤在声像图上极其相似,实性居多,多呈低回声,也可出现液化及囊性变,当少数肿瘤见到微小钙化时,强烈提示恶性。

2)**甲状腺滤泡状癌** 指具有滤泡分化而无乳头状癌特点的甲状腺恶性肿瘤,常见于中老年人,多为孤立结节,少见多灶病变,较大,可由滤泡性腺瘤转变而来,超声下与较大的滤泡状癌极难鉴别。声像图表现:甲状腺内单发结节,呈均匀低回声,类圆形、形态欠规则、无包膜、边界清晰,多无明确钙化灶。CDFI:结节主供血血管多为中央型,可通过能量多普勒进行鉴别诊断。见图 11-3-25。

3)**甲状腺髓样癌** 来源于滤泡旁细胞,也称 C 细胞癌,为神经内分泌细胞(APUD)肿瘤的一种,恶性程度较高,可血行转移。声像图表现:该肿瘤多见于甲状腺中上 2/3 区域,与 C 细胞密集度有关,多为单发低回声团,形态规则、边界清晰,内部回声均匀,少见钙化灶。CDFI:79% 表现为结节内高血供,但肿瘤过小可能不显示血流信号。该肿瘤可较早发生颈部淋巴结转移,转移淋巴结超声下可见皮质增厚、髓核消失等表现。见图 11-3-26。

4)**甲状腺未分化癌** 较少见,为甲状腺内单发较大的实性为主的低回声团,多数发现即大于 30mm,形态不规则、无包膜、边界不清晰,内部回声不均,常出现坏死区,少数可见沙粒体样钙

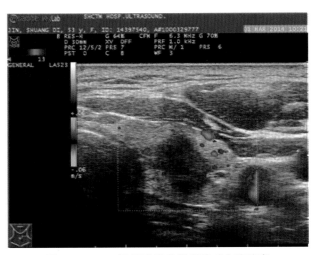

图 11-3-23 甲状腺乳头状癌的乏血流改变

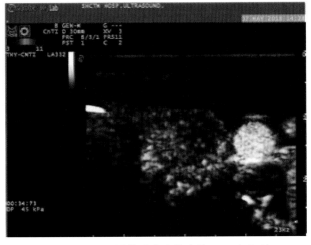

图 11-3-24 甲状腺乳头状癌的 CEUS 表现
环形向内渐进填充的低增强

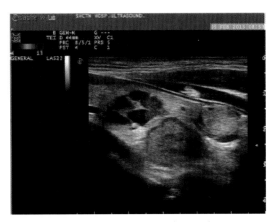

图 11-3-25 甲状腺滤泡状癌

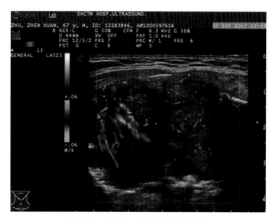

图 11-3-26　甲状腺髓样癌

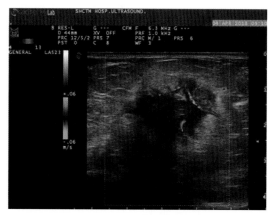

图 11-3-27　典型的乳腺癌
周边"蟹足"样生长，异常的荷瘤血管

化。CDFI 血流信号稀疏，甲状腺周及颈部可见多发异常淋巴结，受累淋巴结 50% 可出现坏死。

## 2. 乳腺癌

乳腺癌是我国女性最常见的恶性肿瘤，表现多样，预后较差，超声检查在肿瘤的早期发现中具有重要价值。

1）**非浸润性癌**　腺体导管内癌，腺体外周区为大小不等的中等或低回声团，伴发导管扩张，导管内癌沿导管壁匍匐生长，多见于外上象限。CDFI 血流信号丰富。CEUS 造影剂迅速充盈整个肿块，呈"快进快出"改变。

2）**浸润性癌**

（1）浸润性导管癌：多位于外上象限或乳晕附近，大小不等，纵横比多接近于 1；形态不一，呈"蟹足"样生长，病灶局部不规则，无完整包膜（图 11-3-27）；内部多呈不均匀低回声，后方衰减，多伴有钙化。CDFI：内部丰富程度与癌组织和纤维成分的比例相关，外周多有血管增粗、不均、紊乱等改变，RI 0.64~0.88。CEUS：大多数为快进型，增强范围多大于灰阶超声肿块范围（图 11-3-28）。

（2）髓样癌：病灶多位于乳房中心深部，球形或较大结节肿瘤，周边较清晰，无包膜；肿瘤呈低回声或极低回声，后方增强，可有不规则液化区，少数有钙化。CDFI：瘤内及周边少许血流信号。

（3）浸润性小叶癌：不均匀实质性低回声团，边缘不整，后方多衰减，内部可有沙粒体样微钙化灶。CDFI：边缘及内部血流较少。CEUS："快进快出"改变。

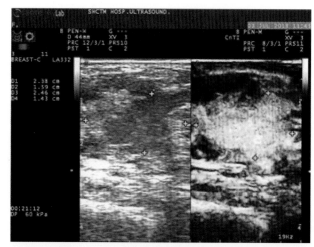

图 11-3-28　浸润性乳腺癌的 CEUS 表现
增强范围大于灰阶超声

（沈 睿　赵 洪）

## 参考文献

[1] 白人驹. 医学影像诊断学. 北京：人民卫生出版社，2010.

[2] 陈星荣. 全身 CT 和 MRI. 上海：上海医科大学出版社，1994.

[3] 郭启勇. 实用放射学. 北京：人民卫生出版社，2007.

[4] 蒋国梁. 临床肿瘤学概论. 上海：复旦大学出版社，2013.

[5] 孔秋英. 妇产科影像诊断与介入治疗学. 北京：人民卫生出版社，2001.

[6] 李松年. 中华影像学：泌尿生殖系统卷. 北京：人民卫生出版社，2002.

[7] 李铁一. 中华影像学：呼吸系统卷. 北京：人民卫生出版社，2002.

[8] 尚克中. 中华影像学：消化系统卷. 北京：人民卫生出版社，2002.

[9] 沈茜刚，王礼荣，钟国明. 普通 X 线摄影与数字 X 线摄影. 医用

放射技术杂志, 2004, 10 (130): 1–2.

[10] 吴恩惠. 医学影像学. 北京: 人民卫生出版社, 2010.

[11] 鲜军舫. 头颈部影像诊断必读. 北京: 人民军医出版社, 2002.

[12] 周景玮, 陈克敏, 刘林祥, 等. CR 系统的临床应用价值. 中华现代影像学杂志, 2006, 3(8):714–715.

[13] 周康荣. 中华影像医学: 肝胆胰脾卷. 北京: 人民卫生出版社, 2002.

[14] 石木兰. 肿瘤影像学. 北京: 科学出版社, 2003.

[15] 西格尔曼. 体部磁共振成像: 影印版. 北京: 人民军医出版社, 2012.

[16] Ambicka A, Luczynska E, Adamczyk A, et al. The tumour border on contrast-enhanced spectral mammography and its relation to histological characteristics of invasive breast cancer. Pol J Pathol, 2016, 67(3): 295–299.

[17] Blue Cross Blue Shield Association, Kaiser Foundation Health Plan, Southern California Permanente Medical Group. Use of digital breast tomosynthesis with mammography for breast cancer screening or diagnosis. Technology Eval Cent Assess Program Exec Summ, 2014, 28(6): 1–6.

[18] Gilbert FJ, Tucker L, Gillan MG, et al. The TOMMY trial: a comparison of tomosynthesis with digital mammography in the UK NHS breast screening programme—a multicentre retrospective reading study comparing the diagnostic performance of digital breast tomosynthesis and digital mammography with digital mammography alone. Health Technology Assessment, 2015, 19(4):1–136.

[19] Greenberg JS, Javitt MC, Katzen J, et al. Clinical performance metrics of 3D digital breast tomosynthesis compared with 2D digital mammography for breast cancer screening in community practice. Am J Roentgenol, 2014, 203(3): 687–693.

[20] Houssami N, Macaskill P, Bernardi D, et al. Breast screening using 2D-mammography or integrating digital breast tomosynthesis (3D-mammography) for single-reading or double-reading—evidence to guide future screening strategies. Eur J Cancer, 2014, 50(10): 1799–1807.

[21] James JR, Pavlicek W, Hanson JA, et al. Breast radiation dose with CESM compared with 2D FFDM and 3D tomosynthesis mammography. Am J Roentgenol, 2017, 208(2): 362–372.

[22] Kim WH, Chang JM, Moon HG, et al. Comparison of the diagnostic performance of digital breast tomosynthesis and magnetic resonance imaging added to digital mammography in women with known breast cancers. Eur Radiol, 2016, 26(6): 1556–1564.

[23] Lee SC, Grant E, Sheth P, et al. Accuracy of contrast - enhanced ultrasound compared with magnetic resonance imaging in assessing the tumor response after neoadjuvant chemotherapy for breast cancer. J Ultrasound Med, 2017, 36(5): 901–911.

[24] McGuire A, O'Leary DP, Livingstone V, et al. Contrast - enhanced spectrum mammography—a useful adjunct to digital mammography in predicting tumor size. Breast J, 2017, 23(4): 484–486.

[25] Phillips J, Miller MM, Mehta TS, et al. Contrast-enhanced spectral mammography (CESM) versus MRI in the high-risk screening setting: patient preferences and attitudes. Clin Imaging, 2017(42): 193–197.

[26] Thomassin-Naggara I, Perrot N, Dechoux S, et al. Added value of one-view breast tomosynthesis combined with digital mammography according to reader experience. Eur J Radiol, 2015, 84(2): 235–241.

[27] Comstock CE, Gatsonis C, Newstead GM, et al. Comparison of abbreviated breast MRI vs. digital breast tomosynthesis for breast cancer detection among women with dense breasts undergoing screening. JAMA, 2020, 323(8):746–756. DOI:10.1001/jama.2020.0572.

# 第 12 章
# 肿瘤的核素诊断

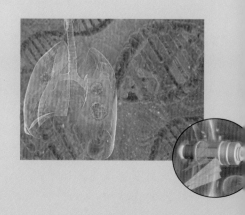

# 第 1 节　概念与范畴

## 一、肿瘤核医学的概念与范畴

核医学是核科学和核技术在医学上的应用。临床核医学是指利用核医学的理论和技术研究疾病的临床诊断和治疗的一门专门学科，它属于核医学与临床医学整合的交叉学科。肿瘤核医学作为临床核医学的重要组成部分，是临床核医学应用最广泛的内容。

肿瘤核医学是利用放射性核素或其标记化合物所发出的射线进行肿瘤诊断和治疗的专门学科。它包括肿瘤的核素诊断和核素内照射治疗。

肿瘤的核素诊断分为体内和体外诊断两部分，核素诊断的物质基础涉及两大领域：一是放射性药物，二是测量放射性的设备。其中，放射性药物体内代谢分布所反映的病理生理学特征则是核医学诊断的"灵魂"。

体内核素诊断是基于同位素体内示踪技术，利用核素显像方法显示全身或局部组织器官或靶病灶的某一生物学特征，依据该病理生理学特征进行疾病诊断的方法。它与影像诊断显示病变形态的物理特征有本质不同。体内核素诊断目前分为单光子采集和双光子符合采集。利用正电子显像药物进行代谢示踪，只能采用对一对 511keV 双光子符合采集的方式，其核素显像就是常见的正电子发射断层成像（PET），其中根据体内正电子核素的衰减校正方法是采用 CT 的 X 线，还是选择磁共振（MR）的弛豫时间参数，临床常用的 PET 又分为 PET/CT（图 12-1-1）和 PET/MR（图 12-1-2）；此外，还有乳腺专用 PET 等。利用单光子显像药物进行示踪，数据采集方式只能进行单光子测量，其核素显像就是常见的单光子发射断层成像（SPECT），包含 γ 专用相机及 SPECT/CT。

体外核素诊断是利用体外核素测量的方法，检测体内某一特定物质（如激素、抗体、受体及其他体内小分子物质等），根据这一物质的含量来诊断疾病。其采用的放射性药物或放射性试剂分为发射单光子和电子线两大类，分别利用 γ 计数测量仪和 β 液闪测量仪进行测量。临床常用的方法是放射免疫测定。

目前肿瘤核医学诊断主要集中于体内诊断部分，特别是随着 PET 测量技术的进步和正电子类放射性药物的不断开发，PET 在肿瘤临床领域的应用日渐深入，在临床肿瘤的良恶性诊断、肿瘤分期、疗效评价、预后判断、指导肿瘤的精准治疗，以及寻找肿瘤原发灶等方面发挥重要作用。尽管 SPECT 临床应用时间更久，但近年发展速度没有 PET 快，可能与单光子药物开发不足和 SPECT 图像分辨率较低有关。

肿瘤核素内照射治疗是临床核医学的核心内容，是肿瘤核医学的另一关键支点，对肿瘤核医学的发展有极其重要的推动作用。特别是随着核

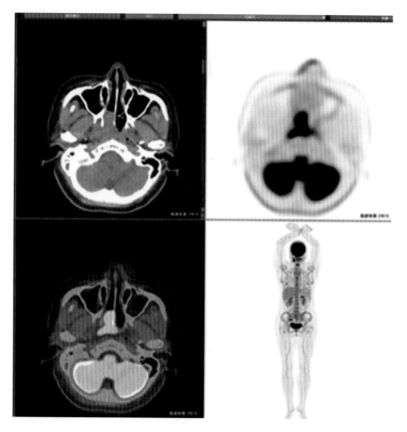

图 12-1-1　¹⁸F-FDG PET/CT 图像

　　41 岁女性鼻咽未分化型非角化性癌患者：鼻咽顶壁、顶后壁及右侧壁黏膜增厚，形成肿块放射性浓聚，标准摄取值（SUV）约 21.3

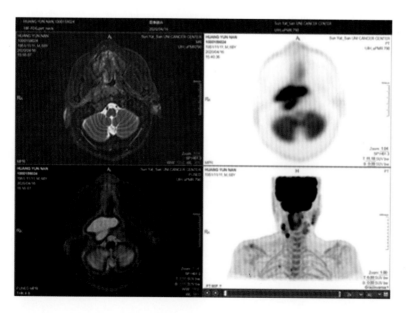

图 12-1-2　¹⁸F-FDG PET/MR 图像

　　68 岁男性鼻咽癌患者：鼻咽顶后壁、右侧壁软组织肿块放射性浓聚

医学的肿瘤诊疗一体化推进，将进一步推动肿瘤精准治疗的发展。除临床普遍开展的分化型甲状腺癌的 $^{131}I$ 内放疗、$^{131}I$-MIBG（Azedra）治疗嗜铬细胞瘤外，近年来还快速发展出靶向内照射治疗，如 $^{177}Lu$-PSMA 治疗前列腺癌、$^{177}Lu$-DOTATATE 治疗神经内分泌瘤、$^{90}Y$-CD20 单抗（Zevalin）治疗惰性复发难治性 B 细胞淋巴瘤等。另外，放射性核素的物理靶向内照射治疗也在飞速发展，如 $^{125}I$ 放射性粒子治疗前列腺癌、胰腺癌等。随着肿瘤靶点及对应药物的研究和开发，能够活体动态观察的精准肿瘤治疗必将发挥重要作用。

## 二、肿瘤核医学分子影像

肿瘤分子影像是基于肿瘤分子靶点，利用示踪剂（分子探针、显像药）来观察机体组织细胞中关键分子（如代谢酶、受体或转运体、抗原等）的代谢分布和变化，为肿瘤的诊治和预后判断提供关键信息的影像技术方法。

除同位素示踪技术，实验动物和细胞还可以使用荧光示踪技术，但由于荧光无法显示深层组织等问题，能够实现临床应用的分子影像目前还只有基于同位素示踪技术的方法。PET 和 SPECT 是临床两种实用型核素示踪显像设备，各具特色，其中 PET 是分子影像的核心设备。PET 显像在临床上多用于以增殖代谢为特征的肿瘤性疾病，同时在退行性和炎症代谢疾病中也日益显示出其独特的诊疗价值。

（樊 卫）

# 第 2 节 显像药物

显像药物即放射性示踪剂，又称分子探针（或分子影像探针），是分子影像的"灵魂"，它与造影剂有本质区别。显像药可以针对组织器官的乏氧、血流异常等导致的功能变化，也能针对肝、甲状腺等组织细胞，更可针对组织细胞的分子靶点，它是产生分子影像的关键因素，没有示踪剂就没有分子影像。由于使用示踪剂的化学含量极低，射线探测灵敏度高，因此也最为安全、有效。

在肿瘤整合医学研究中，对肿瘤分子影像探针的研究和应用最为活跃。不同分子影像探针可用于同一肿瘤，反映肿瘤不同的生物学信息，同一种分子影像探针又可用于不同的肿瘤以反映肿瘤的生物学共性。放射性药物根据放射性核素的生产方法、代谢方式、功能、靶点类型的不同可分为多种类型。

### 1. 氟 [$^{18}F$] 脱氧葡萄糖（$^{18}F$-FDG）

氟 [$^{18}F$] 脱氧葡萄糖（$^{18}F$-FDG，简称 FDG）是最常用的、反映葡萄糖代谢的 PET 显像剂。恶性肿瘤的代谢特点之一是在有氧条件下葡萄糖酵解代谢活跃，FDG 类似葡萄糖，可经同一途径被细胞摄取、磷酸化，但因不再进一步代谢而滞留在细胞内（即代谢捕获）从而显示肿瘤。

病灶摄取或不摄取 FDG 均有其独特的含义。通常来说，FDG 显像呈高代谢，表示肿瘤细胞分化相对差或失分化，侵袭性高，预后不佳。反之，病灶呈 FDG 低摄取，则肿瘤细胞分化好，预后较好。

### 2. 16$\alpha$-氟 [$^{18}F$]-17$\beta$-雌二醇（$^{18}F$-FES）

16$\alpha$-氟 [$^{18}F$]-17$\beta$-雌二醇（$^{18}F$-FES，简称 FES）主要与雌激素受体（ER）中的 $\alpha$ 亚型结合，与 $\alpha$ 亚型的亲和力是 $\beta$ 亚型的 6.3 倍。ER$\alpha$ 主要分布在子宫、乳腺、胎盘、肝脏、中枢神经系统、心血管系统和骨组织等具有雌激素效应的组织中。雌激素依赖型（ER 阳性）乳腺癌组织中，ER$\alpha$/ER$\beta$ 比值显著高于周围正常乳腺组织，表现为 ER$\alpha$ 表达升高，ER$\beta$ 表达降低。

FES PET/CT 显像能全身、无创、动态地诊断乳腺癌病灶的 ER 表达状况。原发灶术前显像与术后免疫组化 ER 分析一致性研究提示：最大标准摄取值（SUVmax）>1.1 时 ER 阳性诊断符合率达 94%，诊断 ER 阳性的灵敏度、特异性分别为 93.3%、100%。对原发灶、淋巴结及远处转移灶的研究证实：FES 的摄取值与免疫组化 ER 密度呈线性关系（$r=0.96$），可发现原发与转移灶 ER 表达的异质性，以及治疗后 ER 表达的变化；可检出葡萄糖代谢不高但 ER 高表达的隐匿性乳腺癌或低度恶性的乳腺癌病灶，对同时伴有 ER 阳性乳腺癌的多原发恶性肿瘤患者的肿块定性、转移灶来源判断和合适治疗方案的决策有较大的临床价值。

FES PET/CT 基线显像可筛选有乳腺癌内分泌治疗适应证的患者，制订个体化内分泌治疗方案，并预测其疗效。

### 3. 骨盐代谢显像剂

锝 [$^{99m}$Tc] 亚甲基二膦酸盐（$^{99m}$Tc-MDP，简称 MDP）是最常用的反映骨盐代谢的显像剂。

MDP 与骨骼中的羟基磷灰石无机盐发生类似离子交换的反应，从而显示骨骼钙盐代谢变化。静脉注入体内 3h 后行全身扫描，加做 SPECT/CT，通过图像融合可增加病灶的探测率、提高诊断的准确性。骨盐代谢显像剂可用于筛查肿瘤患者的骨转移灶，评价骨转移瘤的治疗效果，鉴别诊断骨性疼痛；还可诊断各种代谢性骨病及骨关节病变，诊断急性骨髓炎，辅助诊断特殊部位、X 线不易发现的病理性骨折；评价原发性恶性骨肿瘤的侵犯范围，评估移植骨血供和成骨活性，决定是否适于骨骼核素治疗。

FDG 可早期发现高葡萄糖代谢肿瘤的各种骨转移（包括骨髓，不论有无形态、密度改变），因此在肺癌患者中，相关指南已认为 FDG PET/CT 检查可以取代 MDP 骨显像。但应注意骨髓毒性大的药物或刺激骨髓增生的药物对骨髓影响引起的假象。

氟化钠（Na$^{18}$F）与血浆蛋白的结合率很低，能自由扩散到骨骼表面，其 $^{18}$F 离子能与骨骼的羟基磷灰石交换而显示骨组织，同时 $^{18}$F 离子排泄迅速，静脉注射 1h 后即能进行 PET 检查，灵敏度优于 MDP，是 MDP 供药不足时的一种选择。

### 4. 氨基酸代谢显像剂

碳 [$^{11}$C] 蛋氨酸（$^{11}$C-MET）进入体内后，可参与体内蛋白质合成，或转化为 S- 腺苷蛋氨酸作为甲基供体，因而能在活体反映氨基酸的转运代谢及蛋白质合成情况。其在正常脑组织摄取很低的优点使之对脑瘤，尤其是对 FDG 摄取不高的脑瘤诊断价值高，对发现肿瘤病灶、鉴别脑肿瘤良恶性、预后判断、勾画肿瘤浸润边界、早期评价治疗效果、鉴别肿瘤复发与放疗后改变等有特定的临床价值。在炎症中的摄取也明显低于 $^{18}$F-FDG，因此对炎症鉴别有益，对乳腺肿块定性也有参考价值。

目前，PET 的氨基酸代谢显像剂还有 L- 甲基 -$^{11}$C- 蛋氨酸、L-1-$^{11}$C- 亮氨酸、L-$^{11}$C- 酪氨酸、L-$^{11}$C- 苯丙氨酸、$^{11}$C- 氨基异丙氨酸、$^{13}$N- 谷氨酸、L-2-$^{18}$F- 酪氨酸、$^{18}$F- 乙基酪氨酸（$^{18}$F-FET）、L-4-$^{18}$F- 苯丙氨酸等，其中的 $^{18}$F 标记氨基酸尤其是 $^{18}$F- 乙基酪氨酸，因物理半衰期优于 $^{11}$C，使放射性有足够时间滞留在肿瘤细胞内，在周围脑组织代谢洗脱后可使肿瘤显示更清楚，对分化程度好的胶质瘤灵敏度很高。

$^{18}$F-FACBC 是人工合成的 L- 亮氨酸的类似物，其被肿瘤摄取的机制可能与 L 型转运蛋白和能量依赖型 A 转运蛋白的介导有关。可用于前列腺癌和脑瘤检查，并在鉴别急性炎症方面优于 FDG。目前已被美国食品药品监督管理局（FDA）批准上市，商品名为 Axumin™，用于前列腺癌的诊断。

### 5. 放射性碘显像剂

甲状腺细胞通过细胞膜上的钠碘转运蛋白（NIS）摄碘用于合成甲状腺激素，分化型甲状腺癌细胞保留一定的摄碘功能，能在绝大部分甲状腺切除的情况下被放射性碘（$^{131}$I）显示和治疗。$^{131}$I SPECT/CT 常规显像适用于诊断异位甲状腺和自主性高功能性甲状腺腺瘤，寻找分化型甲状腺癌术后血清甲状腺球蛋白动态增高者的复发或转移灶，判断多次 $^{131}$I 治疗后病灶的吸碘能力。其中，$^{131}$I 全身显像可检出 75% 的分化型甲状腺癌转移灶，对于仅有甲状腺球蛋白升高、$^{131}$I 检查阴性的失分化甲状腺癌转移患者应改用 FDG，后者可检出其中 60% 的转移灶。过去，如遇不摄碘病灶可能采取诱导吸碘或加大 $^{131}I$ 剂量复查，甚至是直接超大剂量碘治疗。儿童和孕妇宜使用半衰期短、辐射剂量小的 $^{123}I$ 或 $^{124}I$。

### 6. 成纤维细胞活性蛋白显像剂

成纤维细胞活性蛋白具有丝氨酸蛋白酶活性，FAPI 是一类具有喹啉结构的丝氨酸蛋白酶抑制剂，$^{68}Ga-FAPI$ 是由德国的 Thomas Lindner 等于 2018 年 3 月研制的靶向肿瘤相关成纤维细胞的一类新型放射性显像剂。研究 28 种不同实体肿瘤对其的摄取后发现：①肉瘤、食管癌、乳腺癌、胆管癌和肺癌的 FAPI 摄取最高，平均 SUVmax>12；②嗜铬细胞瘤、肾细胞癌、分化型甲状腺癌、涎腺腺样囊性癌和胃癌的 FAPI 摄取最低（平均 SUVmax<6）；③肝细胞癌、结直肠癌、头颈癌、卵巢癌、胰腺癌和前列腺癌的摄取为中等（SUVmax=6~12）。FAPI 在肌肉和血池分布较低（SUVmax<2）。

由于 FAPI-PET 具有简化临床工作流程的潜力，且在正常组织（包括肝脏和大脑）中具有显著的低生理背景，因此它似乎是一种很有前景的肿瘤显像剂，但真正的价值特别是临床适应证仍然需要更详细的评估。

（章英剑）

# 第 3 节　临床常用核素诊断技术

肿瘤临床常用的核素诊断技术包括体内测量和分子影像技术及体外测量技术。体内测量常用有肿瘤前哨淋巴结测定技术，分子影像技术主要有 PET、SPECT 和 γ 专用相机显像术；体外测量技术主要用于肿瘤标志物测量，包括肿瘤组织受体的定量测定等。

## 一、正电子发射断层成像

正电子（positron）是指一些放射性核素衰变发出的一种质量数与电子相同、带正电荷的粒子（ $\beta^+$ ）。由于正电子具有一定的能量，当在组织介质中运行能量衰减为零时，与组织中电子（ $\beta^-$ ）结合而发生湮灭辐射（annihilation radiation），转化为一对方向相反、能量为 511keV 的 γ 光子。探测这对光子发生的位置进行成像就是正电子发射断层成像（positron emission tomography，PET）的基础。

将正电子显像药（发射正电子的放射性核素或其标记化合物）引入人体后，经过机体组织细胞的代谢，在全身不同组织器官和病变组织形成不同分布，利用正电子药物核素湮灭辐射而释放出这一对 511keV 的 γ 光子信号，在体外探测成像，这种显像方法称为正电子发射断层显像或 PET 显像术。利用显像药的代谢分布来显示脏器组织细胞的代谢状况，PET 图像主要反映人体靶器官和病变组织的生理、生化及受体功能甚至基因表达的异常等，根据病变组织的异常代谢变化进行诊断，指导疾病的治疗。

PET 显像有两个基本条件：一是正电子核素显像药，二是正电子显像仪器。二者缺一不可。其中正电子核素药物是 PET 显像发展和临床应用的关键，不同显像药，其图像代表的意义不同。正电子核素显像药常用 $^{11}C$、$^{13}N$、$^{15}O$、$^{68}Ga$ 和 $^{18}F$ 等正电子核素标记。基于射线衰减校正技术的发展，早期的同位素校正源（如 $^{137}Cs$ 棒源）已改为 CT、MR 参数校正方法，PET 显像仪也发展为 PET/CT（2000 年）和 PET/MR（2009 年）。此外，随着射线探测技术的进步，现在 PET 显像仪显像时间逐步缩短，显像剂用量减少。

PET 显像具有以下特点。①高特异性。正电子显像剂多是由正电子核素标记的葡萄糖、氨基酸、蛋白质等，这些正电子显像药在体内的分布实际上反映的是与之相结合的相应生命化合物在体内的分布,在活体内反映脏器的生理功能、生化代谢变化、受体功能甚至基因表达的异常状况,故称之为生化显像。这些分子显像均提示特定生物、生化或分子功能的变化,具有高度的特异性。②定量。PET 探测的是成对的 γ 光子,可以将探测到的局部放射性分布进行"绝对"的定量分析,这对于生物医学研究、疾病诊断、疗效监测与随访具有重要意义。③高灵敏性。PET 探测的是成对的能量相等的 γ 光子,不需要屏蔽准直器,探测体内的正电子核素标记的生物化学物质的灵敏度达 pmol/L 级,灵敏度高。PET 一次显像可获得全身立体三维图像和横、冠、矢状面断层图像,与 CT 或 MRI 图像有机整合,两种影像方法互补,实现"1 + 1 > 2"的效果,达到对疾病诊断的定位、定量、定性和定期的要求,具有重要的临床价值(图 12-3-1)。

根据显像药类型不同,PET 显像可分为:①代谢显像(metabolism imaging);②受体显像(receptor imaging);③放射免疫显像(radioimmuno-imaging);④反义显像(antisense imaging);⑤报告基因显像(reporter gene imaging);⑥细胞凋亡显像(cell apoptosis imaging);⑦乏氧显像(hypoxia imaging)等。其中代谢显像中的 $^{18}$F-FDG 目前在临床上应用最为广泛。PET 显像目前主要用于临床肿瘤的诊断与鉴别诊断、分期、复发转移监测(再分期)和疗效及预后判断,心肌代谢存活评估,脑癫痫灶定位,以及阿尔茨海默病、帕金森病等多种疾病的诊断。

## 二、单光子发射计算机断层成像

单光子发射计算机断层成像(single photon emission computed tomography,SPECT)在临床医学特别是肿瘤领域中应用广泛,借助不同类型的放射性示踪剂在体内摄取和分布的差异,SPECT 可在活体内显示靶器官的功能代谢,抗原、受体及神经介质等的不同分布,从而达到对疾病进行诊断与鉴别诊断、肿瘤分期分级、疗效评价和新药开发等目的。已有大量文献报道 SPECT 的应用及价值,它已成为肿瘤临床及研究必不可少的显像手段。

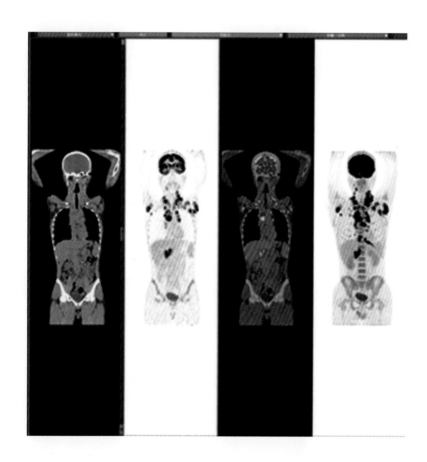

图 12-3-1　$^{18}$F-FDG PET/CT 图像

81 岁男性,经典型霍奇金淋巴瘤(结节硬化型)患者:双颈、双腋窝、双侧胸大小肌间隙、纵隔、左肺韧带、心包膜、食管旁、双内乳区、双侧膈上及肝门区多个肿大淋巴结放射性浓聚

SPECT 的显像原理及发展始于 1958 年 Hal Anger 等研制出的第一台 γ 相机。γ 相机探头由准直器、碘化钠晶体及光电倍增管阵列组成。放射性药品进入人体后，参与人体代谢，浓聚到靶器官，将靶器官部位置于 γ 相机探头下，人体内的放射性核素发射出的一个 γ 光子经过准直器，投射到大块晶体上，晶体转换 γ 光子成多个可见闪烁光，光电倍增管将闪烁光变为电信号并放大，形成一个电脉冲，该电脉冲信号经过特殊位置电路定位、能量电路甄别被记录，成为一个计数。大量计数形成一幅体内放射性浓度分布图像，即为一幅 γ 相机图像。相机图像为最早的功能图像，反映放射性药物在人体内代谢的分布。为了纪念 Anger 的贡献，人们称这种 γ 相机为 Anger 相机。Anger 相机的设计理念一直沿用至今，现在绝大多数 SPECT 均为 Anger 相机旋转模式。我国 20 世纪 70 年代初开始引进 γ 相机，目前 γ 相机仍然在临床中应用，现在还有乳腺专用 γ 相机（BSGI），可以显示乳腺病灶摄取 $^{99m}$Tc-MIBI 的程度，帮助乳腺肿瘤的诊断。

然而，γ 相机图像为二维平面图像，人体内不同深度的信息叠加在一起，有时会影响诊断的准确性。SPECT 可获得体内放射性核素分布的三维立体图像，能改善图像对比度，提高病变检出率，改善病变定位，是目前核医学临床中最普及的设备。SPECT 的核心部件为 γ 相机，γ 相机探头可绕轴旋转即为 SPECT，通过对多幅图像重建获得 SPECT 三维图像。SPECT 包含 γ 相机的所有功能。在很多临床应用中，SPECT 可以不旋转，只使用 γ 相机的功能，即仅获得平面图像，因此在一些国外文献资料中也称 SPECT 为 γ 相机。SPECT 可以有 1~3 个探头，目前 2 个探头的 SPECT 最多。

事实上，SPECT 的研制工作早于 CT，1963 年 David Kuhl 和 Roy Edwards 等研制成功了一种横向断面扫描仪（transverse sectional scanner），为 SPECT 的前身，受当时重建及计算机等技术的限制，图像质量差。1976 年 Keyes 研制出了第一台 γ 相机型 SPECT。此后 SPECT 发展迅速并不断更新换代，使核医学显像技术从二维平面影像发展到三维断层影像阶段。我国 1983 年开始引入 SPECT，逐渐取代了核素扫描机，20 世纪 90 年代成为临床中普遍应用的显像设备。21 世纪初诞生了 SPECT/CT，一次扫描能为临床提供靶器官功能代谢的 SPECT 图像及解剖形态学的 CT 图像，SPECT 与 CT 的整合提高了 SPECT 诊断的准确度。SPECT/CT 利用不同的放射性药物对人体各组织器官进行功能显像，其放射性药物主要为 $^{99m}$Tc（锝）标记，为临床中不可替代的影像设备。

SPECT 显像应用于肿瘤临床主要基于以下两方面：首先，SPECT 显像反映肿瘤患者靶器官的功能代谢状态，为诊断治疗提供依据；其次，SPECT 能够显示肿瘤细胞表面受体和抗原等分子靶点分布的信息，从而无创地从功能代谢及分子水平揭示活体内病变及肿瘤的异质性，指导临床对疾病的诊断和个体化治疗。随着 SPECT 与 CT 整合技术的广泛应用，SPECT/CT 可以从功能代谢和形态结构两方面进行分析研究，显示病变与其他结构的关系，确定病变的大小和形态，测量多种功能代谢过程，提供治疗的指标，更加全面地为肿瘤临床提供帮助。SPECT/CT 能提供多种疾病所需的诊断信息，具有较高的安全系数，与其他类型的影像学检查方法相比，具有其独特的价值。在未来，随着更多特异性放射性药物的研发，SPECT/CT 将具有更加广阔的应用前景。

# 三、前哨淋巴结显像与探测技术

前哨淋巴结（sentinel lymph node，SLN），又称"哨兵"淋巴结，是指局部组织淋巴引流的第一站淋巴结。目前，临床应用最广泛的是乳腺前哨淋巴结，它是指乳腺淋巴引流区域的第一站淋巴结。淋巴结转移一般先转移至前哨淋巴结，再转移至下一站淋巴结。前哨淋巴结作为第一站屏障可以阻止癌细胞的进一步扩散，前哨淋巴结无转移时下一站淋巴结发生转移的概率很小。目前有 3 种方法探测前哨淋巴结，即蓝染法、荧光法及核素法。前两种是非核素方法，其中亚甲蓝蓝染法国内临床应用较多，具有进入淋巴管后渗透性好、显色快的特点。

核素法是指将 $^{99m}$Tc 标记在各类胶体及抗体上，注入皮下后进入淋巴系统，引流到相应区域，

通过 γ 探测仪或 SPECT/CT 显像探测前哨淋巴结的显像技术。将前哨淋巴结放射性计数达到本底计数 10 倍以上的"热点"定义为前哨淋巴结阳性。用于核素显像的物质主要包括锝 [$^{99m}$Tc] 硫胶体（$^{99m}$Tc-SC）、葡聚糖胶体、硫化锑胶体及白蛋白胶体等，目前推荐使用的是 $^{99m}$Tc-SC。除此之外，近年还出现了靶向性核素显像法，常用的靶向显像剂有：①锝 [$^{99m}$Tc] 甘露糖酐（$^{99m}$Tc-TMC，Telmcept，Lymphseek®），可靶向性结合淋巴细胞上的右旋糖酐甘露糖受体，性质稳定，粒径约 7nm，在体内清除较快，安全性高；②锝 [$^{99m}$Tc] 利妥西单抗，利妥昔单抗是一种抗 CD20 分子的人源化单抗，与 B 淋巴细胞内 CD20 特异性结合，定位于前哨淋巴结内，特异性强、稳定性高。

根据患者的实际情况，应用核素法主要分为术前探测和术中探测。术前探测采用 SPECT/CT 前位和患侧侧位平面显像，必要时加做后位平面显像；断层显像可探测平面显像未显示或显示不清的淋巴结，明确定位显像淋巴结，比平片显像更有优势。术中探测主要采用专用 γ 探测仪，也可采用专用 γ 相机进行术中成像。新辅助化疗对前哨淋巴结的检出也有一定的影响，一般认为新辅助化疗前行前哨淋巴结检测有较高的阳性率。另外，蓝染料与核素整合应用可在很大程度上提高前哨淋巴结的检出率，降低淋巴结检测的假阴性率。

目前在乳腺癌临床工作中常采用核素与蓝染整合的方式定位前哨淋巴结，指导腋窝淋巴结的清扫，避免不必要的术式及术后并发症的产生，在降低复发率的同时提高患者的术后生活质量。

## 四、体外放射性核素测量技术

核医学体外测量技术是核医学进行肿瘤诊断的另一类方法。其中，放射免疫分析是体外分析方法中创建最早、临床应用最广泛的具有代表性的方法。放射免疫分析是利用放射性核素标记的抗原与待测非标记抗原同时和有限量的特异性抗体竞争反应，通过测定放射性核素标记抗原与抗体复合物的放射性活度，经相应的数学函数关系推算出待测抗原的含量。

利用该技术可测定体内各种微量生物活性物质，如激素、蛋白质、抗原、抗体、肿瘤标志物、维生素和药物等 300 多种物质，其中肿瘤标志物的检测分析在肿瘤的诊断及治疗评估中具有重要价值。随着科技的发展，用酶、荧光物质和发光物质代替放射性核素标记配体，可根据同样原理进行配体结合分析，这种非放射性配体结合分析技术近年来发展迅速，应用范围日益扩大，它们具有非放射性操作的优势。

放射性核素标记配体分析包括：①放射免疫分析（radioimmunoassay，RIA）；②免疫放射分析（immunoradiometric assay，IRMA）；③放射受体分析（radioreceptor assay，RRA）；④竞争性蛋白质结合分析（competitive protein binding assay，CPBA）；⑤放射酶学分析（radiometric method of enzyme assay，REA）；⑥放射微生物分析（radiomicrobiologic assay）。

放射免疫分析的特点：设备及药盒成本低，品种多，样品可重复测定，适用于各级医院应用，目前用作发光分析的补充方法，适用于临床应用及科研中新物质的检测；但有效期比较短，手工操作出结果时间长，不能满足急诊要求，放射性废物需按规定处理。

（赵新明　郑容　杨国仁　冯彦林）

# 第 4 节　核素诊断的临床应用

核素诊断可应用于全身各个部位、各系统、各种细胞类型的肿瘤，随着放射性示踪剂的持续开发，其在肿瘤的诊断、确定分期、指导治疗、疗效评价、预后判断方面发挥着越来越重要的作用。

## 一、颅内肿瘤

### （一）定义、流行病学和临床表现

颅内肿瘤是指发生于颅内组织的肿瘤。除颅内转移瘤外，颅内原发肿瘤达上百种。2016 年世界卫生组织（WHO）首次将分子标志物纳入胶质瘤的分类诊断中。2015 年我国颅内肿瘤发病数和死亡数分别为 10.16 万（男性 5.23 万，女性 4.93 万）和 6.1 万（男性 3.58 万，女性 2.52 万），为 2000—2011 年度发病率上升的六大肿瘤之一。

颅内肿瘤的常见症状因发生部位不同而异，最常见的症状是癫痫、颅内高压和局部组织器官侵犯症状。

### （二）病理学基础及代谢特点

颅内肿瘤按照肿瘤细胞的起源分为：神经上皮细胞瘤（如星形细胞瘤、少突胶质细胞瘤、混合胶质细胞瘤、神经母细胞瘤）、胚胎瘤、脑膜瘤、淋巴瘤、生殖细胞瘤、血管间质瘤、垂体瘤及转移瘤等。按发生部位又可分为：室管膜肿瘤、脉络丛肿瘤、松果体肿瘤、鞍区肿瘤、脑膜肿瘤等。

颅内肿瘤在组织学上分类复杂，不同类型肿瘤又有自己独特的生长代谢方式，其核医学代谢图像千差万别。以胶质瘤为例，高级别胶质瘤一般在 $^{18}$F-FDG PET 图像上呈明显异常放射性浓聚，坏死区呈放射性缺损；而低级别胶质瘤的 $^{18}$F-FDG PET 图像呈不同程度的低 FDG 代谢，有时因放射性分布与周围脑组织接近而难以分辨。

松果体瘤、鞍区瘤、脑膜瘤由于位置特殊、细胞类型少，代谢比较简单，利用 PET/CT 和 PET/MR 综合分析，诊断相对容易。

### （三）影像特征

MRI 几乎是颅脑肿瘤影像诊断的标准方法，但因为难以显示脑肿瘤组织的生物学特征，不能直接指导药物治疗和准确判定预后而略显不足。基于不同示踪剂的 PET 图像（如 FDG、MET、CHO、PSMA、$^{13}$N-NH$_3$ 等）可以直接显示肿瘤组织独特的生物学特点，对颅内肿瘤的诊治和预后判断有重要价值，并发挥着越来越重要的作用。

#### 1. $^{18}$F-FDG 显像

脑组织（灰质组织明显）以葡萄糖作为基本能源，其 $^{18}$F-FDG 分布呈高代谢状态，与一些类型脑肿瘤组织的代谢分布有重叠，因对比度相对较差而难以检出。对于胶质母细胞瘤和其他 Ⅲ～Ⅳ 级胶质瘤及弥漫大 B 细胞性淋巴瘤、转移瘤来说，恶性程度高，增殖活跃，其基本呈 $^{18}$F-FDG 浓聚，易于诊断。而低级别脑内肿瘤病变仅从 $^{18}$F-FDG 代谢分布诊断则比较困难，需要参考 PET/CT 和 PET/MR 进行综合分析。

#### 2. 非 $^{18}$F-FDG 显像

目前用于颅内肿瘤诊断的示踪剂有：$^{18}$F-FDOPA（二羟基苯基丙氨酸）、$^{18}$F-FET（乙基酪氨酸）、$^{11}$C-MET（蛋氨酸）、$^{18}$F-FLT（胸腺嘧啶核苷）、$^{68}$Ga-PSMA（前列腺特异性膜抗原）、$^{11}$C-胆碱、$^{18}$F-胆碱、$^{13}$N-氨水（NH$_3$）等，反映脑肿瘤的氨基酸、胸苷酸、特殊蛋白酶、细胞膜磷脂代谢特征，可显著提高诊断效能。

1）$^{11}$C-MET 显像　对 $^{11}$C-MET 的摄取可以直接反映细胞对氨基酸的摄取、转甲基化和转巯化及蛋白质合成能力。正常脑组织蛋氨酸摄取低，

与脑肿瘤 $^{11}$C-MET 摄取有较明显的差别，易于对肿瘤病变辨识。荟萃分析显示：$^{11}$C-MET 显像脑肿瘤诊断的灵敏度和特异性分别为 95% 和 83%，优于 $^{18}$F-FDG。在原发性脑肿瘤诊断、胶质瘤的分级诊断及肿瘤复发等方面都表现出明显的优势。

2）$^{18}$F-FET 显像　反映肿瘤组织 L 氨基酸转运体的能力，但不参与蛋白质合成。荟萃分析显示 $^{18}$F-FET PET 诊断脑肿瘤的灵敏度和特异性分别为 94% 和 88%。

3）$^{18}$F-FDOPA 显像　$^{18}$F-FDOPA 是一个颇有前景的脑示踪剂，借助氨基酸转运体通过血脑屏障。进入脑细胞后，$^{18}$F-FDOPA 在脱羧酶作用下脱羧基成为 $^{18}$F- 多巴胺，进而在囊泡单胺转运体作用下转运储存，滞留细胞内。有资料显示，$^{18}$F-FDOPA 诊断脑肿瘤的灵敏度和特异性分别为 90% 和 75%。一项荟萃分析提示，$^{18}$F-FDOPA 在胶质瘤放射性坏死与复发的鉴别诊断上优于 $^{18}$F-FET。

4）$^{13}$N-NH$_3$ 显像　$^{13}$N-NH$_3$ 在脑肿瘤中的显像机制目前尚不清楚。研究显示，$^{13}$N-NH$_3$ 鉴别肿瘤与非肿瘤的灵敏度和特异性分别为 62.7% 和 95.7%，在脑肿瘤的诊断上具有较高的特异性，但灵敏度较低。

5）$^{68}$Ga-PSMA　是 PSMA 的小分子抑制剂。由于脑肿瘤细胞膜有较多叶酸水解酶 I 分布，而 PSMA 具有叶酸水解酶活性，所以用 $^{68}$Ga-PSMA 显像可以对脑胶质瘤进行分期及疗效评价。研究表明：低级别胶质瘤一般表现为低代谢，而高级别胶质瘤表现为高代谢。

### （四）临床应用

除脑内转移瘤、生殖细胞瘤、淋巴瘤外，绝大多数颅内肿瘤侵犯区域相对局限，与体部肿瘤明显不同。PET 应用主要是诊断、指导治疗及生物学特征的判断。

#### 1. 在颅内肿瘤诊断方面的应用

根据颅内肿瘤病灶的位置和代谢特征可以基本判定是脑内病变还是颅内脑外病变，鉴别出是良性还是恶性病变及恶性程度的高低。颅内脑外鞍区病变如垂体瘤，呈 FDG 高代谢病灶，脑外脑膜瘤呈 FDG 较低代谢病变，颅骨高代谢灶以骨转移灶多见。

高级别胶质瘤时 FDG、PSMA、MET、DOPA、CHO、NH$_3$、FLT 都表现为放射性浓聚灶，呈浸润性生长，可伴有周围水肿带，多位于灰白交界区；低级别胶质瘤生长方式类似，病灶可呈 MET、FET、CHO、NH$_3$ 高代谢，而 FDG、FLT、PSMA 呈低代谢。B 细胞淋巴瘤呈 FDG 高代谢，以中线白质区均质病灶多见，常伴有明显周围水肿区。生殖细胞瘤可见于中线脑室区域，常呈 FDG 代谢增高灶。

#### 2. 在指导肿瘤治疗和生物学特征判定方面的应用

胶质瘤目前多采用局部治疗（手术、放疗）加替莫唑胺方案。肿瘤切除边界和放疗靶区的勾画以 $^{11}$C-MET 标记的 PET/MR 图像边界更为精确。替莫唑胺对增殖活跃的 FDG 高代谢灶疗效更佳。

## 二、鼻咽癌

### （一）定义、流行病学和临床表现

鼻咽癌是指来自鼻咽被覆上皮组织的恶性肿瘤，它高发于我国南方和东南亚地区，以广东发病率最高，故又称为"广东癌"。鼻咽癌可发生在各个年龄组，但以 30~60 岁多见，男性发病率为女性的 2~3 倍。鼻咽癌的流行病学具有明显的地区聚集性、种族和部分人群的易感性、家族聚集和发病率相对稳定的特征。鼻咽癌的发生可能是多因素的，主要与遗传易感性、EB 病毒感染及环境因素等有关。鼻咽癌一般起病隐匿，早期症状不明显，主要临床表现为回吸性涕血、耳鸣、听力下降、鼻塞、头痛、面部麻木、复视、张口困难、软腭麻痹、脑神经麻痹综合征、颈部包块及其压迫症状等。

### （二）病理学基础及代谢特点

鼻咽癌是来源于鼻咽被覆上皮组织的恶性肿瘤，95% 以上分化不良，恶性程度高。2001 年世界卫生组织将鼻咽癌组织学分类为角化型鳞状细胞癌、非角化型癌及基底细胞样鳞状细胞癌，其中非角化型癌根据肿瘤细胞分化程度又分为分化型非角化癌和未分化型非角化癌。

鼻咽癌肿瘤细胞代谢活跃，$^{18}$F-FDG PET 图像上通常表现为明显的放射性摄取。研究表明，非角化分化型和非角化未分化型肿瘤原发灶对 $^{18}$F-FDG 摄取无明显差异。

## （三）影像特征

### 1. $^{18}$F-FDG 显像

鼻咽癌好发于鼻咽侧壁（尤其是咽隐窝）和顶后壁，恶性度高，呈浸润性生长，可直接向周围组织及邻近器官浸润。向上可直接破坏颅底骨质，也可经破裂孔、棘孔、颈内动脉管等自然孔道侵入颅内；向前侵犯鼻腔、上颌窦，再侵入眼眶内；向外侧可浸润咽旁间隙、颞下窝和咀嚼肌等；向后浸润椎前软组织及颈椎；向下累及口咽及喉咽。早期鼻咽癌仅可见咽隐窝形态改变，变浅变钝或消失，双侧咽隐窝不对称和局部软组织隆起，$^{18}$F-FDG 放射性分布浓聚。早期鼻咽癌 PET 表现缺少特异性，需要与鼻咽部黏膜炎症鉴别。典型鼻咽癌 $^{18}$F-FDG PET/CT 见鼻咽部黏膜增厚伴软组织肿块形成，$^{18}$F-FDG 放射性分布异常浓聚；PET/MR 表现为肿瘤 T1WI 等信号、T2WI 高信号，$^{18}$F-FDG 放射性浓聚。

鼻咽是淋巴组织比较丰富的部位，鼻咽癌淋巴结转移发生概率较高。淋巴结转移基本遵循从上到下、由近到远发展的规律，跳跃式转移少见，咽后淋巴结为第一站淋巴结。$^{18}$F-FDG PET/CT 下的转移淋巴结表现为淋巴结肿大、$^{18}$F-FDG 高摄取。PET/MR 由于具有更好的空间分辨率和软组织分辨率，对小淋巴结的诊断，尤其是咽后淋巴结的诊断优于 PET/CT。

### 2. 非 $^{18}$F-FDG 显像

1）$^{18}$F-FMISO（硝基咪唑）显像 $^{18}$F-FMISO 是肿瘤硝基咪唑类的乏氧示踪剂，$^{18}$F-FMISO 显像可对活体肿瘤进行乏氧及增殖的可视化监测，提供有效的肿瘤增殖显像。该示踪剂对肿瘤的诊断价值不高，但对放疗方案的制订及疗效预测有一定价值。

2）$^{11}$C-MET 显像 鼻咽癌病灶表现为 $^{11}$C-MET 放射性浓聚。由于正常脑组织放射性本底低，$^{11}$C-MET 显像可用于判断鼻咽病灶是否侵犯脑组织，用于鼻咽癌原发灶侵犯范围的判断。

## （四）临床应用

### 1. 在鼻咽癌分期诊断中的价值

鼻咽癌的诊断主要依赖鼻咽镜活检病理确诊。PET 对初诊鼻咽癌的价值主要是分期。在鼻咽癌 T 分期方面，$^{18}$F-FDG PET/CT 的分期准确性与 MRI 大致相当，$^{18}$F-FDG PET/MR 在 T 分期上不仅可明确肿瘤边界，更能显示肿瘤细胞的负荷分布，可指导临床进行放疗靶区的勾画，帮助制订调强适形放疗和三维适形放疗方案。对于 N 分期，PET 通过淋巴结组织的 FDG 代谢改变来判断转移。颈部淋巴结炎症常见，增殖期同样表现为 FDG 高摄取，仅以 FDG 分布有时难以区分，需要结合形态变化、病史等资料综合分析才能提高诊断效能。鼻咽癌远处转移中骨转移最多见，其次是肺、肝及引流区域以外的淋巴结转移，脑转移罕见。$^{18}$F-FDG PET/CT 全身检查能发现远处转移灶，提高对隐匿性病灶的检出率，是目前 M 分期的可靠方法。

### 2. 在鼻咽癌疗效和预后评估中的价值

鼻咽癌的主要治疗方式是放疗和化疗。放疗后不同阶段有不同的病理改变，治疗有效时，早期病灶肿瘤细胞坏死，肿块缩小，局部出现炎症水肿；后期局部出现纤维瘢痕。鼻咽癌未控制或复发时，鼻咽部病灶可再次增大或局部骨质破坏，并向周围组织浸润性生长。无论 $^{18}$F-FDG PET/CT 还是 PET/MR 均可在治疗早期预测疗效。治疗有效时，代谢减低，PET 显像可见病灶区域 $^{18}$F-FDG 放射性浓聚程度明显减低。化疗早期 $^{18}$F-FDG PET 显像达到完全缓解的患者其预后明显优于显像阳性的患者。

$^{18}$F-FDG PET/CT 能够较好地对是否有肿瘤残留进行诊断，有助于鼻咽癌的精准治疗。由于放疗后局部炎症反应也可以出现 $^{18}$F-FDG 浓聚，影响 PET 判断，目前临床建议放疗结束 3 个月后再进行 PET 的疗效评价。

# 三、喉癌与喉咽癌

## （一）定义、流行病学和临床表现

喉上起会厌，下至环状软骨与气管交界，

可分为声门上、声门和声门下 3 个部分。声门上区从会厌软骨的游离缘开始，下界是假声带和喉室，包含会厌、杓状会厌襞、假声带和喉室。声带区主要是真声带。声带在前联合处两侧会和并附着于中线的甲状软骨上。声带后面附着于杓状软骨的声带突。声带下区的上界是真声带游离缘的下表面，向下到气管软骨。喉咽也被称作下咽，上起舌根水平，逐渐向下缩窄成漏斗状，下端在环状软骨下缘水平与食管相连。发病于喉黏膜鳞状上皮的癌被称为喉癌（laryngeal carcinoma），发病于喉咽黏膜上皮的癌被称为喉咽癌（hypopharynx carcinoma）。由于这两者结构紧密相连，均多源于鳞状上皮，因此放在一起讨论。

喉癌及喉咽癌是头颈部常见的恶性肿瘤，好发年龄为 50~70 岁。喉咽癌约占头颈部恶性肿瘤的 2%~5%。其发生可能与吸烟、饮酒、病毒感染、环境与职业因素、射线、微量元素缺乏、性激素代谢紊乱等因素有关。

喉癌的临床表现因癌肿的发生部位而不同，主要为声嘶、喉咽部异物感和疼痛、呼吸困难、咳嗽和痰中带血、吞咽困难等，如果肿瘤表面有感染，可出现恶臭味道症状。喉咽癌的临床表现主要为喉咽部异物感、吞咽疼痛、进行性吞咽困难、声嘶、咳嗽或呛咳等。

## （二）病理学基础及代谢特点

喉癌及喉咽癌是来源于上皮细胞的恶性肿瘤，其中鳞状细胞癌占 95%~98%，腺鳞癌及淋巴上皮样癌罕见，约占 2%。鳞状细胞癌肿瘤细胞代谢活跃，$^{18}$F-FDG PET 图像上通常表现为明显的放射性浓聚。根据肿瘤发生部位和所在区域，喉癌分为以下 3 种类型：声门上型喉癌、声门型喉癌、声门下型喉癌。

喉咽癌根据解剖位置不同可以分为梨状窝癌、咽后壁癌及环后区癌，其中梨状窝癌发生率最高（约 70%），其次是咽后壁癌（15%~20%），环后区癌（10%~15%）最少。喉咽癌分化程度较差，多数为低分化癌，容易发生黏膜下浸润，且多数伴有颈部淋巴结转移，发现时往往已经为晚期（Ⅲ~Ⅳ 期），导致预后不良。喉咽部的淋巴引流丰富，梨状窝区淋巴多引流至颈深上、中组淋巴结，咽后壁多引流至咽后淋巴结及颈深上、中组淋巴结，而环后区的淋巴可引流至气管食管旁淋巴结，因此喉咽癌颈部淋巴结转移多发生在颈部 Ⅱ、Ⅲ、Ⅳ 区，可占总淋巴结转移的 90% 以上。喉咽癌患者约 40% 合并食管癌。

## （三）影像特征

### 1. $^{18}$F-FDG 显像

大多数喉癌 PET/CT 显像表现为代谢活性明显增高。典型表现为局部黏膜增厚或等、高密度的软组织肿块，形态不规则，密度可均匀，瘤内有坏死时呈等、低密度混合影，周围脂肪间隙可受侵，可有喉腔变窄等结构改变，并伴有相应部位出现结节状、团块状 $^{18}$F-FDG 浓聚。PET/MR 能更好地显示肿瘤及其与周围结构的关系，表现为肿瘤 T1WI 等信号、T2WI 高信号，瘤内坏死时呈更长的 T1、T2 信号，伴 $^{18}$F-FDG 浓聚。

#### 1）喉 癌

（1）声门上型喉癌：依据肿瘤起源部位可分为两种基本的生长类型：一是起源于会厌黏膜，最常见，PET/CT 表现为会厌游离缘结节样增厚，侵犯会厌前间隙及舌根部，伴 $^{18}$F-FDG 摄取增高，易侵犯杓状会厌襞，软骨侵犯不常见；二是起源于杓状会厌襞，PET/CT 表现为一侧杓状会厌襞增厚，伴 $^{18}$F-FDG 摄取增高，主要在喉旁间隙生长，也可延伸到会厌前间隙，晚期不易与起源于会厌的肿瘤相鉴别。PET/MR T1WI 中肿瘤呈中等或稍低信号，脂肪呈高信号，有助于观察会厌前间隙和喉旁间隙侵犯情况。声门上肿瘤下缘与声带的间距对临床手术方式的选择十分重要，PET/MR 冠状位能直接显示肿瘤下界与声带上缘的关系。有时不能直接显示喉室，可将甲杓肌的上缘看作是声带的上缘，正常甲杓肌的上方及外周有少量脂肪组织，T1WI 呈高信号，当声带被侵犯时高信号区消失。矢状位观察肿瘤与舌根部及前联合的关系优于 PET/CT。

（2）声门型喉癌：多位于真声带前部，T1 期病变 PET/CT 影像表现为声带轻度不对称、声带增厚、条片状肿块，更早期病变可显示无异常，且难以与良性息肉及肉芽肿性病变鉴别，可无 $^{18}$F-FDG 摄取增高或轻度 $^{18}$F-FDG 摄取增高。典型 PET/CT 表现为声带呈不对称增厚，伴 $^{18}$F-FDG 摄取增高，前联合的厚度大于 2mm 应考虑有肿瘤。PET/MR 表现为双侧声带轻度不对称，T2WI 信号明显高于肌肉，T 分期较低的肿瘤可无 $^{18}$F-FDG 摄取增高或轻度摄取增高。PET/MR 轴位和矢状位上能很好地显示前联合和后联合的侵犯情况，矢状位有助于显示肿瘤通过前联合的声门上、下侵犯；冠状位能准确地显示肿瘤经喉旁间隙纵向侵犯的范围，有利于鉴别假声带被肿瘤推移或侵犯，对于会厌前间隙和喉旁间隙的侵犯显示最佳，表现为高信号的脂肪组织被等信号的肿瘤组织取代，伴 $^{18}$F-FDG 摄取增高。

（3）声门下型喉癌：PET/CT 如果发现真声带以下气管与环状软骨间有软组织影，气道内结节样突出或非对称性气管壁增厚，伴 $^{18}$F-FDG 摄取增高，应考虑有声门下肿瘤。一般累及一侧，但少数进展期肿瘤亦可累及双侧，导致局部环形增厚。环状软骨下缘出现软组织肿块，伴 $^{18}$F-FDG 摄取增高，表示肿瘤已侵犯气管。PET/MR 冠状位易于显示肿瘤及其向上、下侵犯的范围，可直接显示弹性圆锥，声门或声门上肿瘤向下超过弹性圆锥层面，则表示肿瘤已侵入声门下区。

2）喉咽癌 PET/CT 表现为一侧梨状窝区软组织肿块，伴 $^{18}$F-FDG 摄取增高，梨状窝明显变小，易侵犯甲杓间隙或环杓间隙，患侧甲状软骨与杓状软骨或环状软骨的间距大于对侧是梨状窝癌的特点之一，有助于与声门上原发肿瘤相鉴别。喉咽癌合并食管癌的患者，PET/CT 除上述征象外，还可见到食管壁增厚，可以是局限的或呈环形，明显增厚可形成轮廓不规则的肿块，伴 $^{18}$F-FDG 摄取增高，喉腔可偏心性变形或狭窄，甚至闭塞。

### 2. 非 $^{18}$F-FDG 显像

1）$^{18}$F-FLT 显像 $^{18}$F-FLT 是一种胸腺嘧啶类似物，肿瘤细胞内 $^{18}$F-FLT 摄取的高低可反映胸苷激酶-1 的活性，进而间接反映肿瘤细胞的增殖状况，在肿瘤细胞的增殖状况、良恶性、抗增殖化疗药物及放疗疗效等的判断和预后评价等方面具有良好的应用前景。

2）$^{18}$F-FMISO 乏氧显像 $^{18}$F-FMISO 是肿瘤乏氧显像的示踪剂，其摄取与肿瘤的氧代谢水平有关。对头颈部鳞癌的研究显示，肿瘤对 $^{18}$F-FMISO 的摄取与体内缺氧诱导因子（HIF）的表达呈明显正相关，且相关性比 $^{18}$F-FDG 更高，因此 $^{18}$F-FMISO 显像可以很好地评价头颈部肿瘤细胞乏氧的程度，并对头颈部鳞癌的预后评估具有一定价值。

### （四）临床应用

#### 1. 在肿瘤分期诊断中的价值

目前最新使用的喉癌与喉咽癌分期法为 AJCC 第 8 版，采用 TNM 分期。目前，NCCN 推荐对于临床 Ⅲ / Ⅳ 期患者治疗前进行 PET/CT 检查。如果颈部 CT 及 MRI 不能显示明显的原发性病变，在进行有创操作（麻醉下内镜检查、活检和扁桃体切除术）前应进行 PET/CT 检查，以帮助确定潜在的原发性病变部位。对于多中心肿瘤、下颈部淋巴结受累或高级别肿瘤的患者，可以考虑应用 $^{18}$F-FDG PET/CT 评估淋巴结转移。对于正在考虑手术入路的患者，$^{18}$F-FDG PET/CT 对接近中线的肿瘤有较高的灵敏度，以确定对侧颈的手术入路。对于计划明确采用放疗的患者，$^{18}$F-FDG PET/CT 对识别受累淋巴结具有更高的灵敏度。对于局部晚期癌症患者（如 T3~T4 期或 ≥ N1 淋巴结分期），$^{18}$F-FDG PET/CT 是评价远处病变和胸部转移的首选方法。$^{18}$F-FDG PET/CT 可在复发 / 难治性疾病治疗前对复发性疾病进行再分期，全身评估以寻找可能对治疗选择产生重大影响的远处转移或第二原发疾病。

#### 2. 在肿瘤疗效和预后评估中的价值

对于喉癌治疗后的患者，放疗引起的持续性喉部水肿使医生在判断疗效方面面临困难的选择。活检虽为诊断的金标准，但可以加重喉部水肿，软骨的放射性坏死和气道损伤均需要进行气管切开。PET/CT 显像结果可以准确地引导医生在水肿喉部的高代谢区域进行活检，从而可降低活组织取样误差，避免损害已经水肿但属于非恶性的喉部结构。目前，NCCN 指南推荐对于局部晚期癌症患者（如 T3~T4 期或 ≥ N1 淋巴结分期），$^{18}$F-FDG PET/CT 应在明确放疗或全身治疗后 3~6 个月内进行，以评估治疗反应并鉴别有无残留肿瘤。放疗后 PET 扫描的最佳时机可能是在 3~6 个月的时间窗内，阴性的 PET 结果预示 2 年内的总生存率会提高。

# 四、甲状腺癌

## （一）定义、流行病学和临床表现

甲状腺癌是一种起源于甲状腺滤泡上皮或滤泡旁上皮细胞的恶性肿瘤，是头颈部最常见的恶性肿瘤，大约占全身恶性肿瘤的 1%，患者以女性多见，发病高危年龄组主要集中在青壮年（20~69 岁）。近年来，甲状腺癌发病率明显升高，我国城镇女性甲状腺癌发病率以每年 20% 的速度持续增长。甲状腺癌初期多无明显自觉症状，只是在甲状腺组织内发现无痛性结节或肿块，颈部淋巴结无痛性肿大；晚期常压迫喉返神经、气管、食管而产生声音嘶哑、呼吸困难或吞咽困难，如压迫颈交感神经可产生 Horner 综合征。髓样癌细胞起源于甲状腺滤泡旁细胞，可产生类癌综合征。有些患者的甲状腺肿块不明显，而以颈、肺、骨骼的转移癌为突出症状。

## （二）病理学基础及代谢特点

甲状腺癌主要分为甲状腺乳头状癌、甲状腺滤泡癌、髓样癌和未分化癌。分化型甲状腺癌（differentiated thyroid cancer，DTC）主要包括甲状腺乳头状癌和甲状腺滤泡癌，约占甲状腺癌的 94%。甲状腺乳头状癌约占甲状腺癌的 60%，生长缓慢，为低度恶性，一般为单发，少数多发，也有人认为乳头状癌属于多中心性，转移多在颈深淋巴结，血行转移少见。甲状腺滤泡癌占全部甲状腺癌的 5%~20%，恶性程度中等，发展相对较快，早期亦可有颈淋巴结转移，但主要经血转移至骨和肺。分化型甲状腺癌细胞异型性较高，病灶 FDG 代谢有多种表现：可见明显高代谢，也可与正常甲状腺组织相似，放射性分布无明显变化；如伴有淋巴细胞浸润时可呈 FDG 高代谢。

甲状腺髓样癌又称滤泡旁细胞癌，发生于滤泡上皮以外的滤泡旁细胞（C 细胞），有散在性和家族性两类，约占 5%。属中度恶性，其生物学特征与未分化癌不同，可较早出现颈淋巴结转移，晚期可发生血行转移至肺。家族性髓样癌多为双侧叶同时受累，预后不如分化型甲状腺癌，$^{18}$F-FDG PET 通常表现为中度至高度代谢。髓样癌属于一种神经内分泌肿瘤，奥曲肽 PET 显像呈阳性表现。

甲状腺未分化癌约占甲状腺癌的 5%，恶性程度最高，可侵犯喉返神经、气管或食管，早期可发生肺、骨骼转移。甲状腺未分化癌呈 $^{18}$F-FDG 高代谢。

鳞状细胞癌少见，占 0.8%~2.2%，多见于老年人，可能由甲状腺鳞状滤泡上皮化生而来，或由胚胎残留的鳞状上皮组织而来。一般为单灶性，瘤细胞浸润性强，生长较快，可见淋巴结转移，发生血行转移者较少。鳞癌 $^{18}$F-FDG PET 显像通常表现为异常放射性浓聚。

## （三）影像特征

### 1. $^{18}$F-FDG 显像

正常甲状腺 $^{18}$F-FDG 摄取的发生率为 5%，两侧甲状腺对称，摄取分布均匀。$^{18}$F-FDG PET 显像对甲状腺癌诊断的灵敏度和特异性因肿瘤病理类型不同而异。

典型甲状腺癌在 $^{18}$F-FDG PET/CT 显像中表现为局部异常放射性浓聚，CT 示肿瘤呈不均匀低密度区、形态不规则、边界模糊不清并向周围组织侵犯；也有部分病灶表现为无异常放射性摄取或轻度放射性摄取，这一部分患者病灶检出率较低，且易误诊为良性病变。甲状腺乳头状癌早期即可发生区域性淋巴结转移，13%~30% 的患者首发临床表现为淋巴结肿大。转移淋巴结呈 $^{18}$F-FDG 高代谢，在 CT 上可呈明显强化，略低于或与正常甲状腺密度一致，肿大淋巴结内见细沙粒样和斑块样钙化高度提示甲状腺内占位为恶性。甲状腺滤泡状癌淋巴结转移较少，容易发生双肺转移，其次为骨转移。肺转移多表现为双肺野多发小结节影，大者可表现 $^{18}$F-FDG 高代谢，微小结节多无明显 $^{18}$F-FDG 摄取；骨转移病灶好发于颅骨、胸骨、髂骨等部位，溶骨性转移病灶多表现 $^{18}$F-FDG 高代谢，成骨性转移多无明显 $^{18}$F-FDG 摄取。

PET/MR 融合显像可提高诊断准确率。甲状腺癌 MRI 图像 T1WI 上以低信号、等信号为主，信号不均匀；T2WI 上为以高信号为主的混杂信号，形态不规则，边缘模糊不清，弥散加权成像（DWI）有助于结节良恶性的鉴别，并能较好地提供病灶的形态学信息和准确判断肿瘤的侵犯范围。

### 2. 非 $^{18}$F-FDG 显像

1）$^{201}$Tl（铊）显像　对 $^{99m}$TcO$_4^-$ 显像为"冷结节"的甲状腺肿物进行 $^{201}$Tl 显像，结节部位有 $^{201}$Tl 填充，则可考虑为恶性。特别是对于甲状腺球蛋白增高而 $^{131}$I 扫描阴性的甲状腺癌复发和转移灶。

2）$^{99m}$Tc（V）-DMSA 显像　$^{99m}$Tc（V）-DMSA（二巯基丁二酸）主要用于甲状腺髓样癌的诊断，表现为原发灶及转移灶的放射性聚集，未分化癌有轻度聚集，分化型及良性病变则无聚集。

3）$^{99m}$Tc-MIBI 显像　甲状腺肿物的 $^{131}$I 或 $^{99m}$TcO$_4^-$ 扫描与 $^{99m}$Tc-MIBI 显像可联合应用。用于甲状腺肿瘤的良恶性鉴别，特别是对于无摄取 $^{131}$I 功能的甲状腺癌复发和转移灶，$^{99m}$Tc-MIBI 显像可弥补 $^{131}$I 显像的不足。

4）$^{124}$I 显像　分化型甲状腺癌的癌细胞表面存有 Na$^+$/I$^-$ 转运体，具有摄碘能力，$^{124}$I 可用于 PET 显像，且 PET/MR 优于 PET/CT，特别是对于直径 <10mm 的病灶，PET/MR 更能通过病变形态来鉴别甲状腺残余组织与淋巴结转移，对淋巴结转移灶具有更高的检测诊断灵敏度。另外，失分化甲状腺癌患者接受靶向治疗后，如果病灶恢复摄碘功能，该显像为阳性，故可对治疗反应进行评估。

### （四）临床应用

#### 1. 在甲状腺癌分期中的价值

PET/CT 检查除显示甲状腺病灶形态特征外，还可显示甲状腺癌的代谢、细胞表面特异性受体，以及转运体表达与分布等病理分子生物学特点。研究显示：$^{18}$F-FDG 对甲状腺结节的诊断灵敏度、特异性、阳性预测值、阴性预测值和准确度分别为 95%、48%、39%、96% 和 60%。$^{18}$F-FDG 显像鉴别甲状腺结节良恶性较困难，易出现假阳性及假阴性。低风险的分化型甲状腺癌患者不建议将 $^{18}$F-FDG 显像作为初始分期或随访的一部分。

分化不良和未分化甲状腺癌 $^{18}$F-FDG 多呈高代谢，可用于侵袭性和转移性甲状腺细胞癌的临床分期，有助于治疗方案的制订和疗效评估，以及转移或复发的判断等。

#### 2. 在甲状腺癌疗效监测和预后评估中的价值

分化型甲状腺癌术后残留、复发及转移诊断主要通过使用 $^{131}$I 或 $^{123}$I 的 SPECT/CT 扫描方法。高度怀疑复发转移的分化型甲状腺癌患者若 $^{18}$F-FDG PET/CT 阳性表示病灶侵袭性强，肿瘤细胞失分化程度高，恶性度高，预后较差。

## 五、乳腺癌

### （一）定义、流行病学和临床表现

乳腺癌是指源于乳腺组织的恶性肿瘤。在女性人群中，乳腺癌约占全部恶性肿瘤的 25% 和因癌死亡的 15%。在我国，乳腺癌发病率位居城乡女性恶性肿瘤的首位，且在近十几年呈现总体上升的趋势，发病年龄亦趋于年轻化。乳腺癌的发病危险因素包括家族遗传因素、生育和激素因素等。

乳腺癌以乳腺肿块为首发症状，多为偶然发现，不伴或偶伴疼痛。晚期皮肤可呈橘皮样改变，乳头固定。亦可出现乳头溢液。

### （二）病理学基础及代谢特征

目前乳腺癌普遍采用 WHO 的乳腺肿瘤组织学分类法，大致分为非浸润性癌和浸润性癌两大类。非浸润性癌又称原位癌，包括 3 种类型：导管内原位癌、小叶内原位癌和 Paget 病；浸润性癌包括浸润性导管癌和浸润性小叶癌两型。浸润性导管癌是由导管内癌发展而来，癌细胞突破基底膜向间质浸润，是最常见的乳腺癌类型，占 70% 左右；浸润性小叶癌是由小叶原位癌穿透基底膜向间质浸润所致，约占乳腺癌的 5%~10%。此外还有浸润性特殊类型癌。正常乳腺组织尤其是青年女性的乳腺可摄取 $^{18}$F-FDG，与胸壁软组织摄取程度相仿，乳头及乳晕摄取稍高于乳房。哺乳期的乳腺摄取明显增高。浸润性乳腺癌一般表现为 $^{18}$F-FDG 高摄取，在 PET 图像上表现为高代谢活跃灶。非浸润性癌由于肿瘤较小，癌组织数量较少，在 PET 图像上病灶与正常乳腺组织的摄取差异度较小，容易表现为假阴性。

## （三）影像特征

### 1. $^{18}$F-FDG 显像

目前临床上 PET/CT 显像多采用 $^{18}$F-FDG 作为示踪剂，只要肿瘤局部呈高糖代谢状态，就可清晰显示出病灶，而不受乳腺内部的组织结构和密度等因素的影响。尽管不同组织类型的乳腺癌生物学行为不尽相同，但绝大部分均表现为 $^{18}$F-FDG 摄取明显增高。

典型乳腺癌 $^{18}$F-FDG PET/CT 显像多表现为乳腺内软组织密度肿块 $^{18}$F-FDG 浓聚，增强扫描后肿块明显强化。钙化由于受部分容积效应的影响，常无法显示或仅表现为一局限高密度区。PET/MR 一般采用专门的乳腺线圈俯卧位扫描，T1WI 表现为低信号，T2WI 表现为高信号，增强扫描病灶明显强化。DWI 一般表现为高信号，对小病灶的检出能力更强。与 PET/CT 相比，PET/MR 能够更清晰显示病灶与周围组织的关系。

尽管 $^{18}$F-FDG PET 在诊断乳腺癌方面表现出其他诊断技术无可比拟的优势，但值得注意的是，一些特异性影响因素可造成 $^{18}$F-FDG PET 假阳性。在活动性感染或炎性病灶中，激活的炎性细胞，如中性粒细胞和巨噬细胞的葡萄糖转运蛋白增加，导致 $^{18}$F-FDG 摄取增加和 SUVmax 增高。普通急性炎症的摄取多较散漫、不均，双时相显像摄取多有下降。慢性或无痛性炎症或感染，$^{18}$F-FDG 浓聚不明显。硅胶肉芽肿表现为致密或钙化性肿块，位于乳腺植入物的前面或上方，由于多核巨细胞、巨噬细胞和淋巴细胞浸润而导致 $^{18}$F-FDG 摄取增高。泌乳的乳腺由于腺体组织代谢活跃，$^{18}$F-FDG 摄取增高聚集在细胞内。术后早期阶段，由于白细胞浸润和肉芽组织形成可导致 $^{18}$F-FDG 摄取增高，一般结合手术病史鉴别不难。有时乳腺癌与特异性感染、结核、肉芽肿性病变鉴别困难，需结合临床、CT 及其他手段进行诊断。

### 2. 非 $^{18}$F-FDG 显像

1）$^{18}$F-FES 显像　$^{18}$F-FES 显像可客观获得雌激素受体（ER）的分布和密度等信息，研究显示，$^{18}$F-FES 显像与免疫组织化学指标雌激素受体诊断

的符合率为 88%。雌激素受体表达在乳腺癌的诊断、治疗决策制订和疗效预测等多个环节中有至关重要的意义。不同患者乳腺癌细胞的雌激素受体表达水平具有较大差异。$^{18}$F-FES 除对乳腺癌原发灶进行特异性诊断外，对乳腺癌的脑和骨骼转移较 $^{18}$F-FDG 显像效果好，但对肝脏和肠道转移无法判断。2011 雌激素受体年"中国乳腺癌流行病学调研项目"的调查表明，约 70% 的乳腺癌患者雌激素受体表达阳性，大部分需要接受内分泌治疗。因此，基于雌激素受体的 $^{18}$F-FES PET/CT 显像有望提高乳腺癌的诊断水平，并为个体化整合治疗提供参考依据。

2）$^{18}$F-FMISO 显像　缺氧是由于实性肿瘤无限增殖和血管不成熟所致，有可能与乳腺癌内分泌治疗抵抗有关。研究显示，$^{18}$F-FMISO PET 可预测雌激素受体阳性乳腺癌原发性内分泌治疗抵抗。

3）$^{18}$F-FLT 显像　$^{18}$F-FLT PET 可非侵入性评估细胞增殖。$^{18}$F-FLT 的摄取与 Ki67 增殖指数明显相关。新辅助化疗后 1~2 周，乳腺癌的 $^{18}$F-FLT 摄取减低可预测治疗中期肿瘤体积减小，因此 $^{18}$F-FLT PET 可用于早期预测乳腺癌对新辅助化疗的反应。

4）$^{11}$C-MET 显像　$^{11}$C-MET 在体内主要被代谢活跃的肿瘤细胞摄取，巨噬细胞及其他细胞摄取较少，受炎症干扰较少。与正常乳腺相比，乳腺癌 $^{11}$C-MET 摄取增加。文献报道 $^{11}$C-MET PET/CT 也是一种鉴别乳腺肿块良恶性的可靠方法，其对乳腺癌的诊断灵敏度、特异性和准确率分别为 100%、80% 和 94.9%。乳腺导管内乳头状瘤病常表现为假阳性。

## （四）临床应用

### 1. 在乳腺癌分期中的价值

$^{18}$F-FDG PET/CT 显像对原发性乳腺癌的诊断灵敏度为 63%~100%，特异性为 75%~100%。多项研究显示 PET/CT 显像检出乳腺浸润性导管癌的灵敏度高于浸润性小叶癌，且 $^{18}$F-FDG 摄取也明显高于后者。乳腺恶性程度高的肿瘤要比恶性程度低的肿瘤摄取高，$P53$ 水平高者摄取值高于水平低者，浸润性生长的肿瘤浓聚程度明显高于

边界清晰的肿瘤。

肿块体积的大小也会影响 PET/CT 对乳腺癌的诊断。乳腺原发病灶直径 >2cm，则 PET 诊断的灵敏度和特异性均较高，但随着病灶体积的缩小，其灵敏度和特异性也随之下降。直径 <1cm 的肿瘤是 PET/CT 假阴性的主要原因。尽管 PET/CT 不能提高乳腺癌的早期诊断率，但 $^{18}$F-FDG PET/CT 的阳性预测值可高达 96.6%，这就意味着图像中出现 $^{18}$F-FDG 浓聚即高度提示乳腺癌的存在。

淋巴结的准确分期是影响乳腺癌预后的重要因素，也是术后放疗和化疗的重要参考标准之一。淋巴结转移是乳腺癌最常见的转移方式。转移淋巴结在 PET/CT 上表现为淋巴结肿大，代谢增高。$^{18}$F-FDG PET/CT 显像对转移性腋窝淋巴结检出结果与病理学结果高度相关，诊断准确率为 77%~96%。对胸小肌内侧、锁骨上及内乳淋巴结转移的诊断价值较大。但 PET/CT 对于直径正常的转移淋巴结存在假阴性，特别是微小及镜下浸润性淋巴结的诊断价值较低，尚无法取代腋窝淋巴结活检。因此，对于早期乳腺癌，腋窝淋巴结活检是最佳选择；而对于进展期乳腺癌，PET/CT 可较为准确地诊断腋窝淋巴结转移。

乳腺癌常远处转移至胸膜、肺和骨骼等器官。PET/CT 可导致 36% 的患者临床分期发生改变，大约有 20% 的患者可以发现以前未被怀疑的淋巴结转移或远处转移。尽管 PET/CT 显像在发现转移灶方面具有其他影像学方法无法比拟的优势，但在以下几个方面存在一定的局限性：由于脑实质呈高放射性本底，不易显示小的或者代谢低的脑转移灶及脑膜转移灶，检出率低于增强 MRI；受设备空间分辨率的限制和呼吸运动的影响，对较小的肺转移灶显示不理想。

NCCN 指南指出，PET/CT 联合常规的分期检查方式，可能会检测出局部晚期乳腺癌病例中未被怀疑的区域淋巴结转移和（或）远处转移。在常规分期检查结果难以判断或者有疑问时，特别是在局部晚期或转移性患者中，PET/CT 可有效协助判断。2017 版《中国临床肿瘤学会乳腺癌诊疗指南》中指出，对于晚期乳腺癌的治疗前评估，可选择 PET/CT。当需要明确判断是否为多发病灶

时可考虑选择 PET/CT。

**2. 在乳腺癌疗效和预后评估中的价值**

有研究显示，肿瘤局部高 $^{18}$F-FDG 摄取和临床高侵袭性有关，同时还预示该病灶对辅助化疗不敏感，预后较差。

在治疗过程中，肿瘤代谢活性的变化常明显早于形态学的改变，当接受有效治疗后，坏死的肿瘤细胞很快表现出代谢活性消失，而此时肿瘤的体积往往缩小不明显。肿瘤对 $^{18}$F-FDG 摄取的变化是判断治疗反应的标准。文献报道，几乎所有化疗有效的患者，在治疗开始的早期即可表现为局部病变对 $^{18}$F-FDG 摄取明显降低；而对化疗无效的患者，局部 $^{18}$F-FDG 摄取不变；如果病灶内 $^{18}$F-FDG 浓聚增加，则提示病情进展。因此，以代谢为基础的 PET 显像能更早、更准确地反映病灶的治疗变化。临床研究发现，PET 显像监测辅助化疗反应的灵敏度、特异性和准确率分别达 81%、98% 和 92%。

综上所述，对那些临床或传统影像学检查高度怀疑而无明确结论者，应选择行 $^{18}$F-FDG PET 显像对乳腺肿块进行进一步定性诊断。术前 PET 显像有助于医生判断乳腺癌的生物学行为，明确乳腺癌的分子分型，为治疗方案选择提供可靠依据。

# 六、纵隔肿瘤

## （一）定义、流行病学和临床表现

纵隔（mediastinum）以气管、心包为界分前、中、后三部分，即前、中、后纵隔。纵隔肿瘤种类繁多，前纵隔常见的肿瘤主要为胸腺肿瘤、生殖细胞肿瘤、淋巴瘤及转移瘤等；中纵隔常见的肿瘤主要为转移瘤、淋巴瘤等；后纵隔常见的肿瘤多为神经源性肿瘤。本节仅介绍纵隔原发肿瘤，淋巴瘤另有章节介绍。

**1. 胸腺肿瘤**

胸腺肿瘤是起源于胸腺上皮的恶性肿瘤，是成人最常见的纵隔肿瘤。胸腺瘤的年发病率为每百万人 2.2~2.6 例，胸腺癌的年发病率为每百万人 0.3~0.6 例。好发年龄为 40~70 岁，儿童及青少年少见，男、女发病率相仿。50%~70% 的患者有症状，包括胸内肿块的压迫症状如胸部不适、胸闷、

胸痛等。如出现上腔静脉压迫综合征时提示肿瘤有侵袭性，约 1/3 的胸腺瘤有侵袭性，浸润胸膜、肺，也可以浸润心包、胸壁、横膈或纵隔大血管。胸腺瘤也可出现全身性非特异性症状如发热、体重下降、食欲不振等，也可伴发自身免疫疾患，最常见的有重症肌无力、纯红细胞系再生障碍性贫血及低 γ 球蛋白血症。胸腺癌通常不伴自身免疫疾患或副瘤综合征，常有远处转移。

### 2. 生殖细胞肿瘤

生殖细胞肿瘤包括畸胎瘤和非畸胎类肿瘤，以成熟性畸胎瘤最多见，约占 75%。畸胎瘤好发于 20~40 岁，较胸腺瘤发病年龄轻，儿童不常见，男女发病率相近。非畸胎类肿瘤属高度恶性肿瘤，好发年龄为 10~30 岁，98% 以上为男性，就诊时往往已经发生转移。非畸胎类肿瘤临床特点为：①年轻男性；②前纵隔大肿块；③肿瘤内的某些成分导致血清肿瘤标志物水平升高，如胚胎癌及内胚窦瘤可致甲胎蛋白（AFP）增高，绒癌导致人绒毛膜促性腺激素（β-HCG）增高，而精原细胞瘤则往往伴有乳酸脱氢酶（LDH）增高。

### 3. 神经源性肿瘤

神经源性肿瘤在成人纵隔肿瘤中约占 20%，儿童中约占 35%。约 90% 发生在后纵隔，占后纵隔肿瘤的 75%。70%~80% 为良性，约半数患者无症状。神经鞘瘤常见于 20~50 岁的成人，无明显性别倾向。神经纤维瘤常见于 20~40 岁，男性多于女性。

### 4. 其他肿瘤

纵隔囊肿在纵隔肿物中占 18%~20%。包括前肠囊肿（支气管囊肿、肠源性囊肿、神经源性囊肿）、心包囊肿及先天性胸腺囊肿。其分布有一定的特征性，但相互有重叠，影像学表现为边界清楚、内壁光滑的囊性肿块。其他间叶组织来源肿瘤包括平滑肌、纤维组织及软骨来源的肿瘤。

## （二）病理学基础及代谢特点

### 1. 胸腺肿瘤

胸腺瘤为起源于胸腺上皮或显示向胸腺上皮细胞分化的具有器官样特征的肿瘤。WHO 依据上皮细胞形态、淋巴细胞的比例及免疫组化特征将胸腺瘤分为 A 型（含非典型 A 亚型）、AB 型、B1 型、B2 型、B3 型及其他少见类别如微结节型、硬化型、化生型等。一般认为 A 型、AB 型、B1 型为低危胸腺瘤，B2 型和 B3 型为高危胸腺瘤。胸腺癌缺乏胸腺瘤的特征性结构如分叶状排列、血管周间隙形成、髓质分化及聚集不成熟的 T 细胞，除了 CD5、CD117 外，还可表达 GLUT1 及 MUC1。复合性胸腺癌报告时要具体到每种癌的百分比、组织学类型、伴随的胸腺瘤的成分及相对百分比。胸腺肿瘤 $^{18}$F-FDG 摄取有从低危胸腺瘤、高危胸腺瘤到胸腺癌逐渐增高的趋势，部分 A 型胸腺瘤可不摄取 $^{18}$F-FDG。

### 2. 生殖细胞肿瘤

成熟畸胎瘤由来自 3 个胚层的成熟组织构成，常以外胚层成分为主，多为囊性，可为单房或多房，囊壁上常有单发或多发的生发结节，含毛发、牙齿、脂肪等组织。未成熟性畸胎瘤除含有来自 3 个胚层的成熟组织外，还有未成熟的胎儿型组织，常为原始神经上皮成分，其不成熟成分使之具有复发和转移的潜能。成熟畸胎瘤多不摄取 $^{18}$F-FDG。非畸胎类肿瘤包括精原细胞瘤、内胚窦瘤、胚胎癌、绒毛膜癌及含有不同成分之混合型，精原细胞瘤均属高度恶性肿瘤，$^{18}$F-FDG 摄取有不同程度增高。

### 3. 神经源性肿瘤

神经源性肿瘤可分为：①周围神经来源，包括良性的神经纤维瘤、神经鞘瘤及恶性的神经纤维肉瘤及恶性外周神经鞘膜瘤；②交感神经节来源，包括节神经瘤、节神经母细胞瘤及神经母细胞瘤；③副神经节细胞来源的嗜铬细胞瘤和副节神经瘤。神经鞘瘤多见于成人，而交感神经节起源的肿瘤以儿童多见。良性神经鞘瘤及神经纤维瘤表现为轻度到中度 $^{18}$F-FDG 摄取增高，恶性外周神经鞘膜瘤及神经纤维瘤恶化摄取 $^{18}$F-FDG 明显增高。

### 4. 其他肿瘤

其他间叶组织来源肿瘤包括平滑肌、纤维组织及软骨来源的肿瘤。纵隔内平滑肌来源肿瘤罕见，多发生于气管支气管内，亦可发生于大血管壁，多为恶性。纤维来源肿瘤多发生在胸壁，罕见于纵隔。纤维肉瘤可发生于大血管壁。恶性纤维组织细胞瘤可发生于纵隔的任何部位。软骨来源的肿瘤多起源于骨性胸廓，形成软组织肿块突入或直接侵入纵隔内，肿瘤内出现钙化的瘤骨能提示诊断。这些恶性肿瘤 $^{18}$F-FDG 摄取可有不同程度增高。

## （三）影像特征

### 1. $^{18}$F-FDG 显像

1）**胸腺肿瘤**　低级别胸腺瘤多表现为前上纵隔类圆形肿块，边缘光滑或浅分叶状，肿块的心脏大血管界面平坦，密度较均匀，可有少许囊变，少数可见包膜蛋壳样钙化。高级别胸腺瘤或胸腺癌多表现为分叶状、体积较大，可见纵隔脂肪浸润及心包、胸膜侵犯或远处转移。病灶一般表现为 $^{18}$F-FDG 摄取增高，$^{18}$F-FDG 浓聚程度从低危胸腺瘤、高危胸腺瘤到胸腺癌有逐渐增高的趋势。

2）**生殖细胞肿瘤**

（1）畸胎瘤：成熟畸胎瘤多为囊性或囊实性，可有分隔，有完整厚壁包膜，含脂肪、毛发、骨组织，可破溃。不成熟畸胎瘤一般体积大，常浸润邻近组织，一般不见皮肤及其附件、牙齿等成分，可见胸腔积液。成熟畸胎瘤 FDG 摄取一般不增高，CT 平扫发现脂肪和钙化组织诊断成熟畸胎瘤的特异性高。

（2）非畸胎类肿瘤：以精原细胞瘤多见，约 1/3 的患者血清中 HCG 中度升高，AFP 正常，呈均匀实性肿块，可见少量坏死，有包膜。内胚窦瘤血清 AFP 显著升高，常有出血、坏死，常侵犯邻近结构及远处转移。非畸胎类肿瘤摄取 $^{18}$F-FDG 较高，精原细胞瘤 $^{18}$F-FDG 摄取较其他非畸胎类肿瘤高。

3）**神经源性肿瘤**　神经鞘瘤起源于神经鞘细胞，在纵隔神经源性良性肿瘤中发病率最高，常位于脊柱旁区域或沿着神经走行区域，表现为边界清楚的圆形或类圆形肿块，大多密度均匀，呈等或低密度，典型者呈哑铃形位于椎管内外，椎间孔扩大并有压迫性骨吸收，恶性者边界不清。神经节细胞瘤是由成熟的交感神经节细胞及神经纤维组成的良性肿瘤，大多为沿交感神经链方向生长的椭圆形肿块，呈低密度，部分可见散在或点状钙化。神经母细胞瘤由未分化的神经母细胞增殖形成，属于恶性程度高的肿瘤，表现为脊柱旁分叶状密度不均匀的肿块，可见钙化、出血、

坏死、囊变，钙化常见，常呈无定形的粗大钙化，可发生肋骨破坏和椎管内转移。良性神经鞘瘤及神经纤维瘤表现为轻度到中度的 $^{18}$F-FDG 摄取增高，恶性外周神经鞘膜瘤及神经纤维瘤恶化 $^{18}$F-FDG 摄取明显增高。

### 2. 非 $^{18}$F-FDG 显像

尽管有不少学者利用其他的示踪剂（如 $^{11}$C-MET、$^{11}$C- 乙酸盐、$^{18}$F-FLT）对纵隔肿瘤的诊断、疗效判断及预后进行了一些初步研究，但总体效果不理想，目前尚未找到能够替代 $^{18}$F-FDG 的示踪剂。

## （四）临床应用

### 1. 在纵隔肿瘤分期中的价值

1）**胸腺肿瘤**　除常规的 TNM 分期外，研究表明 Masaoka-Koga 分期与胸腺瘤侵袭性、复发等密切相关，可作为影响胸腺瘤的独立预后因素，在一定程度上反映胸腺瘤的临床病理特征和生物学行为，对治疗有指导意义。

有研究表明，术前 $^{18}$F-FDG PET/CT 的肿瘤代谢体积（MTV）和总病变糖酵解（TLG）与 WHO 分型无关，总病变糖酵解与 Masaoka-Koga 分期相关，SUVmax 与 WHO 分型和 Masaoka-Koga 分期均显著相关，表明 PET/CT 代谢相关参数可为胸腺肿瘤提供有价值的分期信息。由于 $^{18}$F-FDG PET 具有较高的灵敏度，且观察的范围较大，对于确诊为胸腺癌的患者，$^{18}$F-FDG PET 有助于病变范围及远处转移的评估，对治疗后残留与复发的监测具有明显优势。

2）**生殖细胞肿瘤**　目前，纵隔生殖细胞肿瘤缺乏标准的 TNM 分期。临床上评估纵隔生殖细胞肿瘤首先须排除原发性腺或其他性腺外的肿瘤纵隔转移，由于 PET/CT 观察的范围较大，对于诊断纵隔生殖细胞肿瘤有明显的优势。

3）**神经源性肿瘤**　目前，恶性外周神经鞘膜瘤的分期参照软组织肉瘤 FNCLCC（法国癌症中心联合会）组织学分级及 NCCN 指南的 TNM 分期。神经母细胞瘤的分期参照 INRGSS（国际神经母细胞瘤危险度研究组分级系统）的组织学分级。恶性外周神经鞘膜瘤可高度摄取 $^{18}$F-FDG，PET/CT 有助于鉴别恶性外周神经鞘膜瘤与良性神经纤维

瘤，还有助于检测良性神经纤维瘤的恶性转化。有研究表明，对于神经纤维瘤患者，$^{18}$F-FDG PET 可通过检测转移或第二原发肿瘤来调整术前肿瘤分期。

另有研究表明，与常规影像比较，$^{18}$F-FDG PET 能更准确鉴别纵隔肿瘤复发和治疗后的纤维化及瘢痕组织。

### 2. 在纵隔肿瘤疗效监测和预后评估中的价值

1）**胸腺肿瘤**　有研究表明，$^{18}$F-FDG PET 可用于预测胸腺瘤患者的生存预后及监测晚期胸腺肿瘤的早期治疗效果。一项对 56 名 Masaoka-Koga 分期 III / IV 期的胸腺肿瘤患者的基线及治疗后 6 周的 $^{18}$F-FDG PET 研究表明，早期代谢活性的变化与治疗效果密切相关，早期治疗后代谢活性越低，越有可能获得好的治疗效果，且代谢反应好的比无反应者有明显更长的无进展生存期。

目前，胸腺肿瘤预后评估主要基于 WHO 分型和 Masaoka-Koga 分期。A、AB 型胸腺瘤 10 年无进展生存率为 100%，B1、B2 型为 83%，B3 型为 36%。Masaoka-Koga I 期与 II 期胸腺瘤完全切除后预后极好，10 年生存率分别为 90% 和 70%，III 期与 IV 期胸腺瘤全切术后 5 年生存率可达 90%；而胸腺癌患者即使接受了全切术，5 年生存率也只有 55%。一些研究表明 SUVmax 与胸腺肿瘤的 WHO 分型和 Masaoka-Koga 分期显著相关。

2）**生殖细胞肿瘤**　精原细胞瘤对放、化疗敏感，非精原细胞瘤以化疗联合手术切除残留病灶为主。研究表明，$^{18}$F-FDG PET 可以预测化疗的结果，准确率可达 91%。一项研究表明，$^{18}$F-FDG PET 预测整体治疗失败的灵敏度、特异性、阳性预测值和阴性预测值分别为 100%、78%、88% 和 100%，其中 7 例初始化疗后 PET 为阴性的患者无 1 例进展，16 例 PET 阳性的患者中 14 例化疗后 6 个月内复发或残留。

纵隔精原细胞瘤预后相对较好，5 年生存率约 90%；而非精原类生殖细胞肿瘤预后不良，5 年生存率为 45%~48%。一项对 114 例疑似复发性生殖细胞肿瘤患者的研究结果表明，$^{18}$F-FDG PET 在评估其预后及治疗管理方面有重要价值，PET 阳性患者的疾病进展和死亡风险分别为阴性患者的 24.3 倍和 17.3 倍，$^{18}$F-FDG PET 是无进展生存

和总生存的独立预后因子，$^{18}$F-FDG PET 影响了 23% 的患者的治疗方案。

3）**神经源性肿瘤**　恶性外周神经鞘膜瘤是高度恶性肿瘤，常发生远处转移，5 年和 10 年总体生存率为 34%~60% 和 22%~45%。研究表明 $^{18}$F-FDG PET 可早于 CT 检测出恶性外周神经鞘膜瘤术后的局部复发及转移病灶，且在化疗后 $^{18}$F-FDG 摄取消失表明对化疗有良好反应。另有研究表明，$^{18}$F-FDG PET 预测恶性外周神经鞘膜瘤长期生存的灵敏度、特异性、准确性、阳性预测值和阴性预测值分别为 75%、100%、94%、100% 和 92%。

# 七、肺　癌

## （一）定义、流行病学和临床表现

肺癌（lung cancer）是指源于支气管上皮、细支气管及肺泡上皮的恶性肿瘤。2015 年中国恶性肿瘤的统计数据显示：肺癌发病率和死亡率均居第一位，高发年龄区间在 60~74 岁。肺癌早期可无任何症状，尤其是周围型肺癌，常在健康查体或因其他疾病行胸部影像学检查时偶然发现。肺癌发展到一定程度时可出现多样的临床表现，主要表现为肿瘤局部生长（刺激性干咳、痰中带血或血痰、胸痛等）、侵犯邻近器官和结构引起的症状、肿瘤远处转移引起的症状及副瘤综合征等。

## （二）病理学基础及代谢特点

肺癌在组织学上主要分为非小细胞癌（NSCLC）和小细胞癌（SCLC）两大类。非小细胞癌主要有鳞癌、腺癌、大细胞癌和腺鳞癌。

肺鳞癌起源于气道黏膜上皮，基本病理过程为支气管黏膜鳞化→鳞状上皮异型增生→原位鳞癌→沿整个壁及腔内生长、浸润性生长及邻近播散式生长，以中央型为多，约占 2/3。瘤细胞生长较快，中央区域因瘤细胞密度高、供血不足并挤压、破坏血管，常出现坏死，经气管咳出后形成空洞。鳞癌坏死范围大、多、散在，边界较其他癌清楚。坏死区壁结节多，是坏死区融合的结果。由于远侧区坏死重，坏死壁更薄，故空洞多位于

远侧。鳞癌细胞增殖代谢活跃，$^{18}$F-FDG PET 图像表现为异常放射性浓聚。

肺腺癌分为普通腺癌和黏液腺癌。①普通腺癌：其病理分型实际是病灶发展程度的分级，它是逐步发展的过程，分原位腺癌、微浸润腺癌、浸润性腺癌。生长方式分 4 种类型——附壁生长为主型、腺泡型、微乳头型和实体型（低分化）。腺癌细胞高表达 CK7、TTF-1、Napsin A。由于病灶内瘤细胞负荷和分布不同，在 $^{18}$F-FDG PET 图像上常呈低、中、高摄取的表现，摄取程度普遍低于鳞癌。②黏液腺癌：黏液腺癌细胞浆内含大量黏液，染色淡，细胞核位于基底部，排列较整齐，异型性低；成列的细胞团贴在肺泡壁上，常为疏密不等的间断跳跃排列；胞内黏液可向外分泌，黏液量大并可携带肿瘤细胞；中心区常呈腺泡状结构，间质纤维多。与普通腺癌比较，黏液腺癌收缩力和破坏力较弱，并具有独特的免疫表型，表现为高表达 CK7，部分表达 TTF-1 和 CK20。一般代谢活性较低，在 $^{18}$F-FDG PET 图像上无或轻度摄取。

大细胞癌是一种未分化的非小细胞癌，缺少小细胞、腺癌、鳞癌和神经内分泌癌的组织结构、细胞形态和免疫表型特征。大细胞癌是一种排除性诊断，无论是形态上还是免疫组化上，都需要排除鳞、腺、小细胞、大细胞神经内分泌癌后才能诊断。大细胞癌的诊断只适用于手术切除标本，且必须进行充分免疫组化和黏液染色后才能做出诊断，不能用于非切除和细胞学标本。按免疫组化和黏液染色结果，大细胞癌可以分为：大细胞癌 -null（CK 阳性，而 TTF-1、p63、p40、CK5/6 和黏液染色均为阴性）和表型大细胞癌 -unclear（CK 阳性，黏液染色均为阴性，而 p63、p40、CK5/6 当中之一可为局灶阳性）。

腺鳞癌是由腺癌和鳞癌两种成分构成的癌，每种成分至少要占肿瘤的 10% 以上，诊断只适用于手术切除标本。其镜下腺癌和鳞癌细胞可以是相互分开、融合或混合。腺癌标志物（TTF-1）和鳞癌标志物（p63/p40）分别表达于不同的细胞群体是腺鳞癌的重要免疫组化特征。其代谢活性不一，在 PET 图像上摄取各不同。

肺小细胞癌占肺癌的 10%~15%，恶性程度

高、生长速度快、易转移、预后差。肿瘤细胞密集，核染色深，细胞质很少，细胞容易挤压损伤；侵袭力很强，向各种间隙浸润，但破坏力并不强；巢团松散、杂乱，呈"沼泽样"坏死，坏死区很多细胞坏死不彻底。免疫组化：神经内分泌标记阳性，但较弱，突触素 Syn、铬粒素 A、CD56，Ki67 阳性在 50% 以上，TTF-1 阳性率很高（>90%）。肿瘤细胞代谢活跃，PET 图像上通常表现为明显放射性摄取。

## （三）影像特征

### 1. $^{18}$F-FDG 显像

典型的肺癌 PET/CT 显像表现为肺内软组织结节/肿块代谢活性显著增高。对于体积较小的癌性结节，由于部分容积效应，在 PET/CT 图像上结节的放射性分布高于肺本底却低于肝脏，并不表现为明显的浓聚灶；而较大的恶性肿瘤中心可形成空洞，表现为中央放射性缺损、周围放射性浓聚的环形放射性浓聚灶。部分中心型肺癌阻塞支气管导致阻塞性肺不张或肺炎，除肿瘤部位放射性浓聚外，肺炎或肺不张区域也表现为放射性摄取增高，但这部分区域性的摄取一般都明显低于肿瘤，这种放射性分布差异一般较明显。不同病理类型肺癌的典型表现存在一定的差异。

肺鳞癌是最常见的肺癌类型。鳞癌 PET/CT 显像一般可见邻近肺门或位于肺门的团块状或结节状软组织肿块，表现为明显的 $^{18}$F-FDG 摄取增高；位于中央的肺鳞癌患者有大约 80% 会出现支气管或支气管截断的征象，并合并病灶远端的阻塞性肺炎或肺不张，病灶远端不张的肺组织可出现轻度 $^{18}$F-FDG 摄取，一般摄取不均匀，浓聚程度显著低于肺癌病灶。鳞癌确诊时瘤体多较大，多数边界清晰，超过一半的患者会出现瘤体中心坏死，形成空洞而呈环状放射性浓聚灶，或呈不均匀放射性浓聚。

肺腺癌来自支气管腺体，可发生于各级支气管，但以小支气管为多，以周围型肿块常见。肺腺癌无论在临床、影像、分子生物学及病理方面都具有高度的组织学异质性。肺癌的影像表现多样，典型的腺癌 PET/CT 显像表现为肺内软组织结节状放射性浓聚，多数病灶位于肺的周边，可

见分叶、毛刺、胸膜牵拉等典型肺癌征象。

大细胞癌是一种未分化的非小细胞癌，其在细胞学、组织结构及免疫表型等方面缺少小细胞癌、腺癌及鳞癌的特征，且必须由手术切除标本才可做出大细胞癌的诊断。大细胞癌恶性程度高，PET/CT 显像多表现为位于肺周边的放射性浓聚灶。

小细胞癌是一种恶性程度较高的肿瘤，一般起源于较大支气管，大多为中央型肺癌，分化程度低，生长快，预后差。小细胞癌只分为两期。①局限期：肿瘤侵犯范围仅局限于一侧肺脏，即使有淋巴结转移，也只局限于肿瘤旁边，占所有小细胞癌的 30% 左右；②广泛期：这一期的小细胞癌已经突破患侧胸腔，如出现心包积液、胸膜腔积液或远处转移，约 70% 的小细胞癌被诊断时属于广泛期。

### 2. 非 $^{18}$F-FDG 显像

1）$^{18}$F-FLT 显像　$^{18}$F-FLT 是一种基于胸苷酸旁路合成反映肿瘤细胞增殖状态的 PET 示踪剂。与 $^{18}$F-FDG 比较，$^{18}$F-FLT 对肺恶性病灶有较高的特异性，但探测病灶的灵敏度低，两者联合显像可提高肺部肿瘤诊断的特异性和准确性。

2）$^{18}$F-FMISO 显像　$^{18}$F-FMISO 显像对非小细胞癌放疗或化疗疗效评价有益，可作为预测及监测非小细胞放疗疗效、指导治疗方案的依据。

3）RGD 显像　靶向显示新生血管内皮表面及肿瘤细胞表面高表达整合素 αvβ3（在成熟血管及正常细胞表面不表达或低表达），反映肿瘤的血管生成状态。应用于肺癌诊断、抗肿瘤血管生成治疗患者的选择和疗效评价。

4）$^{68}$Ga-FAPI 显像　可用于肺癌的诊断和治疗。

## （四）临床应用

### 1. 在肺癌分期中的价值

目前肺癌主要使用美国癌症联合委员会（AJCC）和国际抗癌联盟（UICC）共同推荐的第 8 版国际肺癌 TNM 分期系统。根据不同 TNM 组合分层后患者的个体预后及治疗前景，将患者分成 4 个疾病阶段（Ⅰ~Ⅳ期），不同阶段的患者因预后的差异而选择不同的治疗方案。

"T" 用来描述原发病灶的特征，包括病灶的形态、大小、位置及其和纵隔、叶间裂、胸壁等周围组织的关系，分为 T1~T4，数字的增加代表原发肿瘤大小和侵袭性的增加。PET/CT 显像能更好地确定肺癌病灶有无侵犯胸壁、纵隔，有无肺癌周围炎症和肺不张等。当肺癌堵塞支气管，有阻塞性肺炎或肺不张等并发症时，PET/CT 在评估原发肿瘤大小方面具有显著的优势，无论是纵隔窗还是肺窗。有研究将 PET/CT、CT 与 PET 的 T 分期与手术结果进行比较，PET/CT 在判断 T 分期的准确度为 85%、CT 准确度为 68%。PET/CT 是目前最准确的肺癌 T 分期手段。

非小细胞癌的纵隔淋巴结准确分期对指导治疗决策和判断预后具有十分重要的意义。以解剖结构为基础的影像诊断是基于淋巴结形态学改变来诊断有无淋巴结转移，目前淋巴结短径大于 1cm 是判断纵隔淋巴结转移的公认 CT 诊断标准，而不论其分布部位；但是慢性炎症的长期刺激可导致淋巴结反应性增大，从而导致过度的诊断。$^{18}$F-FDG PET 显像是以淋巴结代谢活性增高作为诊断转移的依据。肺癌区域淋巴结转移一般呈结节状或团块状放射性增高，其放射性摄取高于纵隔，大多沿原发肺癌病灶侧肺门和纵隔呈纵向排列，与淋巴结引流路径一致。多项研究表明 PET/CT 显像能提高肺癌 N 分期的准确性，美国国立综合癌症网络（NCCN）指南也推荐手术前行 PET/CT 显像进行分期。尽管 PET/CT 在淋巴结分期方面优于 CT，但业内并未能制定出一个能够让各方专家都接受的诊断标准。虽然 PET/CT 在肺癌 N 分期上有上述局限性，但毋庸置疑，$^{18}$F-FDG 摄取增高的淋巴结是最有可能转移的淋巴结，以 PET/CT 显像结果指导淋巴结活检，可以显著提高活检的准确性。

非小细胞癌常见的转移部位为骨、脑、肝、肾上腺和对侧肺。$^{18}$F-FDG PET/CT 显像是公认的最佳 M 分期手段。

肾上腺是非小细胞癌最常见的转移区域。在一项回顾性分析中，94 例肺癌患者共发现 113 个肾上腺结节，$^{18}$F-FDG PET 显像以肾上腺结节放射性摄取高于肝脏为诊断转移瘤的标准，其灵敏度为 93%，特异性为 90%，准确度为 92%，研究认为 PET 可以较好地区别肾上腺结节的良恶性。

肺癌的另一个容易发生转移的部位是骨骼。一项荟萃分析比较 PET/CT、MRI 和骨扫描诊断肺癌骨转移的能力，研究认为 PET/CT 在诊断肺癌骨转移方面要优于 MRI 和骨扫描，无论是灵敏度（92% *vs.* 77% *vs.* 86%）还是特异性（98% *vs.* 92% *vs.* 88%）。

肺癌胸膜转移被定义为 M1，并排除治愈性手术的可能。胸膜增厚并不是特异性的，纤维性、炎症性、出血性等改变都可导致胸膜增厚或形成胸膜结节。PET/CT 可以根据增厚的胸膜出现 FDG 摄取，从而诊断为胸膜转移。研究表明 [18]F-FDG PET/CT 是诊断肺癌胸膜转移 / 胸膜受侵的可靠方法，其灵敏度、特异性和准确率分别为 88.8%、94.1% 和 91.4%。尽管 PET/CT 在诊断胸膜转移方面有很大的优越性，但应强调的是，在做出非根治性手术选择之前，应尽全力通过胸腔镜或胸腔积液细胞学确认胸膜的转移性质。

尽管部分脑转移灶 [18]F-FDG 摄取与正常组织对比不明显，但 [18]F-FDG PET/MR 可以显著改善 PET/CT 之不足。除此之外，[11]C-MET、[68]Ga-FAPI 显像也可在脑转移诊断中发挥重要作用。

PET/CT 显像在肺癌分期中的主要价值是发现常规影像学未发现的转移灶，鉴别常规影像学发现但不能定性的病灶，从而改变患者分期并最终改变治疗方案。国际上 NCCN 指南等多个指南明确推荐所有患者治疗前行 PET/CT 检查进行分期。

**2. 在原发性肺癌疗效监测和预后评估中的价值**

以解剖结构为基础的影像学方法评估疗效主要根据化疗前后肿瘤体积及密度的改变，而 PET 是根据肿瘤生物学代谢信息变化判断肿瘤组织是否被有效控制或杀灭，因此 PET 可更早且准确地评估疗效。在肿瘤体积尚未发生明显变化之前，可根据病灶在 PET/CT 图像上的代谢信息进行早期判断。若肿瘤代谢明显下降或接近本底水平，提示疗效显著；若肿瘤组织出现高代谢，则提示可能对化疗产生耐药性、病灶复发或进展。因此，PET/CT 能在化疗早期（1~2 个周期）判断疗效，从而及早改变治疗方案，这对于减轻患者的经济负担、避免不必要的治疗毒副作用、改善预后都大有裨益。

总之，PET 在肺癌的早期诊断、临床分期、指导放疗计划、预后评估、疗效评价及复发监测等方面均有重要的临床应用价值。新的 PET 示踪剂的开发及多种示踪剂的补充运用将有助于改善肺癌诊断的准确性，改善患者预后，为肺癌的早期诊断和治疗监测提供了最新、最有效的检查手段。

# 八、食管癌

## （一）定义、流行病学和临床表现

食管癌是指从下咽到食管胃结合部之间的食管上皮来源的癌。作为消化道最常见的恶性肿瘤，食管癌在全球所有恶性肿瘤中发病率居第 8 位，死亡率居世界癌症相关死因第 6 位，男性发病多于女性，发病年龄多在 40 岁以上。WHO 发布的 2014 年世界癌症研究报告指出：中国食管癌发生率约占全球 50% 左右，是世界上食管癌最高发的国家。食管癌起病隐匿，早期症状不明显，进行性吞咽困难是患者就诊时最常见的症状。典型的吞咽困难是从固体食物开始，逐渐发展到进流食困难，约 50% 的患者诉有吞咽痛，若肿瘤侵及喉返神经可出现声嘶。持续性胸痛或背痛多表示癌细胞已侵犯食管外组织；如侵犯主动脉，可出现大量呕血；侵蚀气管则可形成食管 – 气管瘘，出现进食呛咳。晚期出现贫血、消瘦、恶病质等现象。

## （二）病理学基础及代谢特点

食管癌绝大多数为鳞状细胞癌，其次为腺癌，小细胞癌和肉瘤样癌等病理类型少见。我国以食管鳞癌最为常见，占食管癌总数的 90% 以上；而西方国家食管腺癌的患者数则超过了食管鳞癌。

食管鳞癌为食管鳞状细胞分化的恶性上皮性肿瘤。食管鳞癌根据分化程度可以分为高分化、中分化和低分化。高分化鳞癌分化较好，光镜下具有明显的角化珠，细胞胞浆丰富，核分裂象少见；低分化鳞癌细胞分化程度差，多数无鳞状上皮正常的排列结构，主要为巢状排列的基底细胞，中心可见坏死，细胞异型性明显，核分裂象多见；中分化组织形态介于高分化和低分化之间，角化珠少见。食管鳞癌细胞代谢活跃，且细胞的代谢活性随细胞分化程度的降低逐渐增加，$^{18}$F-FDG PET通常表现为中度或明显异常的放射性浓聚。

食管腺癌主要是起源于食管下1/3的Barrett黏膜的腺管，偶尔起源于上段食管的异位胃黏膜，或黏膜和黏膜下腺体。食管腺癌的发病原因目前尚不清楚，可能与胃食管反流病、Barrett食管、肥胖、烟酒及食管动力异常等多种因素有关。长期持续性的胃食管反流造成鳞状上皮损伤，柱状上皮发挥修复作用替代鳞状上皮形成Barrett食管。Barrett食管被普遍认为是食管腺癌的癌前病变，其发展为食管腺癌的风险是正常人的30~40倍。大部分食管腺癌在PET图像上表现为对$^{18}$F-FDG高摄取，但一般摄取程度稍低于鳞癌。呈$^{18}$F-FDG低摄取或无摄取的一般为食管未分化腺癌，这可能与其中含有部分印戒细胞有关。

食管小细胞癌在大体形态上以溃疡型最为多见，这可能与食管小细胞癌生长迅速、肿瘤相关的新生营养血管生长相对缓慢从而导致肿瘤组织营养供应不足有关。食管小细胞癌具有进展迅速、侵袭性强、恶性程度高、发病初期极易出现淋巴结及远处转移等特点。在PET图像上，原发食管小细胞癌病灶可表现为明显异常的放射性浓聚影，且容易出现周围淋巴结转移灶及远处转移灶数量与原发食管病灶肿瘤负荷不相称的情况。

食管肉瘤样癌是一种特殊类型的恶性肿瘤，其特点是具有癌细胞和肉瘤样细胞两种成分双向分化的组织学改变。食管肉瘤样癌多呈特征性息肉样生长方式，肿瘤多局限于黏膜固有层或黏膜下层，很少向管壁外侵犯，恶性程度较低，发生淋巴结和血行转移较晚。在PET图像上食管肉瘤样癌可表现为中度或明显摄取，较少发现周围淋巴结转移。

## （三）影像特征

### 1. $^{18}$F-FDG 显像

食管对$^{18}$F-FDG的生理性摄取呈条形分布，尤其在食管下段和食管胃结合部。大量研究表明，除部分未分化腺癌外，$^{18}$F-FDG PET/CT显像对大部分食管癌有较高的灵敏度，其转移灶一般也表现为$^{18}$F-FDG高摄取状态。

典型的食管癌PET/CT显像表现为局部食管壁不均匀增厚，代谢活性明显增高，局部管腔狭窄或消失。对于体积较小的早期病灶，由于部分容积效应及PET本身的分辨率限制，可能会出现假阴性的结果。MRI具有软组织分辨率高的优势，在评价病灶浸润深度的准确性上更胜一筹，因此PET/MR的出现进一步提高了食管癌原发病灶T分期诊断的准确性。

### 2. 非 $^{18}$F-FDG 显像

1）$^{18}$F-FLT 显像　有研究显示，可以通过$^{18}$F-FLT PET/CT显像测定肿瘤增殖活性变化，从而评价局部晚期食管癌的治疗效果及预测治疗后反应。

2）$^{18}$F-FMISO 显像　相关研究显示，在放疗前行$^{18}$F-FMISO PET显像可以更加精准地勾画靶区，通过增加对乏氧细胞的照射剂量来提高放疗效果，并可预测肿瘤放疗的预后。

3）$^{99m}$Tc-3PRGD2 SPECT/CT 显像　有研究结果证实，虽然在探测食管癌小淋巴结转移灶方面，$^{99m}$Tc-3PRGD2的灵敏度不及$^{18}$F-FDG，但在食管癌的诊断及分期中，$^{99m}$Tc-3PRGD2仍有重要应用价值。

## （四）临床应用

### 1. 在食管癌分期中的价值

目前食管癌的分期是基于美国癌症联合委员会（AJCC）和国际抗癌联盟（UICC）联合发布的2017年第8版食管与食管胃结合部癌TNM分期标准。分为临床TNM分期（cTNM）、病理TNM分期（pTNM）和新辅助治疗后病理TNM分期（ypTNM）。T分期根据原发肿瘤的浸润深度，N分期根据区域淋巴结的转移数目，M分期根据远处淋巴结和器官有无转移。

1）食管癌的原发灶临床分期（T分期）　食管癌的T分期反映癌组织浸润食管壁的深度及癌肿与邻近组织如胸膜、心包、血管、气管及膈肌等周围结构的关系，分为Tx、T0、Tis、T1~T4。超声内镜是评估食管癌T分期的首选方法，但在一些情况下其应用受限，如肿块直径大于5cm或者肿块导致食管腔狭窄等。由于自身空间分辨率的限制及部分容积效应，PET/CT对T1~T3期原发肿瘤的诊断及鉴别诊断作用有限。

有研究数据显示，虽然在食管癌原发灶 T 分期方面，PET/MR 诊断的准确率仍不及超声内镜，但在分期较高（如 T4 期）的病灶诊断中，PET/MR 拥有更高的准确性。

2）食管癌的区域淋巴结分期（N 分期）　食管癌的 N 分期对指导临床制订治疗方案有重要意义，且淋巴结的转移数目是判断食管癌患者预后的独立预测因子。$^{18}$F-FDG PET/CT 对颈部、上纵隔、腹部淋巴结转移的诊断具有较高的准确性，现已基本得到认可；但对于中下胸部局部淋巴结转移诊断的准确性相对较低。这可能是因为：食管癌原发病灶对 $^{18}$F-FDG 的高摄取掩盖了肿块周围受累淋巴结的摄取；下纵隔的淋巴结可能受到心脏搏动及生理性摄取的干扰；对于部分体积较小的病灶，受限于 PET 的空间分辨率及部分容积效应的影响，导致图像模糊不利于诊断；或者因病灶肿瘤负荷低、肿瘤细胞分化较好等原因。以上均可导致病灶对 $^{18}$F-FDG 的摄取低下造成诊断的假阴性率升高。同时，炎性病变如结核、结节病等均可造成对 $^{18}$F-FDG 的高摄取。虽然存在上述局限性，但 $^{18}$F-FDG 仍为淋巴结穿刺活检提供了重要信息。有研究显示，超声内镜与 PET/CT 联合诊断食管癌 N 分期的灵敏度、特异性及准确率可分别达到 85%、100% 和 91%，高于单独应用超声内镜和 PET/CT。有文献报道转移淋巴结在 MRI 的 T2WI 及增强 T1WI 序列上表现为更高信号，更有数据证实 PET/MR 对食管癌 N 分期诊断的准确率高于超声内镜及 PET/CT [ 曲线下面积（AUC）分别为 0.8、0.7 和 0.629]。

3）食管癌的远处转移病灶分期（M 分期）　食管癌的远处转移包括肝、肺、骨、脑、肾上腺、软组织结节、颈部和腹盆腔淋巴结等。PET/CT 较容易检出对 $^{18}$F-FDG 高摄取的远处转移病灶，对食管癌患者行再分期，为及时调整整合治疗方案提供帮助。

$^{18}$F-FDG PET/CT 对远处转移性病变检出率较高：一方面是因为 PET/CT 为全身显像，扫描范围广；另一方面是因为 PET/CT 为代谢显像，而病灶代谢状态的改变通常早于形态学上的变化。总而言之，PET/CT 既可提高病变在解剖定位上的准确性，又可以根据代谢参数提高检出病灶的灵敏度，为初诊食管癌患者提供更加准确的临床分期，从而指导临床医生制订更加合理的整合治疗方案。

**2. 在食管癌放疗中的应用**

放疗是食管癌的重要治疗手段之一，而准确的靶区勾画是放疗的关键步骤。国内外有不少研究结果证实，PET/CT 所示食管癌病变长度与实际肿瘤病灶范围最为接近。且多项研究表明，PET/CT 在诊断食管癌淋巴结转移方面的灵敏度和特异性均高于 CT。但也有研究结果显示，与 CT 相比，基于 PET/CT 的靶区勾画并未明显降低放疗后肿瘤局部区域复发的概率。对于该如何利用 PET/CT 进一步提高放疗效果仍需深入的研究。

**3. 在食管癌疗效监测和预后评估中的价值**

食管癌治疗过程中及疗程结束后的准确评价可以避免患者继续接受不合适的治疗方式，从而及时调整治疗方案，最大限度地改善患者预后。根据肿瘤大小改变难以在反应性炎症、水肿及治疗后的瘢痕纤维化组织中明确是否有肿瘤组织残留，PET/CT 所提供的代谢信息可以弥补这一不足。但基于 $^{18}$F-FDG PET/CT 评估食管癌新辅助放化疗疗效的价值并不明确。目前最常选择的评估参数为治疗前后 SUVmax 的下降率，但阈值尚未统一，仍需进一步的研究。

食管癌术后复发和转移是食管癌术后 5 年存活率低（20%~30%）的主要影响因素。有文献数据显示，在诊断食管癌术后吻合口复发时，PET/CT 诊断结果的灵敏度及特异性分别达到 100% 和 85.7%，而传统的影像学检查方法则分别为 61.7% 和 78.6%，前者明显优于后者。但对瘤床和手术野内的复发病灶应慎重诊断，因为术后创伤组织修复及反流性炎症等通常也会造成局部 $^{18}$F-FDG 聚集。

国内外多项研究表明，PET/CT 的各项代谢参数在食管癌的预后评估中有一定价值。食管癌原发灶的 SUVmax 值越高，其总生存期与无疾病生存期越低。部分研究将肿瘤代谢活性及体积大小综合考虑量化得出肿瘤代谢体积（MTV）及总病变糖酵解量（TLG），结果均显示 MTV 和 TLG 是良好的预后指标，能更准确地提示肿瘤负荷及判断患者预后。

综上所述，$^{18}$F-FDG PET 在食管癌的临床分期、指导放疗计划的制订、疗效评价、预后评估及复发监测等方面均有重要的应用价值，随着多种正电子示踪剂的开发及 PET/MR 的广泛运用，PET 在食管癌的诊断与治疗中将有更好的应用前景。

# 九、肝细胞肝癌

## （一）定义、流行病学和临床表现

肝细胞癌指源于肝细胞发生的恶性肿瘤。2015 年中国恶性肿瘤流行情况分析显示，肝癌发病率居恶性肿瘤第 4 位，死亡率居第 2 位，发病和死亡人数约占全球一半，其中最主要的病理类型为肝细胞癌，占 85%~90%。我国肝细胞癌的高危人群主要有乙型肝炎病毒和丙型肝炎病毒感染、长期酗酒（酒精性肝病）、非酒精性脂肪肝、食用黄曲霉毒素污染的食物、多种原因引起的肝硬化及有肝癌家族史的人群，同时年龄 40 岁以上的男性风险较大。近年研究提示糖尿病、肥胖和吸烟等也是肝细胞癌的危险因素。

肝细胞癌早期通常没有症状或症状不典型，可能会有食欲减退、腹胀、恶心、呕吐等缺乏特异性的消化道症状，当患者感受到明显不适，如肝区疼痛，查体发现肝大、黄疸、腹水等，病情大多已进入中晚期。此外，肝细胞癌患者由于本身代谢及癌组织的影响会引起一系列内分泌或代谢异常症状，也叫类癌综合征，主要包括高钙血症、低血糖、红细胞增多症、高脂血症等。

## （二）病理学基础及代谢特点

肝细胞癌异型性明显，常有巨核及多核瘤细胞，癌细胞也可成深染的小细胞或透明细胞。有的癌细胞排列成条索状，亦可成腺管样，癌周组织常为肝硬化。有时癌巢周围有大量的成板层排列的纤维组织，癌细胞为多角形，胞浆丰富、嗜酸，电镜下见胞浆中含大量线粒体，称为纤维板层癌。此类型多见于年轻人，常不伴肝硬化，预后较好。肝细胞癌的分化程度采用国际常用的 Edmondson-Steiner 分级法（Ⅰ~Ⅳ）。Ⅰ级：分化良好，核 / 质比接近正常，瘤细胞体积小，排列成细梁状。Ⅱ级：细胞体积和核 / 质比较Ⅰ级增大，有异型性改变，胞浆呈嗜酸性颗粒状，可有假腺样结构。Ⅲ级：分化较差，细胞体积和核 / 质比较Ⅱ级增大，细胞异型性明显，核染色深，核分裂多见。Ⅳ级：分化最差，胞质少，核深染，细胞形状极不规则，黏附性差，排列松散，无梁状结构。以 $^{18}$F-FDG PET 为例，癌细胞摄取 $^{18}$F-FDG 的程度依据上述不同分级逐步增加，低分化肝细胞癌摄取 $^{18}$F-FDG 的程度较高，而高分化和中分化癌摄取 $^{18}$F-FDG 的程度较低。PET 检出肝细胞癌病灶的阳性率约为 55%。

## （三）影像特征

### 1. $^{18}$F-FDG 显像

$^{18}$F-FDG PET 诊断肝细胞肝癌总的灵敏度仅有 50% 左右，主要受癌细胞分化程度的影响。低分化肝癌细胞摄取 $^{18}$F-FDG 明显，而高分化和中分化者摄取 $^{18}$F-FDG 相对较少。原因是癌细胞内葡萄糖 -6- 磷酸脱氢酶表达差异较大，且肿瘤 $^{18}$F-FDG 的摄取程度与肿瘤的倍增时间和肿瘤的大小（癌细胞负荷大小）有关。

有研究表明，我国正常人群肝脏 $^{18}$F-FDG 的摄取通常呈弥漫性轻中度浓聚影，SUVmax 为 $2.3 \pm 0.6$；如有类圆形较高程度的 $^{18}$F-FDG 浓聚出现则应考虑肝原发性或继发性肿瘤。肝转移性肿瘤的 SUVmax 明显高于 2.0，而原发性肝癌只有部分 SUVmax>2.0，良性病变 SUVmax<2.0。目前 SUVmax>2.5 是 PET 判断肺癌的阈值，临床多沿用此标准。肝脏病变尚无统一标准，因此 SUVmax 阈值的选取必须以该组织的本底摄取为依据，否则易出现假阴性及假阳性。

### 2. 非 $^{18}$F-FDG 显像

1）$^{11}$C-MET 显像　$^{11}$C-MET 是临床上最广泛应用的氨基酸代谢示踪剂，能够在活体反映氨基酸的转运、代谢和蛋白质的合成。MET 通过促进转运体系进入肝细胞癌的细胞内，加快了 $^{11}$C-MET 在癌细胞的吸收，使 $^{11}$C-MET PET 的肝癌检出灵敏度较高。

2）$^{18}$F-FLT 显像　$^{18}$F-FLT 能参与核酸的合

成,反映肿瘤细胞的分裂增殖速度。肿瘤组织的DNA合成剧增,而炎症细胞及其他良性结节多为成熟细胞,DNA合成活性不高,因此,$^{18}$F–FLT能较有效地鉴别良恶性病变。与$^{18}$F–FDG联合显像可弥补单一示踪剂显像在肝细胞肝癌诊断中的局限性。

3)$^{11}$C–胆碱显像　$^{11}$C–胆碱可进入肿瘤细胞,经磷酸化转变为磷酸胆碱,参与细胞膜的合成。肿瘤细胞分裂增殖旺盛,细胞膜的生物合成活跃,胆碱需求增加、表达增高。$^{11}$C–胆碱联合$^{18}$F–FDG PET/CT显像可提高肝细胞癌的诊断灵敏度,弥补$^{18}$F–FDG在小肝细胞癌病灶和高分化肝细胞肝癌诊断中的不足。

4)$^{11}$C–ACE(乙酸盐)显像　$^{11}$C–ACE主要参与细胞有氧代谢,肿瘤细胞摄取$^{11}$C–ACE的量与脂肪合成及磷脂膜形成呈正相关。当肿瘤细胞增殖时,其细胞内的脂肪代谢活跃,因此$^{11}$C–ACE在肿瘤组织中浓聚。$^{11}$C–ACE对高分化的肝细胞肝癌病灶灵敏度高,与$^{18}$F–FDG在肝细胞肝癌诊断上形成互补。

5)生长抑素类似物显像　$^{99m}$Tc–奥曲肽可作为诊断肝细胞癌的肿瘤受体示踪剂。奥曲肽是生长抑素类似物,生长抑素是一种具有广泛生物活性的激素,广泛存在于中枢神经系统、肝脏、肠道及胰腺等组织内,通过与生长抑素受体(SSTR)结合发挥其生理及抗肿瘤作用。生长抑素受体亚型在肝癌细胞中表达不尽一致,但共同稳定且较高地表达SSTR2。生长抑素类似物不仅在分子显像诊断肝癌中具有重要临床意义,还在肝癌的分子靶向治疗方面具有重要的临床应用价值。

6)肝胆动态延迟显像　放射性肝胆药物如$^{99m}$Tc–亚氨二醋酸类($^{99m}$Tc–IDA)和$^{99m}$Tc–吡哆氨酸类($^{99m}$Tc–PMT)均为肝胆示踪剂。肝细胞肝癌起源于肝细胞,因此有可能摄取放射性肝胆药物。正常肝组织摄取放射性核素标记的肝胆药物后,可通过分泌、排除的过程,将其排入胆道系统,肝区放射性迅速降低;而肝细胞肝癌病灶摄入放射性肝胆药物后无法及时排出,因此,放射性淤滞于病灶局部。一方面病灶部位放射性滞留,另一方面病灶周围正常肝组织放射性迅速降低,甚至清除,衬托显示出病灶部位放射性核素浓

聚"热区"。双向的消长犹如"水落石出"一般。多数情况需要在肠道排泄相后病灶方能清晰显示,因此要进行延迟显像。

延迟显像可用于小肝细胞癌的定性和定位诊断,阳性显示的肿瘤在2cm以下;可用于AFP阴性肝细胞癌的定性、定位诊断,肝腺瘤与肝细胞癌的鉴别诊断,肝细胞癌转移灶的诊断。这一诊断方法具有较高的特异性,各家报道均为90%以上,但仍应注意各种原因引起的局部胆汁淤滞造成的假阳性。不足之处在于其阳性率仅为50%~60%,虽可检出2cm以下的肝癌病灶,但检出率较低,且位于肝门区的肝细胞癌因受胆道系统的影响难以检测出来,容易漏诊。

7)肝血流灌注和肝血池显像　肝血流灌注和肝血池显像可用于鉴别肝血管瘤与肝细胞癌。肝血管瘤在血流灌注相中血流灌注正常或略降低,血池显像病灶局部放射性增高,是肝血管瘤的典型表现;而肝细胞癌在血流灌注相中局部血流灌注增强,在血池显像上无明显的放射性增高,与周围正常肝组织相近。

8)肝胶体显像与亲肿瘤核素联合显像　肝细胞癌在肝胶体显像上可表现为单个或多个放射性稀疏或缺损区,而部分肝良性肿瘤也可表现为放射性稀疏或缺损,如肝腺瘤、肝血管瘤、肝脓肿等,联合亲肿瘤核素显像可与此鉴别。目前用于阳性显像的亲肝细胞癌放射性核素有$^{67}$Ga、$^{201}$Tl、$^{111}$In等。约90%的肝细胞癌可选择性浓聚$^{67}$Ga,肝胶体显像所示放射性稀疏或缺损区有$^{67}$Ga填充,其放射性高于周围正常肝组织者为阳性结果;但$^{67}$Ga诊断肝细胞癌的特异性较差,某些转移性肝癌也呈放射性浓聚。

## (四)临床应用

### 1. 在原发性肝细胞癌分期中的价值

肝细胞癌按照肿瘤的大小和数目、血管侵犯、肝外转移、肝功能和全身状况进行分期。临床普遍使用TNM分期(UICC/AJCC,2010年)。$^{18}$F–FDG PET/MR比PET/CT显像对T分期价值更大,两者在N分期和M分期方面均有明显优势。

1)肝细胞癌的原发灶分期(T分期)　肝

细胞癌的葡萄糖代谢与肿瘤的分化程度或病理分级有关。在分化较差或病理分级较高的肝细胞癌中，肿瘤细胞内葡萄糖 -6- 磷酸脱氢酶表达较低，$^{18}$F-FDG 更多滞留于肿瘤细胞内，表现为 $^{18}$F-FDG 的高摄取；在分化较好或病理分级较低的肝细胞癌中，肿瘤细胞内葡萄糖 -6- 磷酸脱氢酶表达相对较高，$^{18}$F-FDG 更易洗脱，表现为 $^{18}$F-FDG 摄取接近甚至略低于正常肝实质。相关研究表明，延迟显像可提高肝细胞癌原发灶的检出率。应用 $^{11}$C-ACE 或 $^{11}$C- 胆碱 PET 显像可提高对高分化肝癌诊断的灵敏度，与 $^{18}$F-FDG 互补。

2）肝细胞癌的区域淋巴结分期（N 分期）　肝细胞癌的淋巴结转移多见于肝门区淋巴结，其次是上腹部和腹膜后及膈上淋巴结，也可经胸导管转移至锁骨上及颈部淋巴结，或经淋巴管转移至内乳淋巴结。通常转移淋巴结呈 FDG 高代谢。

3）肝细胞癌的远处转移病灶分期（M 分期）　M 分期重点评估门脉等脉管癌栓及腹膜、肾上腺、肺、骨骼等常见器官是否有转移。

门脉癌栓多表现为血管腔内具有糖代谢异常增高的条索状病灶，同时肝细胞癌癌灶呈明显的糖代谢异常增高，二者糖代谢程度接近。门脉血栓常表现为 $^{18}$F-FDG 摄取轻度增高。

肝细胞癌易发生腹膜种植性转移，转移灶的典型表现是腹腔内大小不一的占位，糖代谢程度与肝内原发病灶相似，在 CT 或 MRI 图像上与周围器官对比度不明显而易漏诊。网膜或腹膜的种植性转移灶在 PET/CT 中的表现有时也不典型，较小的转移灶多没有明显的糖代谢异常增高，只能借助 CT 图像判断，表现为网膜或腹膜单发的局灶性结节或多发结节，或者表现为相互融合的多发结节，适当调整软组织窗宽，并对局部进行放大显示，有助于发现一些不典型的转移。

肾上腺是肝细胞癌常见的转移部位，多为血行转移，也可以是直接浸润。典型者表现为肾上腺具有明显糖代谢异常增高的占位，糖代谢程度与肝细胞癌相似，转移灶较小时糖代谢增高可不明显。

肝细胞癌易经血行转移至肺，表现为两肺多发、大小不一、密度均匀的结节，边缘光整，以双肺下野为多，部分表现为肺内单发病灶。转移灶较大者伴有明显的糖代谢异常增高；病灶较小者，往往表现为没有明显糖代谢异常增高的小结节，尤其是位于肺底的病灶，受呼吸运动影响较为明显。

肝细胞癌骨骼转移多为溶骨性转移伴软组织肿块，成骨性转移罕见。PET/CT 表现为伴有糖代谢异常增高的骨质破坏区，若伴有软组织肿块形成，则骨显像时多无明显的示踪剂摄取，假阴性率较高。

4）肝细胞癌的再分期　手术、介入或射频治疗后，肝脏结构和形态会发生变化。基于 CT 或 MRI 解剖图像进行再分期面临很多困难，而代谢显像则不受结构变化所带来的影响，具有一定的优势。

## 2. 在肝细胞癌疗效监测和预后评估中的价值

有研究表明：与常规结构影像学检查相比，$^{18}$F-FDG PET 能更早发现治疗后复发，也被用于评估外科或介入治疗后出现不明原因 AFP 升高的患者，在肝细胞癌经肝动脉化学栓塞（TACE）介入治疗后的评价中具有较高的诊断准确率，尤其是对三相期非结论性 CT 结果和 AFP 持续升高的患者。结合 AFP 等血清标志物，$^{18}$F-FDG PET 作为新一代的生物学标准，有可能进一步提高对肿瘤行为的预测水平，为肝细胞癌提供一个更好的风险分层模型。

# 十、胰腺癌

## （一）定义、流行病学和临床表现

胰腺癌是起源于胰腺导管上皮和腺泡细胞的恶性肿瘤，恶性程度高，中位生存时间小于 6 个月，5 年整体生存率小于 6%。近年来，胰腺癌的发病率呈上升趋势，在 45 岁前发病率较低，此后随年龄增长迅速上升，并于 80~85 岁达到高峰，男性明显高于女性。吸烟是胰腺癌公认的危险因素，其他危险因素包括高脂饮食、肥胖、酗酒、慢性胰腺炎和糖尿病等。由于胰腺位于腹膜后，位置隐匿，早期症状缺乏特异性，症状一旦出现病程已发展到中晚期。胰腺癌的临床症状取决于病灶所在位置及周围组织器官是否受累及，主要表现为黄疸、腰背疼痛、肝及胆囊肿大、腹部包块及消化不良等。

## （二）病理学基础及代谢特点

胰腺癌最多见于胰头部，占 60%~70%；其次为胰体及胰尾，占 30% 左右；极少数病例弥漫在整个胰体。胰腺癌大多起源于胰腺导管上皮，组织学类型为导管腺癌，约占胰腺上皮性肿瘤的 85%，此外还有腺鳞癌、印戒细胞癌、未分化癌等。典型的胰腺导管腺癌 PET 显像表现为 $^{18}$F-FDG 高摄取。腺泡细胞癌少见，FDG 代谢不如导管上皮癌活跃。其他组织学类型如导管内乳头状黏液性肿瘤和实性假乳头肿瘤等 FDG 代谢较活跃。值得注意的是，部分胰腺癌包括不止一种分化方向成分，最重要的是腺癌和神经内分泌肿瘤的混合。分化好的胰腺神经内分泌肿瘤 PET 显像表现为 $^{18}$F-FDG 低摄取，生长抑素受体显像高摄取；而分化差的胰腺神经内分泌肿瘤 PET 显像表现为 $^{18}$F-FDG 高摄取，生长抑素受体显像低摄取。

## （三）影像特征

正常胰腺的 $^{18}$F-FDG 分布为本底水平，低于肝脏。而慢性胰腺炎、自身免疫性胰腺炎 PET 显像可表现为 $^{18}$F-FDG 摄取增加，可以为局限性也可以为弥漫性，可影响胰腺癌的检出或误诊为胰腺癌。

典型胰腺导管腺癌 $^{18}$F-FDG PET/CT 显像表现为胰腺内稍低密度结节或肿块，$^{18}$F-FDG 摄取明显增高，位于胰头部的胰腺癌常伴有肝内外胆管及胰管扩张。胰腺癌发生淋巴结转移时，可见病灶周围肿大淋巴结 $^{18}$F-FDG 高摄取；发生肝转移时，表现为肝内多发低密度结节 $^{18}$F-FDG 高摄取。

胰腺神经内分泌癌的 PET 表现与所用示踪剂及肿瘤分化程度相关，目前多用 $^{18}$F-FDG 与 $^{68}$Ga 标记的生长抑素类似物（$^{68}$Ga-DOTATATE）联合显像。分化好的胰腺神经内分泌癌多表现为胰腺体尾部低密度结节，$^{18}$F-FDG 的摄取与本底水平接近，$^{68}$Ga-DOTATATE 摄取显著增高，病灶边界清晰，无明显外侵征象。分化差的胰腺神经内分泌癌多表现为胰腺体尾部低密度结节 $^{18}$F-FDG 的高摄取，而 $^{68}$Ga-DOTATATE 摄取与本底水平接近。

## （四）临床应用

### 1. 在胰腺癌诊断及分期中的价值

多数胰腺癌患者肿瘤病灶 $^{18}$F-FDG 摄取明显增加，延迟显像病灶与本底对比度更明显。荟萃分析显示，$^{18}$F-FDG PET 诊断胰腺癌的灵敏度和特异性分别为 90% 和 85%。$^{18}$F-FDG PET/CT 与血清 CA19-9 联合用于胰腺癌的诊断，可进一步提高诊断的准确性。慢性胰腺炎、自身免疫性胰腺炎及胰腺结核的 $^{18}$F-FDG PET/CT 显像也可表现为高摄取，可能会误诊为胰腺癌。对于病灶直径小于 2cm 的胰腺癌小病灶，仍可表现为 $^{18}$F-FDG 高摄取，延迟显像可提高诊断的灵敏度。

$^{18}$F-FDG PET/CT 在胰腺癌的 TNM 分期方面具有优势。PET/CT 同期增强 CT 扫描方案，可以进一步提高 PET/CT 术前胰腺癌局部分期诊断的准确性。在胰腺周围淋巴结转移、远处转移或肝转移的诊断方面，PET/CT 具有较高的诊断效能，较常规影像学方法可发现更多的病灶。但在小于 1cm 的肝转移灶的诊断中，$^{18}$F-FDG PET 对病灶的检出率不到 50%，主要是由于部分容积效应及肝脏随呼吸运动而低估了小病灶的代谢活跃，其次是肝脏生理性高摄取 $^{18}$F-FDG 掩盖了小病灶的存在。随着 PET 探测技术的提升，如全景式 PET、PET/MR 的不断应用，明显提高了 PET 对小于 1cm 病灶的检出能力，可对胰腺癌的术前危险度分层和治疗方案的选择提供重要帮助。

### 2. 在胰腺癌放疗靶区勾画中的价值

三维适形放疗是胰腺癌放疗的首选方法，以 PET/CT 为基础的放疗靶区勾画，其融合图像不仅能减少勾画者之间对同一肿瘤认识的差异性，而且在勾画原发肿瘤和转移淋巴结方面具有更高的灵敏度和准确性。

### 3. 在胰腺癌治疗反应监测与疗效评估中的价值

血清 CA19-9 水平升高是判断胰腺癌复发的敏感指标，但并不能提供复发的位置信息。$^{18}$F-FDG PET/CT 结合 CA19-9 检测可以显著提高复发检出率。

对于接受立体定向放疗的局部晚期胰腺癌患者，$^{18}$F-FDG PET/CT可以监测治疗前后肿瘤代谢的变化，从而评估肿瘤的放疗效果。放疗后SUV下降比例高的患者，预期有更好的病理学反应。

总之，$^{18}$F-FDG PET在胰腺癌的诊断、小病灶及隐匿性病灶检出、放疗靶区勾画、临床治疗决策和疗效评估方面均显示出较高的应用价值，结合$^{68}$Ga-DOTATATE、$^{68}$Ga-FAPI显像，将显著提高胰腺肿瘤诊断的特异性，进一步改进PET对胰腺癌病灶的诊断效能。

# 十一、结直肠癌

## （一）定义、临床及流行病学特点

结直肠癌（colorectal cancer，CRC）是发生于结直肠黏膜的恶性肿瘤。结直肠癌发病率的增加被认为与遗传、饮食、慢性炎症、肠道微生物环境的改变等有关。肠道菌群组成的异常被认为是结直肠癌发生和发展潜在的重要病因。根据发病部位不同其临床症状不同，早期症状不明显，随着肿瘤的增大而出现排便习惯性状的改变、便血、腹泻、腹泻与便秘交替、腹痛等症状，晚期出现贫血、体重减轻等全身症状。

## （二）病理学基础及代谢特点

结直肠癌组织学类型主要有：①腺癌，结直肠癌95%以上是腺癌，依据分化程度不同分为乳头状腺癌、管状腺癌、黏液腺癌、印戒细胞癌；②未分化癌；③腺鳞癌；④鳞状细胞癌；⑤神经内分泌肿瘤。不同病理类型及同一病理类型的不同分化程度，肿瘤细胞的葡萄糖代谢特点不同。绝大部分结直肠癌细胞大量摄取$^{18}$F-FDG，PET显像呈高代谢表现，但不同病理亚型摄取$^{18}$F-FDG的程度有不同。

## （三）影像特征

### 1. $^{18}$F-FDG显像

**1）原发灶** 早期结直肠癌可见局限性肠壁略增厚或无异常，而周围肠壁正常，可见点状或小结节状放射性浓聚，浓聚程度不一。若邻近肠道内有明显生理性$^{18}$F-FDG摄取，则可能因缺乏对比度而漏诊。结直肠癌PET/CT表现多样，可表现为结节状、团块状、环状放射性浓聚影。

**2）淋巴结转移** 结肠癌淋巴结转移分为结肠上淋巴结、结肠旁淋巴结、中间淋巴结及中央淋巴结。直肠癌淋巴结转移主要为直肠上动脉和腹主动脉周围的淋巴引流方向，以及沿直肠下动脉向盆腔壁外侧淋巴引流；其次是远处淋巴结转移，如腹膜后、髂血管、纵隔及锁骨上等部位的淋巴结转移。淋巴结转移表现为$^{18}$F-FDG异常放射性浓聚影。

**3）结直肠癌远处转移**

（1）结直肠癌肝转移：$^{18}$F-FDG PET/CT对肝脏转移灶的检测具有较高的灵敏度和特异性。肝转移灶在PET上表现为单个或多个结节状或团块状放射性异常浓聚影，当伴有中央区肿瘤坏死时，PET图像中央呈放射性缺损。$^{18}$F-FDG PET/CT对直径大于1.0cm的肝内转移灶的灵敏度可高达95%；但对小于1.0cm的肝脏转移灶，灵敏度下降到36%。

目前NCCN指南未推荐$^{18}$F-FDG PET/CT常规作为结直肠癌分期的影像学检查，如果常规影像学方法难以明确诊断及该诊断对于治疗方案具有决定性意义，且肝内病灶大于1.0cm，此时可选择$^{18}$F-FDG PET/CT进一步明确诊断。另外，结直肠癌治疗后肿瘤标志物进行性升高，而常规影像学检查阴性，此时建议选择$^{18}$F-FDG PET/CT行进一步检查。应用PET/MR常可以发现更多的肝转移灶。

（2）结直肠癌肝外转移：肝外转移包括肺、骨、腹膜转移等。肺转移灶PET表现为单个或多个结节状、团块状放射性异常浓聚影，值得注意的是，部分肺转移灶由于病灶小PET显像未见放射性浓聚。骨转移灶PET表现为结节状或团块状放射性异常浓聚影。结直肠癌也易发生腹膜种植，腹膜转移可表现为大网膜、肠系膜的弥漫性增厚、密度不均匀性增高，形如饼状，呈不规则、不均匀的斑片状$^{18}$F-FDG放射性摄取；也可在腹膜表面、肝、脾及横膈上形成多发结节状异常放射性浓聚影。结直肠癌腹腔内肝外转移的诊断首选$^{18}$F-FDG PET/CT，它可以检测到常规影像学方法难以发现的隐匿性转移灶。

## 2. 非 $^{18}$F-FDG 显像

目前非 $^{18}$F-FDG 显像剂在结直肠癌诊治中应用较少，临床研究报道的有 $^{18}$F-FLT、$^{18}$F-FAPI 及 $^{18}$F-Xeloda 等，其临床应用价值尚有待于进一步的观察和研究。

### （四）临床应用

#### 1. 在结直肠癌分期中的价值

PET/CT 在结直肠癌分期诊断中以 TNM 分期为主。T 分期根据病灶的大小、肠壁的浸润深度和邻近结构的累及情况来确定，通常采用 CT 和（或）MRI 的结果，并结合直肠内超声诊断对结直肠癌进行评估，T 分期诊断与常规影像学检查比较无明显的优势。N 分期以检出阳性淋巴结的个数来判断，分为 pN0：无淋巴结转移；pN1a：1 个阳性淋巴结；pN1b：2~3 个阳性淋巴结；pN2a：4~6 个阳性淋巴结；pN2b：≥ 7 个阳性淋巴结。阳性淋巴结数目即转移淋巴结的数目，是评估结直肠癌患者预后的重要指标。阳性淋巴结在 PET/CT 上表现为淋巴结增大，直径大于 10mm，代谢增高；当 CT 检出单个淋巴结直径在正常范围之内，而淋巴结对 FDG 摄取增高，则考虑淋巴结转移；当转移淋巴结直径小于 5.0mm，则在 PET 图像上易出现假阴性。对于 N 分期，PET/CT 优于 CT 及 MRI，PET/CT 显像对小于 5mm 的局部淋巴结转移的优势并不明显。M 分期：当发现远处淋巴结转移、其他器官转移、腹水等征象时，特别是腹部肝外转移时，$^{18}$F-FDG PET/CT 具有优势。总之，PET/CT 图像不仅能显示解剖学的改变，如大小、形状和密度等，而且还能反映功能代谢的异常，可明显增加 T3、T4 分期的准确性，提高区域淋巴结的分辨率及远处转移的定位和定性，但仍无法避免 T1、T2 期的混淆和 N 分期的过低分期。PET/MR 应用将有助于弥补以上不足。

#### 2. 在结直肠癌疗效监测和预后评估中的价值

$^{18}$F-FDG PET/CT 在评价结直肠癌放、化疗的疗效方面起着重要作用。PET 能更早发现某些肿瘤对治疗不敏感，从而及早更改治疗方案。$^{18}$F-FDG PET 也可用来评价肿瘤的侵袭性及患者的预后。结直肠癌经放、化疗后病灶 $^{18}$F-FDG 的浓聚是肿瘤细胞残留的特异性标志，常常提示预后不良。临床上治疗结束后 4~6 周是行 PET 复查的最佳时机。

# 十二、宫颈癌

## （一）定义、流行病学和临床表现

宫颈癌（cervical carcinoma）是妇科常见恶性肿瘤之一，全球每年有 20 多万妇女死于宫颈癌。全球每年约有 46.6 万宫颈癌新发病例，中国每年新发病例为 13.15 万，约占世界新发病例总数的 1/4。

目前认为人乳头瘤病毒（human papilloma virus，HPV）感染是宫颈癌的主要病因。宫颈癌主要表现为阴道不规则流血、阴道排液和疼痛，也可因为肿瘤侵犯周围器官如膀胱、直肠等而出现相应症状。

## （二）病理学基础及代谢特点

宫颈癌主要发生于宫颈鳞状上皮和柱状上皮交界处，根据其演变过程，主要包括宫颈上皮内瘤变（cervical intraepithelial neoplasia，CIN）、早期浸润癌和浸润癌。

宫颈上皮内瘤变（CIN）根据细胞异型性和累及上皮层的范围分为 3 类：CIN Ⅰ 级（轻度不典型增生），细胞异型性轻，排列不整齐，但仍保持极性，异常增殖细胞限于上皮层下 1/3；CIN Ⅱ 级（中度不典型增生），细胞异型性明显，排列较紊乱，异常增殖细胞占据上皮层下 2/3；CIN Ⅲ 级（重度不典型增生及原位癌），重度不典型增生的上皮细胞，异型性显著，失去极性，异常增殖细胞扩展至上皮的 2/3 或几乎全层。宫颈上皮内瘤变在 $^{18}$F-FDG PET/CT 图像中，多为无或轻度摄取。

早期浸润癌是在原位癌基础上，在镜下发现癌细胞小团似泪滴状、锯齿状突破基底膜，或出现膨胀性间质浸润，但浸润深度不超过基底膜下 3~5mm，在固有膜中形成一些不规则的癌细胞条索或小团块，称为早期浸润癌或微小浸润癌。在 PET/CT 显像中，$^{18}$F-FDG 轻度摄取，此时往往需要借助病理活检提高宫颈癌检查的确诊率。

浸润癌指癌组织浸润深度超过基底膜下5mm，甚至侵及宫颈全层或宫颈周围组织并伴有临床症状。在PET显像中，$^{18}$F-FDG摄取明显增高，表现为高代谢。

宫颈癌根据组织学类型主要分为鳞癌、腺癌和腺鳞癌，其他类型非常少见。宫颈鳞癌来源于宫颈外口鳞状上皮，占宫颈癌的70%~90%。宫颈腺癌来源于被覆宫颈管表面和宫颈管内腺体的柱状上皮，较少见，约占宫颈癌的5%，以黏液腺癌最为多见；细胞内含黏液，腺上皮增生为多层，细胞低矮，异型性明显，见核分裂象。宫颈腺鳞癌来源于宫颈黏膜柱状细胞，较少见，癌细胞幼稚，癌组织中有明确的腺癌和鳞癌成分，恶性程度高，预后差。在$^{18}$F-FDG PET图像中，宫颈癌通常表现为$^{18}$F-FDG摄取明显增加，具有较好的灵敏度和特异性。

## （三）影像特征

### 1.$^{18}$F-FDG显像

典型宫颈癌在PET/CT显像中表现为宫颈增大/宫颈肿块伴$^{18}$F-FDG摄取显著增高，对于部分体积较小、分级较低的癌性灶，在PET/CT图像上放射性摄取与生理性分布较难区分。宫颈癌以鳞癌最常见，腺癌次之，这两者在代谢程度上并无明显差异，其他类型非常少见。

1）鳞癌　宫颈鳞癌是最常见的宫颈癌类型，常发生在宫颈外口，呈结节状向外突出，肿瘤一般较大，但浸润深度较浅。宫颈癌早期，PET上可见局部放射性浓聚。肿瘤较大时，PET/CT一般表现为宫颈增大或软组织肿块及结节，伴$^{18}$F-FDG浓聚；PET/MR一般表现T2WI的病灶边缘不整，形成稍高信号的肿块突入阴道伴$^{18}$F-FDG浓聚。少部分患者会出现癌灶内坏死，PET则表现为放射性稀疏或缺损。

2）腺癌　宫颈腺癌是宫颈癌第二常见的病理类型，主要向宫颈管壁内浸润，侵犯宫颈深部和宫旁组织，易发生坏死，形成溃疡。PET/CT表现为宫颈增大伴$^{18}$F-FDG浓聚；PET/MR表现为T2WI的宫颈内不均匀高信号影，高于宫颈间质，低于宫颈上皮，与周围组织界限清晰或模糊，伴

$^{18}$F-FDG浓聚。

### 2. 非$^{18}$F-FDG显像

对于宫颈癌，FDG显像具有明显优势，目前文献报道：FAPI显像也有一定的价值，可以作为FDG显像的补充。

## （四）临床应用

### 1. 在宫颈癌分期中的价值

临床上常用的分期方法为FIGO分期和TNM分期系统，尤其是FIGO分期广泛应用于临床。FIGO分期综合3个方面内容：原发性肿瘤的范围及局部浸润深度，区域淋巴结的存在与否，以及侵犯盆腔邻近器官及远处器官转移。据此将患者分成4个疾病阶段（Ⅰ~Ⅳ期），不同阶段的患者因预后的差异而选择不同的治疗方案。不同的分期推荐应用PET/CT的力度不同。2019NCCN宫颈癌指南推荐：ⅠB1期可考虑行PET/CT全身检查，ⅠB2期常规行全身PET/CT检查，全子宫切除术后意外发现宫颈癌的患者考虑全身PET/CT检查，Ⅱ~Ⅳ期行全身PET/CT检查以评估转移情况。

宫颈癌区域淋巴结转移依次累及宫颈旁、子宫旁、闭孔区、髂内、髂外、髂总、骶前、骶内、腹主动脉旁组淋巴结。研究表明PET/CT评估淋巴结转移优于CT或MRI。有研究显示$^{18}$F-FDG PET/CT诊断宫颈癌盆腔淋巴结转移的灵敏度、特异性、准确率分别为82.35%、77.78%、79.25%。

宫颈癌远处转移常见的部位为肺、骨、肝等，临床医生常常将各类影像学结果整合考虑评估远处转移情况。$^{18}$F-FDG PET/CT及PET/MR显像因其以高代谢病灶作为转移的直观表现，加之其全身成像的检查模式，成为目前公认的评估远处转移的最佳手段及宫颈癌的一站式检查方法。

### 2. 在宫颈癌疗效监测和预后评估中的价值

无论是可手术还是不能手术的患者，原发病灶的SUVmax、MTV、TLG越高，预示患者的预后越差，生存期越短。

# 十三、子宫内膜癌

## （一）定义、流行病学和临床表现

子宫内膜癌（endometrial carcinoma）是女性

生殖系统常见的恶性肿瘤之一，发病率仅次于宫颈癌，占女性癌症的 7% 左右，占女性生殖系统肿瘤的 20%~30%。据 2015 年国家癌症中心统计，我国的发病率为 63.4/10 万，死亡率为 21.8/10 万。子宫内膜癌可发生于任何年龄，以围绝经期和绝经后妇女好发，约 75% 的病例发病年龄大于 50 岁，但近年发病年龄有年轻化趋势。子宫内膜癌的临床症状与发病部位密切相关，主要有阴道流血、阴道排液、疼痛，晚期患者可表现为消瘦、发热、贫血、恶病质等全身衰竭或远处转移的相关症状。

## （二）病理学基础及代谢特点

子宫内膜癌起源于苗勒管，具有向其他各种上皮分化的潜能，因此常出现有多向分化的组织成分，导致子宫内膜癌组织类型的多样化和分类复杂性。根据 2014 年 WHO 女性生殖器官肿瘤分类，可以分为：①单纯内膜样癌；②黏液癌；③浆液性癌；④透明细胞癌；⑤癌肉瘤，亦称为恶性苗勒管混合瘤。根据发病机制不同，又可分为两类。①雌激素依赖型（Ⅰ型）：与内源性或外源性雌激素的增高有关，占子宫内膜癌的大多数，常有子宫内膜增生、细胞不典型增生，分化及预后良好，代表性的组织学类型为子宫内膜样癌；②非雌激素依赖型（Ⅱ型）：与雌激素相关性低，多见于绝经后妇女，为萎缩性子宫内膜发生的分化较差的内膜癌，常伴抑癌基因 P53 的突变，肿瘤恶性程度较高，预后较差，典型的组织学类型为浆液性腺癌。典型的子宫内膜癌在 PET/CT 上表现为增厚的子宫内膜或肿块，$^{18}$F-FDG 高摄取，坏死区无放射性摄取。

## （三）影像特征

### 1. $^{18}$F-FDG 显像

典型的子宫内膜癌在 $^{18}$F-FDG PET/CT 上常表现为子宫内膜不同程度增厚，并可向下方子宫肌层侵犯致子宫肌层局限性或广泛性病变，使子宫体积增大，并呈 $^{18}$F-FDG 高摄取。癌肿较早沿子宫内膜蔓延生长，向上经子宫角至输卵管，向下至宫颈管蔓延到阴道。子宫内膜癌还可经肌层浸润，穿破子宫浆膜面蔓延至直肠、膀胱、输卵管、卵巢等邻近器官，并可广泛种植在腹膜、子宫直

肠陷凹及大网膜。与 PET/CT 相比，PET/MR 能更好地判断原发灶侵犯范围，最常用的是矢状位 T2 脂肪序列。子宫内膜癌 $^{18}$F-FDG PET/MR 表现为病灶 T1 低信号，T2 高信号，增强扫描明显强化。

子宫内膜癌淋巴结转移与病变期别、肌层浸润深度、细胞分化程度、肿瘤大小等有关。当癌肿浸润至深肌层或扩散到宫颈管，或癌组织分化不良时，易出现淋巴结转移。对子宫内膜癌患者而言，盆腔淋巴结及腹主动脉旁淋巴结转移与否直接影响到疾病分期和预后，PET/CT 对肿瘤是否发生淋巴结转移有很高的特异性和阴性预测值，为减少不必要的淋巴结清扫提供了可能，可指导子宫内膜癌患者的个性化治疗。

### 2. 非 $^{18}$F-FDG 显像

$^{18}$F-FES 的摄取程度与免疫组化检测的肿瘤雌激素受体密度呈正相关，与子宫内膜癌分化程度呈负相关。研究显示，$^{18}$F-FES 摄取水平与 $^{18}$F-FDG 摄取相结合与子宫内膜癌的侵袭性密切相关。因此 $^{18}$F-FES PET/CT 具有预测预后和反映肿瘤分化程度的潜力。这也表明 PET 对子宫内膜癌的诊断和治疗策略有更为广阔的应用前景。

## （四）临床应用

### 1. 在子宫内膜癌分期中的价值

子宫内膜癌目前采用的是 FIGO 分期，根据侵犯范围及有无转移分为 Ⅰ~Ⅳ 期。

Ⅰ 期：子宫内膜癌病变局限于子宫体，其中肿瘤局限于子宫内膜时为 Ⅰa 期，当肿瘤侵犯至子宫肌层且厚度小于 1/2 为 Ⅰb 期，侵犯肌层厚度大于 1/2 为 Ⅰc 期。Ⅰ 期子宫内膜癌的子宫形态和大小均可无异常，$^{18}$F-FDG 无明显摄取或轻度摄取。

Ⅱ 期：子宫内膜癌病变累及宫颈，表现为子宫增大。$^{18}$F-FDG PET/CT 显像宫腔内呈结节状或团片状高代谢影，病灶与正常子宫组织分界不清，肿瘤坏死时肿块内可见不规则的低密度影。

Ⅲ 期：子宫内膜癌侵犯子宫旁和盆腔壁，子宫旁及阴道旁脂肪间隙消失，肿瘤侵犯到卵巢和输卵管时，形成附件肿块。PET/CT 表现为双侧附件区及盆腹腔其他部位出现增多的不规则软组织影，并表现出放射性异常浓聚。

Ⅳ 期：子宫内膜癌侵犯至膀胱、直肠，表现

为子宫与膀胱、直肠间正常脂肪间隙消失，严重时向膀胱、直肠内突出，膀胱壁及直肠壁均可出现放射性异常浓聚肿块影。IVb 期时出现远处器官转移。

### 2. 在子宫内膜癌疗效监测和预后评估中的价值

子宫内膜癌的预后主要与子宫肌层浸润深度、宫颈部侵犯范围、肿瘤病理类型和是否有淋巴结转移等因素有关。常规的随访手段存在较大的局限性，应用 PET/CT 可观察肿瘤的代谢活性，有助于早期检出复发和转移。一项荟萃分析表明，PET/CT 可用于监测和定位治疗后的子宫内膜癌患者的复发灶。在预测子宫内膜癌淋巴结转移方面，PET/CT 的灵敏度为 78%，特异性为 100%，准确率为 94%。PET/MR 的应用可进一步提高 PET 的诊断效能，使分期诊断更加精准。

## 十四、卵巢癌

### （一）定义、流行病学和临床表现

卵巢癌（ovarian cancer）是指源于卵巢的恶性肿瘤。2018 年全球统计显示其发病率和死亡率分别为 3.4% 和 4.4%。中国卵巢癌的发病率和死亡率分别居女性恶性肿瘤的第 10 位和第 9 位。卵巢癌早期常无症状，常由其他原因行妇科检查时偶然发现。常见临床表现为腹胀、腹部包块和腹水，若肿瘤向周围组织浸润或压迫神经，可引起腹痛、腰痛、下肢痛、下肢水肿等症状。晚期患者可有消瘦、严重贫血等恶病质。有的患者可在腹股沟、腋下或锁骨上触及肿大淋巴结。

### （二）病理学基础及代谢特点

卵巢癌组织学分类方法很多，但目前普遍采用的依然是 WHO 2014 年制定的卵巢肿瘤组织学分类法。主要分为以下 4 类。

#### 1. 上皮性卵巢癌

1）浆液性癌　可分为高级别浆液性癌和低级别浆液性癌，早期浆液性癌常见于单侧卵巢，晚期则双侧卵巢累及较常见。肉眼观由单个或多个纤维分隔的囊腔组成，囊腔内含有清亮液体。镜下实性部分细胞层次增加 3 层以上，伴有明显癌细胞破坏性间质浸润，癌细胞异型明显，核分裂象多见，乳头分支多而复杂，呈树枝状分布，常可见沙粒体。浆液性癌实性部分代谢活跃，在 $^{18}F$-FDG PET/CT 图像上常表现为明显葡萄糖高代谢，囊性部分代谢不高。

2）黏液性囊腺癌　卵巢单侧发生较常见，双侧发生比较少见。肉眼观肿瘤表面光滑，由多个大小不一的囊腔组成，腔内充满富于糖蛋白的黏稠液体，含有较多乳头和实性区域，可伴有出血坏死及包膜浸润。镜下可见黏液性癌上皮细胞异型明显，形成复杂的腺体和乳头结构，伴有间质明显破坏浸润。在 $^{18}F$-FDG PET/CT 图像上实性部分常表现为明显葡萄糖高代谢，囊性部分代谢不高。

3）子宫内膜样癌　多为单侧，囊性或实性，有乳头生长，囊液多为血性。镜下与子宫内膜癌极为相似，多为高分化腺癌，常与子宫内膜癌并存。在 $^{18}F$-FDG PET/CT 图像上实性部分常表现为明显葡萄糖高代谢，囊性部分代谢不高。

4）透明细胞癌　是由透明、嗜酸性和"鞋钉样"肿瘤细胞形成管囊状、乳头状和实性结构的一种恶性肿瘤。镜下形态多样，可呈腺管样、乳头样、腺纤维瘤样、实性片状或以上各组织学类型的混合结构。肿瘤细胞也具有多种形态特征，包括胞质透亮、胞膜清晰且富含糖原的多边形透明细胞，细颗粒状胞质的嗜酸性细胞，特征性的核大深染凸出于腔缘的"鞋钉样"细胞。另外，还可见到囊性扩张腺腔衬覆的扁平细胞，细胞核常偏于细胞一侧，核圆形或不规则成角，染色质深，呈中至高度的异型性，核仁一般不明显，核分裂象少。在 $^{18}F$-FDG PET/CT 图像上常表现为明显葡萄糖高代谢。

5）混合性上皮癌　由 2 种或 2 种以上卵巢上皮细胞成分构成的恶性肿瘤。病理报告时需注明各个成分。在 $^{18}F$-FDG PET/CT 图像上常表现为明显葡萄糖高代谢。

6）未分化癌　细胞分化极差。在 $^{18}F$-FDG PET/CT 图像上常表现为明显葡萄糖高代谢。

#### 2. 性索 - 间质肿瘤

卵巢性索 - 间质肿瘤起源于原始性腺中的性索和间质组织，女性性索 - 间质细胞称作颗粒细胞和卵泡膜细胞，可形成颗粒细胞瘤（恶性）和卵泡膜瘤（良性）。颗粒细胞瘤伴有雌激素分泌功能，属于低度恶性肿瘤。肉眼观体积较大，呈囊实性，肿瘤部分为黄色，间质呈白色，常伴出血。镜下瘤细胞大小较一致，体积较小，椭圆形或多角形，细胞质少，细胞核可见核沟。在 $^{18}$F-FDG PET/CT 图像上常表现为轻度葡萄糖高代谢。

### 3. 生殖细胞肿瘤

来源于原始生殖细胞，具有多向分化潜能。由原始生殖细胞组成的肿瘤称为无性细胞瘤；原始生殖细胞向胚胎的体壁细胞分化称为畸胎瘤；向胚外组织分化，瘤细胞和胎盘的间充质细胞或其前身相似，称为卵黄囊瘤；向覆盖在胎盘绒毛表面的细胞分化，称为绒毛膜癌。在 $^{18}$F-FDG PET/CT 图像上常表现为不同程度的葡萄糖高代谢。

### 4. 转移性肿瘤

由体内任何部位如胃肠道、乳腺、生殖道、泌尿道等的原发性癌转移而来。其中库肯勃瘤（Krukenberg tumor）是一种特殊的卵巢转移性腺癌，原发部位在胃肠道，为双侧性，多保持卵巢原状或呈肾形，切面呈实性、胶质样。镜下可见典型印戒细胞，可产生黏液。在 $^{18}$F-FDG PET/CT 图像上常表现为葡萄糖高代谢。

## （三）影像特征

### 1. $^{18}$F-FDG 显像

大多数卵巢癌的 $^{18}$F-FDG 显像表现为代谢活性明显增高，典型的卵巢癌 PET/CT 显像表现为附件区内实性或囊实性结节 / 肿块，实性部分代谢活性显著增高。依据卵巢癌的不同病理类型，代谢程度会有所差别，一般恶性度越高的卵巢癌代谢程度越高。不同病理类型卵巢癌的 PET/CT 典型表现存在一定的差异。

1）上皮性卵巢癌　是最常见的卵巢癌组织类型，占卵巢恶性肿瘤的 85%~90%。PET/CT 表现为卵巢单侧或双侧囊实性或实性肿块，实性病变部分伴有较明显的 $^{18}$F-FDG 摄取增高，囊性部分无 $^{18}$F-FDG 摄取。大多数上皮性卵巢癌会有血清 CA125 和 HE4 水平升高。

2）颗粒细胞瘤　是临床中较为少见的低度恶性卵巢性索 - 间质肿瘤，多发生在单侧卵巢，体积较大。PET/CT 表现为实性或囊实性肿块，以囊实性多见，实性病变部分伴有轻度 $^{18}$F-FDG 摄取增高，囊性部分无 $^{18}$F-FDG 摄取。颗粒细胞瘤可分泌多种激素，如雌激素、雄激素、黄体酮等，进而可出现假性性早熟、月经紊乱、少数患者可出现男性化特征等临床表现，对于附件区囊实性占位伴 $^{18}$F-FDG 摄取增高难以与其他来源肿瘤相鉴别时，可通过检测患者激素水平进行鉴别。

3）生殖细胞肿瘤　占卵巢恶性肿瘤的 2%~3%，但在 10 ~30 岁卵巢肿瘤患者中高达 70%。依据肿瘤细胞分化方向和分化程度不同，$^{18}$F-FDG PET/CT 表现各异，可出现不同程度的葡萄糖高代谢，一般而言，恶性程度越高，$^{18}$F-FDG 摄取越高。卵巢无性细胞瘤来源于原始生殖细胞，恶性程度高，在卵巢恶性生殖细胞瘤中占 11%~20%，多见于儿童或 30 岁以下年轻女性，单侧附件病变多见，表现为类圆形或分叶状肿块，可囊性与实性并存，但以实性成分为主多见。

卵巢原发性绒毛膜癌多见于年轻女性，恶性程度高，囊实性成分并存，实性成分偏多，血清 HCG 水平升高。卵巢恶性畸胎瘤多为单侧，表现为附件区密度不均的囊性或囊实性肿物，囊壁可薄厚不均，边缘光滑整齐，肿物内可见特征性脂肪密度影和发育不全的骨骼及牙齿成分。卵黄囊瘤多见于 10~30 岁女性，多为单侧囊实性肿块，外缘光滑，伴 AFP 水平升高。

4）转移性肿瘤　临床较为少见，常为两侧卵巢累及，原发肿瘤多为胃肠道癌或乳腺癌。$^{18}$F-FDG PET/CT 表现为实性或混杂性肿块，伴有 $^{18}$F-FDG 摄取增高。对于有其他部位原发恶性肿瘤、双侧卵巢出现实性或混杂性肿块时，应想到卵巢转移瘤的可能。

### 2. 非 $^{18}$F-FDG 显像

除 $^{18}$F-FDG 代谢显像外，$^{11}$C 标记的示踪剂（$^{11}$C- 胆碱、$^{11}$C- 乙酸盐、$^{11}$C- 甲硫氨酸等）也可作为卵巢癌 $^{18}$F-FDG 显像诊断的补充。目前卵巢癌的非 $^{18}$F-FDG 示踪剂多用于基础实验研究，尚未广泛应用于卵巢癌患者的诊断。

## （四）临床应用

### 1. 在原发性卵巢癌分期中的价值

卵巢癌的治疗是以手术为主的整合治疗，根

据其组织学类型及分期，选择不同的治疗方法。因此，治疗前分期及治疗后再分期对于指导治疗至关重要。目前卵巢癌使用的分期系统是 FIGO 分期。Ⅰ期肿瘤局限在卵巢，Ⅱ期肿瘤局限在盆腔内，Ⅲ期出现腹膜和（或）淋巴结转移，Ⅳ期出现远处转移。$^{18}$F-FDG PET 在卵巢癌分期中具有重要应用价值，优于其他影像检查方法。Nam EJ 等通过大样本病例研究显示 $^{18}$F-FDG PET/CT 进行的诊断分期与手术病理分期符合率为 78%。$^{18}$F-FDG PET/CT 显像是卵巢癌诊断分期的最佳影像手段。

### 2. 在卵巢癌疗效监测和预后评估中的价值

$^{18}$F-FDG PET/CT 在卵巢癌疗效评价和预后评估中具有很高的临床价值。有研究显示，上皮性卵巢癌新辅助化疗前及 1 个疗程后，SUV 降低 20% 者较 SUV 无明显降低者有更长的中位总生存期（38.3 月 vs. 23.1 月）。还有研究认为新辅助化疗前及 3 个疗程后，PET/CT 葡萄糖代谢减低的卵巢癌患者有可能从随后的 3 个疗程化疗中获益，这有助于指导卵巢癌患者个性化整合治疗方案的制订实施。

在预后评估方面，有研究报道发现卵巢癌 SUVmax 较低的患者较 SUVmax 较高患者的总生存期和无病生存期更长。还有研究报道 $^{18}$F-FDG PET/CT 的 MTV 和 TLG 与卵巢癌患者的无进展生存期（PFS）成反比，其中 TLG 是卵巢癌的独立预后因素。

美国国立综合癌症网络（NCCN）指南，对于卵巢癌下列情况推荐使用 PET/CT：①盆腔肿物良恶性难以鉴别时；②卵巢上皮来源肿瘤治疗结束后的随访监测；③恶性生殖细胞肿瘤及恶性性索 - 间质肿瘤随访过程中出现典型症状，体检发现异常或肿瘤标志物升高；④Ⅰ期 2、3 级及Ⅱ～Ⅳ期的未成熟畸胎瘤、任意期别的胚胎性肿瘤、任意期别的卵黄囊瘤和Ⅱ～Ⅳ期的无性细胞瘤化疗后的随访监测。$^{18}$F-FDG PET/CT 显像是卵巢癌疗效评价最灵敏、最准确的影像手段。

## 十五、前列腺癌

### （一）定义、流行病学和临床表现

前列腺癌是老年男性最常见的恶性肿瘤之一，多见于 50 岁以上男性。随着诊断水平的提高和人口老龄化，我国前列腺癌的发病率呈不断上升趋势。前列腺癌早期症状及体征不明显，肿瘤体积较大者可以出现排尿困难、尿潴留等泌尿系统症状。前列腺癌可以突破被膜直接侵犯周围组织如精囊、尿道和膀胱。前列腺骨转移最为多见，最常见于骨盆和腰椎，以成骨性转移为主，有时可呈溶骨性转移。部分患者可能以骨痛为最早的临床症状。

### （二）病理学基础及代谢特点

98% 的前列腺癌为腺癌，起源于腺泡细胞。其他少见的有移行细胞癌、鳞癌、黏液腺癌、小细胞癌、导管腺癌等。前列腺癌的分化程度差异大，组织结构异型性明显，表现为癌腺泡结构紊乱、核间变及浸润现象。前列腺癌的组织学分级中使用最为广泛的是 Gleason 分级，是一种根据腺体组织结构的分化程度和肿瘤生长形式来评估其恶性程度的分级方式。对于同一肿瘤不同区域腺癌结构的变异，按其主要和次要分化程度分别评分，以该两项评分相加的总分作为判断预后的标准。一般来说，分化程度越低（Gleason 评分越高），FDG 代谢越高，PSMA 表达越多；中、高程度分化者，糖代谢增高可不明显，但同样表现为 PSMA 高表达。

### （三）影像特征

#### 1. $^{18}$F-FDG 显像

典型的前列腺癌 $^{18}$F-FDG PET/CT 表现为前列腺内等密度或稍高密度结节放射性浓聚。肿瘤越大，分化程度越低，糖代谢越高，对 $^{18}$F-FDG 的摄取越高。$^{18}$F-FDG PET/MR 表现为前列腺癌病灶 T1WI 低信号，T2WI 为稍高信号，DWI 为显著高信号。

#### 2. 非 $^{18}$F-FDG 显像

1）$^{11}$C- 胆碱 $^{11}$C- 胆碱用于前列腺癌显像的原理在于胆碱可用于合成细胞膜的必需成分磷脂，从而参与细胞膜的生物合成。而肿瘤细胞的分裂增殖旺盛，细胞膜的生物合成活跃，导致肿瘤组织与正常组织的胆碱代谢水平形成差异，使得 $^{11}$C- 胆碱用于前列腺癌显像成为可能。$^{11}$C- 胆碱不经过肾脏排泄，其在膀胱内放射性活度低，前列腺癌显像时具有较好的靶本底对比度。但 $^{11}$C- 胆碱显像也存在缺点：其半衰期短，仅 20min，应用范围局限于有回旋加速器的 PET 中心。

2）$^{11}$C-MET　$^{11}$C-MET 在组织的聚集主要依赖于细胞膜上 α 氨基酸转运分子的密度和血流灌注。$^{11}$C-MET 摄取反映的是氨基酸转运、摄取和蛋白质合成过程，恶性肿瘤增殖速度加快会上调该过程，表现为 $^{11}$C-MET 摄取增加。与 $^{18}$F-FDG 相比，$^{11}$C-MET 在前列腺癌显像的优势包括：$^{11}$C-MET 的血液清除快，且在肝脏、脾脏中代谢明显，不经过泌尿系统排泄，膀胱尿液不显影，有利于前列腺癌显像。

3）PSMA 类示踪剂　前列腺特异性膜抗原（prostate specific membrane antigen，PSMA）又称为Ⅰ型叶酸水解酶或Ⅱ型谷氨酸羧肽酶，是前列腺上皮细胞膜上的一种Ⅱ型固有蛋白，在几乎所有前列腺癌细胞中特异性高表达，良性前列腺组织中低表达，尤其高表达于低分化、转移性和雄激素非依赖型前列腺癌细胞中，是前列腺癌诊断和治疗的理想靶点。近年来，PSMA 类示踪剂发展迅速，成为核医学研究的热点。目前，PSMA 类示踪剂主要用于前列腺癌的诊断和治疗，是核医学科诊疗一体化的重要体现。用于前列腺癌诊断的该类示踪剂主要由 $^{18}$F、$^{68}$Ga、$^{99m}$Tc 标记，如 $^{18}$F-PSMA-1007、$^{18}$F-DCFPyL、$^{68}$Ga-PSMA-11 等；用于前列腺癌治疗的该类示踪剂主要由 $^{177}$Lu、$^{131}$I 等标记，目前国内外使用较为广泛的是 $^{177}$Lu-PSMA-617。

（1）$^{68}$Ga-PSMA-11：$^{68}$Ga-PSMA-11 是目前 $^{68}$Ga 标记的应用最广泛的 PSMA 类示踪剂。其标记方法简单易行，生物分布理想，主要经过泌尿系统排泄，少部分通过肝脏排泄，血液清除快，是较理想的 PSMA 靶向示踪剂。但该示踪剂在临床应用上仍存在一定局限，$^{68}$Ga 主要是经过 $^{68}$Ge/$^{68}$Ga 发生器产生，成本高而产量低；此外，$^{68}$Ga-PSMA-11 主要通过泌尿系统排泄，膀胱内示踪剂浓聚，对于微小复发灶会造成一定干扰。

（2）$^{18}$F-PSMA-1007：$^{18}$F-PSMA-1007 是 $^{18}$F 标记的 PSMA 类新型示踪剂，该示踪剂主要分布于唾液腺、肝脏、胆囊、肾脏、肠道及胰腺内。

$^{18}$F-PSMA-1007 用于前列腺癌及复发转移灶的诊断优势在于：PSMA 类示踪剂在前列腺癌细胞中特异性高表达，而在良性前列腺细胞中低表达，有利于区分前列腺癌及良性前列腺增生；其正电子能量低，利于提高空间分辨率；主要通过肝胆途径代谢，经泌尿系统排泄很少，膀胱内尿液活性低，有利于盆腔内转移灶和复发灶的确认。

（3）$^{99m}$Tc -PSMA SPECT/CT：与 $^{99m}$Tc -MDP SPECT/CT 相比，$^{99m}$Tc -PSMA SPECT/CT 直接靶向前列腺癌细胞，其代谢高低直接反映肿瘤活性，且 $^{99m}$Tc-PSMA 具有更高的灵敏度和特异性，能更早发现病灶；此外，$^{99m}$Tc-PSMA 可以同时发现骨转移灶和淋巴结转移灶。

## （四）临床应用

$^{18}$F-FDG 在前列腺癌原发灶诊断中的灵敏度和特异性均不高，但 $^{11}$C- 胆碱、$^{11}$C-MET 及 PSMA 类示踪剂的应用为前列腺癌的诊断提供了重要依据。尤其是 PSMA 类示踪剂，在前列腺癌组织中呈现特异性高代谢，在前列腺组织中低代谢，有利于前列腺癌与良性前列腺增生的鉴别诊断。此外，PSMA 类示踪剂可以在低血清前列腺特异性抗原（PSA）时诊断前列腺癌，成为前列腺癌诊断最具前景的示踪剂之一。

**1. 在前列腺癌临床分期中的应用**

在 T 分期中，$^{18}$F-FDG 代表癌细胞恶性程度；$^{11}$C- 胆碱、PSMA 类示踪剂的应用，提高了 PET 在前列腺癌 T 分期中的价值。PET/MR 能够清晰地显示前列腺癌病灶的侵犯范围及与周围组织的关系，在 T 分期中的价值要优于 PET/CT 和 MRI。

**2. 在前列腺癌疗效评估和复发监测中的价值**

1）*疗效评估*　PET/CT 直接反映的是肿瘤灶的活性，因此，用于疗效评估时具有较高的灵敏度和准确性。PET/CT 在前列腺癌疗效评估中可用于以下几方面：判断术后病灶残留，放疗后局部纤维灶和局部残留肿瘤灶的鉴别，评估治疗过程中肿瘤活性的抑制程度。

2）*复发监测*　局限性前列腺癌的常用治疗方法包括前列腺癌根治术联合内分泌治疗和局部放疗。部分患者在初次治疗 10 年内出现生化复发，继而发生局部复发和远处转移。生化复发是指前列腺癌根治术后血清 PSA 连续两次 ≥ 0.2ng/mL；或放疗后 PSA 升高至比最低 PSA 高 2ng/mL。大部分前列腺癌患者复发时首先表现为 PSA 的升高，但并非所有的血清 PSA 升高都与疾病进展相关。为明确复发和进一步制订诊疗方案，需借助影像学检查，PET/CT 具有功能显像和解剖成像一体化、一次检查全身显像的特点，在早期诊断前列腺癌复发中，具有一定优势。

# 十六、黑色素瘤

## （一）定义、流行病学和临床表现

恶性黑色素瘤（malignant melanoma，MM）又名黑色素瘤，是由分布于基质的黑色素细胞恶变产生的高度恶性肿瘤。不同种族人群之间黑色素瘤的发病率差异较大，澳大利亚、新西兰和欧洲的白种人发病率较高，亚洲人发病率较低。中国恶性黑色素发病率较低，约占全部恶性肿瘤的 1%~3%，近年来呈上升趋势。

黑色素瘤 90% 以上的原发部位在皮肤，其余原发于黏膜和眼，易出现转移及预后差是黑色素瘤的主要特征。白种人 80% 以上的皮肤黑色素瘤原发于头面部，而亚洲人群黑色素瘤大多原发于肢端皮肤及黏膜。大多数患黑色素瘤的白种人病期处于 I 期，而我国大多数处于 II 期（58.3%）和 III 期（25.2%）。皮肤痣通常运用"ABCD"进行早期诊断：形态不对称（asyetry）、边缘（border）不规整、颜色（color）异常、直径（diameter）大于 6mm。

## （二）病理学基础及代谢特点

### 1. 恶性黑色素瘤的组织特征

皮肤黑色素瘤常见 4 种病理类型：表浅播散型、肢端雀斑型、恶性雀斑型和结节型。①表浅播散型：为白种人最常见的皮肤黑色素瘤类型，常见于间断接受光照部位，如背部和小腿等；②肢端雀斑型：为我国最常见的皮肤黑色素瘤类型，发生于无毛部位，如手掌、足底皮肤和甲床；③恶性雀斑型：常见于老年人长期日光照射部位皮肤，预后较差，分期较晚；④结节型：指垂直生长期皮肤黑色素瘤，周围伴或不伴水平期或原位黑色

素瘤成分。

黏膜黑色素瘤：一般为浸润性病变，可伴有黏膜上皮内 Paget 样播散。

眼色素膜黑色素瘤：根据细胞形态分为梭形细胞型、上皮样细胞型和混合型。细胞类型是葡萄膜黑色素瘤转移风险的独立预测因素，梭形细胞型预后好，上皮样细胞型预后最差。

### 2. 组织学分级

黑色素瘤无须进行组织学分级，均呈 FDG 高代谢。

### 3. 病理学 TNM 分期（pTNM）

不同部位的黑色素瘤采用不同的 pTNM 分期指标（具体可参考 2016 年 AJCC 第 8 版）。①皮肤黑色素瘤 pTNM 分期，适用范围包括唇、眼睑、外耳、面部其他部位、头皮和颈部皮肤、躯干、上肢和肩部、下肢和臀部、皮肤跨越性病变、皮肤、大阴唇、小阴唇、阴蒂、外阴跨越性病变、外阴、包皮、龟头、阴茎体、阴茎跨越性病变、阴茎、阴囊；②头颈部黏膜黑色素瘤 pTNM 适用范围包括鼻腔、鼻窦、口腔、口咽、鼻咽、喉和下咽；③眼黑色素瘤：眼虹膜黑色素瘤、睫状体脉络膜黑色素瘤及结膜黑色素瘤分别有不同 pTNM 分期；④消化道黑色素瘤（食管、小肠和结直肠）暂无 pTNM 分期，根据我国的黑色素瘤临床诊疗指南，建议描述肿瘤浸润消化道层面；⑤阴道黑色素瘤暂无 pTNM 分期，宫颈黑色素瘤 pTNM 分期参照宫颈癌；⑥脑膜黑色素瘤 pTNM 分期同其他脑膜肿瘤。

### 4. 美国国家综合癌症网络（NCCN）分型

根据黑色素瘤的发病部位和发病原因将其划分为 4 种临床亚型：肢端型、黏膜型、慢性日光损害型（chronic sun injury type，CSD）和非慢性日光损害型（non-CSD，包括原发灶不明型）。

### 5. 黑色素瘤的基因检测

黑色素瘤在发生、发展中存在多种基因的改变，基因检测除了有助于一些疑难病例的诊断和鉴别诊断外，还可预测分子靶向治疗药物的疗效和指导临床治疗。目前已明确与黑色素瘤靶向治疗密切相关的基因靶点是 BRAF 突变，其次是 C-KIT 突变。研究发现，在黑色素瘤患者中主要发生 KIT、BRAF 及 NRAS 基因变异，其变异率分别为 28%、10% 和 5%。我国黑色素瘤患者 KIT、

*BRAF*、*NRAS* 和 *PDGFRA* 的基因突变率分别是 10.1%、25.9%、7.2% 和 4.8%。

## （三）影像特征

### 1. $^{18}$F-FDG 显像

黑色素瘤病灶呈 $^{18}$F-FDG 高摄取，无论原发灶还是转移灶。但有时由于病灶过小，肿瘤负荷过低，常规目测不易辨别，诊断时需要慎重。

### 2. 非 $^{18}$F-FDG 显像

1）$^{99m}$Tc-硫胶体（SC） 前哨淋巴结 SPECT/CT 显像 皮肤黑色素瘤最显著的特点是早期即可通过淋巴管转移到相应的区域淋巴结，因此，对于区域淋巴结的手术处理方式十分关键。$^{99m}$Tc-SC 前哨淋巴结显像可以准确显示前哨淋巴结的部位及淋巴引流情况，灵敏度和特异性高，可减少不必要的淋巴结清扫，可以为黑色素瘤区域淋巴结的诊治决策提供重要的临床依据。此外，前哨淋巴结的阳性率与皮肤黑色素瘤厚度、皮肤黑色素瘤的浸润深度分级均呈正相关，可客观反映黑色素瘤组织学特点与前哨淋巴结受累的关系，对患者是否进行前哨淋巴结活检的选择具有提示意义，避免造成不必要的手术伤害，也使黑色素瘤的分期更为可靠。

2）$^{18}$F-5-氟-N-[2-（二乙氨基）乙基] 吡啶甲酰胺（$^{18}$F-5-FPN） 可有效地进行黑色素瘤光热治疗后的疗效评估，并可成功检测治疗后的隐匿复发灶，其靶向黑色素的高度特异性可完美地将黑色素瘤与炎症和其他肿瘤鉴别，这为黑色素瘤患者准确、有效地进行疗效评估、及时调整治疗方案、灵敏地进行后期随访提供了新策略。

## （四）临床应用

### 1. 在黑色素瘤原发灶检出中的价值

PET/CT 显像对于原发病灶的诊断价值并不高，主要依靠患者病史、体征及病理学诊断。原因包括：在 AJCC 分期中，其原发灶的 T 分期是以厚度（mm）来划分的，病灶过小，超出了 PET/CT 的分辨能力；此外，由于肠道的生理性摄取干扰，不排除一些原发于肛门、直肠的黑色素瘤被漏诊。目前，体格检查仍是发现黑色素瘤原

发灶的主要方法。对于原发于头颈部黏膜的黑色素瘤，如发生于鼻腔或鼻窦的黑色素瘤，由于瘤体较小，位置隐蔽不易被发现，常规影像检查易漏诊，而 PET/CT 显像可早期检出病灶。有学者认为 $^{18}$F-FDG PET/CT 将能够成为早期诊断原发黏膜黑色素瘤性价比最高的影像学方法。

### 2. 在黑色素瘤临床分期中的作用

早期黑色素瘤患者（Ⅰ、Ⅱ期）病灶存在于皮肤浅表层，无淋巴结或远处转移病灶，并不推荐采用 $^{18}$F-FDG PET/CT 进行早期诊断。与前哨淋巴结活检比较，PET/CT 容易漏诊微小或隐匿的转移灶，PET/CT 诊断区域淋巴结转移的灵敏度较低，为 16.7%，因此，PET/CT 不能取代手术前的淋巴结显像。

### 3. 在肿瘤疗效监测和预后评估中的价值

$^{18}$F-FDG PET/CT 在黑色素瘤患者治疗过程中有很好的指导意义。Reillhardt 等对 250 例Ⅰ~Ⅳ期黑色素瘤的 PET/CT 研究结果显示，48% 的患者初始治疗计划发生了改变，有 12% 的患者行 PET/CT 检查意外检出了病灶，更改了治疗计划。研究结果表明：$^{18}$F-FDG PET/CT 对于治疗计划的制订具有指导意义；PET/CT 由于对远处转移具有较高的诊断效能，可以更好地筛选出可行手术切除的患者，因此，对具有行根治性手术潜在可能的患者应该行手术前常规 PET/CT 检查。

$^{18}$F-FDG PET/CT 在肿瘤预后的评估中也有重要价值。Danielse 等回顾性分析了 $^{18}$F-FDG PET/CT 在具有高复发风险的无症状黑色素瘤患者随访中的诊断作用，结果发现：$^{18}$F-FDG PET/CT 有助于肿瘤复发灶的检出，具有较高的阳性预测值和阴性预测值，可用于确认处于完全缓解期的患者，并推测 $^{18}$F-FDG PET/CT 可能具有评估预后的价值。一项比较研究的结果表明，$^{18}$F-FDG PET/CT 优于临床常用的血清 S100B 蛋白检测方法。PET 显像阳性的患者，其黑色素瘤相关的死亡风险明显高于 PET 阴性的患者。

对于进展期黑色素瘤，$^{18}$F-FDG PET/MR 可提供全面准确的分期，并为患者提供"一站式"的影像学检查；对淋巴结分期的准确性与 PET/CT 接近；对于远处转移，特别是肝脏、骨髓及脑实质的转移，PET/MR 更具优势。

$^{18}$F-FDG PET 对黑色素瘤靶向治疗的疗效有明确的评估作用。多项研究表明，$^{18}$F-FDG PET 显像可以早期、无创地评估患者对 *BRAF* 基因抑制剂的治疗反应。

# 十七、神经内分泌肿瘤

## （一）定义、流行病学和临床表现

神经内分泌肿瘤（neuroendocrine neoplasm，NEN）是一类起源于干细胞且具有神经内分泌标志物、能够产生生物活性胺或多肽激素的肿瘤，可发生于身体的任何一个器官、区域甚或整个神经内分泌系统。其中发生于胃、肠道及胰腺的胃肠胰神经内分泌肿瘤（gastroenteropancreatic neuroendocrine neoplasm，GEP-NEN）占 70%，呼吸系统神经内分泌肿瘤约为 25%，其他系统神经内分泌肿瘤仅占 5%。近年的流行病学调查显示，神经内分泌肿瘤的发病率约 6.98/10 万，其中胃肠胰神经内分泌肿瘤患病率位居胃肠道肿瘤的第 2 位，仅次于结直肠癌。由于胃肠道、胰腺及肺支气管等组织中普遍存在神经内分泌细胞，且类型和分化程度各异，导致神经内分泌肿瘤的症状和体征不典型，临床表现多种多样。功能性神经内分泌肿瘤可以分泌相关物质从而表现出相应的临床症状，如胃泌素瘤、胰岛素瘤、胰高血糖素瘤、血管活性肠肽瘤等；无功能性神经内分泌肿瘤并不表现出特异的症状或综合征，但当肿瘤体积增大到一定程度时可出现肿瘤压迫的相关症状。

## （二）病理学基础及代谢特点

神经内分泌肿瘤包括高分化神经内分泌瘤（neuroendocrine tumor，NET）、低分化神经内分泌癌（neuroendocrine carcinoma，NEC）及混合性神经内分泌-非神经内分泌肿瘤（mixed neuroendocrine non-neuroendocrine neoplasm，MiNEN）三类。NET 肿瘤细胞异型性小，形态较一致，多为圆形、类圆形或多边形；可排列成巢团状、岛状、梁索状、条带状和腺样结构。

NET 按照核分裂象和细胞增殖活跃程度又分为 G1、G2 和 G3 级。G3 级 NET 为低分化者，恶性程度高，肿瘤细胞增殖快，体积较大，容易累及周围组织（压迫和浸润），同时可伴淋巴或血行转移；临床发现多为中晚期，预后不佳。G2 级为中分化者，恶性程度次之，预后一般。G1 级为高分化者，细胞发育成熟，积极治疗后预后较好。NEC 和 MiNEN 则常伴侵袭转移，整体预后差。

多数神经内分泌肿瘤表达高密度的生长抑素受体（somatostatin receptor，SSTR），但不同神经内分泌肿瘤，甚至同一种神经内分泌肿瘤表达的受体亚型不尽相同。生长抑素是一种神经肽，具有抑制垂体生长激素释放的作用。生长抑素通过其受体作用于不同靶点而产生生理作用，进而调节脑内神经传导和垂体前叶、胰腺和胃肠道内分泌细胞的激素分泌。SSTR 分为 5 种亚型：SSTR1~5 均属于 G 蛋白偶联受体超家族，生长抑素和受体结合后激活一系列 G 蛋白依赖的细胞内信号通路，发挥抑制分泌和生长的作用。不同 SSTR 激活的信号通路不同，产生的作用也略有不同：SSTR2 和 SSTR5 拮抗多种激素分泌，SSTR2 还能抑制胃酸、胰高血糖素样肽 -1 和淀粉酶的分泌。

生长抑素受体显像即利用放射性核素标记的生长抑素类似物（somatostatln analogue，SSA），特异性地结合不同 SSTR 亚型，呈现放射性核素浓集影。G1、G2 级 NET 均高表达 SSTR，生长抑素受体显像多表现为放射性浓聚；而 $^{18}$F-FDG PET 显像多表现为低摄取。G3 级 NET、NEC 和 MiNEN 为高级别低分化，细胞异型性及增殖活性增大，细胞表面 SSTR 数量减少，因此生长抑素受体显像多呈现低放射性分布；而 $^{18}$F-FDG PET 显像为放射性核素浓集。

## （三）影像特征

### 1.$^{68}$Ga-DOTA-TOC（生长抑素受体）显像

生长抑素受体显像放射性摄取与肿瘤细胞表达的 SSTR 水平密切相关。$^{68}$Ga-DOTA-TOC 是一种用于肿瘤代谢显像的新型 PET 分子探针，其在肿瘤组织中蓄积迅速，血液清除快，肿瘤与非靶组织比值高，图像质量更优。同时 $^{68}$Ga-DOTA-TOC PET 显像较传统 $^{99m}$Tc-HYNIC-OCTSPECT 显像具有更高的空间分辨率和敏感性，是一种非常有前景的神经内分泌肿瘤及其转移灶的诊断技术。

在欧洲，$^{68}$Ga-DOTA-TOC PET 显像作为"金标准"功能显像用于分化良好的 NEN 研究，且已被纳入指南。

通常情况下，明确的局灶性放射性核素浓集均认为是 SSTR 阳性，临床考虑神经内分泌肿瘤可能（脾脏、双肾及膀胱生理性摄取除外）。除了神经内分泌肿瘤细胞高表达 SSTR 外，其他组织高表达 SSTR 的情况均可造成假阳性的出现。①肉芽肿性炎性反应或感染：组织内存在活化的高表达 SSTR 的淋巴细胞和巨噬细胞，例如近期手术、反应性淋巴结肿大、肉芽肿、放射性肺炎或其他部位的炎症或感染等；②副脾：副脾同样可生理性摄取放射性核素，临床会认为是淋巴结摄取，造成误判；③胰头：胰头因解剖位置特殊及胰岛细胞密度高等原因引起放射性核素生理性滞留，同时胰头也是神经内分泌肿瘤好发部位，临床较难区分辨别。

假阴性与以下几种原因有关。①小于 1cm 肿瘤病灶：由于仪器空间分辨率受限；②显像前接受过生长抑素类似物治疗或其他治疗致受体表达改变；③生理性摄取的器官（肝脏、脾脏、肾上腺及膀胱等）出现神经内分泌肿瘤，极易被掩盖；④不表达 SSTR 或表达 SSTR 2 以外受体的神经内分泌肿瘤：奥曲肽是最具代表性和应用最广泛的生长抑素类似物，可以结合 SSTR 2，也可结合少量 SSTR 3 和 SSTR 5；但对于表达 SSTR 1 和 SSTR 4 的神经内分泌肿瘤，显像通常为阴性；⑤ NEC 或 G3 级 NET：研究显示对于 Ki67 大于 20% 的神经内分泌瘤及神经内分泌癌，$^{68}$Ga-DOTA-TOC 显像通常表现为假阴性，$^{18}$F-FDG PET 显像则更具诊断价值。

## 2. $^{18}$F-FDG 显像

$^{18}$F-FDG PET 显像对于神经内分泌肿瘤而言，总的灵敏度并不高，仅对低分化、高增殖的神经内分泌肿瘤有放射性浓聚；此外，$^{18}$F-FDG PET 显像在神经内分泌肿瘤中不具有特异性征象，仅表现为局灶性核素摄取增浓。当肿瘤组织不表达与生长抑素受体分子探针能特异性结合的生长抑素受体亚型时，生长抑素受体显像肿瘤组织无法显影，此时 $^{18}$F-FDG PET 显像可作为一项有效的补充检查手段。

分化良好的 G1 和 G2 级 NET，肿瘤细胞分化较好，增殖活跃程度较低，葡萄糖代谢接近于正常细胞，$^{18}$F-FDG PET 显像假阴性概率较大。因此，$^{18}$F-FDG 显像对 G1 级 NET 不作为常规使用，仅用于有特殊临床适应证或存疑的个案。$^{18}$F-FDG 对 G2 级 NET 可能具有一定的临床价值，尤其对于 CT 提示病变进展或生长抑素受体显像阴性的 Ki67 升高患者。

G3 级 NET 和 NEC 肿瘤细胞异型性及增殖活性增大，细胞表面 SSTR 数量减少，生长抑素受体显像多为阴性，此时 $^{18}$F-FDG PET 显像则更能反映肿瘤生物学行为。同时，欧洲神经内分泌肿瘤学会指南推荐，$^{18}$F-FDG PET 显像应用于有手术适应证的 G3 级 NET 和 NEC 患者。

有研究倡导对神经内分泌肿瘤进行 $^{68}$Ga-DOTATATE 和 $^{18}$F-FDG PET 联合显像，认为这种联合显像模式可以全面反映肿瘤的生物学特征。但现实中，对于患者及核医学和肿瘤科医生而言，联合显像检测出病灶数量的多寡及 $^{18}$F-FDG PET 显像阳性结果并不会改变治疗决策。同时神经内分泌肿瘤多学科专家共识中提出，$^{18}$F-FDG PET 显像对高级别和低级别肿瘤的鉴别及预后评估有重要价值，但其联合 $^{68}$Ga-DOTA-TOC PET 显像的意义尚需斟酌。因此，目前 $^{18}$F-FDG PET 显像仅用于识别病灶的侵袭能力，进而对具有高进展风险的患者进行分层。

## 3. 其他显像

1）$^{99m}$Tc-HYNIC-TOC 显像　$^{99m}$Tc-HYNIC-TOC 是一种通过双功能螯合剂肼基烟酰胺（HYNIC）标记 Ty3- 奥曲肽的生长抑素受体示踪剂。$^{99m}$Tc-HYNIC-TOC 具有来源更方便、性价比更高等优势，且肿瘤探测阳性率及肿瘤病灶与非靶组织比值高，空间分辨率较好，也能发现较多的病灶。大量研究表明，$^{99m}$Tc-HYNIC-TOC 显像在探查和定位神经内分泌肿瘤方面具有较高的灵敏度，显著优于 MRI 和 CT。$^{99m}$Tc-HYNIC-TOC SPECT/CT 显像诊断的准确性及灵敏度明显提高。

2）$^{111}$In-DTPA-OCT 显像　$^{111}$In-DTPA-OCT 作为一种成熟的生长抑素受体示踪剂，其对生长抑素受体表达阳性的神经内分泌肿瘤具有较高的诊断价值，在欧洲国家、美国等广泛应用于神经内分泌肿瘤的显像。[111]In 核素能量较高、半衰期较长、显像质量欠佳、患者接受的辐射剂量较高，同时其加速器价格昂贵，不易获得，因此在国内的应用受限。

3）[99m]Tc-Depreotide 显像　[99m]Tc-Depreotide 也是一种生长抑素受体示踪剂，其相较奥曲肽更易被肿瘤组织摄取，同时其血液清除快、肠道本底低、显像质量较好、标记方便，且成本较低。

4）[99m]Tc-Sandostatin 显像　[99m]Tc-Sandostatin 是放射性核素标记的人工合成的生长抑素受体八肽衍生物，对生长激素、胰高血糖素选择性更高。目前，[99m]Tc-Sandostatin 显像已用于类癌综合征、血管活性肠肽瘤、胰高血糖素瘤、胃泌素瘤、胰腺癌等的显像，具有良好的诊断价值。

5）[123/131]I-MIBG 显像　[123/131]I-MIBG（间碘苄胍）是一种去甲肾上腺素类似物，能够特异性浓聚于肾上腺髓质及富肾上腺素能受体的肿瘤细胞。[123/131]I-MIBG 显像主要用于嗜铬细胞瘤、副神经节瘤及神经母细胞瘤等神经内分泌肿瘤的诊断，其中 [131]I-MIBG 还用于治疗。

6）[18]F-FDOPA 显像　[18]F-FDOPA 是一种成熟的神经内分泌肿瘤示踪剂，可反映神经源性神经内分泌肿瘤内多巴胺的代谢水平。国外对 [18]F-FDOPA 的临床研究主要针对神经源性神经内分泌肿瘤和甲状腺髓样癌。

7）[18]F-DOPA 显像　神经内分泌细胞具有胺前体摄取和脱羧的作用，DOPA（二羟苯丙氨酸）即为胺前体。[18]F-DOPA 可被神经内分泌肿瘤细胞摄取而显像。

8）[11]C-5-HTP 显像　[11]C-5-HTP 可用于各种神经内分泌肿瘤显像，其中 5- 羟色氨酸（5-HTP）是神经内分泌肿瘤标志物 5- 羟色胺（5-HT）的前体，其诊断 NET 的特异性和灵敏度较高，尤其是检出与胰岛细胞相关的神经内分泌肿瘤灵敏度更高，甚至可达 100%。

9）[99m]Tc-3PRGD2 显像　[99m]Tc-3PRGD2 是一种靶向整合素 αvβ3 受体的新型 SPECT 示踪剂，其在肿瘤新生血管内皮细胞中高表达，但在成熟血管及正常细胞表面不表达或表达很低，被认为是具有前景的诊断恶性肿瘤的分子靶点。抗血管生成目前是神经内分泌肿瘤治疗的研究热点，

[99m]Tc-3PRGD2 显像可用于神经内分泌肿瘤患者的抗血管生成治疗的疗效预测和疗效判定。

## （四）临床应用

### 1. 在神经内分泌肿瘤诊断、疗效及预后评估中的价值

生长抑素受体显像在神经内分泌肿瘤的定性诊断、寻找原发灶、临床分期、病理分级、治疗方法选择、疗效随访及预后评估方面均显现明显优势。因此欧洲神经内分泌肿瘤学会及美国癌症联合会都将生长抑素受体显像列入神经内分泌肿瘤的诊疗指南。

1）诊断及分期　一项关于 [68]Ga-DOTATATE PET 显像对神经内分泌肿瘤诊断效能的最大单中心研究，回顾性分析了 728 例患者的 1258 次 [68]Ga-DOTATATE PET 显像结果，认为 [68]Ga-DOTATATE PET 显像在神经内分泌肿瘤定位方面具有较高的诊断效能（灵敏度 94%，特异性 92%）。肝脏、淋巴结和骨是神经内分泌肿瘤最常见的转移部位。研究认为 [68]Ga-DOTATATE PET 显像在明确病变累及范围（分期和再分期）、探查原发肿瘤部位方面具有很高的准确性。

神经内分泌肿瘤分级较高时，细胞异型性及增殖活性增大，细胞表面 SSTR 数量减少，[68]Ga-DOTATATE PET 显像对神经内分泌肿瘤病灶检出率下降，而 [18]F-FDG PET 显像的检出率增加。因此，[18]F-FDG 与 [68]Ga-DOTATATE PET 显像在神经内分泌肿瘤的诊断中呈互补关系。[18]F-FDG 与 [68]Ga-DOTATATE PET 联合显像可以显著提高诊断准确性。

2）治疗选择、疗效及预后评估　[18]F-FDG 和 [68]Ga-DOTATATE PET 联合显像能为神经内分泌肿瘤患者的治疗方案提供帮助。若 [68]Ga-DOTATATE PET 显像阳性，提示肿瘤细胞表面存在高表达 SSTR，可采用长效奥曲肽或肽受体介导的放射性核素治疗（PRRT）；若 [18]F-FDG 显像阳性，则治疗上常采用化疗或化疗联合靶向治疗。

多学科整合诊断研究发现，[18]F-FDG PET 显像在高级别和低级别 NET 的鉴别及预后评估方面有重要价值，一致认为 [18]F-FDG PET 显像阳性结果提示预后较差。[68]Ga-DOTATATE PET 显

像也被证明能为 NET 患者提供预后评估信息，示踪剂摄取强度可以间接反映肿瘤分化程度，摄取程度高，提示肿瘤细胞分化良好，则预后较好。Valentina 等研究了 43 例 G1 或 G2 级 pNET 病例发现，病情平稳组 $^{68}$Ga-DOTANOC PET 显像的 SUVmax 显著高于病情进展组，认为 $^{68}$Ga-DOTANOC PET 显像中高 SUVmax 是分化较好的 pNET 预后良好的指标。

**2. 在神经内分泌肿瘤治疗中的价值**

PRRT 在神经内分泌肿瘤治疗领域得到长足发展。2018 年 2 月美国 FDA 批准将 $^{177}$Lu-DOTATATE 用于治疗神经内分泌肿瘤患者，标志着这种精准的、诊疗一体化的核医学新技术，成为继生物治疗、化疗、靶向治疗等方法后被临床认可的有效治疗神经内分泌肿瘤的手段。

# 十八、生殖细胞肿瘤

## （一）定义、流行病学和临床表现

生殖细胞肿瘤（germ cell tumor，GCT）是发生于生殖腺或生殖腺外的肿瘤，由原始生殖细胞或多能胚细胞转型而形成。原始的生殖腺发育成熟为卵巢或睾丸，并分别下降至盆腔、阴囊，在此过程中，原始生殖腺也可发生异位移行，因此生殖细胞肿瘤除了可以原发于卵巢和睾丸外，还可以发生在性腺外，且多位于中线附近，如颅内、纵隔等。肿瘤部位、性质、大小等因素决定了其症状和体征。生殖细胞肿瘤总体发病率较低，其中睾丸及卵巢发病率相对较高，而其他部位较少见。

睾丸生殖细胞肿瘤（testicular germ cell tumor，TGCT）的发病率约占泌尿生殖系统肿瘤的 3%~9%，是 20~35 岁男性最常见的恶性肿瘤，有明显的地域分布差异。睾丸生殖细胞肿瘤早期症状不明显，典型的临床表现为睾丸逐渐增大的无痛性肿块，半数患者有睾丸沉重下坠和牵拉感，跳跃、跑步、站立过久时症状加重，有时有疼痛感，挤压或碰击时加重。

卵巢恶性生殖细胞肿瘤（malignant ovarian germ cell tumor，MOGCT）约占所有卵巢恶性肿瘤的 2.6%，以 15~19 岁年轻女性最多见。卵巢生殖细胞肿瘤临床症状以扪及盆腔肿块为主，生长迅速，常伴腹痛、消瘦，青春期女性多伴有内分泌症状，如性早熟、不规则阴道流血、闭经、多毛等，常合并乳腺增大。

颅内生殖细胞肿瘤（intracranial germ cell tumor，IGCT）少见，绝大多数在中线附近，在儿童颅内原发肿瘤中占 3%~15%，极具性别特点，即男性发病明显高于女性，高峰年龄为 10~12 岁。颅内生殖细胞肿瘤临床症状与病灶位置有关，松果体区病灶压迫导水管可有颅压增高，表现为头痛、呕吐及视盘水肿。鞍区病灶浸润和压迫视神经及视交叉可引起视力视野障碍，主要表现为视力减退，甚至失明，视野多为双颞侧偏盲。基底节区病灶最常见的症状为肢体活动障碍，最初发生在上肢或下肢，表现为一侧肢体动作笨拙，进展缓慢，其肢体肌力下降的程度并不严重。

纵隔生殖细胞肿瘤（mediastinal germ cell tumor，MGCT）少见，占成人原发性纵隔肿瘤的 15%，占所有生殖细胞恶性肿瘤的 1%~3%。发病平均年龄为 25~35 岁，男性较女性多见，其中绝大多数肿瘤（约 94%）发生于前纵隔。纵隔生殖细胞肿瘤常无明显症状，多数病例是偶然发现或出现压迫周围器官的症状，如胸痛、胸闷、气促、咳嗽、痰中带血、呼吸困难、胸背肩痛等。当病灶穿破瘤壁，侵入周围组织及器官时，可产生相应组织和器官受累的症状及体征，如颈静脉怒张、面部及颈部肿胀等上腔静脉综合征的表现。

## （二）病理学基础及代谢特点

根据 WHO 2000 年分类，将生殖细胞肿瘤分为 6 个亚型：生殖细胞瘤、畸胎瘤、内胚窦瘤（又名卵黄囊瘤）、绒毛膜上皮癌、胚胎癌、混合性生殖细胞瘤（与其他组织学成分混合而成）。生殖细胞瘤占生殖细胞肿瘤的 50%~70%，生殖细胞瘤以外的肿瘤称为非生殖细胞瘤性生殖细胞肿瘤（nongerminomatous cell tumor，NG-GCT）。

畸胎瘤是起源于生殖细胞的肿瘤，具有向体细胞分化的潜能，多数肿瘤含有至少 2 种或 3 种胚层组织成分。可分为成熟型和未成熟型。成熟型畸胎瘤（mature teratoma，MT）囊壁可见来源于外胚层的组织，包括表皮、毛发和皮下腺；内胚层的组织，包括胃肠道黏膜、呼吸道黏膜和黏膜下层腺体；以及中胚层的组织，包括血管和脂肪细胞等。在 $^{18}$F-FDG PET/CT 图像上常表现为葡萄糖代谢不高。未成熟型畸胎瘤（immature teratoma，IT）除包含来自各个胚层的成熟组织外，还有不成熟的胎儿型组织，多为神经胶质或神经管样结构，还可见未成熟的骨或软骨组织。在 $^{18}$F-FDG PET/CT 图像上常表现为葡萄糖代谢增高。

精原细胞瘤（seminoma）起源于睾丸，同一肿瘤起源于卵巢则称为无性细胞瘤（dysgeminoma）。瘤细胞单个散在分布，部分松散聚集，体积大而一致，呈圆形，胞浆透明。在 $^{18}$F-FDG PET/CT 图像上常表现为葡萄糖代谢增高。

卵黄囊瘤（yolk sac tumor，YST）又称内胚窦瘤（endodermal sinus tumor，EST），疏网状结构最常见，并可见 S-D 小体和嗜酸性小体。免疫组化可显示 AFP 和 α1- 抗胰蛋白酶阳性。在 $^{18}$F-FDG PET/CT 图像上常表现为葡萄糖代谢增高。

胚胎癌（embryonal carcinoma，EC）的肿瘤细胞排列成腺管、腺泡或乳头状，分化差的可排成片状，常伴有坏死；细胞排列拥挤，呈上皮样，细胞之间界限不清，细胞核形态大小不一，核分裂象常见。

绒毛膜癌（chorio carcinoma）简称绒癌，主要由分化不良的似细胞滋养层和似合体细胞滋养层构成，两种细胞混合排列成巢样或条索状，病变区无绒毛、间质及血管。在 $^{18}$F-FDG PET/CT 图像上常表现为葡萄糖代谢增高。

伴有畸胎瘤、绒毛膜癌、卵黄囊瘤等类型生殖细胞肿瘤成分，视为混合性肿瘤。在 $^{18}$F-FDG PET/CT 图像上常表现为葡萄糖代谢增高。

## （三）影像特征

### 1. 颅内生殖细胞肿瘤

$^{18}$F-FDG PET/CT 在松果体及鞍区生殖细胞肿瘤的诊断上无明显特异性，根据肿瘤成分差异表现为不同程度的放射性摄取增高，但对早期肿瘤及脑室微小转移灶的检出较 MRI 更为敏感，同时可反映肿瘤活性，为患者治疗前后提供参考。而在基底节区生殖细胞肿瘤上显像特点具有独特性，表现为病灶侧基底节区结构紊乱，可见放射性摄取异常增高病灶，周围核团及下丘脑较对侧放射

性摄取减低，病灶侧大脑半球皮质呈普遍性放射性摄取减低。目前，有学者研究以 $^{11}$C-MET 为示踪剂的 PET/CT 检查对辅助治疗后肿瘤残余细胞的检测，结果显示以 $^{11}$C-MET 为示踪剂可以降低大脑皮质的生理性摄取对病灶诊断的影响。

### 2. 纵隔生殖细胞肿瘤

成熟型畸胎瘤通常摄取 $^{18}$F-FDG 较低或无摄取，其他生殖细胞肿瘤常表现为 $^{18}$F-FDG 高摄取，肿瘤体积较大者囊变坏死区呈放射性稀疏、缺损区，延迟显像病灶进一步摄取增高。若出现淋巴结及其他器官转移时，相应部位的 FDG 摄取也相应增高。

### 3. 卵巢生殖细胞肿瘤

成熟畸胎瘤通常对 $^{18}$F-FDG 无放射性摄取或摄取较低，未成熟畸胎瘤摄取 $^{18}$F-FDG 较高。有研究显示以 SUVmax 3.6 为临界值时，$^{18}$F-FDG PET/CT 鉴别良恶性畸胎瘤的灵敏度为 100%，特异性为 81%，阳性预测值为 80%，阴性预测值为 100%，诊断准确率为 89%。其余生殖细胞肿瘤呈实性 / 囊实性改变，实性成分代谢增高，当出现淋巴结或器官转移时，PET/CT 显示转移灶 $^{18}$F-FDG 摄取增高。

### 4. 睾丸生殖细胞肿瘤

PET/CT 可对生殖细胞肿瘤进行分期及复发检测，但在评价是否有腹膜后淋巴结转移方面，灵敏度不高。如对血中肿瘤标志物升高的患者进行显像，在评价增大的淋巴结的性质时更有特异性。$^{18}$F-FDG PET/CT 主要应用于睾丸切除术后诊断转移和进行分期，以及化疗后区别存活的肿瘤与手术瘢痕组织，其灵敏度明显高于 CT 等检查；但不能区分手术瘢痕与成熟型畸胎瘤，且在评价化疗后反应时应至少在化疗后 2 周进行，否则会降低灵敏度。

## （四）临床应用

### 1. 在生殖细胞肿瘤分期中的价值

目前 $^{18}$F-FDG PET 显像在生殖细胞肿瘤中的主要价值是发现常规影像学未发现的转移灶和鉴别常规影像学发现但不能定性的病灶，从而改变患者分期，最终改变治疗方案。$^{18}$F-FDG PET/CT 的另一个重要价值则是对化疗后残留病灶的活性

进行判断，以协助确定下一步治疗方案。

**2. 在生殖细胞肿瘤疗效监测和预后评估中的价值**

PET/CT 可应用于生殖细胞瘤化疗后对残余病灶的活性进行评价，当残余病灶在 $^{18}$F-FDG PET/CT 呈阳性，并伴有肿瘤标志物升高，应高度怀疑残留病灶活性。但残余病灶呈阴性，需要排除因病灶肿瘤负荷过低等因素所造成的干扰，需结合临床资料提高结果的准确性。

# 十九、多发性骨髓瘤

## （一）定义、流行病学和临床表现

多发性骨髓瘤（multiple myeloma，MM）是起源于生发中心后终末分化为 B 淋巴细胞的恶性克隆性浆细胞疾病。特征为单克隆浆细胞在骨髓中增殖并合成分泌单克隆免疫球蛋白（M 蛋白），导致高钙血症、肾功能损害、贫血和骨质破坏等终末器官损害。多发性骨髓瘤占血液系统肿瘤的 13%，多发生在老年人，发病高峰年龄为 60~80 岁，男性多于女性。本病的病因尚不明确，可能与遗传易感性、电离辐射和慢性抗原的刺激有关。本病起病隐匿，患者无症状可达数年。其诊断基于免疫学、细胞学和影像学 3 个方面。

## （二）病理学基础及代谢特点

本病的病理变化包括骨髓腔内有灰白色的软胶状鱼肉样肿瘤组织充塞、骨小梁被破坏，癌组织穿破骨皮质后，可浸润骨膜及周围组织。骨髓活检标本按瘤细胞多少及在髓间质中的分布情况可分为 4 类：①间质性，瘤细胞呈少量散在分布；②小片性，瘤细胞小片状分布；③结节性，瘤细胞呈结节状分布；④弥漫性，骨髓内大量瘤细胞充满髓腔。瘤细胞在髓腔内的数量多少与临床表现、分期及预后均有关。通常骨髓中 30% 以上为浆细胞时，考虑诊断多发性骨髓瘤；不到 30% 的情况下，结合浆细胞团块分布取代正常骨髓组织的表现，也可考虑诊断多发性骨髓瘤。多发性骨髓瘤 $^{18}$F-FDG PET/CT 的表现多样，一般表现为 $^{18}$F-FDG 高摄取，也可表现为 $^{18}$F-FDG 摄取接近本底水平。$^{18}$F-FDG 摄取水平的高低与瘤细胞在骨髓腔分布的多少有关，与是否形成明显的瘤性肿块有关。

## （三）影像特征

**1. $^{18}$F-FDG 显像**

多发性骨髓瘤骨病变多发生于中轴骨，在 $^{18}$F-FDG PET/CT 中的表现差异较大，可略高于肝脏摄取，也可明显异常增高。骨质破坏的范围与严重程度与 $^{18}$F-FDG 摄取高低不完全一致，可能与骨质破坏区内瘤细胞的数量及细胞活跃程度不同有关。髓外病灶可表现为代谢异常增高的肿大淋巴结、脾脏弥漫性或局灶性放射性摄取增高、腹膜增厚合并代谢异常增高等。典型的多发性骨髓瘤 PET/CT 表现为全身多发溶骨性虫蚀样改变，$^{18}$F-FDG 摄取轻中度增高。典型多发性骨髓瘤 PET/MR 的 T2 脂肪抑制序列可更好地显示骨髓内病灶，可见骨髓内多发点片状高信号灶，$^{18}$F-FDG 摄取轻中度增高。

**2. 非 $^{18}$F-FDG 显像**

1）$^{11}$C- 胆碱和 $^{18}$F- 胆碱显像　$^{11}$C- 胆碱和 $^{18}$F- 胆碱 PET/CT 在多发性骨髓瘤中的研究仍然较少。Bologna 等学者将 10 名多发性骨髓瘤患者纳入了 $^{11}$C- 胆碱与 $^{18}$F-FDG PET / CT 评估骨骼受累的对比研究，结果显示 $^{11}$C- 胆碱与 $^{18}$F-FDG 相比所显示出的病变数量差异无统计学意义。另一项研究采用 $^{18}$F- 胆碱和 $^{18}$F-FDG PET/CT 对 21 名疑似进行性或复发性多发性骨髓瘤患者进行了检测，其中 15 例 $^{18}$F- 胆碱显像的病灶数量明显高于 $^{18}$F-FDG 显像。所有 $^{18}$F- 胆碱 PET/CT 共检测出 134 处骨病变，而 $^{18}$F-FDG 显像则仅检测到 64 处。

2）$^{11}$C- 乙酸盐显像　Ho 等评估了 35 例未经治疗的多发性骨髓瘤患者，$^{11}$C- 乙酸盐显像对有症状多发性骨髓瘤的总体灵敏度显著高于 $^{18}$F-FDG（84.6% vs. 57.7%），而两者的特异性分别为 100% 和 93.1%。此外，$^{11}$C- 乙酸盐显像对所有惰性浆细胞肿瘤均呈阴性，而 $^{18}$F-FDG 对其中 2 例呈假阳性。

3）$^{11}$C-MET 显像　$^{11}$C-MET 较 $^{18}$F-FDG 有更高的灵敏度、特异性和准确率（89%、100% 和 93% vs. 78%、100% 和 86%）。由于 $^{11}$C-MET 在大脑中的生理性摄取很低，因此它们在检测颅骨

病变方面优于 $^{18}$F-FDG。

4）$^{18}$F-FLT 显像　迄今为止的研究数量和纳入患者有限，初步结果表明多发性骨髓瘤患者的溶骨性破坏区域显示出低 $^{18}$F-FLT 摄取，且在骨髓腔中具有很高的浓聚，因此 $^{18}$F-FLT 似乎不适合作为多发性骨髓瘤诊断的 PET 示踪剂。

5）$^{18}$F- 氟化钠（$^{18}$F-NaF）显像　$^{18}$F-NaF 显像诊断多发性骨髓瘤的灵敏度较低，主要归因于该示踪剂只提示成骨细胞活性，而多发性骨髓瘤的特征是溶骨性病变，因此该示踪剂并不推荐用于多发性骨髓瘤。

### 3. PET/MR

PET/MR 可从功能角度显示组织及病变的分子生物学特征。Sachpekidis 等比较了 30 例多发性骨髓瘤患者的 PET/MR 与 PET/CT 资料，发现其检出活动病灶的数量和测量病灶平均 SUV 的一致性效果好。PET/MR 是新兴的影像学技术，目前尚在起步阶段，其对多发性骨髓瘤的临床价值有待进一步研究。

### 4. SPECT 显像

1）$^{99m}$Tc-MDP SPECT 或 SPECT/CT 骨显像　多发性骨髓瘤的骨质病变以破骨过程为主（溶骨性病变），故 $^{99m}$Tc-MDP 的局部摄取少，从而形成局部放射性缺损区（冷区）。对 SPECT 平面骨显像可疑部位或骨痛部位（无论有无骨显像剂高摄取）进行 SPECT/CT 显像，可以提高溶骨性病灶探查的灵敏度，有效探查和诊断多发性骨髓瘤病灶。骨显像结合 SPECT/CT，不仅可以全面了解病灶数目，还可以反映病变进程、病理性骨折情况，故对于多发性骨髓瘤不仅是辅助诊断的一线检查，还是病情评估、疗效和预后评价的良好方法。

2）放射性胶体显像　多发性骨髓瘤在 $^{99m}$Tc- 胶体显像时近一半患者的中心骨髓可见多发局灶性缺损，能较 X 线早几个月检查出溶骨性病变，其诊断灵敏度高于 SPECT 显像，结合 SPECT/CT 显像还可提高诊断灵敏度。

## （四）临床应用

### 1. 在多发性骨髓瘤疗效监测和预后评估中的价值

由于 $^{18}$F-FDG PET/CT 具有区分活动性和非活动性病变的能力，被认为是多发性骨髓瘤疗效监测的金标准。研究表明，在诱导治疗后、自体造血干细胞移植前，局灶性病变和髓外病变 $^{18}$F-FDG 摄取完全抑制的患者，表现为较好的总体生存和无进展生存，并被确定为独立的有利于预后的变量。在诱导治疗的第 7 天接受 PET/CT 显像的多发性骨髓瘤患者中，$^{18}$F-FDG 异常浓聚病灶超过 3 个，则总体生存和无进展生存较差，提示这类患者在诱导化疗后应尽早调整治疗方案。在不同时间点（7d 诱导化疗结束后、移植后和维持治疗中），局灶性病变中 $^{18}$F-FDG 摄取完全抑制的患者与基线时无阳性病灶的患者相比，其总体生存和无进展生存均无显著差异。重要的是，在每个时间点，无阳性病灶的患者与存在至少一个阳性病灶的患者相比有明显更好的结局，而无论其基线时是否存在病变。

### 2. 在多发性骨髓瘤预后评估中的价值

$^{18}$F-FDG PET/CT 对多发性骨髓瘤患者结局预测的作用得到了肯定。无论是新确诊的有症状多发性骨髓瘤患者还是接受诱导治疗或自体干细胞移植（ASCT）治疗的患者，$^{18}$F-FDG 异常摄取病灶的数量、病灶 SUVmax 和存在髓外病变等 3 个独立因素都与总体生存和无进展生存相关。$^{18}$F-FDG PET/CT 除了对有症状的多发性骨髓瘤有预测作用外，还对无症状的冒烟型多发性骨髓瘤（SMM）患者显示出预后评估的价值，PET/CT 阳性结果在预测从 SMM 演变为症状性多发性骨髓瘤的风险上具有潜在作用。

### 3. 在微小病灶残留诊断中的价值

微小病灶残留（MRD）检测在多发性骨髓瘤的预后判断、复发预测、疗效评估、治疗指导等方面具有重要意义。但髓外病变使骨髓 MRD 检测不能全面反映疾病情况。近 30% 的患者骨髓评估为完全缓解时，PET/CT 检测为阳性。因此目前仍然需要影像学检查作为 MRD 检测的互补。PET/CT 较 MRI 灵敏度低（50% vs. 80%），但特异性高（85.7% vs. 38.1%），且有较高的阳性预测值（62.5% vs. 38.1%）。在 MRD 评估中，PET/CT 与 MRI 相比，在检测治疗后的骨髓或髓外残留病灶方面更有效，同时也可提高对复发的预测。因此对于可能存在髓外病变的多发性骨髓瘤而言，应用 PET/CT 进行 MRD 评估更值得推荐。

# 二十、淋巴瘤

## （一）定义、流行病学及临床特征

淋巴瘤（lymphoma）是指起源于淋巴结和（或）结外淋巴组织的一类高度异质性恶性肿瘤的总称。根据细胞生物学及病理组织学的改变，淋巴瘤可分为霍奇金淋巴瘤和非霍奇金淋巴瘤。淋巴瘤的发病率在全球范围内呈逐年上升趋势，占所有恶性肿瘤的 4% 左右。淋巴瘤发病率的持续增长，可能与现有诊断水平的提高、淋巴瘤分型的改变、人口老龄化及环境污染等因素具有一定相关性。不同病理类型和亚型淋巴瘤的发病率及其发病年龄分布不尽相同。目前，对于淋巴瘤发病的确切病因和机制尚未完全阐明。一般认为，感染因素、免疫缺陷、自身免疫性疾病、遗传因素、职业暴露等能够增加恶性淋巴瘤的发病风险。

不同淋巴瘤患者由于其细胞起源、侵犯部位、肿瘤大小、分期等的不同，其临床表现可存在较大差异。淋巴瘤患者的全身症状一般包括头晕、乏力、心悸、气促等恶性肿瘤常出现的非特异性表现。也可表现为淋巴瘤的"B 症状"，如①发热：不明原因的反复发热，体温常 >38℃；②消瘦：不明原因的 6 个月内体重下降 >10%；③盗汗：多发生于夜间，常伴有湿透衣被的现象。当淋巴瘤患者侵犯淋巴结系统时，其临床表现主要为淋巴结肿大及与之产生的压迫和破坏周围组织所引起的症状，具体表现与病变部位相关。淋巴瘤侵犯淋巴结以外的器官和组织，例如胃肠道、呼吸道、皮肤、骨髓、骨、鼻腔、中枢神经系统等，累及的部位不同，症状也有所不同。若累及胃肠道，常出现腹痛、食欲减低、消化不良、恶心、呕吐、出血、穿孔等症状；若累及呼吸道常出现咳嗽、胸痛，甚至咯血等表现；累及鼻腔者可出现鼻塞、鼻出血、头痛、耳鸣、听力下降等症状；若累及中枢神经系统，早期可表现为认知和行为的改变，随着病情进展可出现脑水肿、言语障碍、意识不清、肢体瘫痪等表现。

## （二）病理学基础及代谢特点

恶性淋巴瘤的病理类型极为复杂，可分为霍奇金淋巴瘤和非霍奇金淋巴瘤两大类，但其中每种类型的淋巴瘤可再分为多种乃至数十种病理亚型，是一组存在高度异质性的疾病。病理组织学检查为确诊淋巴瘤的主要依据，完整的淋巴结活检对淋巴瘤的诊断非常重要，结合细胞形态学、免疫表型、遗传学和临床特点来确定，并且能被病理医生识别。不同病理亚型的淋巴瘤代谢特征也存在很大的差异。

### 1. 霍奇金淋巴瘤

霍奇金淋巴瘤（Hodgkin lymphoma，HL）是一种以淋巴结受累为主的淋巴瘤，是从 B 细胞衍化而来的一种单克隆淋巴性肿瘤。霍奇金淋巴瘤的病理学特征为单核霍奇金细胞和多核的变异型 Reed-Sternberg 细胞散在分布于多种非肿瘤性成熟的反应性免疫细胞背景中。霍奇金淋巴瘤分为两大类——经典型和结节性淋巴细胞为主型。经典型霍奇金淋巴瘤根据细胞的形态和反应性背景细胞的特点分为 4 种亚型：富于淋巴细胞的经典型、结节硬化型、混合细胞型及淋巴细胞消减型。霍奇金淋巴瘤病灶表现为 $^{18}$F-FDG 高代谢，研究报道，霍奇金淋巴瘤 PET/CT 阳性率高达 98%~100%。对于病灶 $^{18}$F-FDG 摄取低于肝脏的，基本可以排除霍奇金淋巴瘤的诊断。

### 2. B 细胞性非霍奇金淋巴瘤

B 细胞淋巴瘤是 B 细胞发生的肿瘤，根据来源分为前驱 B 细胞肿瘤和成熟 B 细胞肿瘤。其分型众多，其中弥漫性大 B 细胞淋巴瘤、滤泡性淋巴瘤、黏膜相关淋巴组织淋巴瘤、小淋巴细胞淋巴瘤 / 慢性淋巴细胞白血病、套细胞淋巴瘤共 5 种 B 细胞淋巴瘤最为常见，占非霍奇金淋巴瘤的 3/4。根据临床行为的不同，B 细胞淋巴瘤分为惰性淋巴瘤和侵袭性淋巴瘤。B 细胞非霍奇金淋巴瘤对 $^{18}$F-FDG 摄取的高低与肿瘤的增殖活跃程度及侵袭性存在较明显的相关性。典型的高侵袭性淋巴瘤，如 B 淋巴母细胞淋巴瘤、弥漫性大 B 细胞淋巴瘤、伯基特淋巴瘤等表现出明显的 $^{18}$F-FDG 高度亲和性，在图像上表现为异常增高的放射性浓聚灶，甚至早期病变在没有产生明显解剖学改变时就已经表现出明显的放射性浓聚影。

一些惰性淋巴瘤亚型，如慢性淋巴细胞淋巴瘤 / 白血病、胃黏膜相关 B 细胞淋巴瘤，与 $^{18}$F-FDG 亲和性较低或本身增殖活性低，表现出 $^{18}$F-FDG 轻度摄取，其摄取程度可低于肝脏。但随着病程进展，一些惰性淋巴瘤可逐渐向高侵袭性淋巴瘤转化，进而表现出 $^{18}$F-FDG 高摄取。

### 3. T 细胞性和 NK 细胞性非霍奇金淋巴瘤

T 细胞和 NK 细胞淋巴瘤有多种亚型，常见的有成年人 T 细胞白血病 / 淋巴瘤、结外 NK/T 细胞淋巴瘤（鼻型）、肠病相关 T 细胞淋巴瘤、肝脾 T 细胞淋巴瘤、皮下脂膜炎样 T 细胞淋巴瘤、蕈样霉菌病、外周 T 细胞淋巴瘤、间变性大细胞淋巴瘤等。T 细胞和 NK 细胞淋巴瘤多以侵袭表现为主，$^{18}$F-FDG PET 显像表现为高代谢，恶性程度越高，病灶摄取 $^{18}$F-FDG 的能力越强。少部分表现偏惰性，如 T 细胞大颗粒细胞白血病、成年人 T 细胞白血病 / 淋巴瘤、种痘水疱病样淋巴组织增生等，$^{18}$F-FDG PET 显像表现为代谢稍增高或增高不明显。

## （三）影像特征（$^{18}$F-FDG 显像）

淋巴瘤是一种全身性疾病，可侵犯全身淋巴系统及除毛发、指甲之外的所有器官及组织。单纯侵犯淋巴结者占 21.5%，单纯侵犯结外器官者占 12.5%，淋巴瘤同时侵犯淋巴结和结外器官、组织者占 66%。由于淋巴瘤亚型存在高度异质性及淋巴瘤全身侵犯的特点，很难用一个特点来概括淋巴瘤的显像特点，本小节仅针对一些典型病变特征及一些特殊亚型的特殊部位侵犯特点进行分析。

### 1. 淋巴结病变

淋巴结增大是淋巴瘤最常见的临床表现，淋巴结病灶可位于外周淋巴结区，也可位于躯干内。淋巴瘤淋巴结病变可以是单部位淋巴结也可以是全身淋巴结广泛侵犯。在 PET 图像上，淋巴结病灶一般代谢呈均匀性改变，因淋巴结中心坏死导致的放射性稀疏缺损较为罕见。淋巴结病灶的 $^{18}$F-FDG 摄取高低与肿瘤的增殖活跃状态相关，侵袭性和高度侵袭性淋巴瘤的淋巴结病灶代谢常明显增高，而惰性淋巴瘤的病灶常代谢较低或无 $^{18}$F-FDG 摄取。

不同淋巴瘤亚型，其淋巴结病变分布有所不同。霍奇金淋巴瘤的淋巴结受累多为连续性、规律性地侵及邻近部位淋巴结，以双颈及纵隔淋巴结受侵最为多见。而非霍奇金淋巴瘤的淋巴结侵犯常呈跳跃性改变，多呈现为多部位散在分布或全身广泛分布。

$^{18}$F-FDG PET/CT 在对以淋巴结受侵为特征的淋巴瘤诊断上缺少特异性征象。不仅需要与淋巴结炎、淋巴结结核、结节病、传染性单核细胞增多症等良性病变鉴别；还要与原发灶不明的淋巴结转移癌、纵隔型肺癌等恶性病变鉴别。对于诊断不明的初诊患者，PET/CT 显像的价值一是为临床提供诊疗方向，二是发现适合活检、容易取得正确病理诊断的部位。

### 2. 结外病变

结外病变是指淋巴结或淋巴组织以外的淋巴瘤侵犯病灶，可以为淋巴瘤的继发病变，也可以是原发性淋巴瘤。结外病变可以出现在任何器官或组织系统。

1）中枢神经系统　原发性中枢神经系统淋巴瘤大多数为恶性程度较高的 B 细胞性淋巴瘤，90%~95% 为弥漫性大 B 细胞淋巴瘤。颅内淋巴瘤病灶往往 $^{18}$F-FDG 代谢明显增高，肿瘤摄取 $^{18}$F-FDG 常明显高于正常脑组织，病灶多为结节状、块状，也可为不规则形，或呈弥漫性浸润，以多发病变为主，少数可为单发病灶，常位于脑皮质下或白质深部，可侵犯脑皮质，也可表现为脑膜侵犯。脊髓淋巴瘤侵犯病灶可表现为沿脊髓走行分布的单一结节状和多结节状高代谢病灶，或呈短条状或长条状高代谢病灶，长条状病灶在矢状位断层图像中呈现为"长辫征"。脊髓淋巴瘤侵犯可与颅内病灶同时存在，也可与脑神经或外周神经根侵犯同时存在。

2）头颈部　头颈部是淋巴瘤的第二大好发部位，病理类型以非霍奇金淋巴瘤多见，霍奇金淋巴瘤少见。扁桃体非霍奇金淋巴瘤占头颈部淋巴瘤的 50% 左右，病灶以弥漫性大 B 细胞淋巴瘤为最常见的病理类型。肿瘤可表现为单侧或双侧扁桃体肿大，病变常位于黏膜下，一般不侵犯邻近组织和咽旁脂肪间隙，PET/CT 表现多为扁桃体明显肿大、代谢活跃。

鼻腔淋巴瘤多为结外 NK/T 细胞淋巴瘤，典型 PET/CT 表现为鼻甲软组织肿块代谢活跃。淋巴瘤好发于下鼻甲、鼻腔前部、鼻前庭上方，呈多中心起源，早期以鼻甲肿胀增厚为主，骨质改变轻微，到中晚期常侵犯邻近组织，包括颌面部皮下、筛窦、上颌窦、硬软腭、咽淋巴环等，当病变侵犯广泛时，可有骨质吸收破坏、穿孔。

眼附属器淋巴瘤以黏膜相关淋巴组织结外边缘区 B 细胞淋巴瘤最为多见，PET/CT 显像病变可表现为局限性病灶，也可沿眼球弥漫性浸润，$^{18}$F-FDG 代谢活跃程度略高于本底水平。

鼻咽部淋巴瘤以 B 细胞非霍奇金淋巴瘤多见，PET/CT 表现为鼻咽黏膜增厚代谢活跃，病灶一般不侵犯颅底骨。对于儿童及青少年患者，鼻咽部淋巴瘤浸润与腺样体增生的 PET/CT 表现非常相似，均表现为局部黏膜增厚、代谢增高，很容易误诊。

3）**胸部** 纵隔胸腺所在区域淋巴瘤侵犯非常多见，病变以前纵隔肿块为主，病灶增大后易侵犯胸壁软组织、肺、大血管及心包。病理类型成人多为结节硬化型霍奇金淋巴瘤和弥漫性大 B 细胞淋巴瘤；对于儿童及青少年患者，B 淋巴母细胞淋巴瘤及 T 淋巴母细胞淋巴瘤也常发生。PET/CT 影像改变可表现为肿瘤沿胸腺弥漫性浸润、代谢增高，也可呈现为结节状或块状高代谢病灶，部分患者可表现为大量的结节状病灶相互融合。病变需要与胸腺瘤、胸腺癌、恶性生殖细胞瘤鉴别，PET/CT 显像缺乏特异性影像，难以鉴别。化疗后部分青少年患者容易出现胸腺反应性增生，也应注意与淋巴瘤浸润相鉴别。

原发肺淋巴瘤罕见，多为结外黏膜相关性淋巴瘤。肺黏膜相关性淋巴瘤 PET/CT 显像代谢一般不高，病灶非常"像"肺炎，可表现为多发结节状，也可表现为大片块状实变影，病灶周围较少见渗出性改变。

原发乳腺淋巴瘤以弥漫性大 B 细胞淋巴瘤最为多见，可侵犯单侧乳腺，也可双侧乳腺同时受侵。PET/CT 可见乳腺软组织肿块代谢活跃，病灶边界相对清晰，很少直接侵犯皮肤。

4）**腹部及盆腔** 胃淋巴瘤以弥漫性大 B 细胞淋巴瘤为主（约占 55%），胃黏膜相关性边缘区淋巴瘤次之（约占 35%）。对于早期黏膜相关淋巴组织淋巴瘤（MALT），由于 $^{18}$F-FDG 摄取不高且形态无明显改变，PET/CT 诊断价值有限。典型弥漫性大 B 细胞淋巴瘤或中晚期胃 MALT 淋巴瘤，PET/CT 显像可见胃壁弥漫性增厚且 $^{18}$F-FDG 代谢增高，而周围脂肪间隙浸润少见。

小肠淋巴瘤以 B 细胞淋巴瘤为主，常位于回肠末端，呈环形狭窄或隆起的息肉样肿块；而原发肠病型小肠 T 细胞淋巴瘤在小肠中多呈溃疡性斑块或狭窄，常位于近端小肠。小肠淋巴瘤 PET/CT 表现可见肠壁局部或全周增厚，增厚的肠壁有时可形成多个圆环状的增厚。结肠及直肠淋巴瘤可表现为肠壁局部或全周性增厚、结节或肿块，有时可见直肠病变扁平盘状隆起，轮廓清晰，无外侵，与直肠癌变较厚并向周围脂肪浸润不同。病灶呈 $^{18}$F-FDG 高摄取，部分表现为多节段性 $^{18}$F-FDG 浓聚。肠道由于炎症或生理性摄取，可出现整个或节段性肠道的 $^{18}$F-FDG 分布，对于肠壁增厚不明显的淋巴瘤肠道浸润，可行延迟显像观察肠道形态学的变化以鉴别。

脾是淋巴瘤的好发部位，多为继发性淋巴瘤。脾原发淋巴瘤虽为脾脏最为常见的原发恶性肿瘤之一，但在全部淋巴瘤中不足 2%。淋巴瘤脾浸润的 $^{18}$F-FDG PET/CT 显像多表现为脾内单发或多发 $^{18}$F-FDG 高代谢的低密度结节影；或者脾脏无明显密度变化，弥漫性 $^{18}$F-FDG 高代谢。

肾脏淋巴瘤 PET/CT 显像可见双肾多个类圆形等密度或稍高密度结节影，$^{18}$F-FDG 浓聚，边界清晰，密度均匀，肾轮廓存在；或者肾内见一个形态不规则的 $^{18}$F-FDG 高浓聚灶，肿物边界欠清，肾形态失常，肾盂受侵或完全消失。

肾上腺原发淋巴瘤相对少见，多为继发性。肾上腺受侵以双侧居多，也可为单侧。PET/CT 显像可见肾上腺区结节样 $^{18}$F-FDG 浓聚灶，一般不超出肾上腺轮廓。

5）**皮肤和肌肉** 原发皮肤淋巴瘤多为非霍奇金淋巴瘤，其中 T 细胞性占 65% 左右，B 细胞性占 20%~25%。皮下脂膜炎样淋巴瘤常出现皮下脂肪增厚，$^{18}$F-FDG 代谢增高，肿瘤可表现为多个灶状病灶，也可呈弥漫性浸润。脂膜炎样 T 细胞淋巴瘤病灶与炎症病灶的 $^{18}$F-FDG PET/CT 表现相似。部分皮下脂膜炎样淋巴瘤患者除皮下脂肪层出现以上改变外，体腔内（如腹膜）也可出现炎症样浸润性改变。NK/T细胞淋巴瘤易出现全身多处肌肉侵犯，如PET/CT显像发现全身肌肉多发 $^{18}$F-FDG高代谢病灶，常提示NK/T细胞淋巴瘤的可能。皮肤淋巴瘤可发生于全身任何部位，临床表现为全身单发或多发的结节或斑块，形态不规则，与皮下脂肪分界欠清，多呈 $^{18}$F-FDG高代谢。皮肤淋巴瘤侵犯部位不定，呈跳跃性侵犯，$^{18}$F-FDG PET/CT相对于CT有优势，但一些小病变仍存在假阴性。

综上所述，淋巴瘤可侵犯全身各个组织和系统，结外受侵器官还包括胰腺、膀胱、子宫、前列腺、睾丸等，相对来说比较少见，可单独受侵也可多个器官同时受侵。这些器官淋巴瘤浸润时，PET/CT显像表现与大部分器官受侵一样，为 $^{18}$F-FDG高摄取。

## （四）临床应用

### 1. 在淋巴瘤分期中的应用

目前推荐2014版Lugano分期标准作为淋巴瘤分期的标准（表12-4-1），主要用于 $^{18}$F-FDG高摄取的结节性淋巴瘤（基本上包括所有组织学亚型，除外慢性淋巴细胞白血病/小淋巴细胞淋巴瘤、淋巴浆细胞淋巴瘤/Waldenstrom巨球蛋白血症、蕈样霉菌病和边缘区非霍奇金淋巴瘤）。

大多数淋巴瘤表现为 $^{18}$F-FDG高摄取，这也是PET/CT显像容易发现病灶的基础。对于一些

常见亚型的淋巴瘤，例如霍奇金淋巴瘤、弥漫性大B细胞淋巴瘤及NK/T细胞淋巴瘤，$^{18}$F-FDG PET显像的阳性率高达98%~100%。$^{18}$F-FDG PET对淋巴瘤的高阳性检出率决定了PET/CT显像比常规检查能发现更多病灶，这也是PET/CT对淋巴瘤分期更准确的基础。Gambhir等对2000多例淋巴瘤患者的检查结果进行荟萃分析后发现：$^{18}$F-FDG PET显像在淋巴瘤检出方面的灵敏度和特异性均高于CT，PET的灵敏度和特异性分别是90%和93%，而CT的灵敏度和特异性只有81%和69%。无论是结内病变还是结外器官累及，$^{18}$F-FDG PET/CT显像对淋巴瘤病灶的灵敏度和特异性均优于增强CT：对结内淋巴瘤的评估，PET/CT显像的灵敏度为94%，增强CT为88%，PET/CT显像的特异性为100%，增强CT为86%；对淋巴瘤结外侵犯器官的评估，PET/CT显像的灵敏度为88%，增强CT为50%，PET/CT显像的特异性为100%，增强CT为90%。Schoder H等采用对临床医生问卷调查的方式，得到了临床医生行PET检查后淋巴瘤临床分期改变及治疗方案更改的情况：PET显像使44%患者的分期得到调整，其中上调21%，下调23%；在治疗方案方面，PET检查使10%的患者在同种治疗方法内部被调整，10%的患者联合治疗方案被更改。

骨髓浸润是淋巴瘤预后不良的标志。PET/CT在淋巴瘤骨髓浸润的诊断方面具有独特的价值，研究表明对于霍奇金淋巴瘤和弥漫性大B细胞淋巴瘤，PET/CT诊断骨髓浸润的灵敏度显著优于骨

表12-4-1　2014版Lugano分期标准

| 局限期 | |
| --- | --- |
| Ⅰ期 | 仅侵及单一淋巴结区域（Ⅰ），或侵及单一结外器官不伴有淋巴结受累（ $I_E$ ） |
| Ⅱ期 | 侵及≥2个淋巴结区域，但均在膈肌同侧（Ⅱ），可伴有同侧淋巴结引流区域的局限性结外器官受累（ $II_E$ ）（例如：甲状腺受累伴颈部淋巴结受累，或纵隔淋巴结受累直接延伸至肺脏受累） |
| Ⅱ期大包块* | Ⅱ期伴有大包块者 |
| 进展期 | |
| Ⅲ期 | 侵及膈肌上下淋巴结区域，或侵及膈上淋巴结+脾受累（ $III_S$ ） |
| Ⅳ期 | 侵及淋巴结引流区域之外的结外器官（Ⅳ） |

*根据2014版Lugano分期标准，不再对淋巴瘤的大包块病灶进行具体的数据限定，只需在病历中明确记录最大病灶之最大径即可。Ⅱ期伴有大肿块的患者，应根据病理类型及疾病不良预后因素而酌情选择治疗原则，如伴有大包块的惰性淋巴瘤患者可选择局限期治疗模式，但是伴有大包块的侵袭性淋巴瘤患者，则应该选择进展期治疗模式

髓穿刺活检，而个别骨髓穿刺活检阳性、PET/CT 显像阴性的患者都属于广泛器官组织浸润的患者，骨髓穿刺活检并不能改变患者的分期。目前，各种临床指南均形成共识：对于霍奇金淋巴瘤和弥漫性大 B 细胞淋巴瘤，PET/CT 可以取代骨髓穿刺活检作为诊断淋巴瘤骨髓浸润的标准。

无论是霍奇金淋巴瘤还是非霍奇金淋巴瘤，$^{18}$F-FDG PET/CT 显像对淋巴瘤的分期均具有明显的优势，特别是早期淋巴瘤（Ⅰ期或Ⅱ期），能够发现常规影像学检查难以发现或排除的病灶，使得临床分期更加准确，为临床医生制订个体化整合治疗方案提供有力依据。NCCN 指南及国内淋巴瘤诊疗指南均推荐对 $^{18}$F-FDG 阳性摄取的淋巴瘤的临床分期采用 PET/CT。对于 $^{18}$F-FDG 摄取不高的淋巴瘤亚型（例如慢性淋巴细胞白血病 / 小淋巴细胞淋巴瘤、边缘区淋巴瘤、非特异性外周 T 细胞淋巴瘤等），PET/CT 的分期准确性受到一定的影响。

**2. 在淋巴瘤疗效评价中的价值**

经标准方案治疗结束后，40%~60% 的淋巴瘤患者仍存在残留肿块，其中只有不到 20% 会最终复发，这是由于恶性细胞被选择性杀死，而肿瘤中的结缔组织和基质未受影响，以及治疗反应所造成的纤维化和坏死等所致。$^{18}$F-FDG PET/CT 可以通过肿瘤葡萄糖代谢的增高和降低来了解肿瘤的生物学情况，治疗有效时，肿瘤细胞的葡萄糖代谢降低，因此 $^{18}$F-FDG PET/CT 显像通过比较治疗前后肿瘤代谢的变化来评估淋巴瘤疗效。纤维瘢痕组织一般表现为 $^{18}$F-FDG 低摄取，PET 图像呈阴性；而淋巴瘤浸润灶大多表现为 $^{18}$F-FDG 高摄取。大量数据表明，治疗后 $^{18}$F-FDG PET 阴性患者大部分可以获得长期无进展生存。

为了更好地评价淋巴瘤的疗效，NCCN 指南和国内淋巴瘤疗效评价指南广泛推荐"多维尔 5 分法"作为淋巴瘤疗效的评价标准：1 分，病灶放射性摄取不超过背景放射性分布；2 分，病灶的放射性摄取≤纵隔血池；3 分，纵隔血池＜病灶的放射性摄取≤肝血池；4 分，任何部位病灶的放射性摄取相对于肝血池有中度增高；5 分，任何部位病灶的放射性摄取相对于肝血池有显著增高。在多维尔 5 分法标准下，治疗后的 PET 评

估为 1~2 分的病灶被认为是完全代谢缓解；3 分是否评价为完全缓解仍具有一定的争议。如果患者是经标准治疗的霍奇金淋巴瘤、弥漫性大 B 细胞淋巴瘤及滤泡型淋巴瘤患者，提示患者有较好的预后，但需要结合患者的淋巴瘤病理亚型、治疗前 PET 病灶代谢活跃程度、临床资料、治疗的具体疗程及方案、评价的时间等考虑它的意义。也有人建议将多维尔 3 分判定为治疗效果不佳，以免治疗不足，尤其是临床试验作为疗效评价终点时。如果评分为 4~5 分，化疗中期评估和治疗结束评估的意义是不一样的。化疗中期评估时多维尔 4~5 分，但较基线扫描代谢活跃程度降低，可以认为化疗有效；如果摄取不变、升高甚至出现新发病灶，代表治疗失败。在化疗结束时评估，多维尔评分 4~5 分目前多认为治疗失败，需要进一步强化治疗。淋巴瘤治疗后残存软组织内由于炎症或淋巴细胞的存在也可摄取 $^{18}$F-FDG，可以出现轻度代谢增高的状况，也有研究发现部分治疗结束后多维尔评分 4 分的患者可以获得长期无进展生存。

目前，NCCN 指南推荐对于 $^{18}$F-FDG 高摄取的淋巴瘤亚型或基线扫描为 $^{18}$F-FDG 摄取增高的患者，在治疗结束时行 PET/CT 评价疗效。由于 PET 已被列入疗效评价标准，需要进行基线检查，以实现治疗后监测的最佳解读。治疗结束后再分期的最佳时机仍不明确，专家组推荐化疗结束后等待 6~8 周、放疗结束后等待 8~12 周，再行 PET 检查。总之，PET/CT 显像是淋巴瘤治疗结束后疗效评估的重要工具，尤其是对霍奇金淋巴瘤和弥漫性大 B 细胞淋巴瘤患者，可以鉴别残存肿块为纤维化还是仍有存活肿瘤组织。

**3. 淋巴瘤治疗早期对预后的预测价值**

对于个体患者而言，肿瘤对化疗药物的敏感程度关系到患者的最终治疗效果。如何在治疗早期了解肿瘤对治疗的反应不佳，以便尽早更改治疗方案，对肿瘤的治疗效果及预后有重要意义。$^{18}$F-FDG 在组织中的浓聚程度反映局部葡萄糖代谢情况，肿瘤生长对能量要求很高，治疗有效时，肿瘤细胞的葡萄糖代谢减低，这种代谢的改变一般早于肿瘤体积缩小。大量研究认为，治疗后早期行 $^{18}$F-FDG PET 显像可评估霍奇金淋巴瘤和非

霍奇金淋巴瘤对治疗的反应，在化疗 1~5 个疗程后行 $^{18}$F-FDG PET 显像得到完全缓解者预后明显要优于仍有残留者。

通过 $^{18}$F-FDG PET 显像预测治疗后某个时期淋巴瘤细胞对化疗药物的敏感性，可以指导后期治疗和提前做出预后的评价。荟萃分析显示：$^{18}$F-FDG PET/CT 探测霍奇金淋巴瘤残留病灶的总灵敏度和特异性分别为 84% 和 90%，探测霍奇金淋巴瘤的总灵敏度和特异性分别为 72% 和 100%。在化疗早中期（1~4 个疗程后）行 PET/CT 显像阴性者预后明显优于阳性者。

由于不同亚型的淋巴瘤生物学行为、分期、治疗方式的选择及对药物的反应敏感性完全不一样，故 $^{18}$F-FDG PET/CT 在淋巴瘤治疗早中期显像的时机和价值目前还没有完全定论。对于霍奇金淋巴瘤目前基本形成了专家共识，建议霍奇金淋巴瘤患者 2 个疗程化疗后进行 PET/CT 显像，根据 PET 显像结果的多维尔评分决定后续的诊疗方案。对于弥漫性大 B 细胞淋巴瘤，共识认为治疗中期 PET/CT 显像能够早期预测患者的预后，但对显像的时机和能否根据 PET/CT 结果改变治疗方案仍未达成共识，目前 PET/CT 对弥漫性大 B 细胞淋巴瘤的价值仍主要在临床试验中。目前，NCCN 指南对于弥漫性大 B 细胞淋巴瘤分期为 Ⅰ、Ⅱ 期的患者治疗早期并不建议行 PET/CT 显像，仅建议分期为 Ⅲ、Ⅳ 期的患者在 2~4 个疗程化疗后进行 PET/CT 中期评估，并明确指出治疗中期 PET/CT 阳性的患者如果需要更改治疗方案，需要病理活检证实。

尽管中期 PET 扫描已成为预测霍奇金淋巴瘤和弥漫性大 B 细胞淋巴瘤治疗结果的重要手段，但中期 PET/CT 对外周 T 细胞淋巴瘤的预后价值尚不明确。一项来自韩国的研究表明：外周 T 细胞淋巴瘤中期 PET/CT 阳性患者的复发率显著高于阴性患者，中期 PET/CT 是总生存和无进展生存的重要预测因子，但也有 12.7% 的中期阳性患者通过局部区域活检证实为假阳性；研究认为中期 PET/CT 对于外周 T 细胞淋巴瘤的疾病进展及生存期有重要的价值，对于中期 PET/CT 阳性患者应考虑更强化的治疗方案以改善患者的临床预后。

### 4. 用于淋巴瘤复发的监测

研究发现 $^{18}$F-FDG PET 有助于检出复发的病灶，但是，目前没有足够证据表明 $^{18}$F-FDG PET/CT 可作为复发监测的常规显像。目前，淋巴瘤复发的监测一般使用 CT 检查。当有霍奇金淋巴瘤、侵袭性或中间亚型非霍奇金淋巴瘤病史的患者通过体格检查、实验室检查或常规显像方法发现有明确或可疑的复发时，推荐进行 $^{18}$F-FDG PET 显像。治疗后病情缓解患者再次复发时，尤其是转化为侵袭性更强的类型时，可以使用 $^{18}$F-FDG PET 评估。某些 CT 图像上持续存在的病灶也可使用 $^{18}$F-FDG PET 显像明确是否是淋巴瘤病灶。

尽管 $^{18}$F-FDG PET/CT 显像是目前鉴别淋巴瘤治疗后病灶残留、复发与治疗后坏死的有效手段，但也存在一定的局限性。如治疗后出现 $^{18}$F-FDG 高摄取，并不能确认即为肿瘤病灶，仍需借助临床及其他影像指标进行综合判断；但若 $^{18}$F-FDG 无摄取，则常提示肿瘤经治疗后已灭活或处于明显抑制状态，预后较好，一般无须进一步治疗。

### 5. 用于淋巴瘤干细胞移植前评估

研究发现 $^{18}$F-FDG PET/CT 有助于检出复发的病灶，但是，目前没有足够证据表明 PET/CT 可作为复发后监测的常规手段。干细胞移植能为部分淋巴瘤患者尤其是复发及难治型淋巴瘤提供治疗手段。研究指出，在自体干细胞移植前 $^{18}$F-FDG 摄取增高的患者有更高的复发危险和不良预后，选择干细胞移植治疗需慎重。文献报道干细胞移植前 $^{18}$F-FDG PET/CT 显像阴性组的无进展生存与总生存率高于阳性组，这与干细胞移植后显像结果一致，其中霍奇金淋巴瘤的结果较好，而针对非霍奇金淋巴瘤患者的结果尚有不足。这些研究包含的淋巴瘤的病理类型、分析方法与显像时间、PET 阳性的定义也各不相同，不利于直接比较，因此需要进一步探讨。

### 6. 在淋巴瘤免疫治疗时代的应用及前景展望

免疫检查点抑制剂在淋巴瘤患者中取得了与实体瘤一样令人瞩目的效果，同时在临床试验中也观察到了假性进展或延迟反应。如何准确评估淋巴瘤免疫治疗的效果，以保证可能潜在获益的患者不至于过早停止有效的治疗，成为目前工作的难点和热点。

目前研究者在 Lugano 疗效评估标准基础上进行修正，提出淋巴瘤免疫疗效评价标准，引入了不确定响应（indeterminate response，IR）这一概念来修正疾病进展的定义，以应对免疫治疗出现的非典型反应。这一修改只是临时的应对措施，以减少临床试验的模糊性，并能够以一致的方式收集准确的数据。当患者治疗期间出现下面三种情况中的一种或一种以上时，定义为 IR。① IR1：在治疗的 12 周内，最多 6 个可测量病灶 SPD（最大垂直径乘积之和）增加 ≥ 50%，且无临床状况恶化；② IR2：治疗期间任何时间点 SPD 增加 <50%，但出现新发病灶或任何一个 / 多个现有病灶 SPD ≥ 50%；③ IR3：病灶的大小和数量并没有明显的变化，但有一个或多个病灶 $^{18}$F-FDG 摄取增高。对于免疫治疗过程中出现的 IR，目前建议在临床状况没有恶化的情况下，继续用药以保证患者接受可能有效的治疗，所有的 IR 都应该在 12 周内重复检查以确认疗效。尽管淋巴瘤免疫疗效评价标准对淋巴瘤疗效反应评估做了优化，但在免疫治疗时代，如何最好地评估疗效，最大限度地发挥潜在的治疗效益，让患者获得治疗的益处，仍然是研究者需要解决的问题。

总之，$^{18}$F-FDG PET 在淋巴瘤诊断及疗效评价中具有高灵敏度、高特异性等特点，已广泛应用于淋巴瘤的临床诊断、分期、疗效评价及判断预后等方面。但淋巴瘤的亚型繁多，各个亚型的临床特征及代谢特点存在很强的异质性，使 PET 在某些惰性淋巴瘤亚型中的临床应用价值受限，因此尚待进一步研究。

# 二十一、骨与软组织肉瘤

## （一）定义、流行病学和临床表现

肉瘤是间叶来源的恶性肿瘤的统称，多发生于皮下深部软组织、纵隔、腹膜后、骨等部位。本文主要介绍骨肉瘤、横纹肌肉瘤、尤文肉瘤、滑膜肉瘤和脂肪肉瘤。

骨肉瘤是最常见的骨原发性梭形细胞恶性肿瘤，起源于间叶组织，以恶性增殖产生骨样组织和骨样基质为特征。年发病率约 3/100 万，约占原发骨肿瘤的 17%，占恶性原发骨肿瘤的 42%，是我国居首位的原发性恶性骨肿瘤。骨肉瘤在各个年龄阶段均可发病，但好发于骨骼快速生长发育的青少年或儿童，约 70% 的患者发病年龄在 11~30 岁。骨肉瘤多发生于长管状骨的干骺端，最常见于股骨和胫骨，以膝关节周围多见，其次为肱骨、颌骨、腓骨、骨盆和桡骨。骨肉瘤一般存在疼痛、软组织肿胀和运动障碍三大临床症状。疼痛出现较早，呈持续性进行性加重。随着病变的发展会出现多样的临床表现，主要表现为肿瘤局部生长、侵及邻近的组织结构引起的症状和肿瘤远处转移引起的症状。

尤文肉瘤是一种少见的小圆细胞恶性肿瘤，属于尤文肉瘤家族肿瘤。尤文肉瘤可发生在各个年龄阶段，但 80% 的病例发生在 20 岁以前，中位患者年龄 15 岁，是儿童和年轻人中第二常见的骨骼恶性肿瘤。男性多于女性，比例约为 1.5：1。其可发生于几乎所有的骨和软组织中，80% 发生在骨骼系统，20 岁以下患者长骨骨干最易受累，也可见于干骺端，通常不侵及骨骺，20 岁以上则以扁骨多见。骨外尤文肉瘤最常见于胸肺区，也可见于椎旁、腹膜后、肾脏及下肢等。最常见的临床表现为局部疼痛、肿胀及肿块所引起的压迫症状。

横纹肌肉瘤是发生自胚胎间叶组织的恶性肿瘤，占儿童实体肿瘤的 15%，儿童软组织肉瘤的一半以上。该病可发于全身各个部位，主要包括头颈部、泌尿生殖道、四肢及胆管等。横纹肌肉瘤临床表现多样，因原发灶部位不同而差别较大。如四肢病变多因发现肿块就诊；累及膀胱多表现为排尿不畅、血尿；头颈部病变除局部肿块外，常伴头晕、头痛等表现；后腹膜肿块常出现腹痛、排尿排便困难等症状。

滑膜肉瘤是一种伴有部分上皮分化的恶性间叶肿瘤，多数学者倾向滑膜肉瘤来源于多能间叶干细胞，且超过 95% 的病例存在特异性染色体异位。从婴儿到老年人各个年龄段均可以发生，主要好发于 15~40 岁，高峰期在 30~40 岁。全身任何部位均可发病，最常见发病部位在四肢，尤其是下肢，通常为关节及腱鞘附近，也可发生于肺、心脏及头颈部。临床上表现为痛性或无痛性肿物，有时可出现明显的压迫症状，腹膜后病灶患者表现为腹痛，肺部患者伴有咳嗽、咳痰。

脂肪肉瘤属于原始间叶组织来源的恶性肿瘤，发病率占全部恶性肿瘤的 1% 以下，是成人第二常见的软组织恶性肿瘤。脂肪肉瘤好发于腹膜后和肢体的深部脂肪组织，主要发生于成年人，发病高峰年龄为 40~60 岁，男女发病率大致相当。脂肪肉瘤临床起病隐匿，常表现为缓慢生长的无痛性包块，当肿瘤长大到一定程度压迫到邻近器官则可能引起相应症状。位于腹膜后区的脂肪肉瘤术后复发率较高，肺部是最常见的转移部位。

## （二）病理学基础及代谢特点

骨肉瘤在组织学上主要分为普通型和独立类型两种。骨肉瘤是高度侵袭性恶性肿瘤，转移或复发性患者长期存活率只有 20% 左右。早期诊断、准确分期和及时评价疗效对制订有效治疗方案、延长患者生存期非常重要。$^{18}$F-FDG PET/CT 诊断骨肉瘤的高灵敏度可能与 *MYC* 基因失活引起的细胞增殖和分化有关，大多表现为原发灶及其转移灶 $^{18}$F-FDG 代谢明显增高。

典型的尤文肉瘤富含细胞和血管，质地软，常被纤维组织分隔形成不规则结节状。瘤内可出血、坏死、囊变。肿瘤易向周围浸润扩散，侵入骨膜下可形成软组织肿块及骨膜反应。组织形态学上可见多层排列紧密、细胞形态单一的小圆形蓝色细胞，核深染，胞浆少而透明。通常有广泛的坏死，仅在血管周围残留有活的肿瘤细胞。尤文肉瘤均为高级别恶性肿瘤，大部分尤文肉瘤 $^{18}$F-FDG 摄取显著增加。

横纹肌肉瘤病理改变具有多重性，发病部位多样，这使横纹肌肉瘤成为儿童肿瘤中最复杂的一种。2013 版 WHO 软组织与骨肿瘤新分类中将横纹肌肉瘤分为胚胎性横纹肌肉瘤、腺泡状横纹肌肉瘤、多形性横纹肌肉瘤及梭形细胞 / 硬化性横纹肌肉瘤。典型的横纹肌肉瘤 $^{18}$F-FDG PET 显像表现为病灶显著高摄取。

滑膜肉瘤在 WHO 分类中属于分化不确定的肿瘤。组织学上滑膜肉瘤可分为 4 类：单相纤维型、单相上皮细胞型、双相型及低分化亚型。滑膜肉瘤属高级别浸润性肉瘤，5 年和 10 年的生存率分别为 60% 和 50% 左右，后期易局部复发和转移，淋巴结外转移最常见部位分别为肺及骨骼。滑膜肉瘤 $^{18}$F-FDG PET 显像表现为病灶显著高摄取。

脂肪肉瘤分为去分化脂肪肉瘤、黏液样脂肪肉瘤、多形性脂肪肉瘤。脂肪肉瘤成分复杂，分化程度不同其代谢特征也不同。高分化脂肪肉瘤一般脂肪成分表现为 $^{18}$F-FDG 摄取与正常脂肪组织接近，而软组织成分表现为 $^{18}$F-FDG 高摄取。

## （三）影像特征

骨肉瘤 $^{18}$F-FDG PET/CT 的典型表现是肿瘤骨表现为毛玻璃样、棉絮状、象牙状、放射状及颗粒状等，$^{18}$F-FDG 摄取轻度增高，一般低于周围肿瘤组织。非瘤骨区域及软组织肿块 $^{18}$F-FDG 摄取明显增高，软组织肿块常偏于病骨一侧或围绕病骨生长。层状骨膜反应表现为骨皮质外环形或半环形高密度影，骨膜三角表现为环形或半环形骨膜反应中断。骨膜反应或骨膜三角部位表现为肿瘤进展的表现，PET 表现为与周围肿瘤组织相延续的放射性摄取增高。

尤文肉瘤 PET/CT 的主要征象包括髓腔骨质破坏、骨膜反应、软组织肿块等，软组织肿块较大，与骨质的改变不成比例，其内见坏死区，$^{18}$F-FDG 摄取不均匀，软组织密度区 $^{18}$F-FDG 摄取明显增加，肿瘤坏死区 $^{18}$F-FDG 摄取不高。另外，尤文肉瘤的肿瘤细胞无成骨活性，不形成瘤骨和瘤软骨，因此骨质破坏区和软组织肿块内无瘤骨或钙化存在，但骨内可有反应性的骨质硬化或残留的骨碎片，边缘可有新骨形成。骨皮质可硬化增厚或被破坏变薄，呈虫蚀状。骨膜反应可表现为多种形态，有条状、日光放射状或形成 Codman 三角。软组织肿块内常出现出血、坏死，瘤周伴有水肿。

横纹肌肉瘤典型的影像学特征不明显，其诊断主要依据手术活检病理。$^{18}$F-FDG PET/CT 中原发灶表现为高代谢，当瘤体较大时，肿瘤 $^{18}$F-FDG 代谢多不均匀。横纹肌肉瘤主要通过淋巴及血行转移，常见转移部位包括肺、骨、骨髓及远处淋巴结等，准确评估转移灶有助于判断治疗疗效，及时改变治疗方案。$^{18}$F-FDG PET/CT 可灵敏地发现淋巴结转移，主要表现为淋巴结增大伴代谢增高。早期器官及骨、骨髓转移表现为不同程度的 $^{18}$F-FDG 高摄取，骨或骨髓腔转移时 $^{18}$F-FDG 代谢增高处的部分病灶局部骨质密度可为未见异常。

滑膜肉瘤在 $^{18}$F-FDG PET 显像表现为软组织肿块实性部分高代谢；如果病灶内发生囊变、出血及含有一些其他混杂成分时，代谢区常不均匀，可出现低代谢区或无代谢区，表现为高代谢与低代谢区混杂存在。滑膜肉瘤最常见转移部位为肺、腹膜后淋巴结及骨，$^{18}$F-FDG PET 可灵敏地发现转移灶，早期器官及骨、骨髓转移表现为不同程度的 $^{18}$F-FDG 高摄取。PET/MR 在 T1WI 上主要表现为等、低信号，T2WI 主要以高信号或混杂不均匀信号为主，如果病灶内含有囊变、出血及其他一些混杂成分，在 T2WI 上可观察到"三重信号"特征。大部分肿块有分叶征象，增强检查表现为肿块呈环形或不均匀强化。

不同病理亚型的脂肪肉瘤所含的肿瘤组织成分不同，PET/CT 表现差异很大。PET 上脂肪成分 $^{18}$F-FDG 代谢与正常脂肪组织代谢相仿，非脂肪成分 $^{18}$F-FDG 代谢增高。高分化脂肪肉瘤含有大量成熟的脂肪组织，因此需与脂肪瘤、成熟性畸胎瘤鉴别。黏液样脂肪肉瘤主要由不同分化程度的脂肪母细胞和黏液样基质组成，尽管为实质性肿瘤，但是 PET/CT 表现为囊性/囊实性肿块，密度介于水与软组织之间。病灶较小时 $^{18}$F-FDG 代谢均匀、轻度增高；病灶较大时 $^{18}$F-FDG 代谢不均匀，内见不规律散在无代谢区，显像中病灶无 $^{18}$F-FDG 代谢部分提示为黏液成分。黏液样脂肪肉瘤 PET/CT 的表现决定它须与其他囊性病变进行鉴别，例如肌内黏液瘤、神经源性肿瘤黏液样变性、黏液纤维肉瘤等肿瘤，尤其是当肿块边界清晰、密度均匀、$^{18}$F-FDG 代谢均匀时，易误诊为良性肿瘤。去分化型脂肪肉瘤其特征为分化良好和分化差的肿瘤组织在瘤内同时存在，多呈现以软组织密度为主的混杂密度，PET 上软组织成分 $^{18}$F-FDG 代谢活跃，病灶中央常见放射性摄取缺损区，提示为坏死/液化脂肪组织。

## （四）临床应用

### 1. 在骨与软组织肉瘤分期中的价值

$^{18}$F-FDG PET/CT 显像是目前公认的骨肉瘤最佳的 M 分期手段，诊断骨肉瘤远处转移的灵敏度和特异性分别为 95% 和 96%。Ruggiero 报道，$^{18}$F-FDG PET/CT 发现尤文肉瘤原发灶的灵敏度为 100%，发现骨转移灶的灵敏度、特异性和准确率为 96%、84% 和 87%。$^{18}$F-FDG PET/CT 对横纹肌肉瘤的临床分期更准确，在 T 分期及 N 分期上诊断准确性与传统影像学技术相仿，但 M 分期的准确性明显优于后者。

$^{18}$F-FDG PET/CT 的另一个临床价值体现在指导穿刺活检的取材部位，$^{18}$F-FDG PET/CT 通过显示活性高的肿瘤组织和无活性的坏死组织部位，提高活组织检查的病理诊断准确性。

### 2. 在评价肿瘤复发中的应用

骨与软组织肉瘤局部复发时，通常选择 MRI 或 PET/MR。Dancheva 等评价高级别骨肉瘤复发时发现，PET/CT 显像的灵敏度、特异性和准确率分别为 100%、80% 和 89%。

### 3. 在骨与软组织肉瘤疗效监测和预后评估中的应用

评估治疗反应可能对预后有重要影响，代谢的变化先于体积和形态的变化，因此，PET/CT 可以比传统的成像方法更早地评估肿瘤对治疗的反应。$^{18}$F-FDG PET/CT 在治疗前后通过病灶 $^{18}$F-FDG 摄取的变化可用来评价化疗疗效、预测预后。骨肉瘤生存的主要预测因素是化疗反应，化疗后效果评价以术后病理所报告的肿瘤细胞坏死率为标准，坏死率 >90% 的患者生存情况最好。也有研究者认为 SUVmax 和 MTV、TLG 能够预测肿瘤对新辅助化疗的反应，这些参数的灵敏度、特异性和准确率分别为 71%、85% 和 77%。

$^{18}$F-FDG PET/CT 可作为脂肪肉瘤分级及预测预后的检查手段，不同组织学分级的脂肪肉瘤具有不同的肿瘤生物学行为，PET/CT 可提示病变的恶性程度及病理分级。有研究显示，不同病理亚型、不同组织学分级的脂肪肉瘤患者 $^{18}$F-FDG 代谢不同，G2、G3 组的 SUVmax 值高于 G1 组。另有研究显示，SUVmax 值较脂肪肉瘤病理亚型、组织学分型在判断肿瘤预后上更有价值，当 SUVmax >3.6

时，提示肿瘤更易复发及远处转移。

对于尤文肉瘤患者，Palmerini 和 Raciborska 等研究显示，以组织学反应为金标准（肿瘤细胞坏死率 >90% 为反应良好），反应良好的患者化疗前 SUVmax 明显低于反应差的患者（肿瘤坏死率 <90%）。因此 $^{18}$F-FDG PET/CT 可以是一种评估肿瘤坏死率的方法，也是组织学对新辅助化疗反应的无创性替代指标，表明了 $^{18}$F-FDG PET/CT 在尤文肉瘤化疗过程中具有重要的疗效监测价值。

总之，PET 尤其是 PET/MR 在骨与软组织肉瘤的早期诊断、临床分期、指导治疗、预后评估、疗效评价及复发监测等方面均有重要的临床应用价值。

## 二十二、儿童肿瘤

儿童恶性肿瘤是威胁儿童生命的主要疾病之一，仅次于意外事故，是儿童第二位常见死因。儿童恶性肿瘤主要集中在造血系统、中枢和交感神经系统及间叶组织，多起源于胚胎残留组织和中胚层，从未成熟的细胞发生，少见上皮来源的肿瘤。儿童恶性肿瘤发病原因仍未明确，但已知某些因素与儿童肿瘤发病相关，如遗传因素、免疫因素和环境因素。5 岁以前发生的肿瘤往往与胚胎发育过程中的基因突变相关，5 岁以后发生的肿瘤往往与多因素相关。儿童肿瘤发病率较低，但近 10 年来其发病率以每年 2.8% 的速度递增。

常见的儿童肿瘤为白血病、脑肿瘤、恶性淋巴瘤、神经母细胞瘤、骨和软组织肉瘤、肾母细胞瘤、生殖系统肿瘤和视网膜母细胞瘤等。不同的年龄段儿童肿瘤类型也有所不同。5 岁以前，主要肿瘤类型是白血病、神经母细胞瘤、肾母细胞瘤、视网膜母细胞瘤、肝母细胞瘤等；5 岁以后，淋巴瘤、骨肉瘤、尤文肉瘤等逐渐增多。与成人肿瘤相比较，儿童肿瘤以胚胎性肿瘤为主，对化疗药物敏感性高且对化疗的耐受性较好，随着诊疗水平的不断提高，采用积极合理的整合治疗，儿童恶性肿瘤死亡率近年来明显下降。

由于大多数儿童肿瘤的症状和体征无特异性，因此往往是偶然发现的，诊断时已发生局部扩散或远处转移。$^{18}$F-FDG PET/CT 是儿童恶性肿瘤重要的诊断和疗效评价手段，本节主要对儿童淋巴瘤、神经母细胞瘤及中枢神经系统肿瘤进行介绍。

## 淋巴瘤

### （一）定义、流行病学和临床表现

儿童淋巴瘤占儿科恶性肿瘤的 10%~15%，可分为霍奇金淋巴瘤和非霍奇金淋巴瘤两大类。儿童霍奇金淋巴瘤占儿童恶性肿瘤的 6%，5 岁以下罕见，随着年龄增长发生率增加。约 50% 的患者出现无痛性淋巴结肿大，最常出现在左锁骨上和颈部区域。纵隔肿块发生在 75% 的青少年。儿童非霍奇金淋巴瘤是高度恶性、侵袭性强的恶性肿瘤，最常好发于 10 岁以上青少年，3 岁以下罕见，男女发病比为 3∶1。其病理组织亚型构成与成人不同，淋巴母细胞淋巴瘤、Burkitt 淋巴瘤和间变大细胞淋巴瘤是最主要的组织学类型。各个亚型的淋巴瘤临床表现各异，淋巴母细胞淋巴瘤 75% 表现为前纵隔肿块、胸腔渗出、上腔静脉压迫综合征，常侵犯骨髓和中枢神经系统。Burkitt 淋巴瘤在我国以散发性为主，多见于 5~10 岁的男孩，多表现为右下腹包块，头颈区为第二常见侵犯部位，常伴骨髓浸润。间变大细胞淋巴瘤易侵犯淋巴结和淋巴结外组织包括皮肤、软组织，但较少侵犯骨髓和中枢神经系统。

### （二）病理学基础及代谢特点

儿童霍奇金淋巴瘤以结节硬化型和混合细胞型为主要病理类型，诊断时较少发生器官侵犯。几乎所有的儿童霍奇金淋巴瘤在 $^{18}$F-FDG PET/CT 图像上均表现为明显葡萄糖高代谢，阳性率高达 98%。

儿童非霍奇金淋巴瘤的病理组织亚型构成与成人不同，以淋巴母细胞淋巴瘤、Burkitt 淋巴瘤和间变大细胞淋巴瘤最为常见。几乎所有儿童非霍奇金淋巴瘤在 $^{18}$F-FDG PET/CT 图像上均表现为病灶明显葡萄糖高代谢，阳性率高达 98%~100%。

### （三）PET/CT 在儿童淋巴瘤中的应用价值

#### 1. 淋巴瘤分期

儿童恶性淋巴瘤的生存率高于成人，约 90%

的霍奇金淋巴瘤患儿能被治愈，非霍奇金淋巴瘤的生存率也上升到 75%~90%。淋巴瘤的准确分期是制订治疗方案和判断预后的基础，儿童霍奇金淋巴瘤分期与成人相同，采用 Ann Arbor 分期。非霍奇金淋巴瘤目前广泛接受的是 St. Jude 分期系统，此分期系统将原发部位和肿瘤侵犯范围结合考虑，更能客观反映儿童非霍奇金淋巴瘤的预后。霍奇金淋巴瘤和非霍奇金淋巴瘤大多表现为 $^{18}$F-FDG 高摄取，在淋巴结、脾脏和骨髓浸润的诊断中具有独特的价值，尤其是在淋巴瘤骨髓浸润的诊断方面，较骨髓穿刺活检能发现更多的阳性病灶。$^{18}$F-FDG PET/CT 目前已成为淋巴瘤骨髓浸润诊断的标准，$^{18}$F-FDG PET/CT 显像骨髓阳性的患者可以诊断为淋巴瘤骨髓浸润，而不需要骨髓穿刺活检证实；$^{18}$F-FDG PET/CT 显像骨髓阴性的患者，可以诊断为无骨髓浸润，仅仅是血象异常时才考虑骨髓穿刺活检。儿童淋巴瘤常见中枢神经系统浸润，由于脑组织利用 $^{18}$F-FDG 作为能量来源，本底较高，有时难以发现小的中枢浸润病灶。PET/MR 充分利用 MRI 图像的诊断信息，具有较高的病灶发现能量，采用 MRI 校正后的 PET 图像能够更好地判断病灶的代谢活跃度，准确地诊断淋巴瘤中枢神经系统浸润。

$^{18}$F-FDG PET/CT 显像能准确评价和修订淋巴瘤患儿的分期，从而调整患儿的治疗方案，改善预后。分期上调的主要原因是 $^{18}$F-FDG PET/CT 探测到常规显像未能发现的骨髓、肝、脾病灶。分期下调的主要原因是常规显像发现的病变，PET/CT 显像未见高代谢灶而排除了淋巴瘤浸润可能。

## 2. 治疗结束时评价

儿童淋巴瘤绝大多数为 $^{18}$F-FDG 高摄取淋巴瘤亚型，因此可以通过治疗前后肿瘤组织葡萄糖代谢的变化来评估淋巴瘤疗效。儿童淋巴瘤疗效评估标准与成人相似，采用多维尔 5 分法评价疗效。治疗结束后，多维尔 1~2 分判断为完全缓解；多维尔 4~5 分判断为淋巴瘤浸润；而多维尔 3 分是否评价为完全缓解目前仍有较大的争议。研究表明，治疗后 $^{18}$F-FDG PET 阴性患者大部分可以获得长期无进展生存。

## 3. 治疗早期预测预后

评价淋巴瘤的早期治疗反应非常重要，可及时调整治疗方案达到最佳疗效，并最大限度降低治疗引起的毒副作用。儿童淋巴瘤恶性程度高，增殖速度快，对能量需求很高；当淋巴瘤得到有效治疗时，肿瘤细胞被杀灭，对能量的需求显著减低，这种能量需求的改变一般早于肿瘤体积缩小。通过治疗前后 $^{18}$F-FDG PET 肿瘤显像的比较，可以显示肿瘤葡萄糖代谢活性变化，从而达到预测疗效的目的。研究数据表明，治疗早期（化疗 1~4 个疗程）PET/CT 显像能够预测儿童淋巴瘤患者的预后，治疗早期 PET/CT 达到完全缓解的患者预后显著优于 PET/CT 阳性的患者。但是由于儿童淋巴瘤患者独特的生理反应，如鼻咽部腺样体增殖、颈部淋巴结反应性增生、胸腺治疗后反应性增生等，很容易被误诊为淋巴瘤浸润，从而导致假阳性的出现。

## 4. 用于淋巴瘤干细胞移植前评估

研究发现，在自体干细胞移植前 $^{18}$F-FDG 摄取增高的患者有更高的复发危险和不良预后，选择干细胞移植的治疗方案需慎重。干细胞移植前 $^{18}$F-FDG PET/CT 显像阴性组的总体生存和无进展生存率高于阳性组，这与干细胞移植后显像结果一致，其中霍奇金淋巴瘤的结果较好。

总体来说，儿童恶性淋巴瘤目前属可治性肿瘤，儿童淋巴瘤的治愈率与生存期均高于成人。$^{18}$F-FDG PET 或 PET/CT 在儿童淋巴瘤分期、放疗计划制订、治疗反应评价、疗效监测方面发挥着重要作用，优于 CT、MRI、超声诊断。$^{18}$F-FDG PET 或 PET/CT 被推荐作为儿童淋巴瘤分期、疗效评价、随访的首选影像方法。

# 神经母细胞瘤

## （一）定义、流行病学和临床表现

神经母细胞瘤（neuroblastoma）是胚胎神经嵴细胞的恶性肿瘤，主要起源于肾上腺髓质、椎旁和主动脉旁交感神经系统，占小儿恶性肿瘤的 8%。多见于 5 岁以下的患儿，2 岁为发病年龄高峰。本病具有自发消退和转化为良性肿瘤的特点，但主要是发生在 1 岁以内的婴儿。大多数神经母细胞瘤的病因不清楚。1%~2% 的神经母细胞瘤患者有家族史，家族神经母细胞瘤的主要原因是 *ALK*

基因的胚系突变。

神经母细胞瘤可发生在身体的任何部位，通常沿交感神经链分布，如交感神经干、肾上腺髓质和腹膜后交感神经的副神经节等部位，其中肾上腺占40%，脊柱旁神经节占25%，胸腔占1.5%，盆腔占5%，颈部占3%。临床症状和体征取决于原发和转移肿瘤的部位。75%以上的患者就诊时已属晚期，肿瘤常转移至骨髓、骨、肝和淋巴结等。低危神经母细胞瘤患者经标准的综合治疗，5年生存率达90%以上，中危患者为70%，而高危患者预后差（仅30%~60%）。

## （二）病理学基础及代谢特点

神经母细胞瘤是神经嵴细胞向交感神经元、神经母细胞分化过程异常而发生的交感神经系统肿瘤。根据胚胎神经嵴的交感神经元分化情况，可分为神经母细胞瘤、节细胞神经母细胞瘤和节细胞神经瘤。低分化的多能性交感神经元母细胞或交感神经母细胞的恶性增殖，为神经母细胞瘤；混合含有未分化和分化成熟的神经节细胞，为节细胞神经母细胞瘤；神经节细胞成熟分化，则为节细胞神经瘤。神经母细胞瘤瘤组织的神经微丝蛋白、神经特异性烯醇化酶、突触囊泡蛋白等免疫组织化学检测常阳性。神经母细胞瘤多数具有分泌儿茶酚胺的能力。神经母细胞瘤 $^{18}$F-FDG PET/CT 图像上常表现为病灶明显葡萄糖高代谢，阳性率高达78%~100%。

## （三）非 $^{18}$F-FDG 显像

除 $^{18}$F-FDG 外，核医学显像常用的神经母细胞瘤示踪剂有 $^{123}$I-MIBG、$^{131}$I-MIBG、$^{99m}$Tc-MDP、$^{111}$In-Pentetreotide（Octreoscan）和 $^{68}$Ga-DOTATATE 等。

MIBG 是肾上腺素能神经元阻滞剂溴苄胺和胍乙啶的类似物，其功能与去甲肾上腺及肾上腺素等神经递质类似，被放射性碘标记的 MIBG 能够被富含肾上腺素能神经的神经母细胞瘤摄取显像，从而达到诊断的目的。由于 MIBG 与肾上腺素能神经受体特异性结合的特点，MIBG 显像具有较高的特异性。目前，可以获取的放射性碘标记药物主要有两种：$^{123}$I-MIBG 和 $^{131}$I-MIBG。

$^{131}$I-MIBG 既可用于神经母细胞瘤的诊断，又可用于肿瘤的治疗。神经母细胞瘤 $^{123}$I-MIBG 和 $^{18}$F-FDG 的摄取表现多一致，但也有少数病例二者的浓聚程度、浓聚部位不一致。由于 $^{123}$I-MIBG 被正常肝脏摄取，故探测肝脏转移有局限性，$^{18}$F-FDG PET/CT 探测神经母细胞瘤肝转移优于 $^{123}$I-MIBG。$^{18}$F-FDG PET/CT 在小病灶的诊断及显示方面优于 $^{123}$I-MIBG，而在残留病灶的显示方面，通常认为 $^{123}$I-MIBG 优于 $^{18}$F-FDG。

神经母细胞同其他神经内分泌肿瘤（如嗜铬细胞瘤、小细胞癌、副神经节瘤）一样，肿瘤细胞表面生长抑素受体大多过度表达。奥曲肽等一系列内源性生长抑素类似物，被放射性核素如 $^{111}$In、$^{99m}$Tc 及 $^{68}$Ga 等标记后引入体内，能够被高表达生长抑素受体的神经母细胞瘤和其他神经内分泌肿瘤结合，放射性核素显像仪可因此显示肿瘤的大小、位置、受体的密度等，称为生长抑素受体显像。目前应用较多的示踪剂有 $^{111}$In-奥曲肽、$^{68}$Ga-DOTATOC、$^{68}$Ga-DOTATATE 及 $^{68}$Ga-DOTANOC。生长抑素受体显像目前已广泛用于神经母细胞瘤的诊断、分期及治疗后疗效评价。研究认为，生长抑素受体高表达的神经母细胞瘤，生长抑素受体显像阳性，临床预后较好；而生长抑素受体表达较低的神经母细胞瘤，生长抑素受体显像阴性，这部分患者可能预后不良。生长抑素受体显像与 $^{18}$F-FDG PET/CT 联合应用能显著提高诊断的准确性，减少病灶的遗漏。

PET/CT 目前已广泛应用于神经母细胞瘤的诊断、分期及疗效评价。对于初诊的神经母细胞瘤，其原发灶大部分表现为中高度 $^{18}$F-FDG 摄取。$^{18}$F-FDG PET/CT 对于神经母细胞瘤表现出良好的诊断价值。70%的神经母细胞瘤诊断时已发生转移，最常见的转移部位为淋巴结、骨和骨髓、肝脏等，转移灶与原发灶具有相似的生物学活性，表现为 $^{18}$F-FDG 高摄取，PET/CT 对于转移灶具有较高的灵敏度和特异性。据报道，经 PET/CT 检查后的患者，按照国际神经母细胞瘤分期系统进行重新分期，约30%的患者提高了分期，主要是Ⅲ期患者检出了淋巴结和其他器官转移。

$^{18}$F-FDG 和生长抑素受体（如 $^{68}$Ga-DOTATOC、$^{68}$Ga-DOTATATE）联合显像能够为神经内分泌肿瘤

患者的治疗方案选择提供帮助。$^{18}$F-FDG 显像阳性、生长抑素受体显像阴性的患者，治疗上常采用化疗或化疗联合靶向治疗。生长抑素受体显像阳性，提示肿瘤细胞表面存在或高表达 SSTR，治疗上可采用长效奥曲肽或肽受体介导的放射核素治疗（PRRT）。

## 中枢神经系统肿瘤

中枢神经系统肿瘤约占儿科恶性肿瘤的 20%。发病率位于儿童恶性肿瘤的第 2 位，病死率位于 15 岁以下儿童恶性肿瘤的首位。

儿童中枢神经系统肿瘤类型以星形细胞瘤、髓母细胞瘤及颅咽管瘤多见，除胚胎性肿瘤和生殖细胞肿瘤外，均以低级别肿瘤多见。临床及病理特征与肿瘤的部位有关。低级别胶质瘤 $^{18}$F-FDG 摄取较低，而高级别胶质瘤 $^{18}$F-FDG 摄取较多。胶质瘤病灶与脑组织的对比度较差，不能很好地判断病灶的边缘。$^{18}$F-FDG PET/CT 并不是中枢神经系统肿瘤诊断的首选方法。$^{11}$C-MET 反映病灶细胞细胞膜的氨基酸转运能力，中枢神经系统肿瘤一般表现为高摄取，而正常脑组织 $^{11}$C-MET 摄取较低，有较好的靶本底对比度，能够用于中枢神经系统肿瘤的诊断。

$^{18}$F-FDG PET/CT 主要用于鉴别中枢神经系统肿瘤治疗后复发病灶或残留病灶改变。$^{18}$F-FDG 摄取增高说明病灶有残留或复发，而坏死区域 $^{18}$F-FDG 摄取减低或缺损。当然 $^{18}$F-FDG 摄取与放疗后改变并非完全一致，放疗后早期的放射性炎症可有 $^{18}$F-FDG 高摄取。

PET/MR 既能够对脑胶质瘤准确定位、判断病灶的边界及侵犯范围，又能显示病灶的代谢特征，是目前制订手术方案、指导放疗靶区勾画的最佳选择。多示踪剂多序列 PET/MR 将是中枢神经系统肿瘤诊疗的方向，但目前仍只有少数大型医院装备有 PET/MR，限制了其推广应用。

（岳殿超　肖国有　高识　崔亚利　徐文贵谢新立　于丽娟　杨建伟　付巍　张旭　邱大胜陈晓良　赵新明　程祝忠　王新华　杨爱民　张汝森莫逸　李林法　冯彦林　林承赫　高永举）

## 参考文献

[1] Dahlsgaard-Wallenius SE, Hildebrandt MG, Johansen A, et al. Hybrid PET/MRI in non-small cell lung cancer (NSCLC) and lung nodules—a literature review. Eur J Nucl Med Mol Imaging, 2020. DOI:10.1007/s00259-020-04955-z.

[2] Lavayssière R, Cabée AE, Filmont JE. Positron emission tomography (PET) and breast cancer in clinical practice. Eur J Radiol, 2009, 69(1):50–58.DOI:10.1016/j.ejrad.2008.07.039.

[3] Szyszko TA, Cook GJR. PET/CT and PET/MRI in head and neck malignancy. Clin Radiol, 2018, 73(1):60–69. DOI:10.1016/j.crad.2017.09.001.

[4] Gallamini A, Zwarthoed C, Borra A. Positron emission tomography (PET) in oncology. Cancers (Basel), 2014, 6(4):1821–1889. DOI:10.3390/cancers6041821.

[5] Piccardo A, Trimboli P, Foppiani L, et al. PET/CT in thyroid nodule and differentiated thyroid cancer patients: The evidence-based state of the art. Rev Endocr Metab Disord, 2019, 20(1):47–64. DOI:10.1007/s11154-019-09491-2.

[6]Sanli Y, Zukotynski K, Mittra E, et al. Update 2018: $^{18}$F-FDG PET/CT and PET/MRI in head and neck cancer. Clin Nucl Med, 2018, 43(12):e439-e452. DOI:10.1097/RLU.0000000000002247.

[7] Mafeld S, Vasdev N, Patel A, et al. Evolving role of positron emission tomography (PET) in urological malignancy. BJU Int, 2015, 116(4):538–545. DOI:10.1111/bju.12988.

[8] Corfield J, Perera M, Bolton D, et al. $^{68}$Ga-prostate specific membrane antigen (PSMA) positron emission tomography (PET) for primary staging of high-risk prostate cancer: a systematic review. World J Urol, 2018, 36(4):519–527. DOI:10.1007/s00345-018-2182-1.

[9]Ayati N, Sadeghi R, Kiamanesh Z, et al. The value of $^{18}$F-FDG PET/CT for predicting or monitoring immunotherapy response in patients with metastatic melanoma: a systematic review and meta-analysis. Eur J Nucl Med Mol Imaging, 2020. DOI:10.1007/s00259-020-04967-9.

[10] Bednarova S, Lindenberg ML, Vinsensia M, et al. Positron emission tomography (PET) in primary prostate cancer staging and risk assessment. Transl Androl Urol, 2017, 6(3):413–423. DOI:10.21037/tau.2017.03.53.

[11] El-Galaly TC, Gormsen LC, Hutchings M. PET/CT for staging: Past, present, and future. Semin Nucl Med, 2018, 48(1):4–16.

[12] Kemppainen J, Hynninen J, Virtanen J, et al. PET/CT for evaluation of ovarian cancer Semin Nucl Med, 2019, 49(6):484–492. DOI:10.1053/j.semnuclmed.

[13] Shreve P, Faasse T. Role of positron emission tomography-computed tomography in pulmonary neoplasms. Radiol Clin North Am, 2013, 51(5):767–779. DOI:10.1016/j.rcl.2013.05.001.

[14] Khiewvan B, Torigian DA, Emamzadehfard S, et al. An update on the role of PET/CT and PET/MRI in ovarian cancer. Eur J Nucl Med Mol Imaging, 2017, 44(6):1079–1091. DOI:10.1007/s00259-

017-3638-z.

[15] Banks KP, Song WS. Role of positron emission tomography-computed tomography in gastrointestinal malignancies. Radiol Clin North Am, 2013, 51(5):799–831. DOI:10.1016/j.rcl.2013.05.003.

[16] Bourgeois AC, Chang TT, Fish LM, et al. Positron emission tomography/computed tomography in melanoma. Radiol Clin North Am, 2013, 51(5):865–879. DOI:10.1016/j.rcl.2013.06.004.

[17] Juweid ME. Utility of positron emission tomography (PET) scanning in managing patients with Hodgkin lymphoma. Hematology Am Soc Hematol Educ Program, 2006, 259–511. DOI:10.1182/asheducation-2006.1.259.

[18] Tafra L. Positron Emission Tomography (PET) and Mammography (PEM) for breast cancer: importance to surgeons. Ann Surg Oncol, 2007, 14(1):3–13. DOI:10.1245/s10434-006-9019-7.

[19] Bourgeois AC, Warren LA, Chang TT, et al. Role of positron emission tomography/computed tomography in breast cancer. Radiol Clin North Am, 2013, 51(5):781–798. DOI:10.1016/j.rcl.2013.06.003.

[20] Escott EJ. Role of positron emission tomography/computed tomography (PET/CT) in head and neck cancer. Radiol Clin North Am, 2013, 51(5):881–893. DOI:10.1016/j.rcl.2013.05.002.

[21] Mankoff DA, Eubank WB. Current and future use of positron emission tomography (PET) in breast cancer. J Mammary Gland Biol Neoplasia, 2006, 11(2):125–136. DOI:10.1007/s10911-006-9019-z.

[22] Serafini S, Sperti C, Brazzale AR, et al. The role of positron emission tomography in clinical management of intraductal papillary mucinous neoplasms of the pancreas. Cancers (Basel), 2020, 12(4):807. DOI:10.3390/cancers 12040807.

[23] Voltin CA, Mettler J, Grosse J, et al. FDG-PET imaging for Hodgkin and diffuse large B-cell lymphoma—An updated overview. Cancers (Basel), 2020, 12(3):601. DOI:10.3390/cancers12030601.

[24] Zaucha JM, Chauvie S, Zaucha R, et al. The role of PET/CT in the modern treatment of Hodgkin lymphoma. Cancer Treat Rev, 2019(77):44–56. DOI:10.1016/j.ctrv. 2019.06.002.

[25] Singh S, Poon R, Wong R, et al. 68Ga PET imaging in patients with neuroendocrine tumors: a systematic review and meta-analysis. Clin Nucl Med, 2018, 43(11):802–810. DOI:10.1097/RLU.0000000000002276.

[26] El-Galaly TC, Villa D, Gormsen LC, et al. FDG-PET/CT in the management of lymphomas: current status and future directions. J Intern Med, 2018, 284(4):358–376. DOI:10.1111/joim.12813.

[27] Bonomo P, Merlotti A, Olmetto E, et al. What is the prognostic impact of FDG PET in locally advanced head and neck squamous cell carcinoma treated with concomitant chemo-radiotherapy? A systematic review and meta-analysis. Eur J Nucl Med Mol Imaging, 2018, 45(12):2122–2138. DOI:10.1007/s00259-018-4065-5.

[28] Kanoun S, Rossi C, Casasnovas O. [18]F-FDG-PET/CT in Hodgkin lymphoma: Current usefulness and perspectives. Cancers (Basel), 2018, 10(5):145. DOI:10.3390/cancers10050145.

[29] Fahey FH, Goodkind A, MacDougall RD, et al. Operational and dosimetric aspects of pediatric PET/CT. J Nucl Med, 2017, 58(9):1360–1366. DOI:10.2967/jnumed.116.182899.

[30] Schwarzenboeck SM, Rauscher I, Bluemel C, et al. PSMA ligands for PET imaging of prostate cancer. J Nucl Med, 2017, 58(10):1545–1552. DOI:10.2967/jnumed.117.191031.

[31] Cremonesi M, Gilardi L, Ferrari ME, et al. Role of interim [18]F-FDG-PET/CT for the early prediction of clinical outcomes of non-small cell lung cancer (NSCLC) during radiotherapy or chemo-radiotherapy. A systematic review. Eur J Nucl Med Mol Imaging, 2017, 44(11):1915–1927. DOI:10.1007/s00259-017-3762-9.

[32] Garibaldi C, Ronchi S, Cremonesi M, et al. Interim [18]F-FDG PET/CT during chemoradiation therapy in the management of head and neck cancer patients: A systematic review. Int J Radiat Oncol Biol Phys, 2017, 98(3):555–573. DOI:10.1016/j.ijrobp.2017.02.217.

[33] Deroose CM, Stroobants S, Liu Y, et al. Using PET for therapy monitoring in oncological clinical trials: challenges ahead. Eur J Nucl Med Mol Imaging, 2017, 44(Suppl 1):32–40. DOI:10.1007/s00259-017-3689-1.

[34] Barrington SF, Kluge R. FDG PET for therapy monitoring in Hodgkin and non-Hodgkin lymphomas. Eur J Nucl Med Mol Imaging, 2017, 44(Suppl 1):97–110. DOI:10.1007/s00259-017-3690-8.

[35] Khiewvan B, Torigian DA, Emamzadehfard S, et al. An update on the role of PET/CT and PET/MRI in ovarian cancer. Eur J Nucl Med Mol Imaging, 2017, 44(6):1079–1091. DOI:10.1007/s00259-017-3638-z.

[36] Castelli J, De Bari B, Depeursinge A, et al. Overview of the predictive value of quantitative [18]FDG PET in head and neck cancer treated with chemoradiotherapy. Crit Rev Oncol Hematol, 2016, 108:40–51. DOI:10.1016/j.critrevonc.2016.10.009.

[37] Madsen PH, Holdgaard PC, Christensen JB, Hilund-Carlsen PF. Clinical utility of F-18 FDG PET-CT in the initial evaluation of lung cancer. Eur J Nucl Med Mol Imaging, 2016, 43(11):2084–2097. DOI:10.1007/s00259-016-3407-4.

[38] Virgolini I, Gabriel M, Kroiss A, et al. Current knowledge on the sensitivity of the (68)Ga-somatostatin receptor positron emission tomography and the SUVmax reference range for management of pancreatic neuroendocrine tumours. Eur J Nucl Med Mol Imaging, 2016, 43(11):2072–2083. DOI:10.1007/s00259-016-3395-4.

[39] Gofrit ON, Orevi M. Diagnostic challenges of kidney cancer: A systematic review of the role of positron emission tomography-computerized tomography. J Urol, 2016, 196(3):648–657. DOI:10.1016/j.juro.2016.02.2992.

[40] Albert NL, Weller M, Suchorska B, et al. Response assessment in Neuro-Oncology working group and European Association for Neuro-Oncology recommendations for the clinical use of PET imaging in gliomas. Neuro Oncol, 2016, 18(9):1199–1208. DOI:10.1093/neuonc/now058.

[41] Avril S, Muzic RF Jr, et al. [18]F-FDG PET/CT for Monitoring of Treatment Response in Breast Cancer. J Nucl Med, 2016, 57 Suppl

1(Suppl 1):34S–39S. DOI:10.2967/jnumed.115.157875.

[42] Groheux D, Cochet A, Humbert O, et al. [18]F-FDG PET/CT for staging and restaging of breast cancer.J Nucl Med, 2016, 57(Suppl 1):17S–26S. DOI:10.2967/jnumed.115.157859.

[43] Manca G, Vanzi E, Rubello D, et al. [18]F-FDG PET/CT quantification in head and neck squamous cell cancer: principles, technical issues and clinical applications. Eur J Nucl Med Mol Imaging, 2016, 43(7):1360–1375. DOI:10.1007/s00259-015-3294-0.

[44] Bollineni VR, Ytre-Hauge S, Bollineni-Balabay O, et al. High diagnostic value of [18]F-FDG PET/CT in endometrial cancer: systematic review and meta-analysis of the literature. J Nucl Med, 2016, 57(6):879–885. DOI:10.2967/jnumed.115.170597.

[45] van Dijk LK, Boerman OC, Kaanders JH, et al. PET imaging in head and neck cancer patients to monitor treatment response: a future role for EGFR-targeted imaging. Clin Cancer Res, 2015, 21(16):3602–3609. DOI:10.1158/1078-0432.CCR-15-0348.

[46] Adams HJ, Nievelstein RA, Kwee TC. Prognostic value of complete remission status at end-of-treatment FDG-PET in R-CHOP-treated diffuse large B-cell lymphoma: systematic review and meta-analysis. Br J Haematol, 2015, 170(2):185–191. DOI:10.1111/bjh.13420.

[47] Kaneko Y, Murray WK, Link E, et al. Improving patient selection for [18]F-FDG PET scanning in the staging of gastric cancer. J Nucl Med, 2015, 56(4):523–529. DOI:10.2967/jnumed.114.150946.

[48] Liu Y. FDG PET/CT and renal scan demonstrations of carcinoma in the urinary bladder and bladder diverticulum?Clin Nucl Med, 2013, 38(7):580–581. DOI:10.1097/RLU.0b013e318286c03e.

[49] Schder H, Larson SM. Positron emission tomography for prostate, bladder, and renal cancer. Semin Nucl Med, 2004, 34(4):274–292. DOI:10.1053/j.semnuclmed .2004.06.004.

[50] Hope TA, Kassam Z, Loening A, et al. The use of PET/MRI for imaging rectal cancer. Abdom Radiol, 2019, 44(11):3559–3568. DOI:10.1007/s00261-019-02089-x.

[51] Raman SP, Chen Y, Fishman EK. Evolution of imaging in rectal cancer: multimodality imaging with MDCT, MRI, and PET. J Gastrointest Oncol, 2015, 6(2):172–184. DOI:10.3978/j.issn.2078-6891.2014.108.

[52] Havrilesky LJ, Kulasingam SL, Matchar DB, et al. FDG-PET for management of cervical and ovarian cancer. Gynecol Oncol, 2005, 97(1):183–191. DOI:10.1016/j.ygyno.2004.12.007.

[53] Zhu Z, Wang B, Cheng W, et al. Endometrial and ovarian F-18 FDG uptake in serial PET studies and the value of delayed imaging for differentiation. Clin Nucl Med, 2006, 31(12):781–787. DOI:10.1097/01.rlu.0000247261.82757.ea.

[54] Lee SI, Catalano OA, Dehdashti F. Evaluation of gynecologic cancer with MR imaging, [18]F-FDG PET/CT, and PET/MR imaging. J Nucl Med, 2015, 56(3):436–443. DOI:10.2967/jnumed.114.145011.

# 第 13 章
# 肿瘤的腔镜诊断

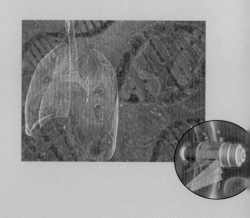

# 第 1 节　胃镜检查

## 一、胃镜的发展历史

现阶段，对于上消化道肿瘤的诊断不再常规使用上消化道钡餐检查，而是高度依赖胃镜检查，这一变化经过了漫长的发展时间。近 2 个世纪来，消化内镜经历了早期硬管式内镜—半可屈式内镜—纤维内镜—电子内镜—胶囊内镜的发展过程。

硬管式内镜时代（1868—1932 年）：1868 年，德国医生 Kussmaul 受街头的吞剑表演启发，发明了最早的胃镜，但其存在一定的缺陷，即自然光源太弱和硬质镜身造成的检查痛苦，甚至消化道穿孔的危险。1879 年，柏林泌尿外科医生 Nitze 研制出了第一台含有光学系统的内镜，其前端含有一个棱镜，当时该内镜仅被用于泌尿系统。几年后，第一个适用于临床的胃镜诞生，它是一种硬管式胃镜，包括呈同心圆状设置的 3 根管子，中心管为光学结构，第二层管腔内装有由铂丝圈制成的灯泡和水冷结构，外层壁上带有刻度以反映进镜深度。

半可屈式内镜时代（1932—1953 年）：在解决内镜的光源问题之后，如何提高内镜的柔软性以减轻检查时患者的痛苦及扩大观察范围是另一个亟须解决的问题。1932 年，德国人 Schindler 与器械制作师 Georg Wolf 合作研制出第一台半可屈式胃镜，命名为 Wolf-Schindler 式胃镜。它的光学系统由 48 个透镜组成，前端具有可屈性，在胃内的弯曲度为 30°~40°，使医生能清晰地观察胃黏膜图像。Wolf-Schindler 式胃镜的问世，解决了胃镜检查的巨大阻碍，开辟了胃镜检查技术的新纪元，从此拉开了半可屈式内镜的序幕。我国最早使用的半可屈式胃镜出现在 1957 年。

纤维内镜时代（1957 年至今）：1953 年，对于内镜来说是重要的一年，光导纤维技术被发明。次年，英国的 Hopkings 和 Kapany 研究了纤维的精密排列，有效解决了纤维束的图像传递，为纤维光学应用于内镜奠定了基础。1957 年，Hirschowitz 带领他的团队研制出了世界上第一台用于检查胃和十二指肠的光导纤维内镜。这种胃镜的镜身更加柔软，可在患者胃部回转自如，检查视野范围广，同时也极大地减轻了患者的痛苦。20 世纪 60 年代初，日本 Olympus 公司在光导纤维胃镜基础上，加装了活检装置及照相机。随着附属装置的不断改进，如手术器械、摄影系统的发展，使纤维内镜不但可用于诊断，且可用于手术治疗。我国最早的纤维胃镜出现在 1966 年。

电子内镜时代（1983 年至今）：1983 年美国 Welch Allyn 公司成功研制并应用电荷耦合装置（charge coupled device，CCD）微型图像传感器代替了内镜的光导纤维成像术，宣告了电子内镜的诞生。电子内镜主要由内镜（endoscopy）、电视信息系统（video information system center）和电视监视器（television monitor）3 个主要部分组成，相对于普通光导纤维内镜，它的图像更清晰、色泽更逼真、分辨率更高，可供多人同时观看。电子内镜的问世，为百余年内镜的诊断和治疗开创了新的历史篇章。

胶囊内镜时代（2001年至今）：1981年，以色列的一名导弹工程师在亲身体验了结肠镜检查后，联想起了自己熟悉的智能导弹上的遥控摄像装置，由此产生了研制无线内镜的最初设想。随后不久，他成功研制了一种可吞咽的、胶囊大小的照相机，在通过胃肠道时，进行拍照并将图像传到体外。2001年，以色列Given公司将研制出的新型胶囊内镜——M2A——应用于临床，为消化道疾病的诊断带来了革命性突破，2002年该产品进入中国。与插入式的消化道内镜相比，胶囊内镜最大的优点是无痛、无创、安全和便捷，尤其是对小肠的检查具有独特优势。但因其不受控制，因此在胃内使用时存在盲区。2017年我国的安翰公司研制出磁控胶囊胃镜，并应用于临床，克服了胶囊内镜不受控制的缺点，使其应用在胃内检查成为可能。

## 二、胃镜检查的适应证与禁忌证

### 1. 适应证

除了检查食管、胃、十二指肠的良性疾病外，胃镜主要用于肿瘤的发现及确诊。凡是怀疑有上消化道肿瘤的患者均可进行胃镜检查：①有非特异性的上腹部症状，如腹胀、腹痛等；②其他检查（X线钡餐、CT等）发现病变，但无法进一步明确病变性质；③不明原因的贫血、黑便、消瘦或急性上消化道出血；④筛查为高危人群的患者；⑤癌前疾病（如萎缩性胃炎、残胃、Barrett食管等）和内镜下微创治疗或手术治疗后的随访。

### 2. 禁忌证

大多数情况下，胃镜检查的禁忌证是相对的：患有精神疾病的患者如需行胃镜检查，可在麻醉医生或专科医生的协助下完成；心律失常或心肺功能不全的患者可在专科医生术前的充分治疗和术中良好的心电监护下，由经验丰富的内镜医生完成；血压不稳的急性上消化道大出血的患者，由有经验的内镜医生完成内镜下止血工作。这主要取决于检查带来的获益和所承担的风险哪个更大。

以下情况应视为胃镜检查的绝对禁忌证：①危及生命的心脏疾病，如严重心律失常、心肌梗死急性期、心功能IV级；②危及生命的肺部疾病，如呼吸衰竭不能平卧、肺梗死急性期、哮喘急性发作期；③食管、胃、十二指肠穿孔急性期；④腐蚀性食管炎、腐蚀性胃炎急性期等。

## 三、胃镜检查的并发症

在患者的积极配合，以及医生熟练轻柔操作的情况下，胃镜检查是安全的；但仍可能出现或轻或重的并发症，甚至危及生命。

### （一）一般并发症

#### 1. 颞下颌关节脱位

常因张口过大或张口时间过久引起，尤其常发生在有习惯性脱位的患者。表现为开口状态不能闭合、言语不清、唾液外流等。应尽快手法复位。

#### 2. 咽喉部损伤

因进镜时损伤咽部及梨状窝引起，后可并发感染形成脓肿，梨状窝破裂时可出现颈部皮下气肿。检查时应嘱患者放松，操作者应熟悉咽喉部解剖结构，切忌用力盲插。镜头应沿咽后壁抵进食管入口，待括约肌松弛或患者吞咽后顺势进入食管。轻度的损伤无须特殊治疗，几天后可自行恢复，伴感染者需口服抗生素。

#### 3. 声带或气管痉挛

盲目进镜或恰逢患者咳嗽，胃镜易插入气管。镜头触碰声带及气管，以及带入的水和唾液均会引起气管和喉头痉挛，出现剧烈的呛咳、喘鸣，甚至呼吸困难。此时应迅速退镜，待症状缓解后再行检查。

#### 4. 贲门黏膜撕裂

主要原因是检查过程中，胃内注气太多，压力过高，或患者剧烈恶心呕吐，或操作者盲目暴力进出镜，尤其容易出现在胃黏膜伸展性差的患者中。胃镜下可见贲门黏膜纵向裂开，伴渗血或出血。可在术中用止血夹夹闭裂口，也可退镜后口服抑酸剂和黏膜保护剂，多可自行停止。

### （二）严重并发症

#### 1. 心脏并发症

心脏停搏、心绞痛或心肌梗死。主要原因是

低氧血症合并迷走神经刺激。术前应充分了解患者既往的心脏情况，术中给予吸氧，检查室内需配备心电监护仪，对有心脏疾病的患者检查时需心电监护，一旦发生心脏意外，应立即停止检查，并进行积极抢救。

### 2. 消化道穿孔

正常结构和没有疾病的检查者一般不会出现消化道穿孔。常见原因有：检查时受检者不配合，检查者盲目粗暴操作；食管憩室或十二指肠憩室患者，胃或十二指肠溃疡较深者。穿孔瞬间患者有剧烈疼痛，腹部 X 线或 CT 检查可见膈下游离气体或后腹膜积气。穿孔较小者可在内镜下修补，如没有基础疾病，可使用引流管局部负压吸引，如果上述处理失败可选择经腔镜修补。

### 3. 出 血

一般情况下很少出现需要处理的大出血。以下情况需警惕：食管胃底静脉曲张患者；Dieulafoy 病患者，该型患者黏膜下有异常的动脉，在胃镜活检时可引起出血；出血性疾病或长期口服抗凝药或抗血小板药物者。

### 4. 肺部并发症

吸入性肺炎常见，多发生于无痛胃镜检查、胃潴留或大出血患者，尤其是胃潴留或大出血患者行无痛胃镜检查时更易发生。避免方法为高危受检者不做无痛胃镜，嘱咐受检者检查时让咽喉部的黏液或异物顺口腔自然流出。

### 5. 感 染

免疫力低下或重症糖尿病患者，行胃镜检查时活检后可出现菌血症，还可引起沙门菌、铜绿假单胞菌、幽门螺杆菌、乙型肝炎病毒和丙型肝炎病毒在受检者中传播。严格的内镜消毒是主要防范手段。

### （三）麻醉相关并发症

随着无痛胃镜的普及，越来越多的患者选择麻醉后行胃镜检查，因此相关的并发症也逐渐增多。麻醉过深，患者会出现不同程度的呼吸、心跳抑制；麻醉过浅，会因刺激出现反流、误吸。术前应认真评估患者的心肺功能，术中应密切监测受检者的呼吸、心跳和血氧饱和度，检查室内应配备面罩及气管插管的器械和药物。当出现心率减慢时可给予阿托品；血氧饱和度降低时，增加氧流量，必要时面罩吸氧；颈部过短或过胖伴舌根后坠者应抬举下颌。

## 四、检查前的准备

普通胃镜检查前禁食 4h 以上，无痛胃镜应禁食 6h 以上，有胃排空障碍的患者需适当延长，必要时引流洗胃；术前宣教，提示术中可能出现的情况及配合的注意点，消除患者的恐惧心理，取得患者的信任和配合；口服去泡剂、去黏液剂和局麻药；必要时术前 10min 给予山莨菪碱 10mg 减少胃蠕动，对于精神紧张者可在术前 15min 给予地西泮 10mg 肌内注射；检查内镜是否有操作故障，视野是否清晰。

## 五、检查的基本要求和主要事项

胃镜检查总体上有两个要求：①检查部位无盲区；②检查过程患者反应小。检查部位无盲区要求操作医生从进入咽喉部开始就需要仔细观察并拍照，进入食管后缓慢进镜，通过食管与胃结合部进入胃腔，按照一定的顺序直镜或（和）倒镜观察胃底、胃体、胃角和胃窦，再通过幽门进入十二指肠观察球部、球降交界和降部，最后退出。整个过程中要求白光和窄带成像（narrow band imaging，NBI）结合观察、直镜和倒镜联合观察，拍照数量应该≥ 48 张，且需清晰易辨。为了使患者在检查过程中反应小，操作医生需缓慢匀速进镜，需要旋转镜身时也要求缓慢匀速、动作幅度小、镜身稳定。如需活检，切忌只插活检钳而不动镜身，与镜头保持一定距离，不能太远也不能太近，放在视野最舒服的位置上，然后调整镜头去接近病灶并完成活检。

## 六、胃镜的观察方法

### 1. 白光内镜

白光内镜相对于染色内镜而言，是最普通的胃镜观察方法。胃镜的光源由三色光组成：红光、蓝光和绿光，它们各自的构成比率到达一定的均衡状态时，所呈现的图像与真实状态接近，用于常规的胃镜观察。

## 2. 电子染色内镜

电子染色内镜是用滤光片把一些波长的光滤掉，仅留下特定波长的光来观察。不同的内镜公司有不同的产品，以最经典的 Olympus 内镜为例，NBI 通过滤光片滤掉宽带光谱，仅留下蓝光（415nm）和绿光（540nm），穿透力更强，能更清晰地显示黏膜表面微细结构和黏膜下血管。

## 3. 放大内镜

放大内镜是通过在普通电子内镜基础上增加变焦镜头，使黏膜组织光学放大 1.5~120 倍的消化内镜检查方法。通过放大内镜观察消化道黏膜表面腺管开口、微血管及毛细血管等微细结构的改变，有利于判断黏膜病变的病理学性质，明确病变浸润范围及提高活检准确性，在消化道疾病尤其是早期肿瘤诊断方面有独特优势。放大内镜可与色素染色、电子染色等技术整合，提高诊断效率。

## 4. 色素内镜

色素内镜是将色素配制成一定浓度的溶液对消化道黏膜进行染色，通过内镜进行观察、诊断的方法。普通内镜不易识别的消化黏膜及某些表面的性状，借助染色的作用，使之变得容易识别。对于普通内镜观察不到的黏膜形态，也能通过染色的作用，使之在内镜下能用肉眼直接观察和诊断。临床上常常使用复方碘溶液作为食管染色剂、靛胭脂溶液作为胃黏膜染色剂。正常食管鳞状上皮富含糖原，而食管癌细胞内缺乏糖原，碘与细胞内糖原反应后呈棕褐色，所以碘染色后正常黏膜呈棕褐色改变，癌变黏膜不着色，胃镜能清晰地观察到病变的范围。常用碘溶液的浓度为 1.2%~2.5%，但碘染色对食管黏膜的刺激性较强。胃黏膜的微结构中有胃小凹结构，病变黏膜胃小凹的深度及大小会发生改变，靛胭脂被喷洒在黏膜表面后，会沉积在胃小凹内，沉积的量越多，颜色越深，医生可通过观察表面色泽的变化来判断病变范围大小。

## 5. 共聚焦内镜

具体方法是在内镜头端整合一个共聚焦激光探头，在检查过程中使用特殊的荧光剂，如静脉注射荧光素钠、局部喷洒吖啶黄溶液，使用激光激发组织，产生人体局部组织学图像。具有快速、准确诊断早期胃肠道肿瘤的优势，有可能在未来替代传统的内镜活检与病理学检查。荧光素钠仅在一少部分人中发生皮疹、瘙痒等不良反应，大多较轻，经抗过敏治疗后均可好转。无其他不良反应报道。

# 七、消化道肿瘤的胃镜诊断

## （一）食管肿瘤

### 1. 早期食管癌及癌前病变的胃镜诊断

食管癌的癌前病变主要指食管鳞状上皮细胞的异型增生，WHO 现称上皮内瘤变（intraepithelial neoplasia）。根据细胞异型增生的程度和上皮累及的深度分为低级别上皮内瘤变（low grade intraepithelial neoplasia，LGIN）和高级别上皮内瘤变（high grade intraepithelial neoplasia，HGIN），其中 LGIN 指异型细胞局限在上皮下 1/2 以内，HGIN 指异型细胞累及上皮下 1/2 以上。

早期食管鳞状细胞癌（early esophageal squamous cell carcinoma）是指局限于食管黏膜层的鳞状细胞癌，无淋巴结转移。1999 年日本食管癌分型中对早期食管癌的定义是局限于黏膜层及黏膜下层且无淋巴结转移的癌。但随后的研究发现，当肿瘤局限于黏膜层时淋巴结的转移率几乎为 0，而当肿瘤侵犯到黏膜下浅层时淋巴结转移率为 21%~29%，侵犯到黏膜下深层时淋巴结转移率为 50%~76%。所以，目前认为仅局限于黏膜层的食管鳞癌为早期食管鳞癌，而侵犯到黏膜下层的鳞状细胞癌属于浅表食管癌（superficial esophageal cancer）范畴。

早期食管癌患者临床上多无任何症状及体征，诊断上依赖于规范化的胃镜检查，对可疑病变行活检，以组织病理学为诊断依据。早期食管癌及癌前病变在内镜下主要有以下几种表现（图 13-1-1）：①颜色的改变，表现为黏膜发红或色泽浑浊，边界欠清晰；②黏膜形态的改变，微隆起或凹陷，亦有完全平坦型，黏膜比较粗糙，可伴有糜烂或结节，质地比较脆或硬，触碰易出血；③血管纹理的改变，黏膜下树枝状血管网模糊或消失。早期食管癌内镜下可分为 3 型，即 0-Ⅰ 型（隆起

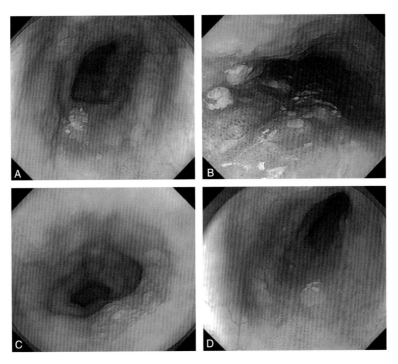

图 13-1-1　早期食管癌的高清白光内镜表现

A.食管中段 0-Ⅱa 型癌，表现为轻微隆起，表面粗糙，伴明显角化，病变周围区域黏膜下血管网消失。
B.食管中下段 0-Ⅱa 型癌，表现为平坦型隆起，表面黏膜粗糙，充血糜烂，伴明显角化，边界模糊。C.食管中段 0-Ⅱa 型癌，表现为片状黏膜充血粗糙，表面呈均一颗粒状结构，边界模糊。D.食管中段 0-Ⅱb 型癌，仅表现为黏膜下血管网消失，局部可见小片角化，边界不清

型）、0-Ⅱ型（平坦型）、0-Ⅲ型（凹陷型），其中 0-Ⅱ型又分为 0-Ⅱa 型（浅表隆起型）、0-Ⅱb 型（完全平坦型）和 0-Ⅱc 型（浅表凹陷型）3 个亚型。0-Ⅰ型与 0-Ⅱa 型的界限为隆起高度达到 1.2mm（活检钳张开单个钳厚度），0-Ⅲ型与0-Ⅱc 型的界限为凹陷深度达到 0.5mm。对于 0-Ⅰ型、0-Ⅲ型病变，白光内镜下仔细观察多不会漏诊，但 0-Ⅱ型病变较为平坦，容易漏诊，尤其是 0-Ⅱb 型病变，通过色素内镜或电子染色内镜检查可明显提高此类病变的发现率。

根据内镜分型及表面形态可大致判断病灶的浸润深度：0-Ⅱb 型病变浸润深度多为黏膜上皮 / 固有层（EP/LPM）；0-Ⅱa 型病变表面呈白色颗粒状结构或半透明白斑样的病变，浸润深度多为 EP/LPM，而粗大的颗粒、轻度伸展不良的病变多为黏膜肌层（MM）浸润；0-Ⅱc 型中非常浅的凹陷且凹陷内平坦或细颗粒状的病变多浸润至 EP/LPM，明显凹陷且凹陷内粗大颗粒状隆起，凹陷周围伴边缘隆起的病变多浸润至黏膜肌层 / 黏膜下层（MM/SM）；0-Ⅰ型 1mm 以上的明显隆起及

0-Ⅲ型呈深度凹陷型的病变多浸润至黏膜下层。

碘染色在诊断早期食管癌及癌前病变、判定病变范围时非常有用，该方法既简单又花费少，已被广泛应用（图 13-1-2）。碘染色模式分为 4 级：Ⅰ级为浓染区，比正常食管黏膜染色深，多见于糖原棘皮症；Ⅱ级为正常表现，呈棕褐色；Ⅲ级为淡染区，多见于 LGIN 或急、慢性炎症；Ⅳ级为不染区，多见于浸润癌、原位癌和 HGIN。在临床实际应用中碘染后食管黏膜炎症、LGIN、HGIN 及癌变部位都可以表现为不染区，此时可借助"粉色征"或"银色征"进行区分。在喷洒碘溶液后病变部位呈不染或淡黄色，2~3min 后 HGIN 和癌变部位可变为粉红色，此为"粉色征"；"粉色征"在 NBI 下观察可以被强化，呈闪亮的银色，称为"银色征"。

放大内镜可以观察到详细的血管结构，结合 NBI，可以初步判定早期食管鳞癌及癌前病变的范围及浸润深度。目前的诊断分类较多，容易导致混乱，为便于临床应用，日本食管学会将 Inoue IPCL 分型和 Arima 浅表食管鳞癌微血管形态分

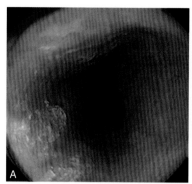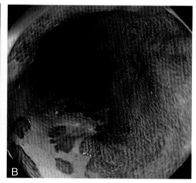

图 13-1-2　早期食管癌的碘染色图

A. 食管中段 0-Ⅱb 型癌，高清白光内镜下仅表现为黏膜稍粗糙，上可见不规则角化，黏膜下血管网消失，
边界不清。B. 同一病变行碘染色后边界变得非常清晰

型两者结合起来，制定了一个新的简单易行的分型——JES 分型（表 13-1-1、表 13-1-2），既包含了上皮内乳头状毛细血管襻（intra-epithelial papillary capillary loop，IPCL）的形态（图 13-1-3），又包括了无血管区（avascular area，AVA）（图 13-1-4）。采用 JES 分型方法诊断的准确率可达 90% 以上，但血管口径比 AVA 的评估更为客观。

### 2. 进展期食管癌的胃镜诊断

进展期食管癌在胃镜下容易诊断。在胃镜下一般表现为黏膜增厚隆起，与周围正常黏膜比较，色泽发生改变。进一步发展会引起隆起中心凹陷糜烂，甚至溃疡。隆起明显，可引起管腔狭窄甚至梗阻（图 13-1-5）。发展至终末期，可穿孔形成食管纵隔瘘或食管气管瘘。胃镜发现异常后，需取活检送病理检查以明确诊断。活检部位不能在中央坏死区，这一区域的组织是坏死组织，无明显异常细胞。活检一般在隆起与凹陷的交界处，从表面为高低不平或色泽与周围正常黏膜明显不同的区域取到癌组织的概率最高。

### 3. 其他食管肿瘤的胃镜诊断

食管的其他肿瘤包括乳头状瘤、平滑肌瘤、血管瘤、颗粒细胞瘤、间质细胞瘤和神经内分泌瘤等。乳头状瘤为黏膜起源，形状似息肉样，呈白色绒毛状，一般直径为 0.4~0.8cm，有蒂，与周围正常黏膜分界清晰。平滑肌瘤、血管瘤、间质细胞瘤均位于黏膜以下，大小不一，最大可长到近 10cm，表面黏膜均光滑，确诊有待于病理学检查。颗粒细胞瘤和神经内分泌瘤也位于黏膜下层，直径一般不超过 1cm，需内镜下切除标本后经病理学明确诊断。

## （二）胃部肿瘤

### 1. 早期胃癌及胃癌前状态的诊断

胃癌前状态（precancerous condition）：包括癌前疾病（precancerous diseases）和癌前病变（precancerous lesions）两个概念。癌前疾病指与胃癌相关的胃良性疾病，有发生胃癌的危险性，为临床概念，如慢性萎缩性胃炎、胃溃疡、胃息肉、手术后胃、Menetrier 病（肥厚性胃炎）、恶性贫血等。癌前病变指已证实与胃癌发生密切相关的病理变化，即异型增生（上皮内瘤变），为病理

表 13-1-1　日本食管学会（JES）放大内镜分型

| 分型 | 内镜所见 | 浸润深度 |
| --- | --- | --- |
| A | 轻度异常或没有异常的血管 | IN |
| B1 | 扩张、迂曲、粗细不均、形状不一的襻状异常血管 | EP/LPM |
| B2 | 襻形成较少的异常血管 | MM/SM1 |
| B3 | 高度扩张的不规则血管 | SM2 |

表 13-1-2　日本食管学会（JES）放大内镜分型（AVA 浸润深度）

| 分型 | 大小 | 浸润深度 |
| --- | --- | --- |
| AVA- 小 | 0.5mm 以下 | EP/LPM |
| AVA- 中 | 0.5~3mm | MM/SM1 |
| AVA- 大 | 3mm 以上 | SM2 |

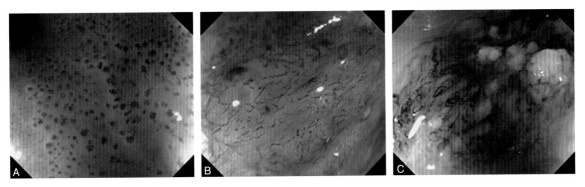

**图 13-1-3　日本食管学会（JES）放大内镜分型 B 型血管图像**
A.B1 型血管，提示病变浸润深度为 EP/LPM。B.B2 型血管，提示病变浸润深度为 MM/SM1。C.B3 型血管，提示病变浸润深度为 SM2 以上

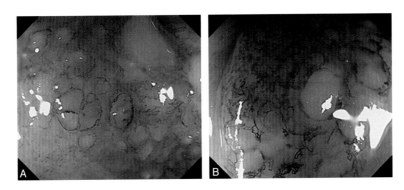

**图 13-1-4　无血管区分类图**
A.AVA-小：提示病变浸润深度为 EP/LPM。B.AVA-中：提示病变浸润深度为 MM/SM1

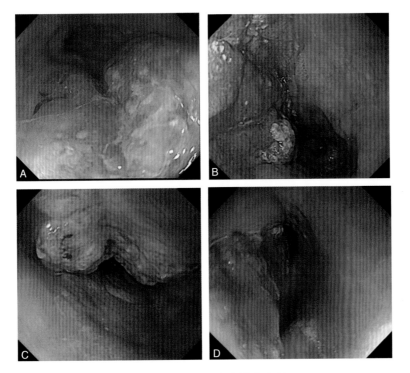

**图 13-1-5　进展期食管癌表现**
A. 管腔下方黏膜隆起，表面充血颗粒状。B. 管腔左侧黏膜隆起，充血明显，表面见白色角化区。C. 管腔上方黏膜隆起明显，伴管腔狭窄。D. 管腔左侧黏膜隆起，伴中心凹陷糜烂

学概念。上皮内瘤变是一种形态学上以细胞学和结构学异常、遗传学上以基因克隆性改变、生物学行为上以易进展为具有侵袭和转移能力的浸润性癌为特征的癌前病变，分为低级别上皮内瘤变（LGIN）和高级别上皮内瘤变（HGIN）。LGIN相当于轻度和中度异型增生，HGIN相当于重度异型增生和原位癌。

早期胃癌是指癌组织仅局限于胃黏膜层或黏膜下层，不论有无淋巴结和远处转移者。癌组织未穿透黏膜肌层者称为黏膜内癌。其中病灶直径≤5 mm的早期胃癌称为微小胃癌（micro gastric cancer），病灶直径为5~10 mm的早期胃癌称为小胃癌（small gastric cancer）。根据肿瘤浸润深度可将早期胃癌进行如下分期（表13-1-3）。

早期胃癌的白光内镜表现并不具有明显的特征性，易与胃炎等良性病变的黏膜改变相混淆。黏膜局部色调的变化和形态的轻微改变（隆起、凹陷或凹凸不平）是发现早期胃癌的重要线索，早期胃癌多数发红，少数呈发白或红白混

杂，其在白光内镜下最显著的特征是具有清晰的边界和不规则的表面：肿瘤与周围非肿瘤组织之间常有清晰的界限，而且这种界限常呈不规则的锯齿状、星芒状、花瓣状等表现；表面不规则可以是形态上的凹凸不平、结构不对称，也可以是黏膜色调的不均一（图13-1-6）。因此当胃镜检查时，见到具有这两点表现的病灶，特别是

表 13-1-3　早期胃癌分期

| 分期 | 浸润深度 |
| --- | --- |
| M 期 | 肿瘤局限于黏膜层 |
| M1 | 上皮内癌和（或）黏膜内癌仅浸润固有膜表层 |
| M2 | 癌组织浸润固有膜中层 |
| M3 | 癌组织浸润固有膜深层或黏膜肌层 |
| SM 期 | 肿瘤浸润至黏膜下层未达固有肌层 |
| SM1 | 浸润至黏膜下层的上 1/3（浸润深度小于 500μm） |
| SM2 | 浸润至黏膜下层的中 1/3 |
| SM3 | 浸润至黏膜下层的下 1/3 |

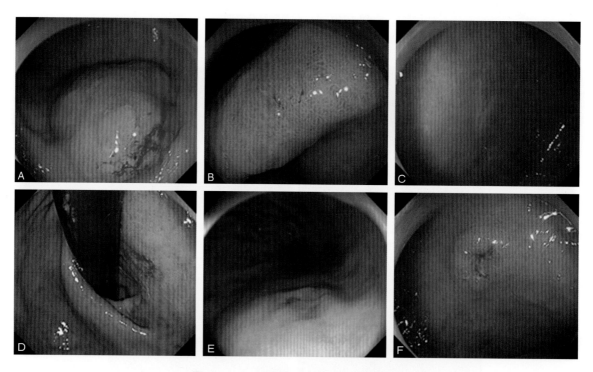

图 13-1-6　早期胃癌高清白光内镜表现

A. 胃窦大弯侧0-Ⅰs型早期胃癌，饱满感，表面黏膜稍粗糙，边界清晰。B. 胃角0-Ⅱa型早期胃癌，扁平隆起，表面充血粗糙，边界清晰。C. 胃窦前壁0-Ⅱb型早期胃癌，色泽变淡的褪色区域，表面改变不明显，边界欠清晰。D. 贲门部0-Ⅱb型早期胃癌，片状充血糜烂面，触之易出血，边界尚清晰。E. 胃体上段后壁0-Ⅱc型早期胃癌，与周围比较略有凹陷，充血糜烂，并有少量黏液，边界清晰。F. 胃窦小弯0-Ⅱa+Ⅱc型早期胃癌，局部隆起，中央浅凹糜烂，边界清晰，呈星星芒状改变

周边伴有萎缩 / 肠化的背景时，要高度怀疑早期胃癌。早期胃癌在内镜下可分为 3 型：隆起型病变（0-Ⅰ）、平坦型病变（0-Ⅱ）和凹陷型病变（0-Ⅲ）。其中 0-Ⅰ型又分为有蒂型（0-Ⅰp）和无蒂型（0-Ⅰs），0-Ⅱ型根据病灶轻微隆起、平坦、轻微凹陷分为 0-Ⅱa、0-Ⅱb 和 0-Ⅱc 3 个亚型。0-Ⅰ型与 0-Ⅱa 型的界限为隆起高度达到 2.5mm（活检钳闭合厚度），0-Ⅲ型与 0-Ⅱc 型的界限为凹陷深度达到 1.2mm（活检钳张开单个钳厚度）。

相比于食管早期癌及结直肠早期癌，早期胃癌的浸润深度没有非常准确的判断方法，目前主要通过白光内镜和色素内镜下病灶的大体形态来判断浸润深度。从大体形态来判断早期胃癌的浸润深度，需要反复的充气、吸气来观察病灶处胃壁的柔软度，并结合远景及近景来观察病灶及周边的整体形态。出现以下表现，可用来判断病灶有黏膜下深浸润（>SM2）：①病灶整体隆起；②形态饱满；③皱襞集中伴隆起；④显著凹陷（Ⅲ型或Ⅱc型 +Ⅲ型）；⑤凹陷处明显隆起。

色素内镜是在常规内镜检查的基础上，将色素染料喷洒至需观察的黏膜表面，使病灶与正常黏膜对比更加明显，从而有助于病变的辨认及活检的准确性，提高活检的阳性率；并可对早期胃癌的边缘和范围进行较准确的判断，以提高内镜下黏膜切除的完整性。色素内镜使用的染料很多，主要有靛胭脂、亚甲蓝（美蓝）、醋酸和肾上腺素。

靛胭脂是对比性的表面黏膜染色剂，利用重力沉积于上皮表面的低凹处，可显示胃黏膜细微凹凸病变，推断病变的范围及大体性质，最佳浓度为 0.2%~0.4%，通常在喷洒后 2~3min 后观察效果最佳。如果喷洒后观察到具有清晰边界和不规则表面的病灶，则高度怀疑早期癌（图 13-1-7）。

亚甲蓝是一种吸收性的染料，它被吸收到细胞内部对细胞核进行着色，浓度为 0.1%~0.2%，不被正常胃黏膜所吸收，而肠上皮化生、异型增生及癌性病灶黏膜可吸收亚甲蓝而被染成蓝色。肠上皮化生和异型增生的黏膜着色快而浅，胃癌细胞着色慢（30 min 以上），颜色深蓝或黑色，不易冲洗掉（图 13-1-8）。

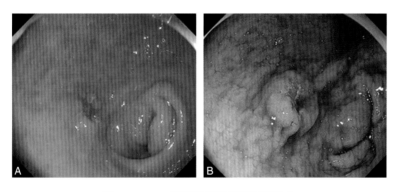

图 13-1-7　胃窦部早期癌靛胭脂染色
A. 胃窦前壁 0-Ⅱa+Ⅱc 型早期胃癌，边界欠清晰。B. 靛胭脂喷洒染色后显示清晰的病灶边界

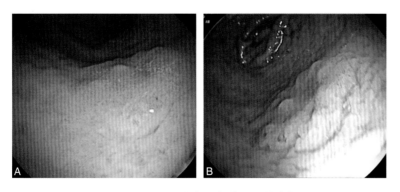

图 13-1-8　胃窦部早期癌亚甲蓝染色
A. 胃窦 0-Ⅱa 型早期胃癌，病灶边界显示不清。B. 喷洒亚甲蓝后显示清晰的病灶边界

醋酸喷洒于胃黏膜表面可使黏膜发白,最佳喷洒浓度 1.5%,根据黏膜病变及肿瘤分化程度不同,黏膜发白的持续时间变化较大(图 13-1-9)。一般经过 10 s 左右癌部位的白色化消失,非癌部位白色化持续 1min 左右消失,癌部位呈现出有透明感的发红改变,根据这个红色和白色的对比来进行范围诊断和精准活检。此外,喷洒醋酸后黏膜表面会被漂白,光就无法到达深层黏膜,用放大内镜观察时就能够更清晰地显示表面的情况。

在喷洒 0.05 g/L 肾上腺素后,非癌黏膜从粉红色变为白色,用放大内镜观察无异常微血管;而癌组织黏膜仍为粉红色,微血管结构扭曲变形。

电子染色内镜在不喷洒染色剂的情况下就能显示黏膜腺管形态的改变,从而避免了染料分布不均匀而对病变的错误判断,同时还可清晰观察黏膜浅表微血管形态。目前应用最为广泛的是窄带成像技术(NBI),NBI 检查对黏膜表层的血管显示更加清楚,不同病变时黏膜血管有相应的改变,根据血管形态的不同诊断表浅黏膜的病变。而放大内镜(ME)可将胃黏膜放大几十甚至上百倍,可以观察胃黏膜腺体表面小凹结构和黏膜微血管网形态特征的细微变化。将 ME 与 NBI 两者结合观察,不仅可鉴别胃黏膜病变的良恶性,还可判断恶性病变的边界和范围。在应用 ME-NBI 诊断早期胃癌与非癌的体系当中,最常用的是 VS(vessel plus surface)分类系统,包含微血管、表面微结构、分界线 3 个指标。

微血管结构(microvascular,MV)称为"V",其微解剖单位和诊断标志为上皮下毛细血管网(subepithelial capillary network,SECN)、集合小静脉(collecting venule,CV)、病理性微血管。微血管结构又可分为以下 3 类:①规则 MV 型,微血管形态呈开放性襻状或闭合性襻状,形态均一,分布对称且排列规则;②不规则 MV 型,微血管形态呈开放性襻状或闭合性襻状、蛇形状、分支状、奇异状等多样性,形态不均一,分布不对称,排列不规则;③ MV 形状消失,黏膜表面呈现白色不透明物质(white opaque substance,WOS),无法观察到黏膜上皮下的微血管,导致血管无法判断。见图 13-1-10。

表面微结构(microsurface,MS)称为"S",其微解剖单位和诊断标志为隐窝边缘上皮(marginal crypt epithelium,MCE)、隐窝开口(crypt opening,CO)、隐窝间部(intervening part,IP)、白色不透明物质(WOS)和亮蓝嵴(light blue crest,LBC)。表面微细结构可以分为以下 3 类:①规则 MS 型,MCE 呈均一的圆形、椭圆形、多角形、弧线形、线形,长度和宽度比例正常,分布对称,排列规则;WOS 存在且形态均一,排列规则;②不规则 MS 型,MCE 呈现不规则的椭圆形、弧线形、线形、锯齿形等,长度和宽度比例失调,非对称分布且排列不规则;WOS 存在,但形态不均一且排列不规则;③ MS 形态消失,即 MCE 或 WOS 等黏膜表面微细结构无法观察到。见图 13-1-11。

病变与周围黏膜之间的分界线(demarcation line,DL)定义为病变与非病变区域之间的分界,通过微血管构造和黏膜表面微结构的突然变化来识别(图 13-1-12)。DL 的存在是重要诊断标志,能够鉴别微小癌、0-Ⅱb 型癌和慢性胃炎,并可帮

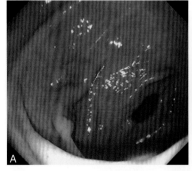
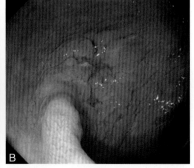

**图 13-1-9　胃窦部早期癌醋酸染色**

A. 胃窦 0-Ⅱa+Ⅱc 型早期胃癌,边界尚清晰。B. 醋酸喷洒染色后观察,病灶表面结构不规则,局部区域发红,提示癌灶位置,该区域活检阳性率高

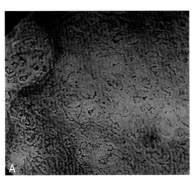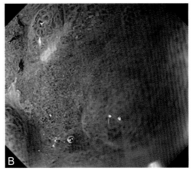

图 13-1-10　不规则微血管结构（MV）及 MV 消失

A. 不规则 MV：微血管迂曲，形态不均一，分布不对称，排列不规则。B. MV 消失：表面呈现白色不透明物质，无法观察到微血管

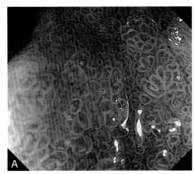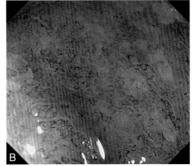

图 13-1-11　不规则表面微结构（MS）及 MS 形态消失

A. 不规则 MS：隐窝边缘上皮（MCE）呈现不规则的椭圆形及弧线形，长度和宽度比例失调，非对称分布且排列不规则。B. MS 形态消失：MCE 及隐窝开口（CO）等表面微结构无法观察到

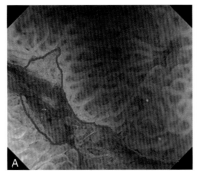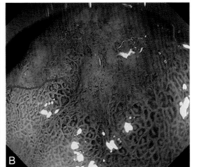

图 13-1-12　分界线（DL）示意

助确定肿瘤边界。在小的平坦红色病变的鉴别诊断中，病变与非病变之间 DL 的缺失意味着可以比较肯定地排除癌的诊断。DL 也可见于局限性胃炎的病例，因此癌的诊断还需要有病变内不规则 MV 或不规则 MS 结构的存在。

　　癌性病变的诊断标准：①不规则的 MV 结构和分界线（DL）；②不规则的 MS 结构和分界线（DL）。存在①和（或）②时可以诊断癌，不符合①和②时考虑为非癌病变。

共聚焦激光显微内镜（confocal laser endomicroscopy，CLE）可在普通内镜检查的同时，显示最高可放大 1 000 倍的显微结构，达到"光学活检"的目的。CLE 是对形态学和组织病理学同时诊断的技术，对早期胃癌具有较好的诊断价值，能清晰显示目标部位胃小凹、细胞及亚细胞水平的显微结构，易于检出黏膜内早期癌变。

**2. 进展期胃癌的诊断**

　　进展期胃癌在胃镜下比较容易诊断。在胃镜

下一般表现为黏膜增厚隆起，与周围正常黏膜比较，色泽发生改变。进一步发展会引起隆起、中心凹陷、糜烂、溃疡，部分患者因溃疡较深，引起胃内出血，陈旧性出血为暗黑色，新鲜出血为鲜红色，隆起明显可引起管腔狭窄甚至梗阻（图13-1-13）。胃镜发现异常后，需取活检送病理检查以明确诊断。活检部位不能在中央坏死区，这一区域的组织是坏死组织，无明显异常细胞。活检一般在隆起与凹陷的交界处、表面高低不平或色泽与周围正常黏膜明显不同的区域取到癌组织的概率最高。

### 3. 胃内其他常见肿瘤的诊断

胃内其他常见肿瘤包括间质细胞瘤、淋巴瘤、神经内分泌瘤、脂肪瘤和血管瘤等。间质细胞瘤、神经内分泌瘤、脂肪瘤和血管瘤均起源于黏膜以下，因此内镜可见黏膜下隆起，表面黏膜光滑，部分间质细胞瘤生长较快，长至较大时可引起表面黏膜糜烂甚至溃疡。这些肿瘤活检很难取到病变，均需内镜下或手术切除后才能获得明确的病

理。淋巴瘤表现多样，有些仅出现表面黏膜的色泽和柔韧度改变，严重患者的表现可接近于胃癌，形成范围巨大的糜烂溃疡灶。

### （三）十二指肠肿瘤

#### 1. 十二指肠黏膜病变及癌的诊断

十二指肠癌临床虽较少见，但内镜检查仍时有发现，尤其是癌前病变。其一般表现为片状黏膜略凹陷，表面及周围常可见黄白色颗粒状物，与周围黏膜相比较僵硬，少数病灶呈隆起性改变，略充血。病变进一步进展可演变成癌，病变隆起明显，范围扩大，致管腔狭窄，可伴糜烂溃疡及出血（图13-1-14）。

#### 2. 十二指肠其他病变的诊断

十二指肠黏膜下病变也较少见，表现为大小不等的黏膜下隆起，表面黏膜较光滑（图13-1-15）。起源于黏膜下层的有脂肪瘤、血管瘤、神经内分泌瘤、异位胰腺等，起源于固有肌层的有平滑肌瘤、间质瘤或肉瘤。

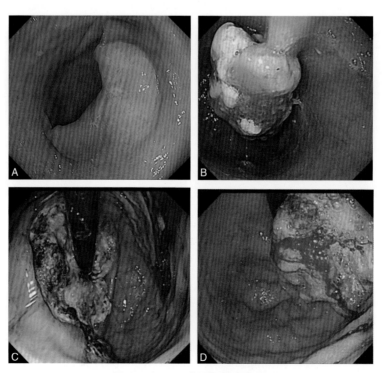

图 13-1-13　进展期胃癌表现

A. 胃窦后壁大弯侧黏膜隆起明显，充血明显，表面糜烂。B. 贲门黏膜隆起明显，表面覆白苔。C. 倒镜贲门正常结构消失，中心凹陷溃疡，表面高低不平，覆血痂，周围黏膜呈堤状隆起。D. 贲门黏膜新生物，表面高低不平，覆黏液，伴新鲜出血

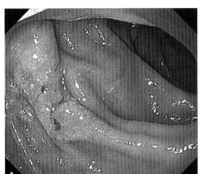
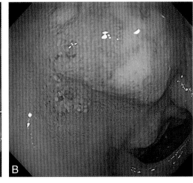
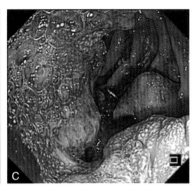

图 13-1-14　十二指肠黏膜病变及癌的表现

A. 管腔左侧黏膜略凹陷皱缩，表面及周围常可见黄白色颗粒状物，与周围黏膜相比较僵硬。B. 管腔上方黏膜隆起，略充血。C. 黏膜隆起明显，约达管壁周径的 2/3，管腔狭窄，部分表面糜烂，见新鲜出血

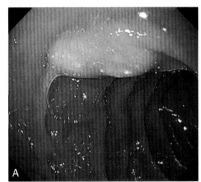
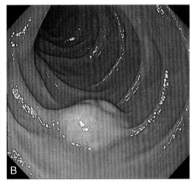

图 13-1-15　十二指肠黏膜下病变表现

A. 管腔上方黏膜下隆起，呈椭圆形，表面黏膜光滑。B. 管腔下方黏膜下隆起，中心略凹陷，表面黏膜光滑

## 八、胃镜检查未来的发展方向

胃镜检查未来可能向两个方向发展。第一，清晰度越来越高，放大倍数越来越高。这一趋势已经很明显，现在临床上普遍使用的是高清内镜，较以前标清内镜的清晰度已有大幅提升。另外，现在临床上普遍使用的放大内镜倍数约 80 倍，Olympus 公司已经可以生产出约 400 倍的放大内镜，正准备在临床上推广应用。第二，人工智能和胃镜整合。随着人工智能的发展，其在各种医学影像中的应用越来越成熟。现在已有很多团队在研究人工智能在胃镜中的应用，包括监督胃镜检查无盲区、食管及胃癌病灶的识别、病灶的大致范围及可能的侵犯深度等。未来技术成熟后可用于临床，监督和弥补胃镜操作医生的水平及经验不足。

（王　实　阮荣蔚）

# 第 2 节　肠镜检查

## 一、结肠镜的历史与发展

结肠镜（colonoscope）是消化内镜的重要组成部分，主要用于结肠、直肠疾病的诊断及治疗。结肠镜随内镜领域材料与技术的发展而发展，可以说是整个内镜领域历史与发展的缩影。

### （一）结肠镜的发展历程

与胃镜发展的进程一致，结肠镜的发展大致可分为硬式结肠镜、纤维结肠镜、电子结肠镜 3 个时期。

#### 1. 硬式结肠镜

早在希波克拉底时代，人们就开始尝试探索人体内部的奥秘，当时使用一种与今天所用的内镜器械非常相似的诊视器来观察直肠和阴道，类似的装置还被发现于庞贝遗迹。1806 年，德国法兰克福的 Bozzini 制造了一种以蜡烛为光源，用于观察膀胱与直肠内部结构的器械，称为"Lichtleiter"，Bozzini 也被认为是第一个发明内镜的人。而首次将这种早期内镜运用于人体的是法国外科医生 Désormeaux，他利用以酒精和松节油混合液作为燃料的煤油灯为光源，观察尿道、膀胱、直肠和子宫等器官，"endoscope"（内镜）一词也由他与 Segelar 最先在一篇文章中使用。1879 年，爱迪生发明了电灯，电灯的问世使内镜的光源问题得到改善，起初灯泡较大，只能置于体外，随着灯泡体积的缩小，可以将其置于镜身的前端，实现了体内照明。1886 年，Nitze 和 Leiter 成功研制出一种膀胱镜，其顶端装有微型白炽灯泡，成为胃肠道内镜发展的基础。1895 年，美国的 Kelly 制作了带有闭孔器、长短不一的金属管式直肠乙状结肠镜，能较为清晰地观察直肠；但由于照明较差，无法较好地观察近端的乙状结肠。1899 年，美国的 Pennington 采用橡皮球注入空气来扩张乙状结肠，并在器械远端插入一个小灯泡来获得更好照明。1903 年，德国的 Strauss 研制成了在镜筒前装有微型灯泡用来照明，并带有注气装置的硬式直肠乙状结肠镜，这也是近代广泛使用的硬式直肠乙状结肠镜的原型。但由于使用的是金属硬管，不能插入深部结肠，其应用范围只限于距肛门 30cm 以内的直肠和乙状结肠。

#### 2. 纤维结肠镜

在纤维内镜问世之前，内镜照明采用的是内光源，照明效果较差，且使用过程中存在一定危险。1899 年，Smith 提出利用玻璃棒将外光源导入体腔；1930 年，Lamn 首先采用玻璃纤维束导光，但未能解决纤维间光绝缘的问题。之后荷兰的 Van-Hell 等在纤维外面加一层被覆层来解决纤维丝之间的光绝缘获得成功。直到 1954 年，英国的 Hopkings 及 Kapany 研究了纤维的精密排列，有效地解决了纤维束的图像传递，为纤维内镜的研制成功奠定了基础。

1957 年，美国密歇根大学的 Hirschowitz 和 Curtiss 制成了世界上第一个用于检查胃、十二指肠的光导纤维内镜原型。随后，他们与美国膀胱镜制造公司（ACMI）合作制造出了第一个商业纤维内镜。随后，在美国政府的资助下，同处密歇根大学的 Overholt 将此技术用于结肠镜，成功研制了纤维乙状结肠镜，并在 1967 年成功报道了 40 例纤维乙状结肠镜检查的经验。但由于美国内镜公司规模太小，没有足够的资金来长期维持器械的质量提升，纤维结肠镜在美国的发展受到了很大的限制。而在日本，自 20 世纪 60 年代开始，随着众多医学专家及内镜公司的协作努力，纤维结肠镜得到了迅猛发展，在操作灵活性、视野范围等方面均不断改善，日本制造商也逐渐占据了结肠镜领域的全球市场。

#### 3. 电子结肠镜

1983 年，美国 Welch Allyn 公司首次应用电荷耦合装置（charge coupled device，CCD）代替

了内镜的光导纤维导像束，宣告了电子内镜的诞生，这被认为是内镜发展史上另一次历史性的突破。电子内镜主要由内镜、电视信息系统中心和电视监视器 3 个主要部分组成，成像依赖于镜身前端装备的 CCD。CCD 是一种微型图像传感器，它能将光能转变为电能，由电缆导出，再经视频处理器处理后将图像重建在电视显示器上，这样所得的图像较纤维内镜更清晰、分辨率更高，而且可供多人同时观看。电子内镜的问世为内镜领域的发展开启了新的篇章，结肠镜也进入电子结肠镜时代。

## （二）结肠镜的其他发展

### 1. 超声内镜

超声内镜是在纤维内镜和电子内镜的基础上，在镜子的前端加装超声探头，通过超声发生器驱动超声探头，应用超声技术在腔内进行扫描，从而获得消化道管壁各层的组织学特征及周围邻近器官的超声影像。超声内镜于 1980 年由 Dimagno 和 Green 首次应用于临床，近年来发展迅速，已成为临床重要的诊断工具，广泛应用于消化道及胆胰疾病的诊断和治疗。在下消化道，超声内镜主要用于结直肠黏膜下肿瘤起源与性质的判断，以及结直肠癌的术前分期。

### 2. 放大内镜

放大内镜是在普通内镜的基础上加入变焦放大功能，可将消化道黏膜腺体表面结构和黏膜微血管形态放大几十倍甚至上百倍，从而将病变显示得更为清晰、精细。透过放大内镜可以看到普通内镜难以看到的微小结构，对病变判断的准确率得以提高。

### 3. 色素内镜和电子染色内镜

色素内镜是应用对比性染色剂喷洒在消化道黏膜上，使得病灶凹凸明显、微细结构清晰，使普通内镜下不易观察的病变更好地显示出来。除直接喷洒染色剂外，通过电子分光技术等来显示黏膜微细结构和表浅血管的电子染色内镜（如 NBI、FICE、i-SCAN、BLI）由于操作简便、显示效果好而得到广泛应用，色素内镜和电子染色内镜常与放大内镜技术合用以获得更好的诊断效果。

此外，共聚焦内镜、细胞内镜等新技术也在不断发展，逐渐进入结肠镜诊断与治疗的临床实践。

## 二、结肠镜检查的肠道准备

结肠镜是筛查、诊断和治疗结直肠病变的重要手段，但其诊断的准确性和治疗的安全性很大程度上取决于肠道准备的质量。肠道准备不佳可降低结肠镜检查的有效性和安全性，且影响肠镜检查的腺瘤检出率。因此，充分的肠道准备对实现高质量的结肠镜诊疗具有重要意义。

### （一）结肠镜肠道准备的步骤

结肠镜肠道准备一般包括以下几个步骤：术前告知与宣教、饮食限制、泻药导泻与去泡剂的使用。

### 1. 术前告知与宣教

有效的宣教可提高患者的肠道准备质量，有助于实现充分的肠道准备。术前告知内容应包括：肠道准备的重要性，肠道清洁剂的使用时间、剂量及使用方法，饮食限制的时间和要求，其他措施的应用，依从的重要性等。应由专业人员向患者进行口头联合书面（告知单、手册、图示等）的指导，语言应通俗易懂，内容应全面且标准，并要强调遵从医嘱的重要性。此外，除了口头及书面指导外，有条件的单位可采取基于电话、短信及微信等的辅助方式进行宣教，让患者主动参与到肠道准备过程中，从而提高患者的依从性和肠道准备质量。

### 2. 饮食限制

由于粪便残渣主要由饮食中的膳食纤维构成，因此饮食限制可减少肠道中粪便残渣的来源，从而提高肠道准备的清洁度。传统的饮食限制是术前 1 天清流质饮食，但由于清流质饮食所含热量较低，营养素较缺乏，容易导致患者依从性和耐受性都低，从而影响肠道准备质量，甚至使患者抗拒再次结肠镜检查。而与清流质饮食相比，低渣 / 低纤维饮食能提高耐受性和再次进行肠道准备的意愿，且对肠道准备质量无负面影响。此外，使用标准化的预包装低渣饮食可进一步提高肠道准备的质量及患者的依从性和满意度。因此，术前可采用清流质饮食，亦可采用低渣/低纤维饮食，有条件者可采用预包装低渣/低纤维饮食，饮食限制时间一般不超过24h。

### 3. 常用肠道清洁剂的选择和用法

理想的结肠镜肠道准备清洁剂应该具有以下特点：能短时间内排空结肠的粪便，不会引起结肠黏膜的改变，不会引起患者不适，不会导致水电解质的紊乱，价格适中。但目前临床上常用的肠道清洁剂各具特点，尚不能完全满足上述标准。

聚乙二醇（polyethylene glycol，PEG）电解质散是目前应用最广泛的一类泻药。PEG通过口服大量液体清洗肠道，对肠道的吸收和分泌无明显影响，不引起水和电解质紊乱，为炎症性肠病患者、电解质紊乱患者、孕妇和婴幼儿等特殊患者的首选用药。与欧洲国家及美国等推荐的4L PEG方案不同，国内一般使用3L PEG方案；此外，对于低风险人群亦可采用2L PEG单次剂量方案。常见的不良反应为腹胀、恶心和呕吐等消化道症状，罕见不良反应包括过敏性反应、吸入性肺炎、贲门撕裂、胰腺炎、结肠炎、心律失常、加重抗利尿激素释放综合征等。

硫酸镁是我国传统的肠道准备清洁剂，其优点为服用水量少、患者依从性好、价格便宜；但浓度过高时有导致脱水的风险，炎症性肠病及第4、5期的慢性肾脏疾病患者不宜使用。

复方匹可硫酸钠（包含匹可硫酸钠、氧化镁和柠檬酸）口感好、服用水量少、耐受性较好，但在血容量偏低、正在使用高剂量利尿剂、充血性心力衰竭、晚期肝硬化及慢性肾脏疾病的患者中慎用。最常见的不良反应是腹痛、恶心、头痛和呕吐。

磷酸钠盐因副作用较多，尤其是对肾功能的损害，因此不常规用于肠道准备，仅用于有特定需求的患者，口服磷酸钠前应先评估肾功能。

甘露醇为高渗溶液，可能导致水电解质紊乱，亦具有利尿和升高血糖的作用。甘露醇在肠内经细菌酵解可产生爆炸性气体，不建议在治疗性结肠镜中使用甘露醇行肠道准备。

多种中药均具有导泻作用，国内用于肠道准备的常用中草药包括番泻叶原叶、蓖麻油等，但由于中草药制剂的副作用较常见，故应与其他肠道清洁剂联合使用以减少不良反应。

总之，各类肠道清洁剂的作用特点、适应证和不良反应各不相同，需要根据临床实际情况加以选择。

### 4. 去泡剂

在肠道准备过程中适当应用去泡剂以有效减少气泡的产生，从而提高肠道准备质量，并有助于提高患者检查时的舒适度和减轻患者检查后的腹胀程度。目前常用于肠道准备的去泡剂主要为西甲硅油，由于该药进入消化道后无法被吸收进入血液循环，因此具有较高的安全性，但对其成分过敏者禁用。

## （二）口服肠道清洁剂的禁忌证

### 1. 绝对禁忌证

消化道梗阻或穿孔、肠梗阻或胃潴留、重度活动期炎性肠病或中毒性巨结肠，意识障碍，对其中的药物成分过敏，无法自主吞咽，回肠造口术后。

### 2. 相对禁忌证

慢性肾脏疾病、血液或腹膜透析、肾移植受者、充血性心力衰竭、肝硬化合并或者不合并腹水及服用某些药物（血管紧张素转化酶抑制剂、血管紧张素受体抑制剂、利尿药、非甾体抗炎药以及可诱导抗利尿激素分泌异常的药物）的患者进行肠道准备时首选PEG。其他要注意的情况：严重溃疡性结肠炎患者慎用肠道清洁剂；有肠道狭窄或便秘等肠内容物潴留的患者，应在确认给药前日或给药当日有排便后谨慎给药，以免引起肠内压升高；冠心病、陈旧性心肌梗死或肾功能障碍的患者慎用肠道清洁剂。

## （三）特殊患者的肠道准备

对于某些特殊患者，其肠道准备方案应根据患者实际情况进行调整，以获得更佳的肠道准备质量。对于存在肠道准备不充分危险因素的患者，可适当采取其他辅助措施以改善患者的肠道准备质量，如采用4 L PEG方案、延长饮食限制时间、使用促胃肠动力药物等。若内镜检查过程中发现患者肠道准备不充分，应积极评估，并采取补救措施或改期内镜检查。对于活动性下消化道出血的患者，应采用 PEG 进行肠道准备。高龄患者肠道准备应采取分次剂量方案，并可适当采取辅助措施，对于高龄或伴有慢性疾病的患者，在肠道准备期间可予以静脉补液等措施，保持水和电解质平衡。儿童患者行肠道准备时需根据其个体情况选择个体化的方案。妊娠期妇女应尽量避免内镜检查，若有内镜检查的强适应证，可采用 PEG 方案进行肠道准备。

总之，患者进行肠道准备时应充分考虑患者的整体健康状况、病史、服药史、偏好、既往肠道准备情况等因素，结合清洁方案的疗效、成本、安全性和耐受性等，制定个体化肠道准备方案。

## 三、结肠镜的操作手法

结肠镜插入方法分为双人操作法和单人操作法。单人操作法是指对患者进行结肠镜检查过程中，检查者为一个人，左手控制旋钮、送气 / 水和吸引，同时右手插入及旋转内镜。单人操作法是近年来在国内外被广泛采用的结肠镜操作手法，本节主要介绍结肠镜单人操作手法。

### （一）结肠镜的进镜过程

#### 1. 直肠 – 乙状结肠

通过直肠与乙状结肠连接部位时，调整内镜旋钮向上，再向左旋转镜身多可越过皱襞，随即于右侧发现第二个皱襞，此时向右旋转进镜便可进入乙状结肠。如因肠粘连等原因难以通过直肠与乙状结肠连接部位时，可变换成仰卧位或辅助以按压腹部，挤压肠管，使结肠镜容易插入。

#### 2. 乙状结肠 – 降结肠

相较于其他部位，使内镜通过乙状结肠 – 降结肠难度大，容易形成襻曲，影响后续部位的插入。在通过此部位时，可一边有意识地退拉内镜一边右旋内镜，在使乙状结肠缩短直线化过程中插入结肠镜。在不断地右旋内镜的同时不断退镜，可以在乙状结肠几乎不伸展的状态下到达乙状结肠 – 降结肠交界部，顺利插入降结肠，这将有助于消除在乙状结肠形成的襻曲。

#### 3. 脾 曲

内镜达脾曲时的直线长度一般在 40cm。这时，可从内镜镜身的自由感及施行肠缩短操作时内镜插入的长度，确认是否已深入到脾曲。然后，尽量抽吸肠管内的空气吸住右侧的内腔，并立即左旋内镜，进入横结肠。

#### 4. 横结肠

横结肠的内腔呈三角形。大多数情况下，通过横结肠只需右手推动内镜不断前进即可，或抽吸肠内气体使内镜自动前进。如果横结肠下垂在中央部形成 "M" 形锐角的弯曲，可在左旋内镜的同时向后退镜。

#### 5. 肝 曲

肝曲可以通过肝脏透过肠管壁显现出来的 "蓝斑" 确认。内镜到达肝曲后，最重要的操作就是抽气和充分的退镜，多数情况下，调角度向上并右旋镜身，即可通过肝曲插入升结肠。

#### 6. 升结肠 – 盲肠

通过肝曲之后，多数情况下内镜的前端刚一出现在升结肠，很快就会到达盲肠。此时要注意肠腔内不宜过度充气，适当吸引可能更有助于到达或靠近盲肠。让患者采取仰卧位，会使内镜更容易到达盲肠，清楚地观察盲肠的整体形态。

#### 7. 回肠末端

拉直镜身，看清瓣口，对准进镜。若瓣口朝向盲肠端，调整内镜头端从阑尾口贴着肠壁退向回盲瓣，往往可以滑挤进瓣口，然后逐渐放松内镜头端，同时推动镜身便可进入回肠末端。

### （二）结肠镜插镜基本技术

#### 1. 持镜距离

持镜的位置应保持距肛门 20~30cm，这样便于保持镜身的直线状态，同时有利于获得较好的操控手感，可较为轻松地移动内镜的前端。

#### 2. 缩短肠管与取直镜身

在插镜过程中，保持内镜镜身呈相对直线状态，即保持轴线，避免使肠管伸展。在缩短肠管的同时推进内镜，是结肠镜插镜的基本要领，即 "保持轴线短缩法"。为了实现肠道缩短，最重要的一点在于随时随地拉回内镜，尤其在肠腔折角处。如果用力推入内镜，可使肠管结襻，加重患者的疼痛感，增加操作难度。在弯曲处适当地减少肠腔内气体量同时拉回内镜，可使锐角钝化。在结肠镜插入过程中，弯曲的消除是操作成功的重要因素之一。

### 3. 内镜操作的自由感

自由感是指在肠镜操作过程中，手部的动作准确地传递到内镜前端时的一种持镜手感。如果镜身扭曲或者形成襻曲，自由感就会消失。

### 4. 快速往返插拔内镜

通过轻微的前后插拔内镜来确认内镜的自由感，如此可以调整一些轻度的肠管弯曲和扭曲，使冗长的肠管缩短和直线化。其操作要领是：确认肠腔内没有过度充气，然后将内镜退回数厘米，消除肠管的过度伸展，然后前后迅速插拔内镜，通过反复操作使肠管收缩套叠在取直的镜身上。

### 5. 送气和吸引

在插镜过程中送气过量会使肠腔过度扩张，导致肠管弯曲的部位形成锐角，增大插镜难度；且送气过多会引起肠管扩张而增加患者痛苦。送气量只要能达到使操作者从黏膜皱襞方向判断出肠管走向的程度即可。在操作不顺利时，应该多抽吸空气及向后退镜，或者请助手按压患者腹部或改变患者体位。

### 6. 旋转和角度的协调操作

右手旋转内镜、插拔内镜与左手的内镜旋钮操作之间的协调非常重要。例如，通过直肠 - 乙状结肠和乙状结肠 - 降结肠交界部之间的肠管时，就应该将内镜镜身与肛门至左前方乙状结肠 - 降结肠交界部之间的肠管轴保持一致，并且在右旋内镜的同时缩短肠管。

### 7. 变换体位与手法推压

如果乙状结肠 - 降结肠交界部、脾曲、肝曲等部位的弯曲程度十分锐利时，变换患者的体位常会十分奏效。它可以利用重力作用改变肠管的走行方向，使内镜的插入操作顺利进行。内镜到达各部位时患者的最佳受检体位一般是：到达脾曲之前保持左侧卧位，从脾曲至横结肠中央部改为右侧卧位，自横结肠中央部至升结肠末段取左侧卧位，从升结肠末段到盲肠之间选择左侧卧位或仰卧位。变换体位对于肠管较长且弯曲过度的

患者是极为有效的方法。

肠管过于迂曲、冗长或有肠粘连时，可请助手在患者腹部相应部位进行推顶按压，常能增加内镜操作的自由感。然而，这种防襻、解襻的手法是凭手感操作的，需要大量的经验积累。

## 四、结肠镜下诊断新技术

结直肠癌是全球发病率第 2 和病死率第 3 的恶性肿瘤，根据最新的癌症统计数据，我国结直肠癌居所有恶性肿瘤发病率和死亡率的第 5 位，且仍呈上升趋势，新发病例、死亡病例均占世界同期病例数的 20%。结直肠癌早期缺乏典型的临床表现，大多数患者就诊时已进展至中晚期，因此，早期筛查对提高结直肠癌患者的生存率和生活质量至关重要。结肠镜检查可以直观地观察全结肠和直肠的黏膜，并对可疑病变组织活检行病理学检查，被认为是结直肠癌早期诊断的金标准。随着近些年内镜技术的不断发展，多项新技术应运而生并应用于临床，这里主要介绍结肠镜镜下诊断新技术的应用与研究进展。

### 1. 色素内镜

色素内镜（chromoendoscopy，CE）是指在消化道黏膜上应用不同的染色技术，使得黏膜细微结构和黏膜下血管形态在染色剂的对比下更加清晰。其优势在于增加了病变处与正常黏膜组织的对比度，增强了黏膜表面细小凹凸改变的立体感，使病变组织的范围、形态更清楚，从而提高肉眼的辨识度并有助于病变检出。临床常用的染色剂有醋酸、靛胭脂和亚甲蓝。研究发现，应用色素内镜对结直肠黏膜进行染色后，其对腺瘤诊断的准确率可达 94.0%，对浸润性癌的准确率也达到 85.0%。但相比于白光内镜，其腺瘤检出率并未显著提高。

### 2. 放大内镜

放大内镜（magnifying endoscopy，ME）具有变焦放大功能，可以突出显示消化道黏膜的细微结构。放大结肠镜可将病变组织放大 80~160 倍，从而发现白光内镜难以发现的微小病灶，对肿瘤性病变的鉴别具有重要意义。临床实践中，放大内镜常与电子染色内镜结合使用，可以更精确观察到消化道黏膜腺管开口及上皮血管网的

分布与形态。多项研究结果显示，放大内镜联合电子染色内镜对结直肠肿瘤的诊断准确性及腺瘤检出率明显高于单纯放大内镜或普通肠镜。

### 3. 电子染色内镜

电子染色内镜（computerized virtual chromo-endoscopy，CVCE）相较于色素内镜染色喷洒技术要求低且操作简单，其利用分光技术获得不同波长的光源，进而在内镜下更好地显示病灶及病灶边缘血管及绒毛的结构。目前常用的电子染色内镜有窄带成像内镜（NBI）、内镜智能分光比色技术（FICE）和高清智能电子染色内镜（I-scan）。最近的研究显示，与白光内镜相比，新一代的NBI能显著提高腺瘤检出率和息肉检出率，特别是对扁平腺瘤和小腺瘤（直径 <5 mm）的检出率。既往研究证实，FICE 结合放大内镜在鉴别结直肠肿瘤性和非肿瘤性病变方面有较高的灵敏度和特异性，有利于发现早期癌变。另外，包括光学增强内镜（OE）、自发荧光内镜（AFI）、蓝激光成像（BLI）等在内的多种新型电子染色内镜在临床实践中可能有不错的应用前景。

### 4. 帽辅助式结肠镜

帽辅助式结肠镜（cap-assisted colonoscopy，CAC）是在结肠镜的头端安装一个透明的罩或帽，在进镜时其向后折叠，退镜时通过帽装置牵拉结肠皱襞，有助于减少视野盲区、暴露皱襞近侧病变，同样利于观察肠腔走向。目前已应用于临床的帽装置有 Endocuff、Endorings、Cap 等，其材质、形状、作用方式各不相同，各有优势。一项纳入多个随机对照研究的荟萃分析显示，与普通内镜相比，CAC 在降低进镜至回盲部所需时间的同时，可以显著提高息肉检出率。然而目前 CAC 对腺瘤检出率的影响，各项研究目前结论不一，未来还需要更多的临床研究以进一步明确。

### 5. 广角结肠镜

与普通结肠镜 140° 的视野角度相比，广角结肠镜（wide-angle colonoscopy）可将视野角度扩大至 160°~210°。而近年出现的全景结肠镜（FUSE），则在传统的前视野基础上，通过镜身头部两侧配备的额外成像器，使视野范围扩展至330°，大大提高了对结肠肝曲、脾曲及近端结肠边缘黏膜皱褶等盲区的观察效果。多项随机对照研究结果发现：FUSE 与传统结肠镜相比，可以降低腺瘤的漏诊率，但在腺瘤检出率方面无显著差异。FUSE 对普通人群进行结肠癌筛查的临床价值还需要更大样本的随机对照研究证实。

### 6. "第三只眼"逆行内镜

为了能够及时发现隐藏在皱襞后的病变（特别是右半结肠），有研究者开发出了"第三只眼"反转内镜（the third eye retroscope，TER）。该装置是在普通结肠镜的活检孔道内插入一根细的光纤内镜，到达镜头前端后其前部自动旋转 180° 并形成逆向图像，与正向图像形成互补。同时，内镜弯曲部的光源也保证了检查部位拥有足够亮度，使检查者能够发现皱襞后面的病变。有研究表明，应用"第三只眼"反转内镜使结肠息肉检出率和腺瘤检出率分别提高了 13.2% 和 11.0%；但该内镜系统检查由于无法直接取活检，从而延长了检查时间。另外，该装置作为一次性设备，不能重复使用，因而检查费用较高，影响了其推广应用。

### 7. 结肠胶囊内镜

结肠胶囊内镜（colon capsule endoscopy，CCE）是近年来研发的一种非侵入性结肠检查新技术，与普通结肠镜相比能够大大减少患者在肠镜检查过程中的不适。目前已开发的第二代结肠胶囊内镜，胶囊两端的摄像头使得拍摄视角接近360° 并可全面覆盖结肠全周。胶囊经患者吞服后在体内根据自动适配的帧频率不断捕捉图像，最后内镜医生通过对获取的图像进行分析而做出诊断。有研究证实，二代结肠胶囊内镜对结肠息肉的灵敏度为 84%~89%，特异性为 64%~95%。对于炎症性肠病的活动性监测，其灵敏度和特异性分别为 96% 和 100%。然而，结肠胶囊内镜的缺点在于对患者肠道准备的要求更高、无法进行活检，且价格较为昂贵，目前暂不用于普通人群的结肠癌筛查，仅作为无法耐受结肠镜检查患者的替代检查手段。

## 五、结直肠癌及癌前病变的内镜诊断

### （一）结直肠癌及癌前病变术语

结直肠息肉最主要的两个类型是腺瘤和锯齿

状病变，结直肠癌癌前病变包括所有腺瘤及除增生性息肉以外的锯齿状病变（图 13-2-1）。广基锯齿状病变（sessile serrated lesion，SSL）是锯齿状癌变途径中最重要的癌前病变。进展期腺瘤（advanced adenoma）指满足直径 ≥ 10mm、含绒毛成分、有重度异型增生或高级别上皮内瘤变其中任意一条标准的腺瘤。进展期新生物（advanced neoplasia）将进展期腺瘤和浸润癌合并讨论，目前部分文献作为结局指标仍在沿用。癌细胞浸润超过黏膜肌层达到黏膜下层，但尚未累及固有肌层（T1）的平坦型结直肠癌中，一般认为黏膜下浸润 ≤ 1000 μm（T1a）且无其他组织病理学高危因素的病变淋巴结转移风险低。

## （二）结肠镜诊断进展概述

结肠镜检查是结直肠癌及癌前病变诊断的核心环节。近 30 年来结肠镜设备器械不断更新迭代，纤维结肠镜完全被电子结肠镜所取代，由高清结肠镜和高分辨率屏幕构成的高清白光内镜（high-definition white light endoscopy，HD-WLE）系统已成为临床的标准配置。随着色素内镜的普及和放大内镜的推广，以及各种图像增强内镜（image-enhanced endoscopy，IEE）新技术的辅助，结肠镜对结直肠癌及其癌前病变的诊断精度已今非昔比。近年来以"深度学习"为基础的人工智能（artificial intelligence，AI）技术的进步为结肠镜

诊断提供了新的发展契机。完整准确的内镜诊断，应是实时光学诊断和内镜下获取活组织病理学诊断的有机整合。

## （三）结直肠癌及癌前病变的光学诊断

结直肠癌及癌前病变的光学诊断可从发现病变和评估病变两个层面探讨，AI 技术对两者皆有辅助作用。

### 1. 发现病变

结肠镜可直接观察结直肠腔内壁，是发现肠道肿瘤最敏感的方法。发现结直肠进展期癌相对比较直观，但早期结直肠癌可能表现并不典型，甚至难以发现。结肠镜对腺瘤的漏诊率约为 26%，进展期腺瘤漏诊率达 9%。内镜医生的腺瘤检出率与结肠镜检查后发生间期结直肠癌的风险密切相关，腺瘤检出率已推荐作为结肠镜的质控指标。SSL 一般较平坦，常有黏液帽覆盖，且好发于皱襞深大的近端结肠，更易被漏诊（图 13-2-2）。全结肠色素内镜可显著提高结直肠息肉（OR=1.87）和肿瘤性病变（腺瘤与癌）（OR=1.53）的检出率，在肠道准备时口服亚甲蓝片剂可能有助于简化操作。关于图像增强内镜能否提高腺瘤和 SSL 的检出率，目前仅窄带成像（NBI）有少量确切证据支持。另外一些新兴的结肠镜设备（以 full-spectrum endoscopy 为代表）和一些结肠镜前端附件（以 Endocuff 为代表）可发现更多皱

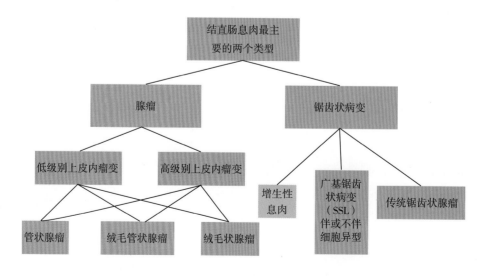

**图 13-2-1　结直肠息肉最主要的两个类型**
结直肠癌的癌前病变包括所有的腺瘤及除增生性息肉以外的锯齿状病变

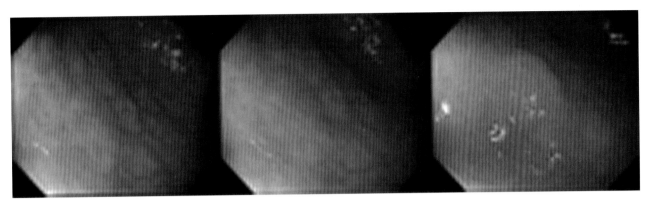

图 13-2-2　位于升结肠的广基锯齿状病变（SSL）

襞后的息肉或腺瘤，但以微小病变和小病变为主（1~9mm）。有研究显示，1~9mm 腺瘤约有 6% 可能会在 2~3 年内发展为进展期腺瘤。

## 2. 评估病变

在发现病变之后、切除病变之前，完成对病变的全面评估至关重要。每个病变都应依据大小和巴黎分型进行大体形态描述。通过进一步对病变表面微细结构和微血管的精细观察，使得内镜医生对病变本质的预测更加精准。

1）**大体形态**　息肉或腺瘤的大小是评价该病变和患者危险等级的重要指标，特别是腺瘤或锯齿状病变 ≥ 1cm 的情况。但目前病变大小测量多基于内镜医生的主观估计，客观性尚待改善。采用巴黎分型（图 13-2-3）对病变形态的相对客观评估可提示癌变和浸润的风险，尽管观察者间仍存在一定的异质性（κ 值 0.42，平均两两一致率为 67%）。

巴黎分型 1 型病变是隆起型病变，2 型病变包括平坦型（2a 和 2b 型）和凹陷型（2c 及其变体型）。2a 和 1s 型病变癌变发生率低，2c 型病变相对罕见，但其含高级别上皮内瘤变和癌变的概率可高达 50%。直径 ≥ 1 cm 的扁平病灶称为侧向发育型肿瘤（lateral-spreading tumor，LST），通过色素内镜或图像增强内镜，可进一步区分为颗粒型和非颗粒型，其临床意义总结如表 13-2-1。结直肠癌前病变的组织学与典型的大体形态的关系总结见表 13-2-2。

2）**表面微细结构和微血管形态**　病变的大体形态与组织病理学诊断并无明确的对应关系，且仅仅通过大体形态预测浸润癌风险的灵敏度远低

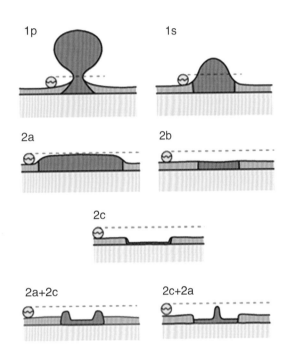

图 13-2-3　胃肠道表浅肿瘤形态的巴黎分型

1 型病变呈隆起型，2 型病变是平坦或凹陷病变。2a 和 2b 型病变是平坦病变，2c 及其变体型是凹陷病变

表 13-2-1　颗粒型和非颗粒型侧向发育肿瘤（LST）的临床意义

| 颗粒型 | 颗粒均一型 | 癌变风险低（约 1%） |
| --- | --- | --- |
| | | 黏膜下纤维化风险低 |
| | 结节混合型 | 癌变风险中等（约 5%） |
| | | 结节部分的黏膜下纤维化风险较高 |
| 非颗粒型 | | 癌变风险更高（约 15%），特别是假凹陷型 |
| | | 黏膜下纤维化风险较高 |

表 13-2-2　结直肠癌前病变的特征

| 病灶 | 巴黎分型 | 分布 | 患病率 | 病理 |
| --- | --- | --- | --- | --- |
| 腺瘤性息肉 | 1p | 左半偏多 | 低 | 多为低级别上皮内瘤变 |
| | 1s | 全结肠 | 常见 | 多为低级别上皮内瘤变 |
| 扁平腺瘤（病变） | 2a | 右半偏多 | 常见 | 多为低级别上皮内瘤变 |
| 广基锯齿状病变 | 1s 或 2a | 右半偏多 | 常见 | 为癌前病变，但与增生性息肉的鉴别可能不可靠 |
| 传统锯齿状腺瘤 | 1s 或 2a | 左半偏多 | 罕见 | 为癌前病变 |
| 凹陷（腺瘤） | 2c，2a + 2c，2c + 2a | 右半偏多 | 罕见 | 高级别上皮内瘤变和浸润癌 |

于色素放大内镜和图像增强内镜。仔细观察病变的表面特征常可预测病变的组织病理学诊断。通过色素放大内镜观察病变表面腺管开口的工藤分型，在临床使用已近 30 年，适合基层医院使用，发展相对完备，且仍在不断丰富完善（如 Ⅱ -O 型的腺管开口预测 SSL 准确度较高）。在图像增强内镜和放大内镜的辅助下，简便可靠区分增生性息肉、腺瘤和早期浅表浸润癌的可能性越来越大（NICE 分型和 JNET 分型）。对于 SSL 的判断，也有 WASP 分型作为指导。

仅给出病灶病理诊断的预估还不足以指导治疗决策。对于平坦型病变，推荐在进行任何治疗前，判断是否存在黏膜下浸润并预测深度。普通高清内镜观察 2106 例工藤分型 V 型腺管开口 > 20mm 的侧向发育型肿瘤的灵敏度和特异性分别为 40.4% 和 97.5%，而荟萃分析显示色素放大内镜诊断黏膜下浸润的灵敏度和特异性可达 81% 和 95%。目前，采用非放大 NBI 观察的 NICE 分型评估黏膜下深层浸润，灵敏度和特异性分别为 58.4% 和 96.4%。在日本，放大 NBI 诊断黏膜下浸润的灵敏度和特异性可高达 77% 和 98%。主推的 JNET 分型将 NICE 2 型区分为 2A 和 2B，2B 型表浅黏膜下浸润风险显著升高，但异质性大，建议评估为 JNET2B 型的病变加做结晶紫染色。临床上可按白光内镜、非放大图像增强内镜、放大图像增强内镜和色素放大内镜的四步法流程预测黏膜下浸润及深度。而实际临床情况更加复杂：英国肠癌筛查项目中 92 例 T1 结直肠癌中仅有 39% 在治疗前获得了准确的内镜下诊断；而在荷兰肠癌筛查项目的社区中心，115 例 T1 结直肠

癌仅有 24 例内镜下初诊为恶性，总体灵敏度仅为 20.9%。

**3. AI 技术辅助诊断**

AI 技术与结肠镜技术正逐步融合，可辅助发现和评估病变，是目前研究的热点。最新的荟萃分析显示：对于发现息肉，AI 的合并准确度为 0.90，相应的合并灵敏度和特异性分别为 95.0% 和 88.0%；用于组织学预测分析时，AI 的准确度为 0.96，灵敏度为 92.3%，特异性为 89.8%。诊断性能优于初级内镜医生（0.97 vs 0.90），显现出巨大的应用前景。另有研究显示，AI 识别内镜图像用于结直肠癌黏膜下浸润的辅助诊断，准确度可达 0.81。但该技术目前存在训练集的代表性偏移以及黑客非法入侵攻击等问题，有待解决。

**4. 内镜下获取结直肠癌及癌前病变的组织病理学诊断**

迄今为止，结肠镜下病理检查仍是结直肠肿瘤确诊的"金标准"，但其中的异质性值得关注。对可疑病变是否进行活检，需根据病变大小、形态和预估性质综合确定。根据国内指南推荐：对于较小的隆起型病变，可先取 1~2 块标本或尽早直接完整切除病变后送检；对于较大的隆起型病变，建议取标本 2~4 块；对于平坦型病变，单一部位活检不能反映病变全貌，多块活检则可能导致黏膜下层纤维化，增加内镜下切除难度，建议不进行活检而尽早整块切除病变后送检。

对于 1cm 以内的小息肉，活检钳活检组织的病理结果与完整切除病理的不符合率介于 10%~19%，可能低估了 60% 以上的进展期新生物；如病变超过 1cm，活检病理与完整切除病理

的符合率仅有 42.5%~61.0%，可能漏诊 70% 以上的进展期新生物。在不匹配的情况中，超过 3/4 是活检结果低估了病变的严重程度。诊断性内镜下切除或整块剥离，可获得病变全面的组织病理学信息并发现淋巴结转移的高危因素。应用 AI 预测模型可显著减少 T1 结直肠癌内镜切除后不必要地追加外科手术，优于多个国际指南推荐的预测方案。

如综合各项技术内镜下精查评估后发现病变有黏膜下深层浸润征象，提示淋巴结转移风险显著升高，应避免内镜下治疗；在该部位靶向活检并做好标记后，将患者转诊至外科。应引起重视的是：活检的癌细胞可能会污染内镜操作孔道，经污染孔道再次内镜下操作有 0.3%~0.6% 的可能性发生医源性肿瘤细胞种植。

（柏 愚）

# 第 3 节　小肠疾病的胶囊内镜诊断

小肠疾病谱十分广泛，临床表现和其他消化系统疾病一样主要为消化道出血、腹痛、腹泻等。但小肠解剖位置特殊，并有很多生理弯曲，传统内镜无法或者很难插入，使得传统内镜对小肠疾病的诊断成为盲区，患者病情反复，对患者身体及心理产生严重的影响。自 2001 年胶囊内镜（capsule endoscopy，CE）获批进入临床应用后，为许多小肠疾病的诊断和治疗带来了全新的选择，极大地提高了小肠疾病的检出率。近 20 年来我国小肠疾病诊断率提升了 4~5 倍，这与胶囊内镜的临床应用密不可分。胶囊内镜全称为"智能胶囊消化道内镜系统"，又称"医用无线内镜"，是一种新型的消化道无线检查诊断系统，广泛应用于不明原因消化道出血（obscure gastrointestinal bleeding，OGIB）、小肠肿瘤、小肠克罗恩病、小肠息肉病综合征、疑似或难以控制的吸收不良综合征、非甾体抗炎药相关性小肠黏膜损害等小肠疾病，以及不明原因缺铁性贫血需要排除小肠疾病者的诊断和监测。目前胶囊内镜主要应用于胃肠道疾病体检筛查及疾病诊断。随着技术的不断提高，未来的胶囊内镜甚至可以具有定位、定点给药、活检、放大、电子染色，以及具有超声内镜和 X 线等功能，成为消化道系统无创伤性检查的一种革命性的技术创新。

本节将简单介绍胶囊内镜的发展史、适应证、禁忌证、并发症、在小肠疾病中的诊断及其未来的发展趋势等。

## 一、胶囊内镜的发展史

内镜技术自 20 世纪 60 年代初问世并应用于临床以来，已经取得了很大进步。内镜技术不断发展和完善，从硬管式内镜、纤维内镜到超声内镜和电子内镜等，但传统内镜需要机械插入式的方法，会给患者带来不同程度的不适，且大多需要在麻醉下进行。对于小肠而言，其远离口腔和肛门，且长度较长（小肠平均长度为 5~7m），加上小肠游离于腹膜内并被肠系膜束缚，形成多发复合肠襻，常规内镜技术检查受到一定限制，使得很多小肠疾病难以得到诊断。

1992 年，以色列国防部光电学工程师 Gavriel Iddan 博士利用用于智能导弹上的遥控摄像装置技术，首次提出了研制胶囊内镜的设想，并于 20 世纪 90 年代获得了该技术领域的最早专利。2001 年胶囊内镜 M2A（后更名为 Pillcam SB）正式通过美国食品药品监督管理局（FDA）批准上市。之后，中国金山科技有限公司研制推出了 OMOM 胶囊内镜产品，于 2004 年获批准并在国内临床应用。随后日本的 Endo Capsule 胶囊内镜、韩国的 Micro 胶囊内镜以及美国的 CapsoCamSV-1 胶囊内镜也相继问世并应用于临床。胶囊内镜近年来发展迅速，随着科技的不断进步，各类智能胶囊内镜产品相继问世，并且在功能上各有特长。比如能在消化道内定点给药的遥控释放胶囊，还有能在消化道内进行采样的胶囊，美国 Diagnositic 公司研发的"聪明药丸"（Smart Pill）则可专门用于监测消化道内部压力、pH 等指标，韩国科技部组织研发的"胶囊式机器人"能在体外遥控完成药物释放、图像采集、组织活检等多种功能。胶囊内镜的发展和应用为全消化道疾病的诊断和治疗带来了革命性的创新。

## 二、胶囊内镜检查的适应证及禁忌证

胶囊内镜是一种无痛、无创、风险小的胃肠道检查方法，广泛应用于胃肠道疾病体检筛查及疾病诊断。随着临床前瞻性及回顾性数据的积累，胶囊内镜的适应证逐渐明确，既往被视为绝对禁忌证的情况现在可能认为是相对禁忌证或非禁忌证。掌握胶囊内镜检查的适应证与禁忌证有利于疾病的诊断，减少不良事件发生。

### 1. 适应证

胶囊内镜检查的适应证包括：不明原因消化道出血、疑似克罗恩病、疑似小肠肿瘤、疑似或难以控制的吸收不良综合征、疑似小肠息肉病综合征、不明原因缺铁性贫血及非甾体抗炎药相关性小肠黏膜损害等小肠疾病。

### 2. 禁忌证

1）**绝对禁忌证**　主要包括：无手术条件或拒绝接受任何腹部手术者。

2）**相对禁忌证**　主要包括：①已知或怀疑胃肠道梗阻、狭窄及瘘管；②心脏起搏器或其他电子设备植入者；③吞咽障碍者；④孕妇。

## 三、胶囊内镜检查的并发症

胶囊内镜的原理主要为受检者通过吞服内置摄像与传输装置的智能胶囊，借助消化道的蠕动，使之在消化道运动并拍摄图片，利用体外的图像记录仪及影像工作站，了解受检者消化道病变情况，从而对其病情进行诊断。胶囊内镜是一种无痛、无创、安全的检查方法，具

有操作简便、检查快捷、依从性好、无交叉感染等优势，只要把握恰当的适应证，一般极少会发生严重的并发症。但随着胶囊内镜在临床诊疗中的广泛应用，亦出现了关于胶囊内镜各种并发症的报道。

### 1. 胶囊内镜滞留

胶囊内镜滞留（capsule endoscope retention，CR）的定义为吞咽胶囊内镜后超过 2 周未排出体外，或需采取临床干预措施（如内镜、手术等）取出胶囊者，其发生率为 1%~2%。胶囊内镜滞留为一种主要且较严重的并发症。胶囊内镜可滞留于食管、胃及肠道，以小肠滞留多见，其发生率高者多为克罗恩病、小肠肿瘤及非甾体抗炎药相关性肠病，其他滞留原因包括肠道憩室、肠结核、小肠外压、放射性肠炎、回肠黏膜慢性炎症、肠套叠、嗜酸性粒细胞性肠炎等。胶囊滞留患者一般无明显临床症状，部分可出现腹痛、腹胀及便血等症状，少部分可发生肠梗阻或肠穿孔等严重并发症。腹部立位平片是确认胶囊滞留的首选方法，可显示腹腔或盆腔金属致密影。胶囊滞留后应根据病情选择合理适当的治疗方案。对于无症状、滞留时间较短的患者建议随诊观察，若仍未排出，可给予灌肠、口服润肠通便或促胃肠动力药物等保守治疗。若有梗阻相关症状或长时间滞留者建议内镜或外科手术治疗（图 13-3-1）。

### 2. 胶囊内镜嵌顿

胶囊内镜嵌顿多为胶囊滞留于肠腔狭窄处所致。临床多表现为腹痛、腹胀和肛门停止排气排便，以及腹膜炎体征，多需行内镜下胶囊取出或急诊外科手术治疗（图 13-3-2）。

### 3. 胶囊内镜误入气管

胶囊内镜误入气管多见于高龄男性患者，多无吞咽困难病史。临床多表现为剧烈呛咳、呼吸窘迫、口唇发绀等症状。处理方式：可先改变体位，如侧卧位、胸膝卧位或头低臀高位，通过咳嗽方式排出胶囊；严重者需立即行支气管镜取出（图 13-3-3、图 13-3-4）。

### 4. 其他

其他并发症还包括肠穿孔、贲门黏膜撕裂出血等。

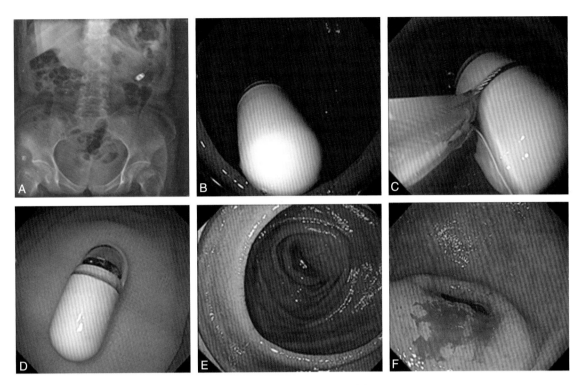

图 13-3-1 胶囊内镜小肠滞留
A. 腹部平片检查。B. 胶囊内镜小肠滞留。C. 内镜下取出胶囊。D. 取出胶囊。E. 胶囊取出后。F. 空肠狭窄

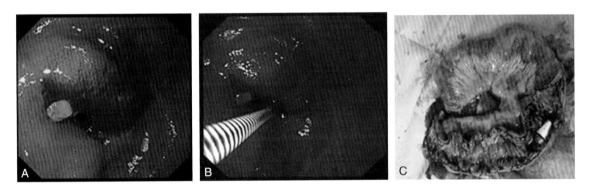

图 13-3-2 胶囊内镜小肠嵌顿
A. 小肠占位并狭窄。B. 内镜下胶囊取出失败。C. 外科手术取出胶囊

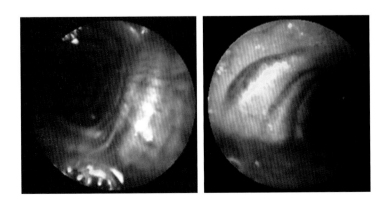

图 13-3-3 胶囊内镜在气管内拍摄的图片

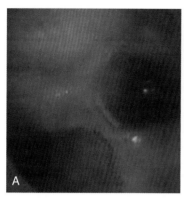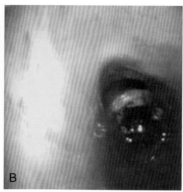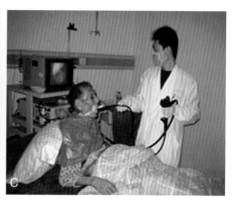

图 13-3-4　胶囊在支气管镜下取出

A. 支气管镜见气管隆嵴。B. 胶囊滞留于右支气管。C. 内镜下取出胶囊

## 四、胶囊内镜在小肠疾病诊断中的应用

### （一）胶囊内镜下正常小肠黏膜图像

胶囊内镜对小肠的观察主要分为 3 个部分：十二指肠、空肠、回肠。正常小肠黏膜基本特征如下：①橘黄色黏膜；②绒毛样结构；③环形黏膜皱襞；④小血管，偶见粗大血管；⑤回肠末端可见淋巴滤泡；⑥以推进式蠕动为主，偶见逆蠕动。

#### 1. 十二指肠

十二指肠球部黏膜光整无皱襞，黏膜色泽较胃黏膜红，呈淡红色，具有明显的绒毛样结构，黏膜因有微绒毛而呈均匀的细颗粒状。十二指肠降部环形皱襞较细较密，色泽比球部红，绒毛也较十二指肠球部长，但仍较稀疏。十二指肠降部最为重要的标志是乳头，乳头开口呈圆形或裂隙样或糜烂状，有时可见胆汁流出（图 13-3-5）。

#### 2. 空肠

正常空肠黏膜呈粉红色，皱襞可达 3/4 肠周甚至全肠周，黏膜湿润、有光泽，黏膜绒毛密集、长；由于肠腔内肠液量少，胆汁浓度相对较高，故肠腔黏膜呈黄绿色或淡黄色（图 13-3-6）。空肠蠕动较频繁，每分钟 8~11 次，肠腔常闭锁。

#### 3. 回肠

回肠皱襞较空肠细而稀疏，占 1/2~3/4 肠周，越向小肠远端，皱襞越细、越短、越稀疏，至末段回肠时皱襞基本消失。回肠黏膜颜色较空肠黏膜浅，绒毛较空肠稀疏、短，血管显露较空肠明

显，肠腔逐渐增大，末端回肠肠腔呈圆形。回肠肠液一般清亮、透明。远端回肠黏膜表面有大小均匀的细颗粒状隆起，为淋巴滤泡或集合淋巴滤泡，直径 1~10 mm，大者似半透明或者乳白色半球状，数目及密集程度可因人群不同而有所不同。回盲瓣是小肠与结肠的分界标志，胶囊到达回盲瓣也是胶囊内镜检查完全成功的重要标志。由于回盲瓣的作用，摄像胶囊会在末端回肠滞留数十

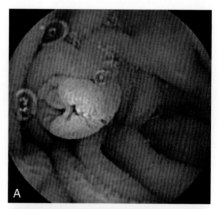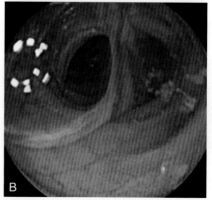

图 13-3-5　十二指肠的胶囊内镜下表现

A. 十二指肠乳头。B. 十二指肠降段

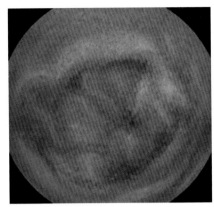

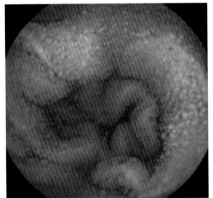

图 13-3-6　空肠黏膜

分钟至数小时。见图 13-3-7。

## （二）胶囊内镜在小肠疾病中的应用

### 1. 不明原因消化道出血

不明原因消化道出血（OGIB）占消化道出血的 5%~10%，是指已完成胃、结肠镜及放射影像学等检查仍无法明确消化道出血的病因，是当前临床上胶囊内镜检查最常见的原因。引起小

肠出血的病因很多，主要为血管病变、溃疡、憩室等。胶囊内镜对于疑似小肠出血的诊断率为 38%~83%，其与双气囊小肠镜对疑似小肠出血的总诊断率相似。对胶囊内镜阳性诊断者进一步行双气囊小肠镜的阳性诊断率达 75%，而胶囊内镜结果阴性者进一步行双气囊小肠镜检查阳性率仅为 27.5%，且该部分阳性结果者再出血率低，故胶囊内镜对于是否行侵入性小肠镜进一步诊疗具有指导意义。对于疑似小肠出血者，胶囊内镜检查应尽早实施。一项回顾性研究显示，不同胶囊内镜检查时间的阳性诊断率不一（距末次显性出血间隔）：1 d 为 57.1%，2 d 为 26.1%，3 d 为 11.1%，4 d 为 11.1%。于末次出血 48 h 内行胶囊内镜具有更高的诊断率，且住院时间更短。尽管美国及欧洲胃肠镜学会在 2017 版胶囊内镜临床实践指南中建议对情况稳定的疑似小肠出血者应在出血后 14 d 内完成胶囊内镜检查，但仍建议尽早（72 h 内）使用胶囊内镜检查，这有助于提高诊断率，减少住院时间及费用；而在出血情况不稳定的患者中，使用血管造影检查比胶囊内镜检查更合适。胶囊内镜在 OGIB 相关的血管疾病、小肠憩室及小肠溃疡等疾病中的作用如下。

1）小肠血管性疾病　小肠的血供来自肠系膜上动脉，它是腹主动脉的第 2 个大分支，小肠动脉分支位于小肠系膜内，形成吻合网（动脉弓），再由动脉弓分出直支到达肠壁内。当黏膜层及黏膜下层血管发生病变时可导致小肠出血，包括小肠毛细血管扩张症、小肠动静脉畸形、小肠静脉

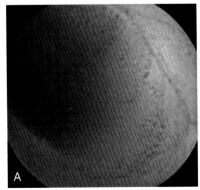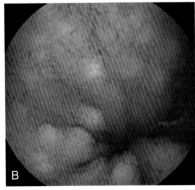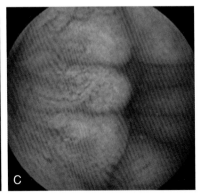

图 13-3-7　回肠黏膜

A. 回肠远端。B. 回肠末端淋巴滤泡。C. 回盲瓣

扩张症等。

（1）小肠血管畸形：胶囊内镜是小肠血管畸形检查的首选方法，因其可直视小肠黏膜及黏膜血管，故具有较高的诊断率。小肠镜是小肠出血的二线检查手段，可以对胶囊内镜的结果进一步补充及确认，并可进行内镜下治疗。当出血量 ≥ 0.5mL/min 时，数字减影血管造影（digital subtraction angiography，DSA）可清楚地显示造影剂外溢，是诊断小肠血管畸形出血的重要方法。其他检查措施包括消化道造影、放射性核素检查、多层螺旋 CT、选择性肠系膜血管造影、术中探查等。

小肠毛细血管畸形在胶囊内镜下可呈以下不同的表现：① 血管扩张/血管发育不良，病灶呈平坦型病变，呈鲜红色，边界清晰，由黏膜内弯曲和聚集、扩张的毛细血管组成，可单发或多发（图 13-3-8）；② 片状红斑，病灶为平坦型病变，呈红色改变，表面无血管呈现（图 13-3-9）；③ 点状发红，病灶为平坦型点状病变，呈鲜红色，无线性或网状血管显露。

（2）小肠血管瘤：小肠血管瘤分为 4 型，包括多发性静脉扩张型血管瘤、海绵状血管瘤（弥漫浸润及息肉样型）、毛细血管瘤和血管瘤病等。胶囊内镜检查作为非侵入性检查手段，已成为小肠出血的一线检查技术和主要诊断方法之一。胶囊内镜下血管瘤呈平坦或隆起病变，有些表面可见扩张扭曲的血管，出血时表面可见糜烂或血栓头，有些血管瘤呈黏膜下蓝色隆起，可单发也可多发（图 13-3-10）。

（3）小肠淋巴管瘤：小肠淋巴管瘤是小肠异常增生的淋巴管构成的非常罕见的小肠良性肿瘤，主要为充满淋巴液的管腔构成，与淋巴管先天发育异常有关，后天可与炎症、外伤、寄生虫等有关。小肠淋巴管瘤在所有淋巴管瘤中的占比不足

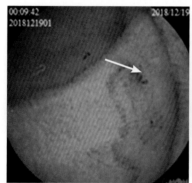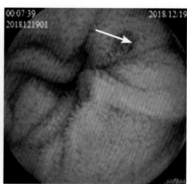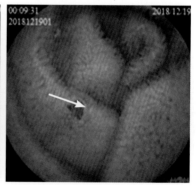

图 13-3-8　空肠血管畸形

空肠可见 3 个 2~3mm 的平坦型病变，呈鲜红色，有清晰的边界，由黏膜内弯曲和聚集、扩张的毛细血管组成（白色箭头）

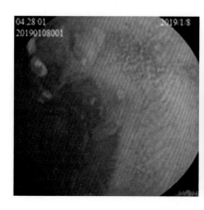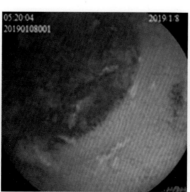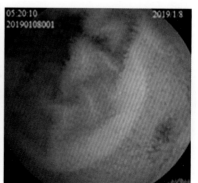

图 13-3-9　空肠血管畸形

远端空肠可见一两处直径 2~4cm 的黏膜红斑样改变，边界尚清晰，表面无明显扩张血管呈现

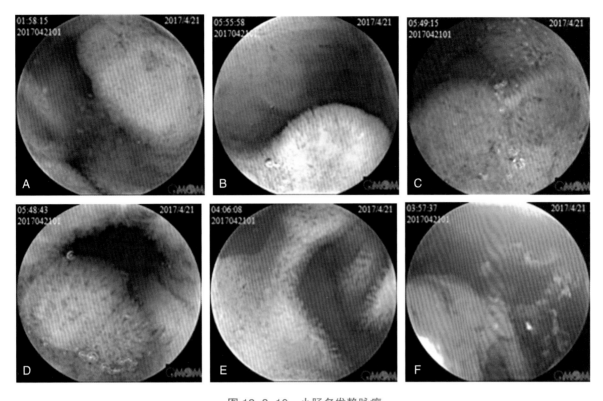

图 13-3-10 小肠多发静脉瘤

A-D. 十二指肠、空肠及回肠散在蓝色半球形隆起病变，大小 4~10 mm。E-F. 空肠可见鲜血及血凝块

1%，占成人小肠肿瘤的 1.4%~2.4%，其发病率约为 1/1.2 万，发病年龄为 15 个月至 78 岁，多数认为男女无明显差异或女性患者较多见。儿童多为先天性，成人多为继发性，常累及空、回肠系膜，多为单发。

小肠淋巴管瘤多发生于黏膜或黏膜下层，肉眼见病变往往隆起于黏膜表面形成息肉状或蕈样肿物，质地柔软，呈海绵状，切面可见乳糜样、浆液性液体溢出。临床常分为毛细淋巴管瘤、海绵状淋巴管瘤和囊性淋巴管瘤 3 种类型。胶囊内镜下病变多表现为息肉样病变或黄白色隆起样病变，部分中央凹陷，表面糜烂、色泽发白或乳白色，表面多呈散在白色斑点样改变，部分病变活检后可见牛奶样液体溢出。见图 13-3-11、图 13-3-12。

**2）小肠憩室** 小肠憩室病是肠壁的囊状突起，可发生于整个小肠。通常无症状，在影像学检查或剖腹手术中偶然发现；但也可能出现急性和严重的并发症，如憩室大出血、憩室穿孔等。通常可分为先天性憩室和后天性憩室。

先天性憩室多是具有肌层的真性憩室，且几乎均为梅克尔憩室（Meckel diverticulum）（图 13-3-13、图 13-3-14）；后天性憩室大部分是多发的、不具有肌层的假性憩室（图 13-3-15），90% 的十二指肠憩室及空回肠憩室为后天获得的假性憩室。

胶囊内镜下发现"双腔征"应高度怀疑憩室存在（图 13-3-13、图 13-3-15），由于肠道充盈不足及蠕动，该典型影像在实际中并不常见。内镜下还可观察到息肉、溃疡、狭窄，少有观察到憩室胃黏膜者，内翻的憩室则更多表现为小肠肿物。

**3）小肠非甾体抗炎药相关性溃疡** 非甾体抗炎药（nonsteroidal anti-inflammatory drug，NSAID）是一类具有抗炎、镇痛、解热作用的药物，其临床应用极为广泛。然而使用 NSAID 可能导致消化道不良反应，NSAID 的胃肠道副作用不仅危害患者健康、增加病死率，且大大增加了医疗费用。NSAID 相关的胃肠道不良反应包括胃炎、食管炎、溃疡、出血等。

近年来随着胶囊内镜及小肠镜的应用，NSAID 导致的小肠黏膜损伤逐渐被关注。NSAID

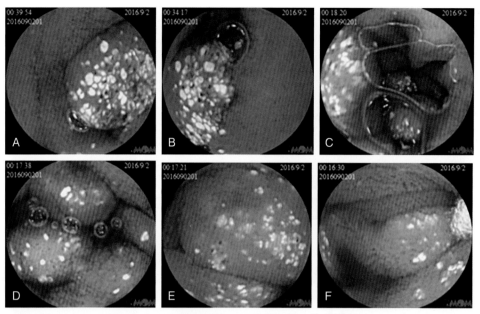

图 13-3-11　胶囊内镜下近段空肠淋巴管瘤并出血
空肠可见黏膜充血水肿，可见散在淡黄色结节样增生，呈淋巴管样扩张，部分可见活动性出血

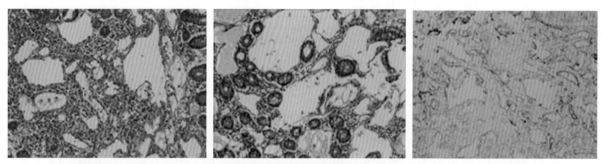

图 13-3-12　病理证实为空肠脉管瘤

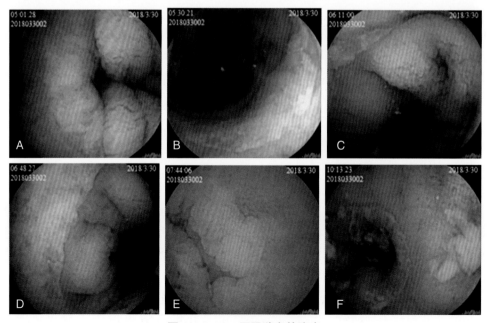

图 13-3-13　回肠憩室并溃疡
A.回肠可见"双腔征"，呈憩室样改变。B-F.回肠可见一环形溃疡，憩室底部小肠绒毛消失，呈胃黏膜样改变

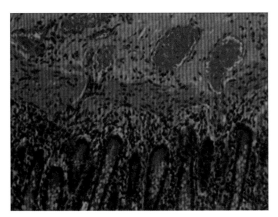

图 13-3-14　病理提示梅克尔憩室

导致的小肠黏膜损伤主要表现为黏膜糜烂、溃疡，小肠出血罕见。在长期口服 NSAID 的患者中，约 40% 会发生内镜下消化性溃疡。

　　胶囊内镜下小肠 NSAID 相关性溃疡的表现：小肠黏膜主要表现为破损、皱襞发红、斑点状黏膜出血、糜烂和溃疡，溃疡愈合可形成挛缩瘢痕，易导致胶囊嵌顿及肠隔膜形成等（图 13-3-16）。糜烂多见于服用小剂量阿司匹林者，且分布于全小肠；溃疡多见于服用其他 NSAID 者，多分布于回肠。

### 2. 小肠肿瘤

　　小肠肿瘤患者常因消化道出血或贫血（占81%）而进行胶囊内镜检查，尽管胶囊内镜的发现率高于 CT，但仍存在约 19% 的漏诊率。小肠恶性肿瘤包括间质瘤、腺癌、黑色素瘤、淋巴瘤和肉瘤等，良性肿瘤包括错构瘤和脂肪瘤等。由于小肠解剖位置的特殊性、小肠肿瘤临床症状和体征的不典型性以及缺乏有效的诊断方法，一般是在继发症状出现后才进行检查或手术治疗，因

此容易延误诊断。

　　既往对小肠疾病的检查方法主要是基于影像学，但其诊断价值不尽如人意，如消化道造影术不能检测到未改变黏膜表面或管腔轮廓的小病变，对小于 1cm 的病变经常出现漏诊。自胶囊内镜问世以来，小肠肿瘤的诊断率也在逐步提高，有研究报道可增加 9% 左右。研究表明其对小肿瘤的检测能力明显优于影像学检查，尤其是 1cm 或更小的肿瘤；而且其检出率可以和小肠镜相媲美，甚至优于小肠镜。在对 24 项小肠疾病的前瞻性研究（n=530）的汇总分析中发现，胶囊内镜检测小肠肿瘤的漏诊率约为 18.9%，这明显低于非胶囊内镜成像研究的 63.2%。在一项对存在临床症状的 1332 例患者行胶囊内镜的研究中，也发现胶囊内镜的诊断效果优于目前的影像学检查方法，与小肠镜相当。因此胶囊内镜不失为小肠肿瘤检查的一种方式。

　　1）小肠间质瘤　原发性小肠间质瘤（small intestinal stromal tumors SIST）占消化道肿瘤的 1%~4%；其中空肠多见，约占 45.2%；其次是回肠，约占 29.8%；再次是十二指肠，约占 25.0%。SIST 恶性倾向相对其他部位高，起病隐匿，症状缺乏特异性。由于小肠解剖位置特殊，早期诊断困难，出现症状时往往肿瘤较大，或已侵犯周围器官发生转移，尤其在合并其他疾病时，易误诊漏诊。

　　SIST 根据肿瘤的主体位置及生长方式可分为腔内型、壁内型、腔内－腔外型（哑铃型）、腔外型。大多数壁内的 SIST 在胶囊内镜下通常呈

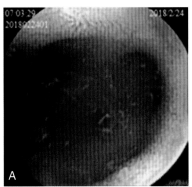
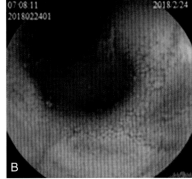
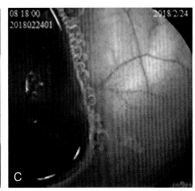

图 13-3-15　小肠多发憩室

空肠及回肠可见数个直径 0.6~1cm 的憩室，憩室底部可见溃疡瘢痕样改变，可见"双腔征"，未见活动性出血

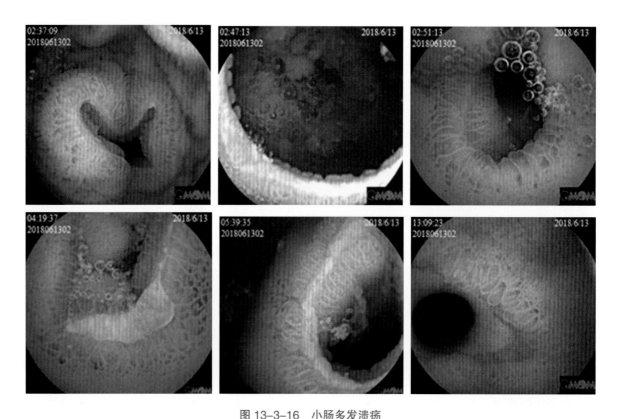

图 13-3-16　小肠多发溃疡
空肠可见多处不规则溃疡，节段性分布，上覆白苔，黏膜充血为主，部分溃疡呈环状，可见隔膜样改变，管腔狭窄

息肉样或黏膜下隆起性改变，呈圆形或类圆形，表面光滑或隆起，顶部可有溃疡形成（图 13-3-17）。图 13-3-18 为病理表现。有些间质瘤因消化道出血就诊，在活动性出血时，胶囊内镜无法观察到明显病灶，此时造影及小肠 CT 或小肠镜可以提高诊断的阳性率及准确性。还有部分以腔外型生长为特点的 SITS，胶囊内镜无法发现病灶，这类患者需借助影像学及小肠镜等进行诊断。

　　2）**小肠腺癌**　小肠腺癌为临床少见的肿瘤，约占消化道恶性肿瘤的 2%，占所有小肠恶性肿瘤的 36.9%。十二指肠是小肠腺癌的好发部位（55%~82%），其次是空肠（11%~25%）和回肠（7%~17%）。平均发病年龄为 65 岁，男性多见。小肠腺癌早期诊断率低、发现晚，平均延误时间6~10 个月，且恶性程度高、术后生存率低、预后差。对小肠腺癌患者行胶囊内镜有肠梗阻的潜在风险，不建议常规采用；但对于不明原因消化道出血，胶囊内镜检查具有优势，诊断小肠肿瘤的灵敏度为 89%~95%，特异性为 75%~95%。胶囊内镜下小肠腺癌呈溃疡样、结节样等改变，表面可见溃烂，

常伴有狭窄（图 13-3-19）。图 13-3-20 为病理表现。

　　3）**小肠淋巴瘤**　小肠淋巴瘤分为原发性淋巴瘤（primary lymphomas of the small intestine，PLSI）和继发性淋巴瘤。PLSI 指肿瘤病变仅发生在小肠黏膜下淋巴组织，很少向周围浸润，预后相对较好；继发性小肠淋巴瘤则是全身淋巴瘤的一部分。PLSI 占所有小肠恶性肿瘤的 19%~38%，该病发生率在小肠恶性肿瘤中次于小肠腺癌，其发病率有逐年升高趋势。PLSI 大多属于 B 淋巴细胞起源，发病原因与遗传、环境、病毒感染、自身获得性免疫缺陷及药物等因素有关。PLSI 在小肠任何部位均可发生，但在淋巴组织丰富的回肠远端发生率最高。非霍奇金 B 细胞淋巴瘤是肠道淋巴瘤最常见的病理类型。由于小肠淋巴瘤临床表现往往不具典型性特征，早期及术前正确诊断较为困难，往往延误诊治，从而影响其临床治疗方案的确定。

　　小肠淋巴瘤根据其表现不同，可分为溃疡型、浸润型、肿块型、结节或息肉型。胶囊内镜表现

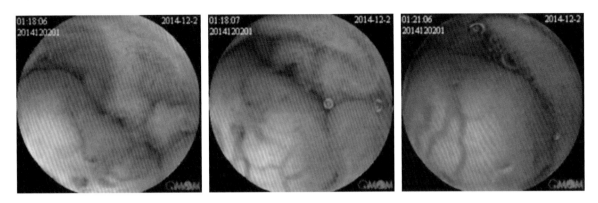

图 13-3-17 空肠间质瘤

空肠可见一直径约 2cm 的占位，累及管腔约 1/2，局部可见溃疡形成，表面可见扩张迂曲的血管

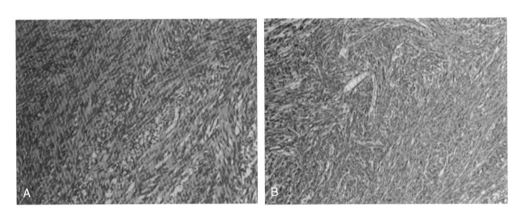

图 13-3-18 病理提示为小肠间质瘤

A. 梭形细胞肿瘤（HE 染色 ×100）。B. 小肠间质瘤（免疫组化 ×100）

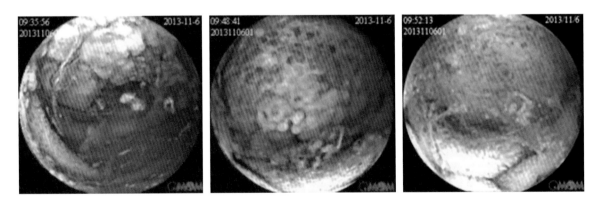

图 13-3-19 小肠占位（小肠腺癌）

空肠可见一不规则新生物占位，表面溃烂、粗糙不平，累及近环周，并可见一活体钩虫

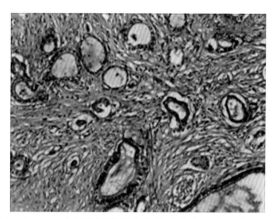

图 13-3-20　病理提示黏膜高分化腺癌（累及肠壁深肌层）

为黏膜弥漫性肿胀糜烂，致肠腔狭窄，可有节段性分布溃疡，伴出血，部分黏膜结节样改变，可累及小肠的任何部位，但回肠是最好发的部位（图13-3-21）。图 13-3-22 为小肠低度恶性非霍奇金淋巴瘤的病理表现。

4）**神经内分泌肿瘤**　神经内分泌肿瘤（neuroendocrine tumor，NET）是起源于肽能神经元和神经内分泌细胞的异质性肿瘤，其中胃肠胰神经内分泌肿瘤（gastroenteropancreatic neuroendocrine tumor，GFP-NET）约占一半，且 20%~25% 的 GFP-NET 为小肠神经内分泌肿瘤（small intestinal neuroendocrine tumor，SI-NET）。SI-NET 为惰性肿瘤，缺乏特异性临床表现，早期诊断仍然十分困难。小肠原发性 NET 位于黏膜下层，且直径小，因此，大多数 SI-NET 确诊时已发生局部浸润或转移，从而失去治愈性手术的机会。相比于消化道其他部位的 NET，SI-NET 更易转移、预后更差。因此提高 SI-NET 的早期诊断率十分关键。

胶囊内镜明显提高了胃肠道 NET 的检出率，甚至半数以上的胃肠道 NET，特别是缺乏典型临床症状的 NET 患者是由胶囊内镜检出的。胶囊内镜下可表现为表面光滑或有溃烂的新生物，可伴有肠腔狭窄（图 13-3-23）。图 13-3-24 显示的是黏膜下类癌的病理表现。

5）**小肠脂肪瘤**　小肠脂肪瘤是由成熟脂

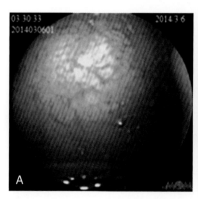
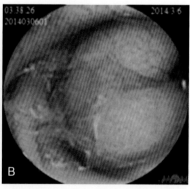
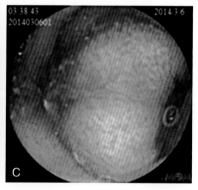

图 13-3-21　小肠占位（小肠淋巴瘤）
回肠可见一占位，表面尚光滑，可见斑片状糜烂，局部肠管变形、肠腔狭窄

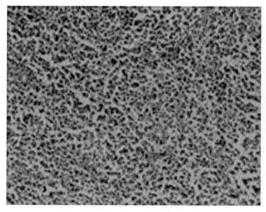
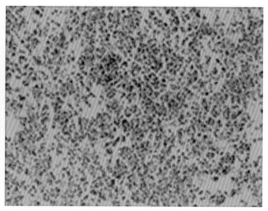

图 13-3-22　病理证实为低度恶性非霍奇金淋巴瘤（免疫组化 ×100）

肪细胞组成的非上皮性良性肿瘤，是一种较为少见的消化道良性肿瘤。其发病部位以回肠多见，特别以近回盲瓣的末段回肠部位最常见，占 50%~60%；其次为空肠，约占 24%；十二指肠少见，约占 13%。小肠脂肪瘤质地柔软、生长缓慢，外观呈球形，黄色，有油脂样光泽，多数有弹性及完整较薄的包膜。肿瘤表面可有糜烂、坏死或

浅溃疡形成。临床可分为黏膜下型、肌间型和浆膜下型，其中黏膜下型占 90% 以上。来源于黏膜下层的脂肪瘤，可单发或多发，常突向腔内，呈息肉状、结节状或蕈伞状，可有蒂或无蒂。小肠脂肪瘤在胶囊内镜下呈黄色球形、半球形隆起，表面光滑，因病变柔软，很少发生胶囊内镜滞留。见图 13-3-25。

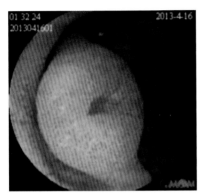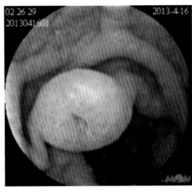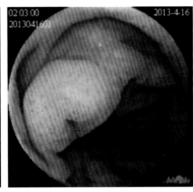

图 13-3-23　十二指肠占位（神经内分泌肿瘤）
近段空肠可见一直径约 1.2cm 的类圆形隆起，表面凹陷溃烂，未见活动性出血

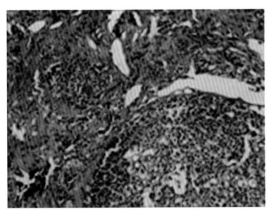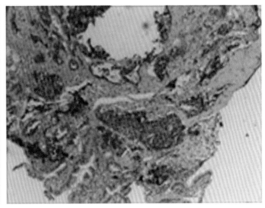

图 13-3-24　病理提示黏膜下类癌

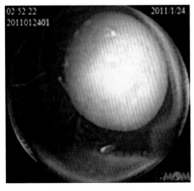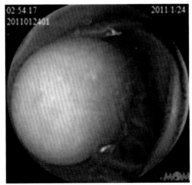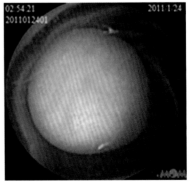

图 13-3-25　空肠脂肪瘤
空肠可见一直径约 1.5cm 的隆起，亚蒂，表面光滑，呈黄色

### 3. 克罗恩病

克罗恩病是一种由遗传因素与环境因素共同作用的终身疾病，以胃肠道透壁性炎症为特征。克罗恩病可能累及从口腔到肛周区域的整个消化道，约80%的患者有小肠受累，通常位于远段回肠，约1/3的患者有肛周病变。克罗恩病缺乏诊断的金标准，需要结合临床表现、实验室检查、内镜检查、影像学检查和病理组织学检查进行整合分析并密切随访。

胶囊内镜对发现小肠黏膜异常相当敏感，但有发生滞留的危险。以下情况推荐患者使用胶囊内镜检查：① 有克罗恩病相关临床表现，但胃肠镜检查和影像学检查未发现明确病变，特别是不能使用小肠镜检查或手术探查等侵入性检查的患者（如果没有证据显示有消化道梗阻）；② 有克罗恩病相关的临床特征，不能使用结肠镜或影像学检查，但胶囊内镜与小肠CT造影或磁共振小肠成像相比，前者在近端小肠能够检测到更多的病变；③ 当需要评估小肠黏膜愈合程度时（尽管克罗恩病患者的治疗效果和黏膜愈合之间的相关性较差，但目前绝大部分观点认为胶囊内镜检查是必要的），既往行多次肠段切除术者的胶囊内镜滞留风险高，因此在胶囊内镜检查前可考虑使用消化道造影（碘水或钡餐）或探路胶囊，以减少胶囊内镜体内滞留的风险；④ 在结肠切除术后，疑似复发的克罗恩病患者，通过肠镜或影像学检查未能确诊复发情况的；在没有出现狭窄或梗阻的患者中，怀疑出现术后复发或活动性疾病时，使用胶囊内镜检查可以提供更多诊断信息。

胶囊内镜下小肠克罗恩病的表现主要为小肠绒毛的缺失、黏膜充血水肿、伴不同程度狭窄、糜烂、口疮样溃疡、纵行溃疡、团簇样息肉增生致肠腔狭窄，病灶呈节段性和不对称性分布，正常黏膜像消失，管壁僵硬，末端回肠与邻近右结肠部位线性征。见图13-3-26。图13-3-27为相应的病理表现。

### 4. 小肠息肉

小肠息肉是指凸出于小肠黏膜异常生长的组织。小肠息肉的类型包括增生性息肉、腺瘤、家族性腺瘤性息肉病（familial adenomatous

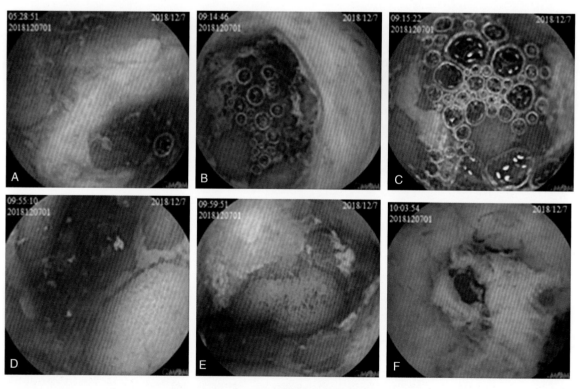

图 13-3-26　小肠多发溃疡并狭窄

A. 回肠上段可见不规则溃疡，呈环状狭窄。B-F. 空肠下段可见散在不规则溃疡，上覆白苔，部分溃疡环状狭窄

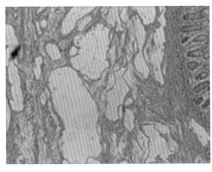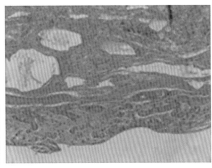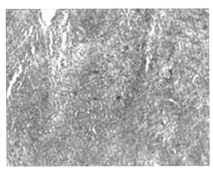

图 13-3-27　克罗恩病可能

肠壁脓肿伴肉芽肿反应，可见透壁性炎症

polyposis，FAP）、家族性幼年性息肉病以及黑斑息肉综合征（Peutz-Jeghers syndrome，PJS）、息肉 – 色素沉着 – 脱发 – 指（趾）甲营养不良综合征（Cronkhite-Canada syndrome，CCS）、错构瘤性息肉病综合征等。除增生性息肉外，其他息肉都有潜在的恶变风险，恶变率为 27%~35%，需要监测并及时治疗。通常小肠息肉的临床表现不典型，一般以消化道出血和肠梗阻为首发症状而进一步检查被发现。小肠息肉所引起的长期腹泻和消化道出血可导致贫血；当息肉发展成大型息肉时，可发生肠梗阻；也可因息肉过多或息肉牵拉引起肠套叠，肠套叠大多数可自行复位，如不能及时复位，延误较久可引起肠坏死。

　　1）黑斑息肉综合征（P-J 综合征）　该病是一种罕见的常染色体显性遗传病，30%~50% 的患者有明显家族史，19 号染色体短臂的抑癌基因 STK11 与该病发生密切相关。息肉分布的广泛性和遗传并不一定有直接的关系，但黑斑发生的位置常较一致。该病由 Peutz 在 1921 年首先描述，1949 年 Jeghers 对本病进行了详细、系统的介绍。息肉在小肠中最常见，除此之外还见于胃、大肠和其他部位，包括肾盂、支气管、胆囊、鼻道、膀胱和输尿管。临床上诊断 P-J 综合征必须经组织学证实有胃肠道错构瘤或具备下列 3 条临床表现中的 2 条：①家族史；②多发性胃肠道息肉；③皮肤黏膜色素斑（图 13-3-28）。有条件时还可做基因检查进一步证实。

　　P-J 综合征的息肉在胶囊内镜下可表现为无蒂、有蒂或分叶状，数量范围从单发至数百枚，直径范围为 0.1~1.0cm 或更大（图 13-

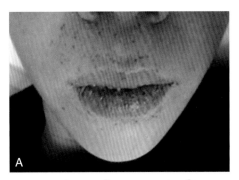

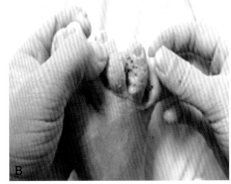

图 13-3-28　P-J 综合征的皮肤色素斑

A. 嘴唇可见散在黑色及褐色斑。B. 脚趾间可见散在黑色斑

3-29）。图 13-3-30 为 P-J 综合征的相关病理表现。

　　2）家族性腺瘤性息肉病（FAP）　FAP 是一种常染色体显性遗传病，由位于 5q21-22 上的抑癌基因 APC 突变引起，高达 25% 的病例并无家族史，这些病例是由 APC 基因新发突变所致。APC 基因突变的位置与息肉的严重程度、患癌风险、癌症发病年龄、有无结肠外表现相关。结直肠多发腺瘤性息肉（通常超过 100 枚）是该病特征，但腺瘤并不局限于结直肠，小肠也可累及。

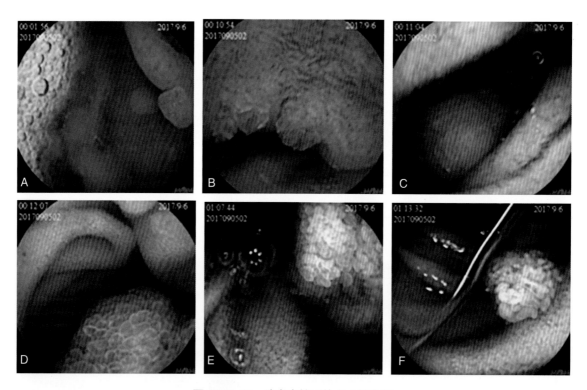

图 13-3-29　胶囊内镜下的 P-J 综合征
A. 胃内可见散在直径为 2~3mm 的扁平息肉。B.十二指肠可见直径为 2~3mm 的扁平息肉。C-F. 小肠可见散在的 0.5~3cm 的腺瘤样息肉样改变，绒毛呈粗大、充血、颗粒样改变

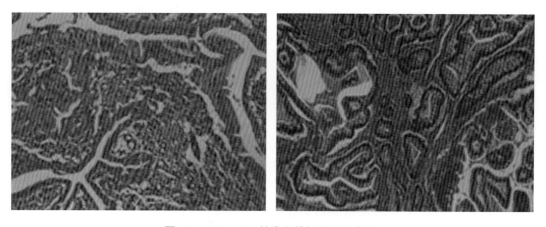

图 13-3-30　P-J 综合征的相关病理表现
错构瘤样息肉（HE 染色 ×100）

大多数患者在出现结直肠癌症状之前没有症状。多数患者的诊断年龄为 20~40 岁，大多数患者儿童时期即出现息肉，到青春期时多因息肉增大和数量增多，引起结直肠出血、贫血、排便习惯改变、便秘、腹泻、腹痛、可触及的腹部肿块、体重减轻等症状。70% 以上的患者伴有肠外表现，如先天性视网膜上皮细胞肥大、骨髓异常和牙齿畸形、十二指肠腺瘤、胃底腺息肉、胃窦部腺瘤、表皮样囊肿及脂肪瘤、硬纤维瘤等。

胶囊内镜下大多可观察到明显的大肠息肉，息肉分布密集，肠管难以看到正常黏膜，息肉大小不一，多为黄豆大小，短蒂或宽基底，呈半球形、分叶状或绒毛状，多有充血、水肿、糜烂、出血等，小息肉多无充血、水肿。其次为胃息肉，息肉多小而密集。小肠段息肉受累情况最轻。见图 13-3-31。

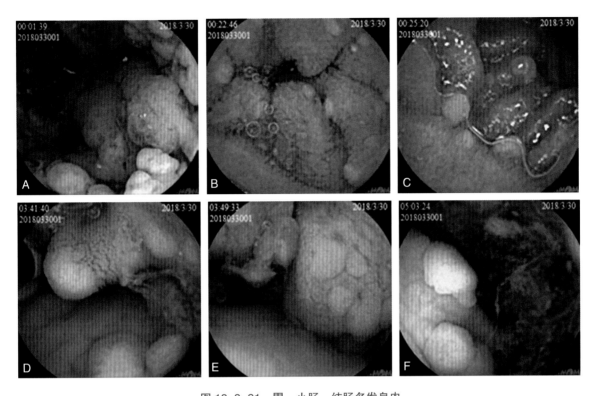

**图 13-3-31　胃、小肠、结肠多发息肉**

A. 胃可见散在直径为 0.2~0.3cm 的息肉，黏膜充血水肿。B-C. 十二指肠及空肠可见散在直径为 0.2~0.3cm 的息肉。D-F. 结肠黏膜可见散在息肉，空肠可见直径为 0.3~0.4cm 的小息肉

**3）息肉 - 色素沉着 - 脱发 - 指（趾）甲营养不良综合征（CCS）**　　CCS 是一种罕见的非家族性疾病，好发于中老年人。腹泻是其最重要的临床特征，典型临床表现还有：全消化道多发性息肉、皮肤色素沉着、毛发脱落、指（趾）甲萎缩等。病因迄今未明，大部分患者有发病诱因，如精神刺激、过度劳累、长期服药或手术等。文献报道的 5 年死亡率高达 55%，大多数是死于消化道出血、脓毒症和充血性心力衰竭。胶囊内镜下所见息肉多呈弥漫性、散在分布，多无蒂，直径在 0.5~1cm，表面光滑、质软，表面绒毛扩张、细长（图 13-3-32）。

**5. 小肠寄生虫病**

　　小肠寄生虫感染是影响人类的最常见疾病之一。小肠寄生虫的种类较多，主要包括蛔虫、钩虫、蛲虫（线虫）、绦虫及肝吸虫等。小肠寄生虫感染的常见症状包括：食欲减退、消化不良、腹泻、贫血、营养不良、生长迟缓、体重减轻、皮肤敏感等，这可能与寄生虫感染可诱导多种细胞因子反应有关，包括抗炎、促炎和细胞调

节因子。

　　粪便中寄生虫卵及原虫的检查是诊断肠道寄生虫病的常用方法。粪便中寄生虫特异性 DNA 的检测和定量具有很高的灵敏度和特异性，可进行高通量的高成本效益筛查，但在临床上并未常规开展。胶囊内镜能够实时直视观察难以触及的整个小肠黏膜，有助于提高小肠寄生虫的检出率（图 13-3-33、图 13-3-34）。因此，胶囊内镜不失为小肠寄生虫检查的一种方式。

**6. 吸收不良综合征**

　　吸收不良综合征为胶囊内镜检查的适应证之一，常见的疾病包括乳糜泻，通常表现为腹泻、顽固的低蛋白血症等。乳糜泻又称为麸质敏感性肠病，是一种由于遗传易感个体摄入麦麸物质而诱发的自身免疫性肠病，可引起慢性小肠吸收不良综合征。经治疗后的乳糜泻而无法解释症状的患者，以及出现乳糜泻并发症的患者，包括溃疡性空肠炎、淋巴瘤、肠道相关性 T 细胞淋巴瘤、纤维上皮息肉和腺癌等，专家组强烈建议行胶囊内镜检查以便发现病灶。但对于难治性乳糜泻患

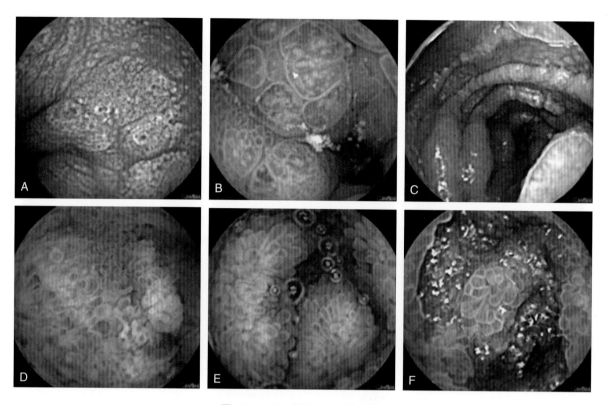

图 13-3-32　疑似 CCS 综合征

A–B.胃黏膜散在结节样改变，黏膜充血水肿明显。C–F.全小肠黏膜粗糙不平，呈鱼鳞样、颗粒样或结节样改变，绒毛粗钝或萎缩，部分绒毛顶端可见白点渗出或充血样改变

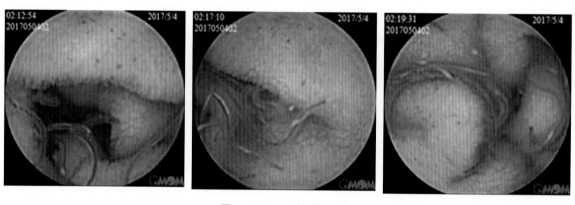

图 13-3-33　小肠钩虫病

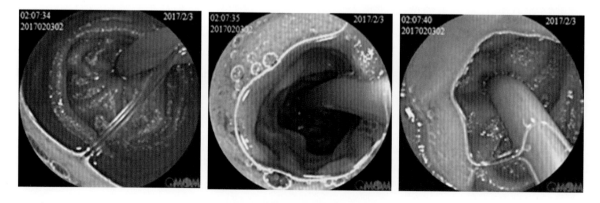

图 13-3-34　小肠蛔虫病

者（如持续或反复出现症状），或对治疗有反应但持续出现其他新症状的患者，只有在血清学检查阴性或内镜检查不能解释症状时，推荐使用胶囊内镜检查。乳糜泻在胶囊内镜下可表现为小肠黏膜环状皱襞减少，皱襞呈扇贝样或出现"分层征"，绒毛萎缩，黏膜呈现分裂、裂隙、凹槽，"马赛克征"改变，可见淋巴管扩张，甚至出现溃疡。

### 7. 其 他

胶囊内镜还有助于一些小肠少见疾病的诊断，如小肠结核、白塞病、混合型过敏性紫癜，隐源性多灶性溃疡性狭窄性小肠炎（cryptogenic multifocal ulcerous stenosing enteritis，CMUSE）、嗜酸性粒细胞性胃肠炎（eosinophilic gastroenteritis，EG）等。

## 五、胶囊内镜未来的发展趋势

胶囊内镜自 2001 年问世以来，不仅打开了小肠检查的盲区，还拓展了临床诊疗的思路，其临床应用相关研究覆盖影像学诊断、治疗、拓展应用等各领域。可简单概括为：消化道各个部位的检查、检查之后的活检、活检之后的治疗、影像学之外的拓展。目前胶囊内镜的发展方向与临床需求同步，而其未来的发展趋势也必然是以临床需求为基础，成为多功能化的临床诊疗工具。

### 1. 胶囊的运动与定位

胶囊的自主运动是国内外学者与研究人员的研发目标之一，自主运动功能将改变传统胶囊依靠胃肠动力运动的束缚，尤其是针对胃肠道动力不足的患者，此功能更为重要。图 13-3-35 为目前具有自主运动功能的胶囊内镜模型图。

### 2. 减少漏诊

胶囊内镜检查的漏诊，一直是困扰医疗工作者的一大问题，其带来的风险可能是致死性的。因此，为了降低漏诊率，众多学者与研究人员进行了各种尝试与研究，例如优化肠道准备方案、提高胶囊的硬件参数等，而这些措施从侧面也推进了胶囊内镜的发展。现需要改进的是以下 3 个方面。

1）**延长工作时间** 以目前临床中使用的小肠胶囊内镜为例，其工作时间已由最初的 8 h 延长到了 15 h。

2）**增大视场角** 众所周知，开阔的视野对周围事物的观察十分重要；同样，视野的大小对病灶的检出也有很大影响。例如，目前临床使用的小肠胶囊场角已由最初的 144° 增加至 360°，如图 13-3-36 中所示的多镜头胶囊。

3）**提高帧率与变频** 小肠的蠕动并非匀速，而且还有分节运动、蠕动等运动形式，因此，胶囊的运动必然也是非匀速的。这使得在固定的低频率拍摄状态下，胶囊的快速移动会造成病灶的遗漏，从而降低病灶的检出率；而这一问题，可以由变频胶囊内镜实现。

### 3. 冗余图像排除

胶囊内镜的工作时间延长、拍摄频率增加，必然会造成拍摄图像增多，进一步延长了图像的下载时间及医疗人员的阅片时间。为了降低这一副作用带来的低效率，冗余图像的排除应运而生，这也是目前胶囊内镜软件方面一直努力提高的方向之一。

### 4. 人工智能

人工智能（AI）是目前科技发展的一大热门，各大公司都在争相开发 AI 功能并使其在医疗领域

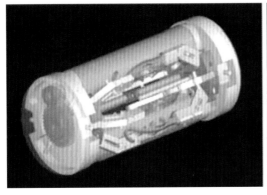
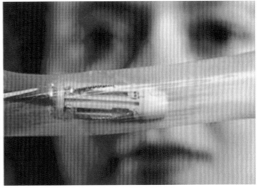

图 13-3-35　自主运动胶囊内镜模型

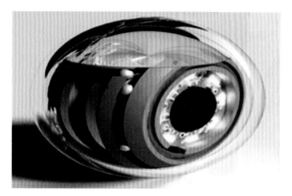

图 13-3-36 多镜头胶囊内镜

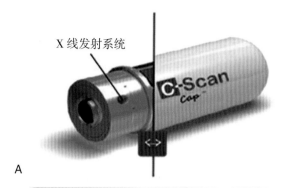

A

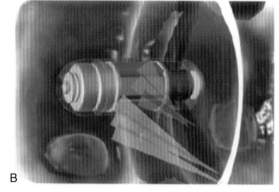

B

图 13-3-37 X 线胶囊与 3D 成像
A.胶囊模型。B.胶囊内镜发射的低剂量 X 线图片

的应用更为深入。胶囊内镜未来的发展可能会涉及虚拟助手、疾病诊断与预测、医疗影像等方面，此外，还会涉及医疗大数据，例如，目前关注的AI 对病灶的识别功能。消化道恶性肿瘤是目前致死率极高的恶性肿瘤，癌症的早期发现对提高患者的 5 年生存率有十分重要的意义。因此，如果AI 技术可以通过医疗大数据，将早期癌的识别进行深入开发，那么医疗工作者不仅能够依靠个人经验对可疑病灶进行诊断，还可以通过医疗大数据进行诊断，从而提高医疗工作者对疾病的诊断率。这是胶囊内镜未来的发展方向，也是未来医疗的发展方向。

### 5. 放大与染色

胶囊内镜的放大与染色功能是医疗工作者希望实现的重要功能之一。目前胶囊内镜仅能完成图像的拍摄，类似于初始的消化道内镜，而随着放大、染色、超声等功能的发展，胶囊内镜也有可能具备上述功能，提高其诊断价值。

### 6. 影像功能

胶囊内镜与其他影像功能相结合，也是未来的发展趋势。例如与 X 线、超声等的结合（图13-3-37），可以拓展胶囊内镜的观察范围，使肠壁及肠壁外的观察变为现实。

### 7. 活 检

活检功能的缺乏是胶囊内镜与传统内镜相比的一大缺点，而病灶的活检对于疾病，尤其是早期癌症的诊断十分关键。自胶囊内镜问世以来，许多学者对胶囊内镜进行了深入研究，并开发了各种形态的活检胶囊内镜。虽然目前尚未有活检

胶囊内镜用于临床，但这并不影响其成为未来发展的一大方向。

### 8. 治 疗

胶囊内镜的治疗功能是未来发展的又一个重要方向，也是众多医疗工作者对胶囊内镜的期待。如果实现此功能，胶囊内镜与传统消化道内镜的差距将更为缩短。目前胶囊内镜治疗方面的研究，主要集中在药物释放与病灶切除方面。

临床需要的复杂性与多样性，为胶囊内镜其他方面的应用提供了新思路。在数百个消化科参数检查项目中，临床工作中提出与胶囊内镜结合或者开展相关课题研究最多的是温度、动力、pH、胃电。目前很多国家都在进行智能胶囊内镜系统的研发，虽然暂未见到相关产品问世，但是可以预见，不久的将来会有多种类型、具备多个功能的智能胶囊内镜走向临床。随着医疗数据量的不断增加，AI 技术等将会成为促进胶囊内镜发展的重要工具。

（柏健鹰）

# 第 4 节　超声内镜检查

## 一、超声内镜发展的历史

超声内镜（endoscopic ultrasonography， EUS）是利用内镜可进入人体消化道腔内将超声探头置于相应位置，对消化道管壁和消化道周围脏器进行扫查的检查方法；随着技术的发展，目前超声内镜已不局限于疾病的诊断，通过超声内镜引导下细针穿刺的各种引流和注射、消融等微创治疗也为很多疾病提供了更多的治疗手段。

Wild 和 Reid 最早于 1957 年将腔内超声首先用于经直肠检查前列腺疾病，1976 年 Frazin 利用经食管超声探头得到了心脏的 M 型超声心动图，这些非直视下的腔内超声检查为超声内镜的诞生提供了技术路径。1980 年，美国的 Di Magno 首次报道了将可视内镜和超声探头结合在一起的电子线阵式超声内镜应用于动物实验；同年，生产内镜的 Olympus 公司和专注超声影像的 Aloka 公司合作生产了机械扇扫型超声内镜，从此出现了真正意义上的超声内镜。此后，超声内镜在器械上不断改进，内镜成像系统由光学纤维内镜进入电荷耦联装置（CCD）或互补金属氧化物半导体（complementory metal oxide semiconductor, CMOS）成像时代，使内镜直视图像更为清晰。而超声影像部分也引入了全数字超声系统，大大提高了超声图像的分辨率，并增加了彩色多普勒、二次谐波成像、弹性成像、超声造影增强和三维重建等功能，使医生能够得到更多的超声影像学信息，提高了对病变判断的能力。

随着超声内镜设备的发展进步，超声内镜在临床中的应用也在不断扩展。由于超声内镜可经胃肠壁得到壁外胰腺的超声图像，避免了以往体表超声检查胰腺时胃肠道气体带来的影响，因此最早的应用主要是针对胰腺疾病。1980 年，日本的福田守道（Morimichi Fukuda）、相部刚（Tsuyoshi Aibe）等描述了胰腺疾病的超声内镜检查，并与体表超声进行了比较。随后很快出现

了超声内镜针对消化道管壁的应用，1982 年，日本的相部刚、富士匡（Tadasu Fuji）等提出了超声内镜下观察到的胃壁分层和组织学分层的关系。20 世纪 80 年代，超声内镜在判断消化道癌浸润深度、诊断黏膜下肿瘤、诊断区域转移性淋巴结方面的应用得到了充分肯定；同时，人们对胆胰系统的检查操作、正常解剖图像的认识也逐渐完整规范，使得超声内镜在该部位常见疾病的诊断应用中得到巩固。20 世纪 80 年代末至 90 年代，通过内镜活检孔道的高分辨率微探头在消化道肿瘤侵犯深度、微小黏膜下肿瘤鉴别和胆胰管内超声检查（intraductal ultrasonography， IDUS）中都开始了应用。1990 年开始，日本和欧美学者开始了在超声内镜引导下的细针穿刺工作，1992 年，Vilmann 等报道了经超声内镜下细针穿刺抽吸（endoscopic ultrasonography-fine needle aspiration， EUS-FNA）细胞学检查诊断胰腺疾病的应用。进入 21 世纪后，以超声内镜引导细针穿刺为基础的各种治疗手段得到飞速发展，主要包括通过细针穿刺进行药物注射、射频消融、组织间放射性粒子植入、光动力治疗等介入性治疗，胰腺假性囊肿引流、胆管胰管引流、胃肠管内支架吻合等引流类型的治疗，以及放置弹簧圈阻塞曲张静脉等血管介入治疗，从而为消化道及肝胆胰肿瘤的诊治提供了更多的技术手段。

## 二、超声内镜设备的选择

对于大部分消化道癌的诊断，比较适用环扫型探头的超声内镜，其可充分显示管壁环周的肿瘤病灶分布、浸润深度和毗邻脏器关系，以及区域淋巴结转移的情况。比较早期的表浅病灶或细小难于定位的黏膜下肿瘤，高频超声微探头可以在内镜直视下定位扫查，了解病灶所在层次、性质等信息。而在消化道管腔因肿瘤明显狭窄的情况下，常规超声内镜无法通过狭窄部位，使用微

探头可通过狭窄部位得到病变浸润深度等信息；但超声微探头由于频率高、功率小、穿透深度有限，无法清晰观察到较大病灶的外侧边缘，对病灶周围区域淋巴结的观察也存在困难。对于需要超声内镜引导下细针穿刺的病例，均要选择纵轴线阵的超声内镜，其超声扫查平面和镜身纵轴在同一平面，可清晰显示穿刺针的路径，从而引导细针穿刺。

## 三、超声内镜检查的适应证与禁忌证

### 1. 适应证

超声内镜检查和普通胃肠镜相比，主要是为了获取管壁病变深度、病变起源和管腔外病变情况的信息，从而为疾病的诊断提供依据。因此其主要适应证如下。

（1）消化道癌的治疗前分期诊断：包括判断肿瘤病灶的浸润深度（T分期）、区域淋巴结有无转移（N分期）和放化疗后治疗效果的评估。

（2）消化道黏膜下肿物的诊断：判断其起源层次和性质，包括平滑肌瘤、间质瘤、脂肪瘤、血管球瘤及囊肿、静脉瘤等病变。

（3）胰腺占位疾病的诊断：包括良恶性的鉴别、胰腺癌的分期、壶腹疾病的诊断、区分胰腺假性囊肿和囊性肿瘤、肝外胆管疾病的诊断。

（4）胆囊疾病的诊断：包括胆囊肿瘤、结石和息肉病变的诊断。

（5）后纵隔占位病变的诊断：包括来源、侵犯部位和性质的判断。

（6）胃肠道淋巴瘤的鉴别诊断：主要是与浸润性胃癌（Borrmann Ⅳ型）、肥厚性胃病（Menetrier病）及其他原因胃壁增厚的鉴别。

（7）胃底食管静脉曲张的评估：包括静脉曲张程度和穿通支的评估及栓塞套扎等术后的评估。

（8）消化性溃疡的良恶性鉴别：既往被视为超声内镜检查的适应证，但后来的研究发现单纯超声内镜难以区分肿瘤浸润和炎症水肿形成的低回声声像，因此超声内镜对消化性溃疡的良恶性鉴别并未达到预期的效果。

### 2. 禁忌证

超声内镜检查的禁忌证与普通胃肠镜检查的禁忌证基本相同，绝对禁忌的情况如下。

（1）严重的心肺疾患：如急性心肌梗死、严重心律失常、心功能Ⅳ级、呼吸衰竭、哮喘急性发作和肺梗死急性期等危及生命无法耐受内镜检查的情况。

（2）处于未能纠正的休克等危重状态。

（3）可疑食管、胃肠道穿孔。

（4）口腔、咽喉、食管和胃肠道急性炎症，尤其是腐蚀性炎症。

（5）无法合作的严重精神疾患。

## 四、超声内镜检查的并发症

### （一）轻微并发症

超声内镜检查遇到的并发症也与普通胃肠镜类似。一般的并发症包括颞下颌关节脱位、咽喉部损伤、声带或气管痉挛和贲门撕裂等常见胃肠镜检查损伤。大部分情况下此类损伤均可以手法复位、内镜下处理，轻度的黏膜损伤可以不用特殊处理，可在数日后自行愈合。

### （二）较严重的并发症

#### 1. 吸入性肺炎

在使用浸水法进行食管和胃部超声内镜检查时，极有可能因为液体反流引起吸入性肺炎。因此行上消化道超声内镜检查时，如果可能使用管腔内注水检查，则受检者不要做无痛胃镜，而且要嘱咐受检者检查时让反流的咽喉部液体或异物顺口腔自然流出，不做吞咽动作，以避免误吸引发吸入性肺炎。

#### 2. 消化道穿孔

受检者不能配合、检查者操作粗暴，以及具有异常结构，如食管、十二指肠憩室，胃或十二指肠深大溃疡、消化道肿瘤等情况均易发生消化道穿孔。细小较清洁的穿孔可引流保守治疗或在内镜下修补，大的有污染的穿孔应尽快外科处理。

#### 3. 出血

单纯的超声内镜检查很少出现需要处理的大出血。但需要活检或穿刺的患者，尤其有严重食管胃底静脉曲张、肿瘤血供丰富、有出血性疾病或长期口服抗凝药物者，有可能出现大出血，严重时需紧急内镜止血、介入栓塞止血或外科手术处理。

### 4. 心脑血管意外

超声内镜的检查时间通常较普通胃肠镜长，尤其在上消化道超声胃镜检查呼吸也受影响的情况下，迷走神经长时间受刺激和低氧血症容易引起心脏停搏、急性心肌梗死和脑卒中等心脑血管意外。需要术前评估患者的血压、心脏情况，术中予吸氧并监测心电图、血压和血氧，配备急救用品。一旦发现心脑血管意外，应立即积极抢救。

### 5. 术后感染

多发生于免疫力低下患者，囊性病灶的超声内镜引导下细针穿刺检查也是高危因素。严格内镜消毒是主要防范手段，活检和穿刺患者需要消化道内相对清洁，囊性病灶细针穿刺检查术后可能需要抗生素治疗。

### （三） 麻醉相关并发症

超声内镜目前多数采用口咽部黏膜表面麻醉和镇静辅助，有条件的情况下可采用静脉麻醉的方式，但随之而来的麻醉相关并发症的风险也需要引起重视。呼吸、心跳抑制是最为常见的麻醉并发症，在需要注水辅助超声内镜检查的情况下，由于反流误吸的风险，通常不采用无痛内镜检查方式。如果采用静脉麻醉方式，应由专业麻醉人员术前认真评估患者的心肺功能，并配备吸氧面罩、气管插管和急救药品，术中密切监测呼吸、心跳、血压、血氧饱和度等指标。必要时予以急救。

## 五、 超声内镜检查的基本操作

超声内镜根据内镜镜头的方向分为直视型内镜和前斜视型内镜，部分环扫超声内镜采用的是直视型，而大部分纵轴超声内镜和部分环扫型超声内镜（如 Olympus GF-UCT260）采用前斜视型内镜。使用直视型超声内镜的基本操作和常规胃肠镜类似，基本遵循"循腔进镜"的原则。而前斜视型的超声内镜操作更加接近十二指肠镜（侧视镜），在内镜视野上基本上要观察到"半腔"的状态，尤其在食管、十二指肠等管腔较为狭窄的部位；如果发现管腔位于视野的正中央，超声内镜的前端抵在管壁上，此时进镜或在十二指肠降段拉直镜身时，很容易引起管壁的穿孔。

相比普通胃肠镜操作，前斜视型镜的操作技术难点如下。①经过咽喉进入食管入口处，由于没有直视镜那样的完全腔内视野，要习惯在"半腔"视野下进镜。在内镜视野可见到部分会厌和披裂（杓状软骨）时，内镜前端是抵在食管入口处的，此时部分患者会较难进镜，可嘱患者做吞咽动作，或在患者产生呕吐动作食管入口开放时向上轻推大旋钮，顺时针稍微旋转镜身，即可通过食管入口。②通过食管胃结合部，贲门存在一定的弯度，尤其是部分老年患者，在"半腔"视野下前进也存在穿孔风险。此时可逆时针旋转镜身，并轻压大旋钮，内镜前端向患者左下方前进，可通过贲门。③通过幽门，此时内镜整个插入部呈"U"形状态，可上推大旋钮，使得前端反向弯曲，内镜镜头可视前方，直接观察幽门的位置，然后再放平旋钮，内镜前端恢复平直，将幽门调整位于内镜视野画面下方刚刚消失的位置，再进镜即可顺利通过幽门。④通过十二指肠球部，进入十二指肠降段时，由于超声内镜前端加装超声探头的原因，前端不可弯曲部较普通胃肠镜明显更长，在通过转角过大的十二指肠上角时存在难度和风险。此时内镜整个插入部呈"U"形推镜身前进的状态，可以在前端进入十二指肠球部、视野出现十二指肠球部后即顺时针旋转镜身并下压大旋钮，同时向右侧调整小旋钮，内镜前端进入降段。在超声内镜前端推入降段后，可拉直镜身，内镜前端可继续前进，此时要随时微调大小螺旋的状态，注意使十二指肠腔保持"半腔"视野。如果视野中可见到完全的肠腔，则表明内镜前端是斜向肠壁的位置，此时拉直镜身，内镜前端将顶住肠壁向前推进，容易引发十二指肠壁的穿孔。

超声内镜检查中，内镜视野主要用于辅助内镜的插入、确定病变位置，而真正需要的检查信息多依赖镜头前端的超声探头。因此，超声内镜检查操作的要点在于利用超声清晰显示组织结构和病变特征，将内镜前端的超声探头置于相应的部位，可将病变充分暴露在超声扫查平面内；为得到清晰的图像，腔内的超声检查要避免气体的影响。如果病变位于管壁外，如胆胰或纵隔内，可采用直接接触法，即将超声探头紧贴胃肠壁黏膜，观察消化道壁外的情况。如果需要观察消化道管壁不容易储水的部位，如食管、胃窦和十二指肠部位，一般需要水囊辅助。在超声探头外加装特制水囊，使用时在水囊内注入 10mL 左右脱气水，使水囊膨胀并密切接触胃肠道管壁，从而使得超声探头和观察目标之间充满一定厚度的水层，管壁的待观察目标处于超声聚焦范围内，从而得到清晰的超声图像。如果观察消化道管壁精细的层次结构和较小的消化道壁病变，直接接触难以将待查目标置于超声的焦距区域内，而水囊法则由于对消化道壁施加一定压力，使得消化道壁层次显示受到影响。因此，通常采用注水法来观察，即在消化道腔内注入一定量脱气水后，使管腔充盈，超声探头与待查目标间保持相应距离，观察管壁未受压形变时的层次。采用注水法检查时，通常不采用无痛麻醉方式，以避免反流误吸的风险，并且要注意避免过度的充盈，以防引发腹胀不适及呕吐误吸，注水一般不超过 500mL。

# 六、超声内镜的临床应用

## （一）在消化道癌分期中的应用

消化道癌的分期诊断是超声内镜检查的重要内容。AJCC 与 UICC 联合发布的包括食管癌、胃癌和结直肠癌在内的 TNM 分期系统是目前国际上最权威和使用最广泛的分期标准，在判断患者病期、指导治疗决策、预测患者预后等方面具有重要的作用。表 13-4-1 至表 13-4-3 是各个消化道癌 TNM 分期的定义。

目前在食管癌、胃癌和结直肠癌的 TNM 分期中，超声内镜检查的作用主要体现在：T 分期，即肿瘤浸润的深度；N 分期，即区域淋巴结转移情况。消化道管壁黏膜层、黏膜肌层、黏膜下层、固有肌层和浆膜（外膜）层在超声图像上呈现出高回声和低回声交替的层次（图 13-4-1），由内壁向外壁分别为：第 1 层——黏膜层（强回声带），

表 13-4-1　食管癌分期系统（AJCC 第 8 版）

| 分期 | 定义 | 分期 | 定义 |
|---|---|---|---|
| **T 分期** | 原发肿瘤 | N2 | 3~6 枚区域淋巴结转移 |
| Tx | 原发肿瘤无法评估 | N3 | ≥ 7 枚淋巴结转移 |
| T0 | 无原发肿瘤证据 | **M 分期** | 远处转移 |
| Tis | 原位癌 / 高级别不典型增生 | M0 | 无远处转移 |
| T1 | 肿瘤侵犯黏膜固有层、黏膜肌层或黏膜下层 | M1 | 有远处转移 |
| | | **G 分期** | 分化程度 |
| T1a | 肿瘤侵犯黏膜固有层或黏膜肌层 | Gx | 分化程度无法评估（按 G1 分期） |
| T1b | 肿瘤侵犯黏膜下层 | G1 | 高分化 |
| T2 | 肿瘤侵犯固有肌层 | G2 | 中分化 |
| T3 | 肿瘤侵犯纤维外膜 | G3 | 低分化 |
| T4 | 肿瘤侵犯周围组织结构 | **肿瘤部位** | |
| T4a | 肿瘤侵犯胸膜、腹膜、心包或膈肌，能够手术切除 | 颈段食管 | 上接下咽（食管上括约肌）至食管胸廓入口（胸骨切迹），内镜下测量距上颌中切牙 15 ~ <20 cm |
| T4b | 肿瘤侵犯其他邻近结构，如主动脉、气管、支气管、椎体等，不能手术切除 | 胸上段食管 | 胸廓入口至奇静脉弓下缘水平，内镜下测量距上颌中切牙 20 ~ <25 cm |
| **N 分期** | 区域淋巴结转移 | 胸中段食管 | 奇静脉弓下缘水平至下肺静脉水平，内镜下测量距上颌中切牙 25 ~ < 30 cm |
| Nx | 区域淋巴结转移无法评估 | | |
| N0 | 无区域淋巴结转移 | 胸下段食管 | 下肺静脉水平至食管下括约肌，内镜下测量距上颌中切牙 30 ~ 40 cm |
| N1 | 1~2 枚区域淋巴结转移 | 食管胃结合部 | 肿瘤中心位于食管胃解剖交界以下 2 cm 内（含 2 cm） |

表 13-4-2　胃癌分期系统（AJCC 第 8 版）

| 分期 | 定义 | 分期 | 定义 |
|---|---|---|---|
| **T 分期** | 原发肿瘤 | **N 分期** | 区域淋巴结转移 |
| Tx | 原发肿瘤无法评估 | Nx | 区域淋巴结转移无法评估 |
| T0 | 无原发肿瘤证据 | N0 | 无区域淋巴结转移 |
| Tis | 原位癌：上皮内瘤变，未侵及黏膜固有层，高级别不典型增生 | N1 | 1~2 枚区域淋巴结转移 |
| T1 | 肿瘤侵犯黏膜固有层、黏膜肌层或黏膜下层 | N2 | 3~6 枚区域淋巴结转移 |
| T1a | 肿瘤侵犯黏膜固有层或黏膜肌层 | N3 | ≥ 7 枚淋巴结转移 |
| T1b | 肿瘤侵犯黏膜下层 | N3a | 7~15 枚区域淋巴结转移 |
| T2 | 肿瘤侵犯固有肌层 | N3b | ≥ 16 枚区域淋巴结转移 |
| T3 | 肿瘤侵犯浆膜下结缔组织，而尚未侵犯脏腹膜或邻近结构 | **M 分期** | 远处转移 |
| T4 | 肿瘤侵犯浆膜（脏腹膜）或邻近结构 | M0 | 无远处转移 |
| T4a | 肿瘤侵犯浆膜（脏腹膜） | M1 | 有远处转移 |
| T4b | 肿瘤侵犯邻近结构 | | |

表 13-4-3　结直肠癌分期系统（AJCC 第 8 版）

| 分期 | 定义 | 分期 | 定义 |
|---|---|---|---|
| **T 分期** | 原发肿瘤 | N1a | 1 枚区域淋巴结转移 |
| Tx | 原发肿瘤无法评估 | N1b | 2~3 枚区域淋巴结转移 |
| T0 | 无原发肿瘤证据 | N1c | 无区域淋巴结转移，但肿瘤侵犯浆膜下组织、肠系膜或腹膜外位肠段的肠周组织，或直肠周围/直肠系膜组织 |
| Tis | 原位癌：上皮内瘤变，未侵及固有层 | N2 | ≥ 4 枚区域淋巴结转移 |
| T1 | 肿瘤侵犯黏膜固有层、黏膜肌层或黏膜下层 | N2a | 4~6 枚区域淋巴结转移 |
| T2 | 肿瘤侵犯固有肌层 | N2b | ≥ 7 枚区域淋巴结转移 |
| T3 | 肿瘤穿透固有肌层，但未侵犯浆膜/外膜 | **M 分期** | 远处转移 |
| T4 | 肿瘤侵犯脏腹膜或侵犯、附着于邻近器官或结构 | M0 | 无远处转移 |
| T4a | 肿瘤侵犯脏腹膜（包括肿瘤引起的肠穿孔，以及肿瘤通过炎症区域持续侵犯至脏腹膜表面） | M1 | 有远处转移 |
| | | M1a | 转移局限于 1 个器官，没有腹膜转移 |
| T4b | 肿瘤侵犯或附着于邻近器官或结构 | M1b | 转移至 2 个或 2 个以上器官，没有腹膜转移 |
| **N 分期** | 区域淋巴结转移 | M1c | 腹膜转移伴或不伴器官转移 |
| Nx | 区域淋巴结转移无法评估 | | |
| N0 | 无区域淋巴结转移 | | |
| N1 | 1~3 枚区域淋巴结转移（淋巴结内肿瘤直径 ≥ 0.2mm，或存在任何数量的肿瘤沉积，而可识别的淋巴结均为阴性） | | |

第2层——黏膜肌层（低回声带），第3层——黏膜下层（强回声带），第4层——固有肌层（低回声带），第5层——浆膜（外膜）层（强回声带）。癌变呈低回声病灶改变，其浸润至消化道管壁的层次可以清晰地在超声图像中呈现，从而判断癌变浸润至消化道管壁的深度（图13-4-2至图13-4-5）。

消化道周边的区域淋巴结如果出现转移，在超声图像上呈现低回声结节，并表现出较为饱满的类圆形、短轴半径≥10mm、内部回声均质或不均匀、边界清晰等特点（图13-4-6）。

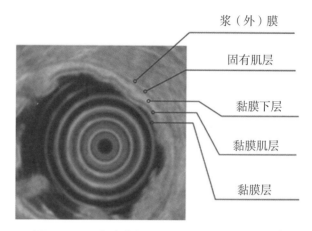

浆（外）膜
固有肌层
黏膜下层
黏膜肌层
黏膜层

图13-4-1　超声内镜图像上所见消化道管壁的分层

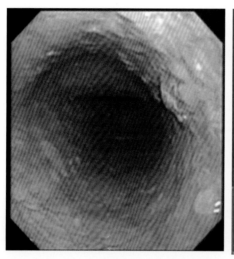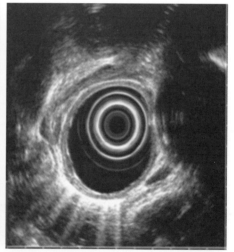

图13-4-2　食管癌 T1 期

肿瘤累及黏膜层

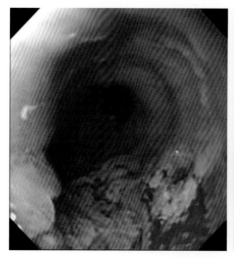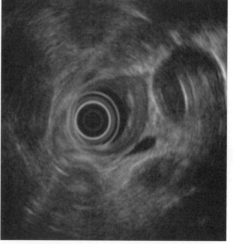

图13-4-3　食管癌 T2 期

肿瘤累及固有肌层

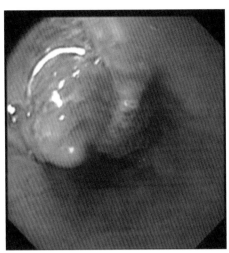
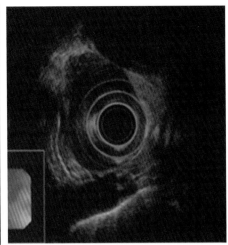

图 13-4-4 食管癌 T3 期

肿瘤累及管壁全层，可见外壁回声不光整

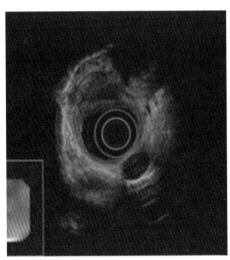
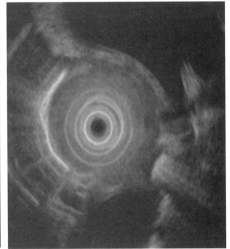

图 13-4-5 食管癌 T4 期

左图见肿瘤累及气管膜部，右图见累及主动脉壁

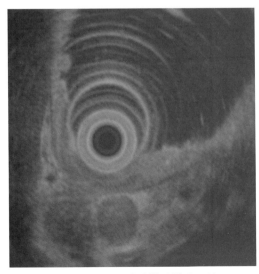

图 13-4-6 胃壁外转移性淋巴结

## （二）在黏膜下肿物诊断中的应用

胃肠镜检查中常见的一类疑似肿瘤的病变即黏膜下肿物，源于胃肠道黏膜层以下的组织结构异常。这些病变来源复杂，包括真正肿瘤性的病变，如间质瘤、平滑肌瘤、神经内分泌瘤、淋巴瘤等；也包括某些非肿瘤性的病变，在胃肠镜或影像学检查中也呈现出类似肿物的隆起，如囊肿、静脉瘤、结核和异位胰腺等。目前随着胃肠镜检查的普及，尤其是消化道早期癌筛查中胃肠镜检查的应用，更多无症状的黏膜下肿物被发现。由于超声内镜下可很好地区分病灶的回声特征、处于消化道管壁的层次，因此它已成为鉴别此类病

变的重要手段。较小的黏膜下肿瘤检查可使用超声微探头，内镜直视下将微探头靠近病变进行超声扫查。而较大的黏膜下肿瘤（≥10mm）采用微探头容易因回声衰减无法完整观察病灶，此时采用环扫或纵轴的超声内镜均可显示病灶全貌，便于诊断，彩色多普勒功能也方便观察血流情况。

食管黏膜下肿瘤最常见的是平滑肌瘤，发病约占食管良性肿瘤的52.1%~83.3%，可来源于黏膜肌层或固有肌层，在超声内镜上可见来源于第2层（黏膜肌层）或第4层（固有肌层）的低回声团块影，呈梭形或椭圆形，有清晰的边界，多有完整包膜回声。其余较少见的有脂肪瘤、神经源性肿瘤、颗粒细胞瘤等。食管黏膜下病变还常见有囊肿、静脉瘤及结核等。囊肿常见源于第3层的无回声暗区，有后方增强效应，类圆或椭圆形，有完整的囊壁回声。有时回声极低的平滑肌瘤和囊肿难以区分，可以调高增益，此时平滑肌瘤的回声仍有实性占位的特点，而囊肿内部由于液体的透声性更好，无回声的特点更明显。食管的血管瘤，尤其是静脉血管瘤，也呈黏膜下层的无回声液性暗区，使用彩色多普勒功能检查是否存在血流可用来与食管囊肿进行区分。

胃壁最常见的黏膜下肿瘤为间质瘤和平滑肌瘤，脂肪瘤和神经源性肿瘤相对少见。而异位胰腺是比较常见的非肿瘤性病变，常常需要与黏膜下肿瘤相鉴别。间质瘤在胃的发生比例高于其他消化道管壁，占60%~70%，胃间质瘤和平滑肌瘤

的声学表现相同，大多数源于第4层（固有肌层），少数源于第2层（黏膜肌层），都呈低回声团块影，呈梭形或椭圆形，部分呈分叶状结构，内部回声比较均匀。胃间质瘤如果出现包膜回声不完整、内部回声不均质或液化的特点，一般提示其具有较高的恶性风险（图13-4-7）。胃脂肪瘤通常表现为位于第3层（黏膜下层）的偏高回声的团块影，内部回声均匀，边界清晰。而异位胰腺则一般位于第3层（黏膜下层）和第4层（固有肌层）内，呈现等回声的团块影，无清晰的边界和包膜，与表面的黏膜层分界线不清，而浆膜层的回声保持完整（图13-4-8）。异位胰腺有时内部可见细小管道结构，彩色或能量多普勒功能检查无血流信号。胃壁囊肿也往往要和黏膜下肿瘤相鉴别，在超声内镜下可见源于第3层（黏膜下层）的无回声病灶，后方见增强效应。部分多房结构的囊肿和胃壁静脉曲张回声表现类似，需要使用彩色多普勒功能检查有无血流信号来鉴别。

结直肠黏膜下肿瘤主要有神经内分泌瘤、平滑肌瘤、脂肪瘤、纤维瘤和血管瘤等，超声内镜可显示其不同的图像特征。脂肪瘤在回盲部或升结肠较为常见，在整个胃肠道中，结直肠的脂肪瘤约占65%。内镜下可见较柔软、表面呈淡黄色的黏膜下病灶，超声下可见源于第3层（黏膜下层）的高回声团块影，边界整齐。由于结直肠的肠壁较胃壁薄，而其脂肪瘤体积相对较大，故内部回声有少部分会呈现不均质的表现，有时后方回声

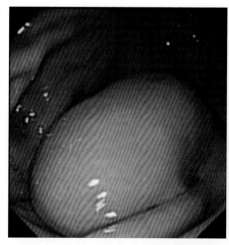
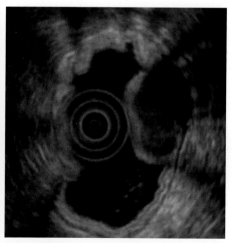

图13-4-7　胃间质瘤
肿瘤源于第4层（固有肌层）

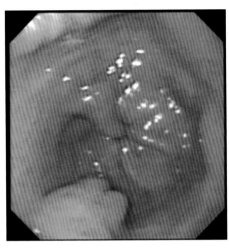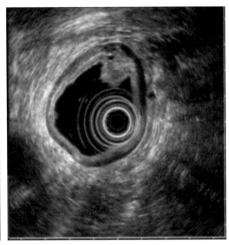

图 13-4-8 异位胰腺
病灶位于第 3 层（黏膜下层），呈等回声，与肌层分界欠清晰

衰减明显，呈现声影，无法完全显示肠壁的层次结构，从而引起判断困难。将探头置于病灶边缘部位，有助于显示病灶的起源层次，可协助诊断。神经内分泌瘤在结直肠中也是较为常见的黏膜下肿瘤，尤其易在直肠中见到；可呈宽基的淡黄色小硬结凸入肠腔，表面黏膜正常。超声可见到源于肠壁第 2 层（黏膜肌层）的低回声团块影，边界清晰，内部回声均匀。病变如果边界欠清晰，并有累及第 4 层（固有肌层）的表现，则预示病灶有较高的恶性风险。结直肠的间质瘤发生率很低（<5%），超声图像上呈现肠壁第 4 层（固有肌层）的低回声团块影，和胃间质瘤类似，管壁外界不光整和内部无回声液化表现也是提示恶性的指标。结肠的囊肿也是常见的黏膜下病灶，超声下在肠壁第 3 层（黏膜下层）内呈现圆形或类圆形的无回声结构，用超声探头按压病灶后可见病灶变形。结肠气囊肿病也称肠囊样积气症或 Duvernoy 综合征，内镜观察在肠壁可见多发的黏膜下隆起，有时与囊肿类似；而超声图像可见黏膜下层气体的高回声光团并伴"彗尾"状的高回声声影，边界清晰，与囊肿区别明显。

## （三）　在胆胰肿瘤诊断中的应用

胆胰的肿瘤疾病是超声内镜最早的应用方向。由于超声内镜探头通过一层胃肠道管壁直接贴在胰腺或肝外胆管进行观察，排除了胃肠道气体的干扰，因此容易观察胆胰肿瘤细微的变化。在超声内镜引导下还可对胰腺肿瘤进行细针穿刺活检，从而使其在胆胰肿瘤的诊断中具有重要的作用。

目前环扫式超声内镜和凸阵式超声内镜都可用于胰腺的扫查，但通常环扫式超声内镜只能用来进行超声影像诊断，而凸阵式超声内镜除影像诊断外还可引导细针穿刺。扫查胰腺时，主要按照胃体、十二指肠球部及降部的"三站式"部位来进行。扫查时遵循跟随目标的原则，可以胰腺、腹主动脉、腹腔干、脾动脉、门静脉汇合部、肠系膜上动脉、左肾上腺、左肾、左肾静脉、脾脏等显著而较为固定的解剖位置作为参照物，缓慢拉镜并旋转镜身进行扫查。

对于胰腺的实性肿物应观察病灶的位置、大小、形状、边界、边缘、内部回声、血供与周围脏器及血管的关系，并及时利用弹性成像、超声造影、声速测定等特殊影像学检查，以期得到更多有助诊断的信息。胰腺肿物的位置按照胰头、胰颈、胰体、胰尾来记录，由于胰腺各部无明确分界，可按照邻近结构定位，通常门静脉汇合部对应胰颈部，左肾对应胰体尾交界部。肿物的大小应在多个截面扫查病灶后记录最大切面。胰腺癌通常为不规则形，边缘多不光整、呈伪足样浸润（图 13-4-9），但炎性包块有时形状也不规则，会与胰腺癌鉴别困难，有慢性胰腺炎背景时会更加难以鉴别。而神经内分泌瘤形状大多规则，边缘比较平滑、光整，超声造影为高强化肿瘤，可与胰腺癌鉴别。实性假乳头状瘤则有时可见钙化高回声光斑的特征。对于胰腺的囊性病灶还需观察囊腔是单房还是多房结构（图13-4-10）、囊壁厚度、是否存在壁结节、囊液透声性、囊腔是否与胰管相通等信息，必要时可用超声造影功能观察囊壁增强特点，进行鉴别诊断。

病变和周围脏器及血管的关系与病灶能否手术切除密切相关。肠系膜上动脉、腹腔干、腹主动脉、门静脉等是需要重点关注的对象，超声下可以观察到肿物是否侵蚀到血管壁全层，但有时对于血管壁外层是否粘连的判断还存在一定难度。

超声下特殊声学影像对病灶的判断有一定帮助。弹性成像功能反映组织的硬度，可用于胰腺肿瘤性包块与炎性包块的鉴别。但由于受人为操作的影响较大，文献报道的应变系数临界值大小不等，因此其实际应用价值仍有争议。超声造影是通过向血管内注射六氟化硫微泡造影剂，观察病变超声图像的增强模式来鉴别病灶的方法。例如，胰腺癌呈现造影后低增强的特点，而胰腺的神经内分泌瘤则呈现高增强的特点；对于囊性病灶，超声造影可用于区分肿瘤性的壁结节（呈增强表现）与囊壁的黏液栓（无增强表现）。

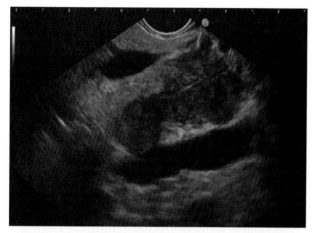

图 13-4-9　胰头低回声实性占位（胰腺中分化腺癌）

## 七、超声内镜检查未来的发展方向

　　超声内镜检查未来的成像将更加清晰。由于受人体消化道管腔的限制，超声内镜的前端探头的尺寸、功率等受到限制，因此超声图像的成像清晰度、分辨率、超声显像动态帧数等也受到影响。随着制作工艺、信号处理和数字成像等关键技术的改进，超声内镜图像的质量将得到进一步的提升，图像更加清晰、病灶更加容易识别。其次，超声内镜未来将向更多的功能发展，目前体表超声中应用的多普勒成像、弹性成像、超声造影、三维成像重建及声速补正等功能也在超声内镜中得到应用。各种特殊成像技术对病灶性质的判断可以提供更多的信息，从而为诊断提供帮助。

（单宏波）

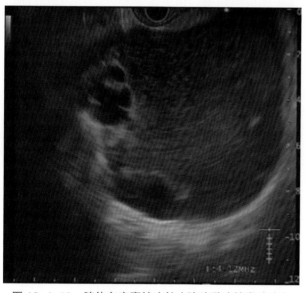

图 13-4-10　胰体多房囊性病灶（胰腺黏液性囊腺瘤）

# 第 5 节　支气管镜检查

支气管镜是胸部肿瘤检查与诊断的重要技术。随着支气管镜技术的发展，支气管镜已不仅仅局限于气管支气管树中央区域及气管支气管腔内病变的检查与诊断，也开始涉及肺部周围及气管腔外病变的诊断治疗，如经支气管镜针吸活检可以直接穿刺支气管树周围淋巴结。而经支气管镜超声导向鞘活检及电磁导航支气管镜的问世，使得周围型肺部结节病变的诊断率有了大幅提升。

## 一、常规支气管镜检查

### （一）适应证

（1）肺部肿瘤的定性：支气管镜对于诊断气道的良、恶性肿瘤具有重要价值。

（2）肺癌患者的术前评估。

（3）食管癌浸润支气管的评估。

（4）支气管镜下早期肺癌的治疗与术后肺部并发症的处理。

### （二）禁忌证

支气管镜检查目前已成为胸部肿瘤诊断较为常用的检查项目，随着经验的积累，其使用的禁忌范围也越来越小，很多仅属于相对禁忌证。

（1）活动性大咯血：操作支气管镜过程中如果麻醉不充分，可引起患者咳嗽，有可能加剧活动性大咯血。支气管镜的管腔较小，难以有效地将气道内大量的血液及时吸引出来，严重时可致窒息死亡。此外，活动性大咯血时，支气管树内大部分或全部区域均可见鲜红血液，难以确定出血部位。因此，不主张在活动性大咯血时行支气管镜检查。

（2）严重的心肺功能障碍。

（3）严重心律失常。

（4）全身情况极度衰竭。

（5）不能纠正的出血倾向：如严重的凝血功能障碍。

（6）严重的上腔静脉综合征：支气管镜检查时易导致喉头水肿与严重的出血。

（7）新近发生的心肌梗死，或有不稳定型心绞痛。

（8）疑似有主动脉瘤。

（9）气管部分狭窄：常规支气管镜不能通过时，强行支气管镜检查可能导致严重的通气障碍。

（10）尿毒症：活检时有可能发生严重出血。

（11）严重的肺动脉高压：操作支气管镜时也有可能导致严重出血。

（12）严重高血压：检查时可能导致心脑血管意外。

### （三）检查注意事项

支气管镜检查总体讲十分安全，但也有个别病例因发生严重的并发症而死亡。并发症的发生率约为 0.3%，较严重并发症的发生率约为 0.1%，死亡率约为 0.01%。因此操作者必须熟悉常见的并发症及其防治措施，相关注意事项如下。

（1）支气管镜检查室必须配备有效的抢救药品和器械。

（2）麻醉药物过敏或过量：丁卡因过敏反应的发生率高于利多卡因，要在正式麻醉之前先用少许药物喷喉，如出现明显的过敏反应，不能再用该药麻醉。气道注入麻醉药后约有 30% 吸收至血液循环，因此，麻醉药不宜用量过多，例如利多卡因每次给药量以不超过 300mg（2% 利多卡因 15mL）为宜。对发生严重过敏反应或出现毒副作用者应立即进行对症处理，如使用血管活性药物、抗抽搐药物，对心动过缓者应用阿托品，心脏停搏者进行人工心肺复苏，喉头水肿阻塞气道者立即行气管切开等。

（3）插镜过程中发生心脏停搏：多见于原有

严重的器质性心脏病患者，或麻醉不充分、强行气管插入者。一旦发生，应立即拔除支气管镜，就地施行人工心肺复苏术。

（4）喉痉挛或喉头水肿：多见于插管不顺利或麻醉不充分的患者，大多在拔除支气管镜后病情可缓解。严重者应立即吸氧，给予抗组胺药，或静脉给予糖皮质激素。

（5）严重的支气管痉挛：多见于哮喘急性发作期进行检查的患者，应立即拔除支气管镜，按哮喘严重发作进行处理。

（6）术后发热：多见于年纪较大者，除了与组织损伤等因素有关外，尚可能有感染因素参与。治疗除适当使用解热镇痛药外，应酌情应用抗生素。

（7）缺氧：支气管镜检查过程中动脉血氧分压（$PaO_2$）下降十分常见，$PaO_2$一般下降20mmHg（$1mmHg \approx 0.133kPa$）左右。故对原来已有缺氧者应在给氧条件下，或在高频通气支持条件下施行检查。

（8）出血：施行组织活检者均有出血，少量出血经吸引后可自行止血，或用肾上腺素2mg加入20mL生理盐水，取5~10mL进行局部灌注止血；出血量大于50mL的出血需要高度重视，要积极采取措施。

## （四）在胸部肿瘤检查中的应用

### 1. 在肺部肿瘤定性中的应用

**1）在中央型肺癌诊断中的应用**　支气管镜检查不但可直接窥视管腔内病变及管壁病变，确定病变部位、侵犯的范围等，还可以结合不同取材方法确定中央型肺癌的组织细胞学类型。目前支气管镜下常用取材方法有活检、刷检、支气管肺泡灌洗（bronchoalveolar lavage，BAL）及经支气管镜肺活检（transbronchial lung biopsy，TBLB）等。取材一般以2~3种方法联合为宜，过多将耗费时间，且同时增加并发症发生风险，取材方法主要依据支气管镜下病变位置，并结合胸部CT来决定。有文献报道，支气管镜下不同取材方法的阳性率分别为：刷检71.5%，活检82.3%，BAL 58.4%，而三者联合应用结果阳性率可达91.4%。美国胸科医师协会（American College of

Chest Physician，ACCP）第2版肺癌诊断指南里总结了4507例肺癌患者的支气管镜检查结果，发现联合应用黏膜活检、刷检及必要时的经支气管镜针吸活检（transbronchial needle aspiration，TBNA）等多种诊断技术，支气管镜对中央型肺癌的诊断率为88%。有研究发现，支气管镜活检对腔内生长型肺癌的诊断率高达95%，而对管腔狭窄型肺癌的诊断率仅为59%；刷检对腔内生长型肺癌的诊断率为79%，而对管外压迫型仅40%。管壁浸润型病灶预计活检有困难，应先刷检或行TBNA。TBNA是通过一个可弯曲的经支气管镜的针，将针尖穿透气管、支气管壁刺入腔外病变，如肿块、肿大淋巴结等，然后用注射器负压反复吸引获取标本，进行细胞学或组织学检查的一种新技术。TBNA可以达到活检钳不能达到的部位，并可避开坏死组织及正常表面黏膜刺入黏膜下，提高诊断的阳性率，尤其适用于沿管壁生长及管壁外病变的诊断。

**2）在周围型肺癌中的诊断价值**　周围型肺癌因病灶位于肺野外周，临床确诊方法很多，如经B超引导或在X线、CT引导下经皮肺活检，少部分患者可开胸肺活检，但支气管镜检查是一种非常必要且有效的方法。支气管镜可直接观察病灶部位、范围并进行钳夹、针吸活检及刷检，即使在镜下未见病变，也可结合胸片及CT定位而盲检及刷检，获取标本进行病理学检查，常见的方法有TBLB、BAL及TBNA。有文献报道，在无X线监视下行TBLB确诊率可达70%；而TBLB的诊断率与病变大小有关，病灶体积越大诊断率越高，病灶>4cm时诊断率可达91.7%，而对于<2cm的病灶，诊断率不足50%。BAL被称为"液体活检"，其诊断率可达64%，部分报道阳性率可达活检的2倍，尤其对于肺泡细胞癌和腺癌；对于弥漫性分布的转移性肺癌，其阳性率甚至可达100%。BAL的结果受肿瘤的病理类型及肿瘤大小的影响，腺癌与肺泡细胞癌阳性率最高。TBNA与活检钳直接活检具有同等的诊断价值，且出血较少，对于活检钳难以到达的病灶部位（如上叶尖后段、下叶背段）或病灶出血明显时，用TBNA代替活检钳进行取材，可提高诊断率，并避免大出血的危险。

## 2. 在肺癌患者术前评估中的应用

支气管镜检查能直接观察中央型肺癌发生的部位、侵犯的范围，声带有无麻痹、气管有无受压、气管隆嵴有无增宽固定，以及病变距气管隆嵴的距离等，以决定临床能否手术治疗并为外科手术切除术式的选择提供参考意见。由于肿瘤周边浸润至黏膜下，依靠活检病理难以确定确切的边缘，但仔细描述肉眼所见可使外科医生在术前知晓病变范围，帮助确定手术切除范围、选择合理术式。

## 3. 在食管癌患者术前评估中的应用

上、中段食管在解剖上与气管和支气管膜部密切相关，此区域的食管癌侵及气管者约占30%，侵及支气管者约占 18%，尤其在晚期食管癌患者中更为多见。当术中发现肿瘤重度外侵累及气管、支气管时，手术医生常进退两难，多因畏惧损伤气管和支气管膜部造成致命性并发症而放弃手术切除。术前支气管镜检查是了解主呼吸道是否被肿瘤侵犯和食管癌能否切除的有效手段。迄今，国内外食管癌术前纤维支气管镜检查的分型及分型标准的原则基本相同，大致可分为 3 种类型。Ⅰ型：气管、支气管无异常，无气管黏膜受侵犯的痕迹；Ⅱ型：气管、支气管与肿瘤粘连或被肿瘤推移、压迫，但黏膜正常；Ⅲ型：气管、支气管被侵犯。Ⅱ型中以气管、支气管膜部隆起为最常见；Ⅲ型中则可见黏膜粗糙不平、充血肿胀，隆嵴增宽，气管狭窄、偏移，以及气管膜部固定等。

食管钡餐检查和食管镜检查食管肿瘤呼吸道受侵犯的程度有时常不能精确反映肿瘤向外侵犯的范围，而支气管镜检查可作为决定上、中段食管癌治疗方式的一种简便有效的手段。特别是对那些估计切除可能性较小的患者，如果支气管镜检查发现气管、支气管有显著异常，则不宜考虑采取外科手术治疗。术前有选择地对颈胸段食管癌患者进行支气管镜检查，能使相当部分上、中段食管癌患者免去开胸探查术，避免患者不必要的痛苦和损伤。

# 二、超声支气管镜检查

经支气管镜腔内超声（endobronchial ultrasonography，EBUS）是用超声支气管镜或将微型超声探头通过支气管镜送入气管、支气管管腔，通过实时超声扫描，获得气管、支气管管壁各层次及周围相邻脏器的超声图像，从而进一步提高诊断水平。

EBUS 将支气管镜医生的视野扩展到支气管腔外及常规支气管镜不能到达的远端支气管。EBUS 分为环扫和纵轴两类。环扫 EBUS 具有不同型号的探头，能够到达更远端的支气管，在周围型疾病的诊断中发挥了重要作用。

## （一）适应证

EBUS 是无创伤性的检查方式，一般而言，凡适合常规支气管镜检查者都适合腔内超声检查。但由于腔内超声检查费用昂贵，常规支气管镜检查能明确诊断的，通常不主张首选 EBUS。EBUS 的主要适应证如下。

（1）表面黏膜正常而疑有管壁或管外浸润性病变的诊断。

（2）周围型肺结节的诊断。

（3）纵隔内肿瘤占位，包括肿大淋巴结等的诊断、鉴别诊断与分期。

（4）气管、支气管病变治疗后的诊断与疗效评估。

## （二）禁忌证

不适合常规支气管镜检查者均为 EBUS 术的禁忌证。严重的气管狭窄在行腔内超声时可能引起窒息，应极为慎重。

## （三）检查注意事项

EBUS 检查较安全，一般无严重并发症或死亡。其可能的并发症有：①窒息，主要由于水囊内注水过多所致；避免方法是水囊内注水应逐步增加，尤其是气管内的操作，时间应短，注水量应少；对于一侧主支气管明显狭窄的患者，在另一侧主支气管内不宜行水囊显示法探测；②器械损伤：环扫探头可能造成支气管管壁损伤，因此操作要熟练、轻柔；③出血：据报道有 1% 的患者可出现中等量（>30 mL）出血，无须插管；但对于表面黏膜病变严重、触之易出血的患者，应慎行 EBUS 检查，必要时在操作前后腔内应用止血药物；④心血管意外：可能是因为水囊压迫支气管管壁，通过神经反射，引起心律失常、心脏停搏等，应立即停止操作，密切监测，及时抢救。

### （四）超声支气管镜检查的应用

#### 1. 支气管表面黏膜正常而疑有管壁或管外浸润性病变的诊断

确定肺癌组织的浸润范围（包括管壁及管壁外浸润）对肺癌的分期及治疗方案的选择很重要，尤其是对于中央气道的恶性肿瘤，鉴别是肿瘤浸润还是压迫所致尤为重要。应用环扫超声探头沿着气管或支气管黏膜表面探测时，可显示支气管管壁的厚度、管壁内肿瘤浸润的范围和深度。肺癌在气道管壁内的浸润可薄可厚，超声上显示的结构也有明显差异，其回声可从低回声至强回声。对于包绕支气管管壁的肿瘤病灶，应在超声下测量其深度，并明确是否侵入纵隔。如果明确发现病灶已侵入大血管如主动脉、腔静脉、主肺动脉等，则不宜手术；如果发现病灶尚未浸润至支气管管壁深层，也无邻近的淋巴结转移，即使是因全身或局部原因而不适宜手术的患者，其局部病灶也有望通过支气管镜下的操作而达到治愈的目的。Herth 等报道了 EBUS 在鉴别肿瘤浸润与外压中的特异性为 100%，灵敏度为 89%，准确率为 94%。

#### 2. 周围型肺结节的诊断

EBUS 及导向鞘引导下的经支气管肺活检（transbronchial biopsy using endobronchial ultrasonography with a guide sheath，EBUS-GS）是近年来新发展的技术。对于周围支气管小结节病灶，经支气管镜将环扫超声探头伸入病灶，获得 EBUS 图像，其诊断率高达 87%；而探头靠近病灶，EBUS 图像的诊断率为 42%。活检阳性率在前者为 82%，远高于后者的 7%。此技术对于直径 >30mm 的周围支气管病灶的诊断准确率为 92%，对于直径 ≤ 30mm 的周围支气管病灶的诊断准确率为 74%。其中对于 ≤ 10mm 者为 76%，10~15mm 为 76%，15~20mm 为 69%，20~30 mm 为 77%，四组之间的诊断准确率相近。也就是说，当病灶 ≤ 30mm 时，病灶大小与 EBUS-GS 检出的阳性率无关。此外，病灶 ≤ 10 mm 并不影响检出率。

如果周围支气管病灶位于左上叶，则 EBUS-GS 的诊断准确率为 40%，低于其他部位，具体原因尚不清楚。

#### 3. 纵隔内肿瘤占位的诊断

纵隔型肺癌约占肺癌的 1%，常规方法诊断较困难。有时纵隔型肺癌容易误诊为纵隔肿瘤，致使患者接受不必要的开胸手术。有的纵隔型肺癌发展迅速，肿瘤压迫、侵犯周围组织及血管导致严重的上腔静脉综合征等。纵隔镜等有创检查容易导致严重出血等并发症而使诊断非常困难。有的患者肺部原发灶很小却发生了明显的纵隔、肺门淋巴结转移，肺部原发灶经常规的支气管检查及经皮肺穿刺活检等进行诊断较困难。对于纵隔型肺癌及肺部原发灶较小但发生了明显的纵隔、肺门淋巴结转移的患者，EBUS 能够提供很好的诊断手段。

纵轴 EBUS 能够很好地显示纵隔 1、2、3、4、7、10、11 区甚至部分 12 区的病变，使支气管镜医生能实时、直视下对这些病变行 EBUS-TBNA，从而使人们对纵隔型肺癌及肺癌纵隔、肺门淋巴结转移的诊断水平比 TBNA 进一步提高。文献报道 EBUS-TBNA 用于纵隔、肺门病变的诊断率为 89%~98%（平均为 94.5%），比单纯"盲穿"的 TBNA 的诊断率明显提高（92.9% vs. 60.7%）。同时，实时超声引导使 EBUS-TBNA 的定位更为准确，从而使穿刺的安全性明显提高、适用范围扩大，使单纯 TBNA 较难操作的 4L 等部位淋巴结的穿刺成为可能。中国医学科学院肿瘤医院 84 例存在纵隔、肺门疾病的患者行 EBUS-TBNA，诊断的灵敏度、特异性、阳性预测值及阴性预测值分别为 95.2%、100%、100% 及 20%，通过穿刺诊断的最小淋巴结的直径只有 0.98cm，穿刺部位包括 2R/L、3P、4R/L、7、10R/L、11R/L 等。所有患者均无并发症发生。因此，EBUS-TBNA 为诊断伴纵隔、肺门淋巴结转移肺癌的安全、诊断率高、创伤小的手段。

## 三、电磁导航支气管镜检查

电磁导航支气管镜（electromagnetic navigation bronchoscopy，ENB）技术整合仿真支气管镜与可曲式支气管镜的优点于一体，既可以准确到达常规支气管镜无法到达的肺部周围病灶部位或准确进行纵隔淋巴结定位，又可以获取病变组织进行检验。

## （一）适应证

周围型肺结节及纵隔淋巴结的定位与定性诊断。

## （二）禁忌证

不适合于常规支气管镜检查者均为 ENB 术的禁忌证。

## （三）检查注意事项

虽然进一步的临床应用结果还需要通过大样本的多中心随机对照研究确认，但不难看出，ENB 技术为周围性肺部疾病和纵隔疾病的病理诊断提供了新手段。

## （四）检查结果评价

2006 年 Gildea 等进行的一项前瞻性、单中心初步研究显示：60 例入组患者，58 例接受了 ENB 检查，36 例有外周病变，9 例仅有淋巴结肿大，13 例同时有外周病变和淋巴结肿大。肺部病灶与淋巴结大小分别为（22.8±12.6）mm 和（28.1±12.8）mm。支气管镜检查操作时间为 33~86 min，平均时间为（51±13）min，导航成功率为 100%。支气管镜定位时间为（3±2）min。周围性肺病灶平均导航时间为（7±6）min，纵隔淋巴结平均导航时间为（2±2）min。取样成功率为 80.3%，其中肺部病灶的取样成功率为 74%，纵隔淋巴结取样成功率为 100%。恶性病变确诊率为 74.4%，确诊 45 例，诊断率达 80.3%。仅有少许不良反应：胸痛、发热、轻微咯血、呕吐等。从观察结果看，ENB 用于肺部周围性病灶和纵隔淋巴结病变的诊断，相对于标准支气管镜是安全的。2007 年 Eberhardt 等报道了 92 例周围性肺疾病的 ENB 检查，89 例进行了活检，确诊率为 67%，且确诊率与病灶大小无关，右肺中叶的确诊率明显高于其他肺叶，为 88%；平均检查时间为（26.9±6.5）min，平均导航误差为（9±6）mm。该医疗小组同期报道了另一项研究，探讨 EBUS 和 ENB 两种技术联合应用诊断周围性肺部疾病的确诊率。在 120 例患者中，联合使用两种技术的确诊率为 88%，明显高于单独使用 EBUS 组（69%）和 ENB 组（59%）。研究认为对于周围性肺部疾病可考虑 EBUS 与 ENB 两种技术联合应用以提高确诊率，且不增加并发症风险。

（贺 舜）

## 参考文献

[1] Sepesi B,Watson TJ, Zhou D, et al. Are endoscopic therapies appropriate for superficial submucosal esophageal adenocarcinoma? An analysis of esophagectomy specimens.J Am Surg, 2010, 210(4):418–427.

[2] Hölscher AH, Bollschweiler E, Schröder W, et al. Prognostic impact of upper,middle,and lower third mucosal or submucosal infiltration in early esophageal cancer. Ann Surg, 2011, 254(5):802–807.

[3] Shimizu M, Zaninotto G, Nagata K,et al.Esophageal squamous cell carcinoma with special reference to its early stage.Best Pract Res Clin Gastroenterol, 2013, 27(2):171–186.

[4] Schlemper RJ,Riddell RH,Kato Y,et al.The Vienna classification of gastrointestinal epithelial neoplasia.Gut,2000,47(2):251–255.

[5] Japan Esophageal society. Japanese classification of esophageal cancer,tenth edition:Part 1.Esophagus, 2009,(1):1–25.

[6] Freedman ND, Abnet CC, Leitzmann MF,et al. A prospective study of tobacco, alcohol, and the risk of esophageal and gas-tric cancer subtypes.Am J Epidemiol, 2007, 165(12):1424–1433.

[7] Mori M, Adachi Y, Matsushima T,et al. Lugol staining pattern and histology of esophageal lesions.Am J Gastroenterol, 1993, 88(5):701–705.

[8] Oyama T,Ishihara R,Takeuchi M,et al. Usefulness of Japan esophageal society classification of magnified endoscopy for the diagnosis of superficial esophageal squamous cell carcinoma. Gastrointest Endosc,2012,75(5uppl):AB456.

[9] Katada C, Muto M, Momma K,et al. Clinical outcome after endoscopic mucosal resection for esophageal squamous cell carcinoma invading the muscularis mucosae—a multicenter retrospective cohort study. Endoscopy, 2007, 39(9):779–783.

[10] Pech O, May A, Gossner L, et al. Curative endoscopic therapy in patients with early esophageal squamous-cell carcinoma or high-grade intraepithelial neoplasia. Endoscopy,2007,39(1):30–35.

[11] Takizawa T, Iwasaki Y, Iino H, et al. Macro- and microscopic features of gastric cancers.Stomach Intestine, 1991, 26: 1135–1148.

[12] Duncan MB,Horwhat JD,Maydonovitch CL,et al.Use of methylene blue for detection of specialized intestinal metaplasia in GERD

patients presenting for screening upper endoscopy.Dig Dis Sci,2005,50(2):389–393.

[13] Ragunath K,Krasner N,Raman VS,et al.A randomized, prospective crossover trial comparing methylene blue directed biopsy and conventional random biopsy for detecting intestinal metaplasia and dysplasia in barrett, sesophagus.Endoscopy, 2003, 35(12):998–1003.

[14] Yao K, Iwashita A, Kikuchi Y,et al. Novel zoom endoscopy technique for visualizing the microvascular architecture in gastric mucosa. Clin Gastroenterol Hepatol, 2005, 3(7): S23–26.

[15] Nagahama T, Yao K, Maki S,et al. Usefulness of magnifying endoscopy with narrow-band imaging for deter-mining the horizontal extent of early gastric cancer when there is an unclear margin by chromoendoscopy. Gastrointest Endosc, 2011, 74(6):1259–1267.

[16] Nonaka K, Namoto M, Kitada H,et al. Usefulness of the DL in ME with NBI for determining the expanded area of early-stage differentiated gastric carcinoma. World J Gastrointest Endosc,2012,4(8):362–367.

[17] Ezoe Y, Muto M, Uedo N,et al. Magnifying narrowband imaging is more accurate than conventional white-light imaging in diagnosis of gastric mucosal cancer. Gastro Enterology, 2011, 141(6):2017–2025.

[18] Tsuji Y, Ohata K, Sekiguchi M, et al. Magnifying endoscopy with narrow-band imaging helps determine the management of gastric adenomas. Gastric Cancer, 2012, 15(4):414–418.

[19] Japanese Gastric Cancer Association.Japanese gastric cancer treatment guideline 2010(ver.3).Gastric Cancer, 2011, 14(2):113–123.

[20] Hirasawa T, Aoyama K, Tanimoto T,et al. Application of artificial intelligence using a convolutional neural network for detecting gastric cancer in endoscopic images. Gastric Cancer, 2018, 21(4):653–660.

[21] Zhu Y, Wang QC, Xu MD,et al. Application of convolutional neural network in the diagnosis of the invasion depth of gastric cancer based on conventional endoscopy. Gastrointest Endosc, 2019, 89(4):806–815.

[22] Sharma P, Savides TJ, Canto MI, et al. The American Society for Gastrointestinal Endoscopy PIVI (Preservation and Incorporation of Valuable Endoscopic Innovations) on imaging in Barrett's Esophagus. Gastrointest Endosc, 2012, 76: 252–254.

[23] Quang T, Schwarz RA, Dawsey SM , et al. A tablet-interfaced high-resolution microendoscope with automated image interpretation for real-time evaluation of esophageal squamous cell neoplasia. Gastrointest Endosc, 2016, 84: 834–841.

[24] Horie Y, Yoshio T, Aoyama K , et al. Diagnostic outcomes of esophageal cancer by artificial intelligence using convolutional neural networks. Gastrointest Endosc, 2018,89(1):25–32.

[25] Bai Y, Fang J, Zhao SB, et al. Impact of preprocedure simethicone on adenoma detection rate during colonoscopy: a multicenter, endoscopist-blinded randomized controlled trial. Endoscopy, 2018, 50(2):128–136.

[26] Kluge MA, Williams JL, Wu CK, et al. Inadequate Boston Bowel Preparation Scale scores predict the risk of missed neoplasia on the next colonoscopy. Gastrointest Endosc, 2018,87(3):744–751.

[27] Matsuda T, Ono A, Sekiguchi M, et al. Advances in image enhancement in colonoscopy for detection of adenomas. Nat Rev Gastroenterol Hepatol, 2017,14(5):305–314.

[28] Gkolfakis P, Tziatzios G, Spartalis E, et al. Colonoscopy attachments for the detection of precancerous lesions during colonoscopy: A review of the literature. World J Gastroenterol, 2018, 24(37):4243–4253.

[29] YU M. M2A capsule endoscopy: A breakthrough diagnostic tool for small intestine imaging. Gastroenterol Nurs,2000(25):24–27.

[30] Lddan G,Meron G,Glukhovsky A,et al. Wireless capsule endocopy. Natue, 2000(405):417–420.

[31] Singh A,Marshall C,Chaudhuri B,et al. Timing of video capsule endoscopy relative to overt obscure GI bleeding:implications from a retrospective study. Gastrointest Endosc,2013,77(5):761–766.

[32] Rondonotti E,Villa F,Mulder C J,et al. Small bowel capsule endoscopy in 2007:indications,risks and limitations. World J Gastroenterol,2007,13(46):6140–6149.

[33] Kalantzis C,Triantafyllou K,Papadopoulos AA, et al. Effect of three bowel preparations on video capsule endoscopy gastric and small bowel transit time and completeness of the examination. Scand J Gastroenterol,2007,42(9):1120–1126.

[34] Kim SH, Keum B, Chun H J,et al. Efficacy and implications of a 48h cut off for video capsule endoscopy application in overt obscure gastrointestinal bleeding. Endosc Int Open, 2015, 3(4): E334–E338.

[35] Pennazio M, Spada C, Eliakim R, et al. Small bowel capsule endoscopy and device assisted enteroscopy for diagnosis and treatment of small-bowel disorders: European Society of gastrointestinal endoscopy (ESGE) clinical guideline. Endoscopy, 2015, 47(4):352–376.

[36] Gurudu SR, Bruining DH, Acosta RD, et al. The role of endoscopy in the management of suspected small bowel bleedin. Gastrointest Endosc, 2017, 85(1): 22–31.

[37] Jensen MD, Nathan T, Rafaelsen SR, et al. Diagnostic accuracy of capsule endoscopy for small bowel Crohn's disease is superior to that of MR enterography or CT enterography. Clin Gastroenterol Hepatol, 2011, 9(2):124–129.

[38] Voderholzer WA, Beinhoelzl J, Rogalla P,et al. Small bowel involvement in Crohn's disease:a prospective comparison of wireless capsule endoscopy and computed tomography enteroclysis. Gut, 2005, 54(3):369–373.

[39] Yang L, Ge ZZ, Gao YJ,et al. Assessment of capsule endoscopy scoring index,clinical disease activity,and C reactive protein in small bowel Crohn's disease. J Gastroenterol Hepatol, 2013, 28(5):829–833.

[40] Hall BJ, Holleran GE, Smith SM, et al. A prospective 12 week mucosal healing assessment of small bowel Crohn's disease as detected by capsule endoscopy. Eur J Gastroenterol Hepatol, 2014, 26(11):1253–1259.

[41] Hall B, Holleran G, Chin JL, et al. A prospective 52 week mucosal healing assessment of small bowel Crohn's disease as detected by

capsule endoscopy. J Crohn's Colitis, 2014, 8(12):1601–1609.

[42] Schulmann K, Hollerbach S, Kraus K, et al. Feasibility and diagnostic utility of video capsule endoscopy for the detection of small bowel polyps in patients with hereditary polyposis syndromes. Am J Gastroenterol,2005,100(1):27–37.

[43] Burke CA, Santisi J, Church J, et al. The utility of capsule endoscopy small bowel surveillance in patients with polyposis. Am J Gastroenterol, 2005,100(7):1498–1502.

[44] Barret M, Malamut G, Rahmi G, et al. Diagnostic yield of capsule endoscopy in refractory celiac disease. Am J Gastroenter ol,2012,107(10):1546–1553.

[45] Kurien M, Evans KE, Aziz I, et al. Capsule endoscopy in adult celiac disease:a potential role in equivocal cases of celiac disease. Gastrointest Endosc, 2013, 77(2): 227–232.

[46] Atlas DS, Rubio-Tapia A, Van Dyke CT, et al. Capsule endoscopy in nonresponsive celiac disease. Gastrointest Endosc, 2011, 74(6): 1315–1322.

[47] Shiotani A, Honda K, Kawakami M, et al. Use of an external realtime image viewer coupled with prespecified actions enhanced the complete examinations for capsule endoscopy. Gastroenterol Hepatol,2011,26(8):1270–1274.

[48] Leenhardt R,Li C, Koulaouzidis A,et al. Nomenclature and semantic description of vascular lesions in small bowel capsule endoscopy:an international Delphi consensus statement. Endoscopy International Open,2019,7(3):E372–E379.

[49] Koulaouzidis A, Iakovidis DK, Karargyris A,et al. Optimizing lesion detection in small-bowel capsule endoscopy:from present problems to future solutions. Expert Rev Gastroenterol Hepatol,2015,9(2):217–235.

[50] Fontana R, Mulana F, Cavallotti C, et al. An innovative wireless endoscopic capsule with spherical shape. IEEE Trans Biomed Circuits Syst,2017,11(1): 143–152.

[51] Min JK, Kwak MS, Cha JM. Overview of deep learning in gastrointestinal endoscopy. Gut&Liver,2019,13(4):388–393.

[52] Gora MJ, Sauk JS, Carruth RW, et al. Tethered capsule endomicroscopy enables less invasive imaging of gastrointestinal tract microstructure. Nat Med,2013, 19(2):238–340.

[53] Yen CT, Lai ZW, Lin YT,et al. Optical design with narrow-band imaging for a capsule endoscope. J Healthc Eng,2018(2018):1–11.

[54] Ogata N, Ohtsuka K, Sasanuma S,et al. White light-emitting contrast image capsule endoscopy for visualization of small intestine lesions:a pilot study. Endosc Int Open,2018,6(3):E315–E321.

[55] Gluck N, Auid-Oho, Shpak B, et al. A novel prepless X-ray imaging capsule for colon cancer screening. Gut, 2016,65(3):371–373.

[56] Cox BF, Stewart F, Lay H, et al. Ultrasound capsule endoscopy: sounding out the future. Ann Transl Med,2017, 5(9):201–210.

[57] Pérez-Cuadrado-Robles E, Zamora-Nava LE, Jiménez-García V A,et al.Indications for and diagnostic yield of capsule endoscopy in the elderly. Rev Gastroenterol Mex,2018,83(3):238–244.

[58] Lay HS,Cox BF,Seetohul V,et al. Design and simulation of a ring-shaped linear array for microultrasound capsule endoscopy. IEEE Trans Ultrason Ferroelectr Freq Control, 2018, 65(4):589–599.

[59] Amin MB, Edge S, Greene FL, et al. AJCC Cancer Staging Manual: 8th. New York: Springer, 2017.

[60] Sakamoto H, Kitano M, Matsui S , et al. Estimation of malignant potential of GI stromal tumors by contrast-enhanced harmonic EUS (with videos). Gastrointestinal Endoscopy, 2011, 73(2):227–237.

[61] Landi B, Palazzo L. The role of endosonography in submucosal tumours. Best Pract Res Clin Gastroenterol, 2009, 23(5):679–701.

[62] Nishida T, Goto O, Raut CP, et al. Diagnostic and treatment strategy for small gastrointestinal stromal tumors. Cancer, 2016,122(20):3110–3118.

[63] Dumonceau JM, Delhaye M, Tringali A, et al. Endoscopic treatment of chronic pancreatitis: European Society of Gastrointestinal Endoscopy (ESGE) Guideline—Updated August 2018. Endoscopy, 2019(51): 179–193.

[64] Kongkam P, Ang TL, Vu CK, et al. Current status on the diagnosis and evaluation of pancreatic tumor in Asia with particular emphasis on the role of endoscopic ultrasound. Journal of Gastroenterology and Hepatology, 2013, 28(6): 924–930.

[65] Herth F, Ernst A, Schulz M, et al. Endobronchial ultrasound reliably differentiates between airway infiltration and compression by tumor. Chest, 2003, 123(2):458–462.

# 第 14 章
# 肿瘤的实验室诊断

第 1 节　肿瘤的实验室诊断概述

第 2 节　常见肿瘤标志物及其应用评价

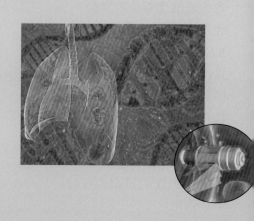

# 第 1 节　肿瘤的实验室诊断概述

## 一、肿瘤现状

肿瘤（tumor）已成为全球第二大死因，每年导致约 960 万肿瘤患者死亡。2018 年，全球共有近 1800 万恶性肿瘤患者，其中男性 950 万人，女性 850 万人。死亡率较高的恶性肿瘤类型主要是肺癌（209 万）、乳腺癌（209 万）、前列腺癌（128 万）、结直肠癌（110 万）、非黑色素瘤性皮肤恶性肿瘤（104 万）及胃癌（103 万）。恶性肿瘤对社会经济、医疗系统及患者家庭来说都是一个重大挑战。

肿瘤的临床诊断意义重大，肿瘤的性质、发生部位及发展程度决定了肿瘤临床诊断方法的多样性。肿瘤早期诊断能够大大提高肿瘤的治疗效果并对预后有显著影响，但是大多恶性肿瘤在早期阶段没有明显症状，患者缺乏就医意识，当患者出现临床症状再就医时，往往肿瘤已经进展至晚期阶段甚至发生远处转移，因此失去最佳治疗机会，预后较差。目前，病理学诊断仍是肿瘤确诊的金标准，但因为有些器官组织取材较难，同时可能会给患者身体带来创伤，一些微创取材的操作存在取材部位不准确的潜在风险，甚至存在促进恶性肿瘤扩散转移的可能性。因此，肿瘤标志物检测作为一种非侵入性的诊断方法，在恶性肿瘤的早期筛查和早期诊断中具有非常重要的作用。

## 二、肿瘤标志物的诊断

肿瘤标志物（tumor marker，TM）是指一类由肿瘤细胞分泌的或由机体对肿瘤细胞产生反应而生成的具有肿瘤特异性的物质，包括蛋白、多糖或激素等，可存在于肿瘤细胞或组织及肿瘤患者的血液、淋巴液或其他体液中，通常与肿瘤的发生、发展过程密切相关。正确合理应用肿瘤标志物，对肿瘤的早期筛查、早期诊断、疗效监测及预后判断都具有重要意义。

### （一）分　类

现已应用于临床的肿瘤标志物有很多类型，在肿瘤的诊断及伴随诊断中有重要的临床意义，依其性质与来源可以具体分为以下几类。

#### 1. 胚胎抗原类标志物

胚胎抗原是在胚胎期的肝、胃、肠组织合成表达，但正常成年人并不表达，伴随着肿瘤的发生、发展又重新表达的一类抗原。胚胎抗原主要包含两种类型：一种是由肿瘤细胞产生和释放的分泌性抗原，如肝癌细胞产生的甲胎蛋白（AFP）；另一种是在肿瘤细胞膜上表达的膜抗原，如结肠癌细胞表达的癌胚抗原（CEA）。

#### 2. 蛋白类标志物

蛋白类标志物是一种最早发现的肿瘤标志物，常见的蛋白类肿瘤标志物包括 β2- 微球蛋白、细胞角蛋白 19 的可溶性片段（Cyfra21-1）、本周蛋白（BJP）和铁蛋白（Ft）等。这些标志物在临床上应用得较好，如 β2- 微球蛋白常用于评价骨髓瘤的疗效及预后，Cyfra21-1 常用于肺癌的检测，BJP 是多发性骨髓瘤的典型标志物，Ft 对 AFP 阴性肝癌患者有辅助诊断意义。

### 3. 糖类标志物

蛋白糖基化的改变是肿瘤的常见标志。肿瘤相关的多糖或糖蛋白可由肿瘤细胞分泌或脱落入血，从而在血液中检测到，并用于评估肿瘤的发生、发展或治疗效果。20 世纪 80 年代，随着杂交瘤技术得到广泛应用，特别是能识别肿瘤特异性大分子糖类抗原（carbohydrate antigen，CA）的特异性抗体的制备，在此基础上开发了单克隆抗体（简称"单抗"）识别系统，促进了糖蛋白作为肿瘤标志物的临床应用。肿瘤中蛋白的糖基化增加由很多因素引起，主要影响因素包括携带特定糖基的蛋白的过表达、核苷酸糖供体的增加或减少，以及糖基转移酶和糖苷酶的改变等，因此在特定肿瘤的诊断方面具有较高的准确性。糖类标志物主要包括糖脂和糖蛋白，如 CA125、CA153、CA19-9、CA242、CA724 和 CA549 等。

### 4. 酶类标志物

肿瘤细胞因为发生异常代谢，会导致相关的酶或同工酶合成增加；抑或因肿瘤浸润压迫，肿瘤部位的酶或同工酶的排泄受到阻碍，患者体内某些酶类异常增加。目前临床上常用的酶类标志物有淀粉酶、乳酸脱氢酶（LDH）、前列腺特异性抗原（PSA）、神经元特异性烯醇化酶（NSE）和碱性磷酸酶（ALP）等。

### 5. 代谢类标志物

肿瘤细胞增殖快，其无限生长需要营养支持，代谢旺盛是肿瘤细胞典型的特征，其代谢的产物也具有特征性，这些异常的代谢产物标志着肿瘤的发生及负荷。常见的代谢类标志物有缬氨酸、甘氨酸、乳酸盐、肌醇、核苷酸、牛磺酸等。

### 6. 激素类标志物

肿瘤细胞的异常代谢能产生和释放一些肽类激素，这些肽类激素水平升高可作为肿瘤相关标志物，如降钙素（CT）、人绒毛膜促性腺激素（HCG）、促肾上腺皮质激素（ACTH）等。

### 7. 肿瘤相关基因（DNA）标志物

肿瘤发生发展过程中有大量的基因表达发生改变，其中已有部分基因被证实与肿瘤显著相关，这部分基因称为肿瘤相关基因。肿瘤相关基因通常可分为促癌基因和抑癌基因，促癌基因的激活（如重排或扩增等）或抑癌基因的突变（如点突变或缺失）会引起机体正常的细胞发生癌变。当机体某一部位发生肿瘤时，DNA 会发生变化，通过检测这些特征性的 DNA 变化可用以判断肿瘤的发生发展。肿瘤相关基因类标志物可用于判断某些单抗类或酶抑制剂类药物疗效，常见的肿瘤相关基因标志物有 *C-myc*、*K-ras*、*P53* 等。

### 8. 甲基化相关的标志物

甲基化是导致基因异常表达的重要因素，随着研究的深入，甲基化在肿瘤的发生及进展中的作用逐渐被阐明，基因的甲基化主要包括以下两类。

**1）DNA 甲基化（DNA methylation）** 是一种 DNA 层面的化学修饰，这种修饰使基因在不改变 DNA 序列的情况下，通过调节表观遗传修饰影响基因表达。DNA 异常甲基化与肿瘤的发生发展相关，例如转录因子可以通过与特定的 DNA 序列结合来影响 DNA 甲基化，也可招募 DNA 甲基转移酶（Dnmts）催化 DNA 发生甲基化或者保护 DNA 免受去甲基化酶的作用，从而对基因表达及基因组的稳定起到重要的调控作用。DNA 甲基化和其他表观遗传修饰在胚胎发生过程中的选择和维持细胞特征方面亦起着至关重要的作用。

肿瘤发生发展过程中 DNA 甲基化异常的机制包括以下几种类型：① DNA 甲基化可使 CpG 岛二核苷酸中的胞嘧啶以较高的频率脱氨基变成胸腺嘧啶，造成基因突变；②抑癌基因和 DNA 修复基因的超甲基化显著降低这些基因的转录活性；③降低癌基因甲基化水平从而提升其转录活性；④基因组总体甲基化水平降低使转座子和重复序列活化，导致染色体稳定性下降。综上所述，DNA 总体甲基化水平（即甲基化谱）和特定基因甲基化水平的改变与肿瘤的发生及进展相关，可作为肿瘤诊断指标，如外周血 *Septin9* 基因甲基化检测可用于结直肠癌患病风险的筛查。

**2）RNA 甲基化（RNA methylation）** 是

一种转录后修饰，RNA 甲基化涉及多个生物学加工步骤，不同种类的 RNA 中均可发生。RNA 甲基化的生物学意义主要包括 RNA 转录和剪接、mRNA 翻译、环状 RNA 的翻译、DNA 损伤应答、热休克反应等。最常见的 RNA 甲基化是 N6- 甲基腺苷（$m^6A$），$m^6A$ 调节蛋白可诱导原癌蛋白表达、癌细胞增殖、凋亡及肿瘤发生发展，$m^6A$ 甲基化为肿瘤的早期诊断和治疗提供了更多的临床应用潜在标志，如肺癌患者循环肿瘤细胞（CTC）中 $m^6A$ 修饰显著上调，提示 CTC 中 $m^6A$ RNA 甲基化上调可能有助于监测肿瘤转移。

### 9. 非编码 RNA（ncRNA）标志物

非编码 RNA 起初被认为是 mRNA 转录时产生的"废物"，不具有生物学功能。近年来的研究显示非编码 RNA 为转录组中具有特定功能，但是不具有翻译为蛋白质潜能的 RNA 分子。非编码 RNA 可以通过多种形式参与基因的表达调控，其参与的调控网络可以影响多个分子靶点和通路，从而形成特定的细胞表型。现有的研究表明非编码 RNA 在个体的生长发育和疾病发生、发展中起着关键的调节作用，在肿瘤发生、发展中可分别作为肿瘤驱动因子或抑制因子。目前研究较多的与肿瘤相关的非编码 RNA 主要包括：微小 RNA（microRNA，miRNA）、长链非编码 RNA（long non-coding RNA，lncRNA）和环状 RNA（circular RNA，circRNA）等。

1）miRNA　是指长度为 20~25 个核苷酸的非编码 RNA，miRNA 在多种生物学过程中发挥重要调控作用。从机制上来看，miRNA 可以抑制靶 mRNA 转录、翻译或引导剪切体剪切靶 mRNA 促进其降解，从而对基因进行转录后水平的调控。miRNA 的序列在不同的物种间具有高度的保守性，同时其表达具有高度的时序性和组织特异性，在肿瘤发生过程中起至关重要的作用，类似于抑癌基因和癌基因的功能。检测肿瘤患者特定 miRNA 的变化，可以对肿瘤患者进行诊断、治疗及预后判断。

2）lncRNA　是指长度大于 200 个核苷酸的非编码 RNA，目前的研究发现人体约有 93% 的转录本为 lncRNA。lncRNA 序列较长，空间结构较为复杂，参与基因表达调控的机制具有多样性和

复杂性。lncRNA 通过表观遗传、转录及转录后修饰等多层面调控基因的表达，从而影响细胞的增殖、分化和凋亡等表型。在肿瘤相关研究中已证实 lncRNA 广泛参与 DNA 损伤修复、细胞周期调控等，当 lncRNA 表达失调时，肿瘤细胞可获得永生的特性。从机制上看，lncRNA 可作为一种竞争性内源 RNA（ceRNA）与 miRNA 相互作用，参与靶基因的表观调控，从而调节肿瘤的分化和转移。近年来研究显示，lncRNA 还具有编码蛋白质的潜能，在肿瘤的发生及进展中发挥作用。

3）circRNA　是一类主要来源于基因外显子区域的特殊非编码 RNA，呈封闭环状结构。由于理化性质非常稳定，不易被核酸外切酶降解，因此半衰期相对较长，可稳定存在于组织、血清和尿液中。circRNA 可作为 miRNA 的海绵间接参与 mRNA 的剪接、转录和基因表达的调控，能够在转录及转录后水平影响基因表达。与其他非编码 RNA 类似，circRNA 也可通过外泌体进入血液，其携带的细胞组织信息可在外周血中检测出来，外周血 circRNA 含量受组织细胞调控，可作为一种肿瘤诊断标志物。通过检测外周血 circRNA，有望实现肿瘤的非侵入性检查，对不易获取病理组织的深部组织病变具有重要意义，在肿瘤的伴随诊断中亦发挥着重要的作用。

### 10. 液体活检相关标志物

液体活检相关标志物是近年来随着肿瘤研究探索发现的一类肿瘤标志物，其采样简便，可在病程的不同阶段进行采样，从而实现肿瘤的伴随诊断。因此受到基础及临床研究的广泛重视，特别是随着近年来分析技术的进步，这类标志物已经逐渐走向临床应用。

1）**循环肿瘤细胞**（circulating tumor cell，CTC）　是存在于外周血中的各类肿瘤细胞的统称。通过捕捉外周血中极微量的 CTC，监测 CTC 种类和数量变化，从而实时动态监测肿瘤的变化情况和评估治疗效果，实现个体化精准治疗。目前，CTC 检测在临床上的应用主要包括：判断患者的预后，实时监测肿瘤的复发和治疗效果；检测 CTC 类型，制订或调整治疗方案；阐明一些药物的耐药机制，增进对肿瘤进展和转移机制的认识。

研究报道，转移性乳腺癌、前列腺癌、结直

肠癌和肺癌患者外周血循环中 CTC 数量显著升高提示预后较差。尽管 CTC 具有一定的判断预后的价值，但有研究显示其结果对患者的生存率有显著影响，因此其临床应用还有待于进一步验证。另有研究显示 CTC 具有肿瘤早期诊断的潜在应用价值。研究者通过对慢性阻塞性肺疾病（COPD，一种已知的肺癌危险因素）患者的血液进行 CTC 监测发现，随访 1~4 年经影像学检查证实 5 例 CTC 检测阳性的患者均出现肺结节并接受手术切除，术后 1 年随访研究结果显示这些患者未出现肿瘤复发，表明 CTC 具有早期诊断肿瘤的潜力，特别是对无常规筛查方法的无症状肿瘤有应用价值。另外，CTC 携带了肿瘤的基因信息，可作为基因检测分析对象，通过对获取的 CTC 进行基因分析，能实时反映肿瘤的基因突变状况，有助于更准确地指导患者下一步治疗药物的选择，从而提高治疗效果。

**2）循环肿瘤 DNA（circulating tumor DNA，ctDNA）**　是 DNA 双链片段，通常以蛋白质复合物的形式存在，片段大小从 70 bp 到 200 bp 不等。大部分 ctDNA 来源于凋亡及坏死的细胞，这些细胞将其碎片化的 DNA 释放到循环系统中。ctDNA 检测是一种在分子水平上检测肿瘤的新方法，具有广阔的应用前景。但其临床应用仍面临很多挑战，如 ctDNA 的半衰期不足 2h，可通过肝脏和肾脏清除，肾功能不全会影响 ctDNA 的清除率；外周血中的 ctDNA 含量低，容易降解。因此，高效、准确的 ctDNA 检测技术开发及检测方法的标准化非常重要。

ctDNA 携带有肿瘤细胞的遗传变异和表观遗传学特征，包括癌基因或抑癌基因的突变、插入、缺失、重排和 DNA 甲基化等，使其成为潜在的生物标志物。研究表明，乳腺癌患者 ctDNA 包含与原发性实体瘤相同的突变和基因组重排，这些突变和重排驱动肿瘤的发展，体现 ctDNA 可作为潜在的肿瘤标志物的潜能。ctDNA 含量和完整性的检测是临床分析的重要内容，二者在肿瘤的诊断和治疗中具有一定的临床价值。突变扩增系统（amplification refractory mutation system，ARMS）2018 年被中国食品药品监督管理局（后组建为国家市场监督管理总局）批准用于临床 ctDNA 的检测。二代测序（NGS）为 ctDNA 的定性分析提供了可靠的手段，其可以深度解析 ctDNA 的信息，从而为肿瘤患者的个性化治疗提供依据。此外，ctDNA 还可以作为肿瘤预后的重要指标，然而，目前需要对更大范围的患者进行前瞻性研究，以验证 ctDNA 作为早期诊断与分期、疗效评估检测及预后判断生物标志物的临床应用前景。

**3）细胞游离 DNA（cell-free DNA，cfDNA）**　是血液中游离的 DNA 片段。1948 年 Mandel 和 Métais 首次在健康个体的血液中发现 cfDNA，后来 Leon 和 Shapiro 于 1977 年首次报道了存在于各种肿瘤患者血清中的较高水平的 cfDNA，从而提出 cfDNA 在肿瘤患者诊断中的应用价值。研究证实：肿瘤患者较良性疾病或健康个体含有更高水平的 cfDNA，转移性肿瘤患者较非转移性患者具有更高的 cfDNA 水平；放射治疗后，cfDNA 水平下降，如果 cfDNA 水平增加则提示肿瘤预后更差或复发。因此，血清中的 cfDNA 水平可用于评估药物疗效或者肿瘤对治疗的反应性。

cfDNA 与 ctDNA 均在外周血中存在，因此容易混淆，其中 cfDNA 表示的是血液中自由循环的 DNA，不一定是肿瘤起源的。cfDNA 释放到外周主要有两种方式——被动释放和主动释放。研究报道，外周血有核细胞（如淋巴细胞）可以介导坏死细胞和凋亡细胞被动释放和主动分泌 cfDNA 的过程。血浆中 cfDNA 的主要来源是凋亡或坏死细胞，通常凋亡细胞产生的 cfDNA 片段长约 200bp，而坏死细胞产生的 cfDNA 片段长度较短，约 180bp，因此可以根据 cfDNA 片段的大小确定释放来源。cfDNA 一般包裹在核小体上以避免被降解。

cfDNA 被认为是一种具有很好应用前景的生物标志物，可以在疾病监测中通过定量和（或）定性分析来进行评价。定量分析是检测 cfDNA 浓度的差异，定性分析则是监测基因突变、杂合缺失、DNA 拷贝数变化、甲基化及微卫星不稳定性（MSI）等指标。然而，临床进行液体活检之前，需要建立标准化的分析方法，包括血液采集、处理和存储，以及 DNA 提取与定量。cfDNA 作为肿瘤标志物还需要建立在大型前瞻性临床研究基础上，通过大样本分析，发掘及验证特征性的 cfDNA 作为肿瘤标志物的应用价值。

鉴于上述优势，检测血浆或血清中 cfDNA 可成为肿瘤患者的早期诊断和预后监测的新方法；同时随着二代测序技术的不断发展，也可以鉴定 cfDNA 中的突变情况，从而实现肿瘤患者的个体化精准医疗。

**4）外泌体（exosome）** 是一种由大多数细胞分泌的、直径为 40~100nm 的微小囊泡，具有脂质双层膜结构，主要成分是脂质和蛋白质，体腔内含有丰富的蛋白质。外泌体最初由 Johnstone 等人发现并命名，由于外泌体起源于细胞，因此外泌体的组成反映了其亲代细胞的组分，通常具有较为类似的细胞生物学性状。外泌体的功能取决于其含量和亲本的细胞类型。正常细胞来源的外泌体在维持稳态中发挥了重要的生物学作用，而肿瘤细胞来源的外泌体与肿瘤的进展有关。外泌体组成成分除了自身蛋白质外，还包含来自细胞的蛋白质，因此肿瘤细胞来源的外泌体蛋白正成为肿瘤监测和疗效评估的新型生物标志物。除了蛋白质外，外泌体腔内还存在多种核酸，如 mRNA、miRNA 和其他非编码 RNA 等。现有研究已经证明，外泌体在肿瘤的发生和进展过程中发挥重要作用，如肿瘤来源的外泌体可刺激肿瘤血管生成，促进肿瘤转移，因此可用于肿瘤患者的早期检测、诊断和治疗。由于外泌体可以从大多数体液中获取并进行鉴定，因此它们可以作为"液体活检"的生物标志物。基于超速离心的技术及市售试剂盒是外泌体提取最常用的方法。越来越多的证据表明，外泌体可作为肿瘤诊断及预后判断的生物标志物，并且由于外泌体具有许多独特的性状，使其成为"液体活检"的靶标，应用于肿瘤相关的基础与临床研究。

外泌体较其他液体活检方法（如 CTC 和 ctDNA）更能反映出细胞间的"通讯"状况。肿瘤细胞释放外泌体是一个活跃动态的过程，可以灵敏、直接地反映肿瘤状态。尽管基于外泌体的肿瘤液体活检策略在临床上具有巨大潜力，但目前仍存在一些局限性。首先，在临床实际应用中，外泌体的提取方法与外泌体含量的检测方法必须保持统一，理想的外泌体提取和检测方法应该简

单且有效；其次，为了促进外泌体来源的生物标志物的应用，应更好地结合临床大样本关联研究的结果；第三，由于研究设计的局限性，应谨慎分析并运用研究数据，比如某些研究仅使用少量样本进行临床相关研究，其可信度值得探讨。同样，使用培养的单层肿瘤细胞进行的体外研究也不能反映外泌体在细胞间交流过程中的整体功能。

总之，外泌体是有望应用于临床的检测指标，但在尚未完全阐明外泌体生物学功能和临床应用价值之前，还需要进行更多基于外泌体的相关研究，进一步挖掘外泌体在肿瘤诊断、预后判断及疗效预测等方面的临床应用价值。

## （二）肿瘤标志物检测的优势与局限

### 1. 肿瘤标志物检测的优势

**1）肿瘤标志物可用于高危人群的筛查** 早发现、早诊断和早治疗是肿瘤诊断治疗的重要原则。目前常用的检测方法包括 X 线检查、超声波检查及 CT 检查等，但这些都会受到检测仪器及诊断医生主观判断的影响，只有当肿瘤直径大于 1~2cm 时，X 线、超声波才能够发现。但检测体液的肿瘤标志物时，只要肿瘤在 1μg 左右，肿瘤标志物的含量就可以被有效检测到，从而实现肿瘤的早期诊断，因此肿瘤标志物是发现早期无症状肿瘤患者的重要方法。

**2）肿瘤标志物可用于肿瘤的鉴别诊断和临床分型** 当患者患某种肿瘤时，可以通过检测相关肿瘤标志物以区分良、恶性肿瘤和肿瘤类型。如 AFP 可用于诊断原发性肝癌，HCG 可用于诊断畸胎瘤，CEA 和 NSE 可以辅助区分胃肠道肿瘤是腺癌还是类癌，并且血清肿瘤标志物的水平与肿瘤的大小和恶性程度有关。

**3）肿瘤标志物可用于肿瘤的复发监测和预后判断** 动态监测肿瘤标志物可以帮助判断肿瘤复发。一般患者在术后 1~3 个月要检测肿瘤标志物的水平，若相应肿瘤标志物水平未降到正常范围则提示可能有肿瘤组织残留。有些肿瘤，如乳腺癌或结肠癌，初次诊断时肿瘤标志物水平可能不会明显升高，但在肿瘤复发时会显著升高，因此肿瘤标志物可用于监测肿瘤的复发转移。当肿瘤患者的肿瘤标志物水平在正常范围内时，一般

1~2 年内每 3 个月复查 1 次，之后每半年复查 1 次。当肿瘤标志物水平在复查过程中明显升高，需要在 1 个月内复检，如果连续 2 次明显升高，提示肿瘤复发。肿瘤标志物在治疗前的含量高低与肿瘤预后密切相关，一般含量越高，表示肿瘤的恶性程度越高，临床分期越晚，患者的预后较差。

**4）肿瘤标志物可用于肿瘤的疗效监测** 大部分肿瘤标志物的含量和肿瘤治疗的效果密切相关。例如当肿瘤完全切除或化疗有效时，肿瘤标志物的水平会明显下降，如果下降到正常水平，可认为治疗是成功的；当治疗后肿瘤标志物浓度不下降或下降不明显，表示肿瘤疗效不佳。

**5）肿瘤标志物可用于肿瘤的个体化精准医疗** 目前个体化精准医疗已经成为肿瘤治疗的一种趋势，根据个体差异给予每个患者不同的治疗方案，在适当的时间给予患者合适的药物及剂量，可以避免对患者的不当治疗和伤害。实现个体差异精准医疗的根本途径是通过肿瘤特定的标志物进行个体区分，从而选择个体化治疗方案。

**6）肿瘤标志物检测安全性较高，对患者的损伤较小** 当前，对肿瘤组织进行病理学检查仍是确诊的主要方法，但是当进行病理组织活检时，有些组织器官较难取材，有时会给患者身体带来创伤性损害，甚至各类活检还存在促进恶性肿瘤扩散转移的可能性。而肿瘤标志物主要是对患者血液和体液进行检测，采样过程中创伤小，是肿瘤辅助诊断的有效途径。

**2. 肿瘤标志物检测的局限**

**1）肿瘤标志物的灵敏度不高** 理想的肿瘤标志物应该具有高灵敏度，即在所有肿瘤患者中肿瘤标志物水平都显著升高，并在临床症状变得明显前的早期可被检测到。肿瘤标志物现已广泛应用于肿瘤的临床诊断与筛查，但早期肿瘤患者的肿瘤标志物阳性率较低，肿瘤标志物检测呈阴性不一定就能排除肿瘤，因其检测存在假阳性或假阴性。

**2）肿瘤标志物的特异性不高** 理想的肿瘤标志物应该具有高特异性是因为这些标志物仅由器官特异性的肿瘤细胞释放，在健康人中没有或处于低水平，并且一种标志物仅在特定肿瘤中升高。当肿瘤标志物的灵敏度较高时，可以早期筛查和诊断肿瘤；当肿瘤标志物的特异性较高时，可以对肿瘤患者进行鉴别诊断。但大部分的肿瘤标志物并非恶性肿瘤所特有，因此并非肿瘤标志物升高就一定是恶性肿瘤。非恶性肿瘤细胞也可以分泌肿瘤标志物，特定组织和器官的正常细胞也有可能合成肿瘤标志物。当发生某些非肿瘤性的病变或受到治疗的副作用影响时，可以导致分泌肿瘤标志物的组织部位损伤，从而肿瘤标志物被释放入血，造成检测结果呈现假阳性，表现为在没有恶性肿瘤的情况下肿瘤标志物的水平升高。例如某些肿瘤标志物在正常生理变化、良性疾病或肾小球肾炎等自身免疫性疾病中也会呈阳性反应；孕妇和吸烟人群中 CEA 显著升高，肝硬化患者血清中 CA19-9 常升高。理想的肿瘤标志物应该具有较高的特异性，从而保证非肿瘤患者不会出现假阳性。但在临床工作中，为了保证肿瘤标志物的灵敏度，以筛查出更大比例的患者实现早期诊断，检测上限参考值就会设定较低，这样会导致很多非肿瘤患者也会出现升高的情况，造成患者紧张。

**3）肿瘤标志物具有异质性** 一种肿瘤的发生往往会伴随多种肿瘤标志物的异常表达，但是个体差异会导致不同患者体内出现同一种肿瘤标志物表达不同的情况。具体地说，同一种肿瘤标志物在同一肿瘤类型的不同患者、不同细胞群体、不同的肿瘤生长时段，其表达存在显著差异。目前临床上单个肿瘤标志物并不能满足疾病诊断的需要，因此常采用联合检测的方法，同时检测多个肿瘤标志物，但这会给患者带来经济负担，浪费医疗资源。

**4）肿瘤标志物的定位不准** 同一种肿瘤标志物在不同肿瘤或者同一肿瘤的不同组织中可能出现相同的表达情况，导致肿瘤标志物检测阳性时，仍不能确定肿瘤发生的具体部位。例如 CEA 不仅是胃肠道相关肿瘤标志物，也会在肺癌、卵巢癌及其他肿瘤患者的血清中升高，因此肿瘤的确诊一定要结合组织或细胞病理学的诊断依据。

**5）肿瘤标志物的检测缺乏标准化** 目前已经发现大量的肿瘤标志物，但是因肿瘤标志物的检测方法不同导致灵敏度和特异性不同，或者同一实验室用同样的方法检测同一肿瘤时，发现的肿瘤标志物差别非常大，从而导致大部分目前发现的肿瘤标志物并不能用于临床，实际临床应用价值非常有限。因此，实验室肿瘤标志物的方法学评价及标准化是今后临床诊断实验室需要完成的重要任务。

## （三）肿瘤标志物检测的质量控制及注意事项

肿瘤标志物是肿瘤早期诊断、疗效观察、复发监测和预后判断的重要指标，但肿瘤标志物的检测受到多种因素的影响。实验室检测的规范化和可操作性是肿瘤标志物检测质量控制的关键所在，主要包括分析前、分析中和分析后3个方面的质量控制。

### 1. 分析前的质量控制及注意事项

#### 1）标本的采集和保存

（1）血液标本的采集：临床血液标本的类型分为全血、血浆和血清。标本采集时需要根据检测项目所需要的标本类型采用不同的真空采血管，血液标本采集后需要及时离心及检测，原则上必须在 24h 内完成对标本的检测。如果不能及时检测，需要将血液标本贮存在 –20℃冰箱中，并避免反复冻融。

（2）尿液标本的采集：收集尿液的容器需要清洁、干燥、不渗漏，容器的材料不会与尿液中需要检测的物质发生反应，容器内壁不会存在黏附干扰物。患者的多种生理性指标或生活状态，例如年龄、性别、饮食及药物等因素都可能会影响检测结果。在采集尿液标本前，患者应避免剧烈运动、禁食某些影响检测结果的食物、停用某些药物、女性需要避开经期等。一般采集新鲜晨尿后，需要及时离心取上清液进行检测。如果不能在 24h 内及时检测，需要分装放置于 –20℃冰箱内贮存，避免反复冻融。

（3）脑脊液标本的采集：脑脊液标本采集需要用结合蛋白少的聚丙烯采集管。采集脑脊液进行肿瘤标志物分析时，需要同时采集血液标本，如同时检测脑脊液与血液标本可用于判断是否是中枢神经系统特异性的肿瘤标志物或者这一标志物是否由中枢神经系统合成。

#### 2）部分药物浓度的影响　某些药物在机体

内的浓度会影响肿瘤患者某些标志物的分泌。例如用抗雄激素对前列腺癌患者治疗之后，患者的前列腺特异性抗原（PSA）分泌会受到抑制，PSA浓度下降；用 5- 氟尿嘧啶治疗肿瘤时，会导致患者体内 CEA 分泌增加。因此必要时，在采集标本之前需要停止服用部分药物，以减少药物因素对检测结果的影响。

#### 3）正常生理学因素的影响　老年人 CA19-9、CA153 和 CEA 等肿瘤标志物的浓度会偏高，妊娠期女性中 AFP 和 CA125 的检测结果会明显升高。当肿瘤标志物检测升高时，需要先排除这些影响因素。

### 2. 分析中的质量控制及注意事项

#### 1）测定方法和检测试剂

（1）手工操作过程：检测人员在移液和加样过程中重复性较差，容易造成较大误差，从而影响检测结果。检测人员需要熟练操作移液器，保证移液和加样过程中的一致性；并且移液器需要定期校准，防止移液器不准而造成误差。

（2）仪器检测过程：自动化检测仪检测标本时，重复性好、人为因素影响小，但不同厂家的不同试剂盒对标本的测定存在差异。在检测过程中最好确保能够使用同一方法、同一仪器及同一厂家的试剂盒。

（3）检测试剂：要严格按照厂家说明书注明的贮存条件来贮存试剂盒，并保证在有效期内使用，防止因保存不当或试剂过期对检测结果造成影响。

#### 2）避免交叉污染　在测定一个浓度较高的标本之后，邻近标本的检测可能会受到交叉污染，导致结果出现假阳性。因此当检测结果偏高时，需要对标本进行复查，防止交叉污染导致结果出现偏差。

#### 3）"钩状效应"影响检测结果　采用免疫学方法检测时，如在放射免疫分析实验（RIA）或酶联免疫吸附实验（ELISA）中，如果待测标本中目标抗原浓度过高，会出现免疫学上的后带现象，即"钩状效应"。此时的检测结果会比实际结果低，当出现这种情况时，可以对检测标本进行稀释之后重新测定。

#### 4）嗜异性抗体影响检测结果　嗜异性抗体是

指由低纯度抗原引起的、机体对非特异性抗原产生的抗体。在肿瘤标志物检测中，大多数会使用鼠单抗与肿瘤标志物抗原反应，但由于肿瘤患者在检查和治疗过程中可能会使用鼠单抗，因此患者体内会产生人抗鼠抗体（HAMA），从而导致检测时出现肿瘤标志物浓度升高的假象，在检测时要注意嗜异性抗体这一问题，避免出现假阳性。

### 3. 分析后的质量控制及注意事项

**1）参考区间的设置** 不同的检测标本类型在同一检测项目中有着不同的参考值区间，如血液、尿液、脑脊液标本对同一项目的参考区间不同，并且因地区、人群、检测方法、检测试剂、检测仪器的不同，参考值范围也会不同。

**2）结果报告与意义** 肿瘤标志物在不同个体中的表达有较大差异。在对患者治疗前、治疗中和治疗后三个阶段的肿瘤标志物进行检测时，需要进行对比，绘制肿瘤标志物含量变化曲线图，这样更有利于判断疗效、预后并监测是否复发。

## 三、肿瘤标志物的检测方法

### （一）免疫学检测技术

#### 1. 免疫荧光技术

免疫荧光技术是指抗原抗体特异性结合的免疫学方法与荧光标记技术相结合，是最早出现的一种免疫标记技术。免疫荧光技术可对待测抗原或者抗体进行定量、定性和定位分析，具有高度的特异性、灵敏度和直观性。常用于免疫荧光标记的荧光素有异硫氰酸荧光素（FITC，绿色荧光）、四乙基罗丹明（红色荧光）和藻红蛋白（红色荧光）等。

按照检测方法的不同，免疫荧光技术主要分为以荧光显微镜观察结果的间接免疫荧光实验和以检测荧光信号作为结果的免疫荧光实验。

间接免疫荧光实验是指标本中相应抗原与特异性抗体结合反应后，再用荧光素标记的第二抗体（抗抗体）与抗原–抗体复合物中的第一抗体结合，洗涤后在荧光显微镜下观察特异性荧光，从而可以检测未知抗原。该方法灵敏度高，但容易产生非特异性荧光。在临床检验中常用于血清中自身抗体的检测、各种微生物的快速检测和鉴

定、白细胞分化抗原及肿瘤标志物等的检测。

其他荧光免疫实验主要包括时间分辨荧光免疫实验和荧光偏振免疫实验，目前均已实现了检测自动化，应用范围非常广泛。时间分辨荧光免疫实验主要用于肿瘤标志物检测及各种内源性或外源性超微量物质的分析。荧光偏振免疫实验则是临床药物浓度检测的首选方法。

#### 2. 放射免疫检测

放射免疫检测整合了抗原抗体结合的特异性与放射性核素的高灵敏度的特点，利用放射性强度评估抗原抗体结合的程度，以此对待测物进行定量或定性分析。反应基本原理：由于标记抗原与待检抗原具有相同的免疫活性，对同一抗体具有相同亲和力，在同一反应体系中抗体限量的情况下，两种抗原与抗体发生竞争性结合。当标本中无待检抗原时，抗体全部与标记抗原结合，并存在游离标记抗原；当标本中含有待检抗原时，待检抗原与抗体结合致使标记抗原与抗体结合受到抑制，抑制程度与待测抗原含量成正比。换言之，待测抗原含量与最终测量的结合标记物的放射性强度呈反比函数关系。

放射免疫检测的重要环节是抗原抗体特异性结合。抗原系指可诱发机体免疫反应从而产生免疫应答产物的物质，具有两个重要特性——免疫原性和免疫反应性。免疫原性即可诱导机体发生免疫反应，并且产生免疫效应物质，如抗体或致敏淋巴细胞；免疫反应性是指抗原可以与抗体在体内外特异性结合的性质。抗原可根据上述两种性质分为两类：①完全抗原（complete antigen），简称抗原，是一类既有免疫原性，又有免疫反应性的物质，如大多数蛋白质、细菌和病毒等；②不完全抗原，即半抗原（hapten），是指只具有免疫反应性而没有免疫原性的物质，故又称不完全抗原，如大多数多糖和类脂。特异性是抗原抗体反应的最主要特征，这种特异性由抗原决定簇和抗体分子超变区之间空间结构的互补性决定。

该方法具有较高的灵敏度和特异性，开创了体液微量物质定量分析的新纪元，并为建立酶免疫实验和化学发光免疫实验等技术奠定了理论和实践基础。

### 3. 酶联免疫吸附实验

酶联免疫吸附实验（enzyme-linked immuno-sorbent assay，ELISA）是基于抗原和抗体特异性结合的固相吸附测定法，通常使用酶标记抗原或抗体，既保留了抗原抗体的免疫学活性，也保留了酶的活性。该方法首先将特定抗原或抗体包被到固相载体表面，加入含待测抗原或抗体的标本，同时将酶标记的抗原或抗体加入反应体系中，三者形成固相化的抗原 – 抗体 – 酶复合物，通过洗涤分离去除固相化的抗原 – 抗体 – 酶复合物以外的其他成分，并且在固相载体上添加恒定比例的可与酶反应的底物后，固体支持物上的酶可催化底物产生有色产物，有色产物的含量与样品中待测物质的含量直接相关。因此，可以根据酶催化底物颜色的深浅来定量或定性分析待测物质。

ELISA 方法的建立主要包括目标检测物的选择、免疫原的设计合成、特异性抗体的制备及工作条件的优化等步骤。此方法既可用于测定抗原，也可测定抗体。根据其测定抗原和抗体的不同，可分为夹心法、间接法、竞争法和捕获法 4 种基本类型。

**1）夹心法** 可分为双抗体夹心法和双抗原夹心法。双抗体夹心法是使用包被于固相载体上的抗体与液相中的酶标记抗体分别与标本中的待测抗原分子上两个不同的抗原表位结合，形成固相抗体 – 待测抗原 – 酶标抗体复合物。进一步通过洗涤除去游离的酶标抗体和其他成分，加入酶反应底物形成有色产物，加入终止液后测定溶液的吸光度，从而确定待测抗原的含量。此法适用于测定含有至少两个以上抗原决定簇的多价抗原，大多是大分子蛋白。双抗原夹心法原理类似于双抗体夹心法，常用于临床检测人类免疫缺陷病毒（HIV）抗体和乙型肝炎病毒表面抗体（HBsAb）。

**2）间接法** 是检测抗体最常用的方法，通过将标本中的待测抗体与包被在固相载体上的抗原进行反应，形成固相抗原 – 待测抗体复合物，然后加入酶标记的抗人 Ig 抗体（即酶标二抗或酶标抗抗体），形成固相抗原 – 待测抗体 – 酶标二抗复合物，加入底物经酶催化生成显色物质后，通过测定吸光度从而确定待测抗体的含量。此法常应用于临床检测自身抗体、丙型肝炎病毒（HCV）抗体以及 TORCH 相关检验项目的 IgG 抗体等。

**3）竞争法** 该法是使用酶标抗原和标本中待测抗原与固相抗体竞争结合，标本中待测抗原含量越少，结合在固相上的酶标抗原则越多，显色越深，通过测定吸光度从而确定待检抗原含量。该法适用于测定只有一个抗原决定簇的底物，例如地高辛、睾酮及不适用于双抗体夹心法测定的小分子抗原或者半抗原。利用竞争法检测抗体的原理是酶标抗体和标本中待测抗体与固相抗原竞争结合，底物显色的深浅与标本中待测抗体的含量成反比，常用此法检测乙型肝炎病毒核心抗体（HBcAb）。

**4）捕获法** 将抗人 IgM 抗体包被于固相载体上，捕获血清标本中的 IgM 抗体（其中包括针对抗原的特异性 IgM 抗体和非特异性 IgM），此法常用于血清中 IgM 类抗体的检测。

### 4. 全自动化学发光免疫分析系统

化学发光免疫分析技术（chemiluminescence immunoassay technology，CLIA）是体外诊断领域中的重要手段，与传统方法相比具有线性范围宽、高灵敏度、高特异性及操作简便等优点。目前该技术已广泛应用于环境化学、分子生物学与药物化学等领域，以 CLIA 为基础的体外检测平台不但可以对重大传染病进行有效诊断，且可建立对其他疾病如甲型肝炎、糖尿病及心血管疾病等的定量检测方法，对提高疾病预防控制水平，促进免疫技术的发展具有重大意义。全自动化学发光免疫分析系统是 CLIA 的重要应用之一，当前欧美发达国家的全自动化学发光免疫分析系统已成为相关检测领域的主流产品。

全自动化学发光免疫分析系统是基于免疫反应及直接化学发光而设计的，可用于检测人体血液或其他体液中的超微量物质。首先根据抗原抗体特异性结合原理、利用生物免疫技术实现磁性固相载体和样品（抗原）在最佳条件下与荧光标记抗体结合，从而形成免疫复合物；然后向反应体系中加入过氧化氢和氢氧化钠溶液，利用氧化反应使磁性纳米颗粒跃升到激发态，产生还原反应促使电子从激发态回复到基态，此时过量的能量在还原反应过程中以光子形式释放；最后使用光电倍增管接收检测光子数量以获取样本中待测物的含量信息。

全自动化学发光免疫分析系统主要由反应杯码垛模块、孵育区传送模块、三维加样模块、恒温孵育模块、磁珠洗涤分离模块、推送模块和测量模块等7个模块组成，用于快速实现微量人体血清样本、纳米磁珠和试剂的精确加样，抗原抗体的恒温免疫反应，磁珠的洗涤和分离，以及闪光式检测等目标。系统运行过程中，首先，反应杯由推送杆从码垛模块送至孵育模块，然后按照设定的时间进行恒温孵育，以便免疫反应的充分进行。孵育完毕后由推送杆将反应杯推送至洗涤区，经过设定次数的淘洗后，反应杯内只剩下包被了抗体、抗原和发光底物的磁珠球，再由推送杆直接送至测量室内，由两个激发液加注泵按照指定的顺序和节拍加入过氧化氢和氢氧化钠，产生氧化还原反应。该过程释放的光量子由安装在测量室后的光电倍增管接收并转换为电信号，处理后将检测数值传送至上位机，由上位机程序分析后计算出对应的被测量物质的浓度值。

## （二）基因检测技术

### 1. 聚合酶链式反应（PCR）

聚合酶链式反应（polymerase chain reaction，PCR）是20世纪80年代发展起来的一项体外DNA扩增技术。该技术模拟了生物体内的核酸合成过程，即模板DNA、引物和脱氧核苷三磷酸（dNTP）在DNA聚合酶的作用下发生酶促聚合反应，从而扩增出目的DNA。主要反应步骤包括模板DNA的变性、模板DNA与引物的退火（复性），以及在TaqDNA聚合酶催化作用下沿着模板DNA延伸。

PCR技术具有特异性强、灵敏度高和操作简便等特点，可在短时间内模拟体内核酸合成过程，将极微量的生物标本中的靶核酸大量复制，扩增至可检测范围。为适应不同的检验目的，目前已发展出多种基于PCR技术原理的相关技术，如常用的实时荧光定量聚合酶链式反应（real time quantitative polymerase chain reaction，RT-qPCR）、数字PCR等。

荧光定量PCR是将荧光染料加入PCR反应体系中，检测荧光信号的变化，实时监测PCR反应进程，通过循环阈值（cycle threshold，Ct）和标准曲线对目的基因进行定量分析的技术。与常规PCR相比，荧光定量PCR的优点在于：①操作简便，快速，高效；②将传统PCR技术与荧光标记技术相结合，提高了检测的灵敏度、特异性和准确性；③整个反应都在全封闭的体系内完成并进行实时分析，减少了实验室"污染"，且无须扩增后处理。荧光定量PCR技术被广泛应用于医学和分子生物学等领域，可用于一般基因表达变化、基因拷贝数变异和非低频基因突变等肿瘤分子标志物的检测。

数字PCR是在传统PCR和实时荧光定量PCR基础上发展起来的一种绝对定量分析技术。通过将目标分子DNA模板、TaqMan化学试剂、染料标记探针以及样本加入反应单元中，对目标分子进行PCR扩增，扩增结束后统计分析各反应单元的荧光信号从而对样品进行绝对定量，也称为单分子PCR。主要包括PCR扩增和荧光信号统计分析两个过程，无须参照管家基因和标准曲线，具有较高的准确性和可重复性，可达到真正意义上的绝对定量。数字PCR根据不同的分液方式主要分为3类：微流体数字PCR（microfluidic digital PCR，mdPCR）、微滴数字PCR（droplet digital PCR，ddPCR）和芯片数字PCR（chip digital PCR，cdPCR），分别通过微流体通道、微液滴或微流体芯片实现分液，分开的每个区域都可进行PCR反应。其中，ddPCR是目前相对比较成熟的数字PCR平台，主要应用于检测癌症患者血浆中循环肿瘤DNA（ctDNA）的基因突变。这些DNA片段携带患者特定的基因靶点，可作为诊断或预测性生物标记物，这使得个性化癌症治疗成为可能。近年来，数字PCR在肿瘤生物标志物筛选、病原体检测、基因表达分析和靶向治疗及其监测等领域得到了广泛的应用。数字PCR常用于检测非小细胞肺癌（NSCLC）中的某些基因，如表皮生长因子受体基因（EGFR）的突变、结直肠癌中KRAS的突变和乳腺癌中ESR1的突变。数字PCR被认为是癌症研究、诊断、个性化治疗、患者监测和随访管理的重要工具。

### 2. 核酸分子杂交技术

核酸分子杂交是指单链的核酸分子与异源核

酸按照碱基互补配对原则形成双链杂交体的过程，既可发生在 DNA 链之间，也可发生在 DNA 链与 RNA 链间。通过核酸分子杂交检测靶序列的一类技术称为核酸分子杂交技术。分为固相杂交、液相杂交和原位杂交，这些杂交技术的原理和反应步骤基本相同，主要差别在于原材料及点样方法的不同。

目前最常用的是固相杂交，指反应体系中含有固相支持物（如硝酸纤维素滤膜、化学活化膜等），待测样品与反应体系中已知序列的标记探针按照碱基互补配对原则进行杂交。液相杂交指杂交液中包含待测核酸与标记探针，两者依据碱基互补配对原则在液体环境中进行杂交的过程。原位杂交是指核酸探针与细胞或组织切片中的待测核酸形成杂交分子，然后通过组织化学或免疫组织化学方法对待测核酸进行定位的检测技术；由于反应在细胞或组织切片中进行，可以保持细胞形态，故通常被应用于癌基因、抑癌基因及各种功能基因在转录水平上的检测。原位杂交技术中的荧光原位杂交（fluorescence in situ hybridization，FISH）是染色体结构和功能研究的重要技术之一。FISH 是一种非放射性荧光物质标记的核酸探针与固定在载玻片上的样品中的 DNA 靶序列互补结合的技术，通过荧光显微镜进行可视化分析，可以确定细胞或组织原位信号的数目和分布，从而获取细胞内相关基因变化的信息。作为分子和细胞学的组合方法，FISH 技术已得到广泛认可。

### 3. 芯片技术

芯片技术，又名微阵列技术，是一种集成在一个芯片上的实验室。通常是由玻璃、硅芯片、尼龙薄膜制作而成的二维阵列，具有快速、微型化、多通道和平行处理的特性，可同时对大量生物材料进行高通量筛选、检测和分析。基于使用的探针类型对微阵列进行分类，可以分为多种类型，如基因芯片、蛋白质芯片、组织芯片、糖芯片、细胞芯片及化合物芯片等。

基因芯片是 20 世纪 90 年代后逐渐发展起来的一种新的 DNA 定性和定量分析技术。该技术将大量已知序列的探针分子有序地固定于硅片、硝酸纤维膜或载玻片等载体上，然后与待测样品中荧光标记的靶核酸分子进行杂交，利用计算机系统对杂交信号的强度及分布进行检测和分析，从而对基因序列及功能进行大规模、高通量的研究。

基因芯片技术作为一项高通量、大规模及平行性的检测技术，在医学领域得到广泛应用，主要包括基因表达分析及基因型、基因突变和多态性分析等，为研究肿瘤发生机制、评估诊疗方案、预测肿瘤发生发展和转归，以及研发和筛选抗肿瘤药物等提供了有力支撑。蛋白质芯片是生物芯片中临床应用最明确的，可用于发现肿瘤标志物、肿瘤转移标志物和肿瘤耐药相关基因表达，对无症状人群进行快速筛查，对危险人群进行动态监测，还能用于预后评估及判断肿瘤有无复发和转移。而组织芯片、糖芯片、细胞芯片和化合物芯片还处于实验室研究阶段，其中组织芯片与糖芯片主要应用于肿瘤标志物的探索，细胞芯片则可用于研究细胞间的相互作用，化合物芯片可实现对小分子化合物的快速高通量检测。总之，芯片技术在肿瘤标志物的发现、肿瘤早期筛查、肿瘤分期和预后判断等领域都具有重要的应用价值。目前常用的技术平台包括以下几类。

**1）DNA 芯片技术** 又称基因芯片、DNA 微阵列（DNA microarray）或寡核苷酸阵列等，基本原理是通过 DNA 碱基序列的互补配对原则检测生物信息。相较于传统的核酸印迹杂交技术，DNA芯片技术作为一项高通量、高精度和平行性的检测技术，解决了自动化程度低、操作复杂等问题，在分子生物学、检验医学及肿瘤学等领域中具有独特优势。

DNA 芯片技术可以快速准确地检测大量的靶基因，适用于大量标本的检测，是常用的基因突变检测工具，而基因突变检测是肿瘤诊断的重要手段。例如，针对 50% 以上人类肿瘤患者中出现的 $P53$ 基因的突变，目前已经研发制成了 $P53$ 基因芯片，突变检测准确率达 94%、灵敏度和特异性分别高达 92% 和 100%，明显高于传统的 DNA 测序分析。DNA 芯片还可检测肿瘤组织和正常组织的基因表达差异，为肿瘤研究领域提供了重要工具。DNA 芯片可用于肿瘤细胞亚群分析，从而评估患者的治疗方案及疗效，对肿瘤的发生、发展及转归的预测提供有力证据。DNA 芯片技术还可用于抗肿瘤候选药物的筛选，为新药的研发提供了有力支持。

**2）液态生物芯片**　液态生物芯片是一种基于荧光编码微球的高通量分析技术，指利用分类编码微球作为反应和信号检测的载体，在液相反应体系中可检测蛋白质、核酸等多种生物大分子，属于一种新型的临床应用型生物芯片。原理是将不同检测物的乳胶颗粒混合，加入微量样品到反应体系中，与分类编码微球特异性结合，结果通过激光进行判定，数据信息记录在电脑里。该技术具有检测速度快的特点，拥有计算机芯片的并行处理、高密度集成和高通量的优势，所以有"液态生物芯片"之称。

相较于常规实验室诊断方法，液态生物芯片可以在一个反应中检测上百个指标，每个指标高达 1000~5000 个微粒反应，能够极大地提高检测的准确性；而且该技术利用微球在溶液中的反应，克服了片膜芯片在大分子检测时容易受表面张力等因素的影响，使检测结果具有更高的可重复性、线性范围宽的特点，因此在临床实验诊断领域具有广阔的应用前景。

**3）微流控芯片技术**　通过微电子机械系统技术在固体芯片表面构建微型生物化学分析单元和系统实现检测。其可以通过多系统组成检测系统，可以检测无机离子、有机物质、蛋白质、核酸及其他生化组分等，是一种快速、准确和高通量的分析技术。

微流控芯片的常用制作材料主要包括无定形硅、金属、玻璃和有机聚合物，如聚甲基丙烯酸甲酯和聚二甲基硅氧烷等。尽管硅材料、玻璃石英材料等具有很多优势，但是其缺点也较为明显，限制了其大规模应用。目前常用的基质材料是有机聚合物材料，具有成本低、品种多、可用化学方法进行表面改性、易加工得到深宽比大的通道及可低成本大量生产等优点。微流控芯片的微结构制作方法有热压法、微接触印刷法、激光烧蚀法、湿法刻蚀、模塑法和干法刻蚀，最常用的键合方法是热键合。微流控芯片的检测方法主要包括化学发光检测法、紫外吸收检测法、电化学检测法及荧光检测法。

微流控技术具有从样品处理到检测的整体微型化、自动化和集成化等特点，可用于从全血中

分离循环肿瘤细胞、检测化疗药物的扩散系数，为体外测定肿瘤药物效能和肿瘤内定向注射治疗等提供了新的研究思路和方法。

### 4. 测序技术

DNA 测序是将 DNA 化学信号转变为计算机可处理的数字信号的检测技术。Sanger 双脱氧链终止法是众多测序技术的基础，被称为第一代 DNA 测序技术。20 世纪 90 年代末开发出第二代测序方案，相对于第一代 DNA 测序技术，其在保证测序精度的前提下，操作程序逐步优化，测定通量快速提升，第二代高通量测序技术是当前肿瘤领域检测的主流技术。目前不需要 PCR 扩增的基于单分子读取技术的第三代测序技术已经出现，该技术不需要昂贵的 DNA 簇扩增步骤，而使用单个分子就可以增加独立分析的 DNA 片段的数量，增加数据产出通量，进一步降低了测序成本，具有巨大的应用前景。

**1）一代测序技术**　由诺贝尔化学奖得主 Frederick Sanger 发明，故也称为 Sanger 法测序。该方法的基本原理是将一定比例带有标记的双脱氧核苷三磷酸（ddNTP），即 ddATP、ddCTP、ddGTP 和 ddTTP 分别加入 4 种 DNA（含 dNTP）合成反应体系中，由于 ddNTP 缺乏延伸所需要的 3-OH 基团，使延长的寡聚核苷酸选择性地在 G、A、T 或 C 处终止，最后通过凝胶电泳和放射自显影技术，根据电泳带的位置检测待测分子的 DNA 序列的技术。

**2）二代测序技术**　指利用接头进行高通量 PCR 的测序反应，该技术可与微流体技术相结合，利用高性能的计算机对大规模的测序数据进行拼接和分析。与 Sanger 测序法相比，二代测序技术在保证测序精度的前提下，操作程序逐渐优化，测定通量快速提升，样本和试剂的消耗量明显降低。20 世纪 90 年代末逐渐开发出来多种第二代测序方案，并在 2005 年前后实现了多种测序平台的商业化，主要包括 ABI 的 SOLiD 连接酶测序技术、Illumina 的 Solexa 聚合酶合成技术和 Roche 的 454 焦磷酸测序技术。

**3）三代测序技术**　大部分二代测序技术需要先进行 PCR 扩增的步骤，这一过程中易造成碱基错配，序列偏好性的发生率大大增加，导致一些

DNA 片段在扩增后相对频率和丰度发生改变，从而影响测序结果的准确性。目前发展的三代测序（third-generation sequencing，TGS）的典型特点是对 DNA 单分子进行测序检测。第一个商业化的单分子测序平台是 Helicos 公司的 HeliScope 技术，由于存在读长短等技术缺陷导致该技术平台未得到广泛应用；随后 PacBio 公司开发的单分子实时（single molecule real-time，SMRT）测序技术和 ONT（Oxford Nanopore technologies）纳米孔单分子测序技术以具有更长的读取长度的优势获得了市场认可，该技术实现了碱基序列的实时读取，从而缩短了测序时间。

目前 SMRT 测序是使用最广泛的第三代测序技术。SMRT 测序的主要优点在于它能够产生超长的读取长度，平均读取长度可达 21kb，并且随着新试剂盒的引入而不断改进。最近的一项研究表明该技术还偏向于识别长片段，短读测序法识别的长度小于 300bp 的新转录亚型通常无法通过 SMRT 测序法进行验证。有研究表明，结合 SMRT 和短读测序（称为混合测序）可以提供高度准确的测序结果，特别是对于复杂的基因组区域和转录亚型。尽管 SMRT 测序通常用于研究和组装小基因组，如细菌基因组，但其较长的读长也非常适合于测序人类癌症相关的大基因座，如基因融合产物。SMRT 测序还可用于对整个 *BCR-ABL*1 融合基因转录本进行测序，从而检测复合突变和剪接亚型。SMRT 测序也被应用于其他结构变异的检测，如缺失和易位断点的确定。ONT 的纳米孔单分子测序技术是三代测序技术的另一典型代表，该技术基于电信号而非光信号，DNA 分子通过一种特殊设计的纳米孔实现测序，样本制备简单便捷，数据实时读取，但是测序单碱基错误率高，可通过增加测序深度提高碱基检测准确率。

## （三）肿瘤液体活检

### 1. 循环肿瘤细胞（CTC）

循环肿瘤细胞（circulating tumor cell，CTC）是原发性或转移性肿瘤自发或因诊疗操作脱落而成的、存在于外周血中的各类肿瘤细胞的统称。大部分 CTC 在进入外周血后发生凋亡或被吞噬，最终仅有不足 0.01% 具有高转移潜能的 CTC 存活

并发展成为转移灶。目前，许多恶性肿瘤如乳腺癌、结直肠癌、肺癌和前列腺癌患者的外周血中都可检测到 CTC 的存在。

CTC 在外周血中含量极低，肿瘤患者 10mL 外周血中 CTC 的数量一般在几个至几十个，且被血液中的白细胞等正常血液细胞掩盖，这给 CTC 的捕获和信息解读带来困难。目前 CTC 的检测方法主要包括分离富集和识别鉴定。分离富集主要包括物理特性富集法、免疫亲和富集法。识别鉴定通常用免疫细胞化学法、反转录聚合酶链反应、流式细胞术、荧光原位杂交等技术。

**1）物理特性富集法** 主要有密度梯度富集法、滤膜富集法、细胞大小筛选法和电荷筛选法。①密度梯度富集法是利用 CTC 与正常血液细胞在密度梯度介质中的沉降系数不同的特性，通过密度梯度离心的方法对 CTC 进行分离富集；基于该法的技术工艺主要包括 Oncoquick 法和 Ficoll 法。②滤膜富集法考虑到了 CTC 直径一般大于正常细胞的特性，通常采用孔径 8μm 的滤膜将体积较大的 CTC 分离聚集在滤膜上；滤膜富集法的技术工艺主要有 Cell Sieve、Parylene filter 和 ScreenCell 等，且效率高于密度梯度法。③微流控细胞筛选法是基于 CTC 的大小和细胞刚性的分离富集技术，目前主要有 ClearCell FX 和 Vortex。④基于 CTC 电荷特性的电荷筛选法，主要是 ApoStream，它是一种新的非依赖抗体的双向电泳分离和 CTC 分离装置。

**2）免疫亲和富集法** 是利用抗原抗体特异性结合这一特性来分离富集 CTC 的方法。主要包括正向富集法、负向富集法和微流体芯片免疫吸附富集法。①正向富集法是针对 CTC 细胞膜上的肿瘤细胞特异抗原标志物进行富集的方法。②负向富集法通过去除白细胞来分离富集 CTC，方法学基础是特异性抗体与白细胞表面抗原的结合。③微流控芯片免疫吸附富集法是根据细胞大小，制作微米级的高分子聚合材料微管道，管道上包被特异的 EpCAM 抗体，当外周血流经管道时，EpCAM 抗体特异性结合 CTC 表面抗原，使 CTC 固定在芯片表面上，从而分离富集 CTC。

CTC 源自原发性或转移性瘤灶，携带肿瘤和转移组织的 DNA 信息和肿瘤细胞表型的生物学信

息，且 CTC 的数量与肿瘤发展进程和转移密切相关，故对 CTC 数量及蛋白表达进行追踪监测对于肿瘤早期诊断、肿瘤分期、预后判断及疗效评估、靶向用药指导等方面都具有极其重要的临床意义。

## 2. 循环肿瘤 DNA（ctDNA）

循环肿瘤 DNA（circulating tumor DNA, ctDNA）是肿瘤细胞坏死、凋亡或肿瘤细胞在外周血中分泌产生的 DNA 片段。ctDNA 在外周血中的变化可以监测体内肿瘤的变异情况，并且可以克服组织活检存在肿瘤异质性的缺点，因此可用于肿瘤的早期诊断、疗效评估及预后判断等。

近年来的研究发现，局限性肿瘤患者血浆 ctDNA 浓度明显低于转移性肿瘤患者，而转移性肿瘤患者或晚期肿瘤患者的外周血中突变 DNA 片段浓度相对较高。在不同的肿瘤类型和分期中，检测到的 ctDNA 片段大小也不相同。ctDNA 与肿瘤的类型、分期及进展都密切相关，可用于评估肿瘤的发展与预后。

目前已经应用于监测肿瘤患者诊疗情况的 ctDNA 相关标记主要包括肺癌 EGFR 基因突变、乳腺癌 P53 基因突变、结直肠癌 KRAS 基因突变和前列腺癌 AR 基因突变等。一些 ctDNA 标记甚至可以指导肿瘤的治疗：血浆中发现致敏突变的非小细胞肺癌（NSCLC）腺癌患者可以用厄洛替尼治疗，血浆 T790M 阳性的患者可使用奥西莫尼治疗，野生型 KRAS 原发性结直肠肿瘤患者可接受 EGFR 抑制剂治疗。

研究表明 ctDNA 是在结直肠癌、乳腺癌和非小细胞肺癌等肿瘤中反映肿瘤发生发展的早期指标，可用于评价优化新辅助治疗或转移性肿瘤治疗的效果。另外也有研究认为肿瘤治疗后的 ctDNA 水平也可辅助检测肿瘤微小残留病变，但此观点还需进行大规模研究验证。ctDNA 检测的优势在于无创性，无须通过对病灶进行手术，只需提取少量血液即可，有效避免了反复有创的组织活检，从而可减轻患者痛苦，且不会引起肿瘤扩散。ctDNA 的半衰期约为 2h，可以反映肿瘤当前状态。由于 ctDNA 所携带的遗传信息均来自原发肿瘤，故 ctDNA 检测具有高度的灵敏性和特异性；但目前的 ctDNA 检测技术仍存在一些局限性，例如，早期肿瘤患者血液中的 ctDNA 不易获取，

缺少特异性的提取标准等。

## 3. 游离细胞外 DNA（cfDNA）

游离细胞外 DNA（cell free DNA, cfDNA）是一类存在于外周血循环中的、游离于细胞外的、部分降解了的机体内源性 DNA，通常可来源于原发灶肿瘤细胞、循环肿瘤细胞、微转移灶、正常的血细胞和基质细胞等。

目前关于 cfDNA 如何释放到细胞外进入循环的机制尚不明确，可能是由于细胞凋亡、细胞坏死、细胞被吞噬后释放及主动分泌等。细胞凋亡时，细胞核中的 DNA 会裂解为一系列 180~200bp 的 DNA 片段。研究发现与健康人相比，肿瘤患者在肿瘤组织未出现明显坏死之前 cfDNA 浓度较高，经体外诱导肿瘤细胞凋亡后，所检测到的细胞外 DNA 浓度明显升高，提示 cfDNA 可能来源于细胞凋亡。在关于 cfDNA 片段大小及序列的分析中发现，肿瘤患者的 cfDNA 长度集中在 160~180bp 或是其整数倍，此结果与凋亡细胞核小体 DNA 的电泳结果相似。以上结果均提示细胞凋亡可能是细胞释放 cfDNA 的原因之一。研究表明，肿瘤细胞培养液上清中游离 DNA 浓度与癌细胞的增殖呈正相关，而与细胞死亡无明显相关，提示 cfDNA 可能是由活细胞主动分泌而来。

从血浆、血清和尿液中收集 cfDNA 的传统方法依赖于商业试剂盒，大多数可用的试剂盒都是基于特殊的硅基质材料可有效吸附 DNA 而设计，其他方法如苯酚 – 氯仿、酒精沉淀或盐析方法，通常比 DNA 提取试剂盒分离出的浓度更高，然而这些方法较为费时且需要大量的样品。目前的微流控技术是一种更有效的 cfDNA 收集方法，可用于 cfDNA 分离的微流控设备主要分为两类：一种是固相分离，其使用固定化的免疫磁珠进行 DNA 捕获；另一种称为液相分离，它使用化学试剂或依靠电泳（EP）/ 介电电泳（DEP）迫使带负电荷的 DNA 迁移。

cfDNA 分析属于基本无创的肿瘤组织活检，是从常规抽血中分析来自肿瘤的 DNA，它为活检困难或不安全的肿瘤患者提供了一种分子谱分析方法，并提供了一种可以长期持续监测肿瘤 DNA 的实用方法，且没有肿瘤活检的风险和潜在并发

症。此外，cfDNA 分析与单个肿瘤病变的针吸活检相比，可以更好地检测肿瘤分子的异质性，而且也为健康人群提供了肿瘤早期筛查的可能性。因此，cfDNA 在肿瘤的早期诊断、疗效观察、预后评估、转移风险分析及复发监测等方面都具有重要的潜在价值。

### 4. 外泌体

外泌体是由细胞内溶酶体微粒内陷形成的多囊泡体，在与细胞膜融合后释放到胞外，通常携带活细胞（包含肿瘤细胞）释放的 DNA、RNA 和蛋白质等物质，许多细胞在正常或病理状态下均可分泌外泌体。

近年来研究发现，外泌体可被释放至血液、尿液、唾液、胸腹水、乳汁、羊水及精液等人体多种体液中，这极大地拓展了外泌体的检测途径。多项研究证实，外泌体在肿瘤发生发展、侵袭转移和免疫逃逸过程中起重要作用。如人乳腺癌中外泌体 miR-1246 含量明显升高，转移性乳腺癌细胞分泌的外泌体中 miR-1246 表达量显著上调，外泌体 PD-1 和 CTLA-4 可用于乳腺癌的早期诊断。此外，外泌体中 lncRNA CCAT1 检测胰腺癌的灵敏度、特异性和准确度分别为 89%、87% 和 89%，显著高于 CA19-9，提示 lncRNA CCAT1 可以作为胰腺癌早期诊断标志物。在胃癌中研究表明，肿瘤相关巨噬细胞源性外泌体的特异性蛋白质载脂蛋白 E（apolipoprotein E， ApoE）可以激活 PI3K/PKB 通路，从而促进胃癌细胞的迁移和侵袭，故载脂蛋白 E 有望作为评估胃癌发展的指标。在结直肠癌研究中，原发性结直肠癌患者的血清外泌体中 miRNAs（miR-21、miR-23a、miR-150、miR-223、miR-1229、miR-1246、let-7a）的表达量显著升高，而当肿瘤切除后其表达量又会明显下降，提示以上 miRNA 都有可能成为结直肠癌的早期诊断生物标志物。

外泌体的主要分离技术如下。

**1）基于超速离心的外泌体分离技术** 离心通常用于分离和纯化颗粒材料，以及分析聚合物材料（包括核酸和蛋白质等生物聚合物）的流体力学特性。当非均质混合物（悬浮液）受到离心力离心时，悬浮液中的颗粒成分将根据其密度、大小和形状进行沉淀，更致密和更大的颗粒首先沉降。超速离心是一种优化的离心过程，可产生高达 $10^6$g 的极高离心力。超速离心法通常分为两种类型：分析型超速离心和制备型超速离心。现在有研究认为，分析型超速离心可用于研究颗粒材料的物理化学性质和高分子材料的分子相互作用。制备型超速离心常用于分离病毒、细菌、亚细胞器及胞外小囊泡等生物小颗粒，也是分离外泌体的一种重要分离方法，主要分为差速超速离心和密度梯度超速离心。基于超速离心的外泌体分离是最常用的技术之一，也被认为是外泌体分离的金标准。

差速超速离心分离外泌体的操作通常包括一系列离心力和离心时间不同的离心循环，根据外泌体与样品中其他成分的密度和大小差异进行分离。超速离心所使用的离心力通常在（1~1.2）× $10^5$g。在开始分离之前，清洗步骤通常是对人血浆 / 血清进行处理，以去除样品中的大生物颗粒，并在样品中加入蛋白酶抑制剂，以防止外泌体蛋白质降解。在外泌体分离过程中，上清液或颗粒重新悬浮在适当介质中，如磷酸盐缓冲液（PBS），并随着离心力的增加进行后续离心。最后，分离出的外泌体再次悬浮并在 -80℃下储存，直到进一步分析。这种分离外泌体的方法也被称为简单的超速离心法。

密度梯度超速离心通常可分为等密度梯度超速离心和移动区超速离心。密度梯度超速离心应用广泛，其分离外泌体的原理是根据分子大小、质量和密度在离心管中预先构建密度梯度介质，从上到下密度越来越大，样品加入密度梯度介质的顶部，进行长时间的超速离心后得以分离。分离的外泌体可以通过简单的分馏收集方便地恢复。当连续梯度用于分析应用时，不连续梯度（阶梯梯度）更适合于达到分离的外泌体位于密度梯度层界面处的制备目的，从而极大地促进它们的收集。与差速超速离心不同，密度梯度超速离心的缺点是其容量在很大程度上受到负荷区的限制。在等密度超速离心中，将包含样品的密度梯度介质加载到离心管中。离心过程中，外泌体沿着密度梯度介质沉积到与介质密度相同的位置——等密度位置。在外泌体到达等密度位置后，离心力进一步将外泌体聚焦到一个区域并将其保留在那里，这意味着等密度超速离心是静态的。

在移动区带超速离心中，待分离颗粒的密度比离心管中任何部分介质的密度都要大。与等密度超速离心分离不同，移动区带超速离心分离的样品中的外泌体是根据其大小和质量而不是密度来分离的。移动区带超速离心允许分离密度相近但体积不同的细胞外小泡。由于溶质（包括外泌体）的密度大于梯度介质的密度，因此移动区带超速离心通常是动态的，而不是静态的。换言之，当进行长时间离心时，所有溶质最终都会在离心管底部形成颗粒。因此，离心时间必须细致优化。此外，为了防止外泌体颗粒化，离心管的底部通常会有一层高密度的缓冲层。相反，在等密度超速离心中，无论离心时间长短，外泌体都不会沉积到离心管的底部。超速离心通常与等密度或移动区带技术相结合，以允许相对低密度的外泌体漂浮，并进一步纯化外泌体。

**2）基于颗粒大小的外泌体分离技术**　超滤是一种基于颗粒大小来分离外泌体的技术。超滤的基本原理与传统的膜过滤相似，悬浮颗粒或聚合物在膜过滤中的分离主要取决于体积或分子量大小，根据体积的不同可使用固定分子量大小的膜滤过器来分离外泌体。超滤比超速离心快，不需要特殊设备，但力的作用可能导致大的囊泡变形和破裂，这可能会影响下游的分析结果。短时间离心的纳米膜浓缩器被证明能像超速离心一样快速富集尿液外泌体。目前通常采用电子显微镜检测外泌体的形态特征和直径分布，并可用免疫印迹检测外泌体的标志物。

顺序过滤用于从细胞培养上清液中分离外泌体。首先，使用100nm薄膜过滤器，死端过滤会耗尽漂浮细胞和大细胞碎片。虽然大的和刚性的组分被消除，但是大的柔性组分能够通过过滤器，即使它们的直径大于100nm。其次，用中空纤维对滤液进行切向流过滤。然后对浓缩的保留物进行重过滤，以进一步耗尽污染物。第三，用100nm径迹刻蚀滤光片对样品进行过滤。为了最大限度地恢复外泌体，在每一步结束时清洗过滤器，并在第二步和第三步期间监测和维持跨膜压力。最后，经电子显微镜验证外泌体形态学，质谱验证外泌体相关蛋白的存在。

**3）基于免疫亲和捕获的外泌体分离技术**　外泌体膜上存在大量的蛋白质和受体，利用蛋白质抗原与特异性抗体之间的免疫亲和作用，以及受体和相应配体之间的特异性相互作用，人们开发出了基于免疫亲和捕获的技术用于分离外泌体。例如，酶联免疫吸附实验（ELISA）用于捕获和定量血浆、血清和尿液中的外泌体，结果以吸光度值表示，可快速检测外泌体表面生物标志物的表达，并以瞬时读数的形式显示外泌体的产量和特异性。以超速离心法为基础，用微孔板免疫亲和法测定外泌体的特异性和产量。血浆样本通过一轮短暂的低速离心预清洗，以清除细胞碎片和大的生物制品，并浓缩细胞外小泡。这种基于微孔板的免疫亲和捕获方法产生的结果与样品体积小得多的超速离心获得的结果相比，显示了免疫亲和捕获的优越性。

CD63膜蛋白在大多数外泌体上都有表达，这为从复杂样品基质中选择性分离外泌体提供了一种有效的方法。例如，基于磁免疫捕获开发的一种商品化的外泌体分离试剂盒，可成功地从预富集外泌体中分离出70个高纯度外泌体。但该试剂盒不能直接从原始样品中提取外泌体，外泌体分离的成功与否在很大程度上取决于预富集外泌体的质量。在一个类似的实验中，用涂有抗CD34抗体的磁性微球从急性髓细胞性白血病（AML）患者血浆中分离出外泌体，CD34是AML发生的唯一生物标志物。经透射电镜观察，分离到的外泌体具有典型的外泌体形态，其分子结构与Western blot检测到的亲本细胞相似。分离的外泌体也保留了其生物学活性，以介导免疫抑制。这些发现提示，增殖的外泌体可能有助于AML的诊断和预后。

**4）外泌体沉淀**　通过改变溶解度或分散性将外泌体从生物流体中沉淀下来以达到分离目的。通常的操作方法是将样品与聚乙二醇8000（PEG-8000）在4℃条件下孵育过夜后，通过低速离心或过滤分离等操作获取包含外泌体的沉淀物。此过程不需要任何专用设备，这项技术很容易应用于临床，并可用于大样本检测。目前，市面上有几种外泌体沉淀试剂盒，其中一些试剂盒能够检测和富集各种体液（包括血清、血浆、腹水、尿液、脑脊液）和培养基中的外泌体。在进行沉淀之前，需要先从细胞和细胞碎片中预清洗样品。结果表明，与差速超速离心法和纳米膜浓缩法相比，用这些试剂盒进行的尿液外泌体沉淀法的产率最高。外泌体蛋白的纯度可用 Western blot 和实时荧光定量 PCR 进行评价。然而，使用聚合物进行外泌体沉淀容易引入非外泌体污染物，因此，需要预分离步骤去除样本中的脂蛋白等亚细胞颗粒，同时使用 Sephadex G-25 柱去除相应的聚合材料。

5）**基于微流控技术的分离技术**　此项技术是在微尺度上利用外泌体的物理和生化特性，快速有效地分离外泌体。微流控设备的使用将显著减少样品检测体积、试剂消耗和分离时间。如声学纳米过滤器，在驻波的作用下，根据颗粒的大小和密度对样品进行分离。通常认为较大的颗粒会经历更强的辐射力，并获得较快的运动速度，从而更快地向压力节点迁移。这种基于样品中颗粒大小进行的分离技术被应用于细胞培养样品中外泌体的检测。

此外，可将免疫亲和捕获与微流控芯片集成以分离特异性外泌体。外泌体分离的核心在于膜结合蛋白（抗原）与固定在芯片上的抗体之间的特异性相互作用，从而允许从所有其他细胞外囊泡和样品成分中分离特异性外泌体。ExoChip 是一种基于聚二甲基硅氧烷（PDMS）的微流体装置，是具有抗 CD63 功能的免疫芯片，CD63 是外泌体中一种常见的高表达抗原。ExoChip 具有低成本及可在单个设备中同时捕获和定量外泌体的优点。

（王书奎　何帮顺）

# 第 2 节　常见肿瘤标志物及其应用评价

## 一、常见肿瘤标志物分类及临床应用

肿瘤标志物（tumor marker，TM）是一类存在于肿瘤患者的细胞、组织、体液和排泄物中的物理、生物或化学物质，在肿瘤细胞异常增殖分化过程中或是机体对肿瘤的刺激反应过程中合成分泌，可被用于病理学、化学及免疫学检测。常规的肿瘤标志物可用于肿瘤的早期诊断及鉴别诊断、监测肿瘤患者的放疗或化疗效果、判断肿瘤患者的预后。通常认为理想的肿瘤标志物应该具有特异性和灵敏度较高、取材方便、易于检测等特点，其浓度变化与肿瘤大小、分期、转移、恶性程度高度相关。

肿瘤标志物广义上可以分为肿瘤特异性抗原（tumor-specific antigen，TSA）和肿瘤相关抗原（tumor-associated antigen，TAA）两大类。肿瘤特异性抗原只存在于肿瘤组织而不存在于正常组织中，如前列腺特异性抗原（prostate specific antigen，PSA）。肿瘤相关抗原是指存在于肿瘤组织和正常组织中，但在肿瘤组织中表达较高的一类抗原，如甲胎蛋白，在胚胎期产生，出生后表达减少并维持在一定水平，而在多种肿瘤的发生发展过程中有不同程度的升高。

### （一）按生化性质分类的肿瘤标志物

#### 1. 肿瘤胚胎性抗原标志物

胚胎性抗原可在胚胎发育阶段表达，由胚胎组织合成分泌，在胚胎后期逐渐减少，出生后消失或仅有微量残余。当细胞发生癌变时，胚胎性抗原会重新合成，其血清含量大量增加，可作为诊断癌症的参考依据。胚胎性抗原可分为两类：一类是由肿瘤细胞产生和释放的分泌性抗原，如甲胎蛋白；另一类是由肿瘤细胞表达的膜抗原，如癌胚抗原。

1）**甲胎蛋白（alpha-fetoprotein，AFP）**　AFP是胚胎期的肝细胞和卵黄囊合成分泌的一种物质，分子量约为70kD。妊娠6周AFP开始合成，妊娠12~14周时含量达到高峰，出生后逐渐减少，至周岁时降至成人水平并维持。AFP在正常成人血液中含量极低，通常为0.5~15 μg/L，但当肝细胞发生癌变时，癌变的肝细胞可重新产生AFP，随着病情恶化AFP在患者血清中的含量会急剧增加，因此AFP是诊断原发性肝癌的一个重要的特异性临床指标。研究表明，肝癌患者血清AFP的浓度较高时，提示预后不良，可用于监测肝癌患者的治疗情况，以及肝癌手术切除后或肝癌患者肝脏移植后的复发监测。例如，动态观察AFP的含量和谷草转氨酶/谷丙转氨酶（AST/ALT）比值变化可鉴别良恶性肝脏疾病，原发性肝癌患者血清中AFP含量和AST/ALT比值明显高于HBV感染的患者。此外，AFP与AST/ALT比值对HBV感染的原发性肝癌患者的联合诊断的价值较高，受试者工作曲线下面积（AUC）为0.811。AFP还可用于产前诊断胎儿宫内死亡、无脑儿、脊柱裂和神经管畸形等。

**2）癌胚抗原（carcinoembryonic antigen，CEA）** CEA最早是在结肠癌的提取物中发现的一种酸性糖蛋白，不规则地分布于细胞表面，分子量约为180kD。其含量在妊娠前6个月内逐渐增高，在胎儿出生前却显著降低，正常人血液中CEA含量较低（小于2.5μg/L）。病理条件下，CEA易脱落或被细胞分泌至血液或体液中，因此可从血清、胃液、胸腹水及粪便等体液和排泄物中检测出来。CEA可作为一种广谱肿瘤标志物，虽然不能用于某一种恶性肿瘤的特异性诊断，但是对于良恶性肿瘤的鉴别诊断、疗效评价等具有重要的临床价值。当结直肠癌患者出现复发或远处转移时，CEA水平升高。目前CEA相关细胞黏附分子（CEACAM）得到了广泛研究，CEACAM1、CEACAM5和CEACAM6现在被认为是黑色素瘤、肺癌、结直肠癌和胰腺癌有效的临床生物标志物和潜在治疗靶点。

**2. 蛋白质类肿瘤标志物**

蛋白质类肿瘤标志物包括铁蛋白、β2-微球蛋白、细胞角蛋白和本周蛋白等。尽管这类蛋白是最早发现的肿瘤标志物，检测相对比较容易，但此类标志物特异性差，因此临床应用价值也很有限。

**1）铁蛋白（ferritin，Ft）** 分子量约为500kD的可溶组织蛋白，可以贮存铁离子。Ft存在于机体的各个组织中，正常人血清中仅含有少量的Ft，在病理情况下会被释放到血液中。Ft虽然不是肿瘤特异性的标志物，但在某些癌症患者血清中有不同程度的升高。血清Ft用于衡量体内铁储存水平及体内有无严重的铁代谢失调。急性白血病、卵巢癌、霍奇金淋巴瘤、肝癌、胰腺癌、肺癌、乳腺癌等患者的血清Ft含量会升高，其升高程度与肿瘤的活动及临床分期有关。研究报道Ft与CA153、CEA和降钙素联合检测乳腺癌的AUC为0.871，特异性和灵敏度分别为95%和81.2%。肝癌患者血清Ft阳性率高达90%，持续升高表明预后不良，因此可作为监测疗效的方式之一，特别是对AFP阴性的肝癌患者更有意义。

**2）β2-微球蛋白（β2-microglobulin，β2-M）** 是人类白细胞抗原I（HLA-I）的轻链，是一种分子量为11.8kD的血清球蛋白。β2-M主要由血小板、淋巴细胞和多形核白细胞产生，存在于所有有核细胞表面（红细胞和胎盘滋养层细胞除外），尤其是淋巴细胞和肿瘤细胞，在免疫应答中起重要作用。β2-M从肾小球滤过后，再由肾近端小管重吸收和分解，仅有微量随尿排出。血浆中β2-M浓度主要用于监测肾移植后的排异反应和肾小管功能损伤；脑脊液中β2-M含量升高见于急性白血病和淋巴瘤的神经系统浸润；尿液中β2-M检测用于评估肾早期损害时肾小球和近端小管的功能。在一些恶性肿瘤中，如非霍奇金淋巴瘤、霍奇金淋巴瘤及多发性骨髓瘤等，患者血清β2-M浓度可明显升高，其含量常用于评价骨髓瘤的疗效及预后。

**3）细胞角蛋白19片段（cytokeratin fragment 19，Cyfra21-1）** 角蛋白经蛋白质双向电泳分离出20条区带分别命名为CK1~CK20，其中CK18和CK19在肿瘤患者血清中含量最丰富。在恶性上皮细胞中，蛋白酶加速细胞降解，使得大量细胞角蛋白片段释放入血，其可溶性片段可与两株单抗KS19.1和BM19.21特异性结合，故称为Cyfra21-1。Cyfra21-1分子量约30kD，广泛分布于正常组织表面，如层状或鳞状上皮中。

Cyfra21-1 不受年龄、性别、月经周期及吸烟等各种因素的影响，是一种较好的肿瘤标志物。当发生肿瘤时细胞被溶解破坏，Cyfra21-1 释放入血，被认为是一种主要用于检测肺癌的肿瘤标志物。Cyfra21-1 诊断肺腺癌的 AUC 为 0.631，诊断肺鳞状细胞癌的 AUC 为 0.722。Cyfra21-1 与腺苷激酶（TK1）联合使用可以提高鳞状上皮细胞肺癌的诊断效能，AUC 为 0.928，灵敏度和特异性分别为 86.4% 和 94.7%；Cyfra21-1 与 CEA 联合使用可以提高非小细胞肺癌诊断的阳性率。

**4）本周蛋白（Bence Jones protein，BJP）** 1848 年由亨利·本·周（Henry Bence Jones）首先发现，故命名为本周蛋白。BJP 在 pH4.9 ± 0.1、40~60℃条件下呈凝固状态，温度升至 90~100℃时可再溶解呈溶液状态，而温度下降至 56℃左右时，蛋白又呈凝固状态，故又称为凝溶蛋白。BJP 是骨髓瘤细胞合成分泌的免疫球蛋白轻链（light chain，LC），是多发性骨髓瘤的典型标志物，在慢性淋巴瘤、骨肉瘤中 BJP 会有不同程度升高。巨球蛋白血症患者的血清内 IgM 水平显著高于正常水平，约有 20% 呈 BJP 阳性反应。免疫球蛋白轻链分子量小，能通过肾小球滤过膜随尿排出，故通常检测尿中的本周蛋白。免疫球蛋白轻链损伤肾小管可导致肾功能障碍并可引发多器官淀粉样变性，因此肾病时 BJP 呈阳性。

**5）α1 酸性糖蛋白（α1-acid glycoprotein，α1-AGP）** 是急性时相反应蛋白，在感染和肿瘤等病理状态下释放入血，主要由肝脏巨噬细胞和粒细胞合成分泌，肿瘤细胞也能合成。α1-AGP 在胃癌、肝癌、结直肠癌和胰腺癌等消化道相关恶性肿瘤患者血清中显著升高。有研究显示，胃癌患者血清 α1-AGP 水平显著高于正常人，α1-AGP、α1-抗胰蛋白酶和 C 反应蛋白联合检测对于胃癌诊断的总阳性率为 100%，对结肠癌和直肠癌联合诊断的总阳性率分别为 96% 和 92%。α1-AGP 在一些非肿瘤性疾病如炎症、外伤、感染中也会升高。

**6）胃泌素释放肽（gastrin-releasing peptide，GRP）** 大量存在于人胃、肠道和脑脊髓中，与神经纤维相关，可作为神经介质调节胃肠道运动。胃泌素释放肽通过内分泌作用与其受体特异性结合参与肿瘤的生长、转移过程。作为 GRP 的稳定前体结构，ProGRP 水平在小细胞肺癌（SCLC）患者血清中显著升高，常用于 SCLC 与非小细胞肺癌（NSCLC）鉴别诊断的特异性标志物，AUC 为 0.939，显著高于神经元特异性烯醇化酶（NSE）（AUC 为 0.886），ProGRP 与 NSE 联合使用有助于提高鉴别诊断的价值（AUC 为 0.965）。ProGRP 水平升高还可见于甲状腺髓样癌等恶性肿瘤，以及胃肠道疾病、急性肝炎等良性疾病患者中。但须注意的是 ProGRP 经肾脏代谢排出，肾病患者血中可出现 ProGRP 水平升高。

**7）组织多肽抗原（tissue polypeptide antigen，TPA）** 是一种单链多肽，存在于胎盘和大部分肿瘤组织细胞膜和细胞质中，在恶性肿瘤患者血清中的检出率可高达 70%。患者血清 TPA 水平与肿瘤发生发展及治疗效果显著相关。研究表明，恶性肿瘤经治疗好转后，TPA 水平降低；若治疗后 TPA 再次增高，则提示有肿瘤复发。同时检测 TPA 与 CEA 有助于良恶性乳腺疾病的鉴别诊断。

### 3. 糖类抗原标志物

糖基化的改变是癌症的一个标志，其结果是产生肿瘤相关的多糖或糖蛋白，这些分子随后被分泌或脱落入血，从而作为肿瘤相关的标志物。20 世纪 80 年代，研究者利用杂交瘤技术获得了能识别肿瘤特异性大分子糖类抗原（carbohydrate antigen，CA）的特异性抗体，并开发了单抗识别系统，促进了糖蛋白作为肿瘤标志物的应用。肿瘤中糖基化的增加是由携带特定糖基的糖蛋白的过表达、核苷酸糖供体的增加或减少，以及糖基转移酶和糖苷酶的改变引起的，所以在特定肿瘤的诊断方面具有较高的准确性。糖类标志物主要是糖脂和糖蛋白，如 CA153、CA125、CA19-9、CA50、CA724、CA242 和 CA549 等。

**1）糖类抗原 153（carbohydrate antigen 153，CA153）** 分子量为 300~500kD。CA153 在乳腺癌患者中升高，初期和晚期的灵敏度分别为 60% 和 80%。CA153 常用于转移性乳腺癌患者的疗效监测和预后判断。CA153 在其他恶性肿瘤中也有一定的诊断价值，如肺癌、结肠癌、胰腺癌、卵巢癌、子宫颈癌和原发性肝癌等。

**2）糖类抗原 125（carbohydrate antigen 125，**

CA125）　是 1981 年由 Bast 等从上皮性卵巢癌抗原中发现的一种糖蛋白，分子量为 200kD，可与单抗 OC125 相结合。CA125 在健康人群血清中的浓度很低，上限浓度为 35 U/mL，其诊断卵巢癌的灵敏度较高，但特异性较差。联合测定血清 CA125 和 CEA 可以提高卵巢癌检出的特异性和灵敏度。大多数卵巢癌患者的血清 CA125 水平与病程进展有关，因此 CA125 是观察卵巢癌患者预后疗效、判断是否复发的重要指标，若血清 CA125 持续升高提示预后不良。对有卵巢癌家族史或特殊遗传基因突变的高危人群，可联合血清 CA125 检测和阴道超声检查早期发现卵巢癌。此外，CA125 含量升高还可见于宫颈癌、子宫内膜癌、乳腺癌、胰腺癌、胆管癌、肝癌、胃癌、结直肠癌及肺癌等。

3）糖类抗原 19-9（carbohydrate antigen 19-9，CA19-9）　为一种唾液酸化的大分子量低聚糖类黏蛋白，分子量大于 1000kD。CA19-9 主要分布于正常胎儿胰腺、胆囊、肝、肠和正常成年人胰腺、胆管上皮等处。正常人体内 CA19-9 的含量较低，成人血清 CA19-9 浓度低于 37 U/mL，因其与胰腺癌、胆管癌、胃癌及结肠癌的发生和发展相关，故又称为胃肠癌相关抗原。研究表明 CA19-9 对胰腺癌的诊断有较高的灵敏度，胰腺癌患者血清 CA19-9 的含量越高，表明肿瘤分期越晚，发生远处转移的风险越高，预后较差。

4）糖类抗原 50（carbohydrate antigen 50，CA50）　是一种从人结直肠癌细胞株提取的糖类抗原，主要成分是唾液酸糖脂和唾液酸糖蛋白。正常组织中通常不存在 CA50，当细胞发生恶变时糖基化酶被激活，细胞表面糖基结构改变而成为肿瘤标志物。CA50 在许多恶性肿瘤中均会升高，属于一种广谱肿瘤标志物，目前主要用于胰腺癌的辅助诊断、疗效判断与预后评估。血清 CA50 含量与肿瘤组织大小、转移等高度相关。CA50 在肝硬化、溃疡性结肠炎、黑色素瘤、淋巴瘤等病变中也会有不同程度升高。CA50 与 CA19-9 的相关性较好，联合使用对于肝癌、胰腺癌、胆管癌、胃癌、结直肠癌、肺癌等具有较高的诊断价值；CA50 与其他肿瘤标志物如 AFP、CEA 等联合使用，可有效提高恶性肿瘤检测的特异性和灵敏度。

5）糖类抗原 72-4（carbohydrate antigen 72-4，CA724）　CA724 的分子量为 220~400KD，是一种由抗乳腺癌肝转移细胞株单抗 B72.3 和抗直肠癌细胞株单抗 CC49 识别的黏蛋白样高分子量糖蛋白，正常人血清中含量低于 6U/mL。当发生消化道肿瘤、卵巢癌或肺部肿瘤时，患者血清中 CA724 的含量会显著升高。CA724 对良恶性肿瘤的鉴别诊断有较高的特异性，在良性肿瘤和感染性疾病中很少升高。其对于胃部肿瘤良恶性的鉴别诊断特异性较高，尤其是与 CA19-9 联合检测时，阳性率明显升高。当肿瘤完全切除时，CA724 可降低至正常水平，因此 CA724 是判断胃肠道肿瘤患者是否有残存病灶的较好指标。有研究显示，术前血清 CA724 水平可作为 CEA 水平正常的结直肠癌患者的潜在预后因素。当 CA724 与 CA125 联合检测时，可作为诊断原发性及继发性卵巢肿瘤的标志物。

6）糖类抗原 242（carbohydrate antigen 242，CA242）　是附着在细胞表面或核心蛋白 / 脂质上的一种唾液酸化的糖类抗原。健康成人血清 CA242 浓度低于 20 U/mL。CA242 是近几年应用较多的肿瘤标志物，对诊断多种癌症的灵敏度都很高。例如，血清 CA242 检测胰腺癌的灵敏度可达 66%~100%；CA242 检测大肠癌的灵敏度与 CA19-9 相近，特异性和诊断效率则优于 CA19-9；此外，血清 CA242 对鉴别肺癌类型具有一定意义，相较于肺鳞状细胞癌和小细胞癌，肺腺癌中 CA242 显著升高。

### 4. 酶类标志物

酶类标志物是指肿瘤细胞恶性病变时引起基因表达的改变导致肿瘤细胞代谢异常，从而产生异常含量的酶。常见的酶类标志物有前列腺特异性抗原、酸性磷酸酶、神经元特异性烯醇化酶、α-L 岩藻糖苷酶、碱性磷酸酶、淀粉酶等。

1）前列腺特异性抗原（prostate specific antigen，PSA）　是由前列腺上皮细胞分泌、只存在于前列腺组织中的一种物质，分子量为 34kD。PSA 具有高度的组织特异性，是前列腺癌最重要的肿瘤标志物。通常血液中没有或仅有极微量的 PSA，血中的总 PSA（t-PSA）分为游离型（f-PSA）和结合型（c-PSA），PSA 可用于前列腺癌的筛查、早期诊断、疗效判断和预后评估，f-PSA/t-PSA 比值可用于鉴别良恶性前列腺肿瘤，f-PSA 和 t-PSA 在前列腺癌患者血清中均显著高于良性前列腺增生，而 f-PSA/t-PSA 显著低于良性前列腺增生，对前列腺癌患者的临床诊疗具有指导意义。

2）神经元特异性烯醇化酶（neuron specific enolase，NSE） 存在于神经组织和神经内分泌组织中的酸性蛋白酶，参与糖酵解途径，分子量约为 73kD。NSE 在与神经内分泌组织起源有关的肿瘤中过量表达，比如小细胞肺癌中 NSE 显著升高，可用于小细胞肺癌的鉴别诊断及疗效预后监测。NSE 同时也是神经内分泌肿瘤如神经母细胞瘤、甲状腺髓质癌的特异性标志物。研究证实在神经母细胞瘤的所有阶段血清 NSE 水平均升高，尤其见于转移性疾病。此外，脐带血中 NSE 的测定为新生儿神经母细胞瘤的早期诊断提供了可能。NSE 水平升高还可见于嗜铬细胞瘤、骨髓癌和胰腺癌等。

3）α-L 岩藻糖苷酶（α-Lfucosidase，AFU） 是一种酸性糖蛋白，存在于体液及细胞溶酶体中，可参与糖和糖蛋白的代谢。研究证实 AFU 诊断原发性肝癌的 AUC 为 0.80，灵敏度和特异性分别为 78% 和 64%。AFU 还可用于先天性 AFU 缺乏导致的岩藻糖贮积病的早期诊断。

4）酸性磷酸酶（acid phosphatase，ACP） 是在酸性条件下能催化磷酸基转移反应的酶，ACP 主要来源于前列腺，少部分来源于血小板、红细胞和破骨细胞，存在于细胞的溶酶体中。前列腺酸性磷酸酶（PAP）特指由前列腺分泌的 ACP，目前临床上主要用于前列腺癌的辅助诊断及预后判断。研究显示 PAP 阳性的前列腺癌通常具有发生转移、癌肿大、病理学分级高等特点，且 PAP 可作为前列腺癌的重要预后因素之一。在其他恶性肿瘤如骨肉瘤、多发性骨髓瘤及其他癌的骨转移患者血清中 PAP 也会升高。PAP 在一些非肿瘤性疾病，如前列腺肥大、溶血性疾病、骨质疏松等也会增高，在前列腺按摩或直肠指检时可一过性增高。

5）碱性磷酸酶（alkaline phosphatase，ALP 或 AKP） 是一种含锌的糖蛋白，分子量约为 95kD，存在于正常人体的肝脏、骨骼、肠、肾和胎盘等组织中，可以通过肝脏向外排出。ALP 含有 ALP1、ALP2、ALP3、ALP4、ALP5 及 ALP6 六种同工酶。ALP 主要用于肝癌的辅助诊断，肝癌患者 ALP 水平较高，高水平 ALP 的肿瘤复发转移率高，且 ALP 可作为影响肝癌切除术后患者生存预后的因素。在其他肿瘤如骨肉瘤、前列腺癌、卵巢癌、胰腺癌、胃癌、乳腺癌等患者血清中也会有不同程度升高。在胆道梗阻性肝炎、药物性肝中毒和佝偻病等非肿瘤性疾病患者中亦会增高。

6）淀粉酶（amylase） 分子量约为 45kD，分为血清淀粉酶和尿淀粉酶，常用于胰腺疾病的实验室诊断。由于尿淀粉酶水平波动较大，所以实验室常检测血清淀粉酶或同时测定二者。值得注意的是，淀粉酶活性的改变也可出现在某些非胰腺疾病，因此测定淀粉酶同工酶具有鉴别诊断意义。淀粉酶增高可见于胰腺肿瘤引起的胰腺导管阻塞，降低见于肝硬化、肝癌等。

**5. 代谢类标志物**

肿瘤的发生是环境与机体相互作用的结果，环境因素导致的肿瘤相关基因和蛋白的变化，最终会带来肿瘤代谢上的变化。常见的代谢类标志物有乳酸脱氢酶、人附睾蛋白 4、缬氨酸、甘氨酸、乳酸盐、肌醇、核苷酸、牛磺酸等。

1）乳酸脱氢酶（lactate dehydrogenase，LDH） LDH 分子量约为 135kD，是一种糖酵解酶，其主要作用是催化乳酸氧化生成丙酮酸或催化丙酮酸向乳酸转化，也可以催化 α-酮酸等。LDH 分为 LDH-A 和 LDH-B 两种亚型。LDH 存在于机体所有细胞的细胞质里，含量最高的是心、肾、骨骼肌，其次是肝、脾、胰等。若血清 LDH 升高，应首先考虑心脏、肝脏及肌肉疾病，排除此类疾病后再考虑恶性肿瘤。LDH 作为血清肿瘤标志物在睾丸癌患者的诊断、分期、疗效评价及转移中具有重要意义。LDH-A 在乳腺癌组织中高表达，其含量与乳腺癌的大小呈正相关，乳腺癌组织 LDH 水平与血清 LDH 水平可作为三阴性乳腺癌脑转移的两个预测因素。唾液 LDH 可用于评估不同组织学等级的口腔鳞状细胞癌的侵袭性。LDH 参与肿瘤代谢，导致肿瘤细胞改变肿瘤微环境来抑制和逃逸免疫系统，LDH-A 能够增强对化学、放射、靶向治疗的抵抗力，故 LDH 可作为肿瘤的预后指标。

2）人附睾蛋白 4（human epididymal protein 4，HE4） 是最近新发现的一种肿瘤标志物，在卵巢癌、子宫内膜癌和肺癌等恶性肿瘤患者血清中高表达。正常情况下，HE4 在多种组织中低表达，且表达水平随年龄增长而增加。研究显示，绝经后女性血清 HE4 含量高于绝经前女性。血清 HE4 水平与卵巢癌的临床病理特征显著相关，其诊断卵巢癌的灵敏度和特异性均较高（91.5% 和 92.0%），动态监测 HE4 水平变化能够反映病情转归，因此 HE4 在临床上主要用于卵巢癌的早期诊断、治疗评估和预后判断。HE4、CA125 与 YKL-40（甲壳质酶蛋白 -40）联合检测诊断卵巢癌的灵敏度和特异性分别达到 96.5% 和 85.0%。研究发现，HE4 预测卵巢癌复发的灵敏度为 91.3%，特异性为 87.5%，诊断效能和阳性率均高于 CA125，且治疗前患者血清 HE4 水平异常增高往往提示预后不良。

3）缬氨酸（valine，Val） 是人体的 20 种氨基酸之一，属于支链氨基酸，也是人体的 8 种必需氨基酸之一。缬氨酸主要在肝癌和脑肿瘤中异常升高，如星形胶质瘤、神经胶质瘤、脑膜瘤及神经上皮的肿瘤等。

4）甘氨酸（glycine，Gly） 是一种结构最简单的非必需氨基酸，人体摄入过量的甘氨酸会打破体内氨基酸的吸收平衡从而导致机体氨基酸失衡影响健康。最近的研究认为，甘氨酸的吸收速率与肿瘤细胞的 DNA 合成速率、细胞增殖呈正相关，外源甘氨酸能促进肿瘤细胞生长。

5）乳酸（lactic acid） 是糖酵解的最终代谢产物，具有促进肿瘤生长转移的作用且与预后不良有关。研究表明在肿瘤快速生长增殖过程中，局部组织严重缺氧促使肿瘤细胞通过提高葡萄糖转运和糖酵解适应了缺血和缺氧，因此血清中乳酸水平会持续升高。研究报道血清中乳酸水平升高与子宫颈癌、高分化神经胶质瘤、头颈部肿瘤和非小细胞肺癌的预后不良有关。

6）肌醇（myo-inositol） 广泛分布在动植物体内，是重要的生长因子。肌醇可用于治疗肝炎、肝硬化、脂肪肝和血液中胆固醇过高症，肌醇的含量在结肠癌、神经胶质瘤、神经鞘瘤、卵巢癌、星形胶质瘤和子宫内膜癌中增高，但在乳腺癌中降低。

7）核苷酸（nucleotides） 是核酸的基本结构单位，由嘌呤碱或嘧啶碱、核糖或脱氧核糖及磷酸 3 种物质组成，主要由机体细胞自身合成。与能量代谢有关的三磷酸腺苷（ATP）是能量代谢转化的核心，其分解产生的能量在物质的合成代谢、吸收分泌、肌肉收缩、体温维持及生物电活动中发挥重要作用。核苷酸类似物 6- 巯基嘌呤（6-MP）及 5- 氟尿嘧啶（5-FU）在临床上常用于肿瘤的化学治疗，基本原理是 6-MP 和 5-FU 分别与次黄嘌呤和胸腺嘧啶结构类似，6-MP 能够抑制 AMP 及 GMP 合成有关的酶，5-FU 在体内可转变为一磷酸脱氧核糖氟尿嘧啶核苷（5Fd-UMP）及三磷酸氟尿嘧啶（FUMP），抑制胸苷酸合成中的甲基化作用，从而造成肿瘤细胞的死亡，阻止肿瘤的生长。相关研究显示，与 6-MP 相关的代谢酶的基因多态性与儿童急性淋巴细胞白血病的个体化治疗疗效相关。目前 5-FU 广泛应用于大肠癌的治疗，但也应用于其他消化道肿瘤、肺癌和乳腺癌患者的治疗中。

8）牛磺酸（taurine） 是一种含硫的非蛋白氨基酸，又称 β- 氨基乙磺酸。牛磺酸不参与体内蛋白的生物合成，以游离形式存在于体内，与半胱氨酸和胱氨酸的代谢密切相关。研究显示牛磺酸在鳞状细胞癌、前列腺癌等恶性肿瘤中显著上升。

## 6. 激素类标志物

激素是一类由特异的内分泌腺体或散在分布的分泌细胞所产生的生物活性物质。当具有分泌激素功能的细胞发生癌变时，其所分泌的激素量发生异常，通常称这类情况为正位激素异常。当正常情况下不能生成激素的细胞发生癌变后能够产生激素，或者是能产生激素的细胞癌变后分泌出其他激素细胞所产生的激素，这种情况称为异位激素异常。异位激素异常和正位激素异常均可作为肿瘤诊断的依据。常见激素类标志物有人绒毛膜促性腺激素、降钙素、促肾上腺皮质激素和转化生长因子等。

1）人绒毛膜促性腺激素（human choionicgonadotophin，HCG） HCG 的分子量为 45kD，由胎盘合体滋养细胞分泌，包括 α 亚基和 β 亚基，具有促性腺发育的功能。HCG α 亚基的氨基酸数量及一级结构（氨基酸序列）与多种激素，如促卵泡素（FSH）、黄体生成素（LH）和促甲状腺激素（TSH）的亚基高度相似，故临床上 HCG 检测可与 LH、FSH、TSH 发生交叉反应呈现假阳性。近年来采用抗 β-HCG 羧基末端肽单克隆抗体可进一步提高 HCG 检查的灵敏度和特异性。在恶性肿瘤患者的血液和尿液中，HCG 也会不同程度升高。研究显示，β-HCG 浓度与非小细胞肺癌患者的临床分期与预后呈负相关，术前联合检测 β-HCG、CEA 和缝隙连接蛋白亚类（CX）可早期诊断非小细胞肺癌及判断预后。诊断卵巢癌患者时，β-HCG 的 AUC 为 0.838（95%CI 0.763~0.912），灵敏度为 62.65%，特异性为 87.27%。β-HCG 联合弥散张量成像（DTI）和 HE4 诊断卵巢癌的 AUC 为 0.950（95%CI 0.910~0.988），灵敏度为 96.55%，特异性为 96%。尿液经 1:100~1:500 稀释检测 HCG 呈阳性对绒毛膜癌有诊断价值，当男性尿 HCG 升高时需要考虑睾丸肿瘤，如异位 HCG 瘤及精原细胞癌等。除了恶性肿瘤，HCG 还可用于早期妊娠的诊断，在妊娠期的 8~10 周，血清浓度达到高峰；HCG 也可用于先兆流产和不全流产的鉴别诊断；HCG 对异位妊娠和妊娠滋养细胞疾病如葡萄胎的鉴别诊断也有重要价值。

**2）降钙素（calcitonin，CT）** 又称甲状腺降钙素，是一种单链多肽激素，由甲状腺滤泡细胞 C 细胞合成分泌，具有降低血钙的作用。CT 分子量为 3.5kD，由 32 个氨基酸组成。人类 CT 的半衰期非常短，只有 4~12min，正常情况下 CT 作用的靶器官是骨、肾和小肠，主要作用是促进骨盐沉积、降低血钙和血磷。CT 的前体物质是降钙素原（PCT），PCT 在健康人血清中呈低表达。PCT 经不同蛋白酶水解后形成 CT。CT 诊断甲状腺髓样癌的最佳拟合阈值为 121.0pg/mL，在此阈值下，特异性为 95.8%，灵敏度为 100.0%。CT 与 PCT 显著相关，PCT 诊断甲状腺髓样癌的最佳拟合阈值为 0.95ng/mL，特异性为 95.8%，灵敏度为 100.0%。另外，CT 可利用蛋白激酶 A 锚定蛋白间接作用于蛋白激酶 A 并促进前列腺癌的转移。在肺癌、乳腺癌、胃肠道癌及嗜铬细胞瘤患者血清中 CT 会不同程度增加，在肝癌和肝硬化患者中也会出现血清 CT 增高。

**3）促肾上腺皮质激素（adrenocorticotropic hormone，ACTH）** 由垂体前叶分泌的能维持、促进和协调全身各种功能性活动，为生命所必需的、具有重要意义的内分泌多肽物质，分子量约为 4.5kD。ACTH 能促进肾上腺皮质的增生，同时促进肾上腺皮质合成和分泌糖皮质激素，对于维持肾上腺皮质正常的形态和功能具有重要作用；缺乏 ACTH 会导致肾上腺皮质萎缩和功能不全。ACTH 血清水平大于 200ng/L 是异位分泌，称为异位促肾上腺皮质激素综合征（ectopic adrenocorticotrophic hormone syndrome，EAS）。EAS 由支气管类癌或小细胞肺癌引起，在乳腺癌、胃癌、结直肠癌中也会增加。在其他增生性疾病及良性肿瘤中也会有不同程度升高。

**4）转化生长因子（transforming growth factor-α，TGF-α）** 从肉瘤病毒转化的细胞中分离获得，可诱导表皮细胞形成集落，参与表皮创伤的修复。TGF-α 在胰腺癌中显著升高，可作为胰腺癌的辅助诊断及临床进展标志物。TGF-α 在鳞癌、肾癌、乳腺癌、胶质细胞瘤等疾病中会有不同程度升高，TGF-α 本身无组织特异性，但检测方便，可用于普查诊断及监测预后复发。

### 7. 肿瘤相关基因（DNA）标志物

肿瘤发生发展过程中有大量的基因表达发生改变，其中已有部分基因被证实与肿瘤显著相关，这部分基因称为肿瘤相关基因。肿瘤相关基因通常可分为促癌基因和抑癌基因，具体地说，促癌基因的激活（如重排或扩增等）或抑癌基因的突变（如点突变或缺失）会使机体正常的细胞发生癌变。当机体某一部位发生肿瘤时 DNA 会发生变化，可以通过检测这些特征性的 DNA 变化来判断肿瘤的发生发展。肿瘤相关基因类标志物可用于判断某些单抗类或酶抑制剂类药物的疗效，常见的肿瘤相关基因标志物有 *C-myc*、*K-ras*、*P53* 等。

*C-myc* 位于染色体 8q24 区域，属于 *myc* 基因家族成员之一，具有促进细胞增殖分裂的作用。*C-myc* 基因表达失调会导致细胞凋亡，从而影响

细胞的生长状态。研究证实 *C-myc* 基因与肿瘤的发生发展和预后转归密切相关，例如粒细胞性白血病、视网膜母细胞瘤、乳腺癌、结直肠癌及肺癌等。

*K-ras* 基因是 *RAS* 基因家族成员之一，编码 *K-ras* 蛋白。*K-ras* 基因分为突变型和野生型两种，*K-ras* 基因发生突变时，会持续刺激细胞生长，从而导致肿瘤的发生，是一种已被证实能够驱动肿瘤发生的重要致癌基因。*K-ras* 在肿瘤的发生发展过程中起着重要作用，*K-ras* 基因突变可见于白血病、肺癌、直肠癌和胰腺癌中。另有研究显示，*RAS* 基因突变在滤泡性甲状腺癌中突变率最高，约为 61.5%，在滤泡亚型甲状腺乳头状癌和滤泡性甲状腺腺瘤中的突变率为 15%。但鉴别诊断甲状腺滤泡分化肿瘤时要结合形态学及免疫组化等整合考虑。

抑癌基因，即肿瘤抑制基因，通常存在于正常细胞内，是具有抑制细胞生长和潜在抑癌作用的基因。例如，*P53* 野生型基因能够促进癌细胞凋亡并具有 DNA 修复的作用，从而防止细胞癌变；当 *P53* 基因突变后，由于结构发生改变，失去了对细胞生长、凋亡和 DNA 修复的调控作用，从而转变成为癌基因。研究报道多种肿瘤的发生与 *P53* 基因突变显著相关。

### 8. 基因甲基化相关的标志物

DNA 甲基化（DNA methylation）是指 DNA 序列中的腺嘌呤（A）或胞嘧啶（C）碱基在甲基转移酶（DNMT）的作用下与甲基发生共价结合，是一种表观遗传现象，可在细胞分裂过程中传递给子细胞。DNA 甲基化在保持 DNA 序列不变的情况下通过表观遗传修饰调控基因表达并维持基因组的稳定性。DNA 甲基化发生在人类基因组的 CpG 位置上，CpG 主要分为两种形式：一种散在于 DNA 中，多被甲基化修饰；另一种是含有高密度 CpG 结构的 CpG 岛，以非甲基化状态存在于启动子区。CGI 甲基化通常是转录起始的一个抑制标志，它阻碍活化转录因子与 DNA 序列的结合，并招募抑制蛋白。在非小细胞肺癌中，CGI 高甲基化与诊断、分期、吸烟、组织学亚型、分子亚型、进展、预后相关，并被用作潜在的治疗靶点。DNA 低甲基化（$m^5C$ 残基被未甲基化的 C 残基取

代）是人类肿瘤最初的表观遗传学异常，但长期以来一直被忽视。重复序列中的 DNA 甲基化可能是维持染色体完整性的关键。研究报道重复序列 DNA 低甲基化发生在鳞状细胞肺癌的早期，重复序列 DNA 低甲基化的个体肿瘤发生率高、死亡率高。因此，低甲基化可以作为肿瘤的筛选、诊断和预后判断的生物标志物。先前的研究显示，血浆 *Septin*9 基因的甲基化水平检测对诊断结直肠患者的 AUC 为 0.762，灵敏度和特异性分别为 62.5% 和 90.0%，阳性预测值和阴性预测值分别为 95.20% 和 42.90%。另外，*Septin*9 甲基化检测诊断食管癌的 AUC 为 0.839，灵敏度和特异性分别可达到 67.6% 和 100.0%。

RNA 甲基化是近年来的研究热点之一，是一种 RNA 分子上的甲基化修饰，主要包括 6- 甲基腺嘌呤（$m^6A$）、5- 甲基胞嘧啶（$m^5C$）、7- 甲基胞嘧啶（$m^7C$）、1- 甲基腺嘌呤（$m^1A$）及假尿嘧啶核苷（Ψ）等类型。其中 $m^6A$ 是真核生物 RNA 中最丰富的一种修饰类型，具体是指腺嘌呤的第 6 位氮原子 N 上发生甲基化修饰，主要存在于信使 RNA（mRNA）的 3′ 非编码区（3′ UTR）、长外显子和终止密码子附近，影响 mRNA 的生成、翻译、稳定性、定位及降解等生物学过程。越来越多的研究表明，$m^6A$ 在肿瘤的发生发展中发挥重要作用，如 $m^6A$ 水平在肝细胞肝癌（HCC）组织中显著降低，且 HCC 组织样本中 $m^6A$ 调节蛋白 METTL14 也低表达，敲低 *METTL*14 后 HCC 中 $m^6A$ 水平降低，并促进了体外和体内肿瘤的转移。

### 9. 非编码 RNA（ncRNA）标志物

非编码 RNA 是指转录组中不具有翻译蛋白潜能的 RNA 分子，非编码 RNA 可参与胚胎发育及多种疾病的发生发展，包括肿瘤。非编码 RNA 在肿瘤发生发展中可分别作为致癌驱动因子和肿瘤抑制因子。根据核苷酸（nt）长度可将非编码 RNA 分为 3 类：小于 50nt（miRNA、siRNA、piRNA），50~500nt（rRNA、tRNA、snRNA、snoRNA、SLRNA、SRPRNA 等），大于 500nt。目前研究较多的与肿瘤相关的非编码 RNA 主要包括：miRNA、lncRNA 和 circRNA 等。

**1）微小核糖核酸（microRNA，miRNA）** 是一类由 20 个左右的核苷酸组成的具有高度保守

性、时序性和组织特异性的非编码 RNA，通过抑制下游靶 mRNA 的转录或促进降解，从转录后水平调控基因的表达。研究报道 miRNA 可作为抑癌基因或癌基因在肿瘤发生发展过程中扮演重要角色，例如 miRNA 可调控肿瘤细胞分化增殖及侵袭转移等生物学过程。检测肿瘤患者的特定 miRNA 是否有变化，可以了解肿瘤发生发展的机制并可以更好地对肿瘤患者进行诊断、治疗及预后判断。研究显示，血清 miR-17 和 miR-222 可以被视为检测非小细胞肺癌的生物标志物，其灵敏度和特异性分别为 77.78% 和 87.50%（miR-17）、50% 和 88.89%（miR-222）。Shen 等研究发现，miR-93-5p 可通过 Wnt 信号通路靶向调控 AHNAK 抑制胃癌的发展，可作为胃癌检测的新型标志物。

2）长链非编码 RNA（long non-coding RNA，lncRNA）  lncRNA 序列较长，空间结构较为复杂，长度通常大于 200 个核苷酸。人类基因组中约有 93% 的转录本为 lncRNA，参与表观调控的机制具有多样性和复杂性。lncRNA 通过表观遗传调控、转录调控及转录后调控多层面调节基因的表达，从而参与肿瘤细胞的增殖、分化和凋亡等多个过程。lncRNA 广泛参与 DNA 损伤修复、细胞周期调控等过程来调控肿瘤的发生发展，当 lncRNA 在这些过程中调控失调时，会让肿瘤细胞获得永生性。lncRNA 最广为人知的一种作用方式是竞争性结合 miRNA 从而调节 miRNA 下游靶基因的表达而发挥生物学功能。先前的研究报道 lncRNA HOXA11-AS 在胃癌患者肿瘤组织和血清中均高表达，且其水平与肿瘤大小、TNM 分期和淋巴结转移呈显著正相关。此外，有研究发现，lncRNA SOX2OT 在非小细胞肺癌患者血清中显著升高，其诊断非小细胞肺癌的 AUC 为 0.853（95%CI 0.804~0.894），灵敏度为 77.1%，特异性为 79.2%。

3）环状 RNA（circular RNA，circRNA）  呈封闭环状结构，主要来源于编码基因外显子区域，表达非常稳定，不易被核酸外切酶降解，且半衰期相对较长，稳定性好，可存在于组织、血清和尿液中。circRNA 可通过 miRNA 海绵作用参与 mRNA 剪接、转录和基因表达的调控，具有在转录及转录后水平调控基因表达的重要功能。circRNA 可通过外泌体进入血液，并携带相应的组织细胞信息，可作为诊断标志物用于疾病的早期诊断。通过检测患者外周血 circRNA，有望实现疾病的非侵入性检查，对不易获取病理组织的深部组织病变具有重要意义。circRNA 用于诊断肝细胞性肝癌的合并灵敏度为 78%（95%CI 76%~80%），AUC 为 0.877。另有研究报道，胰腺癌患者血清中 circ-LDLRAD3 的水平显著升高，其诊断胰腺癌的 AUC 为 0.67，灵敏度和特异性分别为 57.38% 和 70.49%。circ-LDLRAD3 与 CA19-9 联合检测，对胰腺癌的诊断效能显著升高，AUC 为 0.87，灵敏度为 80.33%，特异性为 93.55%。

**10. 液体活检**

液体活检是体外诊断的一个分支，主要特点为非侵入式的液体检测（包括血液、唾液、尿液、腹水和胸腔积液等）。液体活检能够监测疾病或肿瘤转移灶释放到外周血中的多种物质，例如循环肿瘤 DNA（ctDNA）、循环肿瘤细胞（CTC）及外泌体等，通过检测这些物质获得病变信息。目前液体活检常用于肿瘤的早期诊断、靶向治疗、疗效监测、耐药分析和预后评估等，与传统肿瘤诊断技术（病理和影像学检查）相比，液体活检具有非侵入性、副作用小、准确性高、操作简便、可重复取样及可动态观察等独特优势。

1）循环肿瘤细胞（CTC）  CTC 是实体瘤脱落入血的成团或单独存在的癌细胞。CTC 的半衰期为 1.0~2.4 h，实时反映能力强，可作为一种动态监测的标志物。大部分 CTC 进入血液循环后发生凋亡或被吞噬，在循环系统中的寿命以小时计，仅有少数 CTC 能够逃逸并在特定部位定植发展成为转移灶，从而增加恶性肿瘤的死亡风险。现有手段检测到的 CTC 是肿瘤细胞在循环系统微环境下生存竞争的结果。CTC 的检测可用于反映患者的基因信息，指导个体化治疗，也可用于抗肿瘤治疗的疗效监测及预后和复发风险评估等。有研究利用微流控平台技术检测非小细胞肺癌患者外周血 CTC 与常规肿瘤标志物（NSE、CEA、Cyfra21-1）后对比发现，在 65 例非小细胞肺癌患者样本中，传统肿瘤标志物的检出率为 52.3%，CTC 的检出率为 83.1%（$P<0.01$），

对于非小细胞肺癌早期诊断，CTC 明显优于常规肿瘤标志物检测。Yuan 等对 50 例胃癌患者外周血 CTC 检测发现，胃癌患者 CTC 阳性检出率高达 66.0%，明显高于随机抽取的正常人群的 2.0%（$P<0.01$），且 CTC 阳性与疾病分期、淋巴结转移、CEA、CA19-9 及 CA724 显著相关（$P<0.01$），提示 CTC 可作为患者预后效果评估的重要指标。

**2）循环肿瘤 DNA（ctDNA）** ctDNA 是外周血液循环中的游离 DNA 片段，通常来源于凋亡的肿瘤细胞，属于细胞游离 DNA（cell free DNA，cfDNA）的一种类型。ctDNA 的长度比常规 cfDNA 片段短，为 90~150 bp。研究表明，ctDNA 的半衰期短，因为 ctDNA 被释放后会迅速被肾脏、肝脏和脾脏清除。ctDNA 可能来自原发性肿瘤、转移性肿瘤或循环肿瘤细胞，其血浆中的比例在癌症患者之间有所不同，且受多方面因素的影响，如癌症类型、病理分期、疾病进程等。ctDNA 突变在多种癌症中均能检测到，且突变频率与肿瘤的恶性程度、发生发展密切相关，其特有突变可定位肿瘤。因此，ctDNA 的突变检测主要用于健康人群的筛查、高危人群的风险评估和中晚期癌症患者的诊断、治疗、用药指导等。例如，ctDNA 中完整 DNA 的浓度能够反映食管鳞状细胞癌患者的预后和生存情况，且其浓度与患者的生存期存在正相关，该指标预测患者预后及生存具有很好的特异性和灵敏度。采用微滴数字 PCR 检测 ctDNA 中 HER2 的表达含量发现其与胃癌患者的预后相关，HER2 阳性组预后不良率（65.85%）显著高于阴性组（18.64%）。

**3）细胞游离 DNA（cfDNA）** 游离存在于血浆中，是机体细胞释放入外周血循环后发生部分降解的内源性 DNA。cfDNA 高度片段化，大小约为 170bp。1948 年首次在血浆中发现 cfDNA，随后又在尿液、唾液、腹水、胸腔积液、子宫灌洗液和脑脊液中检测到。cfDNA 的半衰期约为 16min，但与各种脂质或蛋白质结合后，其寿命增加 10 倍。cfDNA 的清除主要通过肝脏和肾脏。cfDNA 广泛应用于产前医学，常用于性别鉴定、单基因遗传病检测和无创产前检查（如唐氏综合征）等。cfDNA 亦广泛应用于肿瘤疾病的研究中，例如血浆 cfDNA EGFR 基因突变动态监测可了解晚期肺癌患者的进展情况；血浆 cfDNA 中 HOXA6 和 HOXA7 基因异常甲基化诊断非小细胞肺癌的特异性较高，且可反映肺癌患者的疾病严重程度。

**4）外泌体（exosomes，Exs）** 是 1983 年在绵羊网织红细胞中发现的双层膜结构小囊泡，直径为 40~100nm，富含胆固醇和鞘磷脂。外泌体广泛存在于各种体液中，其携带细胞来源的所有组分，包括蛋白质、核酸（miRNA、mRNA 及 DNA）、糖类等，其中蛋白质和核酸成分是外泌体发挥功能的重要组分。许多研究发现，肿瘤外泌体通过远端效应调控肿瘤细胞基质及远端组织细胞的功能，进而参与细胞间信息交流、细胞功能、细胞迁移、血管生成和免疫调节等生物学行为，可作为新型肿瘤标志物。在蛋白质方面，有研究显示三阴性乳腺癌的 MDA-MB-231 耐药细胞株外泌体中表达蛋白 CD9、蛋白 CD63 和蛋白 TSG101，可提高细胞的耐药指数，为三阴性乳腺癌的耐药提供了治疗对策。在肝癌细胞中，外泌体蛋白磷脂酰肌醇蛋白聚糖-3（glypican-3，GPC3）的表达显著上调，而正常肝细胞和肝硬化组织中未检测到其表达，显示 GPC3 可能作为肝癌的诊断标志物。在核酸方面，血清外泌体 miR-320d 诊断结直肠癌发生转移的 AUC 为 0.633，灵敏度为 62.0%，特异性为 64.7%；而血清外泌体 miR-320d 和 CEA 联合诊断结直肠癌的 AUC 为 0.804，灵敏度为 63.3%，特异性为 91.3%。血清外泌体中 lncRNA CCAT1 诊断胰腺癌的灵敏度为 89.4%，特异性为 87.9%，显著高于 CA19-9，提示 lncRNA CCAT1 可能成为胰腺癌早期诊断指标。血清外泌体 PTENP1 诊断乳腺癌的 AUC 为 0.743。外泌体 14-3-3 zeta 诊断肺鳞状细胞癌的 AUC 为 0.68，灵敏度和特异性分别为 60.0% 和 80.0%。

## （二）按标本来源分类的肿瘤标志物

### 1. 外周血肿瘤标志物

通常认为理想的肿瘤标志物应该在健康人体的血液中没有表达或仅有少量存在，而当机体细胞癌变时，一些分子物质分泌增加，导致血中含量明显升高。检测血清/血浆肿瘤标志物水平有助于早期发现某些恶性肿瘤，并通过监测这些肿瘤标志物的变化水平指导临床治疗。由于技术等原因，现有标志物多为血清 / 血浆标志物，随着科技发展，其他来源的肿瘤标志物逐渐崭露头角。

### 2. 尿液肿瘤标志物

1846 年发现的本周蛋白是最早的尿液肿瘤标志物，可用于多发性骨髓瘤的辅助诊断。尿液是机体代谢的终末产物，可以反映机体状态和健康水平。尿液获取方便、取材简单、无创、价廉、易行，更重要的是，一些小分子代谢产物易从尿液排出，在血清中含量极低，因此尿液能更好地反映代谢终产物的变化。如前列腺癌患者尿液中前列腺癌抗原 3（PCa3）含量显著升高，且尿液 PCa3（AUC=0.965）的诊断效能优于血清 PCa3（AUC=0.854），提示尿液 PCa3 能成为检测前列腺癌更精确的标志物。8- 羟基脱氧鸟苷（8-OHdG）在肺癌患者尿液中高表达，具有高阳性率，8-OHdG 诊断肺癌的灵敏度和特异性均可达到 93.5%。当肺癌患者经过手术治疗后，其含量会显著下降，说明 8-OHdG 与肺癌的治疗效果具有较好的相关性。此外，研究显示尿液代谢物与膀胱癌、肾癌、胰腺癌、肝癌和乳腺癌等恶性肿瘤显著相关。

### 3. 唾液肿瘤标志物

近年来，唾液肿瘤标志物主要应用于口咽癌、消化道肿瘤、乳腺癌和肺癌等恶性肿瘤的诊断。唾液检测具有非侵入性、无创采集、简便易行、适用于床边即时检测、患者不适感较低等优势，为肿瘤的普查、筛选、早期诊断、鉴别诊断提供了精准的方法。CEA 和 CA125 在胰腺癌患者唾液中显著升高，对胰腺癌具有较好的诊断价值。在判断肿瘤严重程度及预后评估中，结果提示生存期小于半年的胰腺癌患者唾液 CEA、CA125 水平显著高于生存期大于半年的患者，提示唾液标志物在预测肿瘤严重程度上有一定价值。

### 4. 其他体液肿瘤标志物

胸腹腔积液及心包积液的确诊主要依靠脱落细胞学检查，该法特异性高，但可能存在假阳性，且该检查难以确定肿瘤发生的具体部位，也不能对癌细胞做出明确的分型，因此需寻求一些新的可靠的辅助检测方法提高诊断率。有研究显示，CEA、CA125、Cyfra21-1 和 NSE 可用于鉴别胸腹水性质，恶性胸腹水四者联合检测的阳性率可提高至 94%；

CEA、NSE 和 Cyfra21-1 三者联合检测的阳性率为 89%，相对于四者联合检测稍有降低。

### 5. 组织肿瘤标志物

通过检测细胞或组织内的肿瘤标志物可以明确肿瘤的类型并有助于寻找治疗的生物靶点。组织肿瘤标志物大概分为以下 4 类。

**1）分化程度标志** 激素受体如黄体酮受体（PR）、雌二醇受体（ER）等。

**2）增殖能力标志** 细胞周期相关抗原（Ki67）、周期素、增殖细胞核抗原（PCNA）、周期素依赖的蛋白激酶（CDK）、生长因子及其受体和 CDK 的抑制蛋白（CKI）等。

**3）转移潜在性标志** nm23 基因产物（一种核苷酸二磷酸激酶）、组织蛋白酶 D 及细胞黏附因子等。

**4）癌基因及抑癌基因** 癌基因如 *myc*、*erbB-2*、*H-ras* 等，抑癌基因如 *bcl-2*、*P53*、视网膜母细胞瘤克隆出的基因（*Rb*）及结肠癌抑癌基因（*DCC*）等。

## 二、肿瘤标志物的应用价值

肿瘤细胞从出现到长成肉眼可见的结节或肿块是一个漫长的过程，从单个肿瘤细胞的形成到生长成为直径 1cm（约 $10^9$ 细胞）的实体瘤可能需要十多年时间。传统影像学检查诊断肿瘤的方法能够分辨出直径 2~10mm 的结节，但依然满足不了临床的要求，临床希望能在肿块形成前发现原位癌。肿瘤标志物的迅速发展给肿瘤的早期筛查、治疗指导、预后评估等方面提供了重要工具。

### （一）高危人群普查

通常认为理想的肿瘤标志物的特异性和灵敏度均应达到 100%，但实际上目前没有一种肿瘤标志物的特异性和灵敏度均能达到 100%，且许多增生性疾病及良性病变血清中，一些肿瘤标志物会有不同程度升高，从而使肿瘤标志物普查受到限制。有研究报道利用双抗体夹心酶联免疫吸附实验（ELISA）检测 9580 例体检者的 AFP 指标，结果显示 AFP 阳性 214 例，阳性率 2.23%，但是当 AFP 浓度大于 30μg/L，肝癌确诊的阳性率可达到

100%。表明 AFP 不适用于无症状人群的广泛筛查，但对高危人群具有较高的应用价值。例如在乙型肝炎表面抗原（HBSAg）携带者中检测 AFP 显示，HBsAg 水平越高的患者，AFP 水平越高，且在肝硬化、乙型肝炎和原发性肝癌患者中 AFP 水平显著高于健康对照组，提示 AFP 水平变化可反映肝细胞在感染乙肝病毒后损伤的严重程度。故肿瘤标志物一般不用于无症状人群的普查，而用于高危人群筛查。

## （二）定 位

由于大多数肿瘤标志物没有器官特异性，所以目前应用于临床的很多肿瘤标志物不能对肿瘤来源进行准确定位，如 CEA 含量在结直肠癌、胃癌、胰腺癌、肝癌、乳腺癌、甲状腺髓样癌、肺癌、卵巢癌等多种肿瘤患者血清中均显著升高。目前也存在个别肿瘤标志物具有器官特异性，能提示甚至准确定位肿瘤的发生部位，如前列腺特异性抗原（PSA）在前列腺异常增生及前列腺癌时，血清中 PSA 含量显著升高，但是在正常人群血清中含量极低。

## （三）确 诊

由于肿瘤标志物的灵敏度和特异性未能达到100%，且许多增生性疾病及良性病变患者血清中一些肿瘤标志物含量也会有不同程度升高，导致结果出现假阳性，因此不能仅凭肿瘤标志物确诊肿瘤。但一些肿瘤标志物如单克隆免疫球蛋白（Ig）、本周蛋白（BJP）、人绒毛膜促性腺激素（HCG）和肌酸激酶（CK）等有助于确诊，如 BJP 主要与肾损害和多发性骨髓瘤高度相关。

## （四）分 期

许多肿瘤标志物与肿瘤分期有关，且其含量与肿瘤大小或分期相关联。如乳腺癌 CA153 水平与肿瘤大小相关，且 CA153 在 III、IV 期乳腺癌患者血清中的含量显著高于 I、II 期患者。由于肿瘤标志物的浓度范围广，且相互重叠，因此并不能根据所测肿瘤标志物含量来准确判断肿瘤大小及分期情况，但其含量具有一定的预测价值，即肿瘤标志物含量越高，肿瘤组织越大，临床分期越高。

## （五）疗效监测

可根据手术、放疗、化疗和药物治疗前后的肿瘤标志物含量来判断治疗效果及指导临床个体化用药。与治疗前比较，肝胆恶性肿瘤治疗后相关的肿瘤标志物 AFP、CEA、CA19-9 及 CA125明显下降，这些结果表明肿瘤标志物可监测肝胆恶性疾病的治疗效果。有研究显示，索拉非尼治疗原发性肝癌 1 个周期后，循环肿瘤细胞数量显著降低，且肿瘤病灶减小，提示循环肿瘤细胞数量变化可以反映肿瘤对治疗的敏感程度，可作为个体化治疗的依据。

## （六）判断预后

肿瘤标志物的浓度升高或降低与疾病预后密切相关，一般用 5 年总体生存率（OS）这一指标来表示患者的预后情况。CEA 和 CA19-9 通常作为结直肠癌的预后指标，CEA 和 CA19-9高表达患者的 5 年总体生存率和无病生存期均明显低于低表达的患者。另外，多因素分析显示，淋巴结转移、肿瘤浸润脉管及术前 CA19-9 升高（HR=2.145，95%CI 1.414~3.254；$P<0.001$）是影响患者总体生存率的独立危险因素。卵巢癌时，HE4 低于 496.7pmol/L 的 1 年和 3 年生存率显著高于高水平组，CA125 低于 1000U/mL 的 5年生存率显著高于高水平组；肝癌患者术前 AFP高于 400μg/L 提示肝脏肿瘤负荷较大，预示术后肝癌复发。

# 三、肿瘤标志物与相关肿瘤

恶性肿瘤是人类死亡率最高的疾病之一。由于机体的免疫系统及肿瘤细胞的逃逸机制较为复杂，临床上确诊的肿瘤患者往往分期较晚、恶性化程度较高、预后较差，因此早期诊断肿瘤，并提高肿瘤标志物检测的特异性和灵敏度尤为重要。

## （一）肺 癌

根据最新的流行病学研究显示，在全世界范围内，肺癌（lung cancer）的发病率居癌症之首。肺癌根据起源部位可以分为中央型肺癌和周围型肺癌；根据组织病理类型可以分为腺癌、鳞癌、小细胞癌、大细胞癌及腺鳞癌。其中腺癌的发病率最高，鳞癌的发病率最低，并以小细胞肺癌的恶性程度最高。临床上常用的肺癌相关肿瘤标志物包括 CEA、CK19、NSE 等。

### 1. 癌胚抗原（CEA）

作为一种广谱肿瘤标志物，CEA 在许多恶性肿瘤中的含量会升高，特异性较低，与其他肿瘤标志物联合使用可以增加其检测结果的阳性率。首次诊断肺癌时，可联合使用 CEA 与 Cyfra21-1 进行肺癌组织学类型的鉴别诊断，且 CEA 与 Cyfra21-1 可作为非小细胞肺癌（NSCLC）的预后检测指标。临床研究显示，血清 CEA 水平越高，肿瘤异质性越高，肿瘤分化越差，可用于判断肺癌的疗效和预后效果。Wu 等研究发现，CEA 和 CA125 联合检测的 AUC 为 0.9，而单独检测 CEA 的 AUC 为 0.73，故联合检测可以提高肺癌的检测率。CEA 与胸苷激酶 1（TK1）联合诊断肺癌的 AUC 为 0.966，灵敏度和特异性分别可达到 92.2% 和 94.7%。

### 2. 细胞角蛋白 19 片段（Cyfra21-1）

Cyfra21-1 是角蛋白的亚类，正常人血清中含量很低，在正常组织细胞恶变时，Cyfra21-1 释放入血。Cyfra21-1 主要用于检测肺癌，特别是对小细胞肺癌（SCLC）诊断价值较高。Cyfra21-1 的血清浓度与肺癌的发生发展、恶性程度、临床分期高度相关，可以作为肺癌患者放疗、化疗和手术治疗后监测病情的指标。荟萃分析显示，检测 Cyfra21-1 对于诊断肺鳞状细胞癌具有较高的准确性。Cyfra21-1 检测非小细胞肺癌的 AUC 为 0.8676，总体灵敏度为 60%，特异性为 90%，阳性似然比为 5.93，阴性似然比为 0.40。Cyfra21-1 与 CEA 是肺癌的独立预后因素，且 Cyfra21-1 是肺腺癌和小细胞肺癌的独立预后因素。Cyfra21-1 还可以与影像结果联合判断肺癌类型，若血清 Cyfra21-1 的浓度超过 30ng/mL 且肺部存在环形阴影，则很有可能为支气管肺癌。

### 3. 神经元特异性烯醇化酶（NSE）

NSE 是一种酸性蛋白酶，可参与糖酵解过程，通常存在于神经细胞的细胞质内。NSE 在非小细胞肺癌患者血清中显著升高，其含量与肺癌患者的临床分期和疾病进展有很强的相关性，与肺癌患者的疗效评估与预后发展有密切关系，NSE

诊断非小细胞肺癌的灵敏度为 71.0%，特异性为 83.3%，AUC 为 0.80。此外，一份小细胞肺癌的病理报告显示，需警惕无症状患者的高血清 NSE 水平，且 NSE 与超声、活检联合检测诊断肺癌效能高。

### 4. 胃泌素释放肽前体（Pro-GRP）

Pro-GRP 是胃泌素释放肽的前体，是小细胞肺癌的重要标志物。美国临床生化学院（NACB）指南建议，若肾脏功能没有受损，Pro-GRP 浓度大于 200pg/mL 时需高度怀疑肺癌，大于 300pg/mL 时需考虑小细胞肺癌。Pro-GRP 对于小细胞肺癌的特异性优于 NSE 和 CEA。Pro-GRP 与 NSE 联合使用可提高对小细胞肺癌诊断的灵敏度，治疗后 Pro-GRP 升高提示小细胞肺癌出现疾病进展。

## （二）乳腺癌

乳腺癌（breast cancer）的发病率和死亡率分别位居我国女性恶性肿瘤的第 1 位和第 5 位，是中国女性人群中最常见的恶性肿瘤，严重危害妇女的身心健康。原发性乳腺癌患者的 5 年生存率相对较高，而乳腺癌发生转移时，患者存活率显著降低，所以，原发性乳腺癌及其转移患者的早期诊断是提高生存率的重要因素。临床上乳腺癌相关肿瘤标志物包括 CA153、CEA、HER2 等。

### 1. 糖类抗原 153（CA153）

CA153 在恶性肿瘤患者血清中含量升高，是较好的乳腺癌血清标志物（灵敏度为 63%，特异性为 82%）。CA153 对于乳腺癌的早期诊断价值很低（AUC 为 0.609），但在晚期乳腺癌中，CA153 的水平显著上升，因此其可用于监测乳腺癌的发展状况。此外，联合检测 CA153、CEA 和 CA125 可以显著提高乳腺癌诊断的灵敏度和阳性率。CA153 的浓度监测配合体格检查，可以判断乳腺癌患者术后疗效及预后情况。但是，CA153 具有一定的局限性，其并不适用于所有的乳腺癌类型，且在某些良性乳腺疾病或其他良恶性肿瘤患者的血清中同样会升高。

### 2. 癌胚抗原（CEA）

作为一种广谱肿瘤标志物，CEA 在许多良恶性肿瘤患者血清中均有不同程度升高。CEA 诊断乳腺癌的 AUC 为 0.695，其水平与患者 TNM 分期、肿瘤大小、淋巴结转移和 HER2 状态密切相关。虽然 CEA 不具有组织特异性，但与其他标志物联合使用可提高乳腺癌检测的灵敏度和效能。研究报道 CEA 与 CA153 联合诊断乳腺癌的 AUC 为 0.741，CEA 与 miR-34a 联合检测的 AUC 为 0.844。

### 3. 人表皮生长因子受体 -2（HER2）

HER2 通常在胎儿时期合成分泌表达，成年后仅在某些组织中低表达。HER2 蛋白为一种跨膜蛋白，因其胞外段受蛋白酶的分解而进入血液循环。HER2 可以促进细胞增殖，抑制凋亡，增加肿瘤细胞的侵袭和促血管生成能力。研究表明，HER2 的过表达与肿瘤的发生、发展与侵袭转移相关。乳腺癌患者检测 HER2 可以预判肿瘤的临床分期、淋巴结转移情况、肿瘤的恶性程度和预后。HER2 蛋白在胰腺癌、卵巢癌和结肠癌患者血清中也会升高。

### 4. 抑癌基因 *BRCA*1 和 *BRCA*2

*BRCA*1 和 *BRCA*2 是两种最主要的乳腺癌易感基因。*BRCA*1/2 基因突变的女性患乳腺癌和（或）卵巢癌的风险大大增加，因此 *BRCA*1/2 可作为肿瘤检测的新手段。研究表明 *BRCA*1/2 突变基因携带者与非携带者相比，乳腺癌平均发病年龄较小，且一级亲属乳腺癌的发病风险明显增加。

## （三）肝 癌

肝癌（hepatocellular carcinoma）的发病率和死亡率分别位居我国癌症的第 4 位和第 2 位。东亚地区的肝细胞癌发病率最高，且男性的发病率高于女性。根据组织病理类型可将肝癌分为肝细胞癌（HCC）、肝内胆管癌（ICC）、混合型肝癌和其他类型，其中肝细胞癌最为常见。肝癌相关肿瘤标志物包括 AFP、AFU、GPC3 和 GP73 等。

### 1. 甲胎蛋白（AFP）

主要作为原发性肝癌的标志物。其在胚胎期产生，多见于肝癌患者和妊娠后期。非正常情况下，细胞恶变产生 AFP，故血清 AFP 异常升高在排除妊娠的可能后，可疑为原发性肝癌。AFP 对肝癌的灵敏度为 58.2%，特异性为 85.3%。血清 AFP 含量测定和影像学结果结合，能够及时发现原发性肝癌。连续监测术后患者 AFP 含量，可以判定患者手术及预后情况。荟萃分析显示，AFP 阈值

为 400ng/mL 时，诊断肝癌的总灵敏度为 32%，特异性为 99%，优于阈值为 200ng/mL（灵敏度为 49%，特异性为 98%）和阈值为 20~100ng/mL（灵敏度为 61%，特异性为 86%）。这表明应建议使用 AFP 阈值 400ng/mL 来诊断肝癌，2017 版《中国原发性肝癌诊治指南》已推荐 AFP ≥ 400ng/mL 作为肝癌的诊断标准。

来自肝细胞癌患者与慢性肝炎 / 肝硬化患者的 AFP 对扁豆凝集素（LCA）的亲和力不同。根据它们对 LCA 的结合能力，可将 AFP 分为 3 种不同的糖型——AFP-L1、AFP-L2 和 AFP-L3。AFP-L1 是非 LCA 结合的部分，构成慢性肝炎和肝硬化患者血清中 AFP 的主要糖型。AFP-L3 是 AFP 的 LCA 结合部分。据报道，即使肝细胞癌处于早期阶段，特别是当肿瘤块由肝动脉供血时，恶性肝细胞仍会产生 AFP-L3。临床研究确定，AFP-L3 是肝癌的高度特异性标志物。约 35% 的小肝癌（<2cm）患者血清中可检测到 AFP-L3。AFP-L3 阳性的肝癌具有快速生长和早期转移的潜力。AFP-L3 对肝细胞癌的综合灵敏度为 56%，特异性超过 95%。

### 2. α-L 岩藻糖苷酶（AFU）

AFU 对原发性肝癌的早期诊断价值很高，原发性肝癌患者血清中 AFU 含量显著高于健康群体、其他肝脏疾病和其他恶性肿瘤。研究报道，AFU 诊断原发性肝癌的阳性率约为 76%，AFU 与同型半胱氨酸和血清铁蛋白联合诊断原发性肝癌的阳性率可达到 90%，AFU 与 AFP 联合检测也能显著提高肝癌诊断的阳性率。

### 3. 磷脂酰肌醇聚糖片段（GPC3）

GPC3 是一种在肝癌组织中高表达，但在正常肝组织中未发现其表达的细胞膜表面糖蛋白。GPC3 诊断原发性肝癌的 AUC 为 0.879，当截断值为 0.041 4ng/mL 时，灵敏度为 79.52%。血清 GPC3 在早期肝癌的诊断中优于 AFP，当 GPC3 与 AFP 联合使用时，AUC 和灵敏度分别提高到 0.925 和 88.10%。

### 4. 高尔基体糖蛋白 73（GP73）

高尔基体糖蛋白 73（Golgi protein73，GP73）可在人体的多种组织细胞中表达，但不同的组织细胞中表达水平相差很大。研究发现，当 GP73 的

截断值为 64ng/mL 时，诊断原发性肝癌的灵敏度为 83.3%，特异性为 88.3%，GP73 和 AFP 两者联合检测可将灵敏度提高至 89.2%；GP73 单独诊断原发性肝癌的阳性率为 84.62%，与 AFP、GPC3 和 CA125 联合使用可将阳性率提高至 98.46%。

### 5. 维生素 K 缺乏或拮抗剂 –II 诱导的蛋白质（PIVKA–II）

维生素 K 缺乏或拮抗剂 –II 诱导的蛋白质（protein induced by vitamin K absence or antagonist-II，PIVKA-II）是鉴别诊断肝癌的最新标志物，临床上又称为异常凝血酶原。PIVKA-II 对肝细胞癌的早期诊断效能高于 AFP。PIVKA-II 的截断值为 0.617ng/mL 时，诊断肝癌的 AUC 为 0.856，灵敏度为 88.2%，特异性为 73.5%。PIVKA-II 与其他标志物联合使用时，诊断效能会提高。PIVKA-II 与 AFP 联合诊断的 AUC 为 0.878，灵敏度为 82.4%，特异性为 80.9%。PIVKA-II 与 AST/ALT 比值联合应用可提高肝癌诊断的灵敏度和特异性，AUC 可以达到 0.955。

## （四）胃　癌

胃癌（gastric carcinoma）在中国的发病率居于恶性肿瘤前列，主要源于胃黏膜上皮。饮食习惯变化、生活压力及幽门螺杆菌感染等因素使胃癌患者越来越趋于年轻化。常见的胃癌相关肿瘤标志物主要为 PG、CA19-9、CA724、CEA 等。

### 1. 胃蛋白酶原（PG）

PG（pepsinogen）作为胃蛋白酶的前体，由泌酸腺的主细胞合成。胃蛋白酶原可分为胃蛋白酶原 I（PG I）和胃蛋白酶原 II（PG II）两个亚群。血清胃蛋白酶原是检查胃泌酸腺细胞功能的主要标志物，当胃酸分泌增多时，PG I 升高；分泌减少或胃黏膜腺体萎缩时，PG I 降低。PG II 和胃底黏膜病变显著相关，其升高主要与胃底腺管萎缩、异型增殖等相关。PG I/PG II 比值降低与胃黏膜萎缩程度相关，因此联合测定 PG I 和 PG I/PG II 比值可作为评估胃底腺黏膜功能的标志物。Gantuya 等发现 PG I/PG II 小于 3.1（灵敏度为 67.2%，特异性为 61%）可大规模筛查高风险胃癌群体。Wang 等发现，血清 PG I 早期诊断胃癌的 AUC 为 0.625，PG I/PG II 比值诊断胃癌的 AUC 为 0.828，两者对

胃癌的诊断效能高。研究发现 CEA、CA19-9、CA242、PG I 和 PG I/PG II 联合检测显著提高胃癌诊断的灵敏度，有助于胃癌的早期诊断。另有研究表明在西伯利亚白种人群中，PG I、PG II 和 PG I/PG II 比值是较为可靠的胃癌预测因子。

### 2. 糖类抗原 19-9（CA19-9）

CA19-9 是一种低聚糖类抗原，与胰腺癌、胆管癌、胃癌及结肠癌等恶性肿瘤相关，被称为胃肠道肿瘤相关抗原。CA19-9 对于早期胃癌的诊断意义不大，但是检测其水平有助于判断胃癌的治疗效果。CA19-9 水平降低预测化疗有效的 AUC 为 0.897（95%CI 0.832~0.961），水平增高预测化疗后进展的 AUC 为 0.896（95%CI 0.834~0.959）。

### 3. 糖类抗原 72-4（CA724）

CA724 是高分子量的黏蛋白分子，是胃肠道肿瘤的标志。CA724 单独诊断胃癌的阳性率为 32.2%，灵敏度为 32.2%，特异性为 97.1%。对于早期胃癌的诊断意义不大，但动态监测血清 CA724 水平有助于判断胃癌的治疗效果，具有重要的临床意义。血清 CA724 和 CEA 联合检测有利于提高胃癌、结直肠癌等恶性肿瘤的诊断效能。CA724 与 CEA、CA19-9、CA125 联合诊断胃癌的灵敏度和特异性分别为 60.9% 和 90.5%。此外，CA724 单独诊断胃癌的特异性高于 CA19-9 和 CEA。

### 4. 癌胚抗原（CEA）

CEA 是广谱肿瘤标志物，主要用于诊断胃肠道相关恶性肿瘤。许多研究表明，CEA 单独诊断早期胃癌的临床价值不高，与其他标志物联合检测可以提高胃癌检测的阳性率。荟萃分析显示，CEA 水平升高与胃癌预后不良及胃癌患者死亡风险之间存在关联，CEA 含量升高的患者总生存率明显降低，风险比为 1.716。

### 5. 抗 14-3-3 zeta 抗体

抗 14-3-3 zeta 抗体是一种新型的胃癌血清学标志物，与家族肿瘤史高度相关。抗 14-3-3 zeta 的频率在胃癌组明显升高，AUC 为 0.627，特异性为 92.26%，灵敏度为 22.58%。抗 14-3-3 zeta 与 CEA、CA724 和 CA19-9 联合使用时，灵敏度可提高至 57.2%。

### 6. 微小 RNA（miRNA）

miR-23a 和 miR-135 在胃癌患者中高表达，并与肿瘤标志物呈正相关。研究表明，miR-23a 诊断胃癌的 AUC 为 0.805，特异性为 67.95%，灵敏度为 87.50%；miR-135 诊断胃癌的 AUC 为 0.824，特异性为 73.08%，灵敏度为 82.50%。两者均可用于胃癌的诊断。Pearson 相关检验显示，miR-23a 和 miR-135 的表达水平与 CEA 和 CA19-9 呈正相关（$P<0.05$）。

### 7. 可溶性白细胞抗原 G（sHLA-G）

sHLA-G 是一种潜在的胃癌诊断标志物，在胃癌患者血清中显著升高。sHLA-G 诊断胃癌的 AUC 为 0.730，优于血清 AFP、CEA、CA125、CA19-9 和 CA724。将 sHLA-G 与 CA125、CA19-9、CA724 联合使用可以提高临床对胃癌的筛查和诊断。

## （五）结直肠癌

结直肠癌（colorectal cancer）是我国常见的恶性肿瘤之一，其发病率和死亡率一直保持上升趋势，目前居恶性肿瘤的第 5 位。结直肠癌有明显的男女性别差异和地域差异，整体而言男女发病比例约为 1.65∶1，城市地区的发病率明显高于农村地区，东南沿海地区明显高于西北地区。结直肠癌的常见病因为结直肠慢性炎症、结直肠腺瘤、遗传因素等。结直肠癌的发病与环境、生活方式、饮食习惯等息息相关。结直肠癌相关标志物有 CEA、CA19-9、TPS 和 CA242 等。

### 1. 癌胚抗原（CEA）

CEA 通常存在于肿瘤细胞表面，经细胞膜分泌进入体液，是一种肿瘤相关抗原。CEA 诊断结直肠癌的灵敏度和特异性分别为 46.59% 和 80%。术前 CEA 水平与淋巴结转移、神经浸润和 pTNM 分期显著相关，监测血清 CEA 水平可以预测结直肠癌疾病状态，并指导临床优化治疗和监测患者预后。CEA 在多种恶性肿瘤中会有不同程度升高，因此单一检测 CEA 水平不能直接诊断结直肠癌。CEA 与其他标志物联合使用可提高结直肠癌诊断的灵敏度。CEA 与 CA74-2 联合使用灵敏度可提高至 60.93%，特异性为 77%。现有研究发现，CEA 不仅是结直肠癌的早期诊断及预后判断标志物，还能作为结直肠癌的治疗靶点及疗效

监测标志物。CEA 通过多种途径增强结直肠癌细胞的转移能力，包括促进肿瘤血管生成、保护转移细胞免于死亡、促进黏附分子表达等。抗 CEA 抗体或其片段可作为治疗原发性结直肠癌或结直肠癌肝转移的有效靶标。

### 2. 糖类抗原 19-9（CA19-9）

CA19-9 可用于结直肠癌的辅助诊断，其本质是一种以唾液黏蛋白形式存在于血清中的低聚糖类抗原。CA19-9 含量与结直肠癌肿瘤大小、临床分期和淋巴结转移密切相关。CA19-9 诊断结直肠癌的阳性率为 18%~58%，特异性可高达 89%，但灵敏度较低，与 CEA 联合检测可提高灵敏度。如果治疗有效，CA19-9 水平的下降速度明显比 CEA 快。监测术前 CA19-9 水平可用于评估结直肠癌患者的预后，术前 CA19-9 水平升高患者的 5 年总生存率和无病生存率均较水平正常患者低。

### 3. 组织多肽特异性抗原（TPS）

TPS 是用于诊断和监测结直肠癌的重要标志物，通常在细胞周期的 S 期和 G2 期合成，并随细胞有丝分裂而释放，因此 TPS 可密切反映肿瘤细胞的增殖状态。在 60%~80% 的结直肠癌患者血清中可观察到 TPS 升高。首诊时 TPS 即升高的结直肠癌患者的生存期显著缩短，TPS 在结直肠癌患者的肿瘤复发监测、治疗反应评估等方面的价值不低于 CEA。TPS 在结直肠癌患者血清中明显升高，表明 TPS 影响结直肠癌的发生、发展。研究报道 TPS 与 CEA、CA19-9、CA50、AFP 联合检测预测结直肠癌肝转移的灵敏度和特异性分别为 88.44% 和 94.31%。

### 4. 糖类抗原 242（CA242）

CA242 是一种糖类抗原，是最近几年应用较新的肿瘤标志物，对多种癌症的灵敏度较高，对结肠癌的灵敏度可达 79%。它的灵敏度及特异性都优于 CA19-9，且不受肝脏功能异常、胆汁淤积等因素的影响。在结直肠癌患者中，CEA、CA19-9 和 CA242 的阳性率分别为 54.84%、47.42% 和 37.10%，三者联合使用的阳性率为 71.61%，表明在提高诊断准确性方面，标志物联合使用优于单个肿瘤标志物。

### 5. 其他标志物

近年来，以甲基化基因作为肿瘤标志物在临

床上已逐渐被认可。甲基化 *Septin*9（*mSEPT*9）位于染色体 17q25.3 处，是具有 GTP 酶活性的蛋白基因，与胞质分裂和细胞骨架组织有关。当 *Septin*9 基因启动子区域被高度甲基化且转录受损时，*mSEPT*9 与癌变密切相关。通过检测外周血液中的 *Septin*9 基因甲基化水平，可以辅助诊断结直肠癌，还可评估手术治疗效果及判断患者的预后情况。*mSEPT*9 诊断结直肠癌的总体灵敏度和特异性分别为 61.8% 和 89.6%，AUC 为 0.757，优于 CEA 和 CA19-9。*mSEPT*9 和粪便隐血实验联合使用可进一步提高诊断的灵敏度和 AUC 值，分别为 84.1% 和 0.807，而特异性下降至 62.2%。Song 等首次报道了 *mSEPT*9 在评价结直肠癌手术疗效中的作用，结果显示 97.5%（117/120）的受试者术后第 1 天 *mSEPT*9 水平明显下降，且超过半数的患者外周血 *mSEPT*9 下降至阴性，术后第 7 天 *mSEPT*9 水平进一步下降，表明血浆 *mSEPT*9 水平与结直肠癌病情呈显著负相关性，手术疗效越好，术后 *mSEPT*9 水平越低，甚至可转为阴性。

## （六）食管癌

食管癌（esophageal cancer）的发病率和死亡率居我国恶性肿瘤的第 4 位，是最常见的恶性肿瘤之一。我国是食管癌高发国家，近年来发病率呈上升趋势，男性患病比例高于女性，发病年龄一般在 40 岁以上，大多数患者被发现时已是晚期。发病主要与饮食、环境、生活方式、遗传因素等有关。食管癌相关肿瘤标志物有 SCC-Ag、CEA、CA19-9、Cyfra21-1 等。

### 1. 鳞状细胞癌抗原（SCC-Ag）

食管癌常用的标志物之一是鳞状细胞癌抗原（squamous cell carcinoma antigen，SCC-Ag），它是一种分布于肺癌、头颈癌、子宫内膜癌等鳞状上皮细胞癌细胞质中的糖蛋白，人体内的 SCC-Ag 水平与肿瘤细胞的活跃程度密切相关。术前食管癌组血清 SCC-Ag 的含量显著高于健康组，且具有较高的灵敏度，但阳性率较低。SCC-Ag 含量可随病情进展升高，对于晚期食管癌患者的诊断灵敏度可以达到 73%，SCC-Ag、Cyfra21-1 和 CA19-9 联合检测可显著提高食管癌的诊断灵敏度

和特异性。在食管良性疾病中，SCC-Ag 水平也有不同程度的升高，因此 SCC-Ag 不能用于食管癌的筛查，但可联合其他肿瘤标志物并结合其他检查手段用于食管癌的辅助诊断。

### 2. 癌胚抗原（CEA）

CEA 作为一种广谱肿瘤标志物，单一检测并不能用于食管癌的诊断，在鉴别诊断时需要与其他检查结果进行综合分析。CEA 和 CA19-9 含量在食管癌伴隐匿性晚期疾病患者的血清中显著升高，二者可成为该疾病的准确生物标记（AUC 分别为 0.85 和 0.73）。因此，在评估食管癌切除术的患者时，应考虑术前 CEA 和 CA19-9 的血清水平，以避免不适当的剖腹手术或开胸手术。

### 3. 糖类抗原 19-9（CA19-9）

CA19-9 是一种低聚糖类抗原，以唾液黏蛋白的形式存在于血清中。CA19-9 用于诊断食管癌的阳性率比较低，对于食管癌的疗效监测和手术后预测复发转移有一定的价值。CA19-9 诊断食管癌的灵敏度为 68.0%，特异性为 80.0%，食管癌患者血清 CA19-9 水平随临床分期增加而呈上升趋势，Ⅲ期 > Ⅱ期 > Ⅰ期，表明血清 CA19-9 可作为判断食管癌患病与否及肿瘤分期的重要指标。多种血清肿瘤标志物联合检测可有效提升临床诊疗效果，CA19-9 与血管内皮生长因子（VEGF）、胰岛素样生长因子 -1（IGF-1）联合使用诊断食管癌的灵敏度（85.0%）、特异性（92.5%）均高于 VEGF、CA19-9、IGF-1 单一诊断，表明血清 VEGF、CA19-9、IGF-1 联合检测可有效提高食管癌的诊断效率。

### 4. 细胞角蛋白 19 片段（Cyfra21-1）

Cyfra21-1 在血浆中半衰期很短，其变化可以及时提示治疗反应，主要被应用于食管癌的治疗监测。治疗有效时 Cyfra21-1 的水平通常能够快速下降到正常范围，肿瘤切除不完全或有残留时 Cyfra21-1 的水平则保持不变、仅轻微改变或缓慢下降。食管癌术后 Cyfra21-1 的水平与食管癌的复发和预后有关，术后持续增高，提示肿瘤复发的可能性较高，而手术前后的 Cyfra21-1 变化程度与患者总生存期有关。在肿瘤的发生、发展过程中，Cyfra21-1 水平的升高通常早于临床症状的出现和影像学检查的异常，这对早期诊断食

管癌具有一定意义。对中晚期食管癌的复发转移较灵敏。另外 Cyfra21-1 也可联合 SCC-Ag 用于食管癌的辅助诊断。术前血清 Cyfra21-1 水平与食管癌淋巴结转移密切相关，表明血清 Cyfra21-1 水平可以作为早期淋巴结转移的精确预测指标，Cyfra21-1 用于预测淋巴结转移的 AUC 值为 0.650，Cyfra21-1 和 SCC-Ag 联合检测的 AUC 值为 0.759。

### 5.DNA 甲基化

Li 等研究显示抑癌基因 PAX-1、ZNF582 的高甲基化可作为食管鳞癌患者的早期诊断标志物。PAX-1 的高甲基化诊断食管鳞癌的灵敏度为 100%，特异性为 85.7%；ZNF582 的高甲基化诊断食管鳞癌的灵敏度为 78.6%，特异性为 100%。Zheng 等的结果显示 RUNX3 甲基化与 CEA、CA19-9 联合使用可增加食管癌诊断的灵敏度。Kurimoto 等研究发现，PAX-5 高甲基化食管鳞癌患者无论是无复发生存期（HR=2.84）还是总体生存期（HR=3.23）都明显低于 PAX-5 低甲基化患者，并且 PAX-5 高甲基化患者更容易出现顺铂化疗不敏感。

### 6. 微小 RNA（miRNA）

近年来的研究结果显示食管癌患者血清中的一些 miRNA 表达水平的变化与疾病诊断和预后显著相关，如 miR-18a、miR-22 诊断食管癌的灵敏度和特异性均达 80% 以上。由于 miRNA 检测的实验操作和实验方法以及量化和数据分析的缺乏，使得血清 miRNA 检测结果缺乏一致性，其临床应用面临巨大挑战。

## （七）胰腺癌

胰腺癌（pancreatic cancer）的发病率和死亡率分别位于我国恶性肿瘤的第 9 位和第 6 位，且呈逐年上升趋势。根据发病部位通常将胰腺癌分为胰头癌、胰体尾癌和全胰腺癌。依据病理学可分为来源于导管上皮细胞的导管腺癌、来源于胰管的胰腺癌和来源于胰腺泡细胞的腺泡细胞癌。胰腺癌常用的血清标志物包括 CA19-9、CEA、CA125、CA242 等。

### 1. 糖类抗原 19-9（CA19-9）

CA19-9 可用于胰腺癌的辅助诊断，通常分布在正常胎儿的胰腺、胆囊、肝、肠及正常成年人的胰腺、胆管上皮等处。早期胰腺癌患者血清 CA19-9 浓度升高不明显，因此不建议作为胰腺癌早期诊断标志物，但 CA19-9 浓度与胰腺癌的肿瘤分期、治疗效果、复发转移相关性较好。研究表明，与健康对照者及胰腺良性疾病患者相比，胰腺癌患者血清 CA19-9 水平显著升高，其诊断胰腺癌的 AUC 为 0.87，灵敏度和特异性均为 80%，且 CA19-9 是胰腺癌患者的独立预后因素（P=0.001，95%CI 2.591~38.243）。CA19-9 对鉴别诊断良、恶性胰腺疾病的灵敏度高（78.2%）、特异性好（82.8%）。CA19-9 在许多良性疾病中也会有不同程度升高，如胰腺炎、胆囊炎、慢性胆管阻塞等，多数情况下仅有 CA19-9 单独升高，其他标志物含量正常。但在胰腺癌患者的血清中，CEA、CA125 等肿瘤标志物的含量也会升高。

### 2. 癌胚抗原（CEA）

CEA 在多种良、恶性肿瘤患者血清中均会升高。荟萃分析显示，CEA 诊断胰腺癌的总灵敏度为 39.5%，特异性为 81.3%，AUC 为 0.7。CEA 浓度升高与胰腺癌患者的预后密切相关，与 CA19-9 联合检测可以提高胰腺癌检出的阳性率。CEA 可作为转移性胰腺癌的预后标志物，高 CEA 水平患者的总生存率明显降低（HR=1.81）。CEA 与其他标志物，如 CA125 和 CA50 等联合应用，可以鉴别诊断良、恶性胰腺肿瘤，还有助于判断有无淋巴结转移、远处器官转移和肠系膜动脉侵犯等晚期表现。

### 3. 糖类抗原 125（CA125）

CA125 又称为黏蛋白 16（mucin 16），是卵巢癌的特异性标志物，但对胰腺癌患者也有很高的临床应用价值。有研究表明，CA125 诊断胰腺癌的特异性为 50%~80%，灵敏度为 40%~60%，而 CA19-9 和 CA125 联合检测可显著提高胰腺癌的诊断灵敏度。CA125 与胰腺癌转移情况相关，CEA、CA125 和 CA19-9 联合检测可有效判断胰腺癌的转移。另有研究显示，高 CA125 水平和高 CD4/CD8 比值是胰腺癌的独立预后因素，当 CA125 大于 35U/mL 时，风险比为 1.90；CD4/CD8 大于 1.8 时，风险比为 1.37；两者联合使用的风险比为 2.76。

## 4. 糖类抗原 242（CA242）

CA242 是 1985 年经单抗筛选所得的一种唾液酸化的黏蛋白糖类抗原。CA242 与其他标志物联合检测可以提高胰腺癌检出的特异性。在胰腺癌与结直肠癌的诊断中，CA242、CA19-9 与 CA50 均升高；在肝、胰腺和胆管等良性疾病中，CA19-9 与 CA50 均可升高，而 CA242 不升高。因此，CA242 可作为鉴别肝、胰腺和胆管良恶性肿瘤的良好标志物。荟萃分析显示，CA242 诊断胰腺癌的总灵敏度为 67.8%，特异性为 83%，AUC 为 0.84。CA242 对判断胰腺癌发生部位有重要的临床应用价值：患者血清中 CA242 的含量不仅随着胰腺癌的进展而升高，而且当胰腺癌发生在胰头部位时，血清 CA242 水平会更高。

## 5. miR-499a-5p

miR-499a-5p 在胰腺癌患者血清中显著升高，但在良性胰腺疾病中不升高。miR-499a-5p 诊断胰腺癌的灵敏度和特异性优于 CA19-9，两者联合使用可提高诊断效能。

## 6. DNA 甲基化

近年来随着分子生物学的飞速发展，DNA 甲基化在肿瘤诊疗中的价值越来越受到重视。*ADAMTS1* 基因和 *BNC1* 基因的启动子甲基化可作为胰腺癌的潜在血液生物标志物。*ADAMTS1* 基因诊断胰腺癌的 AUC 为 0.91，灵敏度和特异性分别为 87.2% 和 95.8%。*BNC1* 基因诊断胰腺癌的 AUC 为 0.79，灵敏度和特异性分别为 64.1% 和 93.7%。两个基因联合检测时 AUC 提高至 0.95，灵敏度增加到 97.3%，特异性增加到 91.6%，优于常用的血清蛋白标志物 CA19-9 等。

## （八）卵巢癌

卵巢癌（ovarian cancer）的发病率位于我国女性生殖系统肿瘤的第 3 位，仅次于宫颈癌和子宫内膜癌。根据组织病理类型可将卵巢癌分为上皮性癌、恶性生殖细胞肿瘤和性索 - 间质肿瘤，其中最常见的类型是上皮性卵巢癌。目前临床上的卵巢癌相关肿瘤标志物主要包括 CA125、HE4 和 β-HCG 等。

## 1. 糖类抗原 125（CA125）

CA125 在卵巢上皮细胞中表达，是卵巢癌最常用的肿瘤标志物。研究报道，卵巢癌患者血清 CA125 的水平与肿瘤分期和组织学类型密切有关，其诊断卵巢癌的阳性率为 97%，AUC 为 0.95，灵敏度为 81.3%，特异性为 96.3%。CA125 与其他标志物联合检测可以提高卵巢癌检出的灵敏度。研究显示，CA125 与 D- 二聚体、NLR（中性粒细胞与淋巴细胞比值）联合使用的 AUC 为 0.96（95%CI 0.94~0.99），灵敏度为 91.6%，特异性为 89.6%；CA125 与人附睾蛋白 4（HE4）联合检测早期卵巢癌患者的灵敏度高于单一检测 CA125。

## 2. 人附睾蛋白 4（HE4）

HE4 发现于附睾远端上皮，生理情况下，在生殖系统和呼吸道组织中低表达，而在卵巢癌患者血清中呈现异常高表达。荟萃分析显示，HE4 诊断卵巢癌的灵敏度为 81%，特异性为 91%，AUC 为 0.91。HE4 与 CA125 联合检测能进一步提高卵巢癌检测的灵敏度（92%），减少假阴性，提高卵巢癌患者检出的准确率。HE4 的血清水平也能反映卵巢癌患者的肿瘤分期及疾病进展情况。此外，HE4 可预测卵巢癌的复发，HE4 与 CA125 联合使用预测化疗后 12 个月内复发情况的 AUC 为 0.928。

## 3. 人绒毛膜促性腺激素（HCG）

HCG 由 α 和 β 亚基组成，是胎盘滋养层细胞分泌的一种糖蛋白。β-HCG 与各种恶性肿瘤的不良预后、转移密切相关。β-HCG 在上皮性卵巢癌的组织中显著升高，且与 FIGO 分期、肿瘤大小、分化程度、组织学分级和高级别浆液性卵巢癌显著相关。此外，β-HCG 可通过 ERK/MMP2 信号通路促进上皮性卵巢癌侵袭转移。

## 4. miR-193a-5p

文献报道，miR-193a-5p 在卵巢癌组织中的表达水平显著降低，其诊断卵巢癌的灵敏度和特异性分别为 66.7% 和 72.5%，优于 CA125 和 HE4，AUC 为 0.708，准确性为 69.4%。miR-193a-5p、CA125 和 HE4 三者联合诊断卵巢癌的 AUC 为 0.996，诊断效能显著增加。

## （九）前列腺癌

前列腺癌（prostate cancer）是一种上皮性恶

性肿瘤，在西方白人男性人群中前列腺癌的发病率最高，而在我国男性人群中其发病率位于第 6 位。流行病学研究显示，55 岁以下男性人群中前列腺癌的发病率较低，随着年龄的增长发病率逐渐升高。目前临床上前列腺癌相关肿瘤标志物主要是 PSA 和 ACP。

### 1. 前列腺特异性抗原（PSA）

PSA 是前列腺癌早期诊断的重要指标。正常情况下 PSA 可以分泌到精液中，具有稀释精液的作用，只有极少量的 PSA 存在于血液中，当前列腺发生病变时，大量细胞被破坏，导致血液中的 PSA 大量增加，因此是诊断前列腺癌较理想的肿瘤标志物。PSA 检测和直肠指检配合可明显提高前列腺癌检测的准确性。另外，PSA 还可以作为前列腺癌治疗的监测指标，对手术或治疗后的患者血清 PSA 进行监测，以判断治疗效果。血液中的总 PSA（t-PSA）包括游离型（f-PSA）和结合型（c-PSA）两种形式，可应用血清中 f-PSA/t-PSA 比值来鉴别良、恶性前列腺肿瘤。先前研究发现，当 f-PSA/t-PSA 的比值截断值设为 0.16 时，前列腺癌诊断的灵敏度和特异性分别为 90.6% 和 85.7%，诊断的准确性为 89.1%，优于 PSA 的检验效能。另一项研究发现，f-PSA/t-PSA 比值诊断前列腺癌的灵敏度为 85.2%，特异性为 65.2%，AUC 为 0.79，优于 PSA 的检验效能。f-PSA/t-PSA 比值与 t-PSA、f-PSA 及铁蛋白联合使用时，诊断效能显著升高，AUC 增加至 0.84，诊断灵敏度和特异性分别为 82.2% 和 75.3%。

### 2. 酸性磷酸酶（ACP）

ACP 广泛存在于身体各处，包括各种组织、细胞和体液中。血液中 ACP 的组织来源主要是前列腺、肝、脾、肾等。正常男性血清中 1/3~1/2 的 ACP 来自前列腺。临床测定的同工酶一般分为两大类：一类是前列腺酸性磷酸酶（prostate acid phosphatase，PAP），另一类是非前列腺酸性磷酸酶。PAP 是前列腺癌的辅助诊断标志物。研究发现 PSA 对前列腺癌诊断的灵敏度较高（77.5%），显著优于 PAP（52.5%），但 PSA 的特异性（67.5%）明显低于 PAP（92.5%），PSA 和 PAP 二者联合检测可显著提高前列腺癌的诊断效率。此外，研究显示 PAP 与 t-PSA 联合检测可用于转移性前列腺癌的诊断、肿瘤分期的预测及肿瘤预后的判断。

## （十）胆管癌

胆管癌（cholangio carcinoma）好发于 50~70 岁的男性群体，是起源于肝外胆管及肝门区至胆总管下段胆管的一种高度恶性肿瘤。在患有原发性硬化性胆管炎的群体中，胆管癌的发病年龄一般提前至 40 岁左右。胆管结石、华支睾吸虫寄生、胆管囊性扩张症及原发性硬化性胆管炎等因素与胆管癌的发病密切相关。依据病理组织学将胆管癌分为腺癌和鳞癌，其中多数为腺癌，鳞状上皮癌占少数。腺癌又可根据其细胞分化程度分为低分化腺癌和高分化腺癌。胆道肿瘤通常很难早期诊断，一些肿瘤标志物和生化检查可以较早提示机体异常状态。胆管癌的相关标志物主要为 CA19-9、CEA、CA125 和 CA242 等。新近有人发现 Pten 缺失突变在胆管癌中较为常见，可用于个性化治疗的分型和参考。

### 1. 糖类抗原 19-9（CA19-9）

CA19-9 是一种以唾液黏蛋白形式存在于血清中的低聚糖类抗原。既往研究表明 CA19-9 是消化系统肿瘤的灵敏标志物，CA19-9 升高的主要原因是肝脏疾病。胆囊癌、胆管癌、胆道癌的 CA19-9 水平较高，胆汁 CA19-9 水平诊断胆管癌的 AUC 为 0.746，优于血清 CA19-9 水平的诊断效能（AUC 为 0.542）。当 CA19-9 水平大于 300 U/mL 时，胆管癌的风险比为 3.76，可作为胆管癌的独立预后因素。另一项研究表明，术前 CA19-9 血清水平大于 200U/mL 时，与肿瘤大小、TNM 分期、淋巴结转移、微血管浸润和胆囊浸润显著相关。研究显示，患者术前血清 CA19-9 含量低于 200 U/mL 时预测 1 年、2 年和 3 年总生存率分别为 86.0%、69.3% 和 56.4%，而术前 CA19-9 水平较高的患者预后较差。

### 2. 癌胚抗原（CEA）

CEA 在胆管癌患者的血清、胆汁和胆管上皮组织中均存在。当 CEA 水平为 2.6ng/mL 时，其诊断胆管癌的 AUC 为 0.66（95%CI 0.56~0.76），灵敏度和特异性分别为 79.0% 和 48.0%，阳性预测值和阴性预测值分别为 75.5% 和 53.0%。CEA 与 CA19-9 联合使用诊断胆管癌的 AUC 为 0.75。

### 3. 糖类抗原 125（CA125）

CA125 诊断胆管癌的灵敏度不高，但特异性优于 CA19-9 和 CEA。研究表明，胆汁 CA125 对胆管癌的诊断效率高于胆汁 CA19-9 和 CEA，且由于 CA125 不易受到结石或炎症的影响，因此常用于胆管良、恶性疾病的鉴别诊断。当患者胆汁中 CA125 水平为 17.8 U/mL 时，其诊断胆管癌的 AUC 为 0.81（95%CI 0.72~0.89），灵敏度和特异性分别为 72.6% 和 78.0%，阳性预测值和阴性预测值分别为 76.7% 和 74.0%。另外，研究表明 CEA 与 CA125 联合诊断胆管癌的 AUC 为 0.81，而 CA125 与 CA19-9 联合诊断的 AUC 仅为 0.74，CEA、CA125 与 CA19-9 三者联合应用可使 AUC 提升为 0.87。

### 4. 糖类抗原 242（CA242）

CA242 是一种唾液酸化的糖类抗原，是近几年应用较新的肿瘤标志物，对很多种癌症的灵敏度都很高。CA242 诊断胆囊癌的灵敏度为 80.7%，特异性为 92.3%，优于 CA19-9，且不受肝脏功能异常、胆汁淤积等因素的影响。CA242 与其他标志物联合检测可显著提高胆管癌的诊断效能，例如与 CA19-9 联合诊断的灵敏度和特异性分别为 92.3% 和 86.5%，准确性为 89.4%；CA242、CA19-9 和 CEA 三者联合诊断的灵敏度和特异性可分别提高至 98.1% 和 69.2%，准确性可达 83.7%。

### 5. 肝功能检查

当发生胆管癌时，患者肝功能检查结果通常显示血清总胆红素（TBIL）、直接胆红素（DBIL）、碱性磷酸酶（ALP）和 γ-谷氨酰转移酶（γ-GGT）显著升高，而转氨酶 ALT 和 AST 仅表现为轻度异常，这种胆红素和转氨酶升高不平衡的现象对胆管癌具有较好的诊断效能。

### 6. 趋化因子 CXCL7

CXCL7 水平在胆管癌组织中显著升高，CXCL7 高表达与胆管癌分化程度、淋巴结转移、血管浸润和临床分期有关。此外，CXCL7 高表达的胆管癌患者的总生存期明显低于 CXCL7 低表达的胆管癌患者。机制研究表明，CXCL7 可通过自分泌和旁分泌形式促进胆管癌的生长和转移。

### 7. 环状 RNA SMARCA5（circ-SMARCA5）

Circ-SMARCA5 水平在胆管癌组织中降低，与 ECOG 评分、TNM 分期和 CA19-9 水平异常显著相关，且 circ-SMARCA5 是胆管癌患者总生存期提升的独立预后因素。细胞实验表明，上调 circ-SMARCA5 水平能抑制胆管癌细胞增殖，并增加了胆管癌细胞对顺铂和吉西他滨的化疗敏感度。

（王书奎　何帮顺）

## 参考文献

[1] Feng R M, Zong Y N, Cao S M, et al. Current cancer situation in China: good or bad news from the 2018 Global Cancer Statistics? Cancer Communications, 2019, 39(1):22.

[2] Faria S C, Sagebiel T, Patnana M, et al. Tumor markers: myths and facts unfolded. Abdom Radiol, 2019, 44(4):1575–1600.

[3] Silsirivanit A. Glycosylation markers in cancer. Advances in Clinical Chemistry, 2019(89):189–213.

[4] Dou H, Sun G, Zhang L. CA242 as a biomarker for pancreatic cancer and other diseases. Progress in Molecular Biology and Translational Science, 2019(162):229–239.

[5] Sanchez Calle A, Kawamura Y, Yamamoto Y, et al. Emerging roles of long non-coding RNA in cancer. Cancer Science, 2018, 109(7):2093–2100.

[6] Zhang H D, Jiang L H, Sun D W, et al. CircRNA: a novel type of biomarker for cancer. Breast Cancer, 2018, 25(1):1–7.

[7] Zeng K, He B, Yang B B, et al. The pro-metastasis effect of circANKS1B in breast cancer. Mol Cancer, 2018, 17(1):160.

[8] Burton C, Ma Y. Current trends in cancer biomarker discovery using urinary metabolomics: achievements and new challenges. Current Medicinal Chemistry, 2019, 26(1):5–28.

[9] Arya S K, Estrela P. Recent Advances in enhancement strategies for electrochemical ELISA-Based immunoassays for cancer biomarker detection. Sensors, 2018, 18(7):2010.

[10] Gorgannezhad L, Umer M, Islam M N, et al. Circulating tumor DNA and liquid biopsy: opportunities, challenges, and recent advances in detection technologies.Lab Chip, 2018, 18(8):1174–1196.

[11] Xu T, He B S, Pan B, et al. MiR-142-3p functions as a tumor suppressor by targeting RAC1/PAK1 pathway in breast cancer. J Cell Physiol, 2020, 235(5):4928–4940.

[12] Zheng P M, Luo Q, Wang W W, et al. Tumor-associated macrophages-derived exosomes promote the migration of gastric cancer cells by transfer of functional apolipoprotein E. Cell Death Dis, 2018, 9(4): 434.

[13] van Dijk EL, Jaszczyszyn Y, Naquin D, et al. The third revolution

in sequencing technology. Trends Genet, 2018, 34(9):666–681.

[14] Jiang Z F, Wang M, Xu J L. Thymidine kinase 1 combined with CEA, Cyfra21-1 and NSE improved its diagnostic value for lung cancer. Life Sciences, 2018(194):1–6.

[15] Wu H M, Wang Q M, Liu Q H, et al. The serum tumor markers in combination for clinical diagnosis of lung cancer. Clinical Laboratory, 2020, 66(3):e1433.

[16] Wu X Y, Hu Y B, Li H J, et al. Diagnostic and therapeutic value of progastrin-releasing peptide on small-cell lung cancer: A single-center experience in China. Journal of Cellular and Molecular Medicine, 2018, 22(9):4328–4334.

[17] Kuang J A, Gong Y Z, Xie H L, et al. The prognostic value of preoperative serum CA724 for CEA-normal colorectal cancer patients. Peer J, 2020(8):e8936.

[18] Dong D, Jia L, Zhang L F, et al. Periost in and CA242 as potential diagnostic serum biomarkers complementing CA19.9 in detecting pancreatic cancer. Cancer Science, 2018, 109(9):2841–2851.

[19] Wang X C, Zhang Y, Sun L Q, et al. Evaluation of the clinical application of multiple tumor marker protein chip in the diagnostic of lung cancer. Journal of Clinical Laboratory Analysis, 2018, 32(8):e22565.

[20] Nan L B, Yin X T, Gao J P. Significant diagnostic value of free-serum PSA (FPSA)/prostate-specific antigen density (PSAD) and (F/T)/PSAD for prostate cancer of the Chinese population in a single institution. Med Sci Monit, 2019(25):8345–8351.

[21] Hetta HF, Zahran AM, El-Mahdy RI, et al. Assessment of circulating miRNA-17 and miRNA-222 expression profiles as non-invasive biomarkers in egyptian patients with non-small-cell lung cancer. Asian Pacific Journal of Cancer Prevention, 2019, 20(6):1927–1933.

[22] Liu Z M, Yang X L, Jiang F, et al. Matrine involves in the progression of gastric cancer through inhibiting miR-93-5p and upregulating the expression of target gene AHNAK. Journal of Cellular Biochemistry, 2020,121(3):2467–2477.

[23] Xie Y J, Zhang Y, Du L T, et al. Circulating long noncoding RNA act as potential novel biomarkers for diagnosis and prognosis of non-small cell lung cancer. Molecular Oncology, 2018, 12(5):648–658.

[24] Yu G, Yang L, Zhou J, et al. Abnormally expressed circular RNAs are promising biomarkers for diagnosis of hepatocellular carcinoma: A meta-analysis.Clin Lab, 2019, 65(11).DOI:10.7754/Clin.Lab.2019.190354.

[25] Azad TD, Chaudhuri AA, Fang P, et al. Circulating tumor DNA analysis for detection of minimal residual disease after chemo-radiotherapy for localized esophageal cancer.Gastroenterology, 2020, 158(3):494–505.

[26] Wang H, Li B, Liu Z, et al. HER2 copy number of circulating tumour DNA functions as a biomarker to predict and monitor trastuzumab efficacy in advanced gastric cancer. Eur J Cancer, 2018(88):92–100.

[27] Watanabe M, Kenmotsu H, Ko R, et al. Isolation and molecular analysis of circulating tumor cells from lung cancer patients using a microfluidic chip type cell sorter.Cancer Sci, 2018, 109(8):2539–2548.

[28] Masaoutis C, Mihailidou C, Tsourouflis G, et al. Exosomes in lung cancer diagnosis and trreatment from the translating research into future clinical practice.Biochimie, 2018(151):27–36.

[29] Natali P, De SE, Patelli G, et al. A new suggested approach in screening for Bence Jones protein and potential kidney damage. Clinical Chemistry and Laboratory Medicine, 2019, 57(4):e54–e56.

[30] Hashemi ZS, Khalili S, Malaei F, et al. Serum DKK1 is correlated with γ peak of serum electrophoresis in multiple myeloma: a multicenter biomarker study. Biomarkers in Medicine, 2019, 13(15):1297–1306.

[31] Dochez V, Caillon H, Vaucel E, et al. Biomarkers and algorithms for diagnosis of ovarian cancer: CA125, HE4, RMI and ROMA, a Review.J Ovarian Res, 2019, 12(1):28.

[32] Wu L X, Li X F, Chen H F, et al. Combined detection of CEA and CA125 for the diagnosis for lung cancer: A meta-analysis. Cellular and Molecular Biology, 2018, 64(15):67–70.

[33] Jiang Z F, Wang M, Xu J L. Thymidine kinase 1 combined with CEA, Cyfra21-1 and NSE improved its diagnostic value for lung cancer. Life Sciences, 2018(194):1–6.

[34] Fu L, Wang R, Yin L, et al. Cyfra21-1 tests in the diagnosis of non-small cell lung cancer: A meta-analysis. The International Journal of Biological Markers, 2019, 34(3):251–261.

[35] Ge Y L, Liu C H, Wang M H, et al. High Serum Neuron-specific enolase (NSE) level firstly ignored as normal reaction in a small cell lung cancer patient: a case report and literature review. Clinical Laboratory, 2019, 65(1).DOI:10.7754/Clin.Lob.2018.180703.

[36] Stefano C, Daniele M, Antonia M, et al. Clinical implications for pro-GRP in small cell lung cancer. A single center experience. The International Journal of Biological Markers, 2018, 33(1):55–61.

[37] Lian M J, Zhang C X, Zhang D D, et al. The association of five preoperative serum tumor markers and pathological features in patients with breast cancer. Journal of Clinical Laboratory Analysis, 2019, 33(5):e22875.

[38] Li J, Liu L, Feng Z, et al. Tumor markers CA153, CA125, CEA and breast cancer survival by molecular subtype: a cohort study. Breast Cancer, 2020, 27(4):621–630.

[39] Li X, Dai D N, Chen B, et al. Determination of the prognostic value of preoperative CA153 and CEA in predicting the prognosis of young patients with breast cancer. Oncology Letters, 2018, 16(4):4679–4688.

[40] Zaleski M, Kobilay M, Schroeder L, et al. Improved sensitivity for detection of breast cancer by combination of miR-34a and tumor markers CA 15-3 or CEA. Oncotarget, 2018, 9(32):22523–22536.

[41] Xing H, Qiu H, Ding X, et al. Clinical performance of α-L-fucosidase for early detection of hepatocellular carcinoma. Biomark Med, 2019, 13(7):545–555.

[42] Liu S X, Wang M J, Zheng C L, et al. Diagnostic value of serum glypican-3 alone and in combination with AFP as an aid in the diagnosis of liver cancer. Clinical Biochemistry, 2020(79):54–60.

[43] Xiao J, Long F, Peng T, et al. Development and potential application of a simultaneous multiplex assay of golgi protein 73 and alpha-fetoprotein for hepatocellular carcinoma diagnosis. Eur Rev Med Pharmacol Sci, 2019, 23(8):3302–3310.

[44] Wu J, Xiang Z, Bai L, et al. Diagnostic value of serum PIVKA-Ⅲ levels for BCLC early hepatocellular carcinoma and correlation with HBV DNA. Cancer Biomark, 2018, 23(2):235–242.

[45] Wang Y P, Zhu Z Y, Liu Z L, et al. Diagnostic value of serum pepsinogenⅠ, pepsinogen Ⅱ, and gastrin-17 levels for populationb-ased screening for early-stage gastric cancer. The Journal of International Medical Research, 2020, 48(3): 300060520914826.

[46] Qin J J, Wang S B, Wang P, et al. Autoantibody against 14-3-3 zeta: a serological marker in detection of gastric cancer. Journal of Cancer Research and Clinical Oncology, 2019, 145(5):1253–1262.

[47] Yin L K, Xu G X, Zhu Y T, et al. Expression of miR-23a and miR-135 and tumor markers in gastric cancer patients and the significance in diagnosis. Oncology letters, 2019, 18(6):5853–5858.

[48] Gao Y F, Wang J P, Zhou Y, et al. Evaluation of Serum CEA, CA19-9, CA724, CA125 and ferritin as diagnostic markers and factors of clinical parameters for colorectal cancer. Scientific Reports, 2018, 8(1):2732.

[49] Campos-da-Paz Mariana, GarrofeDorea Jose, GaldinoAl-exsandroSobreira, et al. Carcinoembryonic antigen (CEA) and hepatic metastasis in colorectal cancer: Update on biomarker for clinical and biotechnological approaches. Recent Patents on Biotechnology, 2018, 12(4):269–279.

[50] Wang P, Li C, Zhang F, et al. Clinical value of combined determination of serum B7-H4 with carcinoembryonic antigen, osteopontin, or tissue polypeptide-specific antigen for the diagnosis of colorectal cancer. Dis Markers, 2018:4310790.

[51] Hitchins MP, Vogelaar IP, Brennan K, et al. Methylated SEPTIN9 plasma test for colorectal cancer detection may be applicable to lynch syndrome. BMJ Open Gastroenterol, 2019, 6(1):e000299.

[52] Mei X Y, Zhu X D, Zuo L, et al. Predictive significance of Cyfra21-1, squamous cell carcinoma antigen and carcinoembryonic antigen for lymph node metastasis in patients with esophageal squamous cancer. SAGE Publications, 2019, 34(2):200-204.

[53] Chen L F, Wang X Y, Shu J, et al. Diagnostic value of serum D-dimer, CA125, and neutrophil-to-lymphocyte ratio in differentiating ovarian cancer and endometriosis. International journal of gynaecology and obstetrics, 2019, 147(2):212–218.

[54] Wu W M, Gao H, Li X F, et al. β-hCG promotes epithelial ovarian cancer metastasis through ERK/MMP2 signaling pathway. Cell Cycle (Georgetown, Tex.), 2019, 18(1):46–59.

[55] Fang T Y, Wang H, Wang Y F, et al. Clinical significance of preoperative serum CEA, CA125, and CA19-9 levels in predicting the resectability of cholangiocarcinoma. Disease Markers, 2019:1–7.

[56] Lu Q, Fang T. Circular RNA SMARCA5 correlates with favorable clinical tumor features and prognosis, and increases chemotherapy sensitivity in intrahepatic cholangiocarcinoma. Journal of Clinical Laboratory Analysis, 2020, 34(4):e23138.

# 第 15 章
# 肿瘤的病理学诊断

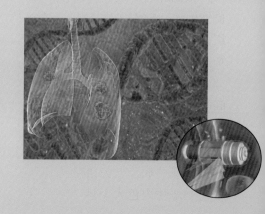

# 第 1 节　肿瘤的病理诊断基础

随着肿瘤诊断技术不断改进和新技术不断涌现，肿瘤诊断的准确性已大幅提高。然而要确定是否为肿瘤、鉴别肿瘤病变性质以及明确肿瘤的组织学分型，仍需依赖病理学诊断。病理学诊断被公认为是最终诊断，是诊断的"金标准"。肿瘤病理学是研究肿瘤的病因、发病机制、病理变化和转归的学科，是外科病理学的一个重要分支，是肿瘤治疗的重要依据。随着病理学方法和技术的不断发展，肿瘤病理学诊断已经不仅仅是提供准确的病理诊断，还需要为肿瘤患者的治疗选择、疗效预测及预后判断提供相关信息。

## 一、肿瘤的命名与分类

### （一）肿瘤的命名

#### 1. 一般命名法

根据肿瘤的组织来源及生物学行为进行命名。良性肿瘤一般称之为"瘤"，命名原则一般是"组织来源 + 形态特征 + 瘤"，如脂肪瘤、平滑肌瘤、神经纤维瘤、囊腺瘤等。上皮性恶性肿瘤称之为"癌"，如鳞状细胞癌、腺癌、尿路上皮癌等；间叶组织恶性肿瘤称之为"肉瘤"，如平滑肌肉瘤、横纹肌肉瘤、软骨肉瘤等。值得注意的是，由于历史上命名的原因，也有些恶性肿瘤一直被称为"瘤"或"病"，如淋巴瘤、卵黄囊瘤、精原细胞瘤、恶性黑色素瘤等。肿瘤的性质介于良恶性

之间称为交界性肿瘤，一般在肿瘤前加上交界性、中间型、非典型性等名称，如卵巢交界性黏液性肿瘤、非典型性纤维黄色瘤。

#### 2. 特殊命名法

来自胚胎组织的肿瘤被称为"母细胞瘤"，常为恶性，如肺母细胞瘤、肾母细胞瘤、神经母细胞瘤；但也有少部分为良性，如脂肪母细胞瘤、骨母细胞瘤。部分肿瘤采用人名来命名，如 Wilm 瘤、Warthin 瘤、Hodgkin 淋巴瘤、Ewing 肉瘤、Merkel 细胞癌等。部分肿瘤根据肿瘤的形态学特点进行描述性命名，如海绵状血管瘤、巨细胞瘤等。

### （二）肿瘤的分类

#### 1. 肿瘤的组织学分类

世界卫生组织的《WHO 肿瘤组织学分类》丛书，以组织病理学为基础，结合免疫组织化学、分子遗传学及临床特点对肿瘤进行组织学分类和分型，是目前肿瘤病理学领域中应用最广泛的肿瘤分类方法。

#### 2. 根据肿瘤的发展阶段进行分类

如肺泡上皮非典型腺瘤样增生（癌前病变）、原位腺癌、微小浸润性腺癌、浸润性腺癌。

#### 3. 肿瘤的分子分型

随着分子生物学的发展，根据肿瘤的基因状态进行分子分型已经在临床上广泛使用，在部分肿瘤中对治疗决策起至关重要的作用。例如，基因表达谱研究显示，浸润性乳腺癌可分为腔面 A

型、腔面 B 型、HER2 亚型、基底样型 4 种分子亚型，分别具有不同的预后，且对内分泌治疗、HER2 靶向治疗和化疗有不同的反应。随着对肿瘤特征性的遗传改变研究的深入，一些具有相似临床特征、病理特征和基因变异的肿瘤以变异基因的名称来分类，如：发生于软组织的未分化小圆细胞肉瘤的分类中包含了"伴有 *BCOR* 基因异常的肉瘤"和"CIC 肉瘤"。

# 二、肿瘤病理诊断的基础

## （一）肿瘤的一般形态学特征

肿瘤的形态特征往往是肿瘤诊断中的重要因素，肉眼观察主要从肿瘤数目、大小、形状、颜色、质地和肿瘤与周围组织的关系上予以观察。

### 1. 数 目

多数肿瘤为单发，但也可同时或先后发生多个肿瘤。这要求全面仔细的病理检查，避免因关注明显的肿瘤而忽略多发性肿瘤的可能性。

### 2. 大 小

肿瘤体积差别很大，有的仅在显微镜下可看见，而有的肿瘤直径可达几十厘米。肿瘤的大小与多种因素相关，包括肿瘤的性质、发生部位及生长时间等。一般良性肿瘤体积较大、生长周期较长，而恶性肿瘤体积相对较小。发生于腹腔内的肿瘤由于空间足够，在未出现症状前可以生长得很大；而在密闭狭小的腔道，如颅腔、椎管等，由于空间受限，肿瘤体积往往很小。

### 3. 形 状

肿瘤的形状因发生部位、生长方式和肿瘤性质不同而不同，常见有乳头状、绒毛状、息肉状、结节状、斑块状、分叶状、溃疡状、囊状等。

### 4. 颜 色

肿瘤的颜色由肿瘤的组织来源、产物等决定。如纤维组织来源的肿瘤多呈灰白色，脂肪源性的肿瘤则成黄色，血管瘤呈红色；有些肿瘤产生特定的色素，如黑色素瘤大部分可以产生黑色素从而使肿瘤呈现黑褐色。此外，肿瘤的继发性改变，如变性、出血、坏死等，可以使肿瘤的原有颜色发生改变。

### 5. 质 地

肿瘤的质地取决于肿瘤的组织来源，以及有无继发性改变。例如，脂肪瘤质地较软，纤维源性或肌源性肿瘤往往质地较韧。若发生继发性改变，如出血、囊性变等，也可以改变肿瘤的原有质地。此外，还与肿瘤细胞与间质的比例相关，纤维间质少的肿瘤质地较软，而纤维间质成分多的肿瘤，则质地较硬。

### 6. 肿瘤与周围组织的关系

这是判断肿瘤良恶性的重要指标，肉眼可见良性肿瘤一般与周围组织分界清晰，而恶性肿瘤则往往呈蟹足状浸润周围组织，与周围组织没有明确的分界线。

## （二）肿瘤的显微镜下特征

除了肉眼观察外，肿瘤在显微镜下的组织形态更是千变万化，是肿瘤组织病理诊断的基础。肿瘤分为实质和间质两种成分。实质成分是指肿瘤细胞，其细胞形态、组成结构或产物是判断肿瘤的分化方向、组织学分类的主要依据。间质成分则是由纤维结缔组织构成的非特异性成分，起着支持和营养肿瘤实质的作用。肿瘤细胞可刺激血管生成，从而维持肿瘤的生长；肿瘤间质内常可见淋巴细胞浸润，可能与机体对肿瘤组织的免疫反应有关。肿瘤的良性、恶性指的是肿瘤的生物学行为。病理诊断通过组织形态、免疫组化、分子遗传学等手段判断肿瘤的生物学行为和预后。但要注意，影响肿瘤生物学行为的因素非常复杂，病理在一定程度上可能仅仅反映了某些方面的问题，还可能由于样本本身并不具有代表性，从而造成病理诊断的局限性和对预后评估的不准确性。因此，需要临床、病理、影像、检验等多个学科的整合判断和最终决策。

# 三、肿瘤的组织病理学诊断

肿瘤的组织病理学诊断是指将各类肿瘤标本制成病理切片后在显微镜下进行组织学检查而做出的病理诊断和分型，为肿瘤的临床治疗和预后判断提供依据。

## （一）标本的类型

### 1. 细针穿刺活检标本

指用带针芯的细针穿刺、吸取的肿瘤组织。

位于消化道壁内的病变也可通过超声内镜进行细针穿刺活检。

### 2. 空芯针穿刺活检标本

是采用套管类活检针在 B 超和 CT 定位下采集细长组织条制成病理切片，供组织病理学诊断，如乳腺肿瘤的针芯穿刺活检。

### 3. 咬取活检标本

是采用咬检钳咬取的少量肿瘤实质，包括各种内镜下（胃镜、肠镜、支气管镜等）、鼻咽部以及外露有破溃的浅表肿瘤等。

### 4. 切取活检标本

是采用手术方法切取的小块肿瘤组织。切取活检适用于肿瘤体积较大或位置较深的部位，如位于头颈部、躯干、四肢、腹盆腔或腹膜后等部位的巨大肿瘤。切取活检的目的在于获取肿瘤组织并得到明确的病理诊断，以便选择下一步的治疗方案。

### 5. 切除活检或摘除标本

是采用手术方法切除整个肿瘤组织，常附带少量正常的周边组织。切除活检或摘除适用于位置浅表、体积较小的肿瘤。对多数良性肿瘤而言，切除活检多能达到诊断和治疗的双重目的，对恶性肿瘤则根据肿瘤的病理类型决定下一步的治疗方案，如局部补充扩大切除等。

### 6. 手术切除标本

是经外科手术切除的标本，包括各种根治标本、病灶内切除、局部扩大切除等多种标本类型。

## （二）标本的送检和预处理

送检医生在取完各类标本后应立即固定于 10% 中性福尔马林固定液中。手术切除标本离体后应在 30min 内置入固定液中，送检医生需做好离体时间和固定时间的记录。标本与固定液的体积比是 1∶10。较大标本应切开后固定，空腔脏器应剪开冲洗干净后固定。对部分标本，外科医生应做适当标记，以提供病变解剖方向、侧切缘和基底切缘等信息，所有淋巴结都应分组，并注明部位。应采用统一的容器放置标本并做好标记。

## （三）标本的验收

病理科验收标本时应认真核对每一例标本的病理申请单、送检标本及相关标记是否一致，包括姓名、性别、年龄、住院号、送检科室和日期、手术所见以及临床诊断、取材部位和标本件数等。标本干涸、严重自溶或腐败者，应与送检医生联系后予以退回。对标本太小难以制作切片或其他可能影响病理检查可行性和诊断准确性的情况，应与送检医生说明或不予接收。核对无误后签收。病理科应建立与送检方的交接申请单和标本的签收制度。

## （四）标本的巨检、取材及记录

在处理大体标本前，病理医生必须了解临床病史、实验室检查和影像学检查等结果，以确定如何取材。小标本的处理较简单，可稍做切取或视标本具体情况直接置入包埋盒内。对微小标本或易碎标本，应用滤纸或擦镜纸包裹再放入包埋盒内，以防止在后续脱水等过程中发生标本遗失情况。手术切除标本的巨检和取材必须按照有关的操作规范进行。大体标本，尤其是根治性标本应详细描述肿瘤的外形、大小、切面、颜色、质地、病变距切缘最近的距离。所有病变及可疑处、切缘和淋巴结均应取材镜检。

## （五）病理切片的类型

### 1. 常规石蜡切片

各种病理标本固定后，经取材、脱水、浸蜡、包埋、切片、染色和封片后在光镜下观察。石蜡切片的优点是取材广泛而全面，制片质量较稳定，组织结构清晰，便于阅片。适用于针芯穿刺、咬取、切取和切除等各种标本的组织学检查。有时还可根据诊断或研究工作的需要，做成大切片，如前列腺和直肠腺瘤大切片，以观察病变的全貌。

### 2. 冷冻切片

采用冷冻切片机制作，制片质量良好且稳定，出片速度快，从组织冷冻、切片到观察，仅需 15min 左右即可做出病理诊断。术中冷冻切片病理学检查是临床医生在手术过程中需决定手术方案，请病理科进行的快速紧急会诊。需注意的是，术中冷冻切片诊断具有一定的局限性和误诊的可能性，需要临床医生与病理医生之间及时沟通、密切合作。临床医生术前应向患者和（或）患者授权人说明术中冷冻切片诊断的意义及局限性，取得患方知情和理解。

申请术中冷冻切片会诊，应符合冷冻切片检查的指征，并于手术前与病理诊断医生取得联系。术中冷冻切片检查指征：①确定病变的性质，是肿瘤性还是非肿瘤性病变；若为肿瘤则应进一步确定是良性、恶性还是交界性肿瘤；②了解肿瘤的播散情况，尤其是确定区域性淋巴结有无肿瘤转移或邻近脏器有无浸润；③明确手术切缘情况，是否有肿瘤组织残留；④术中帮助辨认组织，如甲状旁腺、输卵管、输精管及异位组织等。

以下情况不适宜送术中冷冻切片检查：①组织过小（标本直径 <0.2cm），如声门黏膜微小病灶或指（趾）皮肤黑斑等；②骨和脂肪组织；③淋巴结增生性病变，需要确定良、恶性者；④术前易于进行常规活检的组织（如声门、食管、胃、肠黏膜、宫颈和子宫内膜等）；⑤仅根据组织学形态难以判断生物学行为的肿瘤（如甲状腺滤泡肿瘤等）；⑥已知具有传染性的标本，如结核病、梅毒、病毒性肝炎、艾滋病等。

冷冻切片诊断由于取材少且局限、时间紧迫、技术要求高，确诊率比常规石蜡切片低，有一定的误诊率和延迟诊断率。因此，手术前外科医生需与病理医生沟通，在手术中如遇到疑难病例，病理医生应及时与手术医生联系或亲临手术室了解术中情况和取材部位。当冷冻切片诊断与临床不符或手术医生对冷冻诊断有疑问时，应立即与病理医生联系，共同商讨处理办法。

### 3. 印 片

将巨检所见可疑组织与玻片接触，制成印片染色后观察，做出快速诊断。此法虽属细胞学诊断，但常与冷冻切片同时应用，以提高术中诊断的确诊率。

### （六）诊断表述基本类型

Ⅰ类：检材部位、疾病名称、病变性质明确和基本明确的病理学诊断。

Ⅱ类：不能完全肯定疾病名称、病变性质，或是对于拟诊的疾病名称、病变性质有所保留的病理学诊断意向，可表述为"符合为""考虑为""倾向为""提示为""可能为""疑为""不

能除外"之类词语。

Ⅲ类：检材切片所显示的病变不足以做出Ⅰ类或Ⅱ类病理学诊断，只能进行病变的形态描述。

Ⅳ类：送检标本因破碎、过小、固定不当、严重受挤压、被烧灼等，无法做出病理诊断。

对于Ⅱ、Ⅲ类病理学诊断的病例，可酌情就病理学诊断及其相关问题附加建议、注释和讨论。Ⅳ类病理学诊断的病例，通常要求临床医生重取活组织检查。

## 四、肿瘤的细胞病理学诊断

### （一）细胞病理学与组织病理学的关系

细胞病理学可相应分为脱落细胞学和穿刺细胞学。此外因巴氏涂片（宫颈涂片）在宫颈癌筛查中的重要价值及大规模开展，细胞病理学尚可分类为妇科细胞学和非妇科细胞学。同为病理学的两个分支，细胞病理学和组织病理学之间联系和区别共存。细胞病理学镜下需观察细胞数量、细胞类型组成、细胞排列方式、细胞核及胞浆的性状，以及细胞外物质。细胞学标本中一些特殊的细胞排列方式和残存的少量组织片段仍可在一定程度上折射出组织学特征而被作为重要的诊断线索，例如甲状腺滤泡上皮的微滤泡状和真乳头排列分别是细胞学中提示滤泡性肿瘤和乳头状癌的线索。另一方面，细胞学获取标本具有抽样性质，可能难以代表病变全貌，手术所获的组织学标本则更具完整性。因此细胞病理学诊断应以组织病理学为基础，通过熟悉组织学特征以了解特定病变的完整细胞组成和组织学结构可能对细胞学诊断带来的影响。反之，细胞病理学亦有组织病理学所不具备的优点。细胞学检查方法灵活多样，是对组织学检查方法的极好补充。

### （二）细胞病理学诊断的价值

细胞病理学检查普遍具有安全微创、操作简便、可重复开展、检查方式灵活多样、报告快速且费用低廉的优点。综合形态、免疫表型、分子遗传及临床的现代细胞病理学检查具有较好的诊断准确性，形态诊断特异性强，细胞学标本的辅助检查不仅可提高准确率，更可为个体化治疗提

供重要依据。这些优点是细胞学得以起始并发展壮大的原因。以巴氏涂片为例，因可有效检出宫颈癌及其癌前病变所造成的细胞形态变化，且操作便利、安全经济，适合在大规模普通人群中广泛开展，并可多次重复检查，因此成为宫颈癌普查的工具，也使该筛查成为最成功的防癌筛查工具，有效降低了宫颈癌的发生率和致死率。因制片及报告快速，细胞学可用于空芯针穿刺等组织学活检的现场快速评价，更可用于术中前哨淋巴结的良恶性评价。取材方式的优势亦令细胞学成为组织学检查的有益补充，尤其是对于组织学检查不必要或难以开展的情况，如胸腹水等体腔积液标本难以采用组织学方法来检查。内镜刷片由于取材面积远大于组织学活检，且恶性细胞黏附性差、更易脱落刷取，因而能在活检阴性时得到阳性结果，两者合用可提高诊断准确率。细针穿刺抽吸（fine needle aspiration，FNA）微创易行，可避免不必要的诊断性手术及由此对患者带来的不必要的伤害和经济支出，例如通过甲状腺 FNA 可在甲状腺结节中有效筛选出发生率很低的需要手术的甲状腺肿瘤。FNA 尚可用于手术难以切除的病变，以及不能耐受手术的患者，可在门诊进行，也可在重症患者床边开展。对于多发肿块或复发病变，手术活检难以多处或多次进行，可能遗漏阳性病变，FNA 则可开展，不仅能明确需要手术活检的病灶，又有助于疾病分期、病情监测和预后判断。细胞病理学检查的局限性主要为难以使用组织学结构的诊断线索，且存在一定的"假阴性"结果，取材偏倚是后者的主要原因。除取材抽样性外，病变的解剖部位、本身性质和检查方式也是导致"假阴性"的重要原因。

细胞学标本也可以通过离心成为细胞块，并通过脱水、浸蜡等程序做成细胞蜡块，在细胞蜡块的基础上可以进行免疫组化染色和分子检测，可以帮助很多肿瘤患者得到诊断和靶向治疗的机会，而不必进一步取活检。

## （三）细胞病理学报告

历史上数字式分级诊断曾广泛应用于细胞病理学的报告。以曾对宫颈癌筛查做出巨大贡献并推动细胞学发展的宫颈涂片巴氏 5 级诊断分类为例，该分类将未见不典型或异常细胞到明确为恶性之间由轻到重分为 I~V 级。然而该 5 级的诊断标准定义模糊，客观性和可重复性欠理想，受年代限制未能反映宫颈癌前病变的存在、宫颈癌可能由癌前病变发展而来，以及与高危型人乳头状瘤病毒感染的相关性等发生机制问题，亦无法与现有组织学名称相对照，易在不同使用者间造成歧义，已不能满足诊断和治疗的要求。为此美国国立癌症研究所制定并保持更新的子宫颈细胞学 Bethesda 报告系统（The Bethesda System，TBS），开始使用格式化的能反映发病机制的描述性判读分类替代意义含混的数字分级，不仅统一了细胞学诊断术语，提高了诊断标准的可重复性，而且对各分类提供了相应的处理建议，更符合临床区分诊治的需求。类似的规范化描述性细胞学诊断报告系统近年在多个学科领域陆续出现，例如甲状腺细胞病理学 Bethesda 报告系统、巴氏细胞病理学会胰腺胆道细胞学报告系统和尿液细胞学 Paris 报告系统等。另外，受取材方法局限，细胞病理学检查都存在抽样性的特点，仅凭有限的标本所见，理论上阴性结果不能推论至病变全部。判断细胞病理学报告的可靠性必须结合临床及其他相关检查，如有不符，各方应及时沟通。这是理解细胞病理学报告不可忽视的要点。

（李 媛）

# 第2节　肿瘤的分级和分期

恶性肿瘤的分级和分期是肿瘤的重要评价指标，帮助预测预后，并指导临床医生有针对性地制定治疗方案和（或）随访方案。

## 一、分　级

分级也叫分化程度，是评价肿瘤恶性程度的指标。病理医生根据肿瘤细胞与起源组织的相似性（如鳞状细胞癌中的角化和细胞间桥，或者腺癌中的肿瘤性腺体形成）、细胞异型性和多形性、核分裂象、坏死程度进行瘤分级 / 分化程度的评价。有些肿瘤如神经内分泌肿瘤（neuroendocrine tumor, NET）还将 Ki67 作为分级标准之一。分化程度低的肿瘤分级高，预后差；分化程度高的肿瘤分级低，预后好。

多数肿瘤使用三级分级系统（高、中、低分化或 1、2、3 级或 Ⅰ、Ⅱ、Ⅲ级）。有些肿瘤有专用的评分分级方法（如乳腺癌的半定量分级、肉瘤的 FNCLCC 分级）来提供更好的预后信息。

但当一种肿瘤的大多数病例都被归为某一级别时（如结直肠癌主要为中分化腺癌），三级分级系统则不能有效地区分预后，病理医生之间的可重复性差和肿瘤异质性的问题进一步凸显了其局限性。这些问题是现在推荐二级分级系统以更好提示预后的原因，如将结直肠癌分为低分化 / 高级别和高 - 中分化 / 低级别。卵巢浆液性癌既往根据肿瘤的组织学结构及细胞学特征分为高、中、低分化，因缺乏量化指标，可重复性较差。近年采用二级分级系统，在肿瘤分化最差的区域，根据细胞核的异型性和核分裂象分为低级别和高级别浆液性癌，两者有不同的细胞起源、临床病理及分子遗传学特征，具有不同的预后。

此外，有些肿瘤用四级分级系统，例如肾透明细胞性肾细胞癌和乳头状肾细胞癌用 WHO/ 国际泌尿协会（ISUP）分级，其中 1~3 级按核仁突出的程度分级，4 级以核多形性、瘤巨细胞和（或）横纹肌样和（或）肉瘤样分化程度分级。修订的肝细胞癌 Edmondson-Steiner 分级系统也是四级。

前列腺腺癌采用 Gleason 评分，将前列腺癌组织中的主要结构和次要结构分别评为 1~5 分，然后两者相加，前面是主要结构评分，后面是次要结构评分，依据评分之和将前列腺癌的恶性程度划分为 2~10 分，分数越高，分化越差。WHO/ISUP 基于 Gleason 评分提出了一种新的分级分组，将前列腺癌分为 5 个不同的组别。

因肿瘤的异质性，同一肿瘤中常见有不同分化程度的成分，以分化最差的成分分级，同时把主要成分的分化程度也报告出来。有些肿瘤如癌肉瘤（不同部位的相似肿瘤还有肉瘤样癌或梭形细胞癌或多形性癌等不同名称）指伴有梭形细胞改变的癌，这是由于由多能干细胞单向 / 双向或同源 / 异源分化、上皮 - 间质转化（epithelial-mesenchymal transition, EMT）形成的，属于分化程度低 / 分级高的癌。

有些肿瘤用亚型来代替分化程度和分级，更能提示预后特点和指导治疗。例如肺腺癌，按不同亚型的百分比报告，如实体型（30%）、微乳头型（30%）、腺泡型（20%）、附壁型（20%），更客观，更能提示预后。甲状腺乳头状癌按亚型报告，如经典型、滤泡亚型。胃癌除报告 WHO 分型和高、中、低分化外，还要报告 Lauren 分型。

另外，分子病理的发展也逐渐成为传统分级的补充和完善，比如有错配修复缺陷（dMMR）或高度微卫星不稳定性（MSI-H）的结直肠癌即使是低分化 / 高级别形态，预后也较好。

## 二、分　期

肿瘤的分期是评估肿瘤扩散程度的指标，国际抗癌联盟及美国癌症联合会（UICC/AJCC）的 TNM 分期是国际金标准。除 TNM 分期外，有些肿瘤还有其他国际公认的分期系统，例如淋巴瘤的 Ann Arbor 分期和妇科肿瘤的国际妇产科联合会（FIGO）分期。

UICC/AJCC 已颁布第 8 版 TNM 分期，涉及新的预后信息、研究进展和治疗方案。详细收集了与癌症扩散有关的准确数据，并与治疗、预后、疗效评估和医生 – 医院间的信息交流紧密相关。其优点在于：考虑了不同类型肿瘤生物学行为和自然病史的不同，将描述性病理报告中使用的一些主观语言转化为可靠数据，能指导病理医生更全面详细签发报告，能有效加强病理医生与临床医生间的交流沟通，指导个体化精准治疗。

分期适用于大多数的癌。其他适用的恶性肿瘤包括胸腺瘤、恶性间皮瘤、恶性黑色素瘤、胃肠道内分泌肿瘤、胃肠道间质瘤、妊娠滋养细胞肿瘤、生殖细胞肿瘤、恶性性索 – 间质肿瘤和视网膜母细胞瘤。

分期包括临床分期（cTNM）、病理分期（pTNM）、治疗后分期（yTNM）、复发分期（rTNM）和尸检分期（aTNM）。临床分期，基于患者的病史、体格检查及治疗前的影像学检查，还可包括区域淋巴结和（或）其他转移部位的活检信息。病理分期，即手术后分期，基于临床分期、手术所见和切除标本的病理信息。治疗后或新辅助治疗后的临床和病理分期（ycTNM 和 ypTNM）是患者在接受全身治疗和（或）放疗 [ 可以是仅全身治疗和（或）放疗而不做手术，也可以是作为术前的新辅助治疗 ] 后的分期。复发或复治的临床和病理分期（rcTNM 和 rpTNM），是在复发再治疗时或疾病进展时的分期。尸检分期，仅在尸检时才诊断肿瘤进行的分期（必须是死亡前没有怀疑或没有确诊为肿瘤的情况）。其中最重要的是临床分期和病理分期。

TNM 分期的 3 个要素：T 指原发肿瘤，N 指有无区域淋巴结转移，M 指有无远处转移。虽然每种肿瘤的 TNM 分期的规则不同，但基本原则如下。

T、N、M 的组合被分成不同的预后分期分组（即分期分组），T、N、M 三者会有很多不同组合，将预后相似的组合分在同一个分期，共分为 4 期，用罗马数字 I、II、III、IV 期表示，代表疾病发展程度，分期越晚，预后越差。一般来讲，I 期通常表示较小或浅表浸润的癌，无区域

**T：原发肿瘤**

| | |
|---|---|
| Tx | 不能评估原发肿瘤 |
| T0 | 没有原发肿瘤的组织学证据 |
| Tis | 原位癌或重度异型增生 / 高级别上皮内瘤变 |
| T1、T2、T3、T4 | 原发肿瘤的大小和（或）局部侵犯范围，有些肿瘤还包括是否有血管侵犯 |

**N：区域淋巴结转移**

| | |
|---|---|
| Nx | 不能评估区域淋巴结，未送检淋巴结 |
| N0 | 无区域淋巴结转移 |
| N1、N2、N3 | 有区域淋巴结转移，N1~3 指示转移淋巴结数目 [ 和（或）转移淋巴结分组和（或）淋巴结转移的大小 ] 逐级增加。有些肿瘤还包括非淋巴结的区域病变，如结肠癌的癌结节 |

**M：远处转移**

| | |
|---|---|
| M0 | 无远处转移 |
| M1 | 有远处转移 |

性淋巴结转移；II 期和 III 期表示患者肿瘤较大 / 较深和（或）淋巴结转移；IV 期表示发生远处转移（M1）。某些肿瘤还根据预后的不同有细分，如 IA 和 IB。分期预后分组主要基于 T、N、M 三要素，但对于某些肿瘤，还包括其他因素：组织学类型（如甲状腺分化型癌与间变性癌、食管鳞状细胞癌与食管腺癌）、年龄（如甲状腺分化型癌）、分级（如食管癌及食管 – 胃交界部腺癌、前列腺癌）、核分裂象（如胃肠道间质瘤）、血清肿瘤标志物（睾丸生殖细胞肿瘤和恶性性索 – 间质肿瘤、前列腺癌）和危险度评分（如妊娠滋养细胞肿瘤）等。术语 0 期表示原位癌（如皮肤原位黑色素瘤或睾丸原位生殖细胞瘤），没有转移潜力，即 Tis。

某些肿瘤的 T、N、M 还可以细分，例如乳腺癌的 pT1 包括 pT1mi、pT1a、pT1b、pT1c。

对于直接侵犯到邻近器官的情况按 pT 分期，不能被认为是远处转移；而直接侵犯到区域淋巴结的情况按 pN 分期。

记录切除的淋巴结总数和其中有转移的淋巴结数。非区域淋巴结转移被归入 pM 分期。

要注意的是带有"x"的分期不一定表示分期

不充分，例如，已知有远处转移（pM1），已经为Ⅳ期，pN 就不重要了。或者可能由于治疗方案为局部切除而出现 pNx，例如消化道早期癌的内镜下切除术。

Mx 不是有效的 M 类别，除非有远处转移的临床或病理学证据，否则将患者分类为 cM0。只有在提供给病理医生的标本中发现远处转移证据才能记录为 pM1。否则在病理报告中不应提及 M，或者病理医生应标注 M"不适用"，即病理报告中不应使用 Mx 术语，也没有 pM0。

同器官同时性多原发性肿瘤（同时或 4 个月内相继被诊断，同种病理类型）：根据 pT 分期最高的肿瘤进行分期，使用（m）后缀，例如：pT3（m）。如果同时发生的肿瘤的数量很重要，则要标明肿瘤的数量，例如：pT3（4），表示有 4 个同时发生的原发肿瘤。需要注意，这不适用于多灶原位癌或一灶浸润性癌合并一灶或多灶原位癌的情况。

在成对器官双侧同时发生多原发性肿瘤时，每个肿瘤应单独分期。例如乳腺癌、肺癌和肾癌。但有例外：对于甲状腺、肝脏和卵巢肿瘤，多灶性是 T 的标准，因此是不单独分期的。

在同一器官或不同器官 4 个月之后发生的第二原发癌为异时性原发癌，要另外进行分期，而且分期不使用（y）前缀。

系统性或多中心肿瘤可能涉及多个不同器官的多原发肿瘤，在同一个体中仅报一个分期，例如恶性淋巴瘤、白血病、卡波西（Kaposi）肉瘤和间皮瘤。

如果对某一病例的 T、N 或 M 分期有疑问，则选择较低的分期。要注意在实际工作中，多学科整合诊疗（MDT）讨论可能会选择提高分期以确保患者得到充分的治疗，尤其是对于年纪较轻且身体较好的患者。当肿瘤大小是确定 pT 分期的标准时，应该测量新鲜未固定的浸润癌成分的大小，周围的原位癌不计在内；并且如果固定后的标本与临床肿瘤测量结果存在明显差异时，以后者为准。

淋巴管血管侵犯（lymphovascular invasion, LVI）包括了淋巴管侵犯、血管侵犯和淋巴管血管侵犯。LVI 一般不作为肿瘤 pT 的依据，但某些肿瘤（如肝细胞癌）除外。第 8 版 AJCC 分期中提出了 LVI 的编码，如下表所示。

| LVI 编码 | 注 解 |
|---|---|
| 0 | 不存在 LVI |
| 1 | 存在 LVI，非特指（NOS） |
| 2 | 仅有淋巴管和小血管侵犯（L） |
| 3 | 仅有静脉（大血管）侵犯（V） |
| 4 | 同时有淋巴管和小血管侵犯及静脉（大血管）侵犯 |
| 9 | 未知是否存在 LVI |

残存肿瘤：手术和（或）新辅助治疗后存在或不存在残存肿瘤是用大写 R 表示。虽然 R 非常重要，是对 TNM 分期的补充，但并不纳入 TNM 分期里。对原发灶的 R 分类如下。

| R | 注 解 |
|---|---|
| Rx | 不能评估残留肿瘤是否存在 |
| R0 | 无残留肿瘤 |
| R1 | 显微镜下可见残留肿瘤 |
| R2 | 肉眼在原发灶瘤床或区域淋巴结部位可见残留肿瘤（不能用于只发现但没有手术切除的转移灶） |

手术后切缘状态：包括切缘阴性、显微镜下切缘阳性、肉眼切缘阳性、切缘不能评价。

（薛丽燕）

# 第 3 节　肿瘤的转移

恶性肿瘤不仅可以在原发部位浸润生长，并可向周围组织直接蔓延，而且可以通过淋巴管、血管或体腔等途径扩散到身体其他部位继续生长，形成与原发肿瘤同种类型的肿瘤（图 15-3-1）。在肿瘤细胞局部生长的过程中，可沿着组织间隙、淋巴管、血管的外周间隙或神经束膜连续地浸润性地生长，破坏邻近正常组织或器官，被称为肿瘤的直接蔓延（direct spreading）。例如，胰头癌可蔓延到肝脏、十二指肠，晚期乳腺癌可穿过胸肌和胸腔蔓延到肺，晚期宫颈癌可蔓延到直肠和膀胱等。

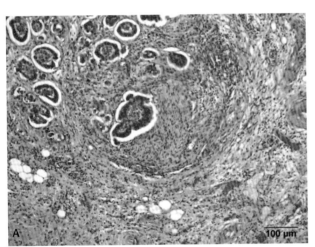

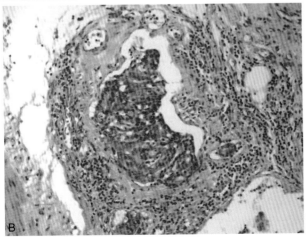

**图 15-3-1　恶性肿瘤的直接蔓延和淋巴管转移**

A. 胃腺癌沿神经束直接蔓延。B. 经淋巴道转移，形成癌栓

转移（metastasis）是恶性肿瘤最重要的生物学特性。原发恶性肿瘤细胞从原发部位侵入淋巴管、血管或体腔，迁徙到其他部位继续生长，形成转移性肿瘤（metastatic tumor），或称为继发肿瘤（secondary tumor）。肿瘤发生转移后，患者的病情更为严重、复杂，手术治疗更加困难，因此肿瘤的转移是目前临床和基础研究的重点。恶性肿瘤的转移途径主要包括淋巴道转移、血道转移和种植转移。

## 一、淋巴道转移

肿瘤的淋巴道转移（lymphatic metastasis）是指原发肿瘤细胞随淋巴引流，由近及远转移到各级淋巴结，是上皮组织源性恶性肿瘤最常见的转移方式。从组织结构来看，肿瘤细胞侵入淋巴管后，随淋巴流到达局部淋巴结，首先聚集于边缘窦，继而增殖发展为淋巴结内转移瘤。例如乳腺癌常先转移到同侧腋窝淋巴结，肺癌常先转移到肺门淋巴结。转移瘤自淋巴结边缘开始生长，逐渐累及整个淋巴结，受累的淋巴结逐渐肿大、变硬，在肿瘤侵犯淋巴结被膜后趋向固定。有时，由于肿瘤侵出被膜，相邻的多个淋巴结相互融合成团块，阻碍局部组织淋巴引流，可引起皮肤、皮下或肢体的淋巴水肿。

局部淋巴结发生转移后，肿瘤可继续转移至下一站的其他淋巴结，最后可经胸导管进入血流，继而发生血道转移。此外，肿瘤亦可越过引流淋巴结，发生跳跃式转移，或因瘤块阻碍顺行的淋巴引流而发生逆行转移。在临床上最常见的肿瘤转移淋巴结是左锁骨上淋巴结，其原发肿瘤多位于肺和胃肠道。接受原发肿瘤淋巴引流的第一个或第一组淋巴结称为前哨淋巴结，如果前哨淋巴结没有癌转移，其他远处淋巴结出现肿瘤转移的概率较低，因此前哨淋巴结活检对于手术方案的选择具有重要意义。例如一些无前哨淋巴结转移的乳腺癌患者，可以避免腋窝淋巴结清扫术，从而减少手术创伤和手术并发症。

## 二、血道转移

恶性肿瘤细胞侵入血管后可随血流到达远隔器官继续生长，形成血道转移（hematogenous metastasis）性肿瘤。由于毛细血管与小静脉管壁较薄，且管内压力较低，因此肿瘤细胞多经此直接入血，少数亦可经淋巴管–胸导管或经淋巴–静脉通路间接入血。

血道转移的途径与血液栓子运行途径基本相同，根据全身静脉的分布情况大致经过下述几条途径。①体静脉系统：肿瘤细胞首先进入上、下腔静脉，经右心分布到双肺，造成肺内的转移瘤，例如绒癌和骨肉瘤的肺转移；②门静脉系统：主要是消化系统等的恶性肿瘤，其首先累及肠系膜上、下静脉，然后侵入门静脉系统，将肿瘤细胞带到肝脏，形成肝内转移灶，例如胃肠道肿瘤的肝转移；③肺静脉系统：原发性肺肿瘤或肺转移癌的肿瘤细胞可直接侵犯肺静脉及其分支，然后经左心随主动脉到达全身各器官，导致脑、骨、肾及肾上腺等处转移灶的发生；④椎静脉系统：椎静脉系统由椎内、外静脉丛及连接其间的椎体静脉和椎间静脉组成，其缺乏静脉瓣膜，且与颅、颈、胸、腰、骶部的静脉相交通；因此侵入与椎静脉丛有吻合支的静脉内的肿瘤细胞，可引起脊椎及脑内转移，故即使在肺内还没有转移时，一些肿瘤也可以出现脑转移，例如前列腺癌可通过这一途径转移到脊椎，进而转移到脑，且不伴有肺的转移。

肿瘤血道转移的部位和器官分布，不仅受原发肿瘤部位和血液循环途径的影响，也与肿瘤细胞对某些器官的亲和性有关。例如，肺癌易转移到肾上腺和脑，甲状腺癌、肾癌和前列腺癌易转移到骨，乳腺癌常转移到肺、肝、骨、卵巢和肾上腺等。尽管血道转移可见于许多器官，但最常见的是肺，其次是肝和骨。故临床上恶性肿瘤患者须做肺及肝等的影像学检查，判断其有无血道转移，以确定临床分期和治疗方案。

## 三、种植性转移

当肿瘤细胞侵及体腔器官表面时，瘤细胞可以脱落，随体腔内的液体像播种一样种植于其他体腔器官的表面甚至侵入其下生长，形成转移瘤。种植性转移（seeding, transcoelomic metastasis）最常见于腹腔器官恶性肿瘤，原发肿瘤最常来源于胃、肠、卵巢等，例如胃肠道黏液癌破坏胃壁侵及浆膜后，可在腹腔和盆腔脏器表面形成广泛的种植性转移。卵巢的库肯勃（Krukenberg）瘤是指胃的黏液细胞癌经腹腔种植到卵巢表面浆膜，再侵入卵巢所形成的肿瘤；发生于肺表面的癌常在胸腔形成广泛的种植性转移；小脑的髓母细胞瘤经过脑脊液可转移到脑的其他部位，形成种植性转移。

经体腔的种植性转移常伴有体腔积液，且积液多为血性，其内含有脱落的癌细胞。因此，细胞学检查是诊断恶性肿瘤种植转移的重要方法之一。值得注意的是，手术过程也存在造成医源性种植转移（implantation）的可能性，应综合考虑。

## 四、肿瘤转移的机制

自 19 世纪 Stephen Paget 提出肿瘤转移的"种子–土壤"学说（seed and soil theory），目前对于肿瘤转移机制的研究已有 100 多年了。随着各种理论的不断完善，对于肿瘤转移这一极为复杂的病理过程，有了更进一步的认识。

### （一）肿瘤细胞侵袭基底膜

肿瘤细胞对基底膜的侵袭是一个动态过程，包括癌细胞黏附于基底膜（细胞黏附）、细胞外基质（extracellular matrix，ECM）的降解，以及癌细胞移出基底膜。细胞黏附在恶性肿瘤转移过程中发挥重要作用：一方面肿瘤细胞间黏附的减弱，使肿瘤细胞更易脱离；另一方面，肿瘤细胞又易于黏附于基质和血管内皮，并进入血循环造成血行转移。肿瘤细胞表面细胞黏附分子（cell adhesion molecules，CAM）的减少，使肿瘤细胞同质性黏附降低，促进肿瘤细胞从瘤体上脱落。此外，一些上皮肿瘤细胞会表达更多的层粘连蛋白受体（laminin receptors），并分布于肿瘤细胞的整个表面，使其与血管等基底膜的黏附力增加。目前认为，与肿瘤浸润、转移关系较密切的是 E-Cadherin，其表达强度往往随着肿瘤分化程度的降低而下降，这是乳腺癌、头颈部鳞癌、宫颈癌等肿瘤发生淋巴道转移的重要原因之一。

作为细胞生长的重要微环境，细胞外基质一方面可作为机体防御肿瘤转移的天然屏障，并抑制肿瘤细胞增殖、分化和转移，另一方面又为肿瘤细胞提供适宜的"土壤"。肿瘤细胞分泌或诱导间质细胞产生蛋白酶，溶解细胞外基质成分，使基底膜局部形成缺损，有助于癌细胞穿过。因此，组织金属蛋白酶抑制剂（tissue inhibitor of matrix metalloproteinases，TIMP）可抑制肿瘤转移，诱导肿瘤细胞凋亡，已成为抗肿瘤治疗的靶点。

## （二）上皮 – 间质转化

在肿瘤转移过程中，有很多事件都与肿瘤细胞的上皮 – 间质转化（EMT）有关。肿瘤细胞的 EMT，导致肿瘤细胞更易摆脱细胞 – 细胞间连接，表现出更高的侵袭性。EMT 的发生是一个动态、多步骤的过程，包括细胞间黏附的丧失、肿瘤基底膜和细胞外基质的破坏，以及细胞骨架的重构，导致细胞运动性增强和迁移的产生。EMT 的发生涉及多个信号转导通路和复杂的分子机制，目前其具体机制尚未完全阐明，可能与钙连接素、生长因子等有关。

## （三）新生血管形成

血管生成能力也被认为是肿瘤侵袭性高低的标志，例如胶质瘤中的血管增生是判断其恶性程度的重要指标。丰富的血管网不仅为肿瘤细胞提供充足的氧气、营养成分和肿瘤生长相关因子等，同时还提供了肿瘤转移的通道。肿瘤细胞及肿瘤基质中的肿瘤相关巨噬细胞、淋巴细胞和纤维母细胞等都能产生血管生长因子，促进肿瘤生长，包括白细胞介素 8（IL-8）、基质金属蛋白酶（matrix metalloproteinases，MMP）、血管内皮生长因子（vascular endothelial growth factor，VEGF）等。

然而，也有大量潜在的抑制因子影响新生血管的形成，包括血小板因子 4、血管抑制素、MMP 抑制因子和凝血酶敏感蛋白等。因为血管生成是肿瘤生长和转移所必需的过程，这些抑制因子可能在肿瘤的治疗过程中发挥重要作用。

## （四）免疫逃逸

个别肿瘤细胞从瘤体脱落下来，突破细胞外基质或基底膜进入血液循环或淋巴系统，可能会被免疫系统识别和杀灭，所以逃避免疫系统的识别和破坏是肿瘤转移形成的又一关键步骤。目前认为，在肿瘤转移时人类白细胞抗原（human leukocyte antigen，HLA）的表达和功能均受到抑制，细胞刺激信号的作用减弱，导致了肿瘤细胞免疫逃逸，是肿瘤发生转移的重要原因。另一方面，肿瘤长期积累的突变可作为慢性免疫刺激，导致特异性免疫细胞的耗竭或失活，同时 T 细胞等由于缺少共刺激因子等辅助分子，也可导致对相应肿瘤抗原的耐受。

## （五）肿瘤的遗传异质性

由于基因修复功能的异常，肿瘤细胞基因突变的发生率显著升高，导致肿瘤遗传异质性的出现。肿瘤的遗传异质性是肿瘤细胞逃避免疫监视、产生化疗抗性、形成转移复发的根源，是抗转移治疗中不可忽视的重要环节。在肿瘤的演进过程中，会有不同侵袭性亚克隆的出现，高侵袭性的瘤细胞亚克隆易造成广泛的血行播散。

综上所述，肿瘤侵袭转移是一个动态的复杂过程，可包含多个同时或连续发生的步骤。对肿瘤侵袭转移发生机制的不断深入了解，有助于设计和寻找有效的抗肿瘤药物和手段，为临床肿瘤干预对策、治疗或消灭提供新的思路，对降低肿瘤患者病死率有积极意义。

（叶 菁）

# 第4节 肿瘤的病理学诊断技术

## 一、组织病理染色

苏木精－伊红染色（hematoxylin-eosin staining，HE染色）能较好地显示组织结构和细胞形态，可用于观察、描述正常和病变组织的形态学，而且HE染色可较长时间保存，因此被作为组织病理染色的常规方法。病理切片染色后在显微镜下观察组织的病理学形态，从而做出病理学诊断。

## 二、免疫组织化学染色

免疫组织化学（immunohistochemistry, IHC）主要是利用抗原－抗体特异性结合的原理，检知细胞中某种多肽、蛋白质等大分子的分布。该方法先将这种蛋白质（或多肽）作为抗原，注入某种动物体内，使其体内产生与所注入抗原相应的抗体；而后自其血清中提取该抗体，并以荧光染料、铁蛋白或辣根过氧化物酶等标记，用标记后的抗体来处理组织切片，标记抗体与切片上相应抗原特异性结合。因此，切片中有标记物呈现的部位，从而显示该物质在组织中的分布。抗体若用荧光染料标记，则可在荧光显微镜下观察；若用辣根过氧化物酶标记，再通过对此酶的组织化学显示法处理，可在光镜下观察。识别抗原的抗体过去多用多克隆抗体，现在多用单克隆抗体，后者使染色反应更加特异。

## 三、细胞实验室诊断

细胞病理学诊断的基础是组织学，它是肿瘤等重大疾病诊断中最常用的方法之一。虽然细胞病理学诊断的流程和方法较为成熟，但常规手段的细胞病理学诊断有一定局限性，部分原因是取材和制片过程由于细胞样品自身性质造成的质量不稳定或组织结构关系难以观察，另一部分原因是诊断技术不完善。近年来，学界逐渐意识到取材方法对诊断效果的影响，因此对取材方法进行

了逐步改进，如液态细胞制片法等。

临床细胞学作为一项肿瘤诊断技术，以它特有的简便、安全、准确、经济等特点得到了迅速发展，许多癌症患者，特别是难以得到活检的病例，细胞学成为唯一能肯定诊断的方法，所以它已经构成诊断病理学的一个重要组成部分。为了获得准确的细胞学诊断，制定高标准的标本送检规则、实验室操作规则、细胞学诊断规则势在必行。

尽管组织病理学仍然被认为是金标准，但细胞病理学的作用，特别是在肿瘤学领域的作用正显得越来越重要，两者间的差距正在缩小。细胞病理学是病理学的重要组成部分，具有经济实用、简便可靠的特点，不但在疾病的诊治过程中发挥重要的、不可或缺的作用，而且在肿瘤的早期发现和防治中也具有重要的意义。细胞病理学是指结合患者的临床资料，对取自人体的各种体液、分泌物及细针穿刺标本等做出疾病的细胞病理学诊断，以指导临床治疗、判定预后。细胞病理学工作必须安全、准确、及时、有效地进行，从标本接收到细胞病理学报告发出的整个过程均应实行严格的质量控制。

## 四、分子生物学诊断

随着肿瘤精准治疗及靶向治疗药物的问世，分子生物学技术的临床应用迅速发展并日益普及。利用分子生物学技术检测和判断肿瘤组织在分子遗传上是否存在变异，由此指导临床精准诊疗，为患者争取更多获益，这一理念已为越来越多的临床医生所接受。

### （一）分子生物学诊断技术平台

目前肿瘤患者基因检测应用较多的分子生物学诊断技术平台主要包括：原位杂交，如荧光原位杂交（fluorescence in situ hybridization，FISH）、显色原位杂交（chromogenic in situ hybridization，

CISH）；DNA 测序（如 Sanger 测序、高通量测序），实时荧光 PCR，如扩增阻碍突变系统法（amplification refractory mutation system, ARMS）、高分辨率熔解曲线分析（high-resolution melting, HRM）；以及用于液体活检的数字 PCR 和循环肿瘤细胞检测等。这些技术在肿瘤遗传风险预测、辅助诊断、用药指导、疗效监测、预后评估等疾病诊疗全周期都有不同程度的应用。

## 1. 原位杂交

原位杂交（in situ hybridization, ISH）是指将特定标记的已知序列核酸为探针，与细胞或组织切片中的核酸进行杂交，从而对特定核酸序列进行定量、定位的过程。

1）荧光原位杂交（FISH） 利用荧光标记的特异核酸探针与细胞内相应的靶 DNA 分子或 RNA 分子杂交，通过在荧光显微镜或共聚焦激光扫描仪下观察荧光信号，来确定与特异探针杂交后被染色的某种基因的状态或分布，此方法多用于 HER2、c-MET 等基因扩增或 ALK、ROS1、RET 等染色体异位的检测。

2）显色原位杂交（CISH） 显色原位杂交技术使用地高辛或生物素标记探针，利用过氧化物酶或碱性磷酸酶反应，二氨基联苯胺（DAB）显色，在普通光学显微镜下判读。CISH 是一种利用标记的互补 DNA 或 RNA 链在组织样本中定位特定 DNA 或 RNA 序列的过程，杂交片可长期常温保存，可用于评价基因扩增、基因缺失、染色体易位和染色体数目。

## 2. DNA 测序

Sanger 法是将待测序单链 DNA 模板与合成的寡核苷酸引物退火后，分成 4 管反应，每管中的 4 种核苷酸合成原料 dATP、dTTP、dCTP 或 dGTP 中分别有一种为放射性核素标记的双脱氧核苷酸即 ddATP、ddTTP、ddCTP、ddGTP，在 DNA 聚合酶的作用下，引物延伸，如遇到相应的 ddNTP（N 代表 A、T、C、G 的任一种）结合上去，延伸反应即会立即终止，电泳后经放射自显影即可从相应的 ddNTP 推测模板 DNA 的序列。利用荧光标记的 ddNTP 进行 Sanger 测序反应并结合毛细管电泳技术，已发展成为目前常用的第一代测序方法。Sanger 法经后续的不断改良，成为 DNA 测序的主流方法。然而随着科学的发展，Sanger 法已不能完全满足临床和科研的需求，二代测序技术（next-generation sequencing，NGS）应运而生，它是一种高通量测序技术，能够同时对上百万甚至数十亿个 DNA 分子进行测序，该技术可用于基因突变检测分析、非编码小分子 RNA 的鉴定、DNA 甲基化等的相关分析。近年来，二代测序技术在分子诊断、遗传分析等方面发挥了巨大的作用。在肿瘤临床实践中，二代测序技术主要用于驱动基因检测，可以一次性高通量测序，得到多种基因变异的丰度，为疾病的诊治提供强有力的工具。随着新一代测序技术的不断开发及生物信息学的发展，测序时间不断缩短，测序成本不断降低，将进一步推动疾病的精准诊疗，为个体化早期诊断和个体化医疗提供依据。

## 3. 片段分析

片段分析（fragment analysis，FA）的片段特指以 DNA 或者 cDNA 为模板，由 PCR 过程所产生的数目不等的、核苷酸构成的、大小不等的 DNA 片段。对这些片段，利用其大小或者标记荧光的差异进行分析的方法即片段分析。片段分析是淋巴瘤基因重排检测和微卫星不稳定性（microsatellite instability，MSI）检测常用的方法。淋巴瘤基因重排检测主要用于辅助鉴别诊断淋巴瘤和淋巴组织增生，MSI 检测用于 Lynch 综合征的鉴别诊断和免疫治疗疗效的预测。

## 4. 实时荧光 PCR

实时荧光 PCR（real-time PCR）技术是在 PCR 扩增过程中，通过染料或者探针释放荧光信号，实时监控每一个 PCR 循环的荧光变化，最后生成扩增曲线；如果是染料法，最后还可以生成熔解曲线，分析产物的特异性。实时荧光 PCR 技术具有操作简单、重复性好、无须对 PCR 产物进行操作、在很大程度上避免了扩增产物的污染，以及易于自动化等优点，常用于肿瘤基因突变检测。

## 5. 数字 PCR

数字 PCR（digital PCR，dPCR）是近年来迅速发展起来的一种核酸定量分析技术，通过将一个样本分成几十到几万份，分配到不同的反应单元（微滴），每个单元至少包含一个拷贝的目标分子（DNA 模板），在每个反应单元中分别对目标分子进行 PCR 扩增，扩增结束后对各个反应单元的荧光信号进行统计学分析。由于数字 PCR 技术敏感性较高，可用于肿瘤患者的血液基因检测。

### 6. 循环肿瘤细胞和循环肿瘤 DNA 检测

循环肿瘤细胞（circulating tumor cell，CTC）是指从肿瘤上脱落并进入血液循环系统的肿瘤细胞。CTC 进入血液后，会随着血液循环游走全身，形成复发转移。人们可以通过检测 CTC 数量和蛋白表达对肿瘤进行预后判断、疗效监控。循环肿瘤 DNA（circulating tumor DNA，ctDNA）是肿瘤细胞在坏死、凋亡后释放出的一种可以在人体血液系统中不断循环的肿瘤基因组游离 DNA 片段。ctDNA 检测只需要抽取患者外周血液进行检测分析，能够反复获取，易于实时动态监测患者体内肿瘤细胞基因的变化情况，可以对患者的治疗情况进行实时评估。由于肿瘤组织存在异质性，相对于活检样本，ctDNA 检测能够更全面地反映肿瘤的基因状态。然而，由于 ctDNA 在血液中含量较低，对血液样本的质量及检测技术的敏感性要求很高。随着高通量测序技术的发展，ctDNA 检测的应用领域迅速增长，在临床肿瘤领域中，ctDNA 检测在肿瘤靶向治疗药物的选择及靶向治疗耐药的实时监测方面得到应用。ctDNA 检测具有其独特的技术优势，随着分子生物学技术的不断发展以及对肿瘤进一步的深入研究，将拥有更广泛的临床应用前景。

## （二）分子生物学诊断在肿瘤临床诊疗中的应用

分子生物学诊断技术广泛应用于肿瘤的临床诊断与治疗中，目前在肿瘤诊疗中主要应用在肿瘤的鉴别诊断、靶向治疗、肿瘤遗传以及免疫治疗相关基因检测等方面。

### 1. 肿瘤鉴别诊断相关基因检测

**1）Epstein-Barr 病毒（EBV）和人乳头瘤病毒（HPV）检测** 肿瘤诊断中常检测 EBV 和 HPV 等，以协助 EBV 相关肿瘤（如鼻咽癌、NK/T 细胞淋巴瘤、霍奇金淋巴瘤等）和 HPV 相关肿瘤（如宫颈癌、口咽癌等）的诊断和鉴别诊断。常常利用原位杂交检测病毒核酸、免疫组化检测病毒蛋白产物或病毒相关蛋白（如 p16 在 HPV 感染性疾病中的免疫组化检测）。

**2）淋巴瘤基因重排检测** 抗原受体基因克隆性重排检测是除免疫表型分析外另一个淋巴瘤诊断的有力的辅助工具，有助于淋巴造血系统增生性病变的确定和分型，主要应用于淋巴瘤及淋巴结反应性增生性病变的诊断和鉴别诊断。单克隆性重排的 T、B 细胞受体基因是相应的 T、B 淋巴细胞肿瘤的典型特征，并可以用相对保守区的引物通过 PCR 技术扩增出来。正常淋巴细胞群体具有长度不等的受体基因重排 DNA 片段，即多克隆性群体。

**3）淋巴造血系统恶性肿瘤及骨和软组织肉瘤染色体易位检测** 染色体易位是指两条非同源染色体同时发生断裂，所形成的断裂片段移至另一条染色体断端，并连接形成新染色体。它是染色体异常的一种表现形式，常见于淋巴造血系统恶性肿瘤及骨和软组织肉瘤中。由于染色体易位具有肿瘤类型特异性，为非随机性异常，对肿瘤的诊断具有重要意义。软组织肉瘤种类繁多，形态各异，一直是病理诊断中的难点。细胞遗传学研究发现多种软组织肉瘤存在特征性的染色体易位，这些染色体易位引起相应染色体上的基因发生断裂，并形成新的融合基因，且编码融合蛋白，融合基因的检测已成为诊断这些肿瘤敏感的分子手段。目前常用的检测方法包括 FISH 法检测易位 DNA 和反转录 PCR（RT-PCR）法检测其融合基因转录的 mRNA 产物。例如染色体易位 t（X；18）（p11.2；q11.2）及其导致的 *SYT-SSX* 基因融合是滑膜肉瘤的分子遗传学特征，检测 *SYT-SSX* 融合基因或其产物有助于滑膜肉瘤的鉴别诊断。

### 2. 肿瘤靶向治疗相关基因检测

**1）基因突变检测** 基因突变检测在分子靶向治疗筛选使用人群中起决定性作用，如检测非小细胞肺癌 *ECFR*、*KRAS* 等基因突变，结直肠癌 *KRAS*、*BRAF*、*NRAS*、*PIK3CA* 等基因突变，胃肠道间质瘤 *c-KIT*、*PDGFRA* 等基因突变，是选择分子靶向药物治疗的前提。基因突变检测的方法很多，目前临床上主要采用的方法有 DNA 测序（包括 Sanger 法、NGS 法）、实时荧光 PCR 技术和数字 PCR 等。基因突变检测的方法具有各自的优缺点，因此基因突变检测要结合检测样本及检测方法的特点，选择合适的检测方法以提高检测的准确性。

**2）基因扩增检测** HER2 基因又名 *EGFR2*、*neu*、*c-erbB-2*，HER2 蛋白是具有酪氨酸蛋白激酶活性的跨膜蛋白，是表皮生长因子受体家族成员之一。15%~20% 的乳腺癌患者 HER2 表达阳性，对 HER2 表达阳性的患者使用抗 HER2 药物可以得到较大的获益。HER2 的正确检测结果是针对 HER2 行靶向治疗的重要依据，并且对内分泌治疗、化疗方案的选择及预后评估有一定的指导作用。临床上用于检测 HER2 的方法主要有两种：免疫组化法（IHC）和荧光原位杂交法（FISH）。根据我国 2019 版的《乳腺癌 HER2 检测指南》，HER2 的 IHC 检测判断标准如下。0：无着色或 ≤ 10% 的浸润癌细胞呈现不完整的、微弱的细胞膜染色。1+：>10% 的浸润癌细胞呈现不完整的、微弱的细胞膜染色。2+：有 2 种情况，第一种为 >10% 的浸润癌细胞呈现弱至中等强度的完整细胞膜染色；第二种为 ≤ 10% 的浸润癌细胞呈现强而完整的细胞膜染色。3+：>10% 的浸润癌细胞呈现强、完整且均匀的细胞膜染色。IHC 3+ 判断为 HER2 阳性，IHC 0 和 1+ 则判断为 HER2 阴性。IHC 2+ 者需进一步应用原位杂交的方法进行 *HER2* 基因扩增状态检测，也可以选取不同的组织块重新检测或送其他实验室进行检测。双探针 FISH 的判读标准分以下 5 种情况。①第 1 组，*HER2*/CEP17 比值 ≥ 2.0，且平均 *HER2* 拷贝数 / 细胞 ≥ 4.0，此种情况判断为 FISH 阳性；若众多 *HER2* 信号连接成簇时可直接判断为 FISH 阳性。②第 2 组，*HER2*/CEP17 比值 ≥ 2.0，平均 *HER2* 拷贝数 / 细胞 <4.0，建议对此种情况增加计数细胞，如果结果维持不变，则判断为 FISH 阴性。建议在报告中备注：在现有的临床试验数据中，缺乏充分依据显示此部分患者能从抗 HER2 靶向治疗中获益，对此组特殊人群尚需积累更多循证医学依据。③第 3 组，*HER2*/CEP17 比值 <2.0，平均 *HER2* 拷贝数 / 细胞 ≥ 6.0，建议对此种情况增加计数细胞，如果结果维持不变，则判断为 FISH 阳性。研究显示，若采用第 17 号染色体上

的其他探针替代 CEP17，此组病例中相当一部分的检测结果转变为 HER2/ 第 17 号染色体替代探针的比值 >2.0，平均 *HER2* 拷贝数 / 细胞 ≥ 6.0。此组特殊人群宜有更多循证医学依据的积累。④第 4 组，*HER2*/CEP17 比值 <2.0，平均 *HER2* 拷贝数 / 细胞 ≥ 4.0 且 <6.0，现有的循证医学依据显示，若 HER2 的 IHC 结果非 3+，此类 FISH 结果的患者能否从抗 HER2 靶向治疗中获益目前尚不确定，需等待更充分的循证医学依据。此种情况建议重新计数至少 20 个细胞核中的信号，如果结果改变，则对两次结果进行综合判断分析。如仍为上述情况，需要在 FISH 报告中备注：此类患者 HER2 状态的判断需结合 IHC 结果。若 IHC 结果为 3+，*HER2* 状态判为阳性；若 IHC 结果为 0、1+ 或 2+，*HER2* 状态应判为阴性；⑤第 5 组，*HER2*/CEP17 比值 <2.0，平均 *HER2* 拷贝数 / 细胞 <4.0，此种情况判断为 FISH 阴性。

**3）染色体易位检测** 间变性淋巴瘤激酶（anaplastic lymphoma kinase，ALK）基因融合在我国非小细胞肺癌中的发生率约 5.6%，其中腺癌中的发生率为 6.6%~9.6%。近年来 ALK 抑制剂的研发和临床应用取得了较大的突破，包括一代［如克唑替尼（Crizotinib）］、二代［如阿来替尼（Alectinib）、塞瑞替尼（Ceritinib）、布加替尼（Brigatinib）］乃至三代 ALK 抑制剂（Lorlatinib），可明显提高 ALK 阳性晚期非小细胞肺癌患者的客观缓解率并延长无进展生存期（progression-free survival，PFS）。选择准确、快速、恰当的 *ALK* 检测方法，筛选出适用 ALK 抑制剂的目标人群具有重要临床意义。另外，随着越来越多的 *ALK* 基因罕见融合亚型的发现，以及 ALK 抑制剂获得性耐药机制的阐明，临床对 *ALK* 基因检测的内涵提出了更多的需求。*ALK* 基因易位导致 *ALK* 融合基因的表达，这一分子生物学基础决定了检测 *ALK* 基因融合可以在多个分子水平上进行，包括荧光原位杂交（FISH）在 DNA 水平上检测 *ALK* 基因易位，实时荧光定量 PCR（RT-PCR）检测 *ALK* 融合 mRNA，免疫组织化学（IHC）检测 ALK 融合蛋白表达，以及二代测序（NGS）技术检测 DNA 水平上的易位序列或 mRNA 水平上的融合序列。我国是目前全球 *ALK* 检测伴随诊断平台应

用最多的国家。大量的比对研究已经证实了各检测平台间存在较高的符合率，但检测实践过程中仍存在较多问题，如各检测平台结果不一致病例的处理，*ALK* 检测结果判读中不典型病例的解决路径推荐等。针对不同检测人群、检测标本，选择恰当的检测方法，并制定、优化及遵守规范化检测流程才能获得准确的检测结果，使患者最大限度地获益。2019 年中国病理及临床专家制定了《中国非小细胞肺癌 *ALK* 检测临床实践专家共识》，为我国的 *ALK* 检测提供了切实的实践指导。*ROS*1 融合基因是由于染色体易位而使 *ROS*1 基因与其他基因（*CD*74 等）融合而形成的一种异常基因。由 *ROS*1 融合基因产生的 *ROS*1 融合激酶被认为具有促进癌细胞增殖的作用。*ROS*1 融合基因在 1%~2% 的非小细胞肺癌中存在，其中在腺癌中较多。检测 *ALK* 及 *ROS*1 基因融合，对临床靶向治疗具有重要意义。

### 3. 肿瘤遗传相关基因检测

遗传因素在一些肿瘤的发生过程中起重要作用，这种作用在遗传性肿瘤中表现最明显。基因遗传自父母，如果父母的基因携带某种肿瘤致病突变，遗传获得致病突变的下一代的患癌风险将显著增加。遗传性肿瘤基因检测可以明确肿瘤遗传基因，对肿瘤的早期诊断、预防具有参考和指导意义，为肿瘤致病基因携带者进行早期干预提供科学依据，同时为临床合理应用靶向药物治疗提供指导。另外还可以通过检测患者家族其他成员，降低或避免患病风险。

**1）同源重组修复基因检测**　　*BRCA*1/2 基因是抑癌基因，有助于维持基因组的完整性，是双链 DNA 断裂的同源重组修复（homologous recombination repair，HRR）途径中的关键成分。携带 *BRCA*1/2 基因胚系突变的女性不仅乳腺癌发病风险增加，其他如卵巢癌、输卵管癌、胰腺癌、胃肠癌及黑色素瘤等发病风险也增加，男性罹患乳腺癌、前列腺癌风险增加。PARP（多聚 ADP 核糖多聚酶）抑制剂的作用机制与同源重组缺陷（homologous recombination deficiency，HRD）肿瘤的合成致死作用密切相关，*BRCA* 突变是造成 HRD 的最重要的原因，因此 *BRCA*1/2 基因的检测是预测 PARP 抑制剂疗效的重要分子标志。在整

个铂敏感复发人群中，*BRCA*1/2 突变患者获益更加显著；但临床研究提示，在 *BRCA* 野生型的患者中也有部分患者从 PARP 抑制剂维持治疗中获益，这类患者可能也与 HRD 相关。*BRCA*1/2 基因由于无热点突变位点，因此建议采用二代测序技术对整个 *BRCA*1/2 基因进行检测，但本检测的阴性结果不能排除少见的外显子内 20bp 以上的片段缺失或插入造成的致病突变。MLPA 片段分析方法可检测上述基因外显子大片段缺失或扩增，可以弥补二代测序检测的缺陷。

**2）Lynch 综合征检测**　　结直肠癌患者应检测错配修复（mismatch repair，MMR）基因的表达情况，具有 Lynch 综合征家族史的健康个体也应在成年后进行 Lynch 综合征相关基因的检测以便进行后续的指导。目前的检测方法主要是通过免疫组化检测 MMR 的蛋白表达情况，或者通过 PCR 检测微卫星不稳定性（MSI）状态以及二代测序检测胚系基因突变情况。如果 MLH1 蛋白表达缺失，则应进行 *BRAF V600E* 突变检测分析或 *MLH*1 启动子区甲基化检测，以便排除 Lynch 综合征。

**3）家族性腺瘤性息肉病 APC 基因检测**　　家族性腺瘤性息肉病（familial adenomatous polyposis，FAP）是一种以结直肠多发腺瘤性息肉为特征的常染色体显性遗传疾病，占结直肠癌的 1% 左右。虽然其发病率不高，但致癌风险极大。特征性表现为结直肠出现数十、数百甚至是数千个大小不等的腺瘤性息肉。大多数 FAP 是由于人体第 5 号常染色体长臂的 5q21 区域 *APC* 基因发生突变所致，这种基因缺陷加速了从腺瘤至癌序贯性事件的启动。因此，进行 *APC* 基因突变检测有助于 FAP 的诊断和治疗。

**4）多发性内分泌腺瘤病 2 型 RET 基因检测**　　多发性内分泌腺瘤病 2 型（multiple endocrine neoplasia type 2，MEN2）是一种常染色体显性遗传疾病。携带有 MEN2 缺陷基因者，其疾病外显率高于 80%。MEN2 可分为两种独立的综合征：MEN2A，又称 Sipple 综合征；MEN2B，又称 Wagenmann-Froboese 综合征。MEN2 发病与 *RET* 基因突变有关，且 *RET* 基因突变型与 MEN2 表型有很强的关联性。分析 *RET* 基因突变的情况，可以为患者早

期诊断和治疗提供依据。

### 4. 免疫治疗相关基因检测

免疫检查点抑制剂使晚期癌症的治疗发生了革命性的变化，这些药物包括靶向 CTLA-4 或 PD-1/PD-L1 的抗体，然而，仅有少部分患者能够获益。因此，临床需要寻找预测生物标志物以确定免疫治疗的优势人群。研究结果显示，PD-L1 表达与临床抗肿瘤疗效密切相关，因此，PD-L1 在免疫治疗的人群选择上是当前较普遍应用的生物标志物。但是，PD-L1 的检测有其复杂性，PD-L1 检测间的兼容性和阳性阈值的不同设定增加了 PD-L1 检测临床应用的挑战。肿瘤突变负荷（tumor mutation burden，TMB）定义为一份肿瘤样本中，所评估基因的外显子编码区每兆碱基中发生置换和插入 / 缺失突变的总数。TMB 高提示产生的新抗原多，应用免疫检查点抑制剂释放的 T 细胞更有可能识别新抗原，从而达到攻击和杀死肿瘤的作用，因此肿瘤组织中 TMB 检测可能有助于预测免疫检查点抑制剂的疗效。TMB 作为一种潜在可预测免疫检查点抑制剂疗效的生物标志物，越来越多地被应用于临床实践和临床试验中。目前研究显示，具有 dMMR 或者高度微卫星不稳定（MSI-H）的患者更能够从免疫治疗中获益。由于免疫治疗相关基因检测目前尚无标准化方法，导致检测结果也没有标准化。但我们相信，随着免疫治疗相关基因检测在临床研究及实践中的广泛应用，检测中的一些问题必将得到很好的解决，从而能够更好地指导临床治疗。

（邱　田　应建明　胡　骏）

## 参考文献

[1] 步宏，李一雷. 病理学 .9 版 . 北京：人民卫生出版社，2018.

[2] van Denderen BJ, Thompson EW. Cancer: The to and fro of tumour spread. Nature, 2013(493):487–488.

[3] 王杰军，应明真. 恶性肿瘤的转移机制与治疗策略 . 中国肿瘤生物治疗杂志，2008(4):305–310.

[4] 惠起源，魏晓萍. 上皮间质转化在肿瘤发生发展中的作用 . 中国肿瘤，2013(3):219.

[5] 左衍海，施鑫. 恶性肿瘤转移机制研究新进展 . 医学研究生学报，2008(3):293–297.

[6] 中国非小细胞肺癌 ALK 检测模式真实世界多中心研究专家组，中华医学会病理学分会分子病理学组 . 中国非小细胞肺癌 ALK 检测临床实践专家共识 . 中华病理学杂志，2019, 48(12): 913–920.

[7] Ying J, Guo L, Qiu T, et al. Diagnostic value of a novel fully automated immunochemistry assay for detection of ALK rearrangement in primary lung adenocarcinoma. Ann Oncol, 2013, 24(10):2589–2593.

[8] Li W, Qiu T, Guo L, et al. NGS-based oncogenic mutations analysis in advanced colorectal cancer patients improves targeted therapy prediction. Pathol Res Pract, 2019, 215(3):483–489.

[9] Qiu T, Zhang F, Li W, et al. Concurrent presence of ALK rearrangement and MET mutation in lung adenocarcinoma. J Thorac Oncol, 2019,14(2):e42–e44.

[10] Li W, Qiu T, Guo L, et al. Primary and acquired EGFR T790M-mutant NSCLC patients identified by routine mutation testing show different characteristics but may both respond to osimertinib treatment. Cancer Lett, 2018(423):9–15.

[11] Li W, Qiu T, Ling Y, et al. Subjecting appropriate lung adenocarcinoma samples to next-generation sequencing-based molecular testing: challenges and possible solutions. Mol Oncol, 2018, 12(5):677–689.

[12] Qiu T, Li W, Zhang T, et al. Distinct MET protein localization associated with MET exon 14 mutation types in patients with non-small-cell lung cancer. Clin Lung Cancer, 2018, 19(4):e391–e398.

[13] Li Y, Zhang T, Zhang J, et al. Response to crizotinib in advanced ALK-rearranged non-small cell lung cancers with different ALK-fusion variants. Lung Cancer, 2018(118):128–133.

[14] Li W, Qiu T, Guo L, et al. Major challenges related to tumor biological characteristics in accurate mutation detection of colorectal cancer by next-generation sequencing. Cancer Lett, 2017(410):92–99.

[15] Li W, Zhang J, Guo L, et al. Combinational analysis of FISH and immunohistochemistry reveals rare genomic events in ALK fusion patterns in NSCLC that responds to crizotinib treatment. J Thorac Oncol, 2017, 12(1):94–101.

[16] Li W, Qiu T, Ling Y, et al. Molecular pathological epidemiology of colorectal cancer in Chinese patients with KRAS and BRAF mutations. Oncotarget, 2015, 6(37):39607–39613.

[17] Li W, Qiu T, Zhi W, et al. Colorectal carcinomas with KRAS codon 12 mutation are associated with more advanced tumor stages. BMC Cancer, 2015(15):340.

[18] Qiu T, Lu H, Guo L, et al. Detection of BRAF mutation in Chinese tumor patients using a highly sensitive antibody immunohistochemistry assay. Sci Rep, 2015, 5:9211.

[19] Wells SA, Asa SL, Dralle H, et al. Revised American Thyroid Association guidelines for the management of medullary thyroid carcinoma. Thyroid, 2015, 25(6):567–610.

[20] Shan L, Lian F, Guo L, et al. Detection of ROS1 gene rearrangement in lung adenocarcinoma: comparison of IHC, FISH and real-time RT-PCR. PLoS One, 2015, 10(3):e0120422.